THIRD EDITION

현장역학

Field Epidemiology

Michael Gregg
한국역학회 옮김

계축문화사

Field Epidemiology 3rd edition

현장역학(제3판)

원저 편집자 Michael B. Gregg

대표역자 **최보율** 한양의대 예방의학교실

역자 (가나다 순)

김영택 충남대학교병원 예방의학과
김종헌 성균관의대 사회의학교실
류소연 조선의대 예방의학교실
박지혁 동국의대 예방의학교실
이무식 건양의대 예방의학교실
임현우 가톨릭의대 예방의학교실
정해관 성균관의대 사회의학교실
천병철 고려의대 예방의학교실
최보율 한양의대 예방의학교실

검독교정자 (가나다 순)

고광필 분당서울대학교병원 임상예방의학센터
박보영 한양의대 예방의학교실
손현진 동아의대 예방의학교실
임현우 가톨릭의대 예방의학교실
정현숙 가톨릭의대 예방의학교실
최보율 한양의대 예방의학교실

본 번역서는 한국역학회(회장: 이순영, 기획위원장: 임현우) 번역총서 일환으로 번역하였습니다.

출간사

한국역학회에서 현장역학(Field Epidemiology) 번역서를 출간하게 된 것을 기쁜 마음으로 축하합니다. 21세기 다변하는 사회환경은 지역사회 현장에서 그간 경험하지 못한 새로운 공중보건학적 문제들을 일으키고 있고, 앞으로도 새로운 도전이 있을 것으로 예상됩니다. 가장 가까운 예가 지난 2년간 지속되고 있는 코로나바이러스감염증-19 범유행이라고 할 수 있습니다.

이번에 출간하는 현장역학 번역서는 인구집단의 공중보건학적 위기 상황을 현장에서 어떻게 대응할 것인가에 대한 역학적 기본 원리와 응용을 다루고 있습니다. 이 책은 미국 질병통제예방센터(Centers for Diseases Control and Prevention, CDC)에서의 수십 년간의 경험에 근거하여 현장에서의 접근 방식과 구체적인 조치사항 지침을 포함하고 있습니다. 따라서 역학 및 보건학 그리고 예방의학을 전공하는 학생들은 물론 현장에서 역학조사를 수행하는 역학조사관, 지역 보건문제를 해결하고자 하는 담당 공무원 여러분들에게 실질적인 길잡이가 될 것으로 기대합니다.

바쁘신 중에도 번역 과정에 기꺼이 참여해 주신 여러 교수님께 진심으로 감사드립니다. 특히 이 번역서가 나오기까지 전 과정을 세심하게 이끌어 주신 대표역자이신 한양의대 최보율 교수님과 번역서를 제안하고 기획하신 기획위원회 위원장이신 가톨릭의대 임현우 교수님께 진심으로 감사의 말씀을 드립니다. 또한, 출판을 맡아 수고를 아끼지 않으신 계축문화사에도 고마운 마음을 전합니다.

이번 번역서가 미래의 역학자들에게 현장역학의 학습과 실전을 위한 기본서로 활용되어, 공중보건학적 문제를 효과적이고 효율적으로 해결하는데 기여하기를 바랍니다.

2022년 1월

한국역학회 회장

아주의대 이 순 영

역자 서문

이 번역서는 Oxford 대학출판사가 2008년도에 발간한 'Field Epidemiology' 3판을 번역한 것이다. 2020년 1월에 시작되어 현재까지 지속하고 있는 COVID-19 유행 상황에서 지역 현장 역학조사 업무를 수행하는 역학조사관과 보건 전문가에 필요한 역학 교과서를 발간하여 기여해야 한다는 학회의 책무성은 이 번역의 직접적인 동기이었다. 어떤 책을 번역하는 것이 COVID-19 유행 방역에 도움이 될지 번역진내에서 활발하게 논의하였다. 이 책이 비록 2008년에 출간된 책이지만 집단발병 이론과 원칙, 방법을 매우 충실히 기술하고 있으므로 이 책을 번역 발간하는 것이 앞으로 지역 현장에서 발생할 수 있는 집단발병과 유행의 역학조사에 크게 이바지할 수 있다는 의견이 다수를 차지하였다.

이 책자에서는 현장역학의 특성을 소개하고, 역학조사에서 중요한 역할을 하는 감시를 설명하고, 이어서 여러 역학조사 현장에서 적용하는 조사 방법과 분석 기법을 소개하고, 분석을 통해 결과를 도출하여 중재를 개발하는 과정을 자세하게 설명하고 있다. 여러 인구집단과 지역 현장에서 감염병과 만성병, 환경성 질병과 직업성 질병, 의료관련감염, 자연재해와 복합재해, 생물테러 등의 집단발병과 유행에 대한 역학조사의 원칙과 방법, 접근 방법을 설명하고 많은 사례를 소개하고 있다. 이 책자는 미국이라는 지역적 상황에서 현장역학조사의 원칙과 내용, 방법을 설명하고 그 사례를 소개하고 있으므로, 한국 상황에서의 적용을 생각하면서 읽어야 할 것이다.

이 책은 현장역학조사와 관련하여 대중과 언론/미디어 매체와의 소통, 역학조사와 관련된 법적/윤리적 고려 사항 등을 3개의 장에서 다루고 있는데, 이 역시 조사 현장에서 마주치게 되는 중요한 사항으로 빠짐없이 학습하는 것을 권한다. 한국과 미국의 법과 제도가 다르다는 점과 이 책이 발간된 2008년과 현재는 많이 변화하였다는 점이 있으므로, 현재 한국의 법과 제도를 꼼꼼하게 챙기면서 학습하는 것이 필요하다.

한편, 유사한 현장에서 같은 종류의 집단발병 혹은 유행이 발생하더라도 질병 발생에 영향을 미치는 현장의 관련 요소들과 발생 양상이 다를 것이므로, 이 책을 학습한 뒤 현장에 적용할 때에는 질병이 발생한 현장의 사회적, 물리적 환경 요소들을 세밀하고 체계적으로 파악하여 영향 요인을 밝히는 것이 필요하다.

한국역학회 기획위원회가 이 책자를 번역하기로 한 뒤 9명의 역자가 약 8개월에 걸쳐서 번역하였으며, 6명의 검독 교정자가 2개월의 작업을 거쳐 이 번역서를 발간하게 되었다. 12명의 교수는 COVID-19 유행이라는 모두가 어려운 상황에서 학생 교육과 연구를 하는 한편, 방역 현장에서 직간접적으로 지원 활동을 하면서 시간을 내어 번역 작업에 참여해 주었음에 감사의 말씀을 드린다. 2004년에 'Field Epidemiology' 2판 번역본을 이충원 교수(계명의대)와 손석준 교수(전남의대), 이경수 교수(영남의대), 이무식 교수(건양의대), 이중정 교수(계명의대), 정인성 교수님(계명의대) 등의 6명의 번역자가 발간하여 이번 3판 번역에 밑거름이 되었음에 감사의 말씀을 드린다.

'Field Epidemiology' 3판의 Gregg 편집자와 32명의 원저자와 이 책자 번역을 동의해 준 Oxford 대학 출판사에도 감사하고, 한국역학회의 번역서 출판에 함께하고 편집 업무가 잘 진행될 수 있도록 배려해준 계축문화사 주영일 사장과 번역자와 검독 교정자의 요구사항을 반영하여 책자를 완성해 준 이종언 편집부장과 직원들의 노고에 감사한다.

현재 유행하고 있는 COVID-19 현장역학조사와 이후 다양한 현장에서 발생하는 다양한 질병의 집단발병 혹은 유행에 대하여 조사를 수행하는 역학조사관과 보건 전문가는 물론 보건과 의학 분야의 학생, 연구자의 학습과 연구에 이 번역서가 도움이 되고, 조사 현장에서 역학조사를 수행하는 여러 역학조사관과 전문가, 연구자의 길잡이가 되기를 기대한다.

2022년 1월

대표역자 **최 보 율**

저자 서문

지난 수십 년 동안 역학은 점점 더 복잡해지고 전문화되어 왔다. 아직도 여전히 많은 역학자가 감염성 질환 문제를 연구하고 있기는 하지만, 살인과 무계획임신, 환경오염에 대한 노출, 자연재해 등과 같은 새롭게 직면한 문제들을 다루고 있는 역학자들도 있다. 과거에는 계산하려면 수주 혹은 수개월이 걸리던 것도 컴퓨터를 사용하여 단 몇 초 만에 자료를 분석하는 것이 가능해졌다. 약리역학과 주산기역학, 직업역학 등과 같은 분야를 다루는 완전히 새로운 서적들이 출판되고 있다.

현실 세계에서 실제 직면하는 건강 문제가 점차 세분되기 때문에, 현장역학에 초점을 맞춘 명확하고, 실용적이며, 활용성이 높은 책이 필요하다. 즉, 이는 공공보건 문제를 해결하기 위한 역학의 시기적절한 사용이라고 할 수 있다. 이런 과정은 긴급하거나 위급한 성격의 문제들을 해결하기 위해 기본 역학의 원칙들을 현실 속의 시간과 장소, 사람에 적용하는 것을 포함한다. 지속해서 확대돼 가는 필요를 충족시키려는 의도로 쓰인 이 책은 과학과, 경험 둘 다에 근거를 두고 있다. 이 책은 실험실이나, 임상적 환경에서 정밀하게 디자인된 연구보다는, 실제적인 문제, 실제적인 장소, 실제적인 사람들을 다룬다; 즉, "자연의 실험"이라고 할 수 있다. 그러므로 역학자들의 언어로 말하자면, 이 책은 실험역학이 아니라 관찰역학 문제들을 다루고 있는 것이다.

이 책은 상당 부분 미국 질병통제예방센터(Centers for Diseases Control and Prevention, CDC)가 보건전문가들에게 현장역학의 과학과 기술을 지난 50년 이상 동안 교육해온 경험에 근간을 두고 있다. 1951년에 CDC 수석 역학자 랭뮤어(Langmuir)는 미국의 역학조사관제도(Epidemic Intelligence Service, EIS)를 설립하고, 2년 기간의 실용적인 응용역학 현장 훈련 과정을 개설하였다. "EIS 요원"이라고 불렸던 이 훈련생들은 24시간 대기 상태로 훈련을 받으면서 요구가 있으면 바로 현장에 투입되어 지역과 주 정부 공무원들이 긴급한 공공보건 문제를 조사하는 것을 지원하였다. 그러나 CDC 훈련생들은 현장에 투입되기 전에, 기초역학, 생물통계학, 공중보건실무 등의 교육을 이수한다. 이 하루 8시간 3주 코스는 이들이 어떻게 현장조사에 올라, 역학조사를 실시하고, 감시체계를 가동시키는지, 어떻게 과학과 기술,

상식을 적용하는지 등 기본 필수사항들로 무장시켜 기초적 경험 수준에서 실생활의 문제를 접할 수 있도록 하기 위해 고안된 것이다.

이 책은 EIS 요원들과 그들을 교육한 CDC 교사들의 집단적인 경험을 바탕으로 지역사회, 주 정부, 지방, 연방, 국제적 차원에서 현장역학자들이 긴급한 보건문제들을 해결하는 데 요구되는 유용하고, 적절한 운영 방법을 기술하려고 시도하였다.

Ⅰ부는 현장역학의 정의, 독자들에게 기본적인 역학적 방법론에 대한 기본지식이 있다는 가정 아래 역학적인 원칙과 방법론의 개요, 그리고 역학감시수행에 대한 내용을 제시하고 있다. Ⅱ부는 현장역학의 구성 요소를 다루는데, (1) 현장역학조사의 운영적 측면, (2) 현장역학조사의 수행-현장에서 수행할 실무에 대한 상세한 단계별 기술, (3) 실태조사와 표본추출 방법, (4) 현장조사에 컴퓨터를 이용하는 방법, (5) 현장연구의 설계, (6) 인구사회학적 데이터의 기술 방법, (7) 자료 분석 및 해석, (8) 중재 방법의 개발, (9) 역학조사 결과보고 등의 내용을 포함한다. Ⅲ부에서는 (1) 대중과 언론 다루기, (2) 법적인 고려사항, (3) 예방접종과 현장역학자, (4) 요양원 등 돌봄 시설에서의 역학조사, (5) 환경, 직장, 손상 등의 문제에 대한 역학조사, (6) 지역사회나 주 정부 관점에서의 현장조사, (7) 국외 환경에서의 역학 조사, 테러 대비나 자연재해 대응에 관한 조사 등과 같은 특별한 문제들을 다룬다.

마지막으로 현장역학자들을 위한 연구실지원에 관한 상세한 설명이 있고 부록에는 단계적으로 차례차례 살펴볼 수 있는 학습 자료가 있다.

지난 수십 년 동안 현장역학을 가르치고 적용하는 것이 전 세계적으로 널리 전파돼 왔음이 명백하다. 이 책이 중국어, 한국어, 그리고 일본어로 번역되었고 몇몇 다른 국가들도 이와 같은 관심을 보여 왔다. 세계보건기구(World Health Organization)의 보건지도자 프로그램(Global Health Care Leadership Officer Program)과 록펠러(Rockefeller) 재단이 지원하는 '벽 없는 공공보건대학원(Public Health Schools Without Walls)', CDC가 지원하는 '현장역학 훈련 프로그램(Field Epidemiology Training Program)' 등 모두가 공중보건 수행에서 현장역학의 중요성과 그 활용의 증거가 된다.

이 책이 실제로 미국에서 활동하는 공중보건 역학자들의 욕구를 채우겠지만, 이 책의 편집자와 저자들은 우리가 함께 이룬 집단적 노력이 전 세계에서 현장역학에 대한 이해와 실행에 크게 기여하기를 희망한다.

목 차

제1부 | 배 경

제2부 | 현장조사

제3부 | 특별한 고려사항

기고자

CONSUELO M. BECK-SAGUÉ, M.D.
Pediatric Infectious Disease Consultant
Clinton HIV/AIDS Initiative
Dominican Republic

RICHARD E. BESSER, M.D.
Director
Coordinating Offi ce for Terrorism Preparedness and Emergency Response
Centers for Disease Control and Prevention
Atlanta, Georgia

GUTHRIE S. BIRKHEAD, M.D., M.P.H.
Deputy Director
Offi ce of Public Health
New York State Department of Health
Associate Professor of Epidemiology
School of Public Health
University at Albany
Albany, New York

JAMES W. BUEHLER, M.D.
Research Professor
Department of Epidemiology
Rollins School of Public Health
Emory University
Atlanta, Georgia

RALPH L. CORDELL, PH.D.
Director, Offi ce of Science Education
Centers for Disease Control and Prevention
Atlanta, Georgia

BRUCE B. DAN, M.D.
Adjunct Professor
School of Public Health & Health Sciences
University of Massachusetts Amherst
Amherst, Massachusetts
Adjunct Associate Professor
Department of Preventive Medicine
Vanderbilt University School of Medicine
Nashville, Tennessee

JEFFREY P. DAVIS, M.D.
Chief Medical Offi cer and State Epidemiologist for Communicable Diseases and Preparedness
Division of Public Health
Wisconsin Department of Health and Family Services
Adjunct Professor
Department of Population Health Sciences
Adjunct Professor of Pediatrics
University of Wisconsin School of Medicine and Public Health
Madison, Wisconsin

ANDREW G. DEAN, M.D., M.P.H.
Consultant in Epidemiology and Informatics
Clinton HIV/AIDS Initiative
Dominican Republic

RICHARD C. DICKER, M.D., M.S.
Professor
Department of Public Health and Preventive Medicine
St. George's University School of Medicine
Grenada, West Indies

RUTH A. ETZEL, M.D., PH.D.
Medical Director–Research
Southcentral Foundation
Anchorage, Alaska

ROBERT E. FONTAINE, M.D., M.S.
Medical Epidemiologist
Division of Epidemiology and Surveillance
Capacity Development
Coordinating Offi ce for Global Health
Centers for Disease Control and
Prevention
Atlanta, Georgia

STANLEY O. FOSTER, M.D., M.P.H.
Professor of Global Health
Rollins School of Public Health
Emory University
Atlanta, Georgia

RICHARD A. GOODMAN, M.D., J.D., M.P.H.
Public Health Law Program
Offi ce of the Chief of Public Health Practice
Centers for Disease Control and Prevention
Atlanta, Georgia

MICHAEL B. GREGG, M.D.
Private Consultant in Epidemiology
Epidemiologic Training and
Disease Surveillance
Guilford, Vermont

ELAINE W. GUNTER, B.S., M.T. (ASCP)
Former Deputy Director
Division of Laboratory Sciences,
NCEH, Centers for Disease Control
and Prevention
Atlanta, Georgia

JAMES L. HADLER, M.D. M.P.H.
State Epidemiologist and Director
Infectious Diseases Section
Connecticut Department of Public Health
Hartford, Connecticut

WILLIAM HALPERIN, M.D.,
m.p.h., dr.p.h.
Chair and Professor
Department of Preventive Medicine
and Community Health
New Jersey Medical School
Chair and Professor
Department of Quantitative Medicine
School of Public Health
University of Medicine and Dentistry
of New Jersey
Newark, New Jersey

JOAN M. HEROLD, PH.D.
Professor Emerita
Rollins School of Public Health
Emory University
Atlanta, Georgia

JAMES G. HODGE, JR., J.D., LL.M.
Associate Professor, Johns
Hopkins Bloomberg School of
Public Health
Executive Director, Center for Law
and the Public's Health
Core Faculty, Johns Hopkins Berman
Institute of Bioethics
Baltimore, Maryland

HARRY F. HULL, M.D
President
H.F. Hull and Associates
Consultant in Infectious Disease
Epidemiology
St. Paul, Minnesota

WILLIAM R. JARVIS, M.D.
President
Jason and Jarvis Associates
Hilton Head Island, South Carolina

JOAN S. KNAPP, PH.D.
Laboratory Reference and
Research Branch
Division of STD Prevention
National Center for HIV/AIDS, Viral Hepatitis,
STD, and TB Prevention
Coordinating Center for Infectious Diseases
Centers for Disease Control and Prevention
Atlanta, Georgia

JONATHAN B. KOTCH. M.D., M.P.H.
Professor and Associate Chair
Department of Maternal and Child Health
University of North Carolina
Chapel Hill, North Carolina

VERLA S. NESLUND, J.D.
Vice President for Programs
CDC Foundation
Atlanta, Georgia

JANET K.A. NICHOLSON, PH.D.
Senior Advisor for Laboratory Science
Coordinating Center for Infectious Diseases
Centers for Disease Control and Prevention
Atlanta, Georgia

ERIC K. NOJI, M.D., M.P.H.
James A. Baker III Distinguished Fellow in Health Policy
Program in Global Health Security
The Center for Health Innovation
Washington, D.C.

DANIEL M. SOSIN, M.D., M.P.H.
Senior Advisor for Science and Public Health Practice
Coordinating Offi ce for Terrorism Preparedness and Emergency Response
Centers for Disease Control and Prevention
Atlanta, Georgia

STEPHEN B. THACKER, M.D., M.SC.
Director
Office of Workforce and Career Development
Centers for Disease Control and Prevention
Atlanta, Georgia

DOUGLAS TROUT, M.D.,M.H.S.
Associate Director for Science
Division of Surveillance, Hazard Evaluations and Field Studies
National Institute for Occupational and Safety and Health
Cincinnati, Ohio

MICHAEL VERNON, DR. P.H.
Director, Communicable Disease Section
Cook County Department of Health
Oak Park, Illinois

DUC J. VUGIA, M.D., M.P.H.
Chief
Infectious Disease Branch
California Department of Health Services
Berkeley, California

RON WALDMAN, M.D., M.P.H.
Professor of Clinical Population and Family Health
Mailman School of Public Health
Columbia University
New York, New York

제 1 부
배 경

제 1 장

현장역학의 정의

Richard A. Goodman, James W. Buehler
역자; 최보율

미국 등 여러 나라에서 한 세기가 훨씬 넘도록 "현장역학"을 실제로 수행하였음에도 불구하고, 현장역학에 대한 정의는 최근에 만들어졌다. 역학자들은 다양한 현장 상황에서 조사를 하지만, 이 책에서 현장역학이라는 용어는 긴급한 공중보건 문제의 대응을 위해 시행하는 조사를 말한다. 현장역학의 주요 목표는 공중보건 문제가 발생할 때 가능한 신속하게 질병 이환과 사망을 예방하거나 줄이기 위한 대책을 선택하여 실행할 수 있도록 정보를 제공하는 것이다.

긴급한 공중보건 문제를 조사하는 역학자가 당면하는 여러 문제들은 역학자에게 현장역학의 정의를 생각하게 한다. 예를 들어, 1976년 8월 2일 월요일 아침에 미국 질병통제예방센터(Center for Diseases Control and Prevention, CDC) 바이러스 부서의 역학조사관인 크레이번(Craven) 박사는 펜실베이니아주 필라델피아에 있는 재향군인병원의 간호사로부터 전화를 한 통 받는다. 간호사는 최근 필라델피아에서 열린 재향군인회 행사 참석자 중, 중증호흡기 질환에 걸린 두 사례(한 사례는 사망)를 보고하였다. CDC의 역학조사관은 지역과 주 공중보건 전문가들과 접촉을 통해 7월 21~24일 사이 열린 재향군인회 행사 참석자 중 18명이 7월 26일부터 8월 2일 사이에 폐렴으로 사망한 것을 파악하였다. 8월 2일 저녁까지 추가로 71명의 사례를 확인하였다. 이 정보를 기반으로 지역, 주, 연방정부의 공중보건기관이 참여하는 대규모 역학조사가 시작되었다. 이 집단발병 사례는 레지오넬라증 집단발병으로 알려졌고, 조사를 통해 그람 음성 병원체(*Legionella pneumophila*)가 발견되었다.[1,2] 병원체 발견에 따라 병원체의 특성과 전파경로, 역학, 자연사에 관한 추가 연구가 가능하게 되면서 정보 기반의 예방대책 개발로 이어졌다.

레지오넬라증의 집단 발생과 그에 대한 공중보건대응은 현장역학의 존재 이유를 보여주고 있다. 이 유행 사례를 살펴보면, 현장역학은 다음과 같은 일반적인 상황 속 역학의 활용이라 할 수 있다:

- 문제가 발생하는 시점을 예측할 수 없는 경우
- 적시 그리고 실시간 대응이 필요한 경우
- 공중보건역학자가 문제해결을 위하여 현장을 방문하여 활동해야 하는 경우
- 즉각적인 개입이 필요하거나 연구설계 및 방법에 대해 다른 상황적 제약이 있어 조사 범위가 제한될 가능성이 큰 경우

급성 건강문제를 다루는 현장조사는 전향적으로 계획된 역학 연구와 같은 특성이 여럿 있지만, 적어도 세 개의 중요한 측면에서 다를 수 있다. 첫째, 현장조사는 명확한 가설 없이 시작되는 경우가 많으므로, 가설 검정을 위한 분석연구를 설계하여 수행하기 전에 기술역학 수준의 연구에서 가설을 만들어야 할 수도 있다. 둘째, 앞에서 언급했듯이, 급성 건강문제가 발생하면 지역사회의 건강을 보호하고, 건강문제에 대한 우려를 해소하기 위해 즉각적인 조치가 이뤄질 필요가 있다. 이러한 책임은 현장역학조사를 자료수집 및 분석의 영역을 넘어 공중보건 정책과 조치의 영역으로 인도한다. 셋째, 현장역학은 자료로 어떤 추가 질문에 답할 수 있는지 묻는 것보다 조처를 하기에 충분한 정도의 자료가 생성되는 시점에 대하여 먼저 고려할 것을 요구한다.

즉각적인 현장조사를 해야 하는 급성 공중보건 문제는 예상치 못한 시기에 일어나지만, 이와 같은 응급사태는 종종 인식되지 않거나 "발생하기를 기다리고 있는" 잠재된 건강 위협으로 나타난다. 예를 들어, 음식점이 식품 관리 지침을 준수하지 않거나, 병원이 기구를 적절하게 살균 또는 소독하지 않거나, 고용주가 작업장 안전 기준을 지키지 않거나, 사회망의 구성원이 안전하지 않은 성행위를 하는 경우, 산발적인 사례 발병 혹은 유행이 불가피하게 나타난다. 결과적으로 현장조사는 즉각적인 개입과 장기적인 권고를 시행하게 하거나, 추가 연구가 필요한 문제를 찾아낸다.

현장조사에 사용되는 개념과 방법은 임상의학과 역학, 실험과 행동과학, 의사결정 이론, 그 외 확장되고 있는 여러 과학 분야, 소통기술, 그리고 상식에서부터 나온 것이다. 이 책에서 현장역학조사를 위한 지침과 접근법은 원인적 요인 발견의 시급성과 다면적 방법의 사용과 실질적인 권고에 대한 필요를 반영하고 있다.

현장조사의 결정요인

보건당국은 다양한 경로로 잠재적 집단발병 혹은 다른 급한 공중보건 문제를 인지한다. 종종 임상가는 비정상적인 질병 양상을 환자들로부터 인지하고 보건당국에 알린다. 또한, 질병과 위해의 추이를 추적하는 감시체계가 발생 증가를 인지하거나, 희귀한 질환의 한 사례의 진단이 더 큰 문제를 예고하거나, 사회구성원 중 일부가 보건당국에 알리는 등으로 인해 질병발생 상황이 주목받게 된다. 그러나 모든 경고가 현장조사를 필요로 하는 것은 아니며, 초기 평가해야 하는 모든 상황이 전면적인 조사를 요구하는 것은 아니다. 따라서 현장조사의 첫 번째 단계는 현장조사의 수행 여부를 결정하고, 현장조사를 시작한다면 그다음 단계로, 어디까지 조사를 진행할 것인지에 대해 결정을 내려야 한다. 이러한 결정은 역학자의 시간과 다른 공중보건 자원을 효과적으로 사용하기 위해 꼭 필요하다. 레지오넬라증 집단발병과 같이, 공중보건에 대한 위협을 종식하기 위한 통제 조치를 개발하여 시행해야 한다는 필요성 외에도 현장조사 시행에 관한 결정요인에는 (1) 공중보건 프로그램에서의 요구와 (2) 공중과 정치적 관심, (3) 연구와 학습의 기회, (4) 법적 의무, (5) 훈련의 필요 등이 있다.

공중보건 프로그램에서의 요구

국가와 주, 지역 수준에서 시행하는 특정 질병 관리프로그램은 역학조사에 대한 구체적이고 광범위한 요구가 있다. 예를 들어, 미국 홍역 퇴치사업의 일환으로, 한 건의 홍역 사례가 확인될 때마다 해당 지역사회에는 홍역 집단발병이 있는 것으로 간주한다.[3] 이를 통해 홍역의 모든 사례를 조사하여 감수성자를 찾아 예방접종하고, 접종을 증명할 수 없는 아동을 학교로부터 배제하는 것과 같은 유행 통제 전략들을 평가할 수 있다. 1997년 아시아에서 야생조류와 가금류 사이에서 시작된 A(H5N1) 인플루엔자의 출현과 제한된 수의 인간 감염 사례는 인플루엔자 범유행의 잠재력에 대한 관심 때문에 많은 현장조사를 촉발한 또 다른 사례이다.

현장조사는 인력과 시간, 자원을 많이 소모하기 때문에 다른 활동들을 방해할 수 있다. 따라서 현장활동을 수행할 수 있는 능력은 국가와 주, 지역 수준과 관계없이 기관 내 다른 프로그램의 경쟁적인 수요로 인해 제한될 수 있다. 이러한 상황에서 해당 문제를 조사하지 못하게 되면 더 큰 규모의 공중보건 문제가 발생할 수 있으며, 조사를 통해 이른 시기에 통제하면 인적, 경제적 손실을 줄일 수 있다.

생물테러의 위협은 관련 기관이 비정상적인 질병의 발생을 조사할 필요성에 긴급성을 더했다. 생물테러 위협에 대한 예로, 2001년에 발생한 22건의 탄저병과 5건의 사망에 대해 철저하게 조사를 하였으며,[4] 미국에서 공중보건응급을 대비하기 위한 투자를 많이 증가시켰다.

당연하게도, 탄저 공격과 다른 생물테러에 대한 우려로 인해 전면적인 현장조사를 시작하는 것에 대한 의심의 문턱은 낮아졌다.[5,6]

공중과 정치적 관심

위해(hazards)에 대한 대중의 인식은 역학자와 다를 수 있지만, 이 인식은 조사 또는 공중보건 조치로 이어지는 정치적 과정을 점점 더 주도하고 있다. 1976년 코네티컷주 라임에서 발생한 라임병 사례와 같이, 시민의 관심이 공중보건 문제를 인지하게 할 수 있다.[7] 한편, 어떤 경우는 대중의 관심과 이어지는 정치적 압력이 아직 준비되지 않은 혹은 과학적 관점에서 성과가 없을 것 같은 조사를 초래할 수도 있지만, 지역사회 관계 측면에서는 매우 중요한 조사로 이어질 수 있다. 백혈병 또는 태아의 이상 결과와 같은 소규모 질병군집은 대중의 큰 관심을 불러일으키는 건강문제의 예이다. 소규모 질병군집이 우연에 의해 자주 발생하다 보니, 현장조사는 자주 결론을 내리지 못하고, 추정되는 노출 요인에 대한 인과적 연관성과 관련하여 새로운 정보를 만드는 수준에 그칠 때도 있다.[8] 그러나 지역사회 구성원이 건강 위협을 인지할 수 있고, 특정 클러스터가 예방 가능한 특정 위험을 나타내기 때문에 일부 공중보건기관(CDC, 1990년)은 해결 가능한 원인을 찾아낼 가능성이 적더라도 이러한 클러스터를 조사하는 표준절차를 개발했다.[9]

이와 같은 조사를 얼마나 오래 계속해야 하는지 결정하는 것은 때때로 대중의 논쟁거리이다. 더욱이 어떤 상황에서는 철저한 역학조사 시도가 지역사회 실험 혹은 관료적 지연으로 인식될 수 있다. 예를 들어, 1975년 크레이터 레이크 국립공원에서 대규모 대장균(*E. coli*) 감염증 장 질환이 발생했을 때, 더욱 확실한 역학 데이터를 얻으려고 통제 조치를 하루 지연한 것에 대하여 의회 청문회에서 "은폐" 혐의가 적용되었다.[10]

연구와 학습의 기회

거의 모든 집단발병이 "자연적 실험"이기 때문에, 집단발병은 기초과학자와 공중보건 실무의 응용과학자 모두에게 중요한 문제를 다룰 기회를 제공한다. 한 특정 문제를 통제하는 명확한 정책이 있더라도, 현장조사는 감염 또는 질병에 대한 새로운 원인요인과 위험요인을 찾아내고, 질병의 임상 스펙트럼을 정의하며, 새로운 통제 조치 또는 임상 개입의 영향을 측정하고, 미생물 또는 다른 생물학적 지표의 유용성을 평가하며, 새로운 진단 도구의 유용성을 평가할 기회를 여전히 제공할 것이다.

새로이 발생하거나 재출현하는 질병에 대한 인식은 광범위하고 생명을 위협하는 질병일 가능성이 있으므로 적극적인 조사를 자주 불러일으킨다. 이러한 질병 중 일부는 유행을 할 때만 최초로 인지되지만, 후속 조사와 연구를 통해 이전에 발생한 사례의 후향적 진단과 임상 증상의 스펙트럼 및 역학에 대해 더욱 완전한 특성을 파악할 수 있기도 하다. 앞에서 언급한 유행조사처럼, 레지오넬라 뉴모필라(*L. pneumophilia*)를 발견하고 혈청학적 검사가 개발된 뒤, 이후 시행된 후속 연구를 통하여 레지오넬라증은 1976년 필라델피아 집단발병에서 나타난 심각한 질병이라는 것에 더하여, 일반적으로는 경증 또는 무증상 감염을 일으킨다는 것을 밝혔다. 독성쇼크증후군과 후천성면역결핍증(Acquired Immune Deficiency Syndrome, AIDS), 한타바이러스폐증후군, 웨스트나일바이러스병, 사스와 같은 다른 질병의 경우도 초기 인지에 이은 적극적인 조사를 통해 감염의 자연사와 임상 증상 스펙트럼에 대해 이해할 수 있었다. 그러나 한 가지 주의할 점은, 이전에 인식되지 않은 병원체를 찾고, 관련된 새롭고 풍부한 과학적 통찰력을 제공하는 것과 같은 극적인 발병과 그에 대한 조사는 드물고, 일반적인 현장조사는 친숙한 병원체를 찾고 전파경로를 찾는 것이라는 점이다.

때로는 처음에 '일상적인' 것으로 보이는 일부 집단발병이 중요한 역학적 발견으로 이어지기도 한다. 예를 들어, 1983년에 조사관들은 아주 흔한 문제인 설사 사례를 매우 긴 기간 동안 추적했다.[11] 조사관들의 조사 결과, 설사병에 걸린 사람들로부터 그들이 먹은 햄버거, 햄버거에 고기를 제공한 육류 공급업체, 궁극적으로 육류 공급업체에 납품된 특정 동물 감염원 무리까지 이어지는 다중항생제 내성 특이 살모넬라 균주 전파 고리가 밝혀졌다. 이 조사는 가축 산업의 항생제 사용과 인간의 항생제 내성 감염 사이의 연관성을 명확하게 밝히는 데 중요한 역할을 했다.

법적 의무

현장조사에서는 종종 환자의 개인 기록에 대한 접근 혹은 개인행동에 대한 질문, 질병 발생에 책임이 있는 것으로 추정되는 민간 기업의 실수 식별, 이러한 기업 소유주들의 정보 검토 결과, 의료 제공자의 오류 보고 등의 자료를 요구한다. 각 작업은 객관적이고 방어 가능한 현장조사를 완성하는 데 분명히 필요하지만, 각 작업에는 상당한 크기의 윤리적이고 법적인 의미 또한 내포되어 있다(14장 참조).

일부 조사는 민사 또는 형사 재판에서 증언으로 사용될 수 있다[12]. 이러한 상황에서 현장조사는 다른 경우보다 더 많이 수행할 수도 있다. 예를 들어, 범죄 행위가 의심되는 상황에서의 조사는[13] 형사 기소에 필요한 증거를 확립하려는 법적인 요구를 위해 추가로 수행할 수 있다. 2001년 가을의 탄저 테러, 그리고 생물테러와 관련한 우려는 역학과 범죄 영역의 공동 조사를 활성화하기 위한 신중하게 재설계된 법적 조치의 마련을 촉진하였다. 이러한 조치의 예로 뉴욕시 보건·정신위생부, 뉴욕시 경찰청과 연방수사국이 개발한 프로토콜이 있는데, 이 프로

토콜은 공중보건과 법 집행 기관의 전문가 합동 조사에서 환자 면담의 지침이 되었다.[14]

훈련의 필요

의과대학 재학 및 졸업 후 수련 과정 속 연수교육과 유사하게, 집단발병 조사는 기본적인 역학 술기를 위한 훈련 기회를 제공한다. 임상 훈련이 환자를 치료하는 상황에서 동시에 수행되는 것처럼, 현장역학 훈련은 종종 질병 통제와 예방 기술을 개발하고 실제 수행을 하는 과정에서 수행될 수 있다. 예를 들어 CDC의 역학조사관 프로그램은 주와 지역 보건부서에 지원을 제공하는 동시에 보건 전문가가 응용역학을 실습할 수 있는 기회를 제공한다.[15,16]

현장역학조사에서 역학자가 당면하는 고유한 문제

현장에서 보건문제를 조사하는 역학자는 때로 과학적 방법의 이상적 사용을 제한하는 문제에 직면하게 된다. 신중하게 개발 및 정제된 프로토콜로 시행하는 전향적 연구와 달리, 현장조사는 잘 정제되지 않고 시간별로 혹은 일자별로 변경되는 자료원에 의존하여 시행해야 한다. 자료원의 제한 외에도 현장조사 중에 역학자는 표본과 관련된 사항, 검체의 가용성, 지역의 관심과 공론, 당사자의 참여 꺼림, 개입에 대해 상충하는 압력 등의 도전에 부딪히게 된다.

자료원

현장조사는 주로 병원과 외래 진료기록, 학교 건강기록과 같은 다양한 자료원에서 추출한 정보를 사용한다. 이러한 기록은 역학 연구 수행의 목적으로 작성되지 않았기 때문에 환자, 의료서비스 제공자, 기관 사이 완결성과 정확성이 크게 다르다. 따라서 역학조사를 위한 자료원이 되는 기록의 질은 조사자가 더 큰 노력을 들여 얻은 정보의 질보다 훨씬 낮을 수 있다. 예를 들어, 후향적으로 수집한 자료는 사전 검정을 거친 표준화된 설문지 혹은 신체검사, 실험실 검사의 사용한 자료, 그 외 다른 전향적으로 설계된 방법을 사용하여 얻은 자료보다 질이 낮다.

작은 표본 수

계획된 전향적 연구에서 역학자는 통계적 검정력에 대한 요구를 기반으로 적절한 표본 수를 결정한다. 반면에, 집단발병은 상대적으로 적은 수의 사람들에게서 일어날 수 있으므로 연구설계와 통계적 검정력, 기타 자료 분석 측면에 상당한 제한이 있을 수 있다. 이러한 제한은 현장조사에서 도출할 수 있는 추론과 결론에 한계점으로 작용한다.

검체 수집

역학조사관은 일반적으로 사건이 발생한 후에 현장에 도착하기 때문에 필요한 환경 검체와 생물 검체의 수집이 불가능할 수도 있다. 예를 들어, 전파 매개물로 의심되는 식품들이 모두 소비되거나 버려졌을 수 있고, 의심되는 급수 시스템이 청소되었거나, 감염 환자가 회복되어 급성 시기의 검사로 유익한 정보를 줄 수 있는 생물 검체의 수집이 불가능할 수도 있다. 이러한 상황에서 역학자는 감염자를 처음 진료한 의료인의 주의 깊은 관찰, 감염자와 그들의 친척 또는 감염 지역 내 다른 사람의 회상 등에 의존하게 된다.

지역의 관심과 공론

갑작스러운 질병의 집단 발생은 종종 지역에서 상당한 수준의 관심과 공론을 일으킨다. 언론 보도는 정보수집과 사례 발견, 통제 조치의 추진과 시행 등 조사에 도움을 줄 수 있다. 반면, 관심과 공론은 지역사회 내 질병 이환자와 나머지 사람들이 발병의 감염원 혹은 원인에 대해 선입견을 품게 하고, 결과적으로 비교 연구에서 잠재적인 바이어스를 일으키거나 다른 가설을 충분히 탐색하지 못하게 할 수 있다.

공무를 수행하는 현장역학자는 대중에게 아는 것과 모르는 것, 그리고 공중보건 위협의 평가를 위해 시행하고 있는 활동에 대해 소통할 의무가 있다. 많은 기자는 이런 정보를 찾아 대중의 관심을 끌기 위해 노력한다. 조사에 관한 최신 정보를 추구하는 취재진은 역학조사관을 장시간 취재하여 현장조사 자체에 피해를 줄 수 있다. 조사팀의 한 구성원이 기자와 효과적으로 소통할 수 있는 시간과 기술을 갖도록 하는 것은 현장조사의 성공과 질병 통제와 예방 노력에 중요하며, 특히 대중의 이목이 쏠리는 상황에서는 필수적이다. 종종 사건이 진행되는 동안 정보가 공개되고, 현장역학자가 가설을 검정하면서 본인이 세운 가설을 거부 또는 수락하고, 가설을 재구성하여 다시 검정함에 따라 개입을 위한 권고가 진전하거나, 더 집중을 받을 수 있다. 환자와 대중에게 이러한 변경의 근거를 알리는 것은 현장역학자에 대한 믿음과 공중보건 권고의 신뢰성을 보장하는 데 중요하다(13장 참조).

당사자의 참여 꺼림

보건부서는 조사를 수행하고 기록에 접근할 수 있는 권한이 있지만, 당사자의 자발적인 참여는 강제 참여보다 성공적인 조사에 더 도움이 된다. 특히, 생계나 관련 이익이 위협을 받는 사람들은 자발적으로 협력하기를 꺼릴 수 있다. 이런 꺼림은 음식점과 기타 공공시설에서의 공동매개 집단발병 사례, 환경 또는 직업상의 위해 관련 조사, B형간염과 같은 감염병 전파의 감염원으로 의심되는 의료서비스 제공자와 관련된 조사에서 자주 나타날 수 있다. 당사자가 자발적으로 협력하지 않으면 지연으로 인해 정보에 대한 접근과 정보의 질이 손상되고, 바이어스가 들어가고, 통계적 검정력이 감소하게 된다.

개입에 대한 상충하는 압력

현장조사를 수행하는 역학자는 종종 지역사회의 환자와 다른 사람들의 강력하고 다양한 의견에 직면하면서, 즉각적인 개입 시행의 필요성과 심층 조사의 필요성을 저울질해야 한다. 문제의 시작점(감염원)과 원인, 잠재적 영향에 대한 확실한 정보가 없는 경우, 서로 다른 영향을 받는 다양한 당사자들은 통제 조치의 시행을 서로 다른 시각에서 받아들일 수 있다. 통제 조치는 건강을 보호받는 편에 있으면서 그로 인해 이득을 보는 사람들에게는 환영받을 수 있지만, 개입에 대한 근거에 의문을 제기하는 사람들에게는 도전으로 받아들이고, 특히 경제적 또는 기타 개인적 이익이 위협을 받는 경우 더욱 그러하다. 중재를 연기하면 보다 확실한 정보를 얻을 수 있는 시간이 생길 수 있지만, 이러한 지연으로 추가 환자가 발생할 수 있다. 이러한 딜레마가 공중보건 실무 영역에서 현장역학에만 국한된 것은 아니지만, 급한 상황에서 절박성이 높아짐에 따라 관련된 당사자들은 감정적인 대응을 할 수 있다.

현장역학조사의 표준

현장조사는 때때로 "빠르지만 지저분한 역학"으로 인식된다. 이러한 인식은 신속한 대응을 필요로 하는 현장조사의 고유한 특성을 반영하는 것이다. 그러나 대응 활동에 대한 요구가 역학조사를 빨리 끝내는 것에 대한 합리화를 제공하는 것은 아니다. 오히려 현장역학자에게 좋은 과학과 신중한 판단을 결합하는 것의 중요성을 강조한다. 좋은 현장역학조사에 대한 더 나은 설명은 "신속하고 적절한 역학"이다.

현장역학조사를 판단할 때 과학의 질을 가장 중요하게 고려해야 한다. 그러나 이것이 유일한 기준이 되어서는 안 되며, 조사자에게 부과되는 모든 범위의 제한, 압력 및 책임도 고려하여야 한다. 궁극적인 목적은 이러한 한계와 이해 상충의 상황에 직면하여 현장조사의 과학적 질을 최대화하는 것이어야 한다. 따라서 현장역학조사의 표준은 다음과 같다.

(1) 시의적절하다.

(2) 발병률 혹은 현성/잠재성의 심각한 이환율, 사망률 등 공중보건의 표준 지표로 정의되는 지역사회의 중요한 공중보건 문제 혹은 지역사회의 관심을 다룬다.
(3) 자원 요구 사항을 조기에 조사하고 적절하게 배치한다.
(4) 기술역학 및/또는 분석역학의 적절한 방법을 사용한다.
(5) 미생물학과 독성학, 심리학, 인류학, 정보학, 통계학과 같은 다른 공중보건 과학의 전문지식이 필요한 경우 관련 전문가와 함께 조사한다.
(6) 문제의 시작점(감염원) 및/또는 원인을 식별할 수 있을 정도의 인과성을 규명한다.
(7) 즉각적인 통제와 장기적인 개입을 위한 증거기반 대안을 파악한다.
(8) 조사의 증거가 최적으로 사용되도록 정책과 법률, 프로그램화, 소통 또는 행정 역할을 하는 동료와 적극적으로 협력하여 수행한다.

결론과 최신 추세

이 장에서는 빠르게 성장하는 분야로서의 현장역학 정의와 틀을 제시했다. 지난 30년 동안 공중보건 실무의 주요 발전은 현장역학에 대한 증가하는 인식과 공식화로 반영되는데, 거의 30개에 가까운 "현장역학 훈련과정"이 설립되었고, 전 세계 보건부와 국가 수준의 기타 공중보건기관이 연계된 '응용역학 훈련과정'이 설립되었다.[17-21] 다른 추세의 예로 보건대학교의 교과과정 내에서 현장역학 과목과 과정이 개발되었고[22]; 국가 수준의 현장역학 과정을 활성화하고 연결하는 조직이 나타났다[21]. 그리고 세계적으로 현장역학과 관련된 문헌이 늘어났는데[23], 중국어와 일본어, 한국어로 이 책이 번역되었다. CDC의 현장역학 인력 개발 과정인 역학조사관제도(Epidemic Intelligence Service, EIS)가 1951년에 창설된 이후 지속해서 운영됐으며, 이 분야에서 3,000명 이상의 전문가를 교육하는 데 이바지하였다.[15,16,24]

현장역학 분야가 진화함에 따라 새로운 발전과 경향이 공중보건 실무에 지속해서 통합되는 형태를 만들고 있는데, 이와 같은 발전의 예는 다음과 같다.

- 집단발병이 일어난 당사자가 소송을 위협하거나 소송할 가능성과 그러한 위협과 실제 소송이 진행 중인 조사에 미치는 영향(예: 자료수집을 어렵게 하거나 방해하고, 그로 인해 생기거나 증가하는 바이어스)
- 연방정부와 주정부 법에 따른 개인정보 보호 고려와 의무에 대한 민감도와 인식 증가; 법에 대한 이러한 고려가 조사에 직접적인 영향을 미치지 않더라도, 공공보건 기관(예: 미국 의료정보 보호법의 신고 방해 여부에 대한 오해)과 의료 제공자, 개인정보 보호 옹호자에 의한 해당 법률에 대한 서로 다른 해석과 오해, 그리고 소송의 가능성은 집단

발병이 일어난 집단 내 당사자의 협력 의지를 바꿀 수 있음

- 규제 요건의 진화 가능성이 갖는 현장조사에 대한 시사점과 공중보건 실무와 연구 간의 구분을 위한 규제 요건의 해석, 그리고 기관윤리심의위원회의 승인, 대상자의 사전 동의, 지역사회 자문위원회의 감독, 개인정보 보호법의 공중보건 상 면제 적용의 여부에 관한 결과 등이 논란의 주제
- 의도적인 행동을 발병의 일차 혹은 기여 요인으로 의심하는 것에 대한 임계치가 낮아지고, 범죄 또는 테러 행위가 의심되는 경우 공중보건과 수사기관의 조사에서 협력이 필요
- 현장조사의 수행과 건강 관련 전자 자료를 수집하기 위한 인터넷 기반과 다른 고급 정보 기술의 사용. 개발의 예로는 전자의무기록시스템 혹은 공중보건정보체계(www.phii.org)에서 유지 관리하는 데이터에 접근하기 위한 자동화된 방법과 미국의 주와 지역 보건 부서와 CDC의 BioSense 시스템에서 개발한 시스템을 포함하는 "증후군감시"의 자동화 시스템 적용 등이 있음(www.syndromic.org, www.cdc.gov/biosense)
- 실험실에서 특이한 병원체의 분리 증가를 인식할 때, 전염병을 감지할 기회를 늘리는 수단으로 감염성 병원체에 대한 새로운 실험실 하위분류 방법을 사용하여 이전에는 인식하지 못했을 더 작은 클러스터를 더 빨리 감지 및 조사하고, 퍼진 다중 상태를 감지할 수 있음(이러한 방법의 적용은 역학자와 실험실 과학자 간의 긴밀한 의사소통의 필요성을 더욱 강조함)
- 24시간 진행하는 뉴스와 인터넷의 힘의 발전과 더불어 진행 중인 사건에 대하여 항상 정확하지는 않더라도 즉각적으로 정보를 전송하는 정부의 투명성과 시기적절한 정보에 대한 대중의 요구가 높아지고, 이에 따라 정보 소통 능력의 중요성이 강조됨

현장역학은 일반적인 역학 원리와 방법을 기반으로 하며, 현장역학자는 그들이 어디서 일하든 역학자들이 늘 마주하는 문제들과 마주하게 된다. 문제들에는 다양한 제약 속에서 해당 연구방법론이 가능한 것인지, 권고 또는 개입을 수행하기 위해 충분한 양의 정보가 모였는지 등이 있다. 현장역학자도 건강 정보 프라이버시에 대한 대중의 우려, 건강 정보의 자동화 증가, 인터넷 사용의 증가와 같은 일반적인 역학의 실천에 영향을 미치는 요인들에게 영향을 받는다. 그러나 현장역학은 매우 급한 공중보건 응급 상황에서 이러한 우려를 압축하고 압박한다는 점과 역학자를 정책 결정과 공중보건 조치의 행정적, 법적, 윤리적 영역 한가운데로 피할 수도, 돌이킬 수도 없게 밀어 넣는다는 점에서 고유한 특성이 있다.

노트

이 장은 미국 역학 잡지 편집자의 허락을 받아 이 책의 1판과 2판에 포함된 내용을 수정한 것이다(R.A. Goodman, J.W. Buehler, and J.P. Koplan(1990), The epidemiologic field investigation: Science and judgment in public health practice. Am J Epidemiol 132, 91-6).

사사

저자들은 이 장 원고에 대한 Robert Tauxe(M.D., M.P.H.)의 검토와 제안에 감사한다.

참고문헌

1. Fraser, D.W., Tsai, T.R., Orenstein. W., et al. (1997). Legionnaires' disease: description of an epidemic of pneumonia. *N Engl J Med* 297, 1189-97.
2. CDC (1997). Follow-up on respiratory illness—Philadelphia. *Morb Mortal Wkly Rep* 46, 49-56.
3. CDC (1998). Measles, mumps, rubella—vaccine use and strategies for elimination of measles, rubella, and congenital rubella syndrome and control of mumps: recommendations of the Advisory Committee on Immunization Practices (ACIP). *Morb Mortal Wkly Rep* 47 (No.RR-8), 38-9.
4. Jernigan, D.B., Raghunathan, P.L., Bell, B.P., et al. (2002). Investigation of bioterrorism related anthrax, United States, 2001: epidemiologic findings. *Emerg Inf Dis* 8, 1019-28.
5. Butler, J.C., Cohen, M.L., Friedman, C.R., et al. (2002). Collaboration between public health and law enforcement: new paradigms and partnerships for bioterrorism planning and response. *Emerg Infect Dis* 8, 1152-6.
6. Treadwell, T.A., Koo, D., Kuker, K., et al. (2003). Epidemiologic clues to bioterrorism. *Public Health Reports* 118, 92-118.
7. Steere, A.C., Malawista, S.E., Snydman, D.R., et al. (1977). Lyme arthritis: an epidemic of oligoarticular arthritis in children and adults in three Connecticut communities. *Arthritis Rheum* 20, 7-17.
8. Schulte, P.A., Ehrenberg, R.L.. Singal, M. (1987). Investigation of occupational cancer clusters: theory and practice. *Am J Public Health* 77, 52-6.
9. CDC (1990). Guidelines for investigating clusters of health events. *Morb Mortal Wkly Rep* 39 (RR-11), 1-16.
10. Rosenberg, M.L., Koplan, J.P., Wachsmith, I.K., et al. (1977). Epidemic diarrhea at Crater Lake from enterotoxigenic. *Escherichia coli*: a large waterborne outbreak. Ann Intern Med 86, 714-8.
11. Holmberg, S.D., Osterholm, M.T., Senger, K.A., et al. (1984). Drug-resistant Salmonella from animals fed antimicrobials. *N Engl J Med* 311, 617-22.
12. Goodman, R.A., Loue, S., Shaw, F.E. (2006). Epidemiology and the law. In R.C. Brownson, D.B. Petitti (eds.), *Applied Epidemiology: Theory to Practice*, 2nd ed., Oxford University Press, New York. pp. 289-326.
13. Goodman, R.A., Munson, J.W., Dammers, K., et al. (2003). Forensic epidemiology: law at the

intersection of public health and criminal investigations. *J Law, Med & Ethics* 31, 684–700.
14. CDC (2004). New York City protocol: http://www2a.cdc.gov/phlp/docs/BTProtocolCover.PDF; http://www2a.cdc.gov/phlp/docs/Investigations.PDF
15. Langmuir, A.D.. (1980). The Epidemic Intelligence Service of the Centers for Disease Control. *Public Health Rep* 104, 170–7.
16. Thacker, S.B., Dannenberg, A.L., Hamilton, D.H.. (2001). Epidemic Intelligence Service of the Centers for Disease Control and Prevention: 50 years of training and service in applied epidemiology. *Am J Epidemiol* 154, 985–92.
17. White, M.E., McDonnell, S.M., Werker, D.H., et al. (2001). Partnerships in international applied epidemiology training and service, 1975–2001. *Am J Epidemiol* 154, 993–9.
18. Thacker, S.B., Buffi ngton, J.. (2001). Applied epidemiology for the 21st century. *Int J Epidemiol* 30, 320–5.
19. CDC Field Epi Training Program relationships: http://www.cdc.gov/descd/fetp.html
20. World Health Organization: http://www.who.int/csr/labepidemiology/projects/fieldepitraining/en/index.html
21. European Programme for Intervention Epidemiology Training: http://www.epiet.org/
22. University of North Carolina CPHP Certifi cate in Field Epidemiology: http://www.sph.unc.edu/nciph/fieldepi
23. Dabis, F., Drucker, J., Moren, A. (1992). *Epidemiologie d'intervention*, Arnette, Paris.
24. Langmuir, A.D., Andrews, J.M. (1952). Biological warfare defense: The Epidemic Intelligence Service of the Communicable Disease Center. *Am J Public Health* 42, 235–8.

제 2 장

역학의 기본원칙

Richard C. Dicker
역자; 천병철

역학은 좋은 의미에서 공중보건의 기초과학으로 간주된다. 첫째, 역학은 확률, 통계학 그리고 합리적인 연구방법론에 대한 지식을 바탕으로 수행하는 양적연구 분야에 속한다. 둘째, 역학은 건강상태와 건강사건에 대하여 생물학적 가설을 세우고 검정하는 원인적 추론 방법이다. 세 번째, 역학은 과학적, 원인적 추론에 기초하여 적절하고 실용적인 공중보건활동의 방향을 설정하기 위한 기반을 제공한다.[1]

역학의 원어인 *epidemiology*는 영어의 "on" 또는 "upon"에 해당하는 그리스의 단어인 *epi*와 인구집단을 의미하는 *demos*, 그리고 학문을 의미하는 *logos*에서 왔다. 즉, *epidemiology*는 인구집단에 대한 학문이라는 어원을 가지고 있다. 역학의 정의는 여러 가지가 제시되어 있지만, 다음의 정의가 역학의 내재된 원칙과 공중보건의 정신을 잘 포함하고 있다: "역학은 특정 인구집단에서 건강관련 상태와 사건의 분포와 결정요인을 연구하고, 이를 건강문제 해결에 적용하는 학문이다."[2]

이 정의에 포함된 역학의 중요한 원칙을 반영하는 핵심 용어는 다음과 같다.

학문(Study). 역학은 그 근저에 합리적인 과학적 탐구 방법을 가진 과학의 한 분야이다. 역학은 자료중심(data-driven)의 학문으로, 체계적이고 바이어스가 없는 자료의 수집, 분석 그리고 해석에 기반하고 있다.

현장역학방법은 주의깊은 관찰 – 예를 들면 특정 주간 한 지역에서 발생한 환자 수, 환자군에서 예상했던 것보다 많은 노출빈도 등과 같은 것을 관찰하고 이를 평가하기 위한 타당한 비교군의 활용을 기반으로 한다.

분포(Distribution). 분포는 인구집단에서 질병의 빈도와 패턴을 의미한다. 빈도는 단순히

한 인구집단의 건강사건의 수뿐 아니라 사건 수를 인구집단의 수로 나눈 것과 같은, 사건 수와 인구집단 크기와의 관계도 같이 제시한다. 이렇게 산출된 분율(proportion)이나 율(rate)은 역학자에게 서로 다른 인구집단간 질병발생을 비교가능하게 한다. 패턴은 건강관련 사건들을 시간, 장소 그리고 인적 특성에 따라 기술하는 것을 말한다. 시간패턴에서는 질병이나 손상 발생 등을 효과적이고 객관적으로 표현하기 위해서 년 단위, 계절, 주간, 일일, 시, 주말과 평일의 비교, 또는 기타의 시간단위 카테고리를 활용할 수 있다. 장소패턴은 지역적 변이, 도시와 농촌의 차이 그리고 직장과 학교의 위치 등과 같은 것을 포함한다. 인적특성은 연령이나 성별, 결혼상태, 사회경제적 상태와 같은 인구학적 요인뿐 아니라 건강행태 그리고 환경노출 등을 포함한다.

이상과 같은 건강관련 상태나 사건의 분포 특성은 기술역학(descriptive epidemiology)이라고 부르는 역학의 한 넓은 영역에 해당한다. 기술역학은 건강관련 사건에 대하여 언제(when), 누가(who), 무엇을(what), 어디에서(where)라는 질문에 대한 답을 제공한다.

결정요인(Determinants). 결정요인은 왜(why)와 어떻게(how)에 해당하는 것으로 건강관련 사건의 발생에 영향을 주는 원인과 기타 요인에 대한 것이다. 역학자들은 질병이 무작위로 발생하지 않는다고 가정하고 대신 위험요인의 적절한 조합이나 결정요인이 누적되었을 때 발생한다고 간주한다. 이러한 결정요인을 찾기 위해서 역학자들은 분석역학(analytical epidemiology)을 사용하는데, 이것은 서로 다른 질병률(disease rate)을 가진 군들이 인구학적 특성, 유전적 또는 면역학적 특성, 행태, 환경노출 그리고 기타 가능한 위험요인에 차이가 있는지를 평가하는 것이다. 코호트연구나 환자-대조군 연구를 포함해서 역학자들이 질병의 위험도 증가와 연관된 요인을 찾는 데 사용하는 방법들에 대해서는 8장과 10장을 참조한다.

건강관련 상태나 사건(Health-related states or events). 역학의 초기 역사에서는 주로 감염병의 유행에 그 초점이 있었다. 이후 역학적 사고방식은 감염병의 유행뿐 아니라 풍토적 발생수준이나 비감염성질환으로 그 적용범위가 확장되었다. 20세기 중반에 이르면 추가적인 역학적 방법이 개발되어 만성질환, 손상, 선천성결함, 모자보건, 직업보건 그리고 환경보건 분야에 적용되었다. 다음 단계로 역학자들은 건강 및 안녕과 연관된 운동, 식이, 안전벨트 착용과 같은 행태에서 건강을 결정하는 "업스트림"("upstream")을 보았다.[1)] 최근에는 분자역학적 방법이 발전하여 역학자들이 질병위험의 유전적 마커를 연구할 수 있게 되었다. '건강관련 상태 또는 사건'은 사실상 인구의 안녕에 영향을 주는 어떤 것도 해당이 될 수 있다. 그럼에도 불구하고, 많은 역학자들은 광범위한 건강관련 상태나 사건을 나타내는 용어로 아직

1) 역자 주: 주로 생물학적 수준의 접근인 "downstream"에 대하여 사회적, 생태학적 수준의 접근을 upstream으로 구분하며 특히 사회역학에서 업스트림은 보다 근본적이고 포괄적인 접근을 의미한다.

도 '질병'이라는 용어를 사용하고 있다.

특정 인구집단(Specific population). 역학자들과 보건의료서비스 제공자는 모두 질병의 발생과 관리에 관심이 있으나, 이 둘은 "환자"에 대한 관점에서 매우 다르다. 임상가들은 개인의 건강에 관심을 가지지만 역학자들은 지역사회나 연구대상 인구집단의 집합적 건강에 관심을 가진다. 즉, 임상가의 환자는 개인이고 역학자의 환자는 지역사회이다. 그러므로 임상가와 역학자는, 예를 들어 설사질환을 가지고 있는 환자에 대해서 서로 다른 책임을 가진다. 이 둘은 모두 정확한 진단을 하는 것에 관심을 가진다. 그렇지만 임상가가 개인의 치료와 보호에 초점을 두는 반면, 역학자는 이 질병의 원인되는 병원체의 감염원이나 노출여부 파악, 유사하게 노출된 사람의 숫자, 지역사회에 더 확산될 가능성, 그리고 추가적인 환자발생이나 재유행을 예방하기 위한 중재사업 등에 초점을 둔다.

적용(Application). 비록 " -ology"는 학문으로 통상 번역되지만, 위에서 논의한 정의는 지식에 대한 학문적 추구 이상을 역학에 요구하고 있다. 특히 현장역학은 공중의 건강을 보호하고 증진시키기 위해서, 획득한 지식의 적용을 실제 구현하는 것이다. 의학지식을 구현한 것이 의료인 것처럼, 현장역학은 과학이면서 기술이다. 임상가는 정확한 진단과 적절한 치료를 처방하기 위해서, 의학지식에 경험, 임상적 판단, 환자에 대한 이해를 결합시킨다. 이와 유사하게, 역학자는 지역사회의 건강을 진단하고, 지역사회의 질병관리와 예방을 위해 적절하고 현실적이며 수용성 있는 공중보건중재사업을 제안하기 위하여, 기술역학과 분석역학의 과학적 방법론은 물론 경험, 역학적 판단, 그리고 지역적 조건에 대한 이해를 적용한다.

역학의 활용

역학과 역학적 방법에 의해서 생성된 정보는 무수한 용도를 갖는다. 흔히 쓰이는 용도는 아래와 같다.

지역사회 건강평가

공중보건업무 담당자들은 의사결정시 역학적 정보를 기반으로 하여 (우리의 희망사항!) 정책개발, 실행 그리고 평가를 해야 할 책임이 있다. 지역사회 또는 인구집단의 건강을 평가하기 위해서는 관련된 자료원을 파악하고 시간, 장소, 인적 특성에 따른 (기술역학) 자료분석을 해서 다음과 같은 질문을 해결해야 한다. 즉, 지역사회에서 무엇이 실제적인 그리고 잠재적인 건강문제인가? 이 문제들은 어디서 발생하고 있는가? 누가 위험에 노출되어 있는가? 어떤 문제들이 시간에 따라 감소하고 있고 또는 증가하거나 증가할 가능성이 있는가? 이러한 패턴들은, 가능한 보건의료서비스의 분포 및 수준과 어떻게 연관되어 있는가? 보건의료서비스의 가용성, 접근도, 효과 그리 효능을 결정하기 위해서는 더 자세한 자료의 수집과 분석이 필요할 수 있다. 예를 들면, 태풍과 기타 자연재해 이후에 지역사회의 건강상태와 건강수요를 결정하기 위해서 빠른 건강평가를 수행해야 할 수 있다.[3,4]

개인의 의사결정

많은 사람들은 건강에 영향을 주는 자신의 의사결정에 역학적 정보를 규칙적으로 사용하고 있다는 것을 잘 알지 못한다. 금연을 결심하거나 엘리베이터 대신 계단으로 오르거나, 감자튀김을 곁들인 치즈버거 대신 샐러드를 먹거나 또는 콘돔을 사용하거나 하는 것들은 의식적이든 무의식적이든 역학자들의 건강위험평가에 영향을 받은 것이다. 2차세계대전 이후, 역학자들은 이러한 모든 건강관련 의사결정과 관련된 정보들을 제공하여 왔다. 1950년대, 역학자들은 흡연자에서 폐암의 위험 증가를 보고하였다.[5,6] 1970년대, 역학자들은 심장질환의 위험을 감소시키기 위하여 운동과 적절한 식이의 역할을 보고하였다.[7,8] 1980년대에 역학자들은 아직 원인 바이러스가 발견되기 전에 후천성면역결핍증(Acquired Immune Deficiency Syndrome, AIDS)의 위험이 특정 성적 행태와 약물사용행태에서 증가한다는 것을 알아냈다.[9] 이와 같은 수 백가지의 역학적 발견은 사람들의 일상적인, 그리고 자신의 평생 건강에 영향을 주는 의사결정들에 직접 관련되어 있다.

임상스펙트럼의 완성

역학조사를 할 때, 현장역학자들은 환자의 적절한 진단을 확인하기 위해서는 보건의료서비스 제공자와 실험실 인력에 의존해야 한다. 그렇지만, 대신 역학자들은 보건의료서비스 제공자들이 질병의 임상스펙트럼과 자연사를 이해하는데 도움을 준다. 예를 들면 1999년 8월, 뉴욕 퀸즈의 감염병 전문가에게 심한 허약감이 동반된 뇌염(뇌의 염증질환) 환자 2명이 의뢰되었는데 이는 이례적인 것이었다. 의사는 정확한 진단명을 내리지 못하였고, 공중보건당국에 신고하였다. 수 주후, 현장역학자들은 이 질병의 임상스펙트럼과 경과를 특징 짓기에 충분한 환자들을 찾아냈고, 이 후에 실험실 종사자들이 병원체인 웨스트나일 바이러스(West Nile virus)를 분리할 수 있었는데, 이것은 북미에서 처음 확인된 것이다.[10] 이로부터 수 년 후에 역학자들은 이전에 거의 알려지지 않았던, 뇌염이 동반되지 않는 웨스트나일열의 임상특성을 기술해낸다.[11] 이외에도 역학자들은 많은 비감염성 노출과 관련된 질병의 스펙트럼을 확인하는데 중요한 역할을 하는데, 흡연과 관련되어 폐나 심장질환에서부터 구순암, 인두암, 폐암 그리고 생식기 영향까지 다양한 임상스펙트럼을 확인한 것을 예로 들 수 있다.[12]

원인규명

많은 역학연구들은 원인이나 질병위험에 영향을 주는 요인을 탐색하고자 수행되고 있다. 이중 일부는 학문적 목적으로 수행되는 것이지만, 현장역학의 목표는 원인을 발견해서 적절한 공중보건활동이 가급적 빠르게 취해지도록 하는 것이다. 역학에서는 생태학적 추론과 통계적 연관성을 기반으로 하기 때문에 역학으로는 노출과 질병의 원인적 연관성을 증명하지 못한다는 주장도 있다. 그렇지만 역학은 효과적인 공중보건활동을 위한 충분한 정보를 자주 제공해 왔다. 이러한 예는 1854년 런던 골든스퀘어의 콜레라 유행에 대한 존 스노(John Snow)의 조사에서 브로드가 펌프의 손잡이를 제거한 것에서 부터,[13] 생명에 위협을 주는 장중첩증이 로타바이러스 백신과 연관되어 있다는 것을 발견한 역학자에 의해서 해당 백신이 퇴출된 사례까지 다양하다.[14] 역학과 실험실 과학이 서로 수렴하여 원인을 확립하기 위해 필요한 근거를 제공하는 것은 매우 빈번하게 있어 왔다. 예를 들면, 역학자들은 1976년 미국 필라델피아의 한 컨벤션(American Legion Convention)에 참석했던 사람의 폐렴 유행에서 이와 관련된 다양한 위험요인들을 파악해내는데, 6개월 뒤에 실험실에서 레지오넬라 균이 확인되었다.

역학의 핵심역량

2006년 미국 주역학자위원회(Council of State and Territrorial Epidemiologists, CSTE)는 공중보건분야에서 일하는 역학자들의 핵심역량을 개발하였다.[16] 이 핵심역량 중에서 평가와 분석 분야에서 역학자의 핵심 업무는 인구집단을 대상으로 공중보건감시와 급성 또는 만성 질환이나 부작용 들에 대한 역학조사를 수행하는 것이다. 이러한 활동은 아래와 같다.

공중보건감시

공중보건감시는 공중보건활동의 기획, 수행, 평가에 필수적인 자료를 지속적이고 체계적으로 수집, 분석하고 해석하여 이러한 자료를 필요한 사람에게 적시에 배포하는 것이다.[17] “행동을 위한 정보(information for action)”[18]라고도 불리우는 공중보건감시의 목표는 질병 발생과 그 가능성의 지속적인 패턴을 묘사하여 역학조사, 질병관리 그리고 예방사업이 효과적이고 효율적으로 수행되도록 하는 것이다. 이것은 상병과 사망 보고서 및 기타 관련된 건강정보의 지속적인 수집과 평가, 이러한 자료의 배포, 그리고 이들 자료와 연관된 질병관리와 공중보건 의사결정 적용을 통해서 성취된다(3장 참조). 감시체계의 설계, 수행과 평가는 역학자들에게 자료수집도구의 설계, 자료관리, 기술역학방법과 그래프 작성, 자료의 해석 그리고 과학적 글쓰기와 발표 역량을 요구한다.

급성, 만성 건강상태의 역학조사

감시체계는, 공중보건분야에서 특정 질환이나 사건의 사례나 사례군이 보고되면 역학조사를 하는 것과 같이, 행동을 위한 정보를 제공한다. 역학조사는 때로는, 보건담당자가 보건의료제공자에게 전화를 해서 보고된 환자의 상황을 명확하게 확인하는 것처럼 간단하게 진행될 수도 있다. 반대로 유행의 범위를 확인하고 원인을 밝히기 위해서 많은 기관으로부터 수 십 명의 사람이 협력해서 노력해야 하는 광범위한 현장역학조사가 될 수도 있다.

현장역학조사의 목적도 다양하다. 사람에서 사람으로 전파되는 일부 질환에서는 역학조사의 목적은 질병을 전파할 수 있는, 아직 보고되지 않았거나 또는 확인되지 않은 사람을 찾아내는 것이다. 예를 들면, 성매개질환에 대한 역학조사의 중요한 활동은 감염된 사람과(cases) 성 접촉을 한 사람을 찾아내는 것이다. 지역 보건당국에서 역학조사를 할 때, 많은 접촉자들이 자신들이 모르는 무증상 상태로 발견되며, 자신들은 인지하지 못하지만 감염에 대한 치료를 필요로 하는 경우가 많다.

일부 질병에서 역학조사의 일차목적은 감염원이나 매개체를 찾아서 관리하거나 제거하는 것이다. 예를 들면, 0157:H7의 사례조사에서는 갈아넣은 쇠고기, 과일주스 또는 도시 용수 등과 같은 매개체를 확인하는 것에 초점을 둔다. 감염의 매개체들은 얼마나 많은 다른 사람들이 이미 노출되었는지 그리고 위험이 얼마나 지속될 것인지를 판단할 수 있게 된다. 매개체가 상업용 생산품이라면, 공공 안내와 함께 생산품의 리콜 조치를 통해서 추가 환자가 발생하는 것을 막아야 한다.

아직 잘 알려지지 않았거나 확인되지 않은 질병에 대한 역학조사에서는 질병의 자연사, 임상스펙트럼, 기술역학 그리고 위험인자들을 밝히는 것에 그 목적이 있다. 2003년 중증급성호흡기증후군(Severe Acute Respiratory Syndrome, SARS)의 초기 역학조사에서는 임상양상과 시간적, 공간적 그리고 인적 특성을 밝히는데 초점이 맞춰져 있었다. 이러한 정보들은 사례정의 수립과 감염위험이 있는 사람이나 인구집단을 정의하기 위해 사용되었다. 이를 통해 질병의 전파와 역학적 특성이 알려지면서, 격리와 검역에 대한 적절한 권고안들이 만들어졌다.[19,20]

위에서 언급한 유형의 현장역학조사는 흔히 "신발가죽 역학"("shoe-leather epidemiology")으로도 불리우는데, 이는 약간 초췌한 현장역학자가 추가 환자나 감염원, 전파양식과 관련된 실마리를 하나라도 더 찾기 위해서 길바닥을 쿵쾅거리며 뛰어다니는, 헌신적인 이미지를 떠올리게 한다.[2)] 이러한 접근법은 미국의 역학조사관제도(Epidemic Intelligence Service)의 상징으로 집약되어 있는데, 이 상징은 바닥에 구멍이 있는 구두를 형상화 한 것이다.

질병의 원인, 전파양식, 그리고 적절한 관리와 예방방법을 확인하는데 간단한 감시와 현장조사만으로 충분할 때도 있다. 그렇지만 그 외의 경우에는 분석역학적 방법을 사용해야 한다. 당연히 이 두 방법은 조합으로 사용될 때가 많은데, 감시와 현장조사가 원인과 전파양식에 대한 실마리나 가설을 제공하면 분석역학적 방법으로 이러한 가설을 검정하게 된다. 질병군집이나 집단발병은 초기에 기술역학적 방법을 통해서 조사되는 경우가 많다. 기술역학적 접근에서는 발생률, 시간, 장소 그리고 인적 특성에 따른 질병의 분포를 기술한다. 여기에는 율(rate)의 계산과 다른 사람보다 위험이 더 높은 고위험 인구집단을 찾아내는 것이 포함된다. 특히 노출과 질병의 연관성이 뚜렷한 경우, 분석역학적 접근없이 바로 관리 방안을 수행하는 경우도 가끔 있다. 그 이외의 경우, 즉 기술역학과 환경역학만으로 원인과 매개체가 분명하지 않으면 분석역학방법이 그럴듯한 가설을 골라내는데 도움을 줄 수 있다.

집단발병과 같은 급성 건강문제에 대응해서 분석역학적 연구가 현장에서 진행될 수 있지만 분석역학연구는 많은 경우 계획된 연구이다. 역학연구에서의 핵심은 타당한 대조군을 이용하는 것이다. 현장역학에서 가장 흔히 사용되는 분석연구의 유형은 제8장에서 자세히 기술하고 있다.

역학자는 분석역학연구의 설계, 수행, 분석, 해석 그리고 결과에 대한 의사소통까지 모든 것에 익숙해질 필요가 있다.

- **설계**(Design)는 적절한 연구방법의 설계, 연구의 정당성과 프로토콜에 대한 기술, 표본크기의 계산, 연구대상자의 선정(예를 들면 사례정의), 적절한 대조군의 선택 그리고 설문지의 설계 등을 포함한다.
- **수행**(Conduct)은 적용가능한 윤리적 원칙에 대하여 적절한 허가와 승인 확보, 원칙 준수, 자료의 요약, 대상자 추적 및 인터뷰, 검체의 수집과 취급 그리고 자료관리를 포함한다.
- **분석**(Analysis)은 연구대상자의 특성을 기술하는 것에서 시작한다. 이것은 율(rate)의 계산, 비교 표(예를 들면 2×2 표), 연관성의 측정(즉, 위험비나 오즈비), 유의성 검정(예를 들면 카이제곱검정), 신뢰구간 등과 같은 것의 계산으로 진행된다. 많은 역학연구에서 층화분석, 회귀분석 그리고 모델링과 같은 중급수준의 분석방법을 필요로 한다. 자료 분석에 대해서는 제10장에서 자세하게 기술되어 있다.
- 마지막으로, 해석(interpretation)은 연구에서 발견된 결과들의 조망, 주요 최종 메시지

---

2) 역자 주: shoe-leather의 의미는 직접 발로 뛰어다니며 현장을 누비는 것을 강조하는 용어로 역학뿐 아니라 저널리즘에서도 이렇게 취재하여 보도하는 것을 shoe-leather journalism이라고 부르고 있다.

(take-home message) 작성, 적절한 권고안 만들기에 넣는 것 등을 포함한다. 이렇게 하기 위해서는 주제에 대한 지식과 함께 연구의 장점과 단점을 잘 알고 있어야 한다.

역학적 접근

역학의 수행은 모든 과학적 수행과 마찬가지로 체계적인 접근으로 이루어진다. 아주 간략한 용어로 표현하면 역학자는 다음을 수행한다.

- **빈도 측정**(Count). 환자나 건강사건의 빈도를 측정하고 이것을 시간, 장소, 인적 특성에 따라 기술한다.
- **분모로 나누기**(Divide). 환자 수를 적절한 분모로 나누어서 율을 계산한다.
- **비교하기**(Compare). 이러한 율을 시간에 따라서 또는 다른 인구집단별로 비교한다.

환자 빈도를 헤아리기 전에, 역학자는 누가 환자인지를 결정해야 하는데 이것은 사례정의(case definition)[3)]의 개발에 의해서 진행된다. 그 다음, 이 사례정의를 이용해서 사례-환자(case-patients)를 찾아내고 정보를 수집한다. 이 정보를 이용해서, 시간, 장소, 인적 특성에 따라서 이 정보들을 기술한다. 다음으로 사례-환자의 수를 인구집단의 크기로 나누어서 질병률을 계산한다. 마지막으로, 이 질병률이 평상시 기대치보다 높은 지 확인하고, 만약 높다면 이러한 증가에 기여하는 요인을 찾아내기 위하여 분석역학적 방법을 사용하여 적절한 대조집단의 질병률과 비교한다.

사례정의

사례 수를 헤아리기 전에 누구를 헤아릴까, 즉 사례라고 부를 조건이 무엇인지를 결정해야 한다. 역학자들은 여기에 사례정의를 이용한다. 사례정의는 어떤 사람이 특정 질병, 증상 또는 특정 건강상태를 가지고 있는지를 구분하기 위한 표준 기준의 집합이다. 특히 국가감시체계에 사용되는 일부 사례정의의 경우, 비교성을 담보하기 위하여 국가표준기준을 개발하고 적용하여 왔다. 합의에 기반한 사례정의는 언제 또는 어디에서 누구에게 발생하든지 상관없이 일관된 분류를 보장해야 한다. 또한, 특정 시간이나 장소에서 발생환 사례 수나 율은 다른 시간대나 장소의 발생 수나 율과 비교가능해야 한다. 예를 들면, 보건당국은 표준 사례정의

3) 원저자 주: 일부는 사례(case)를 질병(illness)을 앓고 있는 사람이 아니라 질병을 지칭하는 용어로 쓰기도 한다. 이 경우 질병을 가지고 있는 사람을 사례-환자(case-patient)가 되고, 사례정의는 "이 질병은 ... 의해서 정의된다"와 같이 되어야 한다.

를 이용해서 2000년 노스캐롤라이나 포시스 지역에서 발생한 리스테리아증 환자 수를 1999년 자료와 비교할 수 있어야 한다. 모든 사람이 표준 사례정의를 사용한다면, 어떤 발생의 차이가 관찰되었을 때 그 차이는 적어도 사례 분류의 차이에서 기인한 것은 아니다.

감시에 사용되는 사례정의가 임상특성에 초점이 맞춰져 있는 반면, 유행조사의 사례정의는 임상특성과 함께 시간, 장소 그리고 때로는 인적 특성을 포함한다. 임상적 기준은 통상적으로 확진적 검사소견을 포함하며, 증상, 증후 그리고 기타 소견의 조합으로 이루어진다. 예를 들면, 리스테리아증에 대한 감시의 사례정의는 실험실적으로 확진된(정상적으로 무균인 체액에서 *Listeria monocytogenes*의 분리) 임상 질환의 정의와 같다(즉, *L. monocytogenes*의 감염으로 인한 사산, 신생아의 리스테리아증, 균혈증, 또는 국소감염). 2000년 노스캐롤라이나의 리스테리아증 유행시 역학조사에서도 같은 정의를 사용했으나, 여기에다 시간(질병 발생이 2000년 8월 24일에서 2001년 1월 4일 사이), 장소 그리고 인적 특성(노스캐롤라이나의 윈스톤-샐럼 지역 거주자)에 따른 제한이 더해졌었다.[22]

빈도측정과 시간, 장소, 사람에 따른 특성

사례의 발견과 빈도측정은 공중보건에서 가장 기본적인 업무 중의 하나이다. 통상 의료인이나 검사실에서 당국에 보고한 것을 이용하여 보건당국은, 시간, 장소 그리고 인적 특성에 따른 질병발생의 범위와 패턴을 결정한다. 여기서 지역사회의 질병군집이나 유행을 발견하기도 한다.

기술역학

기술역학은 지역사회에서 "언제"(시간), "어디서"(장소), "누구에게"(사람) 질병이 발생하거나 이환되어 있는지를 기술하는 것으로 흔히 간주된다. 경우에 따라서 기술역학에서 "무엇"("what")이 포함될 수 있는데 이것은 질병 자체, 특히 인구집단에서 임상특성의 분포를 기술하는 것이다.

인구집단의 질병 발생에서 시간은 수 십년의 긴 기간이나 또는 분 단위의 짧은 기간으로 측정될 수 있다. 질병 발생의 장기간 변화는 연도나 십 년 단위로 나타낼 수 있다. 일 년 동안 같은 시기에 발생하는 경향이 있는 질병은 주 단위나 월 단위로 표시해서 질병의 계절성을 잘 나타낼 수 있다. 집단발병조사에서 가장 적절한 시간간격은 통상 원인 병원체의 잠복기에 따라 결정되는데, 독소의 경우 분 단위, 살모넬라의 경우 시간, B형간염의 주 단위, 그리고 사람면역결핍바이러스(human immunodeficiency virus, HIV)의 경우 년 단위로 제시할 수 있다.

장소에 따른 질병의 기술은 건강문제의 지리적 범위와 지역적 차이에 대한 통찰력을 제공한다. 지역에 따른 특성은 거주지만 의미하는 것이 아니라 질병 발생과 관련된 어떤 지리적 장소도 다 포함된다. 이러한 장소에는 진단이 내려지거나 보고된 장소, 직장, 학교, 병원의 병동, 또는 최근 여행지 등도 포함될 수 있다. "장소"는 또한 도시나 농촌, 지역사회획득 또는 원내획득, 국내와 국외처럼 넓은 구분을 지칭할 수도 있다.

많은 인적 특성이 질병 발생 위험에 영향을 준다. 여기에는 선천적으로 내재된 특성(연령, 성, 인종 등), 생물학적 특성(면역상태 등), 획득된 특성(결혼상태 등), 행태(직업, 레저활동, 의약품, 흡연 또는 약물 사용 등), 또는 사람이 살고 있는 조건(사회경제적인 상태, 의료이용 접근도 등)이 포함된다. 연령과 성별은 거의 모든 자료에 포함되어 있고 가장 흔하게 분석되는 인적 특성이지만, 다른 특성들도 질병의 고위험군을 확인하는데 유사하게 중요하거나 더 중요할 수도 있다.

시간, 장소, 인적 특성에 따라 자료를 펼쳐보고 분석해 보는 것은 여러가지 이유로 바람직하다. 우선, 자료를 시간, 장소, 그리고 인적 특성에 따라 구분하여 주의깊게 살펴봄으로써 해당 자료에 상당히 익숙해질 수 있다. 이를 통해 이용 가능한 변수목록, 자료가 어떻게 코딩되어 있는지, 각 측정치의 범위, 그리고 누락이 많은 변수는 어떤 것들이 있는지 알게 될 것이다. 두 번째는 조사하는 보건문제의 범위와 패턴을 알게 되는데 예를 들면 어떤 월, 어떤 이웃, 어떤 연령에서 가장 많은 혹은 가장 적은 환자가 있는지 알게 된다. 세 번째로, 보건문제를 쉽게 의사소통할 수 있도록 표, 그래프 그리고 지도를 이용해서 자세하게 기술할 수 있다. 네 번째는, 인구집단내에서 발생률이 높은 지역이나 군을 확인할 수 있는데, 이러한 정보는 질병의 원인에 대한 중요한 실마리를 제공할 뿐 아니라 보건중재 사업을 필요로 하는 곳을 알 수 있게 해 준다.

율의 계산

빈도측정은 보건 기획에서 필수적이다. 예를 들면 보건당국에서는 얼마나 많은 백신이 필요한지, 또는 병원 병상수가 필요한지를 계획하기 위해서는 구체적인 빈도(숫자)가 필요하다.

그렇지만, 단순한 빈도는 공중보건에서 필요한 모든 정보를 제공해 주지 않는다. 몇 가지 이유 때문에 발생 수나 빈도는 이들이 발생한 인구집단의 크기를 고려하는 것이 반드시 필요하다. 율(rate)은 특정 기간동안 특정 크기의 인구집단에서 발생한 숫자와 연관된 측정치이다. 감시 목적에서, 발생기간은 통상 특정 연도이고 분자는 그 해에 보고된 새로운 발생자이며 분모는 그 해의 연앙인구이다. 예를 들면 2004년 미국에서 44,108명의 새로운 후천성면역결핍증 환자들이 보고되었다.[23] 이 숫자를 2004년 연앙인구 추정치(290,810,000)로 나누면 100,000명당 15.2명의 2004년 발생률을 얻을 수 있다.

약간 다르게 계산되기는 하지만, 유행조사에서도 율은 역시 유용하다. 유행조사시 사용하는 율은 통상 발병률(attack rate)로 불리는데, 이것은 해당 인구 중에서 질병을 얻은 사람의 비율이다. 즉, 새롭게 발병한 환자 수를 유행 전 인구의 크기로 나누어서 계산한다. 이때 기간은 통상 유행기간이 되는데 이는 몇 일에서 몇 주가 될 수 있다. 예를 들면, 텍사스의 한 교회 만찬에 참석했던 사람들에서 유행한 보툴리눔독소증 유행에서, 조사자는 38명의 참석자들로 후향적 코호트를 구성하여 역학조사를 수행하였다.[24] 38명 중 15명이 보툴리눔독소증 사례정의에 해당해서 전체 발병률은 15/38 즉, 40%였다. 그런데 여기서 고추양념 스튜를 먹은 사람의 발병률은 15/24(63%)이었고, 먹지 않은 사람의 발병률은 0/14(0%)이었다.

율의 비교

율은 서로 다른 크기의 인구집단을 가진, 서로 다른 지역의 질병빈도를 비교할 때 특히 유용하다. 예를 들면, 2004년 펜실베니아는 이웃한 델라워어 주의 출생아(11,369명)보다 12배 많은 출생아(144,768명)를 가지고 있었다. 그렇지만 펜실베니아는 통상 델라웨어보다 10배 더 많은 인구를 가지고 있었기 때문에 이를 공평하게 비교하는 방법은 율을 계산하는 것이다. 사실상 이 해의 출생률은 델라웨어(1000명당 13.7명)가 펜실베니아(1,000명당 11.7명)보다 컸다.[25]

율은 또한 서로 다른 기간동안 발생한 질병을 비교하는데도 유용하다. 예를 들면, 2001년에 100,000명당 19.5명의 수두 환자가 보고되었는데 1991년에는 100,000명당 135.8명이 보고된 것과 비교된다.[26] 또한 서로 다른 하부인구집단에서의 율을 비교하여 위험수준이 높은 군을 발견할 수도 있다. 이러한 소위 고위험군은 추가적인 평가와 함께 특별한 중재를 위한 표적으로 삼을 수도 있다. 고위험군에 대해서 위험이 증가한 요인을 파악하는 연구가 진행될 수 있다. 연령이나 유방암의 가족력과 같은 위험인자는 바꾸는 것이 불가능할 수 있지만, 흡연이나 안전한 성생활 등은 가능하다. 사람들은 수정 가능한 요인에 대한 지식을 이용해서 자신의 건강에 영향을 주는 의사결정이나 행태를 좋은 방향으로 유도할 수 있다.

율의 비교는 역학에서 비교가 가진 근본적인 역할의 한 사례에 불과하다. 사실 역학의 많은 부분은 '비교'하는 것이다. 즉, 특정 집단이나 기간의 관찰값을 다른 집단이나 기간으로부터 얻은 기댓값과 비교한다. 예를 들어, 이번 주의 신고질환 수나 율이 평상치나 기댓값을 초과하는지 판단하기 위해서, 이번 주의 신고 수나 율을 지난 주와 비교하거나 또는 작년의 같은 주의 신고 수와 율을 비교할 수 있다. 유사하게 코호트 연구나 환자-대조군 연구와 같은 분석역학 연구에서, 한 군(코호트 연구에서 노출군, 환자-대조군 연구에서 환자군)은 관찰값

(코호트 연구에서의 발생률, 환자-대조군 연구에서 노출비율)을 제공한다고 간주할 수 있다. 반대로 대조집단(코호트 연구에서 비노출군, 환자-대조군 연구에서 대조군)은 기댓값을 제공한다고 할 수 있다. 교회 만찬에서 발생한 보툴리눔독소증 유행에서 노출군과 비노출군(즉, 고추양념 스튜를 먹은 군과 안 먹은 군)의 발병률 비교는 먹은 군에서 질병의 위험이 증가한 것을 잘 보여준다. 그런데 만약 모든 환자들이 공통의 노출요인을 가지고 있을 때도 대조군이 필요할까? *E.coli* 0157:H7에 의한 가상의 위장관염 유행을 생각해보자. 여기서 모든 환자들이 수돗물을 먹었다고 하자. *E.coli* 0157:H7은 물을 통해서 잘 전파되기 때문에 수돗물이 가능한 매개체가 될 수는 있다. 그러면 여기서 수돗물이 이 유행의 원인이라고 할 수 있을까? 그렇지 않다. 예를 들어 모든 환자들이 공기로 숨을 쉬었지만, 공기가 *E.coli* 0157:H7의 매개체라는 것을 의미하지는 않는다. 따라서 환자군에서의 수돗물 음용비율(관찰값)은 질병이 없는 대조군의 음용비율(기대값)과 비교하는 것은 여전히 필요하다. 만약 환자군의 수돗물 음용비율이 대조군보다 높다면, 이 물은 질병과 "연관성이 있다"고 판정하고 추가적인 조사가 더 필요하게 된다. 반대로 모든 대조군에서도 해당 물을 마셨다면, 환자군에서 관찰된 음용비율은 대조군을 기반으로 한 기댓값과 같게 되고, 매개체는 다른 것이 될 것이다. 역학에서 이러한 대조군의 역할은 아무리 강조해도 지나치지 않다.

질병발생의 개념

역학의 핵심 전제 중의 하나는 질병이나 건강사건은 인구집단에서 무작위로 일어나지 않고, 특정 인구에서 더 많이 발생한다는 것이다. 앞에서 언급했던 것처럼, 역학의 중요한 활용은 특정 사람들에서 다른 사람들보다 질병의 위험이 증가하는 요인을 밝히는 것이다.

원인

질병의 원인에 대해서는 수 많은 모형이 제시되어 왔다. 이 중에서 가장 간단한 것은 감염성질환의 전통적인 모형인 역학적 삼각형(epidemiologic triad 또는 triangle)이다. 이 삼각형은 외부의 병원체(agent), 감수성 있는 숙주(host), 그리고 이 둘을 모두 포함하는 환경(environment)으로 구성되어 있다. 이 모형에서 질병은, 감염원으로부터 병원체를 숙주로 옮길 수 있는 환경과, 해당 병원체 그리고 감수성 있는 숙주의 상호작용의 결과이다.

병원체, 숙주, 환경요인은 사람에서 질병을 유발하는, 복잡하고 다양한 방식으로 상호 연관되어 있다. 질병마다 요구하는 이 3가지 요소의 균형과 상호작용은 서로 다르다.

병원체요인

좁은 의미에서 병원체는 바이러스, 세균, 기생충, 기타 미생물과 같은 감염성 미생물을 일컫는다. 일반적으로 병원체는 질병발생에서 반드시 존재해야 하는 요인이다. 그렇지만 병원체 존재만으로 질병을 일으키는 것이 항상 충분한 것은 아니다. 병원체 노출이 질병을 일으키는 데는 병원체의 병원력(질병을 일으키는 능력)과 노출 양, 그리고 침입경로(피부, 호흡기 등) 등 수 많은 요인이 영향을 미친다.

더 넓은 의미로 병원체는 질병이나 손상의 화학적, 물리학적 원인을 포함한다. 여기에는 화학오염물질(예를 들면, 디에틸글리콜에 오염된 약품으로 하이티와 파나마에서 수 명의 사망자를 야기한 사례[27,28]), 물리적 힘(예를 들면, 수근관증후군과 연관된 반복적으로 손목에 가해지는 기계적 힘)을 포함한다.

숙주요인

숙주는 질병을 얻을 수 있는 사람을 의미한다. 숙주요인은 개인의 노출, 감수성, 또는 원인 병원체에 대한 반응 등에 영향을 주는 내재적인 요인이다. 노출에 대한 기회는 연령과 성별 뿐 아니라 성행태, 개인위생, 기타 개인이 선택하는 행태 등에 의해서도 영향을 받는다. 감수성과 병원체에 대한 반응은 유전적 구성, 영양과 면역 상태, 해부학적 구조, 기저질환이나 사용약물의 유무, 그리고 심리적 요인 등에 의해서 영향을 받는다.

환경요인

환경요인은 병원체와 숙주 그리고 노출기회에 영향을 주는 외부적인 요인이다. 환경요인은 지리와 기후와 같은 물리적 요인, 질병을 옮기는 매개곤충과 같은 생물학적 요인, 그리고 인구밀집도, 환경위생, 의료이용접근도 등과 같은 사회경제적 요인이 있다.

질병의 자연사와 스펙트럼

질병의 자연사는, 한 개인에서 치료를 하지 않을 경우 시간에 따른 질병의 진행과정을 의미한다. 예를 들면, 치료하지 않은 HIV감염은 혈청양전에서부터 AIDS, 그리고 사망에 이르기까지 광범위한 임상 문제 스펙트럼을 야기한다. 대부분의 질환은 아니더라도 많은 질환들은 특징적인 자연사를 가지고 있는데, 질병의 경과시간이나 임상특성은 개인에 따라 다양하고 예방이나 치료방법에 영향을 받는다.

질병의 자연사는 감수성 있는 숙주가 원인에 노출되거나, 질병과정을 촉진할 수 있을 만큼 노출이 숙주에게 누적되는 것에서 시작한다. 감염성 질환에서 노출의 원인은 미생물이지만,

암의 경우 노출은 석면이나 담배의 구성물질처럼 질병(폐암)을 개시하는 인자일 수 있고 에스트로겐처럼 질병(자궁내막암)을 촉진하는 인자일 수 있다.

일단 질병 발생과정이 시작되면 병리적 변화가 일어나는데 통상 개인차원에서 무증상으로 진행된다. 이 무증상기는 증상의 시작시기까지 계속되는데 이를 감염성 질환에서는 잠복기(incubation period)라고 부르고, 만성질환에서는 잠재기(latency period)라고 부른다(저자주: 잠재기는 감염성 질환에서는 노출 후 감염력, 즉 다른 숙주에게 감염을 전파시킬 수 있는 시기까지의 기간을 의미한다). 잠복기는 과민반응이나 독소반응처럼 수 초일 수도 있고 만성질환처럼 수 십년일 수도 있다. 심지어 같은 질환에서도 잠복기는 다양한 범위를 갖는다. 예를 들면, A형간염의 전형적인 잠복기는 4주 정도이나 짧게는 2주, 길게는 7주까지 가능하다. 1945년 히로시마 원폭 노출 생존자에서 백혈병의 잠재기는 2년에서 12년이었고 6년에서 7년이 가장 많았다.

비록 잠복기 기간 중 증상이 없더라도, 병리적 변화는 실험실적, 영상학적 또는 다른 집단검사 방법으로 발견할 수도 있다. 대부분의 집단검진 프로그램은 이 기간에 질병을 발견하기 위해서 시도되는데, 이 기간 즉, 질병 초기단계의 중재는 증상이 발현한 후의 진행된 질병의 치료보다 효과적이기 때문이다.

증상의 발현은 무증상기에서 증상기로 넘어가는 기준이 된다. 대부분의 진단은 사람들이 증상을 경험하는 이 임상기에 이루어진다. 일부 사람에서는 임상적으로 증상이 나타나지 않고 무증상으로 진행이 된다. 임상증상을 경험하는 사람들은 증상이 경하거나 중증이거나 또는 사망으로 나타난다. 이러한 임상증상의 범위를 질병스펙트럼(spectrum of disease)이라고 한다. 최종적으로 질병과정은 회복, 장애 또는 사망으로 끝난다.

감염성 병원체에서 감염력(infectivity)은 인구집단에서 노출후 감염된 사람의 비율을 의미한다. 병원력(pathogenicity)은 감염된 사람 중에서 임상 증상이 나타난 비율이다. 독력(virulence)은 임상증상이 나타난 사람 중에서 중증이거나 사망한 비율을 나타낸다.

자연사와 질병스펙트럼은 임상가와 현장역학자 모두에게 몇 가지 문제를 던져준다. 많은 질병의 임상스펙트럼은 무증상에서 중증까지 가능해서 지역사회에서 임상가에게 진단을 받은 환자는 빙산의 일각일 수 있다. 많은 다른 환자들은 아직 진단을 받기에는 이른 초기의 상태이거나 또는 계속 무증상 상태일 수 있다. 문제는 무증상이나 진단이 안된 감염자들도 다른 사람에게 감염을 전파할 수 있다는 것이다. 이렇게 감염을 시킬 수 있으나 무증상이거나 또는 잠복기에 있는 사람을 병원체보유자(carrier)라고 부른다. 병원체보유자는 종종 잠복기 기간이거나 증상이 나타나기 수 일전에 해당하는 사람들이다. 홍역, A형간염 그리고 일부 질환들은 증상이 나타나기 수 일전부터 전파가 가능하다. 또한 일부는 임상증상으로부터 회복되었으나 자기도 알지 못하게 다른 사람을 감염시키는 경우로, B형간염의 만성병원체보유자 사례나 또는 악명높은 "장티푸스 메리"("Typhoid Mary")처럼 아예 무증상감염으로 병원체보유자가 되기도 한다. 자신은 괜찮지만 다른 사람에게 감염을 전파하는 이 병원체보유자들은, 증상있는 환자보다도 더 보이지 않는 곳에서 질병을 확산시키는 문제를 공중보건 종사자에게 가져다 준다.

감염사슬

전통적인 역학적 삼각형 모형은 감염성 질환을 병원체, 숙주, 환경의 상호작용의 결과로 본다. 좀더 구체적으로는, 전파는 감염병원체가 출구(portal of exit)를 통해서 병원소(reservior)나 숙주를 탈출하여 전파양식(mode of transmission)에 따라 이동하고, 적절한 입구(portal of entry)로 침입하여 감수성 있는 숙주에게 감염을 일으킨다. 이러한 과정을 감염사슬(chain of infection)이라고 한다.

병원소

병원소(reservior)는 감염성 병원체가 평상시 생활, 성장하고 증식하는 서식지이다. 병원소는 병원체에 따라서 다른데, 사람, 동물 그리고 환경이 될 수 있다. 병원소는 숙주로 전파되는 병원체를 직접 배출하는 감염원(source)일 수도 있고 아닐 수도 있다. 예를 들어서 *Clostrium botulinum*의 병원소는 토양인데, 사람 보툴리눔독소증의 가장 흔한 감염원은 *C. botulinum*의 포자와 독소를 함유한 음식이다.

많은 흔한 감염병은 사람을 병원소로 한다. 중간에 매개체 없이 사람에서 사람으로 전파되는 질병에는 성매개질환, 홍역, 볼거리, 사슬알균감염, 그리고 다양한 호흡기 병원체들이 포함된다. 두창바이러스의 경우 사람만이 병원소여서 마지막 환자가 발견되고 격리된 이후에 퇴치될 수 있었다.[30]

사람은 동물을 병원소로 하는 질병에 걸릴 수 있다. 이런 많은 질병들은 동물에서 동물로 감염되나 사람에도 우연히 감염될 수 있다. 인수공통감염병(zoonosis)은 자연 상태에서 척추동물에서 사람으로 전파가 가능한 감염질환을 말한다. 오래 전부터 알려진 인수공통감염병은 부르셀라증(소와 돼지), 탄저(양), 페스트(설치류), 선모충증(돼지), 야토병(토끼), 공수병(박쥐, 너구리, 개, 기타 동물) 등이 있다. 북미에서 새로 출현한 인수공통감염병은 웨스트나일뇌염(새), 원숭이 폭스(프레리 도그) 등이 있다. 사람에서 새롭게 출현한 감염질환은 HIV/AIDS, 에볼라바이러스병, SARS 등이 있는데, 이들은 동물 숙주에서 출현한 것으로 간주되고 있다.

환경내 식물, 기름 그리고 물 등도 일부 감염병원체의 병원소 역할을 한다. 히스토플라즈모증(histoplasmosis)의 병원체처럼 많은 곰팡이 병원체들은 토양에서 생활하고 증식하며, 레지오넬라증을 일으키는 *Legionella pneumophila*는 냉각탑과 증발콘덴서에 있는 물에서 흔히 발견된다.

전파양식

병원체는 다양한 방식으로 자연 병원소에서 감수성있는 숙주로 옮겨갈 수 있다. 이러한 전파양식(mode of transmission)을 분류하면 아래와 같다.

- **직접전파**
  - 직접접촉
  - 비말전파
- **간접전파**
  - 공기매개전파
  - 매개체전파
    - 음식매개전파
    - 수인성전파
    - 개달물전파
    - 기타
  - 매개생물전파
    - 기계적 전파
    - 생물학적 전파

직접전파(direct transmission)에서 감염성 병원체는 사람, 동물 또는 환경병원소에서 감수성 있는 숙주에게 직접 접촉이나 비말을 통해서 전파된다. 직접접촉은 키스, 피부 대 피부, 성적 접촉 등을 통해서 일어난다. 직접 접촉(direct contact)은 또한 감염성 미생물을 함유한 토양이나 초목 등과의 접촉도 포함한다. 감염단핵구증(infectious mononucleosis, "kissing disease")과 임질은 사람과 사람간 직접 접촉을 통해서 전파된다. 구충(hookworm)은 오염된 토양과 직접 접촉해서 전파된다. 비말전파(droplet spread)는 재채기, 기침 또는 말할 때 생성되는 비교적 크고, 가까운 거리에 떨어지는 에어로졸이 비산되는 것을 말한다. 비말전파는 직접 전파로 분류되는데, 왜냐하면 비말이 땅에 떨어지기 전에 수 피트 영역에 직접 비산되어 전파가 일어나기 때문이다. 백일해와 뇌수막염은 감염된 환자에서 감수성 숙주로 비말 확산으로 전파되는 예이다.

간접전파(indirect transmission)는 병원소에서 숙주로의 병원체 전파가 부유 공기입자, 무생물 매개체(매개물), 생물 매개체(매개생물)에 의해서 이루어지는 것이다.

공기매개감염(airborne transmission)은 감염성 병원체가 공기 중 부유하여 먼지나 비말핵에 의해서 옮겨지는 것이다. 공기매개감염은 표면에 내려앉았다가 다시 공기 흐름에 따라 부유하거나 토양에 존재하다가 바람에 의해서 날리는 병원체를 모두 포함한다. 비말핵은 5 마이크로미터 이하의, 액체성분이 증발되고 남은 잔류물이다. 수 피트내의 땅에 떨어지는 비말과 다르게 비말핵은 공기 중에 오랜 기간 떠다니고 공기 흐름을 따라 먼 곳으로 옮겨갈 수 있다.

무생물 매개체(vechicle)는 병원체를 간접적으로 옮기는 무생물로, 음식, 물, 생물학적 생산품(혈액), 그리고 개달물(손수건, 침대보 그리고 수술용 작은 칼 등 오염된 물건) 등이 해당된다. 일부 매개체는 수동적으로 병원체를 옮기는데 A형간염 바이러스를 옮기는 음식이나 물이 여기에 해당한다. 다른 매개체는 병원체가 자라고, 증식하거나 독소를 생산할 수 있는 환경을 제공하는데 제대로 처리되지 않은 통조림에서 *C. botulinum*이 독소를 생성하는 경우에 해당한다.

생물 매개체(vector)는 모기, 벼룩 그리고 진드기와 같은 것으로 병원체를 기계적으로 전달하거나 성장을 지원하거나 또는 변화시키기도 한다. 기계적 전파의 예로 이질균을 다리 등 부속물로 옮기는 파리나 페스트의 원인균인 *Yersninia pestis* 균을 자신들의 내장으로 옮기는 벼룩을 들 수 있다. 반대로 생물학적 전파는 말라리아나 기니어 웜(guinea worm) 원인 병원체가 중간숙주 안에서, 사람에게 전파되기 전에 전파할 수 있도록 성장하는 경우를 말한다.

숙주

감염사슬의 마지막 연결고리는 감수성 있는 숙주로 병원체가 도입되는 것이다. 숙주의 감염에 대한 감수성은 침입부위(피부, 호흡기 또는 소화기), 유전적 또는 체질적 요인, 특이 면역, 그리고 감염저항성이나 병원력을 제한하는 개인의 능력 등과 같은 비특이 요인에 영향을 받는다. 개인의 유전적 구성은 감수성을 증가시킬 수도 있고, 감소시킬 수도 있다. 예를 들면 낫적혈구형질(sickle cell trait)을 가지고 있는 사람은 특정 말라리아에 의해서 부분적으로 보호가 된다. 특이면역(specific immunity)은 특정 병원체에 대한 보호 항체를 의미한다. 이러한 항체는 감염, 백신 또는 톡소이드(불활성된 독소로 독소에 대한 항체를 생산할 수 있도록 자극할 수 있는 것)에 대한 반응으로 만들어 지거나, 모체에서 태아로 경태반으로 전이되거나 항독소나 면역글로불린을 주사함으로써 얻어진다. 감염을 예방하는 비특이적 요인은 피부, 점막, 위산, 호흡기의 섬모, 기침 반사 그리고 비특이적 면역 반응 등을 포함한다.

공중보건를 위한 함의

병원체의 탈출과 침입, 그리고 전파양식을 포함한 감염사슬에 대한 이해는 적절한 감염병 관리방법을 결정하는데 기초를 제공한다. 현실적인 다른 문제가 없는 한, 일반적으로 감염병 관리는 감염사슬 중에서 중재사업에 가장 영향을 잘 받는 영역에 집중한다. 일부 질환에서는 가장 적절한 중재방법이 감염원에서 병원체를 통제하거나 제거하는 것이다. 사람이 숙주인 질환에서, 환자를 치료하는 것은 감염원을 없애는 것과 같다. 지역사회에서 토양을 소독하거나 병원체가 탈출하지 않도록 덮개를 씌우는 것도 여기에 해당한다.

일부 중재사업은 전파양식에 집중되어 있다. 직접 전파를 차단하는 것은 감염이 있는 사람을 격리하거나, 전파와 관련 있는 특정 유형의 접촉을 피하도록 상담을 해줌으로써 성취될 수 있다. 매개체 전파는 매개체를 제거하거나 소독하여 차단할 수 있다. 공기매개전파의 경우, 환기와 기압을 조정하고 공기를 여과하거나 처리하는 전략이 필요하다. 매개생물에 의한 전파를 차단하기 위한 중재사업은 종종 매개생물집단의 관리에 집중된다.

침입경로를 차단하는 일부 전략은 간단하고 효과적이다. 예를 들면, 치과의사의 마스크와 보호장갑은 치과의사를 환자의 혈액, 분비물, 그리고 비말로부터 보호할 뿐 아니라 환자를 치과의사로부터 보호한다. 웨스트나일 바이러스 감염의 위험을 감소시키기 위하여, 사람들에게 외부활동시 긴 소매와 바지를 입고 해충퇴치제를 사용하도록 권고하는 것도 여기에 해당된다.

마지막으로, 일부 중재사업은 숙주의 방어를 향상시키기 위한 것이다. 예방접종은 감염을 예방할 수 있는 특이 항체의 생산을 증진시킨다. 유사하게 항말라리아 약제의 예방적 사용은 말라리아 풍토지역을 방문하는 사람에게 권고되는데, 모기가 무는 것을 예방하지는 못하지만, 감염이 뿌리내리는 것은 예방할 수 있다.

질병유행의 발생

질병의 수준

특정 질병이 한 지역사회에 평상시 존재하는 수준을 기준수준(baseline) 또는 풍토적(endemic) 수준이라고 한다. 이 수준은 바람직한 수준 – 아마도 발생이 없는 수준 – 일 필요는 없고 평상시 관찰되는 수준을 의미한다. 만약 어떠한 중재사업이 없고, 발생 수준이 감수성자를 모두 없앨 정도로 매우 높은 것이 아니라면, 이 질환의 신환자는 영구히 이 수준에서 계속 발생할 것이다. 그러므로 이 기준 수준은 평상시 질병의 기대수준으로 간주된다. 산발적(sporadic)이란 질병이 불규칙한 간격으로 가끔식 발생하는 것을 말한다. 풍토병은 특정 지역내 인구집단에서 감염병의 유병률이나 감염성 병원의 존재 수준이 지속적으로 유지되는 것을 의미한다. 과다빈도풍토병(hyperendemic)은 질병의 발생이 높은 수준에서 유지되는 것을 말한다.

경우에 따라서 질병 수준이 상승하여 기대수준을 넘을 때가 있다. 유행(epidemic)은 특정 지역의 인구집단에서 평상시 기대했던 수보다 더 많이, 종종 급작스럽게, 발생하는 것이다. 집단발병(outbreak)은 유행(epidemic)과 정의가 같으나 좀 더 제한적인 지리적 영역내에서 사용된다.[4)] 집락발생(cluster)은 환자가 특정 시간과 장소에 기대했던 수보다 더 많이 모여 있는 것을 말한다. 그렇지만 때때로 기대치가 잘 알려져 있지 않은 경우도 있다. 범유행(pandemic)은 여러 국가나 대륙으로 확산된 유행상황으로 통상 많은 수의 인구가 질병에 걸린다.

유행은 병원체와 감수성 있는 숙주가 적절한 수로 존재하고, 병원체가 감염원으로부터 숙주로 효과적으로 전파될 때 발생한다. 좀 더 구체적으로, 유행은 다음의 상황에서 발생한다.

- 병원체의 양이나 독력의 최근 증가
- 과거 존재하지 않았던 병원체가 새로 지역에 유입
- 강화된 전파양식으로 감수성자가 과거보다 더 많이 노출됨
- 숙주와 병원체의 상호작용에 도움이 되는 환경
- 병원체에 대한 숙주 감수성의 변화, 그리고/또는
- 숙주의 노출을 증가시키는 요인이나 새로운 경로의 침입[31]

유행패턴

유행은 인구집단에서 질병이 확산되는 양식에 따라서 다음과 같이 분류할 수 있다.

- 공통감염원(common source)
  - 단일성(point)
  - 간헐적(intermittent)
  - 지속적(continuous)
- 전파형(propagative)
- 혼합형(mixed)

---

4) 역자 주: epidemic과 outbreak에 대해서 의학용어사전에서도 모두 '유행'으로 번역하고 있고, 국어에 이 둘을 구분하는 용어가 따로 있지 않다. 본 책에서는 outbreak는 집단감염, epidemic은 유행으로 번역한다.

- 기타(other)

공통감염원 유행(common-source outbreak)은 같은 감염원에서 나온 병원체나 독소에 일군의 사람들이 모두 노출되는 것이다. 만약 노출이 상대적으로 짧은 기간 동안 이루어져서 하나의 잠복기 이후에 질병에 걸린 사람들의 증상이 모두 나타난다면, 이러한 공통감염원 유행을 단일감염원 유행(point-source outbreak)이라고 한다. 히로시마 원폭에 노출된 이후에 백혈병의 유행이나 펜실베니아 식당에서 녹색 양파를 먹은 사람들에서 A형간염이 유행한 것들이 단발성 감염원 유행이다.[29,32] 공통감염원 유행에서 노출이 수 일, 수 주 또는 그 이상의 기간에 걸쳐서 계속 일어날 수 있다. 지속적 공통감염원 유행(continuous common-source outbreak)은 노출이 이렇게 일어나서 사람들의 발병일이 긴 기간에 걸쳐서 나타나게 된다. 간헐적 공동감염원 유행(intermittent common-source outbreak)은 노출과 발병이 간헐적으로 일어나는 것이다.

전파형 유행(propagatvie outbreak)은 사람에서 다른 사람에게 전파되어 생긴다. 통상 전파는 매독처럼 직접 사람간 접촉에 의해서 이루어진다. 전파는 또한 매개체나(바늘을 공유해서 생기는 B형간염이나 HIV의 전파), 매개생물(모기에 의해서 전파되는 황열)에 의해서 일어날 수도 있다. 전파형 유행에서 환자들은 하나의 잠복기 이상에 걸쳐서 발생할 수 있다. 유행은 통상 수 세대기 이후에 감소하는데, 감수성 있는 사람의 비율이 어느 특정 수준 이하로 떨어져서 전파가 유지되지 않거나, 전파를 차단하는 공중보건활동이 취해지기 때문이다.

일부 유행은 공통감염원 유행과 전파형 유행을 같이 가질 수 있다. 공통감염원 유행이후 2차적인 사람간 전파가 오는 패턴은 드물지 않다. 이러한 것을 혼합형 유행(mixed epidemic)이라고 부른다. 예를 들면, 3,000명의 여성이 참석한 국가음악축제에서 세균성이질로 인한 공통감염원 유행이 일어났는데 많은 사람들이 귀가 후 증상이 발생했다. 이후 수 주에 걸쳐서 여러 주 보건당국에서는 페스티발 참가자로부터 사람간 전파로 확산되는, 다음 감염세대의 이질환자들을 발견해 냈다.

마지막으로, 일반적인 의미에서 "공통감염원"도 아니고 사람간 전파도 아닌 유행도 있다. 인수공통감염병이나 매개생물전파 질병의 유행은 숙주에서의 충분한 유병률, 충분한 매개생물의 수, 그리고 충분한 사람과 매개생물간 상호작용이 있을 때 일어난다. 1980년대 후반 미국의 북동부 여러 주에서 발생한 라임병의 유행이나 1999년 뉴욕에서 발생한 웨스트나일 뇌염의 유행이 그 예가 될 수 있다.

요 약

공중보건의 한 학문영역으로서, 역학은 인구집단을 대상으로 건강관련 상태나 사건의 빈도, 패턴 그리고 원인을 연구하고 이를 공중보건 문제에 적용하는 학문이다. 역학자들은 이러한 건강관련 상태와 사건에 대해서 무엇이, 누구에게, 언제, 어디서 그리고 왜, 어떻게 등을 평가하기 위해서 체계적인 접근법을 사용한다. 이러한 체계적인 접근법은 인구집단에 대한 연구와 비교의 수행이라는 필수적인 두 가지 측면을 가지고 있다. 서로 다른 인구집단에서 질병발생의 차이는 위험요인과 원인에 대한 가설의 설정과 검정에 의해서 평가된다. 이러한 업무는 거의 항상 팀으로 수행한다. 인구집단내 질병 발생과 전파의 원칙에 대한 기본적인 지식은 공공의 건강을 보호하고 증진시키기 위한 효과적인 사업을 선택하고 수행하는데 필수적이다.

참고문헌

1. Cates, W. (1982). Epidemiology: applying principles to clinical practice. *Contemp Ob/Gyn* 20, 147-61.
2. Last, J.M. (Ed.) (2001). *Dictionary of Epidemiology*, 4th ed., Oxford University Press, New York. p. 61.
3. World Health Organization (1999). *Rapid health assessment protocols for emergencies*. World Health Organization, Geneva, Switzerland.
4. Centers for Disease Control and Prevention (2005). Epidemiologic assessment of the impact of four hurricanes—Florida, 2004. *Morb Mortal Wkly Rep* 54, 693-7.
5. Wynder, E.L., Graham, E.A. (1950). Tobacco smoke as a possible etiologic factor in bronchiogenic carcinoma. *JAMA* 143, 329-36
6. Doll, R., Hill, A.B. (1954). The mortality of doctors in relation to their smoking habits: a preliminary report. *Brit Med J* 228(i), 1451-5.
7. Kannel, W.B., Gordon, T., Sorlie, P., et al. (1971). Physical activity and coronary vulnerability: the Framingham Study. *Cardiology Digest* 6, 28-40.
8. Kritchevsky, D. (1977). Dietary fi ber and other dietary factors in hypercholesterolemia. *Am J Clin Nutr* 30, 979-84.
9. Peterman, T.A., Drotman, D.P., Curran, J.W. (1985). Epidemiology of the acquired immunodefi ciency syndrome (AIDS). *Epidemiol Rev* 7, 1-21.
10. Nash, D., Mostashari, F., Fine A., et al. (1999). West Nile Outbreak Response Working Group. (2001). The outbreak of West Nile virus infection in the New York City area in 1999. *N Engl J Med* 344, 1807-14.
11. Watson, J.T., Pertel, P.E., Jones, R.C., et al. (2004). Clinical characteristics and functional outcomes of West Nile fever. *Ann Intern Med* 144, 360-5.
12. U.S. Department of Health and Human Services (2004). *The health consequences of smoking: a report of the Surgeon General*. U.S. Department of Health and Human Services, Centers for Disease Control and Prevention, Offi ce on Smoking and Health, Atlanta, Georgia.
13. Snow, J. (1936). *Snow on Cholera*. Oxford University Press, London.
14. Murphy, T.V., Gargiullo, p.m., Massoudi, M.S., et al. (2001). Intussusception among infants given an oral rotavirus vaccine. *N Engl J Med* 344, 564-72.

15. Fraser, D.W., Tsai, T.R., Orenstein, W., et al. (1977). Legionnaires' disease: description of an epidemic of pneumonia. *N Engl J Med* 297, 1189-97.
16. CDC/CSTE Development of Applied Epidemiology Competencies. Retrieved November 1, 2006, from http://www.cste.org/comptencies.asp.
17. Thacker, S.B., Birkhead, G.S. (2007). Surveillance. In Gregg, M.B. (ed.), *Field Epidemiology*, 3rd ed. New York: Oxford University Press.
18. Orenstein, W.A., Bernier, R.H. (1990). Surveillance: information for action. *Pediatr Clin North Am* 37, 709-34.
19. CDC (2003). Outbreak of Severe Acute Respiratory Syndrome—Worldwide, 2003. *Morb Mortal Wkly Rep* 52, 226-8.
20. CDC (2003). Severe Acute Respiratory Syndrome (SARS) and coronavirus testing—United States, 2003. *Morb Mortal Wkly Rep* 52, 297-302.
21. CDC (2001). Case defi nitions for infection conditions under public health surveillance. *Morb Mortal Wkly Rep* 46 (RR-10).
22. MacDonald, P., Whitwam, R.E., Boggs, J., et al. (2005). Outbreak of listeriosis among Mexican immigrants as a result of consumption of illicitly produced Mexican-style cheese. *Clin Infect Dis* 40, 677-682.
23. CDC (2004). Summary of notifi able diseases—United States, 2004. *Morb Mortal Wkly Rep* 53, 18-20.
24. Kalluri, P., Crowe, C., Reller, M., et al. (2003). An outbreak of foodborne botulism associated with food sold at a salvage store in Texas. *Clin Infect Dis* 37, 1490-5.
25. CDC (2001). Summary of notifi able diseases—United States, 2001. *Morb Mortal Wkly Rep* 50, 91.
26. Martin, J.A., Hamilton, B.E., Sutton, P.D., et al. (2006). Births: Final Data for 2004. National Vital Statistics Reports 55, 52.
27. O'Brien, K.L., Selanikio, J.D., Hecdivert, C., et al, for the Acute Renal Failure Investigation Team (1998). Epidemic of pediatric deaths from acute renal failure caused by diethylene glycol poisoning. *JAMA* 279, 1175-80.
28. Barr, D.B., Barr, J.R., Weerasekera, G., et al. (2008). Identifi cation and quantifi cation of diethylene glycol in pharmaceuticals implicated in poisoning epidemics: an historical laboratory perspective. *J Anal Toxicol* 32, 106-115.
29. Cobb, S., Miller, M., Wald N. (1959). On the estimation of the incubation period in malignant disease. *J Chronic Dis* 9, 385-93.
30. Fenner, F., Henderson, D.A., Arita, I., et al. (1988). Smallpox and its eradication. Geneva: World Health Organization.
31. Kelsey, J.L., Thompson, W.D., Evans, A.S. (1986). *Methods in Observational Epidemiology*. Oxford University Press, New York. p. 216.
32. CDC (2003). Hepatitis A outbreak associated with green onions at a restaurant—Monaca, Pennsylvania, 2003. *Morb Mortal Wkly Rep* 52, 1155-7.
33. Lee, L.A., Ostroff, S.M., McGee, H.B., et al. (1991). An outbreak of shigellosis at an outdoor music festival. *Am J Epidemiol* 133, 608-15.
34. White, D.J., Chang, H-G., Benach, J.L., et al. (1991). Geographic spread and temporal increase of the Lyme disease epidemic. *JAMA* 266, 1230-6.

제3장
감 시

Stephen B. Thacker, Guthrie S. Birkhead
역자; 최보율

앞의 두 장에서는 역학의 기본 원칙과 실제를 검토하고, 역학 연구의 한 적용 분야인 현장역학에서의 활용을 검토하였다. 조사하여 권고 사항을 만들고 특정 조치를 취하는 긴급성 여부에 관계없이 모든 역학 연구는 연구 대상 집단에 관한 자료를 수집하여 분석하여 사실을 파악한다. 그러나 공중보건 역학자, 특히 현장역학조사관에게는 명백한 혹은 의심되는 급성 공중보건 문제에 대한 대응을 위해 시급하게 건강 관련 자료를 수집하거나, 현재 진행 중인 인구집단에 영향을 미치는 중요한 공중보건 문제를 평가하거나 경향을 모니터하기 위해 지속적으로 건강 관련 자료를 수집하는 것을 의미하고, 이를 '행동을 위한 정보(the idea of information for action)'라고 할 수 있다. 따라서 이러한 맥락에서 공중보건 분야에서 사용하기 위한 정보 수집을 감시라고 한다.

정 의

공중보건 분야에서 표준적이고 보편적으로 받아들여지는 감시의 정의는 없다. 그러나, 미국질병통제예방센터(Center for Diseases Control and Prevention, CDC)는 다음과 같은 정의를 사용한다.

> 공중보건감시(역학감시)는 공중보건 업무의 계획과 실행, 평가에 필수적인 건강 결과에 해당하는 자료를 지속적이고 체계적으로 수집하여 분석, 해석하는 것으로, 이 자료를 필요로 하는 사람들에게 적시에 배포하여 긴밀하게 공유한다. 이 건강 결과에는 질병과 손상, 장애는 물론 위험요

인, 매개체 노출, 환경 위해, 기타 노출이 포함된다. 감시사슬의 마지막 고리는 사람의 질병과 손상을 예방하고 관리하기 위해 이 자료를 활용하는 것이다.

감시시스템을 정보를 받는 구심성 신경, 자료를 분석하는 신경세포체, 적절한 조치를 수행하는 원심성 신경세포에 비유한다. 이 비유는 적절한 조치를 취하기 위해 필요한 자료를 얻는데 거의 항상 신속한 감시를 시작해야 하는 심각한 공중보건 문제에 대한 현장조사의 상황에 잘 맞는다.[1,2] 즉각적인 공중보건 예방과 관리 조치를 안내하기 위한 감시의 사용은 종종 현장역학자의 주요 목적이다.

배 경

1800년대 후반 감염병의 병원체를 발견한 뒤, 공중보건 실무에서 과학 기반의 감시 개념의 첫 번째 사용은 천연두와 발진티푸스, 황열과 같은 심각한 전염병에 걸린 사람의 접촉을 모니터링하는 것이었다. 이 질병의 공통된 특징은 치명률이 높은 폭발적인 집단발병의 가능성이다. 감시의 한 목적은 질병의 첫 징후와 증상을 발견하고 추가 확산 방지를 위해 즉각적인 격리를 시작하는 것이다. 미국에서 수십 년 동안 조기 발견과 격리는 시립 및 주 보건부의 기능이었으며, 미국 공중보건국(United States Public Health Service)과 전 세계 검역소의 기능이었다.

1940년대 후반, 당시 전염병센터(현 CDC)의 수석 역학자인 랭뮤어(Langmuir)는 감시의 개념을 확장하기 시작하였다. 검역소에서는 특정 질병에 대한 위험이 있는 사람들에 대한 감시가 계속되었지만 Langmuir와 그의 동료들은 관심의 초점을 개인보다 말라리아와 천연두와 같은 질병으로 변경하였다. 그들은 특정 질병에 대한 자료의 신속한 수집과 분석을 강조했으며 그 결과를 알아야 할 사람들에게 신속하게 배포하였다.[3]

이제 신속한 보고와 분석, 조치라는 이 신조는 미국의 지역과 주, 국가 수준에서 거의 100가지의 감염병과 비감염성 건강사건에 적용하고 있다. 지속 운영되는 많은 보고체계는 지역과 국가 수준의 비상 상황을 찾아냈는데, 여기에는 1955년의 오염된 백신에 의한 폴리오(커터 사건, Cutter incident)와 1957년의 아시아 인플루엔자 유행, 1961년의 조개 관련 A형간염, 1980년의 독성쇼크증후군, 1994년의 미국 포 코너스(Four Corners) 지역의 한타바이러스폐증후군, 1994~1999년의 미국의 광범위한 지역에서 발생한 *E. Coli* O157 집단발병, 1999년 미국 동북부지역에서 시작하여 전국으로 확산된 웨스트나일 뇌염(West Nile encephalitis), 2003년의 사스와 원숭이 폭스 등이 있었다. 2001년 911 사건 이후 감시체계는 테러 단체가 퍼뜨리는 천연두나 탄저병과 같은 드물지만 잠재적으로 재앙을 야기하는 질병의 집단발병을 발견하기 위해 고안되었다.

그리고 2005년과 2006년에 H5N1 조류 인플루엔자가 사람에서도 대유행이 발생할 수 있다는 우려는 특정 감시체계의 개발을 포함하여 많은 공중보건 분야에서 신속한 준비로 이어졌다. 이러한 최근의 재앙은 집단발병을 조기에 식별하기 위한 노력의 일환으로 질병과 손상의 지표(예: 처방 자료, 응급실 방문 시 주요호소증상, 911 신고 횟수)에 감시의 기본 원칙을 적용하는 증후군감시에 상당한 투자를 촉발하였다(22장 참조). 1990년 트립토판 관련 호산구증가근육통증후군(eosinophilia-myalgia syndrome, EMS)에 대한 조사 후 수일 내에 이전에는 드물고 보고할 수 없었던 질환을 보고하는 국가 보고체계가 수립되었다.

감시의 종류

감시는 전통적으로 능동과 수동감시로 분류한다. 의료 제공자 또는 임상 실험실의 질병 발생 자료의 출처에서 시작하는 수동적 감시는 신고를 요구하는 일련의 규칙 또는 규정을 기반으로 보건부서에 제공하는 자료를 말한다. 예를 들어, 미국에서는 주 법률 또는 규정에 따라 특정 질병(대부분 전염성 질병이지만 일부 주에서는 암 혹은 특정 손상 포함)은 진료하는 의사가 지역 보건부서에 보고해야 한다. 이후 이러한 보고는 주 보건부로 보내지고 연방 정부의 CDC로 전달된다. 보건부서의 예산이 많이 필요하지 않고, 운영하기 쉽기 때문에 전 세계 대부분의 감시시스템은 수동적이다. 그러나 일반적으로 이 수동적 감시는 대부분의 보고 대상 질병의 발생을 상당 수준 과소 집계한다.

반면에 보건부서에서 시작하는 능동적 감시에서 보건부서는 특정 규정을 근거하여 다양한 의료 제공자에게 정기적으로 또는 일상적으로 보고를 요청한다. 능동감시는 1976년 필라델피아의 레지오넬라증 유행이나 1990년 미국의 EMS 유행과 같은 유행 상황에서 주로 시행한다. 수동과 능동적 감시의 변형으로 강화된 수동감시체계가 있는데, 이는 신고 사례에 대하여 능동적으로 추적하여 다른 가능한 사례를 발견하는 것으로 지역의 보건부서 조사관이 성매개 감염병의 접촉자를 추적하는 것이 한 예이다. 종종 각 사례에 공중보건 조치(예, 뇌수막염 사례 접촉자의 화학 예방)를 취해야 하므로 감시체계는 질병의 종류와 신고의 출처, 완전한 사례 집계의 필요성, 긴박성 등에 따라 달라진다.

이 장에서 논의되는 감시와 관련된 원칙과 실행은 모든 감시에 광범위하게 적용되지만, 관련된 시간의 틀에서 볼 때 일부 감시체계는 현장역학의 일차적 관심이 되는 지역현장에서 급성 질병이 발생할 때 더 적합하다. 다른 체계는 시간 경과에 따른 추세 변화를 모니터하는 것이 목표이고 종종 시급하지 않거나 즉각적인 공중보건 대응이 필요하지 않은 지속적 또는 장기적 감시의 시행이라고 하는 것에 적합하다(예, 암 감시). 분명히 중간 영역이 있지만 급성 감시와 장기감시 간의 기본적인 차이점은 명확하다.

감시의 목적

지역 현장에서 질병 유행을 조사하든 주 수준의 예방 프로그램을 시행하든 현장역학자에게 감시는 기본적인 도구이다. 즉, 감시는 공중보건 실행의 초석이자 관리 도구이다. 기업이 잘 인지된 지침과 행동으로 일상 업무를 관리하는 것처럼 공중보건을 실행하는 우리도 그렇게 해야 한다. 좋은 기업 활동의 실행과 마찬가지로 좋은 감시는 자료를 제공하여 다음과 같은 기능을 한다.

- 해당 인구집단의 건강 상태의 정확한 평가
- 즉각적인 관리 조치를 안내하는 질병 문제의 조기 경보
- 실행을 위한 목표 설정을 위한 양적 기반
- 우선순위를 정의하기 위한 측정
- 공중보건 프로그램을 설계하고 계획하기 위한 정보
- 중재와 프로그램을 평가하기 위한 측정, 그리고
- 연구를 계획하고 수행하기 위한 정보

요약하여, 감시자료는 공중보건 활동에서 적절한 정책 및 질병 통제 결정에 대한 과학적이고 사실적인 근거를 제공하고, 아울러 공중보건 노력의 평가 및 자원 배정의 근거를 제공한다.

자료의 출처

감시체계를 어떻게 시작할 지에 대해 논의하기 전에 현장에서 쉽게 구할 수 있는 자료의 종류와 자료의 출처를 살펴 보고자 한다. 대상 건강 문제에 따라 역학자는 가장 적합한 자료를 선택하고, 다양한 자료 출처의 장점과 약점을 이해해야 한다. 특정 정보를 확보할 수 없는 경우에 면접조사를 수행하거나 설문지를 이용한 조사를 시행하여 정보를 구할 수도 있다(6장 참조).

어떤 경우든 조사 중에 건강 문제가 더 명확하게 이해되거나 상황이 변경되면 그에 따라

감시체계를 수정할 수도 있음을 고려하여 모든 조사의 시작 단계에서는 간단하고 표준화된 방법을 따른다. 개인용 컴퓨터와 인터넷의 발전과 수용으로 인해 다양한 질병 이환과 사망 자료가 현장역학자에게 광범위 하게 활용이 가능하고, 쉽게 접근할 수 있게 되었다.[4]

사망 자료

사망 자료는 지역과 주 수준에서 정기적으로 이용 가능하며, 장례법(burial laws)으로 사망 통계는 수일 내에 지역 수준에서 사용할 수 있다. 특정 사망 원인에 대한 사망 자료는 국가 인플루엔자 감시체계의 일환으로 미국 122개의 대도시에서 매주 이용할 수 있다. CDC는 지역 보건 관할 기관과 협력하여 인플루엔자 절기 동안 매주 감시결과를 지속하여 발간하는데, 이 사망 통계는 미국 인구의 25% 이상을 대표하는 도시에서 제공되며, 인플루엔자의 발생 범위와 그 영향에 대하여 유용하고 시기적절한 지표를 제공한다.

일반 혹은 전문 검시관은 돌연사 또는 예기치 못한 사망에 관한 자료의 훌륭한 출처이다. 이 자료는 주(state) 혹은 지역 수준에서 사용할 수 있는데, 사망증명서에 없는 사망 원인과 특성에 대한 자세한 정보를 포함한다. 전자 사망진단서가 널리 보급되고 있지만, 급성 질병 집단발병 조사에서 최근의 사망자료를 확보하기 위해 사망진단서를 수기로 접근해야 하는 경우가 많다. 이 자료는 의도적 혹은 비의도적 손상과 알 수 없는 원인의 돌연사를 감시하는 데 특히 유용하다. 그러나 사망진단서 자료는 의사의 사망원인을 정하고 기입함에 표준화기 미흡하고 사망 상황(예; 외적 원인)에 대한 정보가 제한적이라는 한계가 있다. 그럼에도 불구하고 현장조사에서 사망증명서를 사용하여 주치의에게 연락하고 추가 정보를 얻기 위해 환자의 의료기록을 찾을 수 있다.

또 다른 출처로 CDC가 주기적으로 시행하는 전국 사망률 추적 조사가 있는데, 표본 추출된 사망자를 잘 아는 정보제공자로부터 사망자의 사회 정보와 건강 정보를 확인한다(참고: 이 장과 이 장에서 논의된 많은 감시체계에 대해 인터넷에서 더 많은 정보와 감시자료를 사용할 수 있다[부록 3-1 참조]). 이 자료 출처는 관심이 있는 질병의 평상시 기대 사망률을 정하는 데 유용하다. 여러 사망원인 자료는 일반적으로 몇 년의 시차를 두고 사용할 수 있는데, 급성 질병 문제의 감시에 사용되는 사망 자료에서 질병의 증감을 파악하는데 사용되는 기대 사망률의 유용한 출처 역할을 할 수도 있다.

사망진단서 자료의 질은 지역 간, 주 혹은 나라 간에 다를 수 있다. 사망원인에 대한 의사의 평가는 시간에 따라 다양하며, 심지어 사망과 사망 시간, "영아"와 같은 단어의 정도도 개인에 따라 다르다. 따라서 시간 틀 간 혹은 지정학적 경계를 넘는 사망 통계의 비교는 지역 관습, 사망증명서 코드의 변경, 의학 지식의 발전과 같은 중요한 고려 사항에 대한 심층적인 지식을 얻은 후에 주의해서 시행하여야 한다. 일부 지역에서는 선행 사망 원인에 대한 전산화된 사망자료가 몇 개월 후에야 이용가능하다. 즉, 사망원인의 이용에는 긴 시간이 걸리는 경우가 많다.

이환 자료

대부분의 국가에서 보건 당국은 중요하다고 간주되는 특정 질병(보통 감염성)의 보고를 요구한다. 미국의 각 주의 보건부서는 법과 규정으로 50-130 종류의 질병(또는 상태)을 보고하도록 한다.[5] 주별 의사 및 실험실 질병 보고 요건의 전체 목록은 미국 주역학자위원회(Council of State and Territorial Epidemiologists) 홈페이지(http//:www.cste.org)에서 확인할 수 있다. 이 자료는 지역, 주 및 국가 수준에서 감시 목적으로 일상적으로 사용되고, 발간된다. 거의 모든 감시체계는 의사 또는 기타 의료 제공자가 보고하는 정보에 의존한다. 불행히도, 대부분의 감염병은 의사에 의해 실제보다 적게 보고된다. 임상 검사실의 보고에 대한 의존도를 높이고 전산화된 의료 기록과 청구, 포괄의료제공체계(managed care) 자료의 사용은 진단된 사례 신고의 완결성을 향상시킬 수 있다. 물론, 인지되지 않거나 진단되지 않은 질병은 신고의 고리(loop)에 들어가지 않는다.

그러나 감염병과 비감염성 상태 모두 심각하고 희귀할수록 보고가 더 민감하고 특이적인 경향이 있다. 이러한 경우 의사는 공중보건을 위해서뿐만 아니라 확진하고 치료하는 과정에서 정부 보건부서의 지원과 전문 지식을 얻을 수 있다는 이점 때문에 보고할 가능성이 더 높아진다. 좋은 예로 보툴리누스 중독에 대한 감시이다. 이 감시에서 공중보건 실험실은 확진을 위한 유일한 진단검사 기관이고, 이곳의 역학자는 보툴리누스 중독 항독소의 유일한 공급처인 미국 공중보건국으로부터 항독소를 얻는 데 도움을 줄 수 있다. 이러한 상황에서 보툴리누스 중독이 의심되는 사례를 접한 응급실 의사는 진단과 치료 서비스에 접근하기 위해 보건부서에 전화할 것이다. 홍역과 수막구균감염증, 에이즈와 같은 강화 감시의 대상 질병의 보고는 진단 사례의 90%가 넘는 민감도에 도달할 수 있다. 그러나 이 정도의 보고 수준은 많지 않고, 에이즈와 같이 자원 집약적인 능동감시에 의존한다.

질병 감시를 위한 서류 기반 체계에서 통합 전자 체계로의 전환은 최근 몇 년 동안 상당한 진전을 이루었다.[6] 2005년 4월, 미국의 27개 주가 신고 대상 질병 보고의 입력을 위해 안전한 인터넷 기반 체계를 사용하고 있고, 26개 주는 자동화 전자 진단검사 결과를 보고 받았다. 임상의사와 실험실 또는 지역 보건부서의 조사관이 인터넷을 통해 자료를 안전하게 입력하여 주 또는 지역 보건부서에서 그 정보를 즉시 사용할 수 있게 되어, 양식 서류의 우편 발송, 보건부서의 자료 입력 처리에서의 지연을 방지할 수 있다. 일부 주에서는 수막구균 감염증의 경우와 같은 긴급한 실험실 보고가 있는 경우 공중보건 공무원에게 자동으로 전자 메일과 전화 메시지를 보내는 체계를 설계하였다.

임상 부문과 공중보건 부문 간의 정보 교환의 강화를 위해 표준과 체계를 이용하는 것은 미국 국가전자질병감시체계(National Electronic Disease Surveillance System)와 공중보건 정보네트워크의 중요한 목표이다. 전자 진단검사 결과의 향상에는 형식과 자료 요소, 표준 코드에 대한 자세한 사양이 필요하였다. 또한 공중보건 정보네트워크는 인터넷을 통해 이러한 메시지를 안전하게 전송하기 위한 표준을 지정하였다. 이러한 표준을 충족하기 위해 CDC는 공공 및 민간 파트너가 사용할 공중보건 정보네트워크 메시지 체계를 제공했다. 성공적인 전자 진단검사 결과 보고는 공중보건 기관과 임상의학 분야의 파트너를 위한 안전하고 표준 기반의 상호 운용 가능한 자료 교환 경험을 제공하였다. 안전한 인터넷 기반 체계를 사용하는 것은 연중무휴 24시간 공중보건 대응이 가능하게 한다. 주 보건부는 이러한 체계를 사용하여 작업량을 관리하고 집단발병 시 대응 역량을 강화하고 질병 위협을 감지하고 대응하는 국가의 역량을 개선하는 데 도움을 준다.

질병 이환 자료의 다른 출처는 지속적인 감시시스템과 현장상황 모두에서 유용할 수 있다. 개인병원 의사는 여러 설문 조사 그룹에서 연락을 받는다. 미국의 국가외래진료조사는 1974년에 시작된 진료실 의사의 방문에 대한 국가 확률 표본 조사이다. 3,000명의 의사가 1989년부터 CDC의 국립보건통계센터가 매년 실시하는 조사에 참여하여, 진단과 증상, 약물, 이송에 대한 자료가 수집된다. 유사한 표본으로 시행하는 국가 약물과 치료 지표 조사를 민간 기업인 IMS Health에서 수행한다. 진단과 전문과, 치료, 처치 자료는 이 두 조사에서 모두 이용할 수 있다. 1978년 북미이차의료연구진에 의해 시작된 외래표본의료네트워크는 정기적으로 선정한 특정 건강 문제를 조사하는 자발적인 진료실 기반 체계의 예이다. 이러한 조사는 여러 건강 상태에 대한 기초 자료로 유용한 출처가 되지만 지역 현장조사에 유용한 적시성과 대상 지역의 범위에 한계가 있다. 최근에 표본 응급실과 여행의학 의사의 네트워크는 새로운 감염병 위협에 대한 자료를 수집한다. 이러한 체계는 모든 지역을 포괄하지는 않지만 보다 신속한 자료를 제공하며, 짧은 보고로 관심 있는 새로운 질병을 찾을 수 있는 유연성의 이점을 가지고 있다. 한 예는 1999년 미국 북동부에서 발생한 웨스트나일 뇌염의 집단발병이다. 집단발병 크기를 측정하기 위해 전국적으로 원인 불명의 뇌염 사례를 찾는데 이 네트워크를 동원하였다.

건강관리기구와 다른 형태의 포괄의료제공체계는 미국 의료서비스의 한 구성 요소가 되었다. 관리의료 기관과 공중보건 종사자 모두 평가와 기획을 위해 질병과 손상, 위험에 대한 인구 기반의 자료가 필요하다. 이러한 공통 관심은 연구 목적뿐만 아니라 건강증진과 질병 예방을 위해 지역과 국가 수준에서 포괄의료제공체계와 공중보건 공무원 간의 협력을 촉진하였다. 많은 영역에서 이것은 아직 개발되지 않은 감시자료의 출처이다. 그러나 지역 수준에서 그러한 협력은 현장감염병학자에게 특히 유용한 자료이다.

병원 자료는 감시정보의 또 다른 유용한 출처이다. 미국 보건통계센터에서 실시하는 국가병원퇴원조사와 국가병원외래진료조사는 병원 기록에서 요약한 자료를 제공한다. 주별 병원퇴원자료는 여러 지역에서 이용된다. 일반적으로 수집되는 정보는 진단명과 입원 기간, 수술 절차, 검사 결과, 비용 등을 포함된다. 그러나 병원퇴원 자료는 주로 청구 또는 관리 목적으로 수집되기 때문에 적시성이 담보되지 않고, 진단명이 정확하지 않을 수 있다는 점 때문에 급성 질병의 집단발병을 감지하거나 평가하는 데 제한적으로 사용된다.

병원과 의사가 주 보건부의 선천성기형 등록에 제출하는 보고를 기반으로 국가감시체계를 구성하기 위해 1990년대에 국가선천성기형예방네트워크가 설립되었다. 이 자료는 최근 일부 주에서 임신 중에 항레트로바이러스 치료를 받은 HIV에 감염된 산모의 영아에서 잠재적인 선천적 결함을 찾는 데 사용되었다. 출생증명서의 자료는 산전 관리 시행과 이상 출생아 출산을 모니터하는 데 사용된다. 전자 기록의 출생증명서는 출생 후 며칠 이내에 이러한 정보를 제공하여 즉각적인 공중보건 문제를 다룰 수 있도록 한다. 국가병원감염감시체계는 병원감염을 CDC에 자발적으로 보고하는 병원들로 구성되어 있다. 이 자료는 유용한 기반 감염률과 지역적 경향에 대한 조기경보체계를 제공한다(예, 항생제 내성 병원감염).

실험실 자료

한 병원 혹은 지역/주 보건부서, 국가 또는 국제보건기관 등의 관심으로 임상진단실험실은 특히 감염병 집단발병 시에 현장역학자에게 귀중한 정보를 제공한다. 21세기 초에 많은 실험실의 지역적 연계와 검사 자료의 보편적인 전산화는 감시활동에서 실험실의 유용성이 상당 수준 높아지게 되었다. 임상 실험실의 수는 상대적으로 적기 때문에 의무 보고가 제대로 되고 있는지를 쉽게 모니터링 할 수 있다. 대규모 임상 검사실에서 주와 지역 보건부서로 정기적으로, 또는 매일 보고하는 체계를 구축하는 것은 적극적인 감사의 한 형태이며, 실험실에서 진단된 사례에 대한 완전한 보고를 제공하는 것을 보장한다. 공중보건 추적 관찰을 위한 질병 사례를 만들어 내는 것 외에도 희귀하거나 특이한 혈청형 또는 생물형의 인지 또는 실험실 검사의 수요 증가는 살모넬라와 이질균, 대장균, 포도상구균과 같은 병원체에 의해 유발되는 유행의 발견과 조사를 위한 필수 자료를 제공한다. 간헐영역젤전기영동(pulsed-field gel electrophoresis, PFGE)과 같은 새로운 분자생물학적 지문술은 지리적으로 분산되어 있어 연관성을 놓칠 수 있는 집적사례를 식별할 수 있으며 사람에서 분리한 변이주와 음식과 물, 기타 감염원에서 분리한 분리주와의 연결을 알 수 있게 한다.[7] 인플루엔자와 폴리오 분리주에 대한 지속적인 실험실 감시와 납과 기타 환경 위해에 대한 실험실 감시는 예방과 통제를 위한 중요한 정보를 계속 제공한다. 인플루엔자 범유행 기간 동안(특히 초기에) 실험실은 한 지역에서 범유행 유행 균주의 존재를 제시하는 결정적인 역할을 할 수 있다.

환경보건에서 검사방법이 빠르게 정교해지면서 실험실은 납과 수은, 살충제, 휘발성 유기화합물과 같은 독소의 현장조사에서 역할이 점점 더 중요해 지고 있다.

개인 사례 보고

일부 감염성 질환은 불현성 감염의 비율이 높기 때문에 단일 사례도 표본감시 건강사건으로 간주하고, 즉시 조사해야 한다. 마비성 폴리오 또는 무균성 수막염의 단일 사례는 일반적으로 지역사회에 경증/무증상의 다른 사례들이 100-200건을 있음을 의미한다. 절지동물 매개 뇌염 또는 뎅기열의 분명한 임상 사례 하나는 수백 건은 아닐지라도 아직 인식되지 않거나 보고되지 않은 몇 십 건의 사례를 의미한다. 또한 독성 노출에 대한 개별 반응의 가변성을 상기하여야 한다. 중독의 단일 임상 사례는 가족이나 이웃에서 인지되지 않은 노출 가능성을 경고한다. 유사하게, 수은 유발성 극소음증(acrodynia)과 같은 일부 화학 물질 또는 중금속 중독의 단일 사례는 잠재적으로 광범위한 위험을 나타낼 수 있다.

유행 보고

때로는 단일 질병 사례보다 유행을 세는 것이 더 쉽고 실용적이며 유용하다. 이것은 유행 가능성이 있어 개별 사례를 대상으로 시행한 공중보건 조치에 한계가 있는 흔한 질병, 신고율이 낮은 질병, 넓은 임상증상을 갖는 질병에 특히 해당된다. 인플루엔자가 가장 좋은 예일 것이다. CDC가 운영하는 인플루엔자를 추적하는 유서 깊은 방법 중에 하나는 각 주의 발병 상황을 평가하여 인플루엔자 발병 수준을 고립 사례, 산발적 집단발병, 주 내 절반 미만의 지역에서의 집단발병, 주 내 절반 이상 지역에서의 집단발병 등의 여러 수준으로 구분하는 것이다. 이 방법은 엄밀한 과학은 아니지만, 그럼에도 불구하고 매우 유용하다. 풍진과 홍역, 수두, 뎅기열을 이 방법으로 평가하여 일차적으로 대중에게 알리고, 어떤 지역에 통제 또는 예방 노력이 시행해야 하는지를 결정한다. 실제로 1970년대 초 서아프리카의 성공적인 천연두 박멸 프로그램 동안 현장 팀은 사례 집계를 중단하고 하나 이상의 사례로 정의하는 유행만 집계하였다. 천연두 통제에 대부분의 노력을 집중하여 많은 시간과 노력을 절약하였다. 1918-1919년에 발생한 인플루엔자 범유행의 규모를 고려할 때 유행 보고의 필요성은 특히 분명하다. 연례 인플루엔자 유행 절기에도 인구의 질병 수준을 정하기 위해 모든 사례를 셀

필요는 없다. 범유행 상황에서 감시체계는 가파르게 증가하는 사례 수와 함께 감시담당요원 자신도 아플 수 있고 공중보건 대응 역할에 재배치될 수 있다는 사실로 더욱 압박을 받을 것이다. 이러한 상황에서 감시지표는 총 사례 또는 입원 환자, 입원이 필요한 환자, 사망자 등에 대한 정보의 제공에서 신중하게 선택해야 한다. 수집된 감시자료는 의료체계에서 보고자에게 과도한 부담을 주지 않도록 중요한 요소만으로 제한하여야 한다. 인플루엔자 범유행의 감시 필요성과 최선의 감시척도의 개발은 현재의 적극적 계획 노력의 주제이다.

표본감시체계

질병 보고의 기존 체계는 집단발병의 출현을 조기에 감지할 수 있을 만큼 충분히 민감하고 특이하여야 한다. 그러나 여러 가지 이유로 그러한 시스템이 모두 효과적인 것은 아니다. 또한 공중보건에 중요한 일부 질병은 보고 대상이 아니다. 부적당한 보고의 이유에 관계없이 조기발견과 모니터링의 간단하고 비교적 민감한 방법으로 표본감시체계 시작을 고려할 때가 있다(22장 참조).

다시 말하지만, 아마도 이러한 종류의 감시의 가장 좋은 예는 인플루엔자 감시일 것이다. 많은 주는 모든 의사에게 인플루엔자를 보고할 것을 요구하지 않는다. 유행이 임박하고 언제 시작하는지 아는 것이 중요하다고 간주될 때, 주는 선별된 의사에게 매일 인플루엔자 사례를 보고하도록 요청하면서 비용을 지불할 것이다. 계절 인플루엔자 또는 인플루엔자 범유행 시, 협력하는 의료기관은 단순히 주단위로 인플루엔자 유사환자(influenza-like-illness, ILI)의 수를 보고할 수 있다. 특정 의료기관에서 ILI 사례의 기준 수와 비교하여 군 또는 지역, 주에서는 유행의 "임계값"이 초과된 시점에 대한 정보를 제공할 수 있다. 보통 이러한 종류의 자발적 체계는 통계적으로 타당하지는 않다. 의료기관을 선정할 때는 의사의 협조의지와 지리적 위치를 고려하는데, 이는 매우 실용적이고 설득력 있는 선정 기준이다. 일부 국가에서는 멀리 떨어진 지역에 진단 역량이 거의 없어 표본감시체계는 "비정상적 사건"의 보고만을 요구하지만, 그럼에도 불구하고 이 체계는 여전히 유용할 수 있다. 이런 체계는 저비용이고 보고자에게 최소한의 부담을 준다는 이점이 있으며, 선택된 집단에서의 질병의 영향을 감지할 수 있으나, 이는 전 인구를 대표하는 것으로 가정한다.

척추동물과 절지동물, 곤충에 대한 지식

인수공통감염병을 평가할 때 사람의 질병감시의 중요한 보조와 대리지표는 사람외의 척추동물 숙주와 종의 모니터링이라는 점을 인식해야 한다. 예를 들어, 일반적으로 사람에서 불현성감염률이 높은 많은 아르보바이러스(arbovirus) 감염에서 사람은 우발적 감염 혹은 막다른 감염의 숙주이다. 사람의 질병은 동물 간의 전파에 미미하게 기여하며, 이 질병에 대한 사람 감시는 일반적으로 미약하거나 존재하지 않는데, 이는 불현성감염 비율이 높고, 질병이 발생한 경우 사람 감염을 진단하는 데 전문적인 실험실 검사가 필요하기 때문이다. 동부 말 뇌염(Eastern equine encephalitis, EEE)은 모기 매개 바이러스성 질병으로 조류에 병원소가 있고 말과 사람을 포함한 다른 척추동물을 막다른 숙주로 감염시킨다. EEE에 대한 포괄적인 감시체계는 사람에서의 뇌염과 사망사례감시와 함께 포획한 모기의 바이러스 배양과 야외에서 사육되는 닭이나 꿩의 표본감시 대상의 정기적인 혈청 검사, 말 사이에서 EEE와 유사한 병에 대한 수의사 감시로부터의 통합된 자료들을 포함한다. 1999년 뉴욕에서 다른 모기 매개 바이러스 감염인 웨스트나일 뇌염이 집단발병하였을 때 집단발병 인지 후 이러한 모든 감시방법들이 사용되었다. 또한 이 감염은 까마귀와 다른 새들의 사망률의 증가를 낳았고, 죽은 새의 감시는 집단발병의 지리적 범위를 파악하고 위험 지역이 아닌 사람들을 안심시키는 데 매우 유용하였다.

유사하게 척추동물이나 비척추동물에서의 질병은 사람 집단에서 임상 질병이 나타나기 전에 환경 독소나 질병 유발 병원체(예: 탄저)에 대한 노출을 의미할 수 있다. 독소 노출이 증가할 것으로 생각되는 상황에서 보건 분야의 담당자와 수의 분야, 야생과 상업용 동물, 곤충 집단을 모니터링을 담당하는 기관 간에 정기적인 소통이 이루어져야 한다.

일반 인구집단의 건강 조사와 특정 데이터베이스

건강정보를 포함하는 데이터베이스와 설문조사 정보가 현장조사 상황에서 자주 사용되지는 않지만, 일부는 조사 중인 문제의 규모를 평가하는 데 도움이 될 수 있는 평상시 기저 발생률과 유병률 정보를 제공한다. 행동위험요인감시체계(Behavioral Risk Factor Surveillance System, BRFSS)는 모든 주에서 매년 실시하는데, 건강증진과 위험 행동에 대한 인구 집단을 대표하는 전화 조사이다. 이 자료는 흡연과 같은 공중보건의 관심이 되는 행동의 규모와 경향을 측정하고, HIV 및 기타 성병에 걸릴 위험이 있는 성행위를 줄이기 위한 프로그램과 같은 공중보건 프로그램의 영향을 측정하는 데 사용한다. 이 설문조사는 뉴욕의 아동 예방접종에 대한 보험 적용과 같은 지역의 관심에 대하여 조사하는 질문으로 확장될 수 있다. BRFSS는 매우 광범위하게 사용되어 일부 주에서는 지역 공중보건 프로그램을 평가하기 위한 감시자료를 제공하기 위해 군 수준 버전의 BRFSS에 예산을 집행하고 있다.

감시 목적으로 다른 여러 유용한 데이터베이스에 접근할 수 있는데, 이중 3개 데이터베이스는 CDC에서 확보할 수 있다.

국민건강영양조사(National Health and Nutrition Examination Survey, NHANES)는

임상 검진과 실험실 검체 수집, 인구통계학적 자료, 과거 병력을 포함하는 정기적인 조사이다. NHANES는 1971년부터 세 차례에 걸쳐 진행되었고, 1999년에 계속 조사하게 되었다. 국민건강면접조사(National Health Interview Survey, NHIS)는 시민 4만5000여 가구를 대상으로 질병과 장애, 의료이용, 활동제한 등의 정보를 수집하는 지속적인 조사이다.

새로운 감시체계를 만들거나 현장조사를 수행하기 전에 고유한 기능을 가진 여러 다른 국가 감시체계를 알아야 한다. 국립암연구소(National Cancer Institute, NCI)는 미국의 11개 지리적 영역(주와 대도시 지역)에서 암과 조직 유형, 부위, 거주지, 인구학적 정보를 수집하는 암 등록 그룹인 감시역학과 결과보고(Surveillance Epidemiology and End Results, SEER) 체계에 자금을 지원한다. 이 정보는 현장에서 암 집적 사례를 조사하는 데 특히 유용하다. 암 집적 사례에 대한 조사가 과학적으로 결실을 맺지 못하는 경우가 자주 있지만, 이 조사는 종종 지역 사회의 우려를 다루는 데 필요하다. 소비자제품안전위원회(Consumer Product Safety Commission, CPSC)가 후원하는 국가전자손상감시체계(National Electronic Injury Surveillance System, NEISS)는 층화무작위표본추출을 통해 병원 응급실을 추출하여 조사하는 감시체계이다. NEISS는 공산품에 의해 사람이 입는 손상에 대하여 지속적인 보고를 수집하고 화재 관련 손상 및 자동차 충돌로 인한 손상과 같은 문제에 대한 특별 연구를 수행해왔다. 2000년에 CPSC와 CDC는 모든 손상을 NEISS 체계에 포함시키기 위한 공동 노력을 시작하였다. 미국 고속도로교통안전국(National Highway Traffic Safety Administration, NHTSA)에서 시작한 사망분석보고체계(Fatality Analysis Reporting System, FARS)는 공공 도로에서 발생하는 치명적인 충돌사고에 대한 정보를 수집한다. 국가자동차표본체계(National Automotive Sampling System, NASS)는 미국 경찰이 보고한 임의의 교통사고 표본을 포함하는 또 다른 NHTSA의 프로그램이다. 미국 환경보호국은 청정 대기법의 준수 여부를 모니터링하기 위해 7개의 대기오염 물질에 대해 미국 51개 지역의 대기 모니터링 데이터를 수집한다. 마지막으로, 국립 소방국은 화재 사건과 사상자를 보고하는 지역 소방서로부터 국가 화재사건 보고체계를 통합한다. 이러한 다양한 자료 출처는 감시 목적으로 건강 사건과 위험요인 자료를 결합하는 데 사용된다.

의과대학 연구원과 대학병원, 낭포성섬유증 재단과 같은 자원봉사 단체는 현장에서 조사하는 동안 귀중한 정보가 될 수 있는 여러 건강 상태에 대한 발생과 유병 자료를 수집하고 보관한다.

인구와 환경 요인

모든 역학조사에서와 마찬가지로 위험에 처한 인구집단의 기본적인 인구통계학적 특성(예: 인구 수와 연령, 성별 분포)은 이용 가능한 많은 중요한 변수 중 하나이다. 이런 자료가 없으면 율(rate)을 구할 수 없다. 즉, 질병이나 노출률을 산출하려면 분모가 있어야 한다. 미국 인구조사국(U.S. Bureau of the Census)은 감시자료분석을 위해 분모를 계산할 수 있는 중요한 자료의 출처이다(http://www.census.gov). 이러한 자료는 10년에 한 번 수집되지만 중간 추정이 가능하다. 일부, 특히 개발도상국은 이러한 자료를 쉽게 이용할 수 없어 현장조사 중에 직접 구해야 한다. 자료를 수집하는 데 시간과 비용이 많이 들지만, 인구 통계 자료가 없으면 인구집단 간, 노출의 타당한 비교가 불가능하기 때문에 이 자료는 반드시 필요하다. 또한 조사 중에 질병이나 손상을 야기하는 고온과 추위, 기류, 습도, 강우량, 기타 환경 결정 요인과 같은 특성과 같은 정보도 필요하다. 기상 자료와 대기오염 물질에 관한 자료는 미국 기상청에서 미국 전역의 많은 지역에서 사용할 수 있다.

법적 고려

현장조사 중의 비상 감시체계이든 몇 개월 혹은 몇 년 동안 계속 모니터하는 과정의 일상적 감시체계이든 체계를 구축하기 전에 먼저 감시 계획의 법적 측면을 매우 명확하게 해야 한다(14장 참조). 대부분의 경우 감시는 주 입법부를 통과한 주 보건법, 또는 보건부 혹은 보건 위원회의 행정 절차를 통해 만들어진 규정의 보호 아래에서 수행된다. 따라서 법과 규정의 요구 사항을 위반하는 활동을 피하도록 주의하여야 한다.[8] 주 보건 위원과 지역 보건 공무원은 이러한 법률과 규정에 따라 감시의 대상과 수집하는 자료를 결정할 권한이 있는 경우가 많다. 또한 자료를 수집하고 예방 조치를 승인하는 광범위한 권한으로 비상 상황에 대응할 수 있는 권한이 부여되는 경우가 많다. 비정부 기관도 감시를 할 수 있지만 이러한 활동에 대한 법적 근거를 정하여 하고, 진행하기 전에 해당 보건 부서와 그 계획을 논의해야 한다. 유행조사에서 현장 팀은 일반적으로 비상 감시체계의 구축에 구두 승인을 받지만, 감시의 장기적인 프로그램을 고려할 때 해당 당국의 서면 허가를 받아야 할 수도 있다.

기밀 유지와 대중의 알 권리에 대한 관심은 서로 충돌할 수 있으며, 감시과정의 모든 단계에서 이러한 문제를 신중하게 고려해야 한다. 많은 경우에 의료 제공자는 법률이나 규정에 따라 새로운 감시체계에 자료의 제공을 요구 받을 수 있다. 다만, 주민 개인으로부터의 자료 수집은 자발적으로 이루어지며 강제할 수는 없다. 개인으로부터 직접 자료를 수집하려면 집단발병 상황에서도 최소한 구두로 동의를 얻어야 한다. 감시를 수행하기 위한 어떤 권한에도 철저한 비밀 보호가 포함되어야 하므로 자료가 개인을 식별할 수 있는 형태로 공개되지 않고 자료가 원래의 의도 이외 목적으로 사용될 수 없다. 마찬가지로, 각 감시수준에서 어떤 사람들이 영향을 받을 것인지 인식해야 하는데, 여기에는 의료기관의 내부와 외부의 환자, 의료 전달체계 내의 의사와 간호사 등, 지역 보건부서의 구성원, 감시체계의 직원들이 포함된다. 잠재적인 이해 상충을 인식하지 못하거나 이들 중 누구라도 수용할 수 없다면 감시과정은 제대로 운영될 수 없다. 모든 감시자료에 대해 개인 자료의 공개에 관한 정책을 마련해야 한다. 이러한 정책은 개인의 동의 없이는 개인을 식별할 수 없음을 명시해야 한다.

감시체계 구축 방법

목적

처음부터 감시프로그램을 수립하거나 유지하는 목적을 명확하게 설명하는 것이 필요하다. 어떤 감시자료가 필요하고 언제 어떻게 사용해야 하는지 알아야 한다. 특정 감시체계는 치명/비치명적 질병 발생의 모니터링와 공중보건 프로그램의 효과 평가, 통제와 예방 활동을 위한 유행의 발견 등을 포함하는 하나 이상의 목표를 가질 수 있다. 이러한 요구는 질병이환과 사망, 실험실 검사, 노출, 위험요인을 추적하기 위한 자료와 같은 하나의 상태를 모니터링하기 위해 여러 감시체계가 필요할 수 있다. 목적에 관계없이 (1) "어떤 조치를 취할 것인가?" (2) "당신이나 다른 사람들은 자료와 분석으로 무엇을 할 것입니까?"와 같은 질문을 하여야 한다. 구체적인 행동-지향적인 약속이 필요하다.

사례 연구 : 웨스턴나일 뇌염의 집단 발병. 1999년 8월 23일, 뉴욕시 보건부의 감염병 역학자는 분명한 감염의 소견이 의심되나 진단명을 찾을 수 없는 뇌염 환자 2명이 있는 병원의 감염병 의사의 연락을 받았다. 뇌염의 일반적인 증상 외에도 한 환자는 심한 근육 약화 증상이 있었는데, 기앵-바레증후군(Guillain-Barré syndrome)이 가능성이 있었고 보툴리누스 중독은 그보다 낮은 정도의 가능성이 있었다. 바이러스성 뇌염과 보툴리누스 중독은 뉴욕시를 포함한 뉴욕 주에서 보고하는 질병이며, 인간 사례 보고의 법적 근거는 뉴욕 주 위생법과 뉴욕시 보건법이었다. 그러나 의사가 전화한 주된 이유는 보툴리누스 중독 진단을 도와달라는 것과, 필요한 경우 보툴리눔 항독소를 얻기 위함이었다. 특이한 특성을 가진 질병이 보고되었기 때문에 지역 보건부는 관할 지역의 다른 여러 병원에 전화를 걸었는데, 이는 사례 발견을 위한 적극적인 감시의 한 형태이다. 이 전화로 유사한 증상을 보이는 총 8명의 환자를 확인하였다. 초기 환자의 대부분은 뉴욕시 북동부의 2제곱 마일 지역에 살고 있었다.

초기 감시의 목적은 처음에 보고된 사례에서 진단을 확인하고 다른 사례가 발생했는지 확인하는 것이었다. 실험실 검체는 뉴욕시 보건부를 통해 뉴욕 주 공중보건 실험실과 CDC로 보내졌다. 9월 2일 검사 결과 바이러스성 뇌염의 증거가 나타났다. 처음에는 세인트루이스 뇌염으로 생각되었지만 나중에 웨스트나일 뇌염으로 밝혀졌다. 웨스트나일 뇌염은 치명적이고 이전에 서반구에서 볼 수 없었던 모기 매개 바이러스 감염이다.

이 초기 정보로 감시의 목적은 이 집단발병의 지리적 범위와 시간 경과를 정의하고, 위험에 노출된 인구와 지역(인접 군과 주 포함)을 확인하며, 집단발병의 감염원을 밝히는 것으로 확장되었다. 이 정보는 주민이 모기에 노출되지 않도록 모기 방제 활동을 하고 대중에게 홍보할 수 있게 하였다. 까마귀와 다른 새들의 떼죽음과 말들 사이에서의 질병 가능성에 대한 보고에 따라 포유류와 조류 감시가 시작되었다.

인력

감시활동을 감독할 책임이 있는 사람뿐 아니라 누가 자료를 제공하고, 수집하여 표를 작성하고, 공개할 자료를 분석/준비하고, 마지막으로 누가 자료를 해석하여 그 자료를 필요로 하는 어떤 사람에게 배포할 것인지 알아야 한다. 현장에서 당신은 아마도 이에 해당하는 사람이 누구인지 개인적으로 알게 될 것이나, 일정한 거리에서 구축되어 운영되는 장기적인 위의 체계에서는 이름과 연락처만 할 수 있을 것이다.

작은 지역의 전체 감시체계는 이러한 모든 작업을 주 업무로 수행하는 사람이 한 명뿐일 수 있다. 주 및 국가 차원에서 특정 건강사건의 감시에는 여러 사람이 관련될 수 있다. 급성 집단발병 상황에서 다양한 전문가 수준의 많은 사람들이 필요한 능동감시를 시작하고 수행하는 데 관여할 수 있다. 시간이 흐르고 유행이 더 잘 이해됨에 따라 참여자들은 보다 더 잘 정의된 역할을 맡게 될 것이다.

사례 연구. 웨스트나일 뇌염 집단발병의 잠재적 규모로 인해 많은 공중보건 기관과 공중보건 전문가가 관여하였다. 뉴욕시와 뉴욕 주 보건부는 감시활동에 대해 공동으로 작업했으며 주 보건부는 인접한 군과 주와 감시에 함께 노력하였다. 주의 농업부는 가축의 질병감시에 참여하게 되었다. CDC도 인수공통감염병과 매개체 감시, 매개체 통제, 실험실 지원에 대한 기술 지원을 하였다. 감시에서 만들어진 정보를 사용할 “알 필요가 있는” 사람들에는 정치 지도자뿐만 아니라 주와 시의 환경 관리 기관과 비상관리기관도 포함된다.

사례정의

사례정의는 가능한 한 명확하고 간단해야 한다. 실용적이면서 정량화할 수 있고, 가능한 분명한 기준이어야 한다. 사례정의를 위한 최소한의 기준은 핵심적인 임상소견과 실험실 정보를 포함하는데, 명확하고 정확해야 한다. 유행조사 중에 실험실 자료를 사용할 수 없는 경우가 많은데, 사례정의는 일반적으로 광범위하고, 때로는 임상과 역학적 기준에만 의존하게 된다. 질병 과정에 대한 이해가 증가하면서 보다 개선된 정의를 사용할 수 있다. 이러한 맥락에서 확률 수준(예: 확진 사례 혹은 추정 사례, 의심 사례)에 따라 사례를 분류하는 것을 고려해야 한다. 이 방법은 분석에서 보다 유익한 사례의 범주를 제공한다.

사례 연구. 웨스트나일 뇌염에 대한 감시를 확대한 초반 시점에, 추정 사례와 확진 사례에 대한 임상과 실험실 사례정의를 개발하여 모든 급성질환을 다루는 의료기관의 의료제공자에게 팩스로 전송하였다. 추정 사례는 뇌염에 해당하는 임상 증상이 있는 경우이고, 확진 사례는 실험실 확진을 필요로 한다. 대중의 관심이 높았기 때문에 많은 의사와 개인은 경미하고 비특이적인 질병을 보고하였다. 감시의 특이도를 높이기 위해 역학조사관은 가장 두드러진 증상을 보이는 환자의 역학과 실험실 자료 수집에 중점을 두었다. 임상의사는 웨스트나일 뇌염 의심 사례가 있는 경우 보건부에 전화하도록 권장하였다. 이러한 방법으로 보건부는 실험실 검사를 위한 적절한 임상 검체를 채취하여 이송할 수 있도록 협력을 이끌어 낼 수 있었다. 웨스트나일 뇌염 사례를 확진하기 위해서는 실험실 검사에서 바이러스 양성이 나와야 했다. 또한 포유류와 조류, 절지동물 표본 중 웨스트나일 바이러스의 확인을 위한 실험실 기준을 설정하였다.

집단발병이 발생한 주요 지역이 정해진 뒤에 이 구역에 대한 통제 조치에 의한 영향을 정함에 있어 감시방법이 이용되었다. 또한 설정된 지역의 외부에서 보고된 의심 사례를 우선적으로 추적하여 집단발병이 새로운 지역으로 확산되고 있는지 확인하였다. 집단발병이 통제된 후 누락된 "감염원" 사례가 있는지 확인하기 위해 병원 기록에 대한 후향적 감시가 수행되었다(예: 해외여행에서 감염되었을 수 있는 사람).

감시에서 인적 요인

감시체계를 설계하여 개발하고 시작할 준비가 되면 관련 있는 인적 요소를 고려한다. 체계는 자료의 수집과 분석, 배포, 사용에 관여하는 모든 사람이 수용할 수 있어야 한다. 자료를 제공하는 사람뿐만 아니라 자료를 수집하고 분석하는 사람과도 개인적 수준에서 접촉을 해야 한다. 개인 수준의 접촉은 성공적인 체계를 구축하는데에 필수적인 요소이다. 특히 자료 제공자를 방문하는 것은 관심과 목적의식을 높이고, 기억할 얼굴과 이름을 제공하며, 종종 비인격적인 활동을 "인간화"한다. 아울러 참가자들에게 가시성을 제공하고 그들의 중요성을 인식하게 하며 사람들이 소속되어 있다는 사실로 기쁘게 생각하게 한다. 한 마디로, 이러한 모든 요소는 모든 현장조사에서 꼭 필요한 팀을 구성하고 지지한다. 초기에는 가능하면 감시 자료의 잠재적 사용자와도 연락하여 그들의 요구를 수집과 분석, 배포 과정에 반영해야 한다. 엄격한 관리 관점에서 이것은 예산에 출장비를 계획하는 것을 의미한다.

사례 연구. 웨스트나일 뇌염의 집단발병 기간동안 감시의 인적 요소는 매우 중요했다. 1999년 8월 말부터 9월까지 뉴욕시 보건부는 당시의 상황과 진단 기준, 검체 이송 과정, 환자의 대중 치료법에 대한 조언을 의사에게 알리기 위해 시의 모든 병원과 팩스로 정기적인 연락을 유지하도록 직원을 할당했다. 이 소통은 웨스트나일 뇌염 사례의 적절한 진단과 보고를 보장하고 과잉 진단을 최소화하는 데 도움이 되었다. 또한 대응 팀의 다른 구성원과 정기적으로 소통할 수 있는 능력은 평가와 관리 노력에 대한 포괄적이고 협력적인 접근 방식을 만들었다.

사람과 포유류, 조류, 모기 감시를 위한 팀은 지역과 주, 연방정부 수준의 구성원으로 구성되었다. 이러한 그룹 내와 그룹 간의 소통은 감시 노력의 성공적인 협력과 감시자료 통합의 핵심이었다. 이 소통은 매일 또는 더 자주 컨퍼런스 통화와 전자 메일, 팩스 통신을 통해 이루어졌다. 감시자료의 배포는 정책 입안자를 위한 일일 보고와 일반 대중을 위한 일일 보도 자료를 통해 이루어졌다. CDC의 질병사망주보(Morbidity and Mortality Weekly Report, MMWR)의 세 논문은 해당 지역 과 전국의 의료인과 공중보건 공무원에게 권위 있는 정보와 해석을 제공했다.

유행조사 초기에 인적 요소에 대한 중요한 부분은 열린 마음을 유지하는 것이다. 조기에 감시 접근 방식의 범위를 좁히지 말아야 한다. 감시활동의 특정 요소를 축소하기 전에 유행 과정을 확실히 이해하고 있는지 확인하여야 한다.

감시체계의 개시

감시 체계 구축의 마지막 요소는 체계를 가동할 필요성이다. 유행 기간 동안 이 필요성은 분명하다. 1980년대 초 독성쇼크증후군에 대한 보고가 전례 없이 많아지기 시작했을 때, 유행의 규모와 발병 사례의 특성과 분포를 평가하기 위해서는 감시체계가 필수적이라는 것은 분명해졌다. 물론 이듬해 에이즈와 10년 후의 호산구증가근육통증후군에서도 마찬가지였다. 그러나 어떤 상황에서든 건강 사건의 중요성에 대한 인식을 불러일으키고 연구에 대한 대응 팀의 관심을 자극하고 유지하도록 노력하여야 한다.

장기적이고 지속적인 체계를 구축할 때 처음에는 체계를 가능한 민감하고, 특이적으로 만들게 된다. 논리적이고 방어적일 수 있지만 체계를 시작하는 데 방해가 되지 않도록 하여야 한다. 많은 체계들이 한두 건의 누락 또는 오분류에 대한 불필요한 걱정 때문에 몇 달 혹은 몇 년 동안 제대로 가동되지 않았고, 따라서 관심과 협력, 잠재적 영향이 줄어들었다. 체계를 가동하고 감시 팀에 활력을 불어넣고 헌신하도록 하여야 한다. 체계를 운영하면서 항상 개선할 수 있다. 감시는 흐르는 물과 같은 과정이라는 것을 기억하여야 한다. 인구나 건강 문제가 변화함에 따라 감시체계도 적응해야 한다. 이것을 알면 모든 것이 학문적으로 완벽해질 때까지 체계 시작을 기다리거나 연기하는 경향을 극복할 수 있다. 마지막으로 감시에 대한 요구 사항이 항상 변하기 때문에 민감도와 특이도를 포함하여 감시과정을 모니터하고 평가하기 위한 일종의 지속적인 기전도 마련해야 한다.

사례 연구. 웨스트나일 뇌염 집단발병 기간 동안 감시체계를 효율적이고 효과적으로 가동해야 할 필요성은 관련된 모든 사람에게 명백하였다. 전화와 팩스, 전자우편과 같은 현대적인 전자와 컴퓨터 기술을 사용하여 감시활동을 신속하게 시작하고 거의 모든 의료계를 참여시킬 수 있었다. 민감하고 특이한 사례정의의 조합을 신속하게 설정하였고 필요에 따라 수정하여 포괄적이면서도 관리 가능한 감시가 가능하게 되었다. 공중보건 체계의 주요 참가자(뉴욕시 보건부와 뉴욕주 보건부, CDC)는 오랜 협력의 역사를 가지고 있으며, 서로 다른 참여자의 역할을 이해하고 있었다. 그러나 체계의 각 구성 요소에 대한 책임에 대한 기본 규칙과 합의를 지속적으로 강화하는 것이 필요했다. 집단발병 기간 동안 가동한 감시체계는 당시에 운영되고 있었거나, 과거에 운영이 된 적이 있던 것을 재도입하거나, 새롭게 개발된 체계들의 조합이었다. 뉴욕시와 뉴욕주에서 뇌염에 대한 사람 대상 감시는 수년 동안 시행되었지만 웨스트나일 뇌염과 같은 사건의 발견은 주 및 시 보건부 역학자와 개업 의사 간의 직접적이고 개인적인 연결의 중요성을 강조하였다. 웨스트나일 뇌염에 대한 검사가 뉴욕에서 가능하지 않았기 때문에 실험실 보고만으로는 이 유행은 인식되지 않았을 것이다. 그러나 뉴욕주와 CDC의 공중보건 실험실의 역할은 이전에 미국에서 알려지지 않은 병원체를 인식하고 추적하는 데 필수적인 것이 되었다.

지역과 주 연방정부의 공중보건 실험실 자원의 결합은 전통적 공중보건에서 중요한 질병뿐만 아니라 새로운 질병에 대한 성공적인 감시에 매우 중요하다. 1999년 뉴욕에서 발생한 웨스트나일 뇌염 집단발병은 모기와 포유류, 조류 감시의 중요성도 강조하였다. 이들 종에 대한 감시는 이전에 뉴욕시에서 수행되었지만 감지한 질병의 명백한 부족으로 인하여 수년 동안 중단되었다.

1999년 뉴욕시 지역에서 웨스트나일 뇌염이 처음 집단발병한 후 몇 년 동안 이 감염병은 전국으로 점차 확산되어 2005년에는 미국 서부 해안에서도 발생하였다. 뉴욕에서 초기 감시체계를 구축하면서 배운 교훈과 경험은 다른 주들이 웨스트나일 뇌염 발생이 시작되기 전에 감시 체계를 구축함에 매우 유용했다. 결과적으로 이러한 감시활동을 유지하기 위해 지역과 주, 연방정부의 자원이 투입되고 있다.[9]

감시자료의 분석과 배포

감시체계를 담당하는 사람은 자료를 적절하게 분석하고 적시에 배포해야 한다. 자료 분석

패키지는 자료 분석의 첫 단계이지만, 이 분석 결과를 검토하고 필요에 따라 추가 분석으로 "맞춤화"해야 한다. 모든 기술적인 역학 자료와 마찬가지로 감시정보는 시간과 장소, 인적 특성에 따라 분석하여야 한다. 가시화하고 분석하기 위해 간단한 표를 만들고 그림을 그리는 기법을 적용한다(9장 참조). 집적과 시계열 분석, 컴퓨터 매핑 기술과 같은 보다 정교한 방법은 어느 시점에서는 적절할 수 있지만 초기에는 간단한 분석 및 결과 제시에 집중한다. 감시체계의 유용성에 중요한 것은 감시자료를 알아야 할 사람들에게 적시에 배포하는 것이다. 자료 분석의 결과를 해석과 함께 정기적으로 발표하여야 한다. 어떤 형식을 선택하든 독자를 명확하게 정의해야 한다. 독자의 구성에 따라 자료 수집과 해석 및, 배포 과정이 달라질 수 있다. 통제와 예방 조치가 실행될 수 있도록 자료를 정기적으로 적시에 배포한다. 알아야 할 사람 중에는 정책 입안자와 관리자가 포함되어 있기 때문에 역학 지식이나 배경 지식이 거의 없는 사람들이 보고서를 간단하고 이해하기 쉽게 만든다. 마지막으로, 인쇄물에는 감시 노력에 기여한 사람들을 사사하여야 한다. 사람들은 인쇄물에서 자신의 이름을 보는 것과 소속감을 좋아한다. 이것은 예방 과정에서 자신의 역할을 정당화하는 데 도움이 된다. 사람들의 이름을 알아보는 것은 그들에게 믿음을 줄 뿐만 아니라 어느 정도의 책임도 부여한다.

현장조사 중에 발견한 결과의 배포

현장상황에서, 특히 많은 수의 사례가 발생하는 유행 혹은 넓은 지역에서 사례가 발생하는 경우, 감시보고서를 매일 또는 주 2회 제공하는 것이 자주 매우 유용할 수 있다. 이 배포의 이점에는 ① 모든 이해 당사자에게 알리는 것과 ② 잘못된 정보와 오해를 방지하는 것, ③ 주요 역할을 한 사람을 식별하는 것; ④ 기여한 사람에게 신뢰를 주는 것; ⑤ 책임이 있는 사람을 식별하는 것, ⑥ 무엇을 왜 하였고, 무엇을 발견했는지에 대한 매우 유용한 기록을 작성하는 것 등이 있다. 마지막으로, 감시보고서를 매일 또는 주 2회 제공하는 것은 언론에 배포하는 데 유용하며(따라서 인터뷰를 최소화함) 대중과 의료계에 더 잘 알릴 수 있다. 요컨대 정기 감시보고는 매우 중요한 관리와 공공 정보 도구 역할을 한다. 그러나 최소한의 글자 수와 표, 차트 및 그림을 중요시 하고 단순하게 유지해야 한다.

지속 운영 중인 감시체계 결과의 배포

거의 모든 주와 많은 지역 보건부서는 최소 1년에 한 번 보고서를 발간하고 해당 지역의 의료 제공자와 기타 이해 당사자에게 배포한다. CDC는 MMWR, MMWR 권장 보고서(MMWR Recommendations and Reports), 신고대상 질병의 요약서, 특별 상건에 대한 보고서 등을 통하여 알아야 할 정보를 제공한다. 이 모든 간행물은 인터넷 http://www.cdc.gov/mmwr

에서 볼 수 있다. 개인 식별자가 적절하게 보호되는 경우, 인터넷을 통해 연구자 혹은 일반인이 요구하는 맞춤형 자료 분석이 가능하다. 감시자료를 분석하여 논문으로 출판할 수도 있지만, 이 경우 적시성은 늦어질 수 있다.

감시자료의 부가적 이용

이전에 일반적으로 감시활동의 목적에 대해 논의했지만 특히 장기적인 감시와 같은 감시체계의 몇 가지 추가 용도를 살펴보는 것이 유용할 것이다.

질병 자연사의 기술

감시자료는 건강문제의 추이를 파악하고 확인하는데에 이용된다. 예를 들어, 지난 50년 동안 미국에서 보고된 말라리아 발생은 진단 개선의 영향, 외국의 전쟁에서 발생한 사례의 입국, 미국 시민과 외국 이민자의 국제 여행 증가의 영향을 증명하였다(그림 3-1).[10] 지역 수준(국가 수준에서는 더 적은 빈도로)에서 감시자료는 유행을 감지하여 통제 및 예방 활동으로 이어지는 데 사용된다.

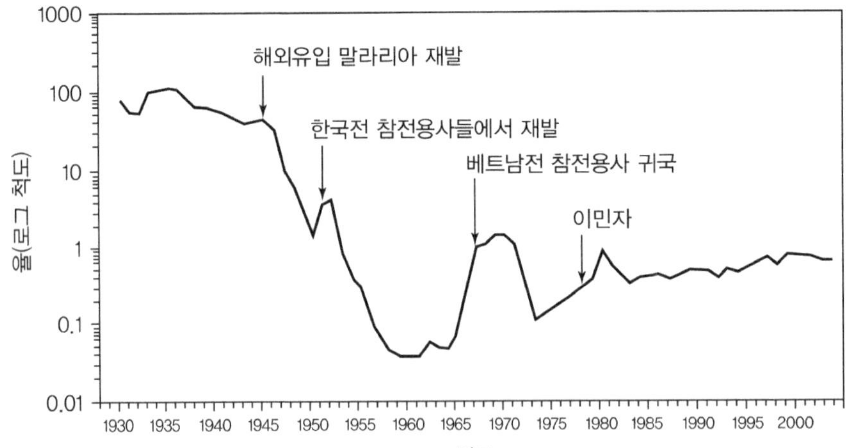

그림 3-1. 말라리아 비율(10만명 당 사례), 연도별 - 미국, 1930-2004. [출처: CDC, 2006.]

가설 검정

지역사회의 건강 문제에 대한 일상적인 모니터링에서 종종 특별한 연구를 할 때까지 기다릴 수 없다. 사용 가능한 데이터를 분석해야 한다. 데이터가 분석에 이상적이지는 않더라도 특정 가설을 검정하는 데 종종 사용할 수 있다. 예를 들어, 미국에서 어린이가 학교에 입학할 때를 지정하는 법률의 영향은 특정 질병의 연령별 양상을 변화시킬 것으로 예상되었고, 실제로 홍역의 최고 발병 나이가 바뀌었다. 1980년 이 법이 널리 채택되기 전에는 10~14세의 어린이에서 발병률이 가장 높았으나, 이후 2년 이내에 5세 미만 아동에서 가장 많이 발생하였다(그림 3-2).[11]

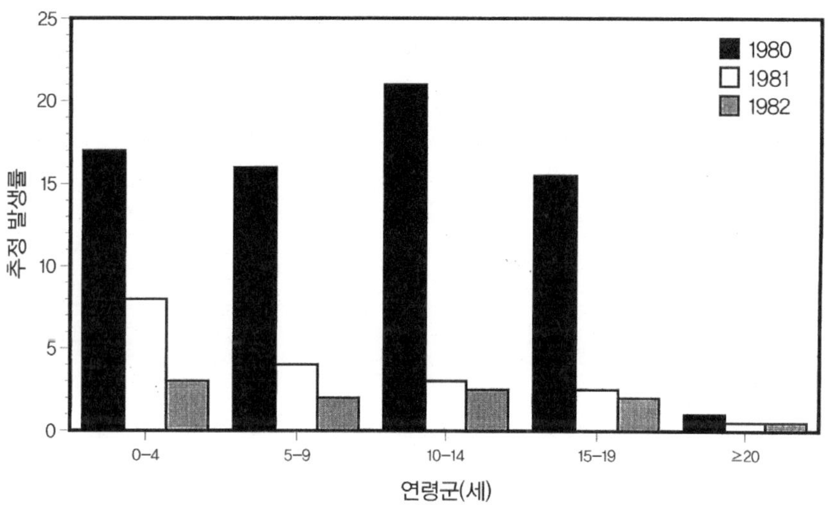

그림 3-2. 연령별 홍역의 추정 발생률(10만 명당), 미국 1980-1982년. 발생률; 나이를 알고 있는 환자사례 보고 자료를 이용하여 연령을 추정하여 연령군별 발생률을 추정함. [출처: CDC, 1983.]

통제 조치의 발견과 평가

감시자료는 개입프로그램의 영향을 정량화하는 데 사용된다. 예를 들어, 폴리오 발병률은 비활성화 백신과 경구용 폴리오 백신이 도입된 후 모두 감소하였다(그림 3-3).[12] 다른 예에서 법적 운전 연령의 상향 조정과 안전벨트 법과 같은 광범위한 지역사회 개입은 사망률에 명백한 영향을 미쳤다.

감염병 병원체의 변화 모니터

병원과 보건부의 실험실에서는 항생제 내성의 변화 또는 항원 구성에 대하여 다양한 감염병 병원체를 모니터링한다. 미국에서 페니실린분해효소를 생성하는 임균의 검출은 임질의 적절한 치료를 위한 중요한 정보를 제공했다(그림 3-4).[13] 국가 병원감염 감시체계는 항생제 내성의 변화를 포함하여 병원 획득 감염의 발생을 모니터링한다. 또 다른 예는 인플루엔자 바이러스 구조의 지속적인 변화를 감지하는 것인데, 이는 백신 제형에 중요한 정보이다.

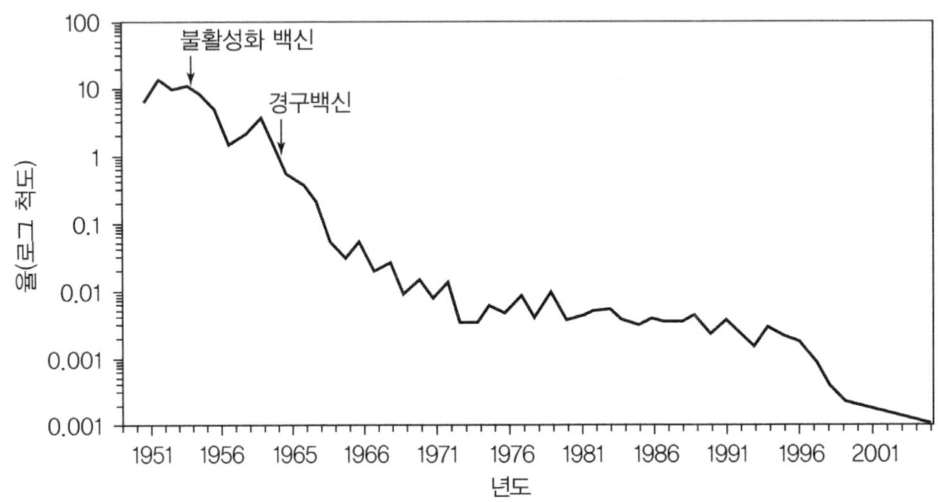

그림 3-3. 마비성 폴리오의 10만 명당 보고율 – 미국, 1951-2004. [출처: CDC, 2006.]

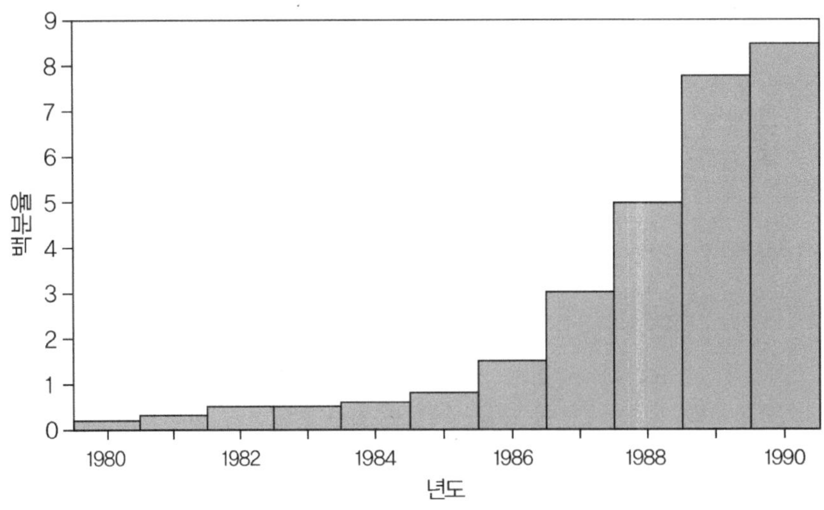

그림 3-4. 임균(*Neisseria gonorrhoeae*)의 항생제 내성 균주에 의한 임질 보고율(%) – 미국, 1980-1990. [출처: CDC, 1990.]

격리 활동의 모니터

감시의 전통적인 사용은 특정 질병에 감염되거나 노출된 사람을 격리하고 건강 상태를 모니터링하는 것이었다. 이 조치는 오늘날 거의 사용되지 않지만 다제내성결핵 환자와 출혈열과 같은 심각한 유입 질병이 의심되는 환자에 대해 격리와 감시가 수행된다.

보건과 의료 시술의 변화 발견

감시는 예방접종과 자궁절제, 제왕절개, 유방촬영 및 자궁관불임법과 같은 건강 시술을 모니터링하는 데 사용되었다. 최근 몇 년 동안 공중보건 실무에서 그러한 시술과 의료 기술에 대한 감시가 증가하고 있다.[14]

감시자료의 평가

이 장에서 감시체계의 필수 요소와 이를 시작하고 유지 관리하는 방법에 대해 설명하였다. 감시체계를 평가하는 기본적인 수준을 이해하는 것이 중요하다. 감시체계는 3개 수준에서 평가하여야 한다: (1) 공중보건 측면에서 건강 관련 사건의 중요성; (2) 감시체계의 유용성과 비용(예: 목표 달성 여부 및 비용); (3) 민감도와 특이노, 대표성, 적시싱, 단순성, 유연성, 수용 가능성을 포함한 감시체계의 질에 대한 분명한 속성.[15,16] 감시체계를 구축하여 유지하거나 혹은 강화하지 않는 것에 대한 결정은 이러한 기준을 기반으로 하는 평가에 따라 이루어져야 한다. 결국, 결정은 감시 중인 건강사건이 공중보건에서의 우선순위와 감시체계가 유용하고 비용–효율적인지 여부에 달려 있다.

요 약

공중보건감시는 정보에 기반한 의사결정과 공중보건 분야의 예방과 관리 프로그램의 수행에 필수적인 과학적이고 사실적 데이터베이스를 제공하는 현장역학자의 기본 도구이다. 감시는 여러 출처의 이환과 사망 자료, 위험요인 자료를 기반으로 한다. 생정통계와 같은 일부 자료는 일차적으로 다른 용도로 수집되고, 행동 위험요인과 같은 다른 자료는 감시를 위해 특별하게 수집한다.

현장역학자가 특정 질병 또는 손상에 대해 구축하는 감시체계는 명확한 목표를 명시해야 한다. 분명한 사례정의는 감시시스템의 핵심이다. 성공적인 감시시스템의 시작 및 유지 관리는 자료의 수집과 분석, 배포와 같은 감시체계 시행에서의 인적 요소에 대한 인식에 의하여 결정된다. 감시체계에서 인적 요소에 대한 둔감함은 실패를 초래한다.

감시자료는 여러 곳에 많이 활용하지만, 일반적으로 인구집단의 건강 상태를 평가하고 공중보건 우선순위를 설정하며 적절한 조치를 결정하는 데 필요하다. 효과적인 공중보건감시체계는 공중보건 실무에서의 유용성을 기반으로 정기적으로 평가한다.

참고문헌

1. Thacker, S.B., Berkelman, R.L. (1988). Public health surveillance in the United States. *Epidemiol Rev* 10, 164-90.
2. Thacker, S.B., Stroup, D.F. (1992). Future directions for comprehensive public health surveillance and health information systems in the United States. *Am J Epidemiol* 140, 383-97.
3. Langmuir, A.D. (1963). The surveillance of communicable diseases of national importance. *N Engl J Med* 268, 182-92.
4. Koo, D., Parrish, R.G., II. (2000). The changing health−care information infrastructure in the United States: opportunities for a new approach to public health surveillance. In S.M. Teutsch, R.E. Churchill (eds.), *Principles and Practice of Public Health Surveillance*, vol. 1, pp. 76-94. Oxford University Press, New York.
5. Centers for Disease Control and Prevention (1997). Case defi nitions for public health surveillance. *Morb Mortal Wkly Rep* 46, (RR−10) 1-55.
6. Centers for Disease Control and Prevention (2005). Progress in improving state and local disease surveillance—United States, 2000-2005. *Morb Mortal Wkly Rep* 54, 822-5.
7. Bender, J.B., Hedberg, C.W., Besser, J.M., et al. (1997). Surveillance for *Escherichia coli* 0157:H7 infections in Minnesota by molecular subtyping. N Engl J Med 337(6), 338-94.
8. Roush, S., Birkhead, G., Koo, D., et al. (1999). Mandatory reporting of diseases and conditions by healthcare professionals and laboratories. *JAMA*, 282, 164-70.
9. Centers for Disease Control and Prevention (2006).Assessing capacity for surveillance, prevention, and control of West Nile virus infection—United States, 1999 and 2004. *Morb Mortal Wkly Rep* 55, 150-3.
10. Centers for Disease Control and Prevention (1999). Summary of notifi able diseases, United States, 1998. *Morb Mortal Wkly Rep* 47, 47.
11. Centers for Disease Control and Prevention (1983). Annual Summary 1983: Reported morbidity and mortality in the United States. *Morb Mortal Wkly Rep* 32, 33.
12. Centers for Disease Control and Prevention (1999). Summary of notifi able diseases, United States, 1998. *Morb Mortal Wkly Rep* 47, 54.
13. Centers for Disease Control and Prevention (1990). Sexually Transmitted Disease Surveillance Morbidity Report.
14. Thacker, S.B., Berkelman, R.L. (1986). Surveillance of medical technologies. *J Public Health Policy* 7, 353-77.
15. Romaguera, R.A., German, R.R., Klaucke, D.N. (2000). Evaluating public health surveillance. In S.M. Teutsch, RE. Churchill (eds.), *Principles and Practice of Public Health Surveillance*, 2nd ed., pp. 176-93. Oxford University Press, New York.
16. Centers for Disease Control and Prevention (2001). Updated guidelines for evaluating public health surveillance systems: recommendations from the guidelines working group. *Morb Mortal Wkly Rep* 50(No. RR−13).

APPENDIX 3-1 INTERNET SITES FOR THE FIELD EPIDEMIOLOGIST

DATA SETS

- Behavioral Risk Factor Surveillance System (BRFSS)
  Available: http://www2.cdc.gov/nccdphp/brfss2/publications/index.asp#search
- National Mortality Follow-back Survey
  Available: http://www.cdc.gov/nchs/about/major/nmfs/nmfs.htm
- National Ambulatory Medical Care Survey (NAMCS)
  Available: http://www.cdc.gov/nchs/about/major/ahcd/ahcd1.htm
- National Hospital Ambulatory Medical Care Survey: 1997 Outpatient Department Summary
  Available: http://www.cdc.gov/nchs/about/major/ahcd/ahcd1.htm
- National Health and Nutrition Examination Survey (NHANES/NCHS)
  Available: http:www.cdc.gov/nchs/nhanes.htm
- National Health Interview Survey (NHIS/NCHS)
  Available: http://www.cdc.gov/nchs/nhis.htm
- National Hospital Discharge Survey
  Available: http://www.cdc.gov/nchs/about/major/hdasd/nhds.htm
- National Nosocomial Infections Surveillance (NNIS)System
  Available: http://www.cdc.gov/ncidod/dhap/nnis/.html
- National Disease and Therapeutic Index (IMS Health) Not Available on the Internet. This item is available for purchase through IMS Health North America (http://us.imshealth.com/intersite/default.asp) No price listed.
- National Birth Defects Prevention Network
  Available: http://www.nbdpn.org/
- Surveillance Epidemiology and End Results (SEER) System- National Cancer Institute
  Available: http://seer.cancer.gov/Publications/CSR7393/index.html
- National Electronic Injury Surveillance System (NEISS)—CPSC
  Available: http://www.cpsc.gov/library/neiss.html
- Fatality Analysis Reporting System (FARS)—NHTSA
  Available: http://www.nhtsa.dot.gov/people/ncsa/fars.html
- National Automotive Sampling System—NHTSA
  Available: http://www.nhtsa.dot.gov/people/ncsa/nass_ges.html
- National Fire Incident Reporting System USFA/FEMA
  Available: http://www.nfi rs.fema.gov/
- National Weather Service Available: http://www.nws.noaa.gov/
- Web-based Injury Statistics Query and Reporting System (WISQARS)
  Available: http://www.cdc.gov/ncipc/osp/data.htm

INSTITUTIONS AND OTHER ORGANIZATIONS

- Centers for Disease Control and Prevention
  Available: http://www.cdc.gov
- Morbidity and Mortality Weekly Report (MMWR)
  Available: http://www.cdc.gov/mmwr/
- Council of State and Territorial Epidemiologists

Available: http:/www.cste.org

- Bureau of the Census
  Available: http://www.census.gov

제 2 부

현장조사

제 4 장

현장역학조사의 운영

Richard A. Goodman
James L. Hadler
Duc J. Vugia
역자; 최보율

현장역학조사는 5장에 열거하고 기술한 대로 권장된 과학적인 단계를 따르는 것보다 훨씬 더 큰 노력이 필요하다. 필요한 자료의 수집, 도표화, 분석 외에도 해결해야 할 운영상의 문제가 많이 있다. 이 장에서는 현장조사의 이전, 중간, 후에 적용되는 결정적으로 중요한 운영과 관리 원칙에 관해 설명한다. 이러한 원칙은 다음과 같은 기본 단계를 포함한다: ① 관할 지역 외부의 추가 인력 지원 요청 여부에 관한 결정; ② 지원 요청 진행; ③ 지원 요청에 대한 평가와 응답; ④ 협력과 자문을 통한 조사 준비; ⑤ 현장으로 출발하기 전 기본적인 행정 지침의 개발과 발행; ⑥ 현장조사의 시작과 실행, ⑦ 조사 후 처리 등이다. 마지막으로, 이 장은 현장조사에 대한 운영 접근 방식에서 새롭게 떠오르는 방식에 대한 간략한 논의로 마무리한다. 이 장에서 다루는 운영상의 고려 사항은 역학조사관의 과학적 작업의 범위를 훨씬 뛰어넘지만, 이러한 고려 사항이 해결되지 않으면 현장조사에 큰 어려움이 생기거나 실패할 수도 있기에 다루고 넘어가야 한다.

이 장에서는 지원 요청을 받게 된 현장조사자가 수행해야 할 작업을 주로 다룬다. 그러나 대부분의 같은 운영 문제가 관할 구역 내 현장조사관(역학조사관)에게도 적용된다. 또한, 도움을 요청하는 위치에 있는 지역과 주 관할 직원의 관점을 이해할 수 있는 것도 중요하다.

지원의 필요성 결정

미국에서 공중보건에 대한 책임은 일차적으로 주와 지방 기관에 있다. 많은 조사가 현지 자원을 이용해 수행될 수 있지만 때로는 추가 지원이 필요하다. 복잡하거나, 크거나, 여러 관할 지역이 연관되어 있는 경우의 문제를 충분히 조사하고 대응하려면 추가적인 전문가와 전문지식이 필요할 수 있다. 추가적인 도움이 필요할 때, 지원 요청과 관련된 모든 사람의 상대적 역할을 정하기 위해서는 절차와 토론이 있어야 한다.

지원 요청

도움을 요청할 권한이 있는 공무원이 지원에 대한 공식 요청이 필요한지 판단하는 것은 필수 고려 사항이다. 미국에서는 일반적으로 주정부의 역학자에게 급성 공중보건 문제에 대한 주요 현장역학조사를 독립적으로 조사할지, 아니면 다른 곳에 도움을 요청할지 결정을 내리는 권한과 책임이 있다. 일부 다른 사람 또는 기관은 이 요청 여부를 정하는 데 관여할 수 있는데, 여기에는 수용 시설(예: 요양원과 병원, 기업)의 담당자와 특별 관할권 또는 권한을 가진 조직(예: 교도소와 군사 시설, 유람선, 아메리카 원주민 보호구역)의 담당자가 포함된다. 국제 문제의 경우, 요청을 확대할 권한이 있는 사람을 결정하는 것은 훨씬 더 복잡할 수 있다. 예를 들면, 해당 국가의 보건부 또는 세계보건기구(21장 참조)와 같은 국제 조직이 포함될 수 있다.

크고 작은 보건 관할 구역 간의 관계는 주와 주 사이(군과 군 사이)뿐만 아니라 국가와 국가 사이 등 그 수준이 다양하다. 일반적으로, 관할 구역이 클수록 더 적은 사람들에게 적시에 적절한 도움을 줄 수 있다. 그러나, 관할 구역의 수준은 인식된 역량과 지역의 책임 범위, 최종 권한과 관련되는 민감성을 가지기 때문에 보통 섬세하게 고려한다. 지원을 제공하는 관할 구역의 보건 공무원은 최선의 판단뿐만 아니라 지역과 주정부 간의 일반적인 협정도 고려해서 가장 적절한 대응이 무엇인지 결정해야 한다.

초기 지원 요청 시, 요청을 받은 현장역학자는 세 가지 질문에 대한 답을 결정하려고 시도해야 한다.

- 첫째, 조사의 목적이 무엇인가?
  - 보건부가 단순히 조사를 수행하거나 완료하기 위해 더 많은 도움을 요청하는가?
  - 보건부가 질병의 성격이나 근원, 확산 경로를 확정하지 못하고 있는가?
  - 보건부는 정치적 또는 과학적 압박에서 벗어나기 위해 조사의 책임을 다른 사람들과 공유하려 하는가?
  - 보건 공무원이나 시민이 유행을 선언하거나 발표할 때, 인지된 이상 건강상태를 공표하고, 주정부 또는 국가의 보건 지도자에 경각심을 주거나, 나아가 예산의 확보를 위

해 도움을 요청하는가?

- 두 번째, 첫 번째의 목적과 분명하게 관련하여, 조사의 완료를 위해 구체적으로 무슨 조사가 예상되는가? 조사팀은 이미 수집된 결과를 확인하거나, 지역 자료 분석을 위해 새롭거나 기존과 다른 데이터를 수집하거나, 분석과 권장 사항을 포함하여 완전히 새로운 조사를 수행하는 등 다양한 요청을 받을 수 있다.
- 셋째, 요청자가 도움을 요청할 권한이 있는지 확인할 수 있는가? 지원을 요청하는 사람들에게 그렇게 할 권한이 없거나 국가의 조사팀이 주(또는 지역)의 허가 없이 조사하고 있다는 이유로 현장연구가 중단되는 예도 있다.

책임에 대한 임시 결정

제1장에서 언급한 바와 같이, 현장조사가 장려되지 않더라도 수행하여야 하는 몇 가지 경우가 있다. 여기에는 다음이 포함되지만, 이들만으로 국한되는 것은 아니다.

- 더 많은 질병의 발생을 통제하고 예방한다.
- 합의되거나 법적으로 의무화된 서비스를 제공한다.
- 조사 중인 건강문제의 자연사와 임상 양상, 역학에 대한 이해를 높인다.
- 질 평가를 통해 감시를 강화한다.
- 현장역학에 대한 교육 기회를 제공한다.

조사 지원을 요청하는 공중보건 공무원(들)과 사전 논의 중에는 다음 역할과 책임 할당이 다루어야 한다.

- 지원을 요청하는 관할 구역 내에서 인력을 포함하여 어떤 자원을 사용할 수 있는가?
- 방문 조사팀이 요청에 응답하여 조사를 수행할 때 어떤 자원이 제공될 것인가?
- 누가 일상적인 조사를 지휘할 것인가?
- 조사팀을 위한 언론 담당자는 누구인가?
- 누가 전반적인 감독을 하고, 조사에 대하여 궁극적으로 책임질 것인가?
- 자료는 어떻게 공유되고, 누가 분석에 대하여 책임질 것인가?
- 결과 보고서는 작성하는가? 누가 그것을 작성하고 누구에게 제출하거나 배포할 것인가?
- 현장조사 결과를 동료평가가 있는 학술지에 게재하거나 다른 학술대회 장소에서 발표하는 경우, 논문의 수석 저자는 누구인가?

이들은 매우 중요한 문제이며, 그중 일부는 조사팀이 현장에 도착하기 전에 완전히 해결될 수 없다. 그러나 가능한 한 빨리 다루고, 공개적으로 논의하여 합의하여야 한다.

준 비

협력과 자문

많은 현장조사에는 유능한 실험실의 지원이 필요하다. 지역의 실험실이 검체를 다루고 식별할 수 있다 하더라도, 제안된 조사에 대한 정보를 받는 즉시 해당 실험실 내 담당자에게 접촉해야 한다. 실험실 과학자에게 필요한 지침과 실험실 지원을 제공하도록 요청하여야 한다. 현장조사 중 또는 검체 채취 후 조사가 끝나갈 때보다 지금 이 시기가 실험실의 협력과 의지를 확보할 시기이다. 실험실 직원은 검체 처리를 위한 시간표를 작성할 뿐만 아니라, 현장조사자에게 어떤 검체를 어떻게 수집하여 어떻게 처리해야 하는지 그 방법을 알려야 한다(24장 참조). 또한, 현장조사 중에 답변이 이루어질 수 있는 실질적인 기초 또는 응용 연구 질문이 있을 수 있다. 해당 분야의 전문가들과 이러한 문제에 대해 자세히 논의하고 그들의 관심과 지원을 얻기 위해 모든 노력을 기울여야 한다.

이때 통계 방법에 대한 조언도 구할 수 있다. 수의사와 포유류학자, 곤충학자, 곤충학자 및 매개체관리 전문가, 환경보건 전문가, 감염관리 전문가와 같은 다른 보건 전문가에게 연락할 때도 같은 고려 사항이 적용되는데, 이들의 전문성은 성공적인 현장조사에 결정적인 역할을 한다. 또한, 이러한 전문가를 조사팀에 포함하는 것도 고려해야 한다. 다른 역학 정보와 마찬가지로, 적절한 데이터와 검체를 수집할 수 있도록 그 전문가들이 최초 팀의 일원이어야 하는지 아닌지도 결정해야 한다.

정보 전문가는 현장조사의 전반적인 관리에서 매우 중요할 수 있다(13장 참조). 큰 규모의 집단발병은 언론에서 관심을 끌 가능성이 크므로, 대중의 질문에 응답하고 정기적으로 언론을 만날 수 있는 경험과 지식이 풍부한 공공정보담당관(public information officer, PIO)은 매우 중요할 수 있다. 미국의 경우, 조사를 요청하는 지역과 주 보건부에는 종종 현장조사를 위한 언론 담당자 역할을 할 수 있는 자체 PIO가 있다. 마지막으로, 조사팀에 비서 및/또는 행정 인력을 포함하여 그들의 업무 능력을 활용하고, 실제 상황에 노출시켜 향후 현장조사를 지원하는 능력을 키우는 것을 고려한다.

기본 관리 지침과 고지

현장조사팀이 정해지면 일련의 주요 조치들이 취해져야 한다.

- 지휘본부에서 정기적으로 보고해야 할 조사팀의 팀장과 선임직원을 정한다.
- 정해진 모든 현장조사팀 구성원과 지휘본부 근무자가 함께하는 회의를 개최하여, 공중보건 문제에 대해 알고 있는 세부 사항과 조사 지원 요청의 성격, 의심되는 병원체 또는 질병에 대한 현재까지의 지식, 현장조사의 목적과 목표, 사전에 합의된 역할과 책임 등을 검토한다.
- 주정부의 역학자와 같은 요청자(requestor) 또는 그 요청자가 지정하거나 확인한 사람(예: 지역의 질병 관리 책임자 또는 기타 공무원)과의 초기 회의를 추진한다. 이렇게 하면 지방 당국이 예상치 못한 도착에 놀라지 않도록 할 수 있다. 또한, 이 단계는 모든 당사자에게 사전 계획과 조사 순서의 필요성을 강조하여, 본질적으로 조사 수행의 분위기를 조성한다.
- 현장으로 떠나기 전에, 팀의 선임자는 기록을 위해 또는 해당 임원에게 보고하기 위해 제안서를 작성하여 보낸다. 이 제안서는 1) 요청이 언제 어떻게 이루어졌는지, 2) 요청한 보건기관이 어떤 정보를 제공했는지, 3) 조사에 합의된 목적은 무엇인지, 4) 방문 팀과 요청한 보건 관계자의 약속은 무엇인지, 5) 현장 팀의 구성원은 누구인지, 6) 현장팀이 현장에 도착할 것으로 예상하는 시기는 언제인지 등에 대하여 요약해야 한다. 이 제안서를 방문 조사팀 사무실의 핵심 인력과 요청자, 주최 기관 등 알아야 할 다른 사람들에게 배포하여야 한다. 이러한 종류의 통신은 모든 관련자에게 알림 역할을 할 뿐만 아니라 상호 간의 오해 방지와 같은 불필요한 반응을 방지하는 역할을 한다. 또한, 조사에 이바지할 수 있는 다른 프로그램의 전문지식과 자원을 파악할 수 있다. 기본적인 프로그램 관할권과 이해관계도 존중되어야 하며, 일부 프로그램과 직원은 단순히 예의상 알기를 원하거나 알 필요가 있다. 교도소 또는 군사 시설의 경우와 같이, 문제가 주정부와 직접적인 관련이 없는 경우라도 주변 지역사회의 인구집단에 문제를 일으킬 수 있으므로 일반적으로 다양한 주와 지방 정부의 공무원에게 알린다.
- 마지막으로, 조사팀의 각 구성원은 현장으로 출발하기 전에 기본 점검표를 검토하여 현장 운영에 필요한 재료와 보조 도구가 있는지, 기본적인 여행과 물류 관련 고려 사항을 다루었는지 확인해야 한다. 이러한 항목의 예로는, 배경 학술 논문, 통계 참조치, 노트북(Epi Info와 같은 필수 소프트웨어가 이미 설치됨), 디지털카메라, 휴대용 음성 녹음기, 신용 카드, 여행 및 숙박 예약이 포함된다. 마지막으로 각 조사 요원은 예방접종과 말라리아 화학 예방, 노출 후 예방을 위한 항생제 또는 항바이러스제, 안면 마스크, 장

갑, 가운과 같은 것을 포함한 모든 필요한 개인 보호 장비의 필요성을 검토해야 한다.

조사의 시작

현장조사팀이 명심해야 할 핵심 개념과 철학은 "자문가/협력자" 역할의 중요성과 그것이 의미하는 것이다. 일반적으로 지침의 원칙은 조사팀이 단순히 "책임지기" 위한 것이 아니라 도움을 제공하기 위해 현장에 존재한다는 것이다. 마찬가지로 중요한 것은 조사의 초점과 요청하는 담당 지역에서 원하는 우선순위 사이 균형을 맞출 필요가 있다는 것이다. 당면한 문제는 조사팀의 독점적인 관심사이지만, 지역의 보건 공무원은 무수히 많은 다른 우선순위와 진행되고 있는 문제를 계속 해결해야 한다. 조사 초기에 조사팀이 관할 지역 보건 공무원의 관점에서 문제를 바라본다면 이 이분법을 이해할 수 있다.

현장에 도착하면 조사팀은 지원을 요청한 공무원(보통 주 또는 지방 정부, 지역 역학자 또는 사업 책임자)과 즉시 만나야 한다. 이 회의에서 반드시 다뤄야 할 내용은 다음과 같다.

- 문제의 상태를 검토하고 최신 상태를 파악한다.
- 주로 접촉할 사람을 파악하고 검토한다.
- 조사 중에 수호천사(guardian angel) 같은 지원자의 역할을 할 수 있는 주요 협력자를 파악한다.
- 사무실 공간과 사무 지원, 설문 조사 지원, 실험실 지원 등 지역 자원을 파악한다.
- 지역 공무원과 본부에 최신 상황을 제공하는 방식과 일정을 정한다.
- 조사 중 당면할 가능성이 있는 기관 및 개인(예: 병원과 행정가, 의사, 지역의 공중보건 직원)과의 잠재적 문제를 포함하여 예민한 문제를 검토한다. 이상적으로, 조사팀은 나중에 조사 중에 문제를 해결하는 데 귀중한 시간을 쓰기보다는 초기에 요청과 관련된 담당 공무원을 만날 시간을 갖는 것이 이상적이다. 즉, 핵심적인 '문제'가 해당 담당자를 통하면 해결할 수 있게 해야 한다.

현지 직원과 방문 조사팀 간의 초기 회의에서 전체 조사팀을 대변할 적절한 현지 사람을 파악해야 한다. 일반적으로 방문 조사팀은 뉴스 매체와의 직접적인 접촉을 피해야 하며 항상 지역 보건 담당자에게 맡기어야 한다(13장 참조). 현장 팀은 기본적으로 지역 보건 공무원의 요청과 지원 아래 조사 작업을 한다. 따라서 현지 상황을 알고 평가할 뿐만 아니라 조사에 관해 이야기할 수 있는 적절한 사람은 현지 공무원이다. 미디어가 방문 조사팀과 덜 접촉할수록 방문 조사팀은 자체 속도와 재량으로 더 많은 작업을 수행할 수 있다.

출장 시작부터 초기 회의 소집 단계를 통해 조사를 구성하는 데까지 필요한 작업은 비교적 간단하고 복잡하지 않다. 그러나 적어도 다음 세 가지 요인이 과학적 조사의 시작을 복잡하게 만든다: (1) 방문 조사팀 구성원이 외부인이고 지역 환경에 익숙하지 않는 등 새로운 환경의 영향, (2) 문제를 즉시 해결하고 집단발병을 끝내야 한다는 강한 압박, (3) 조사팀의 시간을 뺏어가는 언론의 질문과 기타 요구 사항 등이 있다. 따라서 평온과 질서의 상황에서 순식간에 압박과 혼란의 상황으로 바뀔 수 있다. 집중력을 방해하는 상황을 극복하기 위해 조사팀 구성원은 기본 사항을 준수하여 적절한 관점을 유지하여, (1) 자료의 체계적인 수집과 (2) 진단 확인, (3) 사례의 식별, (4) 자료의 결정, (5) 가설 설정과 검정 등의 과정을 진행한다(8장 및 10장 참조). 따라서 1차 회의가 끝나면 일부 팀원이 환자를 직접 방문하여 면담을 통해 진단을 확인하고, 검사실 자료를 검토하고, 필요한 경우 신체진찰을 해야 한다.

관 리

현장조사의 잠재적 복잡성과 상황의 혼란스러움 때문에, 현장조사팀은 조사의 체계적이고 질서 있는 진행을 보장하기 위해 다음과 같은 접근 방식을 취할 수 있다. 첫째, 필요한 작업의 목록을 유지하고, 완료된 작업을 확인하고, 목록을 매일 2회 이상 업데이트한다. 둘째, 동료와 조사 요청 담당자, 미디어 담당자로 지정된 사람과 자주 의사소통을 한다: 매일 정기적으로 예정된 시간에 팀 회의를 개최하는 것이 여기 해당한다. 또한, 조사팀장은 필요할 때마다 해당 지역의 고위 간부들과 의사소통을 해야 한다. 셋째, 상황에 따라 추가 도움을 요청하는 것을 주저하지 말아야 한다. 넷째, 조사가 완료될 수 있도록, 종료 후 복귀할 일자를 미리 정하거나 가족의 조기 귀환 압력에 굴하지 말아야 한다.

크고 복잡한 문제에 대한 조사는 현장조사팀에게 특히 어려울 수 있으며 훨씬 더 엄격한 현장 운영 조직이 필요하다. 다음 지침들은 조사의 주요 측면을 관리하는 데 도움이 될 것이다:

- 조사팀이 어떤 결정을 할 때는 그 결정을 기록한다. 이렇게 하면 일관성을 보장하고 연구를 재현할 수 있도록 하는 데 도움이 된다. 특히 사례정의와 특정 기준이 사용된 이유를 기록하는 것은 중요하다.
- 자료 수집하는 사람과 요약하는 사람에 대한 교육과 모니터링, 오류 검사의 수행과 독립적인 자료 검정, 비응답자와 결측 기록에 대한 평가와 같이 품질 관리 조치의 필요성을 기억한다.
- 과도한 임상 세부 정보와 같이 필요한 것보다 더 많은 자료를 수집하지 않는다.
- 조사팀이 조사에 나선 이유와 팀이 도착했을 때 그곳에 있었던 일(즉, 배경 상황)을 기

록한다.

- 조사가 진행되는 동안을 기록한다. 몇 달 후가 되면 조사팀원들은 자신이 한 일을 잊어버린다.
- 조사팀원들에 의해 정의되고 개발되는 방법을 작성한다. 의사 결정 일지가 도움이 된다.
- 자료 파일의 목록을 유지 관리한다.
- 대상자의 정보 프라이버시 이익을 보호한다.
- 현장조사는 오랜 시간과 큰 압박으로 인해 어려우므로, 현장 팀의 관리자는 사기를 유지하기 위해 특별한 노력을 기울여야 하며, 참여하는 사람들에게 격려와 긍정적 강화, 감사를 제공하는 방법을 찾아야 한다.

때때로, 현장에서 일정 시간이 지난 후, 조사에서 명확한 결과가 나오지 않거나 조사가 필요한 추가 문제를 파악하게 된다. 그 시점에서 조사팀장은 해당 지역의 고위 간부와 자문단과 함께 팀원의 사기와 인내력을 평가하여 조사를 지속할 것인지, 아니면 조사 연장을 위해 새로운 팀을 준비해야 하는지 판단해야 한다.

마무리

현장조사가 종료되면 조사 요청자와 기타 주요 관계자, 조사팀의 구성원이 참석하는 마무리 회의를 하여야 한다. 이를 통해 조사팀은 공식적으로 현장작업을 종료하는 것 외에도, 조사 결과를 요청한 공무원에게 보고하고, 예비 권장 사항을 검토하고, 감사를 표하고, 현지 주관자와 협력자에게 감사를 표할 수 있다. 조사팀은 이어지는 소통을 위해 이름과 직위, 주소, 전자우편(이메일) 주소를 추가로 확보하여야 한다. 가능하다면 조사팀은 예비 보고서를 현장에 남겨야 하고, 동시에 합의된 지정 기간 내에 완전한 서면 보고서를 제출하기로 약속해야 한다.

마무리 회의는 조사를 요청한 공무원과 조직과의 후속 활동을 계획하기 위한 가장 적절한 기회일 수 있다. 이러한 활동에는 추가 연구와 관리 조치의 평가, 조사 중에 수집된 자료의 분석 및 유지, 최종 보고서와 원고 작성 계획(저자됨 관련 논의 포함) 등 다양한 후속 활동 각각에 대한 책임자가 누구인지 결정하는 것이 포함될 수 있다.

보고서

조사의 요약 서류에는 예비 보고서와 최종 보고서가 모두 포함된다. 예비 보고서에는 조사를 요청한 공무원 또는 기관에 대한 즉시 한 일을 담아야 한다. 여기에는 조사 수행에 사용된 방법의 요약 및 예비 역학 조사와 실험실 검사 결과, 권장 사항, 완료해야 하는 작업 및 활동에 대한 명확한 설명, 그리고 적절한 "감사의 표시"가 포함되어야 한다. 조사 완료 후 1~2주 이내에 조사 현장의 요청자에게 적절하게 전달하여야 하는 예비 보고서에 더하여, 조사팀은 지역 보건 공무원 혹은 공동 조사자와 같은 다른 주요 인사에게 연락하고 장기적인 관계를 강화한다.

조사팀의 구성원은 다른 역학 현장조사에 동원되기 전에 최종 보고서를 가능한 한 빨리 작성하여야 한다! 최종 보고서에는 완전한 최종 자료가 포함되어야 한다. 서면 최종 보고서 외에도 현장조사팀의 구성원은 조사 결과를 전달하기 위한 다른 방법이나 공개 토론회를 고려해야 한다. 그 방법에는 공식 세미나(대면 혹은 원격 회의, 화상 회의)가 포함되며, 이와 같은 세미나에서 구두 발표는 중요한 피드백을 받을 수 있다. 공중보건 종사자를 위한 공중보건 회보(예: 미국 질병통제예방센터(Center for Diseases Control and Prevention, CDC)의 질병사망주보(Morbidity and Mortality Weekly Report, MMWR)에서 보고서 발표, 동료 심사 학술지에서 포괄적인 논문 발표, 전문가 회의에서 결과 발표 등도 고려할 수 있다.

새롭게 출현하는 문제

이 장에서는 역학 현장조사를 위한 운영상의 원칙을 살펴보고 설명하였다. 이러한 원칙은 현장역학의 상황과 요구에 맞게 조정된 표준 관리와 행정 개념의 결합을 말한다. 그러나 20세기 말과 21세기 초에 사회 규범과 정부 정책의 변화뿐만 아니라 주요 역학 분야의 발전과 기타 사건이 현장조사의 운영 측면에 영향을 미쳤다. 이러한 새로운 발전에는 개인의 건강정보 보호와 여러 관할 지역에서 동시 시행하는 현장조사, 의심되는 생물테러에 대한 조사, 사고지휘체계(Incident commend system, ICS)의 사용 등이 포함되지만 이외에 다른 것들도 있다. 이 장은 이러한 새로운 발전 사항 중 선택된 몇 가지에 대하여 간략하게 논의하는 것으로 마무리한다.

개인정보 보호

사생활 보호와 기밀 유지 문제는 현장조사의 모든 단계에서 준수되어야 한다. 사생활 보호에 관한 연방정부의 요구 사항(14장 참조) 외에도, 각 주정부는 역학조사 중에 얻은 정보의 보호와 기밀 유지를 다루는 자체의 법률을 가지고 있다[1]. 이러한 법률의 엄격성은 주마다 다르다. 이러한 법률을 준수하고 사생활과 기밀 유지 문제를 존중해야 하는 필요성은 현장조사팀 구성원이 조사팀원이 아닌 사람들에게 보고서를 작성하여 발표할 때도 적용된다. 출장 보고서는 현장조사의 대상 또는 관련된 개인 및 장소가 식별되지 않는 방식으로 작성되어야 한다. 조사가 완료되면 개인 식별 정보가 포함된 모든 기록은 관할 지역의 법률에 따라 조사를 요청한 주 또는 담당 지역에 제출해야 한다. 이 접근 방식은 조사 대상자의 사생활을 보호하는 것 외에도 현장조사팀원이 평소에는 주정부 또는 지방 관할 지역에서 요청이 거부되는 정보 또는 소환의 대상이 될 수 있는 정보를 소유할 가능성을 최소화한다.

여러 관할 구역에서의 동시 조사

전 세계적인 식품과 상품의 운송, 사람의 이동이 빠르고 일상화됨에 따라 여러 관할 지역에서 동시에 발생하는 집단발병도 빈번해졌다. 한 농장의 오염된 농산물이나 가공 공장의 오염된 조제 고기는 여러 지역과 여러 주, 국제적인 식품 매개 질병의 집단발병을 유발할 수 있다. 미국에서는 국가 수준의 분자생물학적 유형 분석 네트워크인 펄스네트(PulseNet)[2]와 같은 새로운 도구를 통해 여러 주에서 발생하는 집단발병의 향상된 감시와 발견을 이뤄냈으며, 여러 지역에서 집단발병이 발생할 때 지역과 주, 연방정부의 기관 사이 협력이 더 잘 이루어지게 되었다.

여러 주에서 발생하는 식품 매개 질병 발생에 대한 잘 계획된 현장조사에 이바지하는 요소에는 여러 가지가 있는데, 이 요소에는 1) CDC의 식품매개/설사질병부서와 같은 한 중앙 부서가 지휘하는 지역과 주, 연방정부의 공중보건 공무원 간의 신속한 의사소통, 2) 사전에 제안된 사례정의와 확산 사례 수, 실험실 검사 결과, 가설, 조사 도구 등을 공유하기 위한 정기적인 주간 원격 회의 참여, 3) 주정부 혹은 중앙 정부인 CDC가 현장에 제공하는 역학 조사 및 실험실 조사의 협조와 지원; 4) 연관된 식품의 역추적 또는 추적에서 식품안전규제기관의 참여; 5) 대중과 언론에 위험 정보를 자주 일관되게 전달하는 것 등이 있다.[3]

여러 관할 구역에서의 시급한 공중보건 문제가 발생한 경우, 문제의 원인을 효율적으로 정의하고 제어하기 위해 모든 수준의 주요 공중보건 공무원이 참여하는 현장조사에서 신속하고 중앙 집중화된 의사소통과 조정이 필요하다. 예를 들어, 2006년 미국에서 시금치 섭취와 관련된 *E. coli* 0157: H7 감염의 여러 주에서 집단발병이 있을 때, CDC는 *E. coli*의 작은 집락발생이 있는 2개 주에서 경보를 내렸고, CDC 펄스네트에서 이 주의 일부 환자에게서 발견된 드물게 일치하는 간헐영역젤전기영동 패턴을 확인한 후 며칠 이내에 여러 주가 참여하는 원격 회의를 개최하였다.[4] 이 통화에서 공유된 예비 정보를 근거로 미국 식품의약국(FDA)은 즉시 소비자들에게 봉지에 든 시금치를 먹지 말 것을 권고하여 진행 중인 전국적 집단발병에 효과적으로 개입하였다. 며칠 후, 여러 주에서 병행하여 실시한 실험실 조사 결과, 일부 봉지 시금치에서 *E. coli* 0157:H7의 발병 균주를 발견하였고, 몇 주 후, 두 개의 역학 조사가 수행되었다. 한 주의 감염 주민들을 대상으로 한 조사와 CDC가 나머지 주들의 환자를 대상으로 한 조사에서, 각각의 집단발병이 이 시금치 집단발병 사건과 같은 매개 식품에 의한 것으로 밝혀졌다.

생물테러 의심사례

생물테러 의심 사례는 공중보건 공무원과 법 집행기관의 공무원 사이 '동시에 발생하고 중복되는 조사'에 대한 조정과 관련하여 일반적인 운영 및 기타 실용적인 고려 사항의 스펙트럼을 제기한다.[5] 운영에서 가장 중요한 고려 사항은 해당 현장을 담당할 부문과 사람을 결정하는 것이다. 이는 여러 요소에 의해 정해지는데, 이 여러 요소에는 1) 의심 장소가 "범죄 현장" 임을 시사하는 정보와 증거의 정도, 2) 추가 노출을 예방하고, 조사 시작 전에 노출되었을 가능성이 있는 사람을 식별 및 관리한다는 측면에서 해당 현장이 공중보건 개입에 영향을 미칠 수 있는 증거들의 정도 등이 있다.

현장의 "책임자"를 결정하는 문제 외에도 관련 있는 주요 운영 고려 사항의 예로, 동시 조사 현장에서 검체를 수집하고 테러의 영향을 받을 수 있는 사람 및/또는 잠재적 용의자로 범죄 조사의 대상이 될 수 있는 사람을 면접하는 방법이 있다. 공중보건의 관점에서 일상적인 역학조사는 사람의 생물학적 검체(예: 혈액과 가래)와 환경 검체(예: 면봉 검체)의 수집이 필요할 수 있다. 그러나 생물테러로 의심되는 사건에 대한 동시 조사 중에 범죄 가능성이 있는 현장에서 그러한 검체와 표본을 수집하는 경우, 역학 현장 팀원들은 진행 중인 범죄 수사 과정의 하나로 사법당국 공무원이 취하는 물리적 정보 수집 조치가 '증거 보관 사슬(chain of custody of evidence)'을 구축하는 과정에 엄격하게 따라야 한다는 점을 인식해야 한다. 이 과정의 주요 목적은 형사 기소와 법정 재판 중에 증거로 제출된 검체와 표본이 피고인의 설명 요구에 견딜 수 있도록 하는 것이다. 어떤 표본에 대한 증거 보관 사슬을 설정하는 데 필요한 표준은 정확한 출처, 수집한 사람, 처리와 유지 관리한 사람, 기타 요소를 문서로 만드는 것과 연관되어 있다.

공중보건과 사법당국 공무원이 공동으로 면접을 수행하는 것은 현장역학조사팀에 새로운 과제가 되는 새로운 운영 개발의 또 다른 예이다. 생물테러로 의심되는 활동 또는 범죄 활동이 공중보건 문제를 일으켰을 수도 있는 조사 상황에서, 역학자와 범죄 수사관은 공중보건과 안전이라는 중요성에 봉사하고, 범죄 수사에서 용의자 혹은 용의자가 될 수 있는 사람을 포함하여 개인의 권리를 보호하는 법률을 존중하는 절차를 준수해야 한다. 이러한 요구 사항으로 인해, 일부 관할 구역에서는 두 부문의 대표가 수행하는 공동 면접을 위한 프로토콜 작성의 기초를 제공하는 공중보건과 법 집행기관 간의 협정을 개발하게 되었다.[6]

사고지휘체계(ICS)

마지막으로, 긴급 공중보건 문제가 자연적 발생이든 비의도적 발생이든 생물테러로 의심되는 결과이든 관계없이 여러 관할 지역(예: 지역과 주, 연방)과 여러 정부 기관(예: 응급의료서비스, 법 집행, 공중보건)이 관여할 정도로 심각할 수 있고, 이 경우 공중보건 이외의 관할 지역을 포괄하는 표준화되고 조정된 대응이 필요할 수 있다. 미국에서 ICS는 관할 지역을 넘어 사고를 관리하기 위해 설정된 표준화된 현장 지휘 구조이다.

ICS는 다양한 기관과 분야의 직원이 명확한 명령 계통 또는 통합된 명령을 사용하여 공통 관리 구조에서 함께 작업할 수 있도록 하고, 활동하는 직원에게는 물류와 행정 지원을 제공한다. 원래 큰 규모의 화재 관리를 개선하기 위해 1970년대에 개발된 ICS는 소방, 경찰, 응급의료서비스, 군 기관에서 채택했다. 최근 몇 년 동안 생물테러 대비 목적으로 지역과 주, 연방정부 수준의 공중보건 요원이 비상 대비에 참여했으며, 많은 사람이 ICS에 대한 훈련을 받았다. 또한, ICS는 대규모 집단발병 또는 상당한 정치적이고 공익적인 긴급 상황에 대한 대응을 조정하기 위해 모든 수준의 공중보건에서 점점 더 많이 사용되고 있다.

2001년 미국에서 발생한 탄저 공격 상황에서 "새로운 정보의 지속적인 출현에 대처하고 동시에 여러 조사에 걸쳐 많은 공중보건 활동을 시행하고 효과적으로 의사소통하기 위하여" 지역과 주, 연방정부의 공중보건 현장조사관은 주와 연방 차원에서 설치된 ICS와 산하 다른 기관의 조사관과 협력하였고, 그 기간에 CDC는 비상운영센터를 활성화하여 운영하였다.[7] 다른 예시로, 버지니아의 한 지역 보건부는 ICS를 사용하여 지역사회의 협조자 및 참여 기관과 협력하여 치료받지 않은 활동성 결핵으로 사망한 간호사의 잠재적인 접촉자를 2,500명 이상 찾고 검사하는 대규모 결핵 검진 프로그램을 시행하였다.[8] 현장조사관은 ICS와 긴급상황실에 익숙하여야 하며, 사용되는 ICS와의 관계, 조사 전이나 조사 중에 활성화되는 긴급상황실과의 관계에 대해서도 잘 알고 있어야 한다. 일반적으로 ICS의 사용은 관련된 모든 사람의 역할 정의를 단순화하고, 비상 사고를 관리할 때 관할 지역 전체에서 사용 가능한 모든 자원과 전문지식의 사용을 최적화해야 한다.

사사 저자들은 이전 판에서 이 장 원고 작성에 이바지한 MB Gregg와 RA Gunn, JJ Sacks에게 깊이 감사한다.

참고문헌

1. Hodge, J.G., Hoffman, R.E., Tress, D.W., et al(2007). Identifiable health information and the public's health: practice, research, and policy. In: R.A. Goodman, R.E. Hoffman, et al. (eds.), *Law in Public Health Practice*, 2nd ed., Oxford University Press, New York. pp. 238-61.
2. Swaminathan, B., Barrett, T.J., Hunter, S.B., et al. (2001). CDC PulseNet Task Force. PulseNet: the molecular subtyping network for foodborne bacterial disease surveillance, United States. *Emerg Infect Dis* 7(3), 382-9.
3. Sobel, J., Griffin, P.M., Slutsker, L., et al. (2002). Investigation of multistate foodborne disease outbreaks. *Public Health Rep* 117, 8-19.
4. CDC (2006). Ongoing multistate outbreak of Escherichia coli serotype 0157:H7 infections associated with consumption of fresh spinach—United States, September. *Morb Mortal Wkly* Rep 55, 1045-6.
5. Goodman, R.A., Munson, J.W., Dammers, K., et al. (2003). Forensic epidemiology: law at the intersection of public health and criminal investigations. *J Law Med Ethics* 31,684-700.
6. CDC (2004). NYC protocol: http://www2a.cdc.gov/phlp/docs/BTProtocolCover.PDF; http://www2a.cdc.gov/phlp/docs/Investigations.PDF.
7. Perkins, B.A., Popovic, T., Yeskey, K. (2002). Public health in the time of bioterrorism. *Emerg Infect Dis* 8,1015-8.
8. Rendin, R.W., Welch, N.M., Kaplowitz, L.G. (2005). Leveraging bioterrorism preparedness for non-bioterrorism events: a public health example. *Biosecur Bioterror* 3, 309-15.

제5장

현장조사의 수행

Michael B. Gregg
역자; 박지혁

이 장에서는 현장역학조사를 수행하는 방법에 대해 설명한다. 지역의 보건당국이 인지한 후 주(시도)의 보건부서로 보고하는 단일감염원유행(공동감염원유행)에 초점을 두었다. 이는 여러분이 수행해야 하는 업무에 중점을 둔 일반적인 상황으로 볼 수 있다. 지역사회의 급성 감염병 유행의 형태로 제시하지만, 역학적이고 공중보건적인 원칙은 비감염성질환 조사에도 동일하게 잘 적용된다.

조사시 고려사항

전반적인 목적과 방법

역학의 목적은 질병의 원인, 감염원, 전파양식, 질병이 발생할 위험이 있는 사람, 질병의 위험을 증가시키는 원인을 밝혀내는 것을 포함한다. 다행히 다수의 집단발병조사에서 임상 증후군을 쉽게 확인할 수 있으며, 병원체를 손쉽게 분리하고 특징지을 수 있으며, 해당 질병의 감염원, 전파양식, 위험인자는 일반적으로 잘 알려져 있다. 따라서 현장조사를 잘 준비할 수 있는 경우가 많다. 하지만 임상진단이나 실험실 결과가 불분명할 때에는 업무가 훨씬 더 어려워진다. 감염원, 전파양식, 위험에 처한 집단을 밝히기 위해서는 질병의 임상양상을 좀 더 신중하게 고려해야 한다. 예를 들어 음식이나 물이 세균으로 오염된 경우는 보통 위장관 관련 증상과 징후를 보인다. 공기로 전파되는 병원체는 흔히 호흡기에 영향을 미치고, 때로 피부, 눈, 점막에 영향을 미친다. 피부 찰과상이나 피부 병변은 동물이나 곤충으로 인한 전파를 시사할 수도 있다. 그래서 질병의 임상양상은 결정적인 단서가 될 수도 있다.

임상진단이 얼마나 확실한지와 관계없이 여러분의 사고 과정은 임상적, 실험실적, 역학적 근거를 포함해야 한다. 이러한 근거를 함께 고려할 때 유행의 자연사를 발견하기 위해 취하거나 기각하는 실마리와 길을 찾아낼 수 있다.

여러분은 몇 가지 별개의 작업을 수행하지만, 실제로는 크게 다음과 같은 2가지 작업을 수행한다. 첫 번째로, 집단발병 상황을 기술하는 정보를 수집한다. 즉, 사람들이 언제 아팠는지, 어디에서 질병에 걸렸는지, 아픈 사람들의 특징이 무엇인지이다. 이러한 부분은 조사의 기술적인 측면이다. 단지 이러한 사실(그리고 진단명)을 앎으로써 흔히 감염원과 병원체의 전파양식을 밝혀내고 질병의 고위험군을 확인할 수 있다. 추가 분석이 필요한 경우는 상대적으로 거의 없다.

하지만 가끔 병원체가 어디에 있었는지, 어떻게 전파되었는지, 누가 질병에 걸릴 위험에 있었는지, 노출이 무엇이었는지 쉽게 알 수 없을 수 있다. 이러한 상황에서 답을 얻기 위해서는 두 번째 작업인 분석역학을 사용해야 한다. 여기서 아주 중요한 작업으로 율을 알아내고 알아낸 율을 비교하는 것이 포함된다. 사실상 모든 역학적 분석은 비교가 필요하며, 보통 사람으로 구성된 집단(아프거나 건강한 사람 또는 노출되거나 노출되지 않은 사람)을 비교한다(8장 참고). 유행 상황에서는 대개 질병에 걸릴 가능성이 있는 사람 중 아픈 사람과 건강한 사람을 비교하여 아픈 사람이 노출되고 건강한 사람이 노출되지 않은 것을 밝혀낸다. 이러한 비교는 적절한 통계 방법을 사용하여 이루어진다(8장과 10장 참고). 만약 아픈 사람과 건강한 사람 간의 차이가 우연에 의한 기댓값보다 크다면, 유행이 왜 발생하였는지에 대한 추론을 이끌 수 있다. 일부 상황에서는 노출된 사람과 노출되지 않은 사람을 비교하여 두 집단 간의 질병의 율에 유의한 차이가 있는지 확인할 수 있다.

현장조사의 속도와 책임

이 장에서 근본적인 주제는 신속한 대응, 분명한 작업의 우선순위 설정, 책임감 있는 조사 수행에 대한 필요성이다. 이는 자료의 무작위 수집과 부적절한 분석을 의미하는 것이 아니라 간단하고 실행 가능한 사례정의와 사례 찾기 방법을 사용하고 분석하는 것을 의미한다(4장과 11장 참고).

자료수집, 분석, 권고사항 작성은 현장에서 시행하여야 한다. 현장에서 필수적인 것으로 생각하는 정보를 수집한 후에는 분석을 위해 소속기관으로 돌아가는 경향이 강하며, 특히 오늘날 개인용 컴퓨터의 사용과 함께 뚜렷해진 경향이다. 이는 어떤 일이 있더라도 피해야 한다. 그러한 행동은 아마도 지역사회에 관심이 없거나 심지어 데이터에 대한 소유욕으로 보일 수 있다. 또한 조기에 현장을 떠나버리면 추가 자료의 수집이나 연구집단 및 지역의 보건직 공무원과의 직접적인 접촉이 어려워진다. 소속기관으로 돌아오면 긴급성과 추진력을 잃고, 유행과 관련되었다는 느낌을 잃게 되며, 무엇보다도 자신의 시간을 온전히 현장조사에 쓸 수 없게 된다. 모든 현장조사는 현장팀뿐만 아니라 특히 지역의 보건부서도 만족할 때 끝나야 한다.

현장조사

서 론

현장조사의 10가지 기본적인 업무를 순서대로 표 5-1에 제시하였다. 그러나 현장조사 중 여러 기능을 동시에 수행하거나 다른 순서로 수행할 수도 있다. 조사를 시작한 직후 단순히 직관적인 추론이나 상식에 근거하여 관리 및 예방 조치를 권고할 수도 있다. 때로 지역의 보건직 공무원은 왜 유행이 발생했는지 알고 있고, 여러분은 단지 그들의 결론에 대한 과학적 근거를 제공하기 위해 그곳에 있는 경우도 있다.

역학자들의 조사 경로는 정확하게 같을 수 없으며 제각기 다르다. 그러나 일반적으로 수집하는 자료, 적용하는 분석방법, 권고하는 관리 및 예방 조치는 비슷할 것이다.

여기서 다루는 유행 사례는 단일감염원으로 발생하고 현장팀이 도착하기 전에 유행이 거의 끝날 수도 있기 때문에 조사는 대체로 성격상 후향적이다. 어떤 조사라도 근본적인 측면에서 "사후"에 일어난다는 점에 주의해야 한다. 다수의 질병과 중대한 사건들은 이미 발생했기 때문에, 사실상 모든 유행과 관련하여 획득한 정보는 기억에 의존하게 된다. 보건직 공무원, 의사, 환자는 아마 각자 발생한 일에 대해 서로 다른 기억, 견해, 인식을 가지고 있을 것이다. 정보는 상충할 수도 있고, 정확하지 않을 수도 있고, 확실히 과거의 사건 발생을 정확하게 반

표 5-1. 현장조사의 10단계

1. 유행의 존재 확인
2. 진단 확인
3. 사례정의 및 사례 집계
4. 자료를 시간, 장소, 사람 측면에서 정리
5. 질병에 걸릴 위험이 있는 사람 확인
6. 질병을 일으키는 특정 노출을 설명하는 가설을 설정하고 적절한 통계방법으로 가설을 검정
7. 확립된 사실과 가설을 비교
8. 더 체계적인 연구계획 수립
9. 서면 보고서를 준비
10. 관리 및 예방 조치의 실행

영한다고 기대할 수 없다. 임상의사처럼 환자에게 무엇이 자신을 아프게 만들었는지, 무엇이 유행을 일으켰다고 생각하는지 물어봐야 할 수도 있다. 가장 중요한 점은 의료행위와 비슷하게 모든 원하는 자료가 수집되기 전에 조치를 취해야 할 수도 있다는 것이다(11장 참고).

현장역학자의 "대략"적인 측정은 분자나 밀리몰(millimole) 수준의 측정에 익숙한 젊고 경험이 부족한 의사 역학자가 처음에 현장조사를 성공적으로 수행하는 데 큰 장애물이 될 수 있다. 하지만 이 자료가 부정확하다고 하더라도 여러분이 가지고 있는 유일한 자료인 경우가 많으므로 조심스럽게, 상상력을 동원하여, 신중하게 수집하고 분석하고 해석해야 한다. 뿐만 아니라 여러분은 실제로 역학적 방법을 사용하는 것을 보지 못했을 수 있다. 환자를 문진하면서 수 분에서 수 시간 내에 신체검사와 실험실 결과를 통해 판단을 보강할 수 있는 임상의학과는 다르게 현장에서 사고 과정과 활동을 즉각적으로 보강할 방법이 없는 경우가 자주 있다. 보통 며칠이나 일주일이 지나야 자료가 모이기 시작하며, 비로소 조사가 올바른 방향으로 가고 있는지 확인할 수 있다.

유행의 존재 확인

지역의 보건직 공무원은 평소 예상했던 것보다 질병이 더 많이 발생하는지를 보통 알 수 있다. 대부분 지역의 보건부서는 전염병과 특정 비감염성질환의 발생을 지속적으로 기록하기 때문에 주, 월, 연간 자료를 비교하여 관찰된 수가 기대되는 수준을 초과하는지 쉽게 알 수 있다. 이때 실험실 검사로 확진되지 않았을 수도 있지만, 지역 의사의 신고 사례가 증가하면 조사할 만한 충분한 근거가 된다. 그러나 지금 "유행 또는 집단발병"이라는 용어는 상당히 주관적이기에 사용하는 것을 피해야 한다. 지역의 보건직 공무원들은 사례의 정상적인 증감으로 볼지 또는 조사할만한 신고 양상의 변화로 볼지에 대한 견해가 서로 다르다. 신고 사례가 증감하는 인위적인 원인으로는 지역의 신고 행위의 변화, 어떤 질병에 대한 지역이나 전국적인 관심의 증가, 시내의 새로운 의사나 의원, 진단 방법의 변화를 들 수 있다. 인위적으로 신고가 증가한 훌륭한 예로 1977년 플로리다 주 남서부 지역에서 발생한 지역의 새로운 의사 한 명이 진료 중 다수의 뇌염 사례를 신고한 경우를 들 수 있다. 지역, 주, 연방정부 소속 역학자의 광범위한 현장조사를 한 후 유행이 없었고 단지 해당 의사의 오진 때문인 것으로 밝혀졌다.[1]

하지만 때로 유행의 존재를 신속하게 증명하기 어려운 경우가 있다. 이 경우 학교의 결석자나 공장의 결근자 기록, 병의원 외래 방문 및 입원 기록, 실험실 기록, 사망증명서를 획득해야 할 수도 있다. 개업 의사에게 간단한 전화 조사를 시행하여 유행의 존재를 지지하는 근거를 얻을 수 있으며, 지역의 가정집에 유사하게 신속히 조사하여 얻을 수도 있다. 그러한 신속 평가는 특정 진단명보다 증상과 징후를 물어볼 수 있다. 예를 들어 질병 발생률의 대략적인 값을 구하기 위해서 의사나 의원에 평상시보다 많은 인후염, 위장관염, 발진을 동반한 발열 환자를 치료하고 있는지 문의한다. 비록 어떤 질병을 특정하지는 않지만 그러한 조사로 흔히 유행의 존재를 규명할 수 있다. 때로 유행이 존재하는지 알아내기가 아주 어려울 수가 있다. 그렇지만 지역사회의 압력 때문에 조사팀에서 중요한 보건문제가 없다고 생각하더라도 조사를 계속해야 할 수도 있다.

진단 확인

병원체의 혈청학적 검사, 분리, 특성화와 같은 표준 실험실 검사 방법으로 임상진단을 확인한다. 최소한 이 조사 단계에서는 새롭게 도입하거나, 실험단계에 있거나, 그 외의 널리 인정되지 않는 확진 검사는 사용하지 말아야 한다. 만약 가능하다면 실험실을 방문하여 직접 검사 결과를 확인한다. 예를 들어 실험실 기술자와 이야기하고, 기록 장부를 점검하고, 그람 염색을 직접 본다.

모든 신고 사례를 실험실에서 확인해야 하는 것은 아니다. 대부분의 환자가 잠정적 진단과 일치하는 증상과 징후를 보이고 아마도 15~20%가 실험실에서 확인되면, 이때에는 더 이상 확인이 필요하지 않다. 이는 보통 확정할 수 있는 충분한 근거이다. 가능하다면 질병의 몇몇 대표적인 사례도 보고 조사한다. 임상적 가정은 하지 말아야 하고 진단은 여러분이나 자격을 갖춘 의사와 함께 확인해야 한다. 여러분이나 조사팀이 증상이 발현된 질병을 눈으로 직접 보고 확인하는 것으로 관리자와 보건직 공무원을 가장 잘 납득시킬 수 있다.

사례정의 및 사례 집계

이제 실행 가능한 사례정의를 생성하고, 사례를 어떻게 찾을지 결정하고, 사례를 집계해야 한다. 사례정의를 위해 가장 간단하고 가장 객관적인 기준(예를 들어 발열, 폐렴의 X-ray 증거, 척수액의 백혈구, 하루 배변횟수, 대변의 혈액, 피부 발진)을 사용하는 것이 가장 좋다. 그러나 사례정의는 받아들일 수 있는 일반적인 질병의 양상을 고려해서 정하며 표준 실험실 확진 검사를 사용하거나 사용하지 않을 수 있다. 빠르게 전개되는 현장조사에서 시간이 아주 중요한 인자가 될 경우, 간단하고 쉽게 적용할 수 있는 정의를 사용하되 일부 사례가 누락되고 비사례가 사례로 포함될 수 있다는 점을 염두에 두어야 한다. 예를 들어 A형간염 유행에서 황달, 발열, 비정상 간수치검사 결과 기록은 조사를 시작할 때 상당히 적절한 기준이며, 나중에 사례정의를 개선할 수 있다.

사례정의의 민감도와 특이도 수준을 결정하는 데 도움이 될 수 있는 몇 가지 인자는 다음과 같다.

- 임상사례의 현성감염 대 불현성감염의 비는 보통 얼마인가?
- 중요하고 명백한 질병특유이거나 강하게 임상적으로 시사되는 증상과 징후는 무엇인가?
- 미생물학적 또는 화학적 분리, 확인, 혈청학적 기법 중 쉽고, 실용적이고, 신뢰할 수 있는 것은 무엇인가?
- 환자 또는 위험에 처한 집단이 얼마나 접근 가능한가? 초기 조사 후 추적 질문, 조사, 혈청학적 검사를 위해 다시 접촉할 수 있는가?
- 장기간 추적이 필요한 조사일 경우 사례정의는 현재 조사팀이 아닌 사람이 쉽고 일관되게 적용할 수 있는가?
- 초기 조사 중 반드시 모든 환자를 찾을 필요가 있는가? 아니면 의사가 보거나 입원한 사람에서만 찾아도 충분한가?

어떤 기준을 사용하더라도 사례 정의는 동일하게 적용하여야 하고, 조사 중에 있는 모든 사람에게 바이어스가 없게 적용하여야 한다.

사례 찾기 방법은 문제의 질병과 지역사회의 상황에 따라 상당히 달라질 수 있다. 대부분의 집단발병은 분명히 확인할 수 있는 위험에 처한 특정 집단과 관련되어 있기 때문에 사례를 찾는 것은 비교적 자명하고 쉬울 것이다. 남아있는 신고되지 않은 대부분의 사례는 선택된 의사, 병원, 실험실, 학교, 산업체와의 능동적이고 직접적인 접촉이나 공식적 발표와 같은 형태로 찾을 수 있다. 하지만 때로 사례를 찾기 위해 좀 더 집중적인 노력(의사, 전화, 집집마다 방문, 배양이나 혈청학적 조사)이 필요할 수도 있다. 방법에 관계없이 조사 기간 동안, 그리고 아마 이후에도 사용할 사례 찾기를 위한 시스템을 구축해야 한다(3장 참고).

단순히 사례의 수를 아는 것만으로 충분한 정보라고 할 수 없다. 관리 및 예방 조치는 아픈 환자들의 특성뿐만 아니라 감염원과 병원체의 전파양식에 대해 아느냐에 따라 달라진다. 그러므로 사례 찾기는 유행의 자연사에 관한 단서나 실마리를 제공할 수 있는 관련 정보를 수집하여야 하며, 특히 아픈 환자들과 관련된 특성을 수집하여야 한다. 먼저 유행의 기본적인 기술적 측면을 분명히 밝히기 위해 개별 환자의 연령, 성별, 거주지, 직업, 발병일과 같은 기본적인 정보를 수집한다. 다음으로 관련 증상, 징후, 실험실 자료를 얻는다. 만약 조사 중인 질병이 수인성 혹은 식품매개성일 경우 보통 다양한 물과 음식 감염원에 관한 노출에 대해 질문하며, 사람간 접촉에 의한 전파일 경우 개인적인 접촉의 빈도, 기간, 특성을 묻는다. 만약 질병의 특성을 모르거나 손쉽게 추정할 수 없을 경우 질병의 전파와 위험에 관한 모든 가능한 측면을 다루는 다양한 질문을 던질 필요가 있다. 또한 만약 첫 번째 분석이 도움이 되지 않을 경우 두 번째 설문지를 사용해야 할 가능성에 대해서도 마음의 준비를 해야 한다.

자료를 시간, 장소, 사람 측면에서 정리

이제 조사팀은 사례에 관한 상당히 정확한 수를 가지고 기술적으로 살펴볼 수 있다. 따라서 환자가 언제 아팠는지, 환자가 어디에 사는지 혹은 어디서 아프게 되었는지, 환자가 가지고 있는 특별한 속성이 무엇인지 측면에서 유행의 특징을 알아보아야 할 때이다(보다 자세한 내용은 9장 참고). 유행이 끝나거나 가능한 모든 사례가 신고된 이후에 그런 분석을 시행하기를 원할지도 모르나, 그러지 말아야 한다. 왜 유행이 발생했는지에 대한 감을 빨리 잡을수록 관련된 자료를 더 많이 모을 수 있다. 나중에 비교적 적은 수의 사례를 추가하더라도 보통 분석결과나 권고사항에 별다른 영향을 미치지 않을 것이다.

시간

적절한 시간 간격으로 질병의 발병시간(x축) 동안 사례의 수(y축)를 보여 주는 그래프를 그려서 사례의 특징을 살펴본다(그림 5-1). 이 "유행곡선"을 통해 간단한 사례의 "줄-일람표(line-listing)"보다 유행의 규모, 가능한 전파양식, 가능한 유행의 기간에 대해 상당히 깊이 있게 이해할 수 있다. 질병의 발병시간에 관한 간단한 그림으로 흔히 놀라울 정도로 많은 양의 정보를 추론할 수 있다. 질병의 잠복기를 알고 있다면 단일감염원 노출, 사람간 전파, 혹

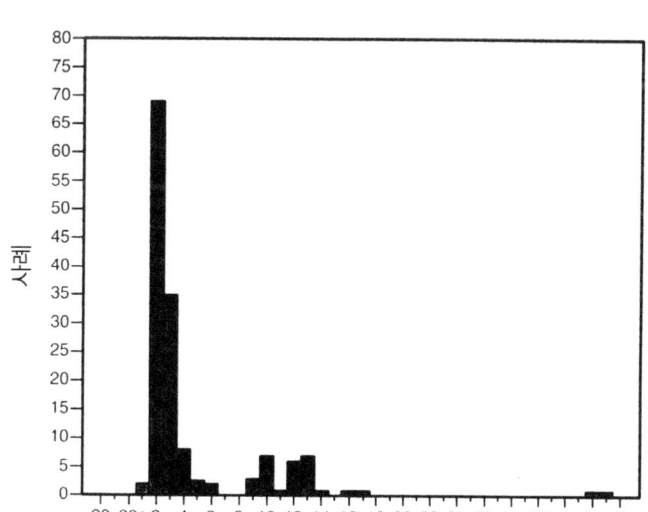

그림 5-1. 미시간 주의 발병일에 따른 폰티악열 사례(1968년 6월 28일-8월 5일). [출처: Glick et al., 1978.[2]]

은 두 형태의 혼합일 가능성에 대해 비교적 확실하게 추론할 수 있다. 그리고 반대로 노출이 언제 일어났는지 안다면 잠복기를 알아낼 수 있을지도 모른다. 이는 질병이 무엇인지 모를 때 특히 중요하다. 또한 만약 유행이 진행 중이고 질병에 관한 좋은 감이 있다면 얼마나 더 많은 사례가 발생할지 예측할 수도 있다. 마지막으로 유행곡선은 유행의 특성과 규모를 파악해야 하는 비역학자나 행정가와 같은 사람과 즉시 의사소통을 할 수 있는 훌륭한 "소품(prop)"이 된다.

그림 5-1의 유행곡선은 1968년 7월과 8월에 미국 미시간 주의 폰티악(Pontiac) 지역에서 발생한 폰티악열(나중에 레지오넬라증으로 확인됨) 사례를 발병일에 따라 보여 준다.[2] 유행은 폭발적으로 시작하여 (1) 많은 사람이 단일감염원에 거의 동시에 노출, (2) 아주 짧은 시간 동안 매우 밀집되어 사례가 발생하였기 때문에 잠복기가 짧은 질병, (3) 몇 주에 걸친 지속적인 노출을 시사하였는데, 나중에 모두 맞는 것으로 확인되었다.

장소

때로 지역사회의 독특한 장소에서 질병이 발생하거나 질병에 걸릴 수 있는데, 이를 시각화할 수 있다면 병원체의 감염원이나 노출의 특성에 관한 주요한 단서나 근거를 얻을 수도 있다. 물 공급, 우유 유통 경로, 처리한 하수의 유출, 우세한 바람의 흐름, 빌딩내 기류의 양상, 매개체(vector)의 생태적 서식지는 미생물 또는 환경의 병원체의 전파와 질병에 걸릴 위험에 처한 사람을 밝히는 데 중요한 역할을 할 수도 있다. 만약 사례를 지리적으로 그리면 알려진 감염원과 잠재적 노출경로를 대략적으로 알 수 있는 분포 양상이 나타날 수도 있다. 이는 결국 매개체(vehicle)나 전파양식을 찾는 데 도움이 될 수도 있다.

그림 5-2는 1974년 아이오아 주의 더뷰크(Dubuque) 지역에서 발생한 이질 유행 조사에서 "점지도(spot map)"가 유용하다는 것을 보여 준다.[3] 초기 분석에서는 거주지에 따라 사례들이 밀집하지 않는 것으로 나타났다. 물 섭취력은 가능한 감염원과 전파양식에 관한 유용한 단서를 제시해 주지 못했다. 그러나 나중에 다수의 사례가 미시시피 강(Mississippi River)에 위치한 캠핑 공원에서 최근 수영을 해서 물에 노출된 것을 알게 되었다. 그림 5-2는 발병일 기준 3일 이내에 배양에서 양성인 22명의 사례가 수영을 한 장소를 보여 주며, 공동감염원에 노출되었다는 것을 강력하게 시사한다. 결국 역학자는 상류로 5마일 떨어진 곳에 위치한 도시의 하수 처리장에 의한 심각한 오염을 입증하고 캠핑 공원 강변에서 채취한 강물 표본에서 이질균(*Shigella sonnei*)을 분리함으로써 미시시피 강물을 감염원으로 지적하였다.

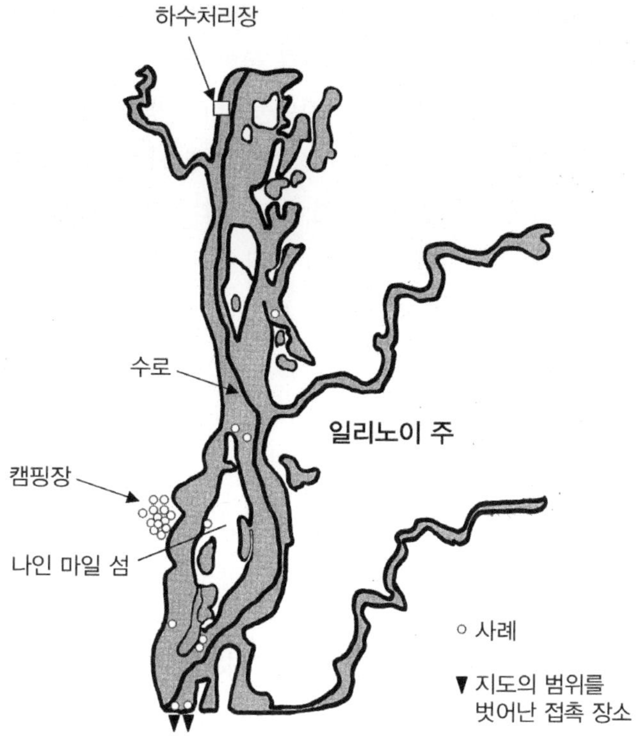

그림 5-2. 미시시피 강을 따라 위치한 장소별 배양 양성 이질 사례(각 사례는 발병일 기준 3일 이내에 미시시피 강에서 수영을 함). [출처: Rosenberg et al., 1976.[3]]

사람

마지막으로 연령, 성별, 인종, 직업, 사례 집단의 독특한 특징을 보여 줄 수도 있는 다양한 속성에 따라 환자들의 특성을 조사해야 한다. 만약 특별한 속성이 드러나면, 이는 흔히 위험에 처한 집단에 대한 강력한 실마리를 제시하고 특정 노출에 대한 감도 잡을 수 있다. 어떤 질병은 주로 특정 연령 집단이나 인종에 영향을 미치며, 직업은 특정 질병에 걸린 사람들의 핵심적인 속성일 경우가 많다. 사람의 특성에 대한 목록(실제 잠재적 위험 및 노출 요인)은 거의 끝이 없다. 하지만 문제의 질병에 대해 더 많이 알수록(병원체의 병원소, 전파양식, 가장 큰 위험에 처한 사람), 질병에 잘 걸리게 하는 위험이나 노출을 밝히기 위해 특이하고 관련된 정보를 더 많이 찾아야 한다.

질병에 걸릴 위험이 있는 사람 확인

이 때쯤이면 아픈 사람들의 숫자를 알고, 아프게 되었을 때가 언제이고 어느 장소인지를 알고, 일반적인 특징이 무엇인지를 알고, 보통 확실한 진단명이나 쓸 만한 "잠정적인" 진단명을 알게 된다. 이러한 자료는 흔히 유행이 어떻게 그리고 왜 일어났는지 합리적인 확신을 가지고 밝혀내기 위한 충분한 정보가 될 수 있다. 예를 들어 유행을 시간, 공간, 사람 측면으로 기술하여 특정 상수도를 공급받는 특정 지역의 사람들만이 질병에 걸릴 위험이 있거나 또는 한 학교의 학생들이나 한 공장의 근로자들만이 질병에 걸렸다는 것을 알아낼 수 있을 것이다. 질병을 신고한 사람들은 어쩌면 지역 음식점에 다녀간 오직 한 집단의 사람들이었을 수도 있다. 그러나 단 한 집단의 사람들만이 위험에 처해 있는 것이 아무리 명백하게 보일지라도 그 질병에 걸린 사람이 없다는 것을 확실히 하기 위해 전체 지역사회를 면밀하게 살펴보아야 한다.

때로 누가 위험에 처해 있는지를 알기가 매우 어려울 수 있으며, 특히 넓은 지역에 걸쳐서 발생하거나 초기에 뚜렷한 특징이 없이 여러 연령 집단에서 발생한 유행일 경우 그렇다. 이러한 상황에서 조사팀은 아픈 사람들의 특정 정보를 더 확보하고 누가 위험에 처해 있는지에 관한 감을 얻기 위해 어떤 조사를 하여야 할 수도 있다.

질병을 일으키는 특정 노출을 설명하는 가설을 형성하고 적절한 통계방법으로 가설을 검정

다음은 현장조사에서 처음으로 실제 역학적 분석을 시행하는 단계로 흔히 가장 어려운 부분이다. 지금쯤 유행에 대해 잘 파악하고 있어야 하며, 가장 가능성 있는 감염원과 전파양식에 대한 전반적인 느낌을 가지고 있어야 한다. 하지만 질병을 일으킨 노출은 반드시 밝혀내야 한다.

간단한 예로 1989년 펜실베니아 주 맥키스포트(McKeesport) 지역의 한 피자 가게에서 식사했던 20명에서 발생한 메스꺼움, 구토, 설사를 보이는 유행에 관한 조사를 들 수 있다.[4] 해당 질병은 증상과 징후를 고려했을 때 무언가를 먹어서 걸렸을 가능성이 가장 높고 지역사회에서 비슷한 질병이 발생한 다른 집락발생이 없기 때문에, 역학자는 피자 가게에서 음식을 샀던 사람들에게만 주의를 집중했다. 그 당시 메스꺼움, 구토, 설사를 일으키는 데 필요한 노출은 미생물 혹은 화학적 병인에 오염된 어떤 음식을 섭취한 것이라는 논리적인 가설을 세웠다. 그러므로 노출된 것으로 추정하는 날짜에 피자 가게에서 음식을 사서 먹은 사람들에게 설문지로 무슨 음료수, 음식, 피자를 먹었는지 조사하였다. 즉, 무슨 음식에 노출되었는지를 파악하였다. 초기 분석에서 아픈 사람(사례) 중 100%가 피자의 버섯을 섭취한 것으로 나타났다. 아주 많은 병든 사람들이 이 피자를 먹었기 때문에 그 피자가 오염되었다고 추정할 수도 있다. 그렇지만 그 100%는 단지 아픈 사람 중에서 버섯 피자가 얼마나 인기 있는지 보여 주는 것일 수 있다. 그 피자에 노출(즉, 버섯으로 토핑한 피자를 섭취)되어 질병을 일으켰다는 가설을 이 100%라는 것 하나만으로 지지할 수 없다. 피자를 섭취하였지만 건강한 사람(대조군)의 음식 섭취력을 알아내고 아픈 사람들과 비교하는 것이 필요하다. 이렇게 비교하면 두 집단의 음식 섭취력은 버섯 피자를 제외하고 매우 유사하였으며, 건강한 사람 중 33%만이 버섯이 토핑된 피자를 먹었다. 그 다음에 세운 가설은 노출 비율의 차이(아픈 사람 중 100%와 건강한 사람 중 33%)는 버섯피자가 오염되었기 때문이라는 것이었다. 통계적으로 이러한 비율을 검정하면 특정 피자가 아픈 것과 관련이 없다고 가정할 경우 그러한 차이는 10,000건 중 1건 미만에서 일어난다는 것을 보여 주었다. 그러므로 다른 정보(버섯 통조림에서 황색포도알균 분리)뿐만 아니라 통계적 근거도 유행을 일으킨 노출이 버섯 피자의 섭취라는 가설을 지지한다.

다시 말하지만 이 조사 단계는 분명히 가장 어려운 도전이 될 수 있다. 현장역학자는 조사 결과를 신중하게 검토하여야 하며, 질병의 임상적, 실험실적, 역학적인 특징을 따져 보고 타당하게 질병을 일으킬 수 있는 가능한 노출에 관한 가설을 세워야 한다. 즉 질병에 잘 걸리게 할 것으로 생각하는 환자의 노출력을 찾아야 한다. 만약 아픈 사람과 건강한 사람의 노출력이 유의하게 다르지 않다면, 새로운 가설을 세워야 한다. 이는 상상력과 인내심을 필요로 할 것이며, 때로 관련된 정보를 좀 더 얻기 위해 위험에 처한 사람을 대상으로 재조사가 필요할 것이다.

기존의 사실과 가설을 비교

이 조사 시점에는 역학적 및 통계적 추론으로 유행을 일으킨 가장 가능성 있는 노출을 알게 되었을 것이다. 하지만 그 가설이 조사를 통한 임상적, 실험실적, 기타 역학적 사실과 "일치"하는지를 확인해야 한다. 다시 말해서 제안된 노출, 전파양식, 질병이 발생한 집단이 질병에 대해 알려진 사실과 잘 맞아떨어지는가? 예를 들어 앞에서 언급한 위장관염 유행의 분석에서 포도알균이 증식하고 장독소를 생성할 수 있는 고단백 저산성 음식(버섯과 같은 경우)을 감염원으로 지적하였다면, 이 가설은 포도알균에 의한 식중독과 잘 일치한다. 그러나 분석에서 포도알균 장독소의 감염원으로 가능성이 매우 떨어지는 커피나 물을 감염원으로 지적한다면 조사 결과를 재평가해야 하며, 아마 좀 더 많은 정보를 확보하고, 임상진단을 재고하고, 분명히 새로운 가설을 제기하고 검정해야 한다. 드문 경우이긴 하지만 이 재평가가 필요하며 이럴 경우에 대비해야 한다.

다음의 조사 사례는 기술 및 분석 역학의 사용, 일부 분석이 도움이 되지 않을 수 있는지, 어떻게 새로운 가설 제기가 필요할 수도 있는지, 어떻게 사실이 논리적으로 들어맞아야 하는지, 결론에 도달하는 데 끈기가 얼마나 중요한지를 보여 준다.

1981년 3월 1일부터 9월 1일까지 캐나다의 몇몇 해안가 지역에서 34명의 출생전후기 리스테리아증 사례와 7명의 성인 리스테리아증 사례가 발생하였다.[5] 이 사례들은 전년도에 진단된 사례보다 몇 배나 증가하였으며, 공통된 노출을 시사하였다. 리스테리아모노사이토게네스(*L. monocytogenes*)는 소, 양, 염소에서 유산과 신경계 질병의 흔한 원인이지만, 사람의 감염원은 잘 알려져 있지 않았다. 사례들은 사람간 접촉으로 연결되지 않았으며, 공통적인 식수원을 공유하지 않았다. 일반적인 음식 섭취력 조사에서 환자군과 대조군 사이에 차이가 없었다. 그러나 두 번째로 실시한 음식섭취력 조사를 포함한 심층조사에서 환자군과 대조군의 코울슬로(coleslaw) 노출이 통계적으로 유의한 차이가 있다고 밝혀졌다. 비록 이 음식은 이전에 리스테리아균의 감염원으로 지적된 적이 결코 없었지만, 질병과 양의 연관성을 보여주는 유일한 음식이며 조사자가 당시 가지고 있는 유일한 실마리였다. 조사팀은 한 환자의 냉장고에서 코울슬로 검체를 찾았고, 유행 사례에서 분리된 리스테리아균과 동일한 혈청형을 가진 균이 자랐다. 해당 냉장고의 다른 음식에서는 리스테리아균이 검출되지 않았다.

코울슬로는 지역의 한 제조업체가 몇 군데의 도매상과 다수의 지역 농부들로부터 양배추와 당근을 구입하여 만들었다. 코울슬로 공장에서 채취한 환경검체 배양에서 리스테리아균이 나오지는 않았지만, 나중에 공장의 미개봉 상태인 2개의 코울슬로 상자에서 동일한 혈청형의 리스테리아모노사이토게네스(*L. monocytogenes*)가 자랐다. 채소 재료의 출처를 검토한 결과 한 농부가 양배추를 재배하고 또한 양떼도 키우는 것으로 확인되었다. 농부가 키우는 양 중 2마리가 이전 1979년과 1981년에 리스테리아증으로 죽었다. 또한 그 농부는 양의 거름을 양배추의 비료로 사용하는 습관이 있었다.

이 정보로 해당 농장이 유행을 일으킨 리스테리아균의 근원이었음을 증명하지는 못한다. 그러나 코울슬로가 감염원이라는 가설과 이 가설을 지지하는 통계 결과는 조사를 계속하기 위해 필요한 동인이 되었고, 매우 가능성이 높은 세균의 감염원을 발견하였다. 이 조사 결과는 리스테리아증이 감염된 동물로부터 오염된 채소를 통해 사람에게 전파되는 인수감염이라는 점을 강력하게 시사한다.

1980년 1월과 2월 오하이오 주에서 85명 사례의 살모넬라증 유행으로 테일러(Taylor) 등이 광범위한 현장조사를 시행하였다.[6] 모든 사례는 살모넬라의 드문 혈청형(*S.* Muenchen)에 의해 발생하였다. 이 조사 결과와 더불어 모든 사례가 10대와 젊은 성인이라는 점은 공동감염원에 의한 노출을 강력히 시사한다. 거의 모든 살모넬라 혈청형의 자연 병원소가 가금류, 계란, 기타 농장의 가축이며, 대부분의 살모넬라 유행이 육류나 가금류 제품의 섭취나 이러한 동물과의 접촉으로 밝혀진다는 점을 염두에 두고 테일러와 동료는 환자군과 대조군에게 설문조사를 시행하였다. 질문에는 음식 섭취력과 농장 동물과의 접촉에 대한 내용을 포함하였다. 조사자는 환자군이 대조군보다 햄을 유의하게 더 많이 먹었다는 것을 찾아내었다. 표면적으로 이 근거는 감염의 매개체(vehicle)로 햄을 강력하게 지적한다. 하지만 오염된 햄의 감염원을 분명히 밝히기 위해 노력하면서 테일러는 환자들이 섭취한 햄을 5개의 다른 유통업체가 공급한 것을 알았다. 서로 다른 생산자로부터 햄을 공급받았을 5개의 다른 유통업체에서 하나의 드문 혈청형이 나올 가능성이 얼마나 있을까? 이 논리는 압도적이었으며, 합리적인 살모넬라균의 음식 감염원이며 설득력 있는 통계에도 불구하고 햄은 살모넬라균의 감염원이 아니었고 더 많은 질문을 하여야 했다.

이와 동시에 또 하나의 동일한 살모넬라균 유행이 미시간 주에서 보고되었다. 많은 사례들을 다루고 10대 및 젊은 성인 집단의 독특한 특징에 집중하여 조사팀은 환자군과 대조군에 약물 사용을 포함하여 더 많은 질문을 하였다. 조사팀은 질병과 마리화나 흡연 간의 매우 유의한 연관성을 찾아내었다. 비록 이 연관성은 햄만큼이나 믿기 어려워 보였지만 사례들이 피운 마리화나 검체에서 살모네라균(S. Muenchen)이 배양되었으며, 마리화나를 감염의 매개체(vehicle)로 강력하게 지적한다.

더 체계적인 연구계획 수립

이제 실제적인 현장조사와 분석은 완료되었으며, 서면 보고서만이 필요하다(아래 참고). 그러나 더 많은 사례를 찾고, 유행의 범위를 더 분명히 밝히고, 새로운 실험실 검사 방법이나 사례 찾기 방법을 평가할 필요가 있을 수도 있기 때문에, 더 체계적인 추가연구를 수행하기를 원할 수도 있다. 조사에 대한 압박이 어느 정도 해소된 상태에서 자료의 질을 개선하고 특정 질문에 답할 수 있도록 다양한 방법으로 위험에 처한 집단을 조사하는 것을 고려한다.

그러한 연구를 수행하는 가장 중요한 이유는 사례정의의 민감도와 특이도를 향상시키고 더 정확하게 위험에 처한 사람의 실제 수를 밝히기 위한 것으로, 다시 말하자면 분자와 분모의 질을 향상시키고자 하는 것이다. 예를 들어 좀 더 완전한 임상 병력과 결합된 혈청학적 조사는 사례 수의 정확성을 높이고 좀 더 명확하게 실제로 질병이 발생할 위험에 처한 사람을 정의할 수 있다. 게다가 확진된 환자와의 반복적인 면담을 통해 노출 정도나 양-반응을 대략적으로 정량화할 수도 있으며, 특정 질병의 병리를 이해하는 데 유용한 정보이다.

서면 보고서를 준비

조사자의 최종 책임은 흔히 조사, 조사 결과, 권고사항을 기록한 서면 보고서를 준비하는 것이다(12장 참고). 보고서를 작성해야 하며 되도록 빨리 작성해야 하는 몇 가지 중요한 이유는 다음과 같다.

조치를 위한 문서

때로 모든 결과를 보고서로 작성해야만 관리 및 예방을 위한 노력을 기울일 수 있다. 이는 현장팀이 작업을 신속하게 완료하게 하는 압박으로 작용할 수 있다. 사례를 모두 찾지 못하였거나 일부 실험실 결과가 아직 보류중이라도, 철회 또는 이후의 주요한 변동에 대한 두려움 없이 합리적인 글로 작성한 추정과 권고사항을 만들 수 있다.

실적에 관한 기록

오늘날의 투입 및 산출 측정, 프로그램 계획, 프로그램 정당성, 실적 평가에 있어서 완료된 현장조사에 관한 잘 작성된 보고서보다 더 나은 성과 기록이 없는 경우가 많다. 수행한 조사 횟수와 소요된 시간과 자원은 건강문제의 규모, 질병 경향의 변화, 관리 및 예방 노력의 결과를 기록할 뿐만 아니라 프로그램 정당성과 필요성에 관한 구체적인 근거를 제공한다.

잠재적인 의학적/법적 이슈를 위한 기록

추정하건대 역학자는 객관적이고, 바이어스 없이, 과학적 목적을 가지고 유행을 조사하고, 객관적이고, 정직하고, 공정하게 조사 결과와 결론에 대한 서면 보고서를 준비한다. 그러한 정보는 보건학적인 책임과 사법권에 관한 법적 조치에서 소비자, 개업 의사, 지역 및 주의 보건부서 공무원에게 절대적으로 귀중한 것이 될지도 모른다(14장 참고). 장기적으로 사건과 결과를 간단하고, 신중하고, 정직하게 기록하여 모든 사람이 해석과 논평에 활용함으로써 대중의 건강에 가장 잘 기여할 수 있다.

조사의 질 향상

서면 형태로 작성하고 자료를 살펴보는 과정에서 사람의 마음속에 새롭고 다른 사고 과정과 연관성이 만들어지게 된다(12장 참고). 유행조사의 임상적, 실험실적, 역학적 결과 작성에 전념하는 훈련을 통해 사건의 자연적 전개와 자연사 및 유행의 발생 측면의 중요성을 더 잘 이해할 수 있다. 과학적 산문을 만들고, 자료를 요약하고, 확립된 사실을 대표하는 표와 그림을 만드는 실제 과정에서 전체적인 일련의 사건을 균형적이고, 합리적이고, 설명할 수 있는 방식으로 볼 수 있다. 이 과정은 현장에서 떠나는 날 지역의 보건부서에 하는 구두 보고를 준비하는 것보다 상당히 더 많은 노력이 필요하다. 최종적인 해석과 권고사항과 관련된 보고서를 작성하는 과정에서 이전에 인식하지 못한 연관성이 드러날 수 있다. 실행한 것과 찾아낸 것을 쓰는 연습으로 조사 중에 특별히 찾아보지는 않았던 사실과 사건을 알아낼 수 있다. 결국 이러한 추정을 확인하기 위한 추가 질문과 진상 조사를 해야 할 수도 있다.

역학을 가르치는 도구

역학자들 사이에서는 조사 결과를 작성하는 연습이 역학을 배우는 데 필수적인 구성 요소가 된다는 데 거의 이견이 없을 것이다. 변호사가 변론 취지서를 준비하는 방식과 거의 비슷하게 역학자는 중요하고 관련 있는 조사 결과, 결과의 질과 타당성, 작성한 내용으로 만들 수 있는 과학적 추론을 논리적인 순서로 구성하고 제시하는 방법을 알아야 한다. 사실과 추론을 간단하고, 직접적이고, 질서정연하게 배열하였는지를 통해 조사 자체의 질뿐만 아니라 역학적인 방법에 대해 작성자가 기본적으로 이해하고 지식이 있는지를 알 수 있다.

관리 및 예방 조치의 실행

현장조사의 이러한 측면을 논하는 것은 이 장의 목적이 아니다. 그럼에도 불구하고 모든 유행조사의 근원적인 목적은 추가 질병을 관리하고 예방하는 것이다.

요 약

현장조사는 제한된 시간 내에 역학적인 방법을 직접적으로 적용하는 것이다. 현장역학자는 (1) 사례 찾기 방법을 확립하고, (2) 신속하지만 신중하게 자료를 수집하고, (3) 발생 시간과 장소, 질병에 주로 걸린 사람이라는 일반적인 의미에서 사례를 기술한다. 보통 병원체, 감염원, 전파양식을 알게 되며, 이를 통해 신속하게 감염원과 전파양식을 확인할 수 있다. 그러나 증상이 발현된 질병이 모호하거나 병원체의 기원이 불분명할 경우 중요한 노출을 확인하고 통계적 유의성을 보여 줄 뿐만 아니라 유행의 발생을 논리적으로 설명하는 가설을 형성하는 데 애를 먹을 수도 있다. 대부분의 경우 과학적으로 엄격한 의미에서 인과성을 증명할 수는 없더라도, 임상적, 실험실 자료와 결합된 역학적 추론을 신중하게 개발하여 유행이 왜 발생했는지에 대한 확신할 수 있는 근거를 얻을 수 있다. 마지막으로 서면 보고서는 의사소통과 역학적인 기술을 향상시키며 지역 보건의료계에 조사에 관한 영구적인 문서를 제공하는 것이 된다.

참고문헌

1. Centers for Disease Control and Prevention (1977). Unpublished data.
2. Glick, T.H., Gregg, M.B., Berman, B., et al. (1978). Pontiac fever. An epidemic of unknown etiology in a health department. I. Clinical and epidemiological aspects. *Am J Epidemiol* 107, 149–60.
3. Rosenberg, M.D., Hazlet, K.K., Schaefer, J., et al. (1976). Shigellosis from swimming. *JAMA* 236, 1849–52.
4. Centers for Disease Control (1989). Multiple outbreaks of staphylococcal food poisoning caused by canned mushrooms. *MMWR* 38, 417–18.
5. Schlech, W.F. III, Lavigne, P.M., Bortobussi, R.A., et al. (1983). Epidemic listeriosis—evidence for transmission by food. *N Engl J Med* 308, 203–6.
6. Taylor, D.N., Wachsmith, K., Shangkuan, Y., et al. (1982). Salmonellosis associated marijuana. A multistate outbreak traced by plasmid fingerprinting. *N Engl J Med* 306, 1249–53.

제 6 장

조사와 표본추출

Joan M. Herold
역자; 류소연

조사는 사람을 대상으로 정보를 수집하는 것이다. 조사는 알고자 하는 질문에 대해 필요한 정보를 제공해줄 기존 자료원이 없을 때 실시한다. 조사를 수행하기 위해서는 많은 작업이 필요하므로, 정보를 다른 자료원을 통해 쉽게 구할 수 있을 때는 수행해서는 안된다. 그러므로 조사를 진행하기 전에 존재하는 자료의 이용가능성을 충분히 알아보아야 한다. 국가통계청, 인구조사국, 보건부, 혹은 대규모 자료수집 방법이나 존재하는 자료를 이용하는 방법에 대해 잘 알고 있는 다른 정부 조직과 연락을 해보는 것이 좋은 시작점이다.

조사는 몇 가지 방법으로 분류될 수 있다. 한가지 차이점은 목표 모집단의 모든 구성원을 포함하는 전수조사 또는 인구총조사(센서스)를 실시할 것인지 혹은 목표 모집단의 일부만을 선택해서 조사하는 표본조사를 실시하는 가이다. 인구총조사(센서스) 또는 전수조사는 비용이 매우 많이 들어 대규모 인구집단으로부터 자세한 정보를 수집하는데는 거의 사용되지 않는다. 미국도 인구총조사(센서스)에서 전체 인구집단으로부터 자세한 정보를 수집하지 않는다. 대신 전체 인구를 대상으로는 10개 미만의 질문을 조사하고, 표본추출된 가구로부터 더 자세한 인구총조사(센서스) 관련 정보를 수집한다. 대규모 건강관련 조사도 표본 조사이다. 전수조사는 목표 모집단이 작을 때만 전수조사 실시를 고려할 수 있다.

조사 시행 단계

1. 제안서 작성
2. 조사 방법 선택

3. 질문지 개발
4. 표본 설계와 선택
5. 면접조사원 훈련(이나 우편 발송 준비)
6. 자료 수집(현장조사)
7. 자료입력, 편집과 데이터 처리
8. 자료 분석
9. 조사 보고서 작성

제안서 작성

조사는 다른 어떤 자료수집방법보다도 제안서나 자세히 제시된 계획서 없이는 수행할 수 없다. 조사 설계의 다양한 단계들은 서로 모두 연결되어 있으므로 조사의 어떤 단계라도 시작하기 전에 신중하게 계획되어야 한다. 예를 들어, 예산은 조사 방법, 표본 설계, 표본 크기와 설문지의 길이 등의 선택에 영향을 미친다. 분석 계획은 질문의 형태, 표본 설계와 표본 크기에 영향을 준다. 표본 크기는 조사 방법, 분석과 결과의 해석에 영향을 미친다. 조사 방법은 설문지 길이와 형태에 영향을 준다. 제안서는 이러한 모든 상호관계를 고려할 수 있도록 정리된 것이며, 실질적으로 조사 방법을 선택하거나, 설문지를 고안하거나 표본을 선택하기 전에 준비되어야 한다. 제안서에는 연구목적; 조사에서 알아보고자 하는 정보의 목록, 조사 설계, 표본추출 계획, 자료 정리 계획 등을 포함한 연구 방법; 자료 분석을 위해 필요한 컴퓨터 통계 프로그램을 포함한 분석 계획; 필요한 인력과 장비를 포함한 조사 수행을 위한 물품; 예산과 수행일정 등이 포함되어야 한다. 이러한 모든 단계가 철저히 검토되었다면, 조사를 수행할 준비가 된 것이다.

조사 방법 선택

조사는 자료수집방법에 따라 우편과 인터넷 조사, 전화조사와 면대면 면접조사 등으로 분류될 수 있다. 설문지 개발과 표본의 선택 전에 조사 방법이 결정되어야 한다. 각 조사방법은 장점과 단점이 있다.

우편 또는 자기기입식 조사는 이름과 주소를 보통은 이용할 수 없고, 응답률이 낮기 때문에 일반 대중을 대상으로 자료를 수집할 때는 거의 사용되지 않는다. 그러나 이 방법은 건강보험조직(Health Maintenance Organization)이나 전문가 협회의 구성원과 같은 특정 그룹의 구성원을 대상으로 할 때는 매우 효과적이다. 우편조사의 주요 장점은 더 심도있는 응답을 얻어낼 수 있고, 조사를 수행하는데 비용이 상대적으로 적게 든다는 점이다. 우편조사의 최대 단점은 전화조사나 면접조사보다 응답률이 매우 낮다는 점이다. 50% 정도의 낮은 응답률을 얻는 것은 우편조사로서는 흔한 일이다. 온라인으로 설문지를 배포하고 회수하는 방법은 회수율이 낮다는 기본적인 단점을 포함한 우편조사의 많은 장점과 단점을 공유하고 있다. 더욱이 온라인 조사는 컴퓨터를 사용하거나 소유하고 있는 사람을 선택해야 하기 때문에, 대부분의 나라에서 일반 인구집단에 대한 조사로는 좋은 선택이 아니다. 가끔 설문지가 우편이나 온라인으로 배포되지 않고, 의료기관이나 모여있는 집단 등에 대상자에게 직접 배포하여 정보를 확보하는 자기기입식 설문지를 이용하여 수집되는 경우가 있다. 만약 설문조사를 하는데 충분한 시간을 제공할 수 있다면, 이 방법은 응답률이 낮다는 우편조사의 단점을 배제하고, 대부분의 장점을 확보하는 조사방법이 될 것이다.

전화면접은 효율적인 조사 방법이고, 미국에서는 상당히 많이 이용되고 있는 방법이다. 역학조사에서는 자주 전화조사를 이용하는데, 이유는 전화조사가 빠르고, 비용이 적게 들고 민감하기 때문이다(즉, 전화조사는 실제로 존재하는 문제를 빨리 드러내준다). 좋은 조건 하에서는 전화조사의 응답률은 우편 조사의 응답률보다 더 좋지만, 대면조사의 응답률보다는 높지 않다. 안타깝게도 설문 조사, 여론 조사, 판매 및 기부 요청을 위한 전화 사용의 확산으로 인해 특히 대도시에서 대중의 전화 설문 조사에 대한 응답률이 최근 감소하기 시작했다. 또한 전화를 사용하는 입구집단과 사용하지 않는 인구집단은 중요한 바이어스로 작용할 정도로 서로 다르다.

먼대면 면접조사는 종종 선호되며 경우에 따라서는 가능한 유일한 자료수집방법이다. 많은 장점 중에서 가장 중요한 것은 응답률이 높다(80%~95%)는 것이다. 또한 우편 조사나 전화조사보다 더 복잡하고 민감한 정보를 수집할 수 있다는 장점이 있다. 긴 시간동안 설문조사를 할 수 있어 더 많은 정보를 수집할 수 있다. 면대면 면접조사의 가장 중요한 단점은 비용문제이고, 비용에는 면접원의 임금, 교통수단, 때로는 식비와 주거비용이 포함된다. 더욱이 대면조사를 위한 응답자를 찾는데 시간이 걸리고, 이는 조사자의 급여, 교통비, 숙소와 식비를 보장해야 할 시간이 늘어난다는 것이다. 두 번째 단점은 면접조사원 바이어스(전화 조사의 단점이기도 함)의 가능성이다. 그러나 이 바이어스는 면접조사원의 적절한 선택과 훈련으로 상당히 통제할 수 있으며, 자세한 내용은 이 장의 후반부에서 다루고자 한다.

서로 다른 방법들을 결합한 조사를 할 수도 있다. 전화는 조사 가능한 대상자를 선별하는데 이용하고, 면대면 조사를 위한 약속을 할 수 있다. 게다가 혼합조사방법은는 처음에는 비용이 적게 드는 방법을 사용하고, 처음 방법에서 조사가 실패할 경우 더 높은 응답률을 확보하기 위해서 조사방법을 변경할 수 있다. 가장 많이 사용되는 혼합조사방법은 우편조사와 전화조사를 결합한 것이다. 그러나 혼합조사방법을 사용하는데는 주의가 필요하다. 설문지 구성은 일반적으로 다른 방법의 것과 다르고, 이 차이는 혼합조사방법 접근이 가진 측정 문제를 만든다. 더욱이 잠재적인 바이어스는 조사방법에 따라 다르고, 이는 결과를 해석하는데 문제를 만들 수 있다. 그러므로 혼합조사방법을 사용하고자 한다면, 조사 전문가의 도움을 받을 것을 적극 권장한다.

설문지 개발

질문 작성

설문지를 개발하는 첫 번째 단계는 연구할 질문을 정의하고, 얻고자 하는 정보의 목록을 작성하는 것이다. 정보나 변수 목록은 해당 정보를 얻을 수 있는 질문을 만들고, 불필요한 질문을 만들지 않도록 하는데 도움을 준다. 또한 변수 목록은 자료수집 방법이나 이용하고자 하는 분석방법을 알기 위해서도 필요하다. 분석계획에 따라 질문의 응답 형태가 결정되게 된다. 예를 들어, 만약에 분율을 이용하여 분석할 계획을 가지고 있다면, 범주형 변수를 이용하여 자료를 수집해야 한다. 반면에 평균을 이용하여 분석하고자 한다면, 연속형 변수로 자료를 수집해야 한다. 또한 만약 질적 자료에 대한 내용 분석을 하고자 한다면, 개방형 질문으로 정보를 수집할 수 있다(아래 참조). 자료수집 방법(우편/인터넷, 전화, 또는 면대면 면접조사)은 질문을 어떻게 작성할 것인지, 응답 범주를 무엇으로 구성하고, 설문지의 길이와 설문지의 전반적인 형태를 결정하는데 영향을 미친다. 질문을 작성하고 설문지 유형을 정하는 것에 대한 일반적인 규칙을 아래와 같이 정리해 보았다.

질문 유형은 3가지 종류로 나눌 수 있다:

1. 구조화된 또는 폐쇄형 질문. 이 질문은 선택할 수 있는 응답 범주를 미리 결정해서 제시한다. 응답자는 질문이 무엇인지를 이해하고, 제시된 범주 가운데서 선택을 하면 된다. 다지 선택과 참/거짓 질문이 이 형식의 예이다. 구조화된 형식은 자기기입식 설문지를 이용하여 대규모의 표본조사를 실시하고, 응답 가능한 범위를 알고 있을 때 적용하기 가장 쉬운 방법이다. 구조화된 질문을 작성하는 기본적인 규칙은 응답항목이 상호 배타적이고 포괄적이어야 한다는 것이다. 포괄적이다는 기준을 충족하기 위해서, 질문 작성자가 생각하지 못한 응답을 허용하기 위해서 "기타(기술하시오)"라는 응답항목을 포함시키는 것이 종종 필요하다.
2. 비구조화된 또는 개방형 질문. 이 형식은 응답자로 하여금 질문에 대해 자신만의 표현으로 응답하도록 하는 것이다. 비구조화된 질문은 연구자가 응답자가 대답할 범위를 모를 때 사용한다. 또한 더 정확한 응답을 얻을 수 있으며, 연구자가 제시한 응답 항목을

추측하거나 잘못 해석해서 답하는 것을 피할 수 있다. 그러나 개방형 질문에 대한 응답을 입력하고 분석하는 것은 매우 어렵고 시간이 소요된다. 그러므로 대규모 조사와 질적자료를 코딩하거나 해석하는 데 경험이 없는 연구자는 개방형 질문을 피해야 한다.

3. 사전에 부호가 부여된 개방형 질문. 사전에 부호가 부여된 개방형 질문은 면접 조사에서 가끔 사용된다. 이 질문은 응답자에게 답할 항목을 제공하지는 않으나, 면접원이 응답자가 설명한 응답에 해당되는 항목에 체크할 수 있도록 설문지에 항목을 제시해 놓은 것이다. 많은 사전에 부호가 부여된 개방형 질문에는 앞의 구조화된 질문에서 설명했던 "기타(기술하시오)"란 응답 항목이 필요하다.

면접조사원은 응답자가 자의든 타의든 잘못 이해했거나, 잘못 진술했거나 잘못된 기억에 의해 응답에서 오류가 발생할 수 있다는 것을 알아야 한다. 응답자로부터 가장 정확한 정보를 얻기 위해서는 다음과 같은 몇 가지 사항을 고려해야 한다. (1) 질문은 가능한 모호하지 않게 작성되어야 하고; (2) 질문에 사용된 어휘는 응답자가 사용하는 어휘와 일치해야 한다; (3) 만약 면접조사원이 조사에 참여할 경우, 면접조사원은 응답에 영향을 미치는 것을 피하고, 같은 질문의 단어를 정확하게 모든 응답자에게 전달하기 위해서 질문을 정확하게 읽는 훈련을 받아야 한다; (4) 목표 모집단을 조사하기 위해 이전에 개발되었던 질문을 가능한 사용하고; (5) 응답자가 연구자가 의도한 바대로 질문과 개념을 이해하였는지를 확인하기 위한 설문조사에 대한 현장조사를 실시한다.

설문지 형태

설문지에서 질문의 순서는 자료수집 방법에 따라 다양하다. 면접조사에 사용되는 설문지는 쉽고 위협적이지 않은 질문으로 시작해야 한다. 가끔 인구학적 질문은 면접조사원과 편안해질 수 있는 기회를 제공하기 위하여 응답자에게 다소 어렵고 민감한 질문에 답하기 전에 앞부분에 배치하기도 한다. 반면, 메일/인터넷 조사에서는 설문지의 시작에 조사의 주요 목적을 제시한 질문을 제시하여 요점을 정확히 파악할 수 있도록 해야 한다. 이런 방식이 응답자의 주의를 즉각적으로 끌게되고, 질문을 완성하거나 회수하는데 도움을 준다.

위협적이거나 당황스러운 질문은 최소로 하여, 설문지의 끝부분에 배치한다. 이럴 경우 만약 응답자가 이러한 질문에 응답하지 않더라도 설문지 앞 부분에 위치한 다른 정보는 얻을 수 있고, 이를 분석에 사용할 수 있다.

특정한 대상자에게 해당되지 않는 질문은 피하는 것이 좋다. 이를 위해서는 필터 질문을 이용하거나 대상자에게 해당되지 않는 질문은 건너 뛸 수 있도록 하는 방법을 이용할 수 있다. 응답자가 관계없는 질문에 답하고 있다고 느끼게 되면 흥미나 사고가 느슨해질 우려가 있다. 건너뛰기 방법은 면접원에 의해 이루어지는 설문지에는 자주 사용되지만, 자기기입식 설문지에서는 신중하게 사용되어야 한다.

응답자가 "모름"에 응답하도록 선택지를 주는 것은 피해야 한다. 개인면담을 위해 개발된 설문지는 설문지 내 모든 질문에 "모름"이란 항목을 넣을 수 있지만, 면접원에게 이 항목을 읽지 않도록 훈련을 한다. 반면, 자기기입식 조사를 위해 개발된 설문지는 "모름" 항목을 최소한으로 포함시켜야 한다.

새로운 주제에 대한 응답을 준비하기 위해 이행 질문을 사용한다. 수집하고자 하는 자료는 응답자의 해석과 기억에 의존한다는 것을 기억해야 한다. 이행 질문은 주제가 이동되는 것에 대해 응답자의 사고를 적응시키도록 해준다.

무엇보다도 설문지는 간격이 적절하고, 깨끗하게 인쇄되고, 따라가기 쉽게 구성되어야 한다. 질문에 대한 응답 항목의 위치는 설문지 전체를 통해 일관되게 배치되어야 한다. 수직으로 나열하는 것이 수평으로 나열하는 것보다 쉽게 볼 수 있다. 응답 항목이 쉽게 보일수록, 설문지 작성은 빨리 이루어지고, 응답항목을 선택할 때 발생하는 오류를 줄일 수 있으며, 컴퓨터에 자료를 입력할 때 응답항목을 읽는 실수를 줄일 수 있다는 점을 기억해야 한다.

설문지는 내용 전문가와 편집자가 여러 차례 검토해야 한다. 오류가 많은 설문지는 오류가 많은 자료를 만든다.

마지막으로, 면접에 의한 설문지에는 표지를 사용하는 것이 좋다. 설문지의 표지는 면접원이 면접의 최종 상태– "완료", "가구 또는 응답자를 확인할 수 없음", "거절"과 다른 유용한 항목–를 표시할 수 있도록 하는 공간을 두어야 한다. 또한 다음 일정을 짜는데 도움이 되도록 응답자와 접촉을 시도한 시간을 기록하는 공간도 만들어 둔다. 가장 중요한 것은 표지에는 면접원이 표본이 정확한가를 확인할 수 있도록 하는 정보를 포함하도록 해야 한다. 잠정적인 응답자의 주소, 성명, 전화번호와 다른 식별가능한 개인 정보를 포함해야 한다. 표지에 식별 정보를 두는 목적은 현장조사와 자료 입력이 끝난 후 제거할 수 있기 때문이다. 이런 방법으로 응답자의 개인 식별정보와 그들이 제공한 응답이 데이터에서 연결되지 않도록 할 수 있다.

사전조사

인구집단에서 이전에 적용해보지 않았던 새로 개발된 설문지는 사전조사를 실시해야 한다. 사전조사는 개별적인 질문과 전체 도구의 타당도와 신뢰도를 체크하기 위한 예비조사의 한 형태이다. 사전조사에서는 실제 조사에서 사용하게 될 최종 설문지를 최종 표본이 추출되는 같은 인구집단에서 소규모(일반적으로 목적추출 실시) 표본을 추출하여 배포한다. 그러나 사전조사에 참여하는 응답자는 최종 표본에는 포함되지 않도록 하는 것이 중요하다. 그래서 사전조사는 일반적으로 최종 표본이 추출될 때까지 실시하지 않는다. 설문지의 길이와 복잡성에 따라 사전조사를 위한 표본크기는 25명에서 100명까지 다양하게 결정된다. 사전조사를 통해 응답자가 질문을 이해하는데 있을 수 있는 문제와 설문지의 흐름에 대한 어려움이 있는지를 밝혀야 한다. 충분한 대상자에게 사전조사를 실시하면, 응답의 다양성이 부족해서 설문지에서 삭제할 수 있는 질문을 확인하는데도 사용할 수 있다. 설문지의 사전조사는 응답자를 찾을 수 있는 가능성, 면접에 동의하는 미래의 응답자의 의지, 면접 기간 등과 같은 조사 절차의 다른 측면을 검정할 수 있는 기회를 제공하기도 한다.

표본 선택

표본 추출 여부

공중보건 예산에서 인구집단 전수조사를 위한 자원을 가진 경우는 거의 없다. 그러므로 표본추출방법은 전체 인구집단보다 적은 규모에서 정보를 확보하기 위하여 사용된다. 대규모 인구집단이 포함되었을 때, 잘 설계된 표본추출은 전수조사를 시행하는 것보다 더 나은 자료를 제공할 수 있다. 제한된 예산을 감안할 때, 인구집단으로부터 적절히 추출된 표본을 대상으로 소수이나 신뢰할 수 있는 질 훈련된 면접조사원이 조사하는 것이 잘 훈련되지 않은 대규모 현장 직원이 인구집단 전부를 조사하는 것보다 더 정확한 정보를 확보할 수 있다. 표본추출은 그 과정에 내재된 표본추출 오류를 발생시킨다. 그러나 가용 자원이 대규모 인구집단에서 추출한 표본에 집중되면, 표본추출오류가 발생하더라도 면접조사원 수의 감소, 무응답 등의 오류를 상쇄할 수 있다.

적절한 표본추출 기법을 적용할 경우 표본추출 과정에서 발생한 오류의 크기를 측정할 수 있다. 표본으로부터 얻어진 추정치는 오류가 있으나, 표본추출 오류는 표본의 크기와 설계를 통해서 통제 가능하다는 유리한 특징을 가지고 있다. 표본추출 오류는 작은 표본에서 조차도 조사과정에서 나타나는 오류 중 가장 작은 것인 경우가 많다(다른 오류 발생 원인에 대한 목록은 아래를 참조하시오).

그럼에도 불구하고, 소규모이고 지리적으로 집중된 인구집단에서는 전수조사가 가능하다는 것을 기억할 필요가 있다. 예를 들어 작은 마을이나 교회 만찬에서 유행이 발생했을 때, 집단 구성원 모두를 조사하는 것이 표본추출 오류를 완전히 피하는 가장 좋은 방법이 될 수 있다.

표본의 종류

표본추출 오류를 모든 표본에서 계산할 수는 없다. 표본추출 오류의 계산은 적용하는 표본추출 방법에 따라 다르다. 표본조사에서 사용되는 표본의 종류는 확률표본과 비확률표본으로 나뉜다. 확률표본은 표본 설계에 통계 이론을 사용하고, 결과적으로 표본추출 오류를 계산할 수 있다. 확률표본은 모집단의 모든 구성원이 표본으로 뽑힐 확률이 영(zero)이 아닌 사전에 알려진 확률을 갖도록 표본을 선택하는 것이다. 이런 종류의 표본은 바이어스가 없고, 표본이 추출된 모집단에 대해 정확한 결론을 내릴 수 있다. 비확률표본은 통계적 이론에 근거하지 않는다. 이런 종류의 표본은 본질적으로 바이어스가 개입되어 있고, 표본추출 오류를 계산할 수 없다. 비확률표본에는 목적 추출이나 편의추출 등과 같은 방법이 해당된다.

목적(판단) 추출은 조사자의 판단과 조사주제에 대한 지식을 근거로 표본을 선택하는 것이다. 이 표본추출은 바이어스가 개입되어 있는데 일반적으로 확률표본을 정의하지 못할 때에만 사용된다. 목표 모집단이 캠프 내의 모든 난민일 때, 그곳에 거주하는 다양한 인종을 최대한 대표하기 위해서 난민캠프의 지역사회 지도자를 선택하는 것이 그 예이다. 선택된 지역사회 지도자들을 대상으로 그 지역사회 구성원에 대한 질문을 하게 된다.

편의추출은 조사의 편이성을 기준으로 표본을 선택하는 것이다. 이 방법은 조사 당시 우연히 외출 또는 특정 경로를 이용 또는 특정 활동에 참여하는 사람 만을 표본으로 선택하기 때문에 본질적으로 바이어스가 개입되어 있다. 경로표본, 길거리 행인을 대상으로 한 정치 설문조사나 한 의료기관을 방문한 사람을 대상으로 한 표본 등은 목표 모집단이 특정 지역에 거주하는 사람일 경우에 적용하는 편의 추출표본이다.

연구 목적이 모집단에 대해 통계적 추정을 하는 것이 아니고 새로운 주제에 대해 사람들의 생각이나 의견을 알아보고자 하는 질적조사일 때, 편의표본은 매우 유용하다. 이렇게 파악한 사람들의 생각이나 의견은 후속 연구를 위한 가설을 설정하는데 이용할 수 있다. 그러나 전체 인구에 대한 통계량을 생산하기 위한 연구는 확률표본을 이용해야 한다.

확률표본추출

앞에서 설명했듯이, 확률표본은 모집단의 모든 구성원을 알고 있고, 이 중 표본으로 선택될 확률이 0이 아닌 것을 말한다. 확률표본의 특별한 경우는 모집단의 각 구성원이 표본으로 선택될 가능성이 동일한 무작위 표본이다. 우리가 수행하는 대부분의 통계 검정은 표본이 무작위로 추출되었다는 가정 하에 이루어진다. 무작위 표본의 선택이 항상 가능한 것은 아니지만, 만약 모집단의 구성원이 표본으로 선택될 확률을 알고 있다면 우리가 선택한 확률표본과 엄격하게 선정한 무작위 표본 사이의 차이를 통계소프트웨어를 이용해 보정할 수 있다. 만약 확률표본의 기준을 충족하지 못한다면, 표본 유의성 검정과 신뢰구간을 이용하여 모집단에 관한 결론을 도출할 수 없다.

무작위 표본을 추출하기 위해서는 표본을 추출할 모집단의 모든 구성원에 대한 명단이 있어야 한다. 이 명단을 표본추출틀이라고 한다. 표본추출틀은 최근 자료로 갱신되어 있고, 정확해야 한다는 것이 중요하다. 예를들어, 대학생 표본을 추출하고자 할 때 1년 전에 대학을 다녔던 명단이 아닌, 현재 재학 중인 학생의 명단을 확보해야 한다. 마을의 가구를 단위로 표본을 추출할 때 8년 전의 인구조사에서 확인된 가구 명단을 사용해서는 안된다. 표본뿐만아니라 표본추출틀도 좋아야 한다는 것을 잊어서는 안된다. 그러므로 가능한 조사 조사 기간에 가까운 시점의 모집단의 모든 구성원의 명단이 갱신되어 정리된 표본추출틀을 확보하는 것이 중요하다. 최근의 것을 이용할 수 없다면, 조사수행자는 현재의 표본추출틀을 생성하기 위해 필요한 인력과 자원에 대한 예산을 추가해야 한다. 만약 표본에 대한 표본추출틀을 직접 만들어야 한다면 다음에 설명한 집락추출법에 주목해야 할 필요가 있다.

확률표본 설계

단순무작위표본추출에서는 모집단의 모든 구성원이 표본으로 선택될 가능성이 동일하다. 이를 위해서 모집단의 모든 구성원에 대한 명단이 필요하다. 모집단의 모든 구성원에게 번호를 부여하고, 난수표를 이용하여 표본을 추출한다. 단순 무작위 표본추출은 이론적으로는 단순하나, 비용이 많이 들고 연구 표본의 지리적 분포가 편중된 것과 같은 어려움 때문에 현장에서 적용하기에는 비현실적인 경우가 있다. 이 경우 표본의 지리적분포에 대한 보정이 이루어지지 않으면, 어떤 표본에서의 변수가 제대로 분포되지 않을 수 있다(바이어스는 없으나 대표성은 없음). 그러므로 단순무작위추출이 항상 바람직하지는 않다. 그러나 단순무작위추출 원칙은 모든 좋은 표본추출방법의 기초이고, 이것에 기반해서 다음에 나오는 것과 같은 더 특화된 표본설계를 구성할 수 있다.

계통표본추출은 구성요소(예: 개인 또는 가구)를 어떤 방식으로 정렬하거나 나열할 수 있을 때 자주 사용된다. 모든 구성요소를 무작위로 추출하는 것보다, 표본 크기를 모집단 수로 나누어서 표본추출간격(n)을 결정한다. 표본을 추출하는 사람은 모집단 명단에서 시작 점을 무작위로 선택하고, 다음 n번째 간격(추출간격의 길이)으로 표본을 선택한다. 만약 모집단이 지역적 영역 또는 다른 층화 특성에 따라서 나열되어 있다면, 좋은 지리적 또는 층별 분포를 보장할 수 있다. 적용하기 쉽고, 공중보건전문가들 사이에서는 인기있는 방법이다.

층화표본추출에서는 목표 모집단을 적당한 겹치지 않은 하부모집단이나 층으로 나눈다. 각 층은 층 내에서는 동질적이어야 하고, 다른 층과는 이질적이어야 한다. 각 층에서 무작위표본추출을 시행한다. 이 방법에서는 각 층은 더 정확하게 표현될 수 있고, 각 층의 구성원은 더 비슷하기 때문에 전체적인 표본추출 오류가 감소한다. 별도의 추정치를 각 층에서 확보할 수 있고, 전체 추정치를 층으로 정의된 전체 모집단에서 얻을 수 있다. 각 층에서의 표본 선택은 전체 층이 비례인지 비비례인지에 따라 달라진다. 비례층화추출은 각 층에서 표본을 추출하는데 모집단에서 계산된 같은 표본추출비율을 이용한다. 비비례층화추출은 각 층에서 별도의 통계적 추청치를 만들기 위해 충분한 표본수를 확보하기 위하여 각 층마다 다른 표본추출비율을 이용한다. 비비례층화추출은 특정 층에서 오버샘플링을 할 때 사용하는 방법이다. 이 방법은 소수 인종을 충분히 대표할 수 있도록 표본을 추출하기 위해서와 인종에 따라서 독립적인 추정치를 얻고자 할 때 자주 사용된다. 비비례층화추출은 상대적으로 같은 정밀도로 층별 추정치를 만들기 위해 각 층에서 충분한 표본크기를 허용하는 반면, 전체 모집단 또는 모든 층을 합한 추정치를 만들 때는 자료에 가중치를 부여하는 별도의 과정을 거쳐야 한다.

집락표본추출은 모집단이 지리적으로 분산되어 있거나 모집단 구성원의 표본추출틀을 확보하지 못할 때 인구조사에서 자원을 절약하기 위한 유용한 방법이다. 이 표본추출방법은 처음 추출한 단위는 궁극적으로 관심을 가지는 개인 구성원이 아니고, 집단이다. 예를들어 광범위하게 흩어져 있고, 접근하기 어려운 농촌지역 인구의 표본을 추출할 때, 각 마을을 표본으로 선택하고, 추출된 마을의 모든 가구를 조사에서 조사하는 것이다. 이렇게 추출된 표본은 농촌지역 전체에서 가구를 단순무작위표본을 얻는 것보다 이동 거리가 적다는 것은 확실하다. 또 다른 전형적인 예로, 학교 학생들에 대한 조사연구에서 지역 내 학교에 다니는 학생들의 명단을 확보할 수 없을 때이다. 이 때는 학교의 명단을 확보하고, 명단 내의 학교를 표본으로 추출한다. 이 경우 학교가 표본추출단위이고 집락이다. 학교가 표본으로 선택되면 추출된 학교의 모든 학생을 조사하게 된다. 이런 종류의 표본추출에서는 거의 항상 어느 정도의 정밀도는 잃게 된다. 단순무작위추출과 같은 정도의 정밀도를 유지하기 위해서는 단순무작위추출에서 계산된 표본크기의 거의 2배 정도를 추출해야 한다.

다단계표본추출은 인구 그룹의 다양한 단계에서 표본추출을 하는 것을 말한다. 이것은 가끔 집락추출이 필요한 조사에서 사용된다. 앞에서 설명했던 것과 같이 예를 들어 선택된 마을에서 가구를 표본으로 하거나, 선택된 학교에서 학생을 표본으로 한다면, 2단계의 표본추출이 이루어지는데, 이를 2단계 표본추출 설계라 한다. 첫 번째 단계에서는 마을이나 학교를 표본으로 선택하고, 두 번째 단계는 가구나 학생을 표본으로 추출한다. 그러나 이 두 가지 경우에서 3단계 설계로 전환할 수도 있다. 만약 농촌지역 인구집단에서 처음에 마을을 표본으로 선택(집락)하고, 다음에 각 선택된 마을에서 가구를 선택(집락)하고, 최종적으로 추출된 가구에서 성인 1명(최종 표본단위)을 선택한다면, 3단계 집락표본추출설계에 해당된다. 학교에 다니는 학생의 관점에서 보면, 첫 번째 단계는 학교를 선택하는 것이고(집락), 두 번째 단계는 선택된 학교에서 학급이나 학년(집락)을 선택하고, 세 번째 단계는 학급에서 학생 표본(최종 표본 단위)을 선택하는 것이다. 즉 3단계 집락표본추출설계에 해당된다. 학교 사례에서 볼 수 있는 명확한 장점은 학교 명단만 필요하고, 선택된 학교에서 학급을, 선택된 학급에서 학생을 추출하는 것이다. 학교에 재학 중인 모든 학생의 명단을 확보할 필요가 없게 된다.

대부분의 국가 조사는 첫 번째 단계에서 지리학적으로 정의된 집락을 일차 표본 단위로 하는 다단계 표본추출을 적용한다. 부분적으로 이것은 광범위한 지역을 조사하기 위해 흩어져 있는 면접조사원에 대한 엄청난 비용 때문이고, 또 많은 국가에서 국민의 모든 명단을 가지고 있지 못하기 때문이기도 한다. 미국이 그 예이다. 미국은 전체 국민의 명단을 가지고 있지 않다. 대신에 인구조사구 목록이 있다. 미국 국민을 대상으로 표본조사를 실시하기 위해서 인구조사국(통계청)에서 제공한 인구조사구 명단으로부터 조사구를 처음에 추출하고, 선택된 조사구 내의 가구 단위의 위치나 수를 제시하는 것으로 표본추출틀을 갱신한 다음, 갱신된 표본추출틀로부터 가구 단위를 선택하고, 최종적으로 선택된 가구단위에 살고 있는 사람을 선택한다.

표본크기

조사에서 선택된 이상적인 표본크기는 최종 모수 추정치의 신뢰도에 기반하여 결정되어야 한다. 현실적으로는 보통은 이상적인 표본크기와 예상되는 조사비용 사이에 적절한 타협점을 찾아 결정된다. 표본의 크기는 조사의 목적을 달성할 수 있도록 충분히 커야 하지만, 조사 과정의 다른 측면에서 자원을 끌어들이기 때문에 필요 이상으로 커서도 안된다. 표본의 크기는 원하는 신뢰수준과 모수 추정치의 정밀도와 인구집단에서 측정하고자 하는 특성의 다양성에 의해 결정된다. 비율을 추정하기 위해서 필요한 표본 크기를 계산하는 공식은 다음과 같다.

$$n = z^2 pq/d^2$$

n = 표본크기

z= 표준정규편차(95% 신뢰수준에서는 1.96)

d= 원하는 정확도 수준이나 표본추출 오류(보통은 .05로 설정)

p = 측정하고자 하는 특성을 갖고 있는 비율(분율을 모르면 최대 변동인 p=0.50으로 설정)

q = 특성에 해당되지 않는 비율(즉, 1−p)

만약 표본을 추출할 전체 모집단이 10,000명 미만일 때는 모집단의 크기도 고려해야 한다.

모집단의 크기가 10,000명 이상일 때는 위의 공식을 이용하여 최종 표본크기를 구할 수 있다. 10,000명 미만일 때는 다음과 같은 보정을 해야 한다.

$$nf = n/1 + (n/N)$$

nf = 최종 표본 크기, 모집단이 10,000명 미만일 때

n = 모집단이 10,000명 이상일 때 표본 크기

N = 표본을 추출할 모집단의 크기

위의 공식은 관심 추정치가 비율보다는 평균일 때 쉽게 수정할 수 있다. 이러한 공식들은 단순무작위추출에 기반을 둔 것이다. 그러나 현실에서는 층화나 다단계 표본추출 방법을 사용한다. 이들 공식의 보정은 추정하고자 하는 비율이나 평균보다 더 복잡한 설계나 더 복잡한 분석일 때 필요하다. 그런 상황에서는 통계학자의 자문을 구하는 것이 가장 좋다. 만약 쉽게 자문할 수 있는 통계학자가 없다면, 다음의 몇 가지 경험적 규칙을 적용할 수 있다. (1) 집락추출 설계에서 표본 크기를 단순무작위추출에서 계산된 것보다 2배를 더 늘린다; (2) 비비례층화추출에서 각 층에서의 표본 크기를 계산한다.

일단 표본크기가 계산되면, 조사를 수행하는 데 이용할 수 있는 자원과 일치하는 지를 평가해야 한다. 이 평가를 위해서는 제안된 표본 크기를 조사하는데 필요한 인력, 물자와 시간을 추산해 보아야 한다. 흔히 이 과정에서 계산된 표본크기를 줄여야 해야하는 경우가 생긴다. 이 경우 표본추출 오류는 증가하고 추정치의 정밀도는 감소된다. 만일 이런 상황이 나타나면 낮아진 정밀도로 조사를 진행할 것인가 혹은 더 많은 자원을 확보할 때까지 조사를 연기할 것인지 결정 해야 한다. 그러나 긍정적인 측면은 실제 조사해보니 표본크기 계산에서 추정했던 것보다 조사하고자 하는 특성의 변이가 줄어드는 경우가 있는데 이 경우 정밀도는 증가하게 된다.

현장작업 준비

이 절에서는 면대면 면접조사와 관련된 절차에 초점을 두는데 여기서 다루는 내용은 현장역학에서 사용하기 가장 좋은 방법이고, 면접조사원의 훈련은 면접조사를 수행하는 데 가장 중요한 사항이다. 좋은 설문지를 개발하고, 목표 모집단을 대표하는 표본을 뽑는데는 시간과 노력이 필요하다. 그러나 이러한 작업이 우연히 선발되고, 훈련을 제대로 받지 못한 면접조사원에 의해 수행될 경우 모두 쓸모없는 것이 될 수 있다. 자료수집은 면접조사원이 하는 것임을 명심해야 한다.

응답자로부터 정직한 응답을 이끌어 낼 수 있는 면접조사원을 구해야 한다. 지위가 높은 사람을 면접조사원으로 쓸 경우 질문에 호의적인 방향으로 부정확하게 응답하도록 응답자에게 영향을 미칠 수 있어 적절하지 않다. 대신에 사람들과 소통을 잘하고, 응답자와 공감할 수 있고 위협적이지 않은 면접조사원을 선택해야 한다. 어떤 상황에서는 응답자와 성, 연령, 인종 등과 같은 사회적 또는 인구학적 특성이 조사대상자와 유사한 면접조사원이 선호되기도 한다.

면접조사원은 다음과 같은 문제들에 대해 철저하게 훈련을 받아야 한다.

1. 정확한 가구나 표본지점을 찾는 방법. 표본설계를 유지해야 하는 중요성에 대한 자세한 교육과 선택된 가구나 사람을 어떻게 찾을 수 있는지에 대한 교육을 실시해야 한다. 조사 지역의 지도를 이용할 경우, 면접조사원은 지도를 읽는 법에 대해서도 잘 훈련 받아야 한다.
2. 면접조사 동의를 이끌어 내기 위해 대상자에 접근하는 방법. 여기에는 자기소개 방법과 조사의 필요성과 시행기관에 대한 설명 등이 포함된다.
3. 응답자에게 조사 참여에 대한 익명성과 기밀보장에 대한 정보 제공방법. 이 경우 응답자의 식별 정보가 조사자료에서는 제거된다는 사실을 알려주는 것이 중요하다.
4. 동의서를 소개하고, 서명을 얻는 방법
5. 면접조사에서 질문의 문구를 변경하지 않고, 설문조사를 하는 방법. 이를 위해 질문을 읽고, 면접원 자신의 말로 질문을 설명하려는 유혹에 빠지지 않도록 강력하게 교육해야 한다.
6. 설문지에서 사용된 용어의 정의와 모든 응답자에게 용어에 대해 동일하게 설명을 하는 방법
7. 새로운 상황에 대처하는 방법. 이는 면접원은 현장에서 발생하는 새로운 상황, 특히 설문지 또는 면접 절차의 오류와 관련된 상황에 대해서 감독자에게 자문을 구하도록 하는 것이 중요하다. 그런 상황에서의 결정은 현장감독자와 소통한 후에 이루어져야 하며, 그래야만 모든 면접원에게 표준화시킬 수 있기 때문이다.
8. 설문지 작성방법. 설문지 작성시 건너뛰기 패턴이나 다른 문제들을 익히고 위에서 제시된 다른 절차들을 준수하기 위해 충분한 실습 시간이 필요하다.
9. 응답자가 면접조사원을 만났을 때 편하게 느낄 수 있도록 복장을 갖추는 방법
10. 면접 후에 현장에서의 정확도, 일관성과 완결성을 확인하기 위해 조사한 설문지를 검토하는 방법. 이 시점에서는 면접원이 면접조사 과정에서 수정해야 할 실수가 있음을 확인했을 때 응답자에게 돌아가 확인할 수 있는 기회가 있다. 대규모 조사에서 현장감독

관의 업무 중 하나는 면접조사원과 함께 설문지를 검토하는 것이다.

11. 수집한 정보, 표본설계의 준수, 응답자 찾기, 조사 거부의 최소화와 전반적인 조사 노력에 대한 면접조사원의 기여도의 중요성. 추가 시간을 마련하여 면접원에게 자료의 사용, 지금까지 조사에 들어간 작업과 대표성이 있는 표본의 가치 등에 대해 설명하는 것이 필요하다.

면접조사원 훈련은 이론과 현장실습을 모두 포함하는 것으로 구성해야 한다. 면접조사원이 실제 표본 구성원을 대상으로 조사하는 실습을 하는 것이 꼭 필요하다. 하루나 이틀 정도의 기간을 두어 현장에서 감독 하에 면접 실습을 해보는 것은 실제 현장조사가 시작될 때 자료 수집의 질을 보장하는데 매우 중요하다.

또한 표본 지점과 정의 등을 찾는 방법을 포함한 모든 현장작업에 대한 면접조사원 지침을 담고 있는 참고 지침서나 조사 지침서를 개발하는 것이 좋다.

찾을 수 없는 표본을 최소로 하기 위해 응답자를 찾을 수 있는 가구나 다른 장소를 재방문할 때의 지침 등을 포함하는 현장작업을 위한 사전 준비 사항도 지침서에 포함되어야 한다.

현장작업이 시작되면, 면접원에게 다음과 같은 물품들을 제공하여야 한다.[1)]

1. 설문지와 연필과 연필깍기 등의 충분한 공급(면접조사 중에 지우개가 필요할 수 있기 때문에 연필을 사용하는 것이 더 편리하다.)
2. 설문지와 함께 제공되는 카드나 그림
3. 면접원을 확인할 수 있는 공문이나 신분증
4. 설문지를 작성하는데 편리한 클립보드
5. 조사 지침서
6. 응답자를 찾을 수 있는 지도나 지침[2)]

응답률

모든 조사가 끝날 때마다 응답률을 계산하는 것이 필요하다. 응답률은 설문조사를 완료한 수를 전체 표본수로 나누면 된다. 가끔 조사 감독관은 실제로 거주하는 원래의 표본수나 전화에 응답한 사람 수 또는 정확한 주소에 의해 전달된 우편 설문지 수와 같은 더 작은 분모를

---

1) 역자 주: 최근 설문조사는 지역사회건강조사, 통계청 가구조사 등 컴퓨터를 이용한 설문조사(computer-aided personal interviews, CAPI)를 이용하는 경우가 많아 종이설문지에 비해 준비물이 적다.

2) 역자 주: 최근 외에도 조사에 응한 대상자에게 지급할 사례품(농협상품권이나 현금 등), 조사동의서 등을 지참할 수 있다.

이용한 다른 율들을 보고하기도 한다. 이러한 비율은 실제 응답률은 아닌데 원하는 만큼 높지 않은 응답률을 보고하는 것을 피하기 위한 방법으로 사용되기도 한다. 무응답은 단순히 거부한 수의 함수가 아니라 위치를 찾지 못한 표본 지점 수의 함수이다. 그러므로 응답률은 접촉한 인구집단의 순응도뿐만 아니라 선택된 표본 대상자를 찾아내는 조사 인력의 기술을 반영하기도 한다.

자료의 입력과 교정

현장작업의 기간에 따라 수집된 자료는 자료 수집이 이루어지고 있는 동안 컴퓨터에 입력하거나 또는 조사가 완료된 후에 입력한다.

자료 입력은 많은 오류가 발생할 수 있는 조사 작업 단계이다. 과거에는 자료 입력 오류를 점검하기 위한 표준방법으로 이중 입력 방법을 이용했다. 이중 입력은 단순히 입력자를 달리하여 두 번 입력하는 것을 의미한다. 그 다음에 컴퓨터가 두 개의 자료 세트를 비교하여, 불일치가 확인될 경우 원래의 설문지를 확인하여 잘못된 입력자료를 수정하는 것이다. 이중입력은 비용과 시간이 많이 든다. 다행히도 요즘에는 자료 입력과 교정 프로그램의 확산으로 인해 이중 입력의 필요성이 적어졌다[3].

이전 단락에서 추론할 수 있듯이, 최근까지 자료 입력과 자료 교정은 2개의 분리된 작업이었다. 오늘날에는 자료입력과 동시에 자료입력 오류를 교정하는 많은 컴퓨터 프로그램이 있다. 그중에 하나가 Epi Info (7장 참조)이다. 이 프로그램들은 보통 컴퓨터 화면에 설문지의 질문을 재생하고, 적절한 입력이 이루어질 때만 다음 질문으로 이동하게 된다. 적절한 입력이란 허용된 부호나 적절한 건너뛰기에 의해서 정의된다. 허용된 부호의 예로 생식건강에 대한 조사에서는 연령 범위를 15세에서 49세로 제한할 수 있다. 만약 입력자가 연령에 대한 응답을 52로 입력하게 되면, 컴퓨터는 이를 받아들이지 않는다. 또는 교육 수준에 대한 응답 범주가 1에서 5까지 5개의 응답 범주가 있다면, 컴퓨터에는 1에서 5까지만 입력될 수 있다. 만일 입력자가 6을 입력하면 컴퓨터는 올바른 범위의 수자가 입력될 때까지 다음 질문으로 넘어가지 않게 된다. 이러한 자료 입력/교정 프로그램은 자료 입력의 대부분을 확인해주기 때문에 결과적으로 이중입력의 필요성이 줄어들게 된다. 입력/교정 프로그램이 없을 때는 이중 입력이 필요할 수 있다.

그러나 입력/교정 프로그램이 모든 오류를 확인할 수는 없고, 모든 오류를 수정할 수도 없

---

3) 역자 주: CAPI를 사용할 경우 별도의 입력과정이 불필요하다. CAPI의 전단계로 설문지를 OCR (optical character reader)화하여 설문을 스캐너로 바로 입력하는 방법을 사용할 수 있다. 입력에 드는 시간과 노력을 대폭 줄일 수 있고 스캔한 설문지 원본을 전산메모리에 보관할 수 있는 장점이 있는 반면 CAPI에 비해 비용은 훨씬 적게 들므로 비교적 작은 규모의 조사에서도 고려해 볼 수 있다.

다. 허용된 부호 범위 내에서 잘못 입력된 부호는 잡아낼 수 없다. 더욱이 자료 입력에 의한 것이 아닌 설문지에 있는 오류는 입력자에 의해 수정이 될 수 없다. 설문지에 있는 오류는 면접조사원에 의해서만 수정될 수 있으며, 개별 응답자에게는 반환되지 않는 경우도 많다. 이것은 보통 원래의 면접조사가 시행된 이후 입력까지의 시간이 길지 않을 때만 가능하다.

일단 충분한 자료가 컴퓨터에 입력되면, 다른 교정을 할 수 있다. 자료 입력/교정 프로그램에서는 쉽게 프로그래밍할 수 없는 관련된 응답간의 일관성 검사는 일단 자료를 기록한 다음에도 실행할 수 있다(7장 참조). 모든 자료가 입력이 되면, 이전에 발견되지 않은 오류를 더 체크하기 위하여 설문지의 각 문항에 대한 빈도표를 생성해야 한다.

모든 자료의 입력과 교정이 끝나 현장에 다시 돌아가 확인해야할 필요 없어지면, 응답자의 식별 정보를 담고 있는 설문지 표지와 조사에 참여한 응답자를 확인할 수 있는 명단과 같은 자료들을 삭제해야 한다. 그러나 적어도 분석 초기 단계까지는 설문지는 보관되어야 한다. 일치성 오류가 분석 단계에서 발견될 수 있으므로 이 경우 설문지 원본을 확인하는 것이 항상 도움이 된다.

자료 분석

자료 분석의 원칙은 10장에서 논의될 것이다. 그러나 조사 자료에 맞는 분석 고려사항은 적절한 통계기법을 사용하여 표본설계를 보정하고, 표본추출 오류를 계산하는데 중요하다. 앞에서 언급했듯이 비비례층화추출을 사용할 경우 가중치가 계산되어야 하고, 이 가중치는 전체 표본에 대한 백분율을 포함한 통계값을 생성하는데 사용된다. SAS (Statistical Analysis System), Epi Info나 SPSS (Statistical Programs for the Social Sciences)와 같은 많이 사용되는 대부분의 통계 패키지에서는 기술 통계량을 계산하는데 가중치를 매우 잘 조정할 수 있다. 그러나 단순 무작위 표본추출이나 계통적 표본추출이 아닌 다른 표본 설계에서 표본추출 오류, 통계적 유의성과 신뢰구간를 계산할 때는 설계 효과를 보정할 수 있는 통계 패키지를 사용하는 것이 필요하다. 이 기능이 있는 가장 일반적으로 사용되는 통계 패키지는 SUDAAN (Survey Data Analysis)이나 다른 프로그램에서도 이용할 수 있다.

결과 보고

모든 역학적 연구와 마찬가지로, 조사도 보고서를 작성해야 한다. 보고서에는 조사의 목적, 방법, 결과와 결과에 대한 해석이 포함되어야 한다. 보고서는 두 가지 목적을 위해 작성한다; (1) 조사를 수행하는데 사용된 방법을 문서화하기 위해서, (2) 정책 입안자, 재정 지원처와 프로그램 관리자와 같은 의사 결정자들에게 조사 결과를 소통하기 위해서이다. 그래서 보고서를 작성할 때는 매우 다른 두 청중을 위해 쓴다는 생각을 해야 한다. 방법에 대한 자세한 기술은 자료수집이 타당하고, 결과를 신뢰할 수 있음을 다른 연구자와 자료를 이용하는 사람들에게 설명하기 위해 가장 중요한 것이다(응답률을 포함해야 한다). 다른 한편으로, 결과를 기술하는 것은 역학자나 통계학자가 아닌 의사 결정자를 위해 명확하고 적절하게 이루어져야 한다. 백분율과 평균은 이러한 청중과 소통할 수 있는 가장 좋은 방법이다. 결과는 연구자가 아닌 사람들에게도 이해가 될 수 있도록 제시되어야 한다는 것을 기억해야 한다.

오류의 원인

조사를 수행하는 모든 과정에서 자료를 오염시킬 수 있는 오류가 발생할 수 있다. 모든 오류를 제거할 수는 없으나, 역학자는 잠재적인 오류를 인지해야 하고, 오류를 최소로 하기 위해 노력을 해야 한다. 또한 이러한 노력이 실패했을 때에도 오류에 의해 자료에서 발생하는 바이어스를 정의할 수 있어야 한다. 조사를 수행할 때 조사 계획자와 수행자로서 다음과 같은 광범위한 영역의 오류를 우선적으로 염두에 두어야 한다.

1. 적용범위 오류. 적용범위 오류는 표본이 추출된 모집단이 목표 모집단과 동일하지 않을 때 발생한다. 이것은 보통 오래됐거나 잘못 정리된 표본틀에 기인한다. 또한 틀린 주소와 같이 표본틀에 포함된 잘못된 정보나 목표 모집단이 전체 인구일 때 컴퓨터나 전화기가 있는 가구만을 정리한 불완전한 표본틀로 인해 발생하기도 한다. 표본틀의 질과 표본을 추출하기 전에 목표 모집단과의 동일성에 주의를 기울여야 한다. 만약 적용범위 오류가 조사가 종료될 때까지 발견되지 않으면, 적용범위 오류에 의한 바이어스 여부와 그것이 결과 해석에 미치는 영향을 보고해야 한다.
2. 표본추출 오류. 표본추출오류는 정량화가 가능하고 바이어스가 없다는 점에서 현장조사에서는 가장 문제가 되지 않는다. 앞에서 설명했듯이, 표본추출 오류는 표본의 설계와 크기와 관계가 있다. 모든 표본조사는 표본추출오류가 있다.
3. 측정 오류. 측정오류는 피하기 가장 어려운 것이다. 발견되지 않는 경우가 많고, 정량화할 수도 없다. 측정 오류는 자료수집과정에서 다양한 원인에 의해 발생하고, 한 응답자의 답을 다른 사람의 것과 비교할 수 없게 만드는 오류이다. 질문이 명확하지 않거나 모든 응답자들이 같은 방법으로 질문을 이해하지 않는 경우 질문에 대한 응답의 내용이 응답자에 따라 달라지므로 원래 측정하고자 하는 목적을 달성하지 못할 수 있다. 면접조사원이 질문 하는 방법이나 응답자에게 제공하는 정의가 일치하지 않을 때, 응답자는 질문에 대해 다르게 이해하게 되는 오류가 발생한다. 당혹스럽거나 위협적인 질문을 하

거나 면접조사원이 권위적일 경우 응답자로 하여금 사실과 다른 응답을 하게 할 수 있다. 과거의 사건을 묻는 질문은 사건이 발생한 이후 경과된 시간에 따라 응답내용이 달라지는 회상 바이어스를 유도할 수 있다.

4. 무응답 오류. 가장 심각한 오류이지만 한편 현장조사를 수행하는 과정에서 가장 쉽게 피할 수 있는 오류이다. 응답률이 50%일 때, 모집단을 대표할 수 있도록 설계된 표본을 이용하여 조사된 결과의 가치는 무엇인가를 생각해봐야 한다. 만약 표본의 50%만이 조사에 응했을 때 표본 설계의 대표성은 잃어버리기 쉽다. 무응답은 2가지 요인에 의해 기인한다. (1) 면접원이 응답자를 찾지 못했을 때와 (2) 응답자가 조사에 동의하지 않았을 때이다. 이 두 가지 요인은 모두 면접조사원을 잘 뽑고 훈련시키는 것으로 상당 부분 통제할 수 있다. 응답자를 찾을 수 없다고 판단하기 전에 해당 가구나 다른 장소를 적어도 3회는 재방문을 해야 한다. 가끔 5~6번 정도의 재방문을 추천하기도 한다. 건강에 대한 현장조사를 시행함에 있어서는 정치적 조사나 영리적 조사 등 다른 종류의 조사에서 보여지는 거부율 수준에 만족해서는 안된다. 조사대상자에게 조사가 가지는 건강상의 가치를 충분히 설명한다면, 참여 동의를 얻는 것은 어렵지 않을 것이다. 가장 높은 응답률을 얻는 방법인 면대면 조사의 경우 응답률이 70% 미만이어서는 안된다. 80~90%의 응답률은 면대면 공중보건 조사에서는 드문 일이 아니다. 응답률이 80% 미만인 경우는 무응답이 자료에서 바이어스로 작용하는지 여부와 바이어스의 방향성을 고려해야 한다. 쉽게 찾을 수 있는 응답자는 집에 잘 머무르지 않는 응답자와는 다른 특성을 가지고 있음을 유념해야 한다. 조사 참여 거부를 하는 사람은 면접에 기꺼이 동의한 사람들에 비해 건강행태를 포함한 다른 영역에서도 덜 순응적일 가능성이 높다. 무응답인 사람들의 모든 특성을 과학적으로 추론할 수 있는 타당한 방법이 없기 때문에, 낮은 응답률은 단순하게 표본크기를 줄이는 것보다 조사결과를 의심스럽게 만드는데 더 많은 피해를 준다.

5. 자료 처리 오류. 과거에 자료 입력은 조사에서 중요한 오류의 원인이었다. 그러나 요즘에는 자료 입력/교정 프로그램으로 인해 대체로 자료입력 오류가 줄었다. 코딩 오류와 같은 처리 오류의 다른 원인에 대해서는 아직도 관심이 필요하다. 상당히 큰 규모의 조사에서는 설문지에 개방형 질문을 이용하는 경우가 있고, 이 문항을 관리하기 위해서는 응답을 부호화해야 한다. 개방형 응답의 부호화는 감독받지 않는 보조원에게 맡겨서는 안된다. 부호화에는 기술이 필요하고, 종종 숙련된 조사자의 경험도 필요하다.

피해야 할 지름길

성공적인 조사를 수행하는 데는 일련의 활동들이 수반되는데 이들 활동들은 각 단계별로 신중하게 계획하고 통제해야 한다. 이러한 과정을 생략하는 것은 전혀 믿을 수 없는 결과를 얻게되거나 심각하게 잘못된 결과를 얻는 것으로 끝날 수 있다. 흔히 택하기 쉬운 지름길로 다음 4가지 경우가 있다.

1. 확률표본추출방법을 사용하지 않는 것. 잘 설계된 조사의 타당성을 크게 훼손하는 방법 중 하나가 확률표본설계 대신 편의추출에 의한 표본을 이용하는 것이다. 어느 하루 오후에 보건소 진료실을 이용하는 환자를 표본으로 선택하여 필요한 정보를 수집하는 것과 같은 편의표본을 조사하는 것은 쉽고 비용이 적게든다. 그러나 이 표본추출 방법으로 얻어진 결과를 모든 진료소 이용자에게 일반화를 하고자 한다면 타당하지 않을 수 있다.
2. 설문지 사전조사를 하지 않는 것. 새로 작성된 설문을 사전조사를 실시하지 않고 조사에 사용하였을 경우 제대로 된 연구자라면 이 결과를 받아들이지 않을 것다. 사전조사는 질문을 만든 사람과 같은 방식으로 목표 모집단이 질문을 이해하는가를 알아볼 뿐만 아니라 설문지의 오류를 확인할 수 있는 기회를 제공하기도 한다.
3. 철저하세 면접조사원을 훈련시키지 않는 것. 면접조사원은 표준화된 방법으로 면접을 시행할 수 있도록 훈련을 받을 뿐만 아니라, 선정조건에 맞는 조사 응답자를 찾고, 면접참여를 설득해야 하는 것에 대한 중요성을 배워야 한다. 1~2주 정도의 면접조사원 훈련은 대규모 조사에서는 꼭 필요한 것이다.
4. 적절한 질관리 절차를 사용하지 않는 것. 조사를 할 때 모든 단계에서 다른 측면에 대한 필요한 점검 사항 – 표본선택 절차의 점검, 면접조사의 감독, 무작위 현장면접 점검, 교정 감독과 부호화 결정 등 – 을 수립해 놓아야 한다. 조사 인력을 선발하고 훈련하는 것에 대한 적절한 표준을 준수하는 것은 매우 도움이 되지만, 설계된 대로 조사가 이루어지는지를 적절하게 검토하고 확인하며 평가하는 것도 마찬가지로 중요하다. 조사 과정의 모든 단계에서 적절한 질관리가 이루어지지 않는다면, 조사가 끝난 다음에는 되돌릴 수 없고, 비용을 초래하며, 결과에 손상을 초래하는 오류가 발생하게 된다.

참고문헌과 읽어야 할 것

Survey Methods

1. Abramson, J.H. (1974). *Survey Methods in Community Medicine.* Churchill Livingstone, Edinburgh and London.
2. Couper, M.P., Baker, R.P., Bethlehem, J.,et al. (1998). *Computer Assisted Survey Information Collection.* John Wiley and Sons, New York.
3. Dillman, D.A. (1978). *Mail and Telephone Surveys: The Total Design Method.* John Wiley and Sons, New York.
4. Dillman, D. (2002). *Mail and Internet Surveys: The Tailored Design Method.* John Wiley and Sons, New York.
5. Fowler, F.J. (2002). *Survey Research Methods,* 3rd ed., Sage Publications, Thousand Oaks, Calif.
6. Groves, R.M., Fowler, F.J., Couper, M.P., et al. (2004). *Survey Methodology.* John Wiley and Sons, Hoboken, N.J.
7. Lessler, J., Kalsbeek, W. (1992). *Nonsampling Error in Surveys.* John Wiley and Sons, New York.
8. Rossi, P.H., Wright, J.D., Anderson, A.B. (1983). *Handbook of Survey Research.* Academic Press, Orlando, Fla.
9. Salant, P., Dillman, D.A. (1994). *How to Conduct Your Own Survey.* John Wiley and Sons, New York.

Questionnaire Design and Interviewing

1. Beimer, P., Groves, R.M., Lyberg, L.E., et al. (1991). *Measurement Errors in Surveys.* John Wiley and Sons, New York.
2. Belson, W.A. (1981). *The Design and Understanding of Survey Questions.* Gower, Aldershot, England.
3. Converse, J., Presser, S. (1986). *Survey Questions.* Sage Publications, Beverly Hills, Calif.
4. Fowler, F.J., Mangione, T.W. (1990). *Standardized Survey Interviewing: Minimizing Interviewer Related Error.* Sage Publications, Newbury Park, Calif.
5. Groves, R.M., Dillman, D.A., Eltinge, J., et al. (2002). *Survey Nonresponse.* John Wiley and Sons, New York
6. Sudman, S., Bradburn, N.M. (1982). *Asking Questions: A Practical Guide to Questionnaire Design.* Jossey-Bass, San Francisco.
7. Sudman, S., Bradburn, N., Schwartz, N. (1996). *Thinking about Answers: The Application of Cognitive Processes to Survey Methodology.* Jossey-Bass, San Francisco.

Sampling

1. Cochran, W.G. (1977). *Sampling Techniques,* 3rd ed., John Wiley and Sons, New York.
2. Kish, L. (1965). *Survey Sampling.* John Wiley and Sons, New York.
3. Levy, P.S., Lemeshow, S. (1980). *Sampling for Health Professionals.* Lifetime Learning Publications, Belmont, Calif.
4. Lohr, S. (1999). *Sampling: design and analysis.* Duxbury Press, Pacifi c Grove, Calif.
5. World Health Organization (1986). *Sample Size Determination.* World Health Organization, Geneva.

제 7 장

현장조사에서 컴퓨터 사용하기

Andrew G. Dean and Consuelo M. Beck-Sagué
역자; 김영택[1)]

컴퓨터는 현장역학조사에서 점점 더 중요성이 증가하고 있는 도구이다. 역학자들은 설문지, 통계, 검사실 검사 등 여러 기초적인 역학적 도구들을 사용하는 현장조사에서 일상적으로 컴퓨터를 사용한다.

랩톱(노트북), 데스크톱(책상 위에 설치할 수 있는 크기), 팜톱(손바닥 위에 올릴 정도의 크기) 등 형태에 상관없이 컴퓨터는 기계이고, 대부분의 기계와 마찬가지로 기술적 숙련과 설정 시간에 대한 투자가 필요하며 기대하는 결과의 양과 질의 향상 정도와 견주어 보아야 한다.

---

1) 역자 주: 이 장은 다른 장과 달리 시간이 경과에 따라 내용적으로 상당한 변화가 발생한 컴퓨터란 과학기술을 다루고 있어, 역자로서 독자에게 간단한 참고 의견을 드린다.
3판이 2008년에 출간되었으니 번역하는 지금과 거의 13년의 시간차가 난다. 저자가 본문에서 기적적이라고 놀라워했던 현장역학조사에서 사용되는 컴퓨터 기술의 발전이 그동안 더욱 더 빠른 속도로 진행했고, 하고 있으며, 할 것이다. 13년 전의 데스크톱 PC 보다 현재의 노트북 컴퓨터나 태블릿 컴퓨터의 기능이 수십 배 향상되었다. 어떤 분에게는 본문에 기술된 플로피 디스크를 본 적이나 사용해 본 적도 없을 뿐만 아니라, CD-ROM도 컴퓨터 시장에서 퇴출된 기술이 되어버렸고 손가락보다 작은 USB란 저장매체가 수백 배 저장용량을 가지며 대체해 버렸다. 2시간짜리 영화도 수십 초 내에 다운로드 받을 수 있을 정도로 인터넷 속도는 크게 향상되었고 이전보다 더 널리 전 세계로 촘촘히 보급되어 있다. 하드웨어뿐만 아니라 소프트웨어 분야도 마찬가지이다. 따라서 이 장에서 언급되거나 인용되는 기술적인 측면에서의 하드웨어와 소프트웨어를 다루는 컴퓨터 사용법이나 사용례는 매우 구식이고 심지어 현재는 사용하지도 않는 상품이거나 방법들이다. 그러나 컴퓨터 기술의 발전과 변화에 상관없이 사람이 현장조사에서 컴퓨터란 기기를 사용하는 데 필요한 기본 원리와 절차는 변한 것이 거의 없다. 현장에서 직접 사용할 기본 통계 기술, 자료 획득과 보관의 원칙, 개인 정보를 보호하고 법적 다툼에 대비하기 위한 정보의 기밀 유지와 보관 등등은 과거나 지금이나 역학조사 현장에서 똑같이 적용되고, 과거보다 더 철저히 지켜져야 할 원칙이라는 점에서 역자에게도 새삼 다시 새겨볼 만한 것들이었다. 더욱 놀라운 것은 현장조사에서 사용될 컴퓨터의 역할에 대한 저자의 미래 전망이 그대로 지금 현실화되었다는 것이다. 역자가 번역과정에서 느꼈던 점들이 역학을 배우는 학생들이나 독자들에게도 잘 전달되어, 2019년 말 시작되어 거의 2년째 지속되고 있는 코로나19 대유행을 극복하기 위한 현장역학조사 활동에도 조금이나마 도움이 되기를 바란다.

컴퓨터는 다음과 같은 경우에 가장 유용하다.

- 명확하게 정의되고 동일한 방식으로 여러 번 처리될 작업
- 많은 수의 유사한 기록을 신속하게 계산 또는 집계
- 기존의 소프트웨어와 부합하는 작업
- 수치적으로 집약된 계산
- 세부 정보들의 정확한 보존
- 이전에 동일한 시스템을 사용한 조사자의 작업

다음과 같은 경우에는 아직도 수작업이 필요하다.

- 한 번으로 그치거나 가끔씩 하는 작업
- 처리할 기록의 수가 적을 경우
- 인간의 판단이 요구되는(아마 자료 입력 전에) 복잡하거나 변동이 있는 작업
- 컴퓨터 사용에 익숙하지 않은 작업자
- 컴퓨터나 쓸 줄 아는 사용자보다 수작업자를 구하기가 더 용이한 환경

유행 조사 시에 컴퓨터 기반으로 유용하게 수행 가능한 작업들은 정보 검색, 표본 수 산출, 설문지 설계, 자료 입력, 다양한 양식의 파일 입출력, 결과 표 작성, 통계 처리, 그래프 작성, 지도 작성, 발표자료 작성, 컴퓨터 통신 등이다.

소형컴퓨터

컴퓨터 소형화는 지난 30년 동안 거의 기적적 수준으로 급진전 중이라 컴퓨터 하드웨어를 설명하는 인쇄물은 출판되는 즉시 시대에 뒤처지고 있다. 현재 휴대용 컴퓨터와 프린터는 서류가방에 넣어 현장으로 가지고 다닐 수 있으며 배터리 또는 표준 전기로 작동될 수 있다. 랩톱에 비해 성능적으로 아직 제한이 있지만, 주머니에 들어가고 키보드가 필요 없는 팜톱 컴퓨터는 대중화되고 있는 중이다.

랩톱 또는 데스크톱 컴퓨터는 수백만 개의 기록을 저장할 수 있는 하드디스크가 있다. 일부 국가에서는 모뎀 사용에 제한을 두고 있지만, 휴대용 모뎀은 기술적으로 파일을 전송하거나, 참고문헌 데이터베이스에 접근하거나, 케이블 또는 전화선 기반의 인터넷 서비스가 가능한 지역에서 인터넷 검색도 가능하게 한다. 일부 지역에서 빠르게 보급되는 중인 무선통신을 이용하여 유용한 작업을 수행할 수 있고, 개인 통신이 안 될 경우 소위 '인터넷 카페'를 이용

할 수 있다.

소형컴퓨터의 가장 일반적인 유형은 Microsoft Windows® 운영 체제를 사용하는 Intel 호환 컴퓨터이다. 전 세계적으로 5억 개 이상의 Microsoft Windows 복사본이 존재하고, 이 중 적어도 22%가 불법 복제품이다.

Microsoft Windows 운영체제를 기반으로 작동되는 컴퓨터는 어디에나 있고 소프트웨어를 개발하기 쉽기 때문에, 대부분의 역학 소프트웨어들은 이러한 모델에서 작동한다. Macintosh와 Linux 컴퓨터들은 다른 역학 소프트웨어를 필요로 하지만 세 개의 시스템에서 작동하는 브라우저들 모두는 검색, 통신 및 계산을 위해 인터넷에 접속할 수 있다. Windows용 프로그램들은 Windows 에뮬레이터 또는 "이중 부팅" 시스템을 사용하여 다른 운영 체제에서도 실행될 수 있다. 브라우저만을 이용하여 인터넷에서 문서와 스프레드시트의 생성, 편집 및 공유가 가능하므로, 이를 통해 다양한 유형의 컴퓨터 운영 체제를 사용하는 사람들이 공동 작업에 참여할 수 있다.

랩톱은 같은 용량의 데스크톱 모델보다 고가이지만 휴대할 수 있을 정도로 상당히 견고하고 가벼우며, 대부분의 모델은 다양한 국가들의 전기 규격에 쉽게 적응한다. 배터리가 내장되어 있어 정전 시에도 사용이 용이하다. 컴퓨터 기종을 선택함에 있어 고려되는 요인으로는 가정, 사무실, 현장환경에서 사용되는 다른 컴퓨터와의 호환성, 역학 및 통계 소프트웨어의 가용성, 그리고 비용, 용량, 속도, 내구성 및 수리 등 일반적인 구매 요인 등이 있다. (최근에는) 컴퓨터 통신이 발전하고 있는 시대의 특성상, 통신의 유형, 보안 및 바이러스 검사기능 제공 등이 구매과정에서 더 중요하게 고려된다.

소프트웨어

역학적인 조사를 위한 소프트웨어(software)의 유형은 컴퓨터나 운영 체제보다 더 중요하다. 현장조사 중에 문서 작성, 자료 입력, 데이터베이스 관리, 자료 분석과 통계 처리, 통신, 문헌 검색, 일정 및 메모 관리와 같은 기타 기능을 위한 소프트웨어가 필요할 수 있다. 문서 작성, 일정 관리, 메모 작성, 그래프 작성, 일반 업무용 프로그램의 기능을 구현한 상업용 프로그램들이 있다. 자료 입력과 데이터베이스 관리는 Microsoft Access와 같은 상용화된 프로그램으로 수행할 수 있지만, 이러한 프로그램들은 역학을 위한 통계 기능이 없으며, 데이터베이스를 구축하고 기록들을 다루기 위해 조사자가 바쁜 현장상황에서 할애할 수 있는 것 이상의 관심을 필요로 할 것이다. 또한 상업용 데이터베이스 소프트웨어의 경우 다수 이용자가 사용할 수 있는 판권은 꽤 고가일 수 있다. 통계를 처리하는 소프트웨어도 상용화되어 있는데, 범용적으로 사용할 수 있는 가장 인기 있는 프로그램은 Statistical Analysis System (SAS, www.sas.com)과 Statistical Programs for the Social Sciences (SPSS, www.spss.com)가 있다. SAS와 SPSS는 통계와 SAS나 SPSS로 프로그래밍하는 데 익숙한 사람들을 위해 매우 다양한 통계 절차를 수행할 수 있다.

SAS나 SPSS 명령어들은 데이터베이스 관리 프로그램과 다르기 때문에, 통계와 데이터베이스 프로그램을 사용하려면 두 가지 "언어"를 모두 알아야 한다. SAS와 SPSS에는 자료 입력 기능이 있어, 데이터베이스 프로그램 없이도 이들을 통한 자료 입력이 가능하지만, 데이터베이스 프로그램에서 제공하는 수준까지 수행하기는 어렵다.

역학적인 현장업무에서 연속적인 자료보다 범주형 자료를 통계 처리해야 할 경우가 자주 있다. 층화 자료를 분석하는 만텔–헨첼검정(Mantel–Haenszel analysis)이 중요하며, 만텔–헨첼검정 후에 로지스틱 회귀분석이 필요할 수 있다. 이 때 자료의 입력, 점검, 코드화, 편집이 용이하게 이뤄지는 것이 중요하다. 현장조사에서 거의 대부분 새로운 설문지를 작성할 필요가 있으므로, 이러한 작업이 선택된 소프트웨어에서 용이하게 수행되어져야 한다.

미국 질병통제예방센터(Center for Diseases Control and Prevention, CDC)와 세계보건기구(World Health Organization, WHO)는 사용 편이성과 유연성이 최대한 조화되도록 설계한 'Epi Info'라는 역학조사용 프로그램을 개발하였다. 'Epi Info'는 공공 소프트웨어이며 CDC 웹사이트로부터 DOS용과 윈도우용 프로그램을 다 다운로드 받을 수 있고, 제3자에 의해 복사되거나 번역되어 사용될 수 있다. 이 장에서는 현장에서 컴퓨터로 수행하는 많은 과업들을 Epi Info를 사용하여 예시하고자 한다. 인터넷 검색을 통해 역학 영역에서 활용이 가능한 무료 소프트웨어와 값이 비싸지 않은 소프트웨어를 찾을 수 있다. 최근에는, 열량 섭취량 추정, 토목 공학, 난수 생성, 전문 통계 수행 등 다양한 목적을 가진 무료 계산기를 제공하는 링크들도 인터넷에서 검색되고 있고, 이러한 계산기들 상당수는 역학에 유용하게 사용될 수도 있다.

어떤 소프트웨어를 선택하든 현장으로 가기 전에 소프트웨어의 사용법과 제한사항을 숙지하는 것이 중요하다. 위험부담이 큰 긴박한 현장상황과 언론의 집요함 속에서 문제해결을 위해 소프트웨어 사용법을 배우거나 소프트웨어를 변용할 여유는 거의 없다. 현장에서의 분석이 고차원적으로 복잡할 필요가 없으나, 총합계와 기본적인 통계는 정확하여야 한다. 로지스틱 회귀분석과 같은 정교한 분석들은 현장을 떠난 이후 나중에도 적용할 수 있으나 기본적인 자료는 현장에서 온전한 상태로 적절하게 백업하고 잘 기록하여 가져와야 한다.

작업 및 여행 환경

현장에서 발생할 수 있는 문제를 최소화하려면, 현장으로 가기 전에 하드웨어, 소프트웨어 및 조작법을 가능한 한 충분히 연습하고 숙달해야 한다. 현장으로 떠나기 전에 실제 현장에 있는 것처럼 소위 '드레스 리허설'을 실시해서 필요한 요소들이 모두 갖춰졌는지를 확인하여야 한다.

자기 디스크는 지문이 묻거나, 긁히거나, 커피가 쏟아지거나, 자석을 가까이 대거나, 심하게 구부러지거나, 볼펜과 같이 딱딱한 물체에 찍히지 않도록 축음기 레코드판처럼 섬세하게 다뤄져야 한다. 현대식 공항에서 사용하는 X-선 기계는 통상적인 수준에서는 여러 번 통과하여도 손상되지 않겠지만 금속 탐지기와 모터로 움직이는 벨트는 자장을 일으켜 플로피 디스켓에 있는 자기 디스크에 나쁜 영향을 줄 수 있다. 플로피 디스켓은 열과 강한 냉기로부터도 보호되어야 한다. 더운 날씨에 주차한 차 안에 남겨 두어도 안 된다. 가능하면, portable Compact Disk(CD-ROM) writer를 사용하여 자료를 영구적으로 백업을 받아 두어야 하는데, CD-R 또는 한 번만 기록할 수 있는 CD-ROM과 같은 광학미디어는 자기장에 영향을 받지 않고, 물리적인 손상에도 플로피 디스크보다 더 잘 견디기 때문이다. 그러나 광학미디어도 지문이나 긁힘에 손상될 수 있다. 분실이나 도난에 대비하여 여분의 복사본을 만들어 한 개 이상의 경로로 사무실 또는 집으로 보내둘 수 있다. 그런데 CD-ROM과 달리 CD-ROM 드라이브는 섬세한 기계여서 조심스럽게 다루어야 한다.

여행하는 지역이나 국가의 전압[2)](110볼트 또는 220볼트)과 연결 플러그가 어떤 형식이고 그 형식이 사용할 장비와 호환이 되는지를 확인해 두어야 한다. 휴대용 컴퓨터의 경우 적합한 어댑터가 있다면 오지에서도 자동차 배터리를 이용하여 작동시킬 수 있다. 언제든지 가능한 한 컴퓨터를 전압 서지(급증)로부터 최대한 보호해야 한다. 점점 저렴해지고 있는 무정전 전원공급장치(uninterruptible power supplies)는 정전으로부터 컴퓨터가 작동을 멈추는 것을 보호하고 수행 중인 작업을 저장할 수 있게 시간을 벌어준다. 110볼트용 전압 스파이크 보호기는 220볼트에 연결하면 연기가 나면서 타버리기 때문에 사용할 장치와 해당 지역 전압은 서로 맞아야 한다. 그런데 배터리 전력의 차이에 따른 영향은 전압 형식의 차이보다는 훨씬 영향이 덜하다.

일부 국가에서는 컴퓨터를 가지고 들어가거나 나갈 때 사전 승인을 받아야 한다. 모뎀 통신을 제한하는 국가들도 있다. 이러한 규정이 있는지를 대사관, 동료 학자들, 또는 세관 공무원에게 사전에 점검하는 것이 중요하다.

---

2) 역자 주: 원문은 120 vs. 240 volts임

현장에서 작업 공간을 태양의 직사광선과 먼지로부터 보호하여야 한다. 데스크톱 컴퓨터의 전원 코드는 테이프나 다른 수단으로 콘센트에 고정하여 우발적 사고로 전력이 끊기지 않도록 한다.

휴대용 컴퓨터용 하드 디스크의 구성은 사용 편이성에 크게 기여할 수 있다. 일부 조사자들은 조사 자료 관리를 위해 새로운 하드디스크에 새로운 디렉토리를 만들면서 해당 조사와 관련된 모든 파일을 동일한 디렉토리에 보관하도록 권장한다. 플로피 디스크는 1.4메가바이트가 보편적인 표준 규격이기 때문에 디스켓 한 장보다 더 큰 파일을 저장할 경우를 대비하여 파일을 압축하고 용량이 초과될 경우 자동적으로 다른 디스켓으로 연결하여 저장할 수 있는 PKZIP 또는 WinZip과 같은 소프트웨어를 가지고 있는 것이 중요하다. ZIP, 플래시 드라이브 또는 외장 하드디스크 드라이브와 같은 고용량의 제거 가능한 저장 장치들이 많이 있지만, 일반 저장 장치보다 독점적인 포맷을 사용하기 때문에, 두 개 이상의 드라이브 포맷이 호환이 되고 생성 및 수신 시스템이 모두 동일한 드라이브 포맷을 사용하는 장치를 이용하는 것이 중요하다. Local Area Network (LAN) 접속 또는 인터넷이 이용 가능하다면, 이들을 통해 파일을 전송할 수 있다.

백업 파일을 본 사무실로 보내면 여행 중 수화물 도난이나 분실로 데이터를 잃어버리는 것을 막을 수 있다. 그러나 파일이 전송된 이후에는 파일이 정상적으로 전송되었는지를 수신하는 동료에게 확인해야 한다. 다양한 형태로 운영중인 이메일 시스템들은 악성의도를 지닌 프로그램을 운반할 수 있다고 감지하는 경우(해당 프로그램의 진위와 상관없이, Hotmail이 MDB-Epi Info에서 사용하는 Microsoft Access 파일-을 악성프로그램으로 감지하는 것처럼) 첨부자료 전송을 거부하거나, 더 나쁜 경우에는 첨부자료를 제거하기 때문이다. 이러한 문제는 보안요구사항이 덜 엄격하고 전송에도 사용될 수 있는 인터넷 파일 저장 기능("파일 저장"으로 검색하면 나온다)이나 "ZIp 드라이브를 이용한 파일 압축" 또는 일반 파일 압축기를 이용하여 해결될 수 있다.

인터넷이나 다른 네트워크를 통해 파일을 전송할 때는 기밀 내용을 보호하는 것이 중요하다. Epi Info의 EpiLock과 같은 프로그램은 128비트 이상의 파일 암호화를 통해 기밀 내용을 보호할 수 있다. 또한 전송 또는 저장할 파일에서 이름과 개인 식별자를 가능한 한 많이 생략함으로써 개인정보 유출 위험을 줄일 수 있다.

문서 작성

문서 작성 소프트웨어는 설문지, 계획서, 보고서를 작성하고, 조사 중 기타 관찰 내용을 기록하는 데 사용된다. 새로운 패키지에 적응하는 데 시간이 걸리므로 조사자는 이전부터 친숙한 패키지를 사용하는 것이 더 좋다.

조사에 참여하는 공동 협력자가 다른 소프트웨어를 사용하는 경우, "Rich Text Format"(RTF)같은 범용 형식을 사용하고 있더라도 표준 포맷도 버전에 따라 다를 수 있기 때문에 소프트웨어들 간의 호환성을 점검해야 한다. 불가피한 경우 일반 텍스트 또는 ASCII와 같은 가장 하위 수준의 파일로 문서를 작성할 수도 있다. 어쩔 수 없는 현장에서의 호환성 격차는 파일이나 텍스트를 이메일을 통해 본 사무실로 보내서 해결한다.

컴퓨터용 설문지 디자인

설문지는 자료 수집을 구조화하기 위한 도구 또는 템플릿으로, 컴퓨터나 수작업으로 표로 작성할 항목들 각각은 동일한 형태로 한다. 예를 들어 AGE라는 항목은 일정한 형식으로, 아마도 나이를 나타내는 숫자로 연령을 표현한 자료를 가지게 된다. 훌륭한 설문지를 만들려면 먼저 강조하고자 하는 주제들을 개요화해야 한다. 이론적으로도 먼저 원하는 출력물의 형태를 정하고 이에 필요한 입력 요소를 나중에 정하는 것이 더 바람직하다. 실제로는 만족스러운 '형태'가 나올 때까지 입출력을 반복해 가며 작업한다.

질병 또는 손상과 하나 이상의 노출 또는 위험 요인 간의 상관성을 탐색하는 것이 목적일 경우가 종종 있다. 이때의 주요 주제들은 다음과 같을 수 있다.

- 개별 기록 또는 설문지 사본에 대한 고유 식별자
- 식별자 및 추적 정보
- 인구학적 정보(연령, 성별 등)
- 사례정의에 따라 결정된 결과(질병 또는 손상)
- 노출
- 가능한 교란요인

원하는 출력물은 다음과 같을 수 있다.

- 시간 경과에 따른 사례 발생 그래프(시간)
- 거주지나 직장별 사례 지도(장소)
- 결과에 따른 노출 표(사람)

설문지로 데이터베이스를 디자인하려면, 설문지를 구성하는 일련의 질문들을 주요 섹션별로 구분지어야 한다. 주요 섹션별로 구분지은 질문들은 First Name, Social Security Number, Diarrhea, Potato Salad처럼 필드 또는 변수 이름으로 사용할 수 있는 이름들을 컴퓨터 파일 이름 붙이기 형식대로 부여한다. 이렇게 이름이 부여된 각각의 질문들은 면접자나 면접대상자가 이해할 수 있는 질문으로 만들 수 있다. Diarrhea와 같이 일부는 몇 가지 질문(발생일시, 빈도, 지속성 등)이 필요할 수 있는데, 이는 조사자의 Diarrhea 사례정의를 만족할 경우 최종적으로 예/아니오라는 결론으로 요약할 수 있다.

설문지를 디자인할 때, 자료를 입력하고 분석하는 데 사용할 프로그램을 잘 아는 것이 필요하다. Epi Info를 사용한다면 다음과 같은 컴퓨터 용어가 자료의 입력과 분석을 기술하는 데 필요하다.

필드 또는 변수는 FIRST NAME 또는 AGE 같은 하나의 자료 항목이다. 일반적으로 필드는 자료 항목들이 입력될 빈칸을 말할 때 사용되며, 변수는 분석할 때 조작할 수도 있는 필드 이름을 지칭한다. 하나의 레코드는 일반적으로 하나의 설문에 대해 한 명의 응답자로부터 얻은 정보이다. 많은 레코드들이 한데 모여 파일 또는 표로 저장된다. 도스용 Epi info의 데이터 파일 확장자는 dataOl.rec처럼 .rec로 끝나고, 데이터와 설문지 설명을 모두 포함하고 있다.

Windows용 Epi Info는 레코드들을 Microsoft Access 파일(.MDB)의 테이블에 저장한다. Windows용 Epi Info의 "보기"는 설문지 설명이 포함된 표를 화면에 표시해 준다. 파일을 데이터 입력 및 분석을 위해 불러들이거나, 플로피 디스크 또는 하드 디스크에 저장하거나, 다른 디스크로 복사할 수도 있다. 한 개 디스켓에 저장하기에는 너무 큰 파일을 압축하기 위해 WinZip과 같은 파일 압축 프로그램이 사용될 수도 있고, 그보다 더 큰 파일을 저장하기 위해 CD-ROM writer가 사용될 수도 있다. EpiLock 프로그램은 암호를 아는 사람만 해독할 수 있도록 파일을 암호화하는 데 사용될 수 있다.

Epi Info에서 필드는 프롬프트나 텍스트 질문을 가지고 자료 입력을 위한 공간도 가진다. DOS용 Epi Info에서는 질문들이 문서 작성기에서 문자 설문지로 작성된다. Windows용 Epi Info에서는 MakeView 프로그램이 화면에서 오른쪽 마우스 버튼을 누르면 나타나는 대화창을 통하여 설문지 디자인을 도와준다. 각 필드별로 나타나는 대화창은 텍스트, 숫자 또는 날짜와 같은 필드 유형과 프롬프트가 필요하다. 질문 또는 프롬프트가 입력이 되면 변수 이름이 자동으로 생성되고, 원할 때 언제라도 편집할 수 있다.

거의 모든 데이터 입력 프로그램은 지정된 유형의 자료(예로 숫자)만 입력할 수 있고, 다른 유형의 자료(예로 숫자 필드에 "Jones")는 입력할 수 없다. 다수의 컴퓨터 프로그램들은 입력 오류를 방지하기 위하여 입력을 평가하고 적절한 정정 조치를 취할 수 있는 복잡하고 정교한 방법들을 가지고 있다. 예를 들어 Epi Info에서는 자료 입력을 위해 필드 속성을 설정하거나 또는 Check Code에 데이터 입력을 위한 스크립팅 언어를 명령어로 삽입하여 최소, 최대, 법적 코드, 건너뛰기 패턴, 자동 코딩 및 이전 레코드의 데이터 복사를 지정하게 한다. Check Code Command 블록에서는 특정한 날짜가 어떤 날짜보다 앞선다거나 진단 코드가 그 사람의 나이 또는 성별과 일치하지 않을 경우 에러 메시지가 나타나게 사용자가 좀 더 복잡한 점검 절차를 설정할 수 있다. 또한 직접 계산하거나 다른 프로그램을 불러들여 복잡한 계산을 수행하게 하고 그 결과를 자료 입력 양식의 다른 부분에 제시하도록 Check Code가 작성될 수도 있다.

자료 입력에 대한 복잡한 점검을 하게 되면, 이를 설정할 시간과 기술이 필요하게 되므로 비용이 발생한다. Epi Info로 유행 조사하는 동안 대부분의 역학자들은 범위 또는 법적 코드와 같은 몇 가지 점검들만 삽입하고, 이전 답변들과 관련이 없다고 보이는 질문들을 건너뛰도록 프로그램에게 명령할 듯하다(예로 아프지 않았다면 증상에 대한 질문을 건너뛰어라). 여러 사람이 데이터를 입력하게 될 경우 일관성과 수용 가능성을 점검하기 위한 시간을 좀 더 투자할 필요가 있을 것이나, 한 사람이 모든 데이터를 입력하고 입력 후 수동으로 확인이 가능할 만큼 레코드 수가 적으면 필요하지 않을 수도 있다.

어떤 상황에서는 먼저 종이 양식을 사용하는 것보다 컴퓨터에 직접 데이터를 입력하는 것이 더 선호된다. 방문 조사 작업 및 의무기록실에서 기록을 추출하는 경우 직접 입력하는 형태로 사용한다. 그러나 대부분의 유행 조사에서는 종이 양식을 이용하여 설문을 하고 나중에 아마도 보건부서의 사무실이나 휴대용 또는 랩톱 컴퓨터가 있는 모텔 방에서 설문결과를 컴퓨터에 입력하게 된다. 앞으로는 팜톱 형태의 손으로 쥘 수 있는 컴퓨터로 현장에서 직접 데이터를 입력하게 될 가능성이 늘어날 것이다.

컴퓨터 화면에서 사용할 수 있는 몇 가지 양식의 설문 이미지가 있다. 첫 번째는 전보처럼 간결한 양식 또는 "키펀처" 양식이다. 필드 이름과 데이터를 입력할 공백으로만 구성되며, 종이와 화면 양식 모두에 익숙한 사람이 가장 빠르게 입력할 수 있도록 화면에 배치되어 있다. 이러한 설문지는 다음과 같이 시작할 수 있다:

Idnum _____
Name _________________________________
Age ___
Sex (M/F) ___
County ________________

Disease ____________________
Chicken (Y/N) ___
Ham (Y/N) ___
Beef (Y/N) ___

Microsoft Excel 또는 penOffice.org의 스프레드시트 기능에서 사용되는 것과 같은 스프레드시트 포맷:

Idnum Name Age Sex (M/F) County Disease Chicken (Y/N) Ham (Y/N) Beef (Y/N)

세 번째 양식은 Epi Info에서 제공하는 형식의 확장된 형태로 종이 양식과 거의 유사한 확장형으로 제목, 질문, 사용자에 대한 지침 및 빈 칸 등을 갖추고 있다. 약간의 편집으로도 실제 인터뷰에서 사용할 수 있다. 설문지가 비교적 짧을 경우, 데이터 형식에 대해 "전문가"가 될 시간이 없는 여러 명이 데이터를 입력하는 경우(100개의 질문을 입력하면 "전문가"가 될 수 있을 가능성이 있음)나 데이터 입력이 자주 중단될 수 있는 경우 이러한 포맷은 가장 유용하다.

Epi Info에서는 조사자의 선호도에 따라 3가지 양식 중 하나를 선택하여 사용할 수 있다. 어떤 양식이든 화면의 프롬프트는 자료 분석 시 조작할 변수의 짧은 이름보다는 더 길 수 있다.

Epi Info나 다른 프로그램을 사용할 때, 개별 설문지 입력을 마무리하기 전에 해당 프로그램이 결측치(missing values)를 처리하는 방법을 알아두는 것이 중요하다. Epi Info에서 〈Enter〉를 치면 필드를 공란으로 남겨두면서 결측치가 입력된다. 일부 프로그램은 결측치를 숫자 형식의 제로로 기록한다. 이러한 프로그램에서 제로 값과 결측치 간에 혼돈이 없도록 설문지를 주의하여 디자인하여야 한다. 예를 들어 물을 한 잔도 마시지 않은 것과 "미상"의 잔을 마신 것은 아주 다르므로 특정 코드(일반적으로 9 또는 99)를 "미상"일 경우 할당하여야 한다. 그런데 이러한 코드는 Epi Info와 대부분의 최신 자료 입력 프로그램에서는 불필요한데, 결측치가 제로와는 다른 값으로 저장되기 때문이다

일부 조사에서, 특히 연구 목적일 경우, 조사 대상자로부터 "미상"으로 인용된 답변, 조사자가 덜 정확하거나 미상으로 간주한 답변, 자료 입력 도중 누락된 답변 등을 감별하기 위해 추가적인 코드(예로 8)를 할당하는 것이 꽤 유용하다. 그런데 이러한 부가적인 코드는 분석을

상당히 복잡하게 하므로 결과를 보여줄 표 양식을 필히 심사숙고한 이후 할당하여야 한다. "누군가 나중에 물어볼 수도 있겠다"는 것 이외에 분석에서 의미 있게 기여할 것이 아니라면 일련의 부가적인 코드는 조사를 힘들게 할 뿐이다. 현장조사에서 한 가지 종류의 결측치를 사용하는 것으로 충분한데, 그 이유는 대상자 수가 많지가 않고 대략적으로 빠르게 자료를 수집한 경우가 많으므로 한 가지 이상의 결측지 형태를 사용할 때 나타날 수 있는 바이어스를 분석하기 어려울 수 있기 때문이다.

질문을 적절하게 분석하기 위해서는 자료 입력 중에 코드를 이용하여 자료를 할당해야 한다. 카운티의 이름 또는 질병의 이름을 그대로 입력하면 분석이 불가능한 동의어와 오타가 많이 발생할 수 있다. 코드는 숫자 또는 문자로도 사용될 수도 있다. 그런데 분석 중에 표를 생성할 때, 숫자 코드가 라벨을 생성할 수 있게 기록될 수 있어 유용한 측면이 있다고 하더라도, 실제 값을 나타내는 데 있어 문자 코드가 숫자 코드보다 더 유용하다. 일반적으로 자료 입력 시 "Y"와 "N"은 "0"과 "1"보다 에러가 발생할 가능성이 덜하고, 상기도 감염일 경우 "URI"가 "7002"보다 더 의미가 있다.

자료 입력 양식을 설정할 때 핵심 문제는 선다식 질문과 관련이 있다. 다음의 질문:

- 하루에 몇 잔의 물을 마십니까(하나를 고르시오)?

  0. 마시지 않음
  1. 1 ~ 2잔
  3. 3 ~ 4잔
  5. 5잔 이상
  9. 모르겠음

  Water#

이는 9와 같은 빈 공란까지 포함된 5개의 응답이 상호 배타적이므로, 이 질문에 오직 하나만의 응답이 존재한다. "WATER"라고 명명한 한 자릿수 필드만으로도 응답을 기록하기에 충분하다.

다른 유행의 질문은 다음과 같다.

- 지난달에 어떤 증상이 있었습니까?

  1. 설사
  2. 발열
  3. 오한

3개의 증상을 가진 경우가 모두 존재할 수 있음을 주목하라. 하나의 질문처럼 보이지만 3개의 예/아니오라는 응답이 필요하기 때문에 이 질문은 다음과 같이 수정되어야 한다.:

- 지난달에 어떤 증상이 있었습니까?

  설사 〈Y〉

  발열 〈Y〉

  오한 〈Y〉

이와 같은 질문은 식사 때 먹을 수 있는 음식의 목록 파악에도 마찬가지로 적용될 수 있다. 응답들이 상호배타적이지 않기 때문에 각 응답들은 별개의 질문들이 된다. Epi Info의 Analysis 프로그램에서는, 첫 번째 질문에 대해서 각 레벨에 대한 코드와 각 코드가 표시되는 횟수를 표시하는 명령문 “FREQ WATER”를 이용하여 그 결과를 간명하게 요약하여 나타낼 수 있다.

그런데 증상 질문은 좀 더 복잡하다. Epi Info에서 변수 Diarrhea의 빈도 분포를 요청하면(FREQ DIARRHEA), 설사가 있는 사람과 없는 사람의 수를 알아내는 것은 간단하다. 그러나 각자의 사람들이 얼마나 많은 증상을 가졌는지를 알아내는 것은 좀 더 복잡한 프로그래밍을 필요로 하는데, 이것이 분석에 정말로 중요하다면 증상 리스트 아래에 “증상의 수 #”와 같은 요약 질문을 추가하는 것이 더 쉬울 수 있다. 분석 단계에서 추가적인 프로그램을 짜는 것보다 자료를 입력하는 사람이 종이 양식을 빠르게 보고, 증상을 세고, 그 수를 입력하는 것이 더 나을 수도 있다. 이와 같이 자료 입력 중 사람의 지적 능력으로 자료 입력의 정확성을 높이는 것과 컴퓨터에게 그 작업을 하게하는 것을 적절하게 타협하는 것이 중요하다는 것을 컴퓨터 입력 양식과 종이 설문지 디자인을 하는 동안에 알 수 있을 것이다. 두 개의 접근방식을 모두 사용하려 한다면, 종이에서 컴퓨터로 전달될 자료를 최대한 단순화하는 것을 고려하라. 이름, 주소, 기타 후속 정보 정보는 생략될 수 있고, 복잡한 사례정의는 하나의 예/아니오 질문으로 요약되어질 수 있다. 현장조사는 일반적으로 수십, 수백의 설문지들이 수집되는데, 몇 개의 질문들 때문에 자료를 입력하는 프로그램을 짜도록 하는 것보다 입력자의 판단으로 그 질문들에 답하는 것이 좀 더 간단한 대안이 될 수도 있다.

마지막으로 조사자는 수집할 내용, 완료된 설문지를 수작업으로 처리할 양, 컴퓨터 사용을 위한 코드 형식을 결정하여야 한다. 이런 결정에 경험이 중요한 역할을 할지라도, 예비 시험도 경험을 대신할 수 있는 좋은 대안이 될 수 있다. 예비 시험은 5, 6개의 설문지 사례들을 입력하는 것으로 구성할 수 있다(가급적 최종 연구에 포함되지 않는 사람들의 데이터). 그런 다음 최종 분석을 위한 모델을 생성하여 결과 프로그램으로 저장한다. 이런 절차는 종종 설문지의 결함, 불일치 또는 모호성을 드러내주고, 분석에 도움이 안 되는 질문들을 찾아내주어서 최종적으로는 설문지 디자인을 향상시키는 데 크게 기여한다. 설문지 디자인을 마무리하기 전에 조사자는 "내가 정말 알고 싶은 것은 무엇인가?"와 "이 변수를 어떻게 처리할 것인가?"라는 추가 질문으로 각 질문을 검토해야 한다.

자료 입력과 검정

일반적으로 현장에서 종이 설문지가 준비되어도 자료를 입력하여 분석하기까지는 아직 많은 일들이 남아 있다. 종이 설문지에는 맞춤법 오류, 동의어, 약어, 대/소문자 혼합, 주변 메모 및 누락 데이터 등이 있다. 데이터 입력은 데이터셋을 부분적으로 "자료 정제(cleaning)하는" 일종의 기회이다. 가설에 유리한 데이터는 넣고 가설에 불리한 데이터는 빼는 것과 같은 바이어스를 방지하려면 세심하고 헌신적인 노력을 기울여야 한다. 현장조사에서는 소위 "내용을 모르는" 코딩 요원과 데이터 입력 요원을 두는 사치를 좀처럼 누릴 수 없으므로, 오로지 정확성에 대한 엄격하고 충실한 집중만이 바이어스를 방지할 수 있다.

환자군(사례군)과 대조군을 한 번씩 번갈아 가며 자료를 입력하게 되면 자료를 입력하는 과정에서 일어나는 자의적 결정이나 조정으로 야기되는 바이어스를 방지할 수 있는 한 방편일 수 있나. 만약에 두 명 이상의 자료 입력자가 있으면, 각 입력자는 환자군과 대조군을 같은 비로 입력하게 하여야 한다.

Epi Info를 포함한 대부분의 자료 입력 시스템에서 화면상의 커서는 입력이 발생할 위치를 표시한다. 커서는 필드에서 필드로 자동으로 넘어간다. 입력이 되면 입력 내용이 적절한 형태인지(숫자, 날짜 등)를 점검하고 점검 파일에 프로그램된 추가적인 점검 사항들이 수행된다. 문제가 나타나면 Epi Info는 해당 문제를 표시하고 다음 필드로 넘어가지 전까지 교정을 기다린다. 각 설문지의 자료 입력이 완료되는 동시에 레코드가 자동적으로 저장되거나 "디스크에 자료를 저장하시겠습니까? (예/아니오)"와 같은 질문에 응답을 하면 저장된다. Epi Info에서는 정전으로 인해(또는 누군가 전원 코드에 걸려 넘어짐) 입력 중이던 자료는 다시 입력하여야 할 수 있지만, 이전에 저장된 레코드가 손실되지는 않는다. 이런 기능이 없는 프로그램이라면 자주 저장을 하며 사용해야 한다. 입력이 완료된 이후에는 해당 종이 설문지에 표시를 하여 재입력하는 사고를 피할 수 있다.

모든 레코드들이 입력되면 입력 내용을 세심하게 점검하여 소스 문서(설문지)와 정확하게 일치하는지를 확인한다. 한 사람은 입력된 자료를 큰 소리로 읽고, 다른 사람은 원본 문서와 정확하게 일치하는지를 확인한다.

각 변수별로 빈도를 알아보는 방식으로 추가 점검을 할 수 있으며, Epi Info의 FREQ* 명령어가 빈도 산출 작업을 수행할 수 있게 해준다. 결과를 검토하다 보면 주의가 산만할 때 입력되었을 법한 "*Gf!"와 같은 특이치들이 종종 드러날 것이다. 이러한 에러들은 자료 입력 프로그램을 통해 실제 분석을 시작하기 전에 수정될 수 있다.

어떤 조사자들은 동일한 설문지 세트를 다른 두 사람에게 주어 서로 다른 파일로 이중 입력하는 것을 더 선호하기도 한다. 입력이 완료된 이후 두 개의 파일을 서로 비교하여 차이가 나는 항목들은 자료 입력을 결정하도록 승인받은 한 사람이 최종적으로 수정한다. 두 개의 파일을 비교할 수 있는 프로그램이 Epi Info에 포함되어 있다.

데이터 입력 중과 입력을 완료한 이후에도 백업 복사본을 만들어 원래 컴퓨터로부터 떨어진 안전한 장소에 보관해야 한다. 추가적인 보안을 위해 암호화된 사본을 인터넷의 파일 저장 장치에 둘 수도 있다.

현장역학 자료분석

기술 연구 또는 조사의 자료 분석은 각 변수에 대한 간단한 빈도를 산출하는 것으로부터 시작된다(Epi Info에서 Freq*). 그 다음으로 환자군(사례군)과 대조군, 질병과 건강, 노출과 비노출과 같은 두 개 이상의 집단을 대상으로 한 연구에서 두 집단을 비교하고 싶을 것이다. 범주형(코딩된) 변수라면, Epi Info의 TABLES 명령어(예: TABLES * ILL)는 질병 유무(예/아니오)에 따라 각 변수에 대한 적정한 통계량을 제공하면서 각 변수의 교차표를 생성하여 줄 것이다.

환자-대조군 또는 단면 연구에서는 종종 히스토그램 또는 유행곡선이 필요할 수 있다. Epi Info에서는, 환자군에 대한 히스토그램을 생성하려면 먼저 환자군을 선택해야 한다(예: SELECT CASE = "Y"). 그 다음 Epi Info의 HISTOGRAM ONSETDATE를 이용하면 히스토그램을 생성할 수 있다. 연령 또는 수축기 혈압과 같은 연속형 변수의 경우 MEANS 명령어(예: MEANS SBP ILL, SBP는 수축기 혈압을 ILL은 환례 상태를 나타냄)가 분석에 이용될 수 있다.

대부분의 분석 프로그램에서 분석 대상이 되는 변수의 이름을 사용하는 것이 필요하다. 대수학 기호와는 달리 컴퓨터 프로그램들에서는 필드를 정의하는데 있어 기술적 이름을 허용한다. 일부 프로그램들에서는 이름의 길이가, 예를 들어, 8 또는 10자로 제한된다. 어떤 한 프로그램에서 다른 프로그램으로 자료를 전송하려고 한다면, 가장 적은 자릿수를 허용하는 프로그램에 맞추어 잘려진 변수 이름이 그대로 있는지를 확인하라.

예를 들어, “ADDRESSLINE1”과 “ADDRESSLINE2”라는 10자리가 넘는 이름의 변수들은 이름이 10자로 한정하는 프로그램으로 전송되면 잘려서 ADDRESSLIN이란 같은 변수 이름으로 표시될 것이고, “ADDRESS1”과 “ADDRESS2”라는 8자리 이름의 변수들은 8자리로 제한하는 프로그램에 전송되더라도 잘리지 않고 그대로 변수 이름이 유지될 것이다. 또한 많은 프로그램들은 숫자로 시작되는 변수 이름을 허용하지 않는다.

각 필드에 대한 빈도를 분석한 후, 각 집단별로 얼마나 많은 레코드가 있는지, 각 필드별로 얼마나 많은 결측치가 있는지를 알 수 있을 것이다. 결측치가 있게 되면, 상당수의 표들은 2×2 표보다는 3×3 표일 것이고, 산출되는 통계량은 2×2 표와 같이 완전하지 못하게 된다. 어떤 프로그램들은 결측치를 제외하고 분석을 할 수 있다(Epi Info에서는 SET 명령어 사용). 이런 명령어를 사용한 후 분석을 반복하면 결측치를 무시하고 표와 빈도에 대한 자료를 가지고 있는 레코드만을 분석할 것이다. Epi Info에서 2×2 표를 만들면 자동적으로 카이제곱 검정법, 오즈비, 상대위험도, 신뢰구간, Fisher and mid-*P* exact tests(피셔의 직접확률법)이 계산된다.

종종 ‘유의’한 결과값들이 한 개 이상 생길 수 있는데, 이럴 경우 *P*-값은 0.05 이하이거나 오즈비나 상대위험도는 신뢰구간 내에서 1.0을 초과하게 된다. 교란요인을 고려한 추가 분석이 필요하다고 표시해 주기도 하는데, 주로 연령과 성별과 같은 흔한 교란요인들에 대해 표시된다. 교란요인에 대한 추가 분석은 관심이 되는 표를 정하고(Epi Info의 예: say SALAD by ILL), 층화하여 표시된 교란요인들 각 값에 대해 별개의 표를 만들어서 수행한다.

Epi Info에서는 TABLES SALAD ILL로 조표(crude table)를 생성하고, 이를 성별로 층화하기 위해 TABLES SALAD ILL SEX를 이용하여 남자와 여자에 대한 별개의 표를 생성한다. Mantel-Haenszel 요약 카이제곱과 층화한 결과의 *P*-값을 조분석 결과와 비교해 볼 수 있다. 두 개 이상의 층에서 오즈비가 비슷하다면 상호작용이 존재하지 않는 것이고, 조분석 결과의 오즈비와 Mantel-Haenszel 오즈비의 차이가 있다면 성별(SEX)이 교란요인이라는 표시로 간주될 수 있다. 연령, 사회경제상태(교육, 거주, 인종 등등) 등과 같은 기타의 잠재적인 교란요인들은 앞서 성별에서 수행했던 사례와 같이 개별적으로 하나씩 평가될 수도 있고, 조합하여 평가될 수도 있다(예: TABLES SALAD ILL SEX RACE).

층이 많을수록 표본 수가 작아져서 층화가 제대로 수행되기 어렵기 때문에, 연령과 같은 변수들은 층의 수를 줄이기 위해 재코딩될 필요가 있을 수 있는데, 많은 연령군을 소아와 성인으로 재코딩하는 방식으로 층의 수를 훨씬 더 작게 하여 연령을 층화할 수도 있다. 복잡한 사례정의를 자동화하는 것을 포함한 자료를 조작하는 예들은 DOS용 Epi Info 매뉴얼의 유행 조사 장에 포함되어 있다.

교란현상을 찾아내어 층화를 통해 제거를 하고 상호작용 문제가 해결되었다면, 분석 작업은 현장에서 얻고자 하는 목적으로는 충분할 것이다(예를 들어, "18세까지의 사람에서 효과는 …였고, 18세를 초과하는 사람에서는 동일하게 반응하지 않았다."처럼 전체적인 결과 이외에 한 개 이상의 층에 대한 결과를 기록). 유의한 중요한 결과가 있다면, 그것들은 생의학적인 관점에서 평가되어야 하고 이해 당사자들에게 배포되어야 한다.

중요한 결과들을 그래프로 작성하면, 특히 시간 변수와 관련된 결과들에 적용하면, 그 결과들을 시각화하거나 설명하는 데 도움이 될 수 있다. Epi Info는 막대, 히스토그램, 파이, 산포도, 선 그래프 작성 기능을 제공한다. 산포도는 두 개의 변수가 필요하고, 다른 포맷들은 한 개의 변수로도 작성 가능하다. 남자와 여자에 대한 별개의 히스토그램에 발병일을 표시하는 것처럼, 각각의 값에 대한 별개의 그래프를 작성함으로써 2차 변수가 표시되게 할 수도 있다.

여러 개의 중요한 위험 요소들 또는 교란요인들이 있는 경우, 로지스틱 회귀분석이 도움이 될 수 있다. 로지스틱 회귀분석은 Epi Info의 일부로 제공되고, 상당수의 다른 프로그램들도 Epi Info로부터 데이터를 받아 로지스틱 회귀분석에 활용될 수 있다.

지리정보시스템과 "장소" 분석

어떤 감염병 유행에서는 주소, 작업, 방문, 음식 또는 물 소비, 또는 에어로졸 흡입이 발생하거나 위치한 장소에 대한 분석이 중요하다. 지리정보시스템은 데이터베이스 정보를 지도 또는 다른 그래픽과 연계하여 공간 분석의 기회를 제공하는데 사용된다. 위치는 도시, 주, 우편 코드 또는 센서스 트랙 등과 같은 변수로 기록될 수 있다. 또한 지오코딩(geocoding)으로 파악하거나 휴대용 GPS로 현장에서 측정된 위도와 경도로 위치가 보다 정확하게 기록될 수도 있다. 지오코딩은 거리 주소들 또는 다른 위치정보로부터 정확한 위도와 경도를 알아내는 것을 의미한다. 특별한 지오코딩 데이터베이스, 또는 상업적으로 이용가능하거나 인터넷에서 제공되는 서비스들을 이용하여 지오코딩이 수행된다.

지오코딩을 위해서는 하나 이상의 지리적 변수들이 Epi Info 6와 DOS용 Epi Map에서는 경계 파일(boundary file)이라고 하고 Windows용 Epi Info/EpiMap에서는 모양 파일(shape file)이라고 하는 "지도"의 지리적 정보와 일치해야 한다. 예를 들어, 양 쪽 데이터베이스의 도시 이름들은 동일한 철자법으로 같거나 점 좌표들은 십진수로 표기된 위도/경도처럼 동일한 단위로 같아야 한다. GIS 소프트웨어는 지도 이미지를 데이터베이스와 결합하여 위치를 색상, 패턴, 점 또는 공간 정보를 나타내는 기타 기호로 표시한다. 지리적인 정보의 분석을 둘러싸고 하나의 과학적인 학문 분야가 만들어졌으나, Epi Map 프로그램이 있는 Epi Info로 기초적인 작업이 수행될 수 있고 필요하다면 전문적인 GIS 소프트웨어를 사용하여 개선할 수 있다. S.B. Eng는 유행 조사에서 점 지도를 사용하는 방법을 기술한 바 있다.[2] Epi Info는 ArcView (Environmental Systems Research Institute, Inc., www.esri.com) 제작자가 개발한 소프트웨어를 사용하기 때문에, Epi Info의 지도는 ArcView 시스템에서도 구현될 수 있다.

기존의 전산자료 얻기와 사용하기

때로는 유용한 전산화된 정보가 조사 지역에 이미 존재하고 있다. 예를 들어, 병원 전산시스템은 검사자료들, 진단 정보, 또는 수술 일정들을 가지고 있을 것이고, 급수 처리 공장은 수질 분석 자료를 가지고 있을 것이다. 그러한 자료들은 관련되지 않은 정보들까지 포함되어 있을 수 있고, 다양한 파일 포맷으로 존재할 것이다. 관련 자료의 선택은 해당 데이터시스템을 관리하는 사람을 통해 수행될 수 있다. 기간과 기록의 범주가 특정된다면, 데이터 관리자가 원하는 항목(아마도 특정 필드만 표시된 형태)만을 포함되게 파일로 만드는 것은 비교적 쉬운 일일 것이다.

파일의 포맷은 중요하다. 대부분의 전산화된 데이터베이스와 Epi Info와 같은 통계 프로그램들은 고정 필드 포맷(fixed-field format)의 ASCII 파일을 취급한다. ASCII 파일은 128개의 표준 문자로 구성되고, 각 행은 개별 레코드를 나타낸다. 필드는 레코드가 되는 행에서의 위치로 구분되고 고정된 수만큼의 문자들을 차지하거나 쉼표나 다른 구분자로 종료된다. 따라서 필드 목록, 필드 유형과 길이, 구분 기호(들)의 목록을 얻는 것은 중요하다.

DOS용 Epi Info는 직접 DBASE 포맷의 파일을 분석하고, Import 프로그램으로 Lotus 1-2-3, 쉼표로 구분된 자료, DBASE 파일, 고정 필드의 ASCII 포맷 파일을 가져올 수 있다. Epi Info의 Analysis 프로그램은 20개 이상의 다른 포맷의 파일들을 읽고 분석하며 또한 동일한 포맷으로 작성도 할 수 있는 등 매우 유연한 자료 변환 기능을 가지고 있다.

어떤 종류의 외부 파일이든 복사가 될 때마다 자료 제공자가 믿을 수 있는 사람이어도 원본 디스크는 반드시 적절한 프로그램을 이용하여 컴퓨터 바이러스를 검사해야 한다. 전화번호 목록 또는 Epi Info의 매뉴얼과 같은 참고 데이터는 CD-ROM이나 컴퓨터의 하드 디스크에 파일로 저장하여 현장으로 가지고 다닐 수 있으므로 더 무거운 종이 사본들을 지니고 다닐 필요가 없다.

컴퓨터 통신

무선 연결, 로컬 네트워크 기반의 이더넷(Ethernet) 연결 또는 모뎀 등이 장착된 컴퓨터를 사용하여 모든 유형의 파일을 다른 컴퓨터나 인터넷으로 보낼 수 있다. 전 세계의 많은 지역에서 인터넷 접속이 가능한 인터넷 카페를 저렴한 비용으로 이용할 수 있다. 사용할 수만 있다면 인터넷은 이메일을 위한 시설을 제공할 뿐만 아니라 거의 모든 주제에 대한 검색, 지침, 교과서, 계산기들, 참고 자료, 다양한 품질의 정보들에 접근할 수 있게 한다. 우달(Woodall)은 질병의 유행을 조사하는 데 있어 컴퓨터 네트워킹 사용에 대한 리뷰를 하면서, 생물 무기와 독성 무기 사용에 대해 우려를 표시하기도 했다.[3] 많은 회사들과 호텔들은 표준 모뎀과 호환성이 없는 디지털 전화기들을 이용하고 있어 휴대용 컴퓨터를 전화선에 연결하기가 항상 쉬운 것은 아니다. 그런데 호텔들이 무선(Wi-Fi) 연결 또는 케이블 연결을 통한 고속 인터넷 서비스를 점차 늘려가고 있으며 현장으로 떠나기 전에 이러한 서비스가 가능한지를 문의하는 것이 좋다.

현장에서 전 세계의 전자 및 문서 문헌으로부터 정보 얻기

조사자가 조사 중인 문제의 형태에 전문가가 아니라면 문헌 검색이 매우 중요할 수 있다. 미국의 국립의학도서관(National Library of Medicine)의 MEDLARS 데이터베이스는 의료 및 공중보건 정보를 위한 가장 포괄적인 정보원 중 하나이다. MEDLARS는 수천 개의 생의학 저널들에 게재된 수백만 개의 논문들을 설명하는 참고문헌들과 초록들을 가지고 있다. 국립 의학 도서관 포탈(http://nlm.nih.gov) 또는 MEDLARS 검색이 가능한 사이트들에서 무료로 검색을 할 수 있다.

구글 웹사이트(www.google.com)는 무료 검색을 제공하여 사람들이 가장 많이 인용하는 순서대로 참고문헌들을 검색의 결과물로 나타내 주어 수십억 개의 검색될 수 있는 잡동사니들을 대부분 걸러준다. 야후(www.yahoo.com) 같은 검색 엔진들은 계층 분류 검색 기능이 있어 체계적 문헌 고찰이 필요할 때 더 유용할 수 있다. 어느 경우이든 인터넷이 점점 더 전 세계의 상황을 반영하는 장이 되어 가면서, 무시할 수 없을 정도의 일회적인 정보와 누적되는 정보를 함께 보여주고 있다. 인터넷으로 잠깐만 검색하는 것은 공기 처리, 배관, 법률, 의학적 조언들, 관련 문제를 다루는 기관들, 심지어 사람을 찾을 수 있는 방법들과 전화번호들까지 새로운 분야에 대한 정보를 파악할 수 있는 실용적 방법이 된다.

Epi Info를 포함한 대부분의 컴퓨터 제품들은 웹사이트를 통해 지원되며, Epi Info 웹사이트(www.cdc.gov/epiinfo/)에서 Epi Info의 사본 또는 업데이트를 무료로 다운로드할 수 있다. 프린터 제조업체와 같은 많은 하드웨어 회사들은 자신들의 제품에 대한 최신 드라이브를 무료로 다운로드할 수 있게 제공하고 있다. 많은 통계 계산기 프로그램들을 OpenEpi 웹사이트(www.openepi.com) 및 다른 사이트에서 제공하는 링크를 통해 구할 수 있다. 상당히 상세한 지도를 인터넷에서 다운로드할 수 있으며, 매핑을 위한 리소스를 제공하는 수백 개의 사이트에 대한 링크가 있는 온라인 참고문헌 부분이 Epi Info에 포함되어 있다.

현장조사 중 기술적인 도움 얻기

때로는 현장에서 조사자로서는 해결하기 어려운 전문가 지원이 필요한 컴퓨터 문제가 발생할 수 있다. 컴퓨터 작동 중단, 생소한 파일 포맷, 특정 프린터 또는 기타 장비와 접속 연결, 전화 연결 장애 등등은 모두 전문가 도움을 필요로 할 수 있다. 대부분의 지역사회에는 다양한 영역의 기술 전문가들이 있다. 직장의 지원 담당자에게 전화를 걸어 문제가 해결되지 않는다면, 지역의 보건부서, 기술 학교, 컴퓨터 상점, 컴퓨터 클럽을 찾아서 필요한 지식을 가진 사람이나 장비를 구해야 할 것이다. 인터넷과 이메일은 시간대가 달라도 낮이든 밤이든 구애받지 않고 언제라도 접속해서 작업할 수 있는 정보 출처가 된다. 오류 메시지의 단어나 자신의 문제를 설명하는 정보로 구글링(googling)을 하면 해당 문제를 겪고 해결한 사람들을 자주 알려준다.

컴퓨터 바이러스와 자료 백업

책으로 쓴 유일한 원고를 화재로 잃어버리면 복구할 방법이 없다. 컴퓨터 데이터도 마찬가지로 백업은 그만큼 중요하다. 잘못될 수 있는 일이라면 그게 어떤 경우이든 아마도 한 번 이상 다시 일어날 수 있다고 생각해야 한다. 지난 몇 년 동안, 컴퓨터 바이러스는 잘못될 수 있는 상황 목록들에 반영되었지만, 하드디스크 고장, 정전, 도난, 심야 작업 중 오류 등을 대비하여 백업을 철저히 받아두어야 하는 기존의 여러 이유들 중 하나로 취급되었을 뿐이다.

컴퓨터 바이러스는 점점 더 널리 퍼지고 있다. 컴퓨터 바이러스는 다양한 문제들을 일으키지만, 무엇보다도 가장 심각한 것은 특정 컴퓨터에 있는 디스크의 모든 데이터를 파괴하는 것이다. 직전까지는 감염되지 않았다고 본 외부 컴퓨터로부터 나온 바이러스에 의해 파일을 복사하거나 다른 전산망과 통신을 하다가 컴퓨터가 감염될 수 있다.

컴퓨터 바이러스를 찾아내고 제거도 할 수 있는 상업용 프로그램들이 있는데 이들을 사용할 때는 컴퓨터에 삽입된 모든 디스크를 검사하여야 하고, 이러한 검사는 파일 복사, 자료 처리, 프로그램 실행 전에 이뤄져야 한다. 적정한 바이러스 보호 프로그램이 컴퓨터에서 항상 활성화되어 있어야 하고, 다른 컴퓨터에서 사용되면서 감염되었을 수 있는 디스켓들은 보다 철저히 검사해야 한다. 휴대용 컴퓨터는 도둑들의 손을 잘 탈 수 있는 물건이고, 휴대용 컴퓨터의 하드 디스크는 다른 모든 하드 디스크와 마찬가지로 소위 "고장"이 나면 데이터를 복구하기가 어렵거나 불가능하게 만든다. 모든 데이터는 정기적으로 한 개 이상의 플로피 디스크 또는 CD-ROM으로 만들어 두어야 하고, 그렇게 만들어진 백업은 도난이나 부주의 또는 화재로 인한 완전한 손실 가능성까지 배제하기 위하여 원래 데이터를 처리하고 보관하고 있는 컴퓨터가 있는 장소와 떨어진 별개의 장소에서 주의 깊게 보관되어야 한다. 현장조사를 위해 여러 곳을 다니는 도중에 여러 개의 잘 검증된 디스크들을 집에 우편으로 보내거나 보내면서 다른 사람들과 함께 보관하는 것이 가장 좋은 백업 시스템이다. 새로운 백업들은 일정 간격을 두고 아마도 자료를 입력하는 동안 1시간 내지 2시간 간격으로 행해져야 한다. 또한 하드 디스크가 현장에서 교체되어야 할 경우를 대비하여 중요한 소프트웨어는 CD-ROM으로 복사본을 가지고 있는 것이 유용할 수 있다. 이전 절에서 기술한 바와 같이 오프사이트 백업(off-site backup)을 위해 인터넷 저장 장치를 사용할 경우 먼저 기밀성 유지를 위해 파일을 암호화한다.

일반적으로 현장조사에서는 이전 파일들을 덮어 쓰지 않도록 각각의 새로운 백업 파일 세트에 새로운 이름을 부여하는 것이 실용적이다. 현재의 파일 또는 디스크가 잘못된다면 이전의 파일 세트가 데이터 세트 대부분에 대해 정상 사본이 될 수 있다. 하드 디스크를 백업할 수 있는 좋은 상업용 프로그램들이 있지만, 현장조사에서는 자료 파일이 대개 작기 때문에 일반적으로 필요하지는 않다. 파일들은 외부 저장매체를 이용하여 간단히 복사할 수 있는데 여러 개의 디스크가 사용될 경우 디스크 라벨을 상세하게 잘 붙여 순서대로 사용될 수 있도록 한다.

일이 잘못되고 있을 때 공황상태로 대응하면 할수록 문제를 더욱 악화시킨다. 파일 복구가 어려워질 경우 먼저 문제를 진단하는 데 기술적인 도움을 얻으라. 백업 디스크로부터 파일을 복구하고자 한다면, 바이러스나 잘못된 절차로 인하여 백업이 손상되는 것을 방지하기 위하여 먼저 백업 디스크에 쓰기 방지 기능(이전 절 참고)이 설정되어 있는지를 확인하라. 하드 디스크에서 파일들이 실수로 삭제된 경우 손상된 파일의 복구 시도가 끝날 때까지는 추가적인 자료 입력이나 파일 복사를 피하는 것이 중요하다. Norton Utilities 같은 프로그램들은 해당 파일들이 추가적인 조작으로 덮어 쓰지만 않았다면 삭제된 파일들을 복원하고 손상된 파일들 상당수를 복구할 수 있다.

자료 기밀성과 법적인 문제

휴대용 컴퓨터에서 자료의 기밀성(data confidentiality)을 유지하는 것은 설문지 더미를 보호하는 것과 비슷하다. 최상의 보호는 컴퓨터 내부의 하드 디스크를 포함한 자료를 가진 모든 디스크를 철저하게 물리적으로 보호하여 관리하는 것이다. 작은 데이터 세트일 경우 파일들은 플로피 디스크에 저장하여 기밀 자료가 하드 디스크에 담겨 있지 않도록 한다. 많은 조사들에서 이름과 주소는 데이터 파일에서 필요치 않으며, 그러한 자료는 절대적으로 필요한 경우가 아니라면 입력되어서는 안 된다. 대부분의 전산화된 자료 세트에서는 임의의 식별번호가 적합하다. 종종 이름과 기타의 식별자들은 지역의 보건부서에 남겨 두고 코드로 식별될 수 있는 자료들만 상위 부서로 보내진다. CD-ROM 또는 디스켓을 도난당했거나, 우편으로 배달 도중 분실되었거나, 컴퓨터 자체를 도난당하였을 경우로부터 자료를 보호하려면 암호로 보호되는 암호화 프로그램이나 압축 프로그램을 사용해야 한다. 128비트 암호화 프로그램은 EpiLock 유틸리티로 Epi Info와 함께 제공된다. 그러나 암호화에 사용된 암호가 분실되면 암호화된 파일이 복구될 수 없으므로 적절한 암호 관리는 필수적이다.

때때로 집단감염은 과실이나 심지어 살인에 대한 법적 소송으로 이어진다. 조사에 대한 기록들은 소환될 수 있거나 소환되지는 않더라도 법적인 목적으로 요청될 수 있다. 이런 소송 가능성에 대비하고 증기서류 작성을 위해 조사에 대한 기록들을 잘 유지하고 조사자가 이직을 하더라도 적절한 당사자들이 접근할 수 있도록 보관해 두는 것은 중요하다. 분석 프로그램을 작성할 때 중요한 단계별로 설명하는 주석을 달아두면 다른 조사에서 해당 프로그램의 재사용을 용이하게 할 수 있다.

컴퓨터 디스크들은 상세하게 라벨을 달아두고 조사가 완료된 이후에 다른 사람들이 파일들에 접근할 수 있도록 파일들을 체계적으로 디스크에 저장해두어야 한다. 컴퓨터 디스크는 수년 후에 자기 데이터를 잃어버려 지속적으로 기록을 보관하기 위해서는 매년 데이터를 새로운 디스크로 복사하거나 CD-ROM에 저장해야만 하기 때문에, 영구적 문서화와 간편한 분철을 위해 데이터의 종이 사본을 만들어 둘 수 있다.

역학적인 현장조사에서 컴퓨터의 미래

현장조사를 위한 미래의 컴퓨터는 더 작아지고, 더 가벼워지고, 더욱 강력해질 것이다. 음성 입력과 수기 입력이 곧 실용화될 것이다. 의무 기록과 기타 기록들이 더욱 광범위하게 전산화될 것이고, 이러한 변화는 다양한 포맷의 데이터를 변환하는 기술과 도구를 갖춘 조사자에게는 관련 정보를 상세하게 획득할 수 있는 기회가 주어질 것이다. 아마도 프로그램이 더 좋아지면 다양한 형식의 소프트웨어들 간의 호환성 문제를 일부 완화시킬 수도 있지만, 결과적으로는 시장 경쟁 하에서 오히려 또 다른 형태의 비호환성 문제를 심화시킬 수도 있겠다. 팜톱 컴퓨터는 직접 데이터를 수집하는 범위를 지진현장, 병원 침대 바로 옆, 기타 현장지역과 같은 환경까지 확장해 줄 것이며, 디지털 카메라는 문서 작업에 더 많이 사용될 것이다.

마치 세계의 모든 리소스가 하나의 하드디스크("클라우드 안")에 있는 것처럼 인터넷으로 하나의 휴대용 컴퓨터로 전 세계에 접속할 수 있게 되었다. 최근의 인터넷 사이트들은 파일 저장, 문서 및 스프레드시트 공유, 통계 계산, 컴퓨터 브랜드나 운영체제와 독립적이며 인터넷 연결이 되는 곳이라면 어디에서든지 접속해서 이용할 수 있는 많은 다른 기능들을 제공하고 있다. 검색 기능은 참고문헌 검색뿐만 아니라 모니터링하는 방법으로도 활용되는데, 한 예로 뉴스 기사 검색을 통한 인플루엔자 유행 수준을 모니터링하는 것이다. 많은 일들이 이미 이메일 통신으로 수행되거나 지원되고 있는 것처럼, 실제 조사들도 인터넷을 통해 수행될 수 있다.[4] 컴퓨터 범죄, 컴퓨터 바이러스 및 기업 불법 행위의 조사를 다루는 컴퓨터 포렌식(computer forensic) 분야가 뜨고 있는 중이다.

현장조사의 대부분 영역과 마찬가지로, 컴퓨터 사용도 창의력과 적응력이 계속해서 필요한 영역이 될 것이다. 그러나 휴대용 컴퓨터를 사용하는 기술을 습득한 사람들은 출중하게 수행된 역학적 작업의 양과 질에서 얻은 보상을 통해 컴퓨터가 현장조사에서 없어서는 안 될 동반자가 될 것임을 깨닫게 될 것이고, 인터넷이 제공하는 통신과 정보 접근은 역학적인 과정에서 점점 더 중심적인 역할을 차지하게 될 것임을 발견하게 될 것이다.

참고문헌

주의 : 본문에서 제공된 인터넷 주소의 참고문헌은 변경될 수 있으나 인터넷 검색 엔진으로 관련 주제를 검색하거나 또는 상표를 검색하면 대개는 찾아질 수 있다.

1. PCPlus: http://www.pcplus.co.uk/news/home_news/microsoft_windows_22_of_copies_are_bogus. Accessed April 10, 2008.
2. Eng, S.B., Werker, D.H., King, A.S., et al. (1999). Computer-generated dot maps as an epidemiologic tool investigating an outbreak of toxoplasmosis. *Emerg Infect Dis* 5(6),815-9.
3. Woodall, J. (1998). The role of computer networking in investigating unusual disease outbreaks and allegations of biological and toxin weapons use. *Crit Rev Microbiol* 24(3), 255-72.
4. Kuusi, M., Nuorti, J.P., Maunu la, L., et al. (2004), Internet use and epidemiologic investigation of gastroenteritis outbreak. *Emerg Infect Dis* [serial online] 2004 Mar, Accessed April 10, 2008. Available from: http://www.cdc.gov/ncidod/EID/vol 10no2702-0607.htm

FURTHER READING

Beck-Sague, C., Jarvis, W.R., Martone, W.J. (1997). Outbreak investigations. *Infect Control Hosp Epidemiol* 18, 138–45.

Dean, A.G., Arner, T.G., Sangam, S., et al. (2002). Epi Info 2002, a database and statistics program for public health professionals for use on Windows 95, 98, NT, 2000, ME, and XP computers. Centers for Disease Control and Prevention, Atlanta. (Can be down loaded from www.cdc.gov/epiinfo/).

Dean, A.G., Dean, J. A., Burton, A.H., et al. (1991). Epi Info: a general-purpose microcom puter program for public health information systems. *Am J Prev Med* 7(3), 178–82.

Epidemiologic Case Studies. Available from: http://八vww.cdc.gov/epiinfoAutorials/ and http://www.epiinformatics.com/.

Gerstman, B.B. (2000). Data analysis with Epi Info, http:/www.sjsu.edu/faculty/gerstrnan/Epi-Info/.

Zubieta, J.C., Skinner, R., Dean, A.G. (2003). Initiating informatics and GIS support for a field investigation of bioterrorism: the New Jersey anthrax experience, *Int J Health Geogr* 2,8. Published online 2003 November 16. http://www.ij-healthgeographics.com/content/2/1/8. Accessed April 10, 2008.

제 8 장

현장에서 연구설계

Richard C. Dicker
역자; 박지혁

다수의 집락발생과 심지어 집단발병도 지역의 보건부서 직원이 사례의 정보에 초점을 두어 조사하고 때로 실험실 또는 환경적인 정보로 보완한다. 일부 집단발병에서 이러한 접근 방법은 감염원을 확인하고 다른 사람들이 여전히 위험이 있는지 알아내는 데 충분하다. 그러나 때로 이 접근 방법이 불충분한 경우가 있다. 결국 다수의 사례에서 노출을 공유한다는 사실이 반드시 노출이 감염원이라는 것을 의미하지는 않는다. 예를 들어 메티실린내성황색포도알균(methicillin-resistant *Staphylococcus aureus*) 피부 감염이 생긴 프로축구팀의 선수들은 모두 경기장의 공기를 호흡하지만, 공기가 감염원일 것 같지는 않다. 때로 사례들은 다수의 다른 노출을 공통적으로 가지고 있으며, 대표적으로 연회나 저녁식사 모임과 관련된 위장관염 유행을 들 수 있다. 혹은 어쩌면 다수의 사례들이 특정 노출을 신고하지만, 조사자가 그 인구집단에서 그 노출이 얼마나 흔할지 확신하지 못할 것이다. 어쩌면 지역사회의 주민들은 암 사례의 숫자가 "너무 많다"고 걱정할 것이다. 이러한 상황에서는 어떤 역학적 연구(분석 연구라고도 함)가 필요하다.

대부분 역학적 연구의 목적은 특정 노출(혹은 어떤 노출)이 관심 질병과 연관되어 있는지 밝히는 데 있다. 이 목적을 달성하기 위해 역학적 연구에서는 두 집단(발단환자군과 비교군)을 등록하고 비교하는 방법을 사용한다. 이 중 첫 집단은 아픈 사람들이나 특정 노출된 사람들로 구성된 집단이다. 만약 발단환자군을 아픈 사람들("환자군(cases)" 혹은 "사례-환자군(case-patients)")로 구성한다면, 비교군은 아프지 않은 사람들("대조군")로 구성한다. 만약 발단환자군을 노출된 사람들로 구성한다면, 비교군은 노출되지 않은 사람들로 구성한다. 이러한 방법으로 역학적 연구는 관찰된 수치와 기대된 수치를 비교하는 생물통계학적 검사와 비슷해진다. 아프거나 노출된 집단은 관찰된 자료가 되며, 반면에 건강하거나 비노출된 비교군은 기준치 혹은 기대된 자료가 된다. 이 두 집단의 자료가 유사하다면, 즉 환자군(사례군)의 노출이나 노출된 사람의 질병 발생률이 기대된 것과 대략 같다면, 노출과 질병은 관련성이 없다고 결론내릴 수 있다. 그러나 노출이나 질병 발생률이 기대된 것보다 상당히 높은 경우라면 노출이 실제로 질병과 연관되어 있다고 결론내릴 것이고, 추가 연구나 공중보건적인 조치가 필요한 것으로 보인다.

역학적 연구의 최적표준(gold standard)은 실험적 연구이다. 공중보건에서 실험적 연구는 보통 무작위 임상시험이나 지역사회시험의 형태를 취한다. 예를 들어 무작위로 어린이를 실험 백신 집단이나 위약 집단으로 배정하여 백신이 질병의 발생률을 감소시키는지 평가하고자 무작위 임상시험을 시행할 수도 있다. 혹은 특정 질병을 가진 사람들을 등록하고 무작위로 새로운 항생제나 "일반 치료" 집단으로 배정할 수도 있다. 하지만 실제로는 소수의 현장역학자만이 그러한 실험적 연구를 수행한다. 보건 분야에서 흔히 직면하는 문제의 종류로 역학자는 무작위로 사람들을 익히지 않은 같은 소고기를 먹거나 먹지 않도록 배정하지 못하며, 혹은 사람면역결핍바이러스(human immunodeficiency virus, HIV)에 감염된 누군가와 성관계를 갖거나 갖지 않도록 배정하지 못한다. 거의 항상 노출은 유전학, 환경, 선택을 통해 이미 발생했다.

결과적으로 현장역학자가 수행하는 거의 모든 연구는 관찰연구이며, 역학자는 노출을 결정하기보다는 기록한다.

현장역학자가 수행하는 가장 흔한 두 가지 관찰연구 유형은 코호트연구와 환자대조군연구이다. 개념적으로 코호트연구는 실험적 연구와 같이 노출로 시작하고 다른 노출 집단들 사이에서 질병 발생률의 차이를 구한다. 환자대조군연구는 질병의 존재("환자군") 혹은 부재("대조군")를 기준으로 등록하고, 환자군과 대조군 간에 노출 빈도를 비교한다. 각 연구 유형은 강점과 제한점을 가지고 있지만 현장조사에서 중요한 위치를 차지한다.

이 장에서는 이러한 두 가지 연구설계의 개요를 다루며 현장에서 방법론적으로 고려해야 할 사항을 강조한다. 보다 심도 있는 이론과 연구설계의 다른 특징에 관한 논의에 대해서는 다른 역학 교재를 참고하면 된다.[1-3]

노출 집단의 정의

코호트연구와 환자대조군연구는 둘 다 노출과 질병 간의 관계를 정량화하는 데 사용하기 때문에, "노출"과 "질병"이 무엇을 의미하는지 정의하는 것이 매우 중요하다. 일반적으로 노출이라는 용어는 상당히 광범위하게 사용되며, 인구학적 특성, 유전적 혹은 면역학적 기질, 행동, 환경적 노출, 질병의 위험에 영향을 미칠 수도 있는 다른 인자를 의미한다.

정확하게 질병에 대한 노출 효과를 추정하는 데 정밀한 노출 정보가 필수적이므로 노출 기준은 가능한 한 객관적이고 표준적이어야 한다. 비교적 개별적인 사건 혹은 특성인 노출에 대해서는 개념적으로 간단하게 노출 기준을 개발할 수 있으며, 예로 지난주에 A 레스토랑에서 그리스 샐러드를 먹었는지 여부나 올해 인플루엔자 백신을 맞았는지 여부를 들 수 있다. 이러한 노출은 이론적으로 간단할 수도 있지만, 실제로 해석하는 데 있어서 주관적일 수도 있다. 아내의 그리스 샐러드에서 올리브 한 개를 먹은 남편은 "노출" 혹은 "비노출" 중 무엇으로 분류해야 할까? 어떤 결정을 하더라도 기록하고 일관되게 적용해야 한다.

게다가 다수의 노출은 기억에 영향을 받을 수 있다. 이러한 상황에서는 A 레스토랑의 메뉴와 같이 기억을 돕는 보조 도구와 예방접종 카드나 환자 의무기록의 예방접종 증거와 같은 노출관련 문서가 도움이 될 수 있다.

일부 노출은 사과 사이다 잔의 수나 탄광에서 근무한 연수와 같은 용량이나 기간으로 특징을 더 나타낼 수 있다. 병원체가 질병을 일으키기 위해서는 최소 수준의 노출(역치, threshold)이 필요할 수도 있으며 노출이 증가할수록 질병을 일으킬 가능성이 더 높아질 수도 있다. 질병은 장기간의 노출이 필요할 수도 있으며 혹은 오랜 잠재기나 잠복기를 가질 수도 있다. 이러한 관계는 노출을 단순히 "예" 혹은 "아니오"로 특징지으면 놓칠 수도 있다. 마찬가지로, 예를 들어 감염의 매개체는 측정된 다른 노출의 구성 요소이거나 재료일 수도 있다. 그렇다면 마요네즈를 재료로 한 어떤 음식을 먹었던 사람이 있는지와 같은 복합적인 기준을 만들 수도 있다.

어떤 노출은 미묘하거나 정량화하기 어렵다. 대리 기준(surrogate measures, 사회경제상태의 대리 변수로 인구총조사 조사구나 교육 수준, 이는 다시 보건의료의 접근성, 적절한 주거, 영양상태 등의 대리 변수가 될 수 있음)을 사용할 수도 있지만, 주의하여 해석해야 한다.

결과의 정의("사례정의")

사례정의는 한 개인이 연구하고자 하는 질병이 있는지 여부를 결정하기 위한 표준 기준이다. 모든 사례가 동일한 기준을 만족해야 하기 때문에 사례정의를 사용하여 표준화된 방법으로 사례 분류를 할 수 있다. 게다가 역학 연구에서 잘 구상된 사례정의는 사례로 분류된 사람들이 실제로 관심 질병을 가지고 있는지 보장함으로써 결과의 분류오류에 의한 바이어스를 줄이는 데 도움이 된다.

사례정의는 임상 기준을 기본으로 하고, 유행 조사 상황에서는 시간, 장소, 사람에 따른 제한을 포함할 수 있다. 임상 기준은 가능하다면 확진을 위한 실험실 검사 혹은 증상, 징후, 이외 조사 결과의 조합을 포함할 수도 있다. 일반적으로 기준은 간단하고 객관적이어야 하며, 예로 상승된 항체 역가의 존재, 하루 3회 이상의 무른 대변, 충분히 입원이 필요할 정도로 중한 질병, ICD-10 코드의 J09-J18에 해당하는 주요 병원 퇴원 진단명을 들 수 있다. 사례정의는 시간(예로 지난 2개월 내 발병한 사람), 장소(예로 특정 제조 공장의 직원 혹은 마을의 주민), 사람(이전 클라미디아 검사에서 음성인 사람 혹은 나이가 최소 9개월인 아이)으로 제한할 수도 있다. 어떤 기준일지라도 반드시 질병에 걸린 사람을 일관되게 시간, 현장, 임상 진료에 따라 특성화할 수 있도록 조사 중인 모든 사람에게 일관되게 바이어스가 없이 적용하여야 한다.

일반적으로 역학적 연구의 사례정의는 관심을 두는 노출을 포함하지 않아야 한다. 역학적 연구의 목적은 노출이 질병과 연관되어 있는지 여부를 밝히는 데 있다. 만약 사례정의에 노출을 포함한다면 모든 사례는 노출되었을 것이고, 따라서 실제로 질병과 연관이 없는 노출일지라도 질병과 연관된 것처럼 보일 것이다.

사례정의는 의심 사례(보통 임상적 기준이며 때로 역학적 기준에 기반) 대 확진 사례(실험실 확진에 기반)와 같이 확실성의 정도를 가질 수 있다. 예를 들어 홍역 유행 중 발열과 발진을 보이는 사람을 실험실 및 역학적 근거의 유무에 따라 홍역 의심 사례, 의사 사례, 확진 사례로 분류한다. 때로 실험실 검사 결과를 기다리는 동안에는 일시적으로 의심 혹은 의사 사례로 분류한다. 검사 결과에 따라 사례는 확진 사례 혹은 "사례가 아닌 경우"로 재분류할 것이다. 알려진 병원체에 의해 발생한 질병의 대규모 유행 중에 일부 사례는 영구적으로 의심 혹은 의사 사례로 분류될 수도 있으며, 조사자가 일관된 임상양상과 노출력(예로 수두)을 보이는 모든 환자에게 실험실 검사를 시행하는 것이 불필요하거나 심지어 소모적이라고 생각할 수도 있기 때문이다. 증상이 없을 때 실험실 배양 검사에서 양성인 경우를 사례로 정의하는 것은 신중하게 따져 보아야 한다. 한편으로 균은 때로 질병을 일으키지 않고 존재할 수 있다. 다른 한 편으로 감염은 증상이 없을 수 있으며, 무증상 감염된 사람은 만약 발견된다면 대조군이 아닌 환자군(사례군)으로 간주해야 한다.

사례정의는 목적에 따라서도 달라질 수도 있다. 국한된 지역에서 사례를 찾을 경우 잠재적인 사례를 가능한 한 많이 잡아내기 위해 상대적으로 민감하거나 폭넓게 해야 한다. 그러나 위험인자를 확인하기 위해 역학적 연구에 사람을 등록할 경우 상대적으로 특이적이거나 좁은 사례정의로 분류오류와 바이어스를 최소화할 것이다.

역학적 연구에서 대조군에 대한 정의는 사례를 정의하는 것과 마찬가지로 중요할 수 있다.

대조군은 문제의 질병에 걸리지 않은 사람이어야 한다. 경증인 사람이거나 그 질병의 무증상 환자인 경우에는 어려움이 생길 수 있다. 만약 이 사람들을 대조군에 등록한다면, 대조군은 실제로 환자인 사람을 포함한다. 이러한 분류오류는 바이어스의 한 종류로 환자군과 대조군 사이의 노출 차이가 실제보다 작아지는 결과가 나온다. 비록 경증이거나 무증상인 사례에게 검사를 하는 경우가 흔하지는 않지만 가능한 한 최대로 이들을 대조군에 포함하지 않아야 한다. 그렇지만 대조군에서 검사가 가능할 때 검사한다면 바이어스를 줄이는 데에 도움이 될 수 있을지도 모른다. 예를 들어 갑상샘항진증 집락 연구에서 환자의 무증상인 가족 구성원 중 75%가 갑상샘 기능 검사 수치가 상승한 놀라운 결과가 있었다.[4] 이 가족 구성원을 대조군으로 등록하였다면 역학적 연구에서 환자군과 대조군 간의 노출의 차이를 확인할 수가 없었을 것이고, 지역에서 생산한 약간의 갑상샘 조직이 우연히 포함된 갈은 소고기 섭취와의 연관성을 놓쳤을 것이다.

코호트연구

개념적으로 실험적 연구와 비슷하게 코호트연구는 연구 중인 질병이 없지만 다른 노출 경험을 가지는 사람의 집단에서 시작하고, 질병이나 관심을 두는 건강 상태가 발생하는지를 알아내기 위해 시간의 흐름에 따라 추적한다. 하지만 코호트연구에서는 조사자가 무작위로 배정하기보다는 단지 각 개인의 노출 상태를 기록한다. 그 다음에 노출이 질병의 위험 증가와 연관되었는지 여부를 평가하기 위해 노출 상태가 다른 사람들 사이에서 질병 발생을 비교한다.

때로 코호트연구는 노출 상태와 상관없이 한 인구집단의 모든 사람을 등록하고, 등록한 다음에 각 개인의 노출 상태를 특징짓는 것으로 시작한다. 그렇지 않으면 전체 인구집단보다는 표본을 등록할 수 있다. 그 다음에 등록자에게 관심을 두는 질병이 발생하는지를 시간의 흐름에 따라 추적하고, 노출 상태에 따른 질병 발생률을 비교한다. 노출되지 않거나 노출 수준이 가장 낮은 집단을 기준치 혹은 예상되는 질병의 추정치를 제공하는 비교군으로 쓸 수 있다. 만약 질병 발생률이 노출군과 비노출군에서 상당히 다르다면, 노출은 질병과 연관되어 있다고 말한다.

방금 이야기한 참여자를 등록하고 이후 관심을 두는 결과가 발생하는지 기록하기 위해 시간의 흐름에 따라 전향적으로 추적하는 코호트 유형을 전향적 혹은 추적 연구라고 부른다. 전향적코호트연구에서는 질병의 발생 전에 등록이 이루어진다. 사실 등록 시점에 질병에 걸린 것으로 밝혀진 어떠한 잠재적인 대상자도 연구에서 제외하여야 한다. 따라서 그 다음에 확인된 사례는 발생 사례이다. 발생률은 사례의 숫자를 각 개인이 추적된 기간의 총합으로 나누거나(평균발생률) 혹은 사례의 숫자를 추적된 사람의 수로 나누어(발병률 혹은 위험 혹은 발생분율) 정량화할 수도 있다.

추적 기간은 서로 상당히 다를 수 있다. 공중보건 부서에서 수행하는 다수의 역학적 연구는 현재 공중보건의 관심사에 대응하여 시행하며, 따라서 연구 기간은 비교적 짧은 경향이 있다. 반면에 연구 및 학술 기관은 암, 심혈관질환, 이외 만성질환 연구를 수행할 가능성이 좀 더 높으며, 추적은 수년 또는 심지어 수십 년간 지속될 수도 있다. 물론 추적을 가능한 완벽하고 각 노출 집단별로 비교할 만하게 유지하는 것이 전향적연구의 주요 과제이다. 수년에 걸쳐 잘 수행된 전향적코호트연구의 예로 프레이밍햄 연구(Framingham Study, 매사추세츠 주 프레이밍햄 지역의 5,000명이 넘는 주민을 대상으로 한 심혈관질환 연구[5])와 간호사건강연구(Nurses' Health Study, 100,000명이 넘는 간호사를 대상으로 한 경구 피임제, 식단, 생활습관 위험인자의 효과에 관한 한 쌍의 연구[6])를 들 수 있다.

전향적연구에서 질병은 이미 발생하지 않아야 한다는 점에 주의한다. 그러므로 현장역학에서 전향연구는 알려진 노출이 발생한 후 관심 질병이 장기간의 잠복기나 잠재기를 가질 때에만 실행이 가능하다. 전향연구의 예로 1945년 히로시마에 투하된 원자폭탄 생존자에 대한 추적연구[7]와 2001년 9월 11일 세계무역센터(World Trade Center) 공격의 생존자에 대한 추적연구[8]를 들 수 있다.

다수의 코호트연구가 집단의 모든 구성원을 등록한 후 노출을 알아내지만, 노출 상태에 기반하여 사람을 등록하는 형태로 코호트연구를 시작할 수도 있다. 이러한 유형의 코호트연구에서는 노출 상태에 따라 정의한 2개 이상의 집단을 등록한다. 예를 들어, 1960년대와 1970년대 베트남에서 미군 복무가 더 높은 사망률과 연관되어 있는지 밝히기 위해, 조사자는 베트남에서 복무한 미육군 참전용사 9,324명으로 구성한 하나의 집단("노출된")과 한국, 독일, 미국에서 복무한 베트남전 시대의 육군 참전용사 8,989명으로 구성한 비교할 만한 하나의 집단("비노출된")을 등록하고 추적하였다.[9,10]

앞서 언급한 것과 같이 전향적연구에서 연구를 시작한 시점에 이미 그 질병을 가지고 있는 사람은 누구나 연구에서 제외된다. 그러나 여러 번 이야기했듯이 연회에 참석한 사람, 학교의 학생, 특정 업종 근로자와 같이 잘 정의된 집단에서 다수의 사람이 질병에 걸린 경우 공중보건기관에서 무엇이 질병을 일으켰는지 알아내기 위한 연구를 수행해야 한다. 그러한 상황하에 해당 기관은 질병이 이미 발생한 후에 집단의 모든 구성원을 등록하는 후향적코호트연구를 실행하도록 결정할 수도 있다. 조사자는 그 다음에 노출력을 도출하고 서로 다른 노출의 질병 발생률을 계산하고 비교한다.

예를 들어 전형적인 교회 소풍 후 위장관염 유행을 생각해 보자. 일반적으로 조사자는 참석자 명단을 얻을 수 있고, 참석자의 음식 노출과 이후 질병에 관한 정보를 얻고자 하고, 각 음식을 먹거나 먹지 않은 사람의 발병률을 계산하고, 위험을 가장 크게 증가시키는 음식을 확인하기 위해 그 발병률을 비교한다. 이 후향적코호트연구는 특히 이름이 적힌 명단과 전화번호와 같은 연락처를 이용할 수 있는 잘 정의된 집단의 급성 유행에서 선택할 수 있는 방법이다. 예로 회원 명단을 이용할 수 있는 교회 소풍뿐만 아니라 결혼식, 회사 연회, 유람선, 요양원, 학교를 들 수 있다. 후향적코호트연구는 비전염질환 맥락에서도 사용될 수 있고 직업역학에서는 일반적이다. 예를 들어 수년 전 혹은 수년 동안 작업장 위해 인자에 노출된 사람의 명단(예로 용접공)과 노출되지 않은 비교할 만한 집단(예로 동일 제조 공장의 비용접공)을 구할 수 있는 고용 기록으로 구성하며, 두 집단의 이환율과 사망률을 알아내고 비교한다.[11] 하지만 질병이 발생하였지만 사례들이 발생한 집단을 잘 제한하지 못한다면 후향코호트연구는 현실적인 접근 방법이 아니다. 그 상황에 대처하기 위한 가장 편리하고 과학적으로 믿을 만한 방법은 환자대조군연구를 사용하는 것이다(부록 참고).

환자대조군연구

현장역학에서 환자대조군연구는 보통 코호트연구가 비현실적일 때, 특히 사례들이 발생한 집단을 잘 정의하지 못할 때 수행한다. 코호트연구가 개념적으로 노출에서 질병으로 진행하는 반면에 환자대조군연구는 개념적으로 질병에서 시작하여 이전 노출을 되돌아본다. 구체적으로 환자대조군연구에서 관심 질병을 가진 사람의 집단(사례군 혹은 사례-환자군)과 질병이 없는 적절한 사람의 집단(대조군)을 등록하고 이전 노출을 확인한다. 환자군(사례군)은 "관찰된" 노출 수준을 대표하고, 반면에 대조군은 "기대된" 노출 수준을 제공하기 위해 필요하다. 두 집단 간 노출의 차이는 질병이 노출과 연관된다는 것을 나타낸다.

대상자의 선정

환자대조군연구는 사례 확인과 대조군 선정으로 시작한다. 현장조건에 따른 전형적인 환자대조군연구에서 환자군은 감시와 추가적인 사례 찾기를 위한 노력을 통해 확인한다. 사례들이 발생한 집단을 대표하는 적절한 대조군은 그 다음에 알아내고 등록한다.

환자대조군연구의 환자군은 사례정의를 만족해야 하며, 다시 말하자면 문제의 질병을 가지고 있어야 한다. 사례정의는 연구 중인 노출과 독립적이어야 한다. 이상적으로는 환자군을 유병 사례보다 신규 혹은 발생 사례로 제한할 것이며, 따라서 그 연구에서 질병 발생과 연관된 인자를 생존과 연관된 인자로 혼동하지 않는다. 사례 찾기를 위한 사례정의는 가능한 한 많은 사례를 잡아낼 수 있을 만큼 폭넓고 포괄적인 경우가 많지만, 환자대조군연구의 사례정의는 비교적 좁거나 구체적이어야 한다. 구체적인 사례정의는 환자군의 등록자가 실제로 문제의 질병을 가질 수 있게 하며, 따라서 비사례를 사례로 잘못 분류하는 선택바이어스를 최소화한다.

비교할 만한 대조군을 확인하고 등록해야 한다. 이 표현은 간단하지만 대조군 선택에 대한 논란은 역학에서 가장 복잡한 것 중의 하나라 할 수 있다.[1,12] 대조군은 문제의 질병을 가지지 않아야 하며 환자군과 비슷하게 노출과 독립적으로 선택되어야 한다. 일반적으로 대조군은 사례들이 발생한 집단을 대표해야 하며, 따라서 만약 대조군에서 질병이 발생한다면 그 사람을 연구의 환자군에 포함해야 할 것이다. 지난 한 달 동안 단일 병원에 지역사회획득폐렴으로 입원한 사람을 환자군으로 가정하자. 대조군은 같은 기간 동안 그 질병이 발생한다면 동일한 병원에 입원했을 사람이어야 한다. 다른 병원에 입원한 사람은 여러 가지로 서로 다른 숙주의 특성과 질병 위험에 영향을 미칠 수도 있는 이외 노출을 가진 다른 집단을 반영할 수도 있기 때문에, 이 조건은 환자군과 대조군 간의 비교 가능성을 보장하는 데 도움이 된다. 흔히 병원기반 환자군의 대조군은 동일 병원에 입원한 환자 집단에서 선정되지만, 사례로 정의하는 질병 이외의 진단명을 가진 사람에서 선정된다. 마찬가지로 외래환자 상황에서 진단된 환자군은 흔히 동일한 임상 진료에서의 대조군과 비교한다. 지역사회 곳곳에 흩어진 비입원 환자군은 지역사회기반 대조군과 비교해야만 한다.

대조군은 연구 중인 질병이 없어야 한다. 이는 질병을 가지고 있거나 가지고 있지 않은 사람을 구별하는 데 있어 사례정의뿐만 아니라 대조군 정의도 중요하다는 점을 강조한다. 어떤 연구에서는 실험실 혹은 다른 방법으로 대조군에서 질병이 없다는 것을 확인하는 게 필요하다. 다른 연구에서는 질병의 증상과 징후가 없다면 질병의 부재를 나타내는 것으로 추정한다. 그러나 대조군의 정의가 엄격할수록 경증이거나 무증상인 질병을 가진 사람을 대조군으로 등록하여 생기는 분류오류와 바이어스의 기회가 적어진다.

앞에서 언급한 환자군과 동일하게 오염된 같은 소고기를 먹었기 때문에 무증상인 가족 구성원 중 약 75%가 갑상샘 기능 검사 수치가 상승한 갑상샘항진증 유행을 생각해 보자.[4] 조사자가 가족 구성원을 검사하지 않아서 가족 구성원이 대조군에 포함되었다면, 대조군은 환자군과 비슷한 노출을 가져 노출과 질병의 연관성을 확인하기가 사실상 불가능했을 것이다.

일반적으로 대조군은 질병에 걸릴 위험이 있어야 한다. 이는 학문적인 영역에서 이의를 제기할 수 있지만, 이 주장은 외견타당도(face validity)를 가지며 이에 대한 설명이 거의 필요하지 않다. 예를 들어 자궁암의 위험인자에 관한 환자대조군연구에서 대부분의 역학자는 대조군에 남성을 포함하지 않을 것이다. 남성은 인구집단에서 A-B-O 혈액형 분포를 적절하게 대표할 수도 있지만, 성적인 활동, 피임 방법의 선택 등의 "예상되는" 수준의 추정치를 대표하기에는 틀림없이 부적절할 것이다.

때로 대조군을 선택하기가 너무 힘들어 조사자는 한 종류가 넘는 대조군을 사용하도록 결정한다. 예를 들어, 웨스트나일 뇌염(West Nile encephalitis)으로 입원한 사람을 환자군으로 한 연구에서 조사자는 병원기반 대조군(웨스트나일에 감염된 사람에서 소수만이 입원이 필요하고 가장 쉽게 사례를 발견할 수 있으므로)뿐만 아니라 지역사회기반 대조군도 사용하도록 선택할 수도 있다. 만약 두 대조군에서 웨스트나일 감염의 위험인자에 대해 유사한 결과와 결론을 얻는다면 조사 결과의 신뢰도가 높아진다. 반면에 만약 두 대조군에서 상충하는 결과가 나온다면 해석이 좀 더 어려워진다.

대조군의 출처

대조군은 다양한 출처에서 나오며 각각 잠재적인 강점과 약점이 있다. 이전에 언급한 것처럼 대조군을 선정하는 2가지 지침은 사례들이 발생한 집단을 대표한다는 점과 그 집단에서 예상할 수 있는 노출 수준에 대해 좋은 추정치를 제공할 것이라는 점이다. 대조군의 흔한 출처로 사례들과 동일한 보건의료기관이나 제공자에게 서비스를 제공받는 사람, 동일한 기관이나 조직의 구성원, 친척이나 친구나 이웃, 사례들이 발생한 지역사회의 무작위 표본을 포함한다.

병원이나 요양원의 유행에서 대조군의 출처는 보통 다른 환자나 그 시설의 거주자이다. 예를 들어 수술후 수술부위감염 조사에서 역학자가 비슷한 수술을 받았지만 수술후 감염이 발생하지 않은 사람을 대조군으로 선정할 수도 있다. 그러한 대조군을 사용할 때의 장점은 환자군(사례군)과 동일한 구역에서 나온 사람이고, 의료 접근성이 비슷하고, 비교할 만한 의무기록이 있고, 시간적 여유가 많고, 보통 협조적이라는 것이다. 단점은 질병이나 관심을 두는 위험인자와 연관되어 있는 건강 상태를 가질 수도 있다는 것이다. 예를 들어 입원한 환자는 일반인구집단보다 현재나 과거 흡연자일 가능성이 더 많다. 연구 중인 질병과 위험인자에 따라 최선의 전략은 노출과 질병에 독립적인 것으로 알려진 오직 제한된 숫자의 진단명을 가진 대조군을 선정하거나, 그렇지 않으면 가능한 넓은 범위의 진단명을 가진 대조군을 선정하여 어느 한 진단명도 과도한 영향을 미치지 못하도록 하는 것일 수도 있다.

잘 정의되거나 쉽게 나열하는 집단을 가진 다른 상황에서 대조군은 일반적으로 그 집단에서 질병에 걸리지 않은 사람의 명단에서 나온다. 예를 들어 한 중학교의 7학년생 중에서 메스꺼움, 어지러움, 실신을 보이는 유행의 대조군은 그런 증상을 경험하지 않은 같은 학교의 7학년 학생이 될 수도 있다. 마찬가지로 유람선에서 대조군을 건강한 승객의 무작위 표본이나 어쩌면 함께 먹었지만 여전히 건강한 환자군의 객실 동료에서 선정할 수도 있다. 이러한 인구집단에 기반한 대조군은 병원기반 대조군에 대해 열거한 것과 유사한 장점을 가지고 있지만 다른 질병을 가졌다는 단점은 없다.

지역사회 전체에서 유행이 발생할 때에는 그 지역사회의 주민에서 무작위로 선정하여 대조군을 구성하는 것이 적절하다. 그러나 선정에 필요한 이용 가능한 모든 사람들의 명단을 가지지 못 할 수 있다. 그러므로 무작위나 계통적으로 선정하여 모은 전화번호로 전화를 걸거나, 주민에게 우편을 보내거나, 집집마다 방문 조사(door-to-door neighborhood survey)를 실시하여 대조군을 모집해야 한다. 몇몇 환자대조군연구는 대학과 같이 기술적으로 능숙한 환경에서 인터넷에 기반한 대조군을 사용하여 수행된다. 각 접근 방법은 상대적인 강점 및 약점과 연관된 잠재적인 바이어스를 가진다. 예를 들어 전화걸기와 집집마다 조사는 둘 다 노동 집약적이고 사람들이 집에 있을 것 같은 저녁에 하는 것이 가장 좋다. 그렇기는 하지만 일반 사람들은 전화 요청을 경계하게 되었고 좋은 의도라 할지라도 낯선 사람이 문을 두드리는 것을 더욱더 경계하게 되었다. 우편은 훨씬 적은 노동력이 필요하지만 응답률이 낮기로 악명이 높으며, 응답한 사람은 대표성이 있는 집단이라기보다는 선택 바이어스가 있는 집단일 수도 있다.

특정 지역에 국한된 조사가 아니라, 예를 들어 복수의 주 혹은 국가 전체가 관련되었을 때에는 적절한 대조군의 선정이 그렇게 간단하지는 않다. 그러한 상황에서 역학자는 친구, 친척, 이웃을 대조군으로 성공적으로 사용했다. 일반적으로 사례를 면담한 다음 가능한 대조군으로 전화를 할 일정수의 친구 이름과 전화번호를 묻는다. 예를 들어 여러 주에 걸친 망고 섭취와 관련된 살모넬라 뉴포트 감염(Salmonella Newport infection) 유행에서 조사자는 각 사례-환자에게 가능한 대조군으로 같은 연령대와 인종인 친구나 동료 2명을 지명하도록 요청했다.[13] 한 가지 장점은 아픈 사람의 친구는 보통 그들의 협조가 퍼즐을 푸는 데 도움이 될 수도 있다는 것을 알기 때문에 기꺼이 참여한다는 것이다. 반면에 이 대조군은 개인 습관과 선호도와 같은 환자군과 상당히 유사한 노출 경험을 가질 수도 있다. 환자군과 너무 비슷한 대조군을 등록한 결과를 "과잉짝짓기(overmatching)"라고 하며, 그 결과 환자군과 대조군의 차이가 실제보다 적어지게 되고 노출-질병의 연관성을 입증할 수 있는 능력이 감소하게 된다. 과잉짝짓기 가능성을 줄이기 위해 살모넬라-망고 유행의 조사자는 지명된 2명의 친구나 동료가 사례-환자군과 같이 살거나 같이 식사하면 안 된다는 점을 추가로 명시했다.[13]

대조군을 선정하는 표본추출 방법

평가할 가설, 조사의 긴급성, 이용 가능한 자원, 상황에 따라 대조군을 선정하는 데 다양한 접근 방법을 사용할 수 있다.

동일 집단에서 아프지 않은 모든 사람을 사용

때로 유행은 잘 정의된 비교적 작은 집단에서 발생한다. 예로 결혼식에 참석한 사람 중에서 발생한 식품매개성 유행이나 요양원의 거주자 중에서 발생한 호흡기질환 유행을 들 수 있다. 연구 중인 질병에 걸린 모든 사람을 환자군(사례군)으로 부를 수 있고, 질병에 걸리지 않은 모든 사람을 대조군으로 부를 수 있다. 하지만 집단의 모든 사람을 등록하면 실제로는 완전한 코호트가 되며 환자대조군연구보다는 코호트연구(노출군과 비노출군 사이에서 질병의 율을 계산하고 비교)로 분석해야 한다.

무작위 혹은 계통표본추출

지역사회 유행에서 대조군은 흔히 무작위번호전화걸기(random-digit dialing)라 부르는 방법으로 무작위로 선정하는데, 이 방법은 동일한 지역 번호를 가진 임의의 전화번호로 전화하고, 교환하고, 때로 다음 두 자리 숫자를 사례와 같게 한 후 남아있는 번호를 무작위로 선택한다. 하지만 휴대폰, 자동 응답기, 발신번호 확인 장치 사용이 증가함에 따라 무작위번호전화걸기로 적합하고 기꺼이 대조군으로 참여하는 사람을 찾기가 더욱 어려워지고 있다.

명단을 이용할 수 있는 상황인 조사에서 대조군을 무작위 혹은 계통표본추출(random or systematic sampling)로 선정할 수 있다. 무작위 표본추출의 경우 선정을 위해 표나 컴퓨터로 생성한 무작위 번호 목록을 사용하여야 한다. 계통표본추출의 경우 목록에서 모든 n번째(예로 10번째, 13번째, 이외 적절한 간격)의 사람을 선정한다. 경구 로타바이러스 백신을 맞은 후 발생한 장중첩증 조사에서 대조군을 찾기 위해 조사자는 각 사례-환자와 같은 날 같은 병원에서 태어난 영아의 명단을 무작위로 추출하고, 무작위로 추출한 명단에서 처음 4명의 영아에게 우선순위를 매겨 대조군으로 등록하였다.[14]

쌍짝짓기

쌍짝짓기(pair matching)는 각 사례에 대해 사례와 동일하거나 유사한 명시된 특성을 가진 하나 이상의 대조군을 선정하는 것이다. 예를 들어 쌍으로 짝짓는 기준이 사례와 동일한 성별, 학교, 학년이고 대조군 대 환자군(사례군)의 비가 일대일이라면 링컨 고등학교의 9학년 여학생 사례는 링컨 고등학교의 9학년 여학생 대조군으로 짝지어야 한다. 쌍짝짓기라는 용어가 1명의 사례와 1명의 대조군을 의미하기는 하지만, 이 용어는 각 사례에 대해 2명, 3명, 그 이상이나 가변적인 숫자의 대조군을 나타낼 수도 있다.

현장역학에서 쌍짝짓기를 잠재적인 교란의 통제나 논리적인 용이함과 같은 2가지 상황에서 사용한다. 첫 번째 상황에서 하나 이상의 인자가 노출과 질병 간의 관계를 교란하는 것으로 의심할 수 있다. 즉 그 인자는 노출과 관련될 수도 있고 독립적으로 질병의 위험 인자가 될 수도 있다. 교란요인의 영향과 관심을 두는 이외 노출 영향의 얽힘을 제거하기 위해 역학자는 교란요인을 짝짓도록 선택할 수도 있다. 결과적으로 환자군과 대조군이 교란요인 측면에서 동일하고 적절하게 분석한다면, 노출과 질병 간의 어떤 분명한 연관성은 짝지은 인자에 의한 교란 때문일 수 없다. 연구설계에서 짝짓기, 즉 환자군과 짝지은 대조군을 선택한다면 짝지은 분석 방법을 사용할 필요가 있다는 점에 주의하자(10장 참고).

쌍짝짓기를 하는 두 번째 이유는 간단한 편의성이다. 앞에서 언급한 것과 같이 때로 대조군을 선정하는 가장 빠르고 편리한 방법은 환자군에게 친구 이름을 묻거나 이웃을 방문하는 것이다. 시애틀에 사는 제인의 친구나 이웃이 시카고에 사는 메리의 친구나 이웃이 아니기 때문에 이것은 쌍짝짓기이다. 그러한 쌍짝짓기는 편리함 때문에 실시할 수도 있지만, 최종 결과는 일반적으로 환자군과 대조군에서 사회경제상태, 문화적 영향, 지역 광고에 대한 노출 등과 같이 측정하기 어려운 인자를 짝짓는 게 된다. 만약 친구나 이웃 대조군이 노출 측면에서 너무 유사하다면("과잉짝짓기") 환자군과 대조군에서 노출의 차이를 기술하여 노출과 질병 간의 연관성을 찾는 연구의 능력이 줄어든다는 점에 주의하자.

빈도짝짓기(frequency matching)

빈도짝짓기는 범주짝짓기(category matching)라고도 하며 쌍짝짓기의 대안이다. 빈도짝짓기는 환자군(사례군)의 어떤 특성의 분포에 비례하여 대조군을 선정한다. 예를 들어 환자군의 70%가 9학년, 20%가 8학년, 10%가 7학년이라면 해당 학년에서 동일한 분율의 대조군을 선정할 것이다. 빈도짝짓기는 대조군 선정을 시작하기 전에 모든 사례를 찾아내면 가장 좋다.

일반적으로 짝짓기는 몇 가지 장점을 가지고 있다. 짝짓기는 개념적으로 간단하다. 위의 친구 대조군에서 언급한 것과 같이 시간과 자원을 절약할 수 있고, 정량화하기 어렵고 또한 이런 이유로 그렇지 않으면 분석에서 통제하기 어려운 다수의 사회적 인자에 의한 교란을 통제할 수 있다. 마지막으로 만약 짝지은 인자가 강력한 교란요인이라면 짝짓기는 분석의 정밀도나 검정력을 향상시킨다.

하지만 짝짓기는 중요한 단점도 가지고 있다. 먼저 가장 중요한 것으로, 어떤 인자를 짝짓기한다면 대조군과 환자군에서 그 인자를 아주 비슷하게 만들었기 때문에 그 인자가 질병에 미치는 영향을 더 이상 이 연구에서 평가할 수 없다. 예를 들어 신생아 중환자실에서 병원내 감염이 있는 영아를 출생체중에 따라 신생아 대조군과 짝지은다면, 조사자는 감염의 위험인자로 출생체중 자체를 연구할 수 없을 것이다. 그러므로 평가할 필요가 없는 인자에 대해서만 짝짓기를 해야 한다. 두 번째로, 만약 너무 많거나 엄격한 짝짓기 기준을 사용한다면 이 기준을 만족하는 대조군을 찾기 어려울 것이며, 짝지은 대조군이 없는 환자군은 이 연구에서 제외해야 할 것이다. 예를 들어 형제자매를 대조군으로 사용한다면 형제자매가 없는 환자군은 적격인 대조군이 없으며 연구에 포함될 수 없다.

대조군의 크기

대조군의 크기는 상황, 자원, 검정력을 고려해 결정할 수도 있다. 상황(예로 적격인 대조군의 수)은 때로 제한 인자가 된다. 다른 때에는 시간과 자원으로 인해 등록할 수 있는 대조군의 수가 제한될 수도 한다. 하지만 사례들이 발생한 집단의 크기가 크고 자원이 충분할 경우 검정력 계산을 수행하여 중요한 연관성을 확인하기 위해 필요한 최적의 대조군 수를 결정할 수도 있다. 대부분의 환자대조군연구는 1:1, 2:1, 3:1의 대조군 대 환자군(사례군)의 비를 사용한다. 일반적으로 이 비가 3:1이나 4:1을 넘으면 추가적으로 얻게 되는 검정력이 거의 없다. 드물기는 하지만 등록한 환자군의 수가 이용 가능한 대조군의 수를 초과할 수 있다.

코호트연구와 환자대조군연구의 비교

일부 유행은 후향적코호트연구나 환자대조군연구 설계를 사용할 수 있는 상황에서 발생한다. 다른 유행에서는 한 연구 유형이나 다른 하나의 연구 유형이 더 적합하다. 이 두 가지 접근 방법의 장점과 단점은 표 8-1에 나열되어 있다.

위험 측정

코호트 설계에서 가장 중요한 장점 중의 하나는 질병의 질병 위험(발병률)을 직접적으로 측정할 수 있다는 것이다. 이 정보는 노출이 개인의 재량에 따라 이루어지는 경우 특히 중요하다. 오직 코호트연구만이 “내가 [노출되는] 것을 선택한다면 [질병 이름]이 발생할 나의 위험은 얼마인가?”의 공백을 채울 수 있다. 정해진 수의 환자군과 임의적인 수의 대조군을 가진 환자대조군연구는 특정한 노출 집단의 질병 위험을 계산할 수 없다.

표 8-1. 환자대조군연구와 후향적코호트연구의 특징

특징	환자대조군연구	후향적코호트연구
표본 크기	더 작음	더 큼
비용	더 적음	크기 때문에 더 많음
연구 기간	짧음	짧음
드문 질병	효율적임	비효율적임
드문 노출	비효율적임	효율적임
복수의 노출	조사할 수 있음	흔히 조사할 수 있음
복수의 결과	조사할 수 없음	조사할 수 있음
자연사	알아낼 수 없음	알아낼 수 있음
질병 위험	측정할 수 없음	측정할 수 있음
회상바이어스	잠재적 문제	잠재적 문제
추적 탈락	문제가 아님	잠재적 문제
선택바이어스	잠재적 문제	잠재적 문제
잘 제한하지 못하는 집단[1]	유리함	어려움

드문 노출

코호트연구는 비교적 드문 노출 후의 건강 영향을 조사하는 데 환자대조군연구보다 더 적합하다. 코호트 접근 방법을 사용하여 노출되지 않은 사람의 표본뿐만 아니라 노출된 모든 사람을 등록하고 감시할 수 있다. 이 근거는 직업역학에서 후향적코호트연구의 인기를 설명하며, 후향적코호트연구는 해당 집단에서는 흔하지만 상대적으로 지역사회 전체에서는 드문 노출을 가진 근로자 집단을 시간의 흐름에 따라 추적할 수 있다.

드문 질병

환자대조군연구는 산발적인 발생이나 그렇지 않으면 한 인구집단에서 발생한 드문 질병의 유행에서 선택할 수 있는 설계이다. 모든 환자군과 적절한 수의 대조군을 등록하고 노출과 질병 간의 연관성을 구하기 위해 노출의 차이를 평가할 수 있다. 반대로 코호트연구는 드문 질병이 발생한 사례들을 충분히 가지기 위해서 아주 많은 수의 사람을 등록해야 할 것이다.

역학적 연구의 설계와 수행에서 잠재적인 위험

현장에서 좋은 역학적 연구를 설계하고 수행하는 것은 쉽지 않다. 연구를 설계할 때 많은

1) 역자 주: 사례가 발생한 집단을 잘 한정하지 못하는 경우

선택을 해야만 한다. 이 선택의 대부분은 “올바른” 답이 없지만 시간 제약과 자원과 같은 이론과 실제적인 문제 사이의 균형이나 타협을 수반한다(11장 참고). 다른 선택으로는 다른 잠재적인 결함을 가진 두 개의 서로 다른 대조군과 같이 두 개의 완벽하지 못한 선택 사이에서 결정하는 것을 포함한다. 이상적이지 못한 연구설계와 수행으로 발생하는 위험 중 일부를 아래에 기술하였다.

선택바이어스

선택바이어스는 등록할 연구 집단(예로 환자대조군연구의 환자군과 대조군, 코호트연구의 노출군과 비노출군)을 선택하거나 연구 참여자를 등록할 때 발생하는 계통오차로 노출－질병 연관성을 잘못 추정하게 된다. 예를 들어 낮은 병원성을 가지는 감염병(즉 많은 무증상 사례를 가지는 감염병)을 생각해 보자. 환자대조군연구를 수행하였지만 대조군에서 무증상감염이 있는지 검사하지 않았다면 최소한 대조군 중 일부는 연구 중인 감염을 가질 수 있다. 실제로는 환자군인 이 대조군의 노출은 환자군과 동일할 것이다. 따라서 대조군의 노출 유병률은 실제보다 환자군의 것과 더 비슷해지며, 노출－질병 관계를 과소평가하는 결과가 된다. 그 대신에 확진 사례뿐만 아니라 의심 사례와 의사 사례를 포함하는 것과 같이 너무 넓은 사례 정의를 사용하는 것도 역시 환자군에 비사례를 포함하여 생기는 선택바이어스를 야기하고 연관성을 과소평가하는 결과가 된다. 선택바이어스의 또 다른 유형으로 진단 바이어스(diagnostic bias)가 있으며 노출－질병 가설에 대해 알고 있다면 임상의사가 진단을 하도록 유도할 수도 있다. 예를 들어 환자가 막 장거리 해외 비행에서 돌아왔다는 것을 알 경우 의사가 깊은정맥혈전증(deep vein thrombosis) 진단을 내릴 가능성이 더 높다면, 그 다음의 깊은정맥혈전증 연구는 비행기 여행과의 연관성을 보여줄 것이다! 선택바이어스의 세 번째 출처는 무응답 바이어스(nonresponse bias)로, 참여하기로 선택한 사람은 참여하지 않기로 선택하거나 찾을 수 없는 사람과 중요한 측면에서 다를 수도 있다. 직업역학에서는 건강근로자 효과(healthy worker effect)로 불리는 잘 알려진 선택바이어스가 있다. 이 효과는 직장에 남아있는 근로자는 일반적으로 전체 인구집단보다 더 건강하다는 관찰에 기반하며, 근로자와 일반 인구집단과의 비교는 적절하지 않을 수도 있다. 선택바이어스의 유형에 대한 목록은 너무 길기 때문에 연구자는 객관적이고 일관된 사례정의를 사용하도록 주의해야 하고, 객관적이고 일관된 대조군 기준을 사용하여 사례들이 발생한 집단을 대표하는 대조군을 선정해야 하고, 모든 집단에서 응답률을 높이도록 열심히 노력해야 한다.

정보바이어스

정보바이어스는 이미 연구에 포함된 참여자에서 혹은 참여자에 대해 정보를 수집하면서 생기는 계통오차로 노출이 질병 위험에 미치는 영향을 잘못 추정하게 된다. 정보바이어스에서 가장 흔한 유형 중 하나는 회상바이어스(recall bias)로, 한 집단이 다른 한 집단보다 노출을 기억하고 보고할 가능성이 더 높은 경우이다. 예를 들어 심한 설사를 하는 사람들은 이전에 먹었던 모든 식사와 음식을 생각해보았을 가능성이 매우 높은 반면에 건강한 대조군은 그렇지 않다. 조사자바이어스(interviewer bias)는 조사자가 대조군보다 환자군을 면접할 때 노출을 좀 더 자세히 조사할 경우 발생한다. 또 다른 정보바이어스의 출처로 일부 문화권에서 응답자가 정확한 정보를 제공하기 보다는 조사자가 듣기 원한다고 생각하는 답변을 제공하여 조사자를 기쁘게 하려는 데서 생기는 경우를 들 수 있다. 정보바이어스를 최소화하기 위해 좋은 연구에서는 사전조사된 표준 설문지나 자료 수집 양식을 사용하고, 객관적으로 그 양식을 사용하는 훈련을 받은 조사자나 발췌자(abstractor)를 사용한다. 일반적으로 참여자가 연구의 구체적인 가설에 대해 들어서는 안 된다. 달력, 메뉴, 약의 사진과 같은 기억을 돕는 보조 도구로 흔히 참여자가 기억하는 것을 도울 수 있다.

교란

교란은 노출과 질병 둘 다와 관련된 제3의 인자에 의해 노출-질병 연관성이 왜곡되는 것이다. 예를 들어 조사하는 항암제 대 "일반 치료"에 관한 연구를 생각해 보자. 그 약을 투여받은 대부분의 사람들이 초기 단계인 질병을 가지며, 일반 치료를 받는 대부분의 사람들이 말기 단계인 질병을 가진다고 가정해 보자. 그렇다면 조사 약물이 이로운 효과가 없다고 하더라도 질병 단계의 효과와 얽혀있기 때문에 효능이 있는 것처럼 보일 수도 있다. 어떤 인자가 교란요인이 되기 위해서는 질병의 독립적인 위험인자여야 하고 노출 집단 간에 불균등하게 분포해야 한다. 연령은 상상할 수 있는 거의 모든 건강 상태와 독립적으로 연관되어 있기 때문에 연령은 자동적으로 교란요인의 두 가지 기준 중 하나를 충족하며, 따라서 항상 잠재적인 교란요인으로 고려해야 한다. 유행 조사에서 교란은 두 가지 음식을 함께 먹었지만(혹은 어떤 두 노출이 밀접하게 관련됨) 오직 한 가지 음식만이 범인일 경우 발생할 수 있다. 그렇지만 기본 분석에서 두 가지 음식이 모두 질병과 연관되었다고 확인될 것이다. 관찰연구에서 교란은 제한, 짝짓기, 층화분석, 모델링을 통해 해결할 수 있다. 제한은 단순히 연구집단을 좁게 정의한 집단으로 제한하는 것을 뜻한다. 위의 조사 약물 예의 경우 만약 그 연구에서 초기 단계인 질병을 가진 사람으로 대상을 제한하였다면, 질병의 단계는 결과를 교란할 수 없었다. 마찬가지로 연령이 교란요인으로 의심된다면 좁은 연령 범위로 제한하여 연구할 수 있다. 연구설계의 짝짓기는 이 장의 앞부분에서 언급하였다. 분석의 짝짓기와 층화분석 및 모델링은 10장에서 다룬다.

작은 표본 크기

표본 크기와 검정력 계산을 통해 통계적으로 유의하고 중요하다고 판단할 수 있는 연관성을 찾기 위해 필요한 대상자의 수를 추정할 수 있다. 일반적으로 표본 크기와 검정력 계산은 알아낼 만한 가치가 있는 연관성의 규모, 노출 유병률 혹은 질병의 위험, 두 집단의 비(즉 대조군 대 환자군의 비)에 기초한다. 실제로 이용할 수 있는 사례의 수, 시간, 자원에 따라 연구의 크기가 제한되기도 한다. 가장 흔히 사용하는 두 가지 효과 척도(상대위험도와 오즈비)는 연구의 크기에 영향을 받지 않지만, 정밀도 척도(신뢰구간)와 카이제곱검정과 P-값과 같은 통계적인 유의성의 척도는 모두 연구의 크기에 영향을 받는다(10장 참고). 많은 조사자가 통계적인 유의성에 도달하지 못하고 넓은 신뢰구간을 가지는 상대위험도나 오즈비를 계산하고 나서 좀 더 대규모의 연구를 했었기를 바란다. 대규모 연구에서 귀무가설과 통계적으로 다른 연관성을 확인하거나, 분명한 연관성이 실제로는 귀무가설에서 단지 우연에 의한 변동임을 보여 줄 수 있을까? 흔히 조사자는 결코 알 수 없을 것이다. 적절한 표본 크기를 미리 알아내면 이러한 상황을 피할 수 있다(10장 참고).

요 약

코호트연구와 환자대조군연구는 현장역학자가 가장 흔하게 사용하는 두 가지 유형의 분석연구이다. 두 연구는 조사의 초기 단계에서 제안된 가설을 평가(정량화 및 검정)하는 데 효과적인 방법들이다. 개념적으로 노출에서 질병으로 지향하는 코호트연구는 결혼 피로연에 초대된 하객과 같이 전체 집단이 잘 정의되고 등록할 수 있는 상황에 적절하다. 코호트연구는 제조 공장의 다른 부서에서 일하는 직원과 같이 노출 상태에 따라 등록할 수 있는 잘 정의된 집단일 때에도 적절하다. 반면에 환자대조군연구는 집단의 정의가 덜 명확할 때에 상당히 유용하다. 질병에서 노출로 지향하는 환자대조군연구는 감시를 통해서 질병을 가진 사람들("환자군(사례군)")과 질병이 없는 비교할 만한 사람들의 집단("대조군")을 확인하고, 그 다음에 두 집단의 노출 경험을 비교한다. 개념적으로 간단하지만 좋은 역학적 연구를 위한 설계에는 적절한 비교군을 누구로 구성할 것인지, 한 사례당 얼마나 많은 대조군을 등록할 것인지, 짝짓기를 할 것인지 말 것인지, 잠재적인 바이어스를 피하는 최선의 방법을 포함한 많은 결정이 필요하다.

참고문헌

1. Rothman, K.J., Greenland S. (1998). *Modern Epidemiology*, 2nd ed., Little, Brown, Boston.
2. Kelsey, J.L., Whittemore, A.S., Evans, A.E., et al. (1997). *Methods in Observational Epidemiology*, 2nd ed., Oxford University Press, New York.
3. Koepsell, T.D., Weiss, N.S. (2003). *Epidemiologic Methods: Studying the Occurrence of Illness*, Oxford University Press, New York.
4. Hedberg, C.W., Fishbein, D.B., Janssen, R.S., et al. (1987). An outbreak of thyrotoxicosis caused by the consumption of bovine thyroid gland in ground beef. *N Engl J Med* 316, 993-8.
5. Kannel, W.B. (2000). The Framingham study: its 50-year legacy and future promise. *J Atheroscler Thromb* 6, 60-6.
6. Colditz, G.A., Manson, J.E., Hankinson, S.E. (1997). The Nurses' Health Study: 20-year contribution to the understanding of health among women. *J Womens Health* 6, 49-62.
7. Shimuzu, Y., Mabuchi, K., Preston, D.L., et al. (1996). Mortality study of atomicbomb survivors: implications for assessment of radiation accidents. *World Health Stat Q* 49, 25-9.
8. Brackbill, R.M., Thorpe, L.E., DiGrande, L., et al. (2006). Surveillance for World Trade Center disaster health effects among survivors of collapsed and damaged buildings. *MMWR Surveill Summ* 55, 1-18.
9. Boehmer, T.K., Flanders, W.D., McGeehin, M.A., et al. (2004). Post-service mortality in Vietnam veterans: 30-year follow-up. *Arch Intern Med* 164, 1908-16.
10. Boyle, C.A., DeCoufl e, P. (1987). Post-service mortality among Vietnam veterans: The Centers for Disease Control Vietnam Experience Study. *JAMA* 257, 790-5.
11. Steenland, K. (2002). Ten-year update on mortality among mild-steel welders. *Scand J Work Environ Health* 28, 163-7.
12. Wacholder, S., McLaughlin, J.K., Silverman, D.T., et al. (1992). Selection of controls in case control studies: I. Principles. *Am J Epidemiol* 135, 1019-28.
13. Sivapalasingam, S., Barrett, E., Kimura, A., et al. (2003). A multistate outbreak of *Salmonella enterica serotype* Newport infection linked to mango consumption: impact of water-dip disinfection technology. Clin Infect Dis 37, 1585-90.
14. Murphy, T.M., Gargiullo, P.M., Massoudi, M.S., et al. (2001). Intussusception among infants given an oral rotavirus vaccine. *N Engl J Med* 344, 564-72.

제 9 장

관찰한 사실의 기술: 기술역학

Robert E. Fontaine
Richard A. Goodman
역자; 천병철

현장역학자가 첫 번째로 해야 하는 일은 적절한 분석을 위한 자료를 수집하거나 또는 집단발병조사, 감시체계, 생정통계, 또는 기타의 정보원으로부터 자료를 제공받는 것이다. 유용하고 적절한 결과제시와 해석을 위해서 이들 자료들의 방향을 설정하고 정리하는 것이 기본적인 업무 중 하나이다. 이러한 업무를 기술역학(descriptive epidemiology)이라고 부른다. 기술역학은 질병발생에 대해서 얼마나 많이?, 언제?, 어디서?, 그리고 누구에게서? 와 같은 질문에 답하는 것이다. 첫 번째 질문인 "얼마나 많이"는 보통 빈도와 율로 표시하고, 나머지 3개는 통상 시간, 장소, 그리고 사람에 대한 기술이다. 시간, 장소 그리고 사람은 어디에서나 사용되는 측정의 표준화된 단위(연도, 위도와 경도, 지역, 연령군 등)이며 조사하는 사례, 사건, 그리고 인구집단에 모두 적용되는 개념이다. 일단 자료가 구조화되고 적절하게 제시되면, 기술역학에서는 이러한 패턴을 해석하여 역학자로 하여금 왜 질병이나 바람직하지 않은 건강사건이 발생했는지를 설명할 수 있는 아이디어를 구성하게 한다. 일부 유행 상황은 기술역학만으로도 유행 통제를 위한 중재를 시작하는 것이 충분할 수 있다. 그 외에는 기술역학적 발견은 분석역학을 위한 기초를 제공한다(7, 8장과 11장 참조).

질병유행이나 기타 건강관련 사건들에서 원인이 되는 병원체와 이에 대한 노출은 시간, 장소, 인적 특성과 관련해서 무작위로 분포하는 것이 아니며, 대신 기저에 있는 유행 과정을 반영하는 특정 모습을 갖추고 있다. 기술역학에서는 이러한 패턴으로부터 잠재적 노출양식이나 위험인자에 대한 아이디어, 또는 가설을 만들기 위해서 기대 패턴이나 기존 규칙과 대조하게 된다. 이러한 자료의 구조화, 관찰 그리고 기술역학의 몇 가지 목표는 아래와 같다.

- 건강문제를 다양한 구성요소로 해부하는 체계적인 방법을 제공한다.
- 건강문제에 대해서 기본적 차원에서 부터 충분히 익숙해지도록 한다.
- 조사 중인 건강문제의 위험이 높은 인구집단을 발견한다.
- 의사결정자, 미디어, 일반인구 그리고 기타 사람들에게 조사의 진행내용과 서로 다른 원인요인에 대한 상대적 확률을 직접 제공한다.
- 유행의 원인, 노출양식, 관리방법의 효과, 그리고 건강문제의 기타 측면에 대한, 검정 가능한 가설을 만들 수 있게 한다.
- 제시된 원인 혹은 위험인자가 진짜 원인인지 아닌지를 결정하는데 도움을 준다. 분석역학, 미생물학 그리고 실험적 연구를 사용하더라도 이러한 방법에서 나온 것은 반드시 시간, 장소, 사람에서 관찰된 패턴을 설명해야 한다.

사례 빈도측정과 정리

건강문제의 크기를 측정하는 가장 간단한 방법은 사례, 사망자, 그리고 기타 건강관련 사건의 빈도를 헤아리는 것이다. 사례들은 전통적으로 줄-일람표(line-listing) 형식을 이용해서 정리한다(표 9-1[1] 또는 부록의 표 A-2를 참조). 종이에 쓰거나, 색인 카드에 정리하거나 또는 전산화된 데이터베이스를 이용하는 방식의 정리는 환자 빈도를 적절한 특성에 따라 헤아리고 순서대로 정렬하는데 도움을 준다. 예를 들면 표 9-1의 줄-일람표는 시간적 관계를 파악하기 위하여 예방접종과 발생 사이의 기간에 따라 정렬된 것이다.

사례는 발생사례 또는 유병사례일 수 있다. 발생사례 또는 발생 건강사건은 건강에서 이환, 비감염에서 감염, 생존에서 사망과 같이 개인 상태의 변화를 나타낸다. 유병사례는 건강, 이환, 비감염, 감염, 생존, 사망과 같은 개인의 현재 상태를 나타낸다. 발생사례는 시간에 따라 개인을 추적하여 상태가 변한 사람의 수를 헤아리면 된다. 만약 상태의 변화가 명확하면, 공중보건감시나 기타 보건정보체계를 이용해서 인구집단을 추적하여 발생사례를 찾아낼 수 있다. 한편, 유병사례는 특정 한 시점에 개인들을 조사하여 결정할 수 있다. 질병 기간이 길고(수 년 이나 수 십년), 사망을 무시할 수 있다면, 발생사례는 개인의 유병상태를 반복하여 측정하여 추정할 수 있다. 여기서 발생사례는 특정 기간 동안의 빈도로 측정되어야 한다. 그림 9-1은 16개월 동안 20명의 개인중 10명 환자의 타임라인을 나타낸다.[2] 1990년 10월 1일에서 1991년 9월 30일까지 4명이 새로 질병에 걸렸으므로 이들이 1년간 이 질병의 발생사례가 된다. 1991년 4월 1일의 특정 시점에서는 질병을 가진 7명이 있으므로 이들이 유병사례가 된다. 사용하는 자료원이 발생사례를 제공하는지 유병사례를 제공하는지를 파악하는 것은 매

표 9-1. 원숭이 기반 유전자재배열 4가 로타바이러스 백신 (RRV-TV) 접종자 중 보고된 장중첩증 환자, 미국, 주별, 1998-1999[a].

해당 주	연령[b]	성별	기간[c]	접종 도즈
뉴욕	2	남	3	1
캘리포니아	3	남	3	1
펜실베니아	6	남	3	1
펜실베니아	2	남	4	1
콜로라도	4	여	4	1
캘리포니아	7	남	4	2
캔사스	2	여	5	1
콜로라도	3	남	5	1
뉴욕	3	여	5	1
노스캐롤라이나	4	여	5	1
미주리	11	남	5	1
펜실베니아	3	여	7	1
캘리포니아	4	여	14	2
펜실베니아	2	남	29	1
캘리포니아	5	남	59	1

a. 상호명과 상업적 출처의 사용은 단지 식별용이며, 미국 질병통제예방센터(Center for Diseases Control and Prevention, CDC) 또는 미국 보건후생부(Department of Health and Human Services)의 승인을 의미하는 것은 아니다.
b. 연령단위: 개월
c. 접종후 발병까지의 일 수

우 중요하다. 또한, 역학적 비교나 분석에서 발생사례와 유병사례를 혼합해서는 안된다.

율

발생사례든 유병사례든 빈도를 측정하면, 이를 기댓값 또는 기대분포라고 표현되는 과거의 기준치와 비교할 수 있다. 예를 들어서, 과거 5년의 경험에 기초해서 특정 도시지역에서는 1년 동안 175명의 A형간염이 발생할 것이라고 기대할 수 있다. 만약 2배의 환자 수가 관찰되었다면 이 도시지역에서 A형간염의 전파가 증가되었다고 결론을 내릴 수도 있다. 그러나, 역학적 비교에서 이러한 단순한 숫자의 비교는, 이 두 빈도가 유래한 인구집단의 크기가 같거나 거의 같은 크기일 때만 타당하다. 한 예로 어느 도시지역에서 농촌보다 A형간염이 2배 더 많다고 하자. 이것이 도시지역 주민이 농촌보다 간염에 걸릴 확률이 2배 더 크다는 것일까? 당

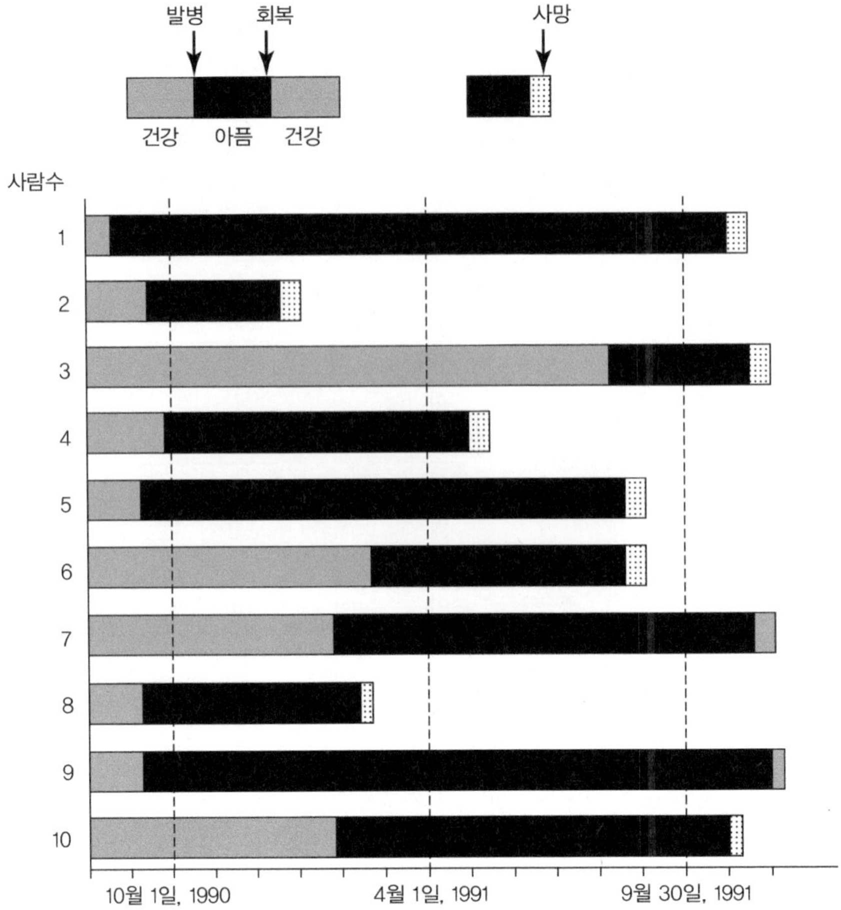

그림 9-1. 20명의 인구집단에서 10명 환자의 발생상황 [출처: CDC, 1992][2]

연히, A형간염 환자 수는 A형간염에 걸릴 수 있는 사람 수에 따라 결정된다. 이 예에서 농촌보다 많은 환자 수는 단순히 도시지역의 인구 수가 농촌보다 많아서 때문일 수 있다.

그러므로, 인구집단간 건강사건의 타당한 비교나 위험도 평가를 위해서는, 사례 수를 이들이 나온 인구집단의 크기를 같이 고려해서 평가해야 한다. 즉, 단순한 환자 수보다 조사하는 인구집단과 사례 수를 같이 묶어서 율(rate)을 결정해야 한다. 율을 사용하여 어떤 집단에서 위험이 얼마나 증가했는지를 평가할 수 있다. 인구집단의 관점에서 이러한 고위험군은 특별한 중재사업의 대상이 될 수 있다. 개인의 관점에서, 율을 비교하여 질병의 위험요인을 찾아낼 수 있다. 이렇게 확인된 위험요인은, 개인이 일상생활에서 자신들의 건강에 영향을 주는 행태에 대한 의사결정에 활용될 수 있다. 위험을 계량하기 위해서 다양한 율과 비(ratio) 그리고 여기서 파생된 지표가 사용된다. 기술역학에서는 발생률, 누적발생률, 유병률, 특수율 그리고 보정률 등 몇 개의 기본적인 율들이 사용된다.

발생률

모든 발생률은 특정 인구집단에서 정의된 기간동안 새롭게 발생한 사례의 수를 포함한다. 분자는 해당 기간동안 발생한 사례 수이고, 분모는 통상 사례가 발생한 인구집단의 해당 기간 동안의 중간 값을 사용한다. 그림 9-1에서 1년 동안(1990년 10월에서 1991년 9월까지) 처음 20명의 사람 중 4명의 환자가 발생했다는 것을 알 수 있다.1) 이 기간의 중간에 도달하기 전에 2명이 사망해서 중간기간 인구는 18명이 된다. 따라서 우선 우리는 4를 18로 나눈 0.22를 얻을 수 있다. 다음 단계는 이 결과에 표준인구 크기를 곱해서 더 이해하기 쉬운 형태로 만드는 것이다. 이 예에서 우리는 100을 곱하면 1년에 100명당 22명 발생이라는 결과를 얻을 수 있다. 표준인구 크기는 보통 100, 1,000, 10,000, 100,000, 1,000,000 등을 사용한다. 일반적인 질병통계에서 인구 크기는 편의에 따라 결정하여 사용한다. 그렇지만 현장역학에서는보다 적은 인구만 관여되기 때문에, 율이 1.0에서 100 사이에 올 수 있도록 인구크기를 잘 선택해야 한다. 이것은 하나의 인위적인 예시이지만, 실제 자연 인구집단에서는 출생, 사망, 이민, 출국 등이 연앙인구 수에 영향을 준다. 그러나 일반적으로는 인구센서스 자료를 이용한다. 표준화된 다양한 이환 및 발생 지표가 현장역학에서 흔히 사용되는데 이는 표 9-2와 같다.

표 9-2. 흔히 사용되는 이환지표

지표	분자(X)	분모(Y)	기준인구수
발생률	주어진 기간 동안 특정 질병이 새롭게 발생한 사람 수	주어진 기간동안 평균 인구수	다양함: 10^n에서 n=2,3,4,5,6
발병률	유행기간 동안 특정 질병이 새롭게 발생한 사람 수	유행시작시점 인구수	다양함: 10^n에서 n=2,3,4,5,6
이차발병률	특정 질병의 알려진 환자와 접촉한 사람 중 새롭게 발생한 환자 수	질병에 걸릴 수 있는 접촉인구 수	다양함: 10^n에서 n=2,3,4,5,6
시점유병률	새롭게 발생했든지 이전부터 발생했든지 상관없이 현재 주어진 시점의 특정 질병의 환자 수	주어진 시점의 인구수	다양함: 10^n에서 n=2,3,4,5,6

(출처: Principles of Epidemiology: Self-Study Course의 표 2.5)

발병률과 누적발생률

많은 이환률 및 사망률에서는 표준 시간간격을 사용하지만, 제한된 인구집단에서 발생한 집단발병, 유행이나 건강문제에 대해서는 해당 기간 동안만 발생한 사람을 포함한다. 이러한 발병률과 누적발생률을 계산할 때 분모는 유행이 시작하는 시점에 질병에 걸릴 수 있는 인구 수

---

1) 원저자 주: 그림에는 환자 10명만 도식되어 있고 질병에 걸리지 않은 10명은 표시되어 있지 않다.

있다. 이론적으로, 예를 들어서 과거에 질병을 앓았거나 감염된 적이 있어서, 질병에 걸릴 위험이 없다면 이 분모에 포함되지 않는다. 그림 9-1의 예에서 1990년 10월 1일에서 1991년 9월 30일까지 4명의 환자가 발생했다. 이 유행기간 시작 시점에 20명의 질병에 걸릴 수 있는 사람이 있었다면 발병률은 12개월 동안 4/20 즉, 20%이다. 만약 이 기간 이전에 질병을 앓았는지를 알고 있다면, 이전에 질병을 앓은 사람 수(6명)를 분모에서 빼고 계산한다. 발병률을 표준기간의 발생률과 비교할 때는, 두 지표를 같은 기간으로 보정해야 하는 주의가 필요하다.

이차발병률

이차발병률은 환자와 접촉한 사람 중 새로 발생한 환자의 수를 측정한 것이다. 이차발병률은, 연구기간 중 일차환자와 접촉한 사람 중 환자 수를 전체 접촉자 수로 나눈 것과 같다. 전체 가구내 접촉자 수를 계산할 때, 가구내 가족 수에서 일차환자 수의 수를 뺀다.

예를 들어서, 70명의 어린이가 있는 어린이집에서 7명의 A형간염 환자가 발생했다고 하자. 각 아이들은 각자 자신의 가구에 속해있다. 7명의 어린이가 살고 있는 가구의 전체 가구원 수는 환자 7명과 접촉자 25명을 포함해서 총 32명이다. 한 세대기 이후에 접촉자 25명 중 5명의 가구원에서 A형간염이 발생하였다. 이때 이차발병률은 5명의 환자를 25명의 접촉자로 나눈 20%가 된다.[2]

가구나 공동생활집단에서는 사람간 전파가 음식, 물, 기타 다른 요인이 다중으로 작용해서 환자가 발생할 수 있다. 따라서 가구내 환자 간의 발생 기간이 이차 전파에 합당한지를 잘 살펴서 결정해야 한다. 또한 이차발병이라고 간주하기 전에, 항상 이러한 집단에서의 율을 일반 인구에서의 율과 비교해보는 것이 필요하다.

평균발생률2)

평균발생률은 분모에 시간을 직접 포함한 것이다. 일반적으로, 기준 시작 시점부터 정해진 끝 시점(질병의 발생, 사망, 집단으로부터의 이민 등) 까지 각각의 사람을 관찰한다. 분자는 여전히 새로 발생한 환자 수이지만 분모는 약간 다르다. 분모는 각 사람이 관찰된 시간을 모두 합한 것이다. 즉, 평균발생률은 관찰기간 중 새로 발생한 환자 수를 각각의 사람들이 관찰한 기간을 모두 합한 것으로 나눈 것이다.

예를 들면, 어떤 사람이 관찰 시작 후 5년만에 해당 질병에 걸리면 이 사람은 분모에 5인년(person-year)을 기여하게 된다. 어떤 사람이 1년간 관찰 후 질병에 걸리지 않았으나 추적

---

2) 역자 주: 원문에서는 person-time incidence rate로 되어 있음. 발생인시율로 번역할 수도 있으나 의미 상 평균발생률이 적절하여 평균발생률로 번역함

에서 누락되면 이 사람은 1인년 더하기 0.5인년을 더하게 된다(만약 추적기간이 1년 단위라면).

평균발생률은 직업관련 질환, 에이즈 그리고 만성질환과 같이 잠복기나 잠재기가 긴 질병에 대한 코호트연구(추적연구)에 종종 사용된다. 또한 평균발생률은 노출기간동안 개인의 관찰기간이 매우 다른 급성질환의 집단발병이나 특정 감시체계에서 매우 유용하게 사용될 수 있다(예를 들면 입원기간이 서로 다른 사람들에서 집단발병한 병원감염의 경우).

유병률

유병률은 인구집단에서 현재 질병을 가지고 있는 사람(유병환자)의 비율이다. 시점유병률은 특정 시점에서 유병여부를 측정하는 것을 의미한다. 그림 9-1의 예에서 4월 1일자로 18명(살아있는 사람 수) 중 7명의 유병환자가 있으므로 시점유병률은 7/18 = 39%가 된다.

유병률은 2개의 요인에 의해서 결정된다.

- 발생, 즉, 질병에 걸리지 않은 사람에서 질병에 걸린 사람으로 바뀌는 것
- 회복 (또는 사망), 즉 질병에 걸린 사람이 다른 상태로 바뀌는 것

발병에서 회복까지의 기간이 이환기간이기 때문에 이 둘의 관계는 대략 다음과 같다: 유병률 = 발생률 × 이환기간

역사적으로, 현장역학에서 유병률은 발생률보다 덜 사용되어 왔다. 그렇지만 최근에는 유병률(혈중 납 수준, 선천적 결함, 행태 위험요인)이 감시에 많이 사용되면서 현장역학자들이 이를 자주 관찰하게 되었다. 또한 발생률을 직접 측정하는 것이 어려운 상황에서 집단발병이전, 집단발병중, 그리고 집단발병 이후의 유병률을 비교함으로써 발생률을 추정하기도 한다.

비와 기타 분모의 사용

경우에 따라서는 질병에 걸릴 수 있는 인구(population at risk)를 알 수 없거나, 알기 위해서는 비용이 많이 들거나 또는 이를 이용하기가 부적절한 상황이 있을 수 있다. 이런 경우에 인구집단내 위험도를 측정하거나 위험도를 비교하기 위해서 다른 분모를 고려해야한다. 다른 분모로 만들어진 비율은 율보다는 비라고 한다.

흔히 사용하는 비는 영아사망률, 모성사망비 그리고 사망-환자비(death-case ratio)(표 9-3)이다. 백신이나 약품의 이상반응을 평가할 때 실제 약물을 사용한 사람의 숫자는 파악하기 어렵기 때문에, 전체 판매량을 분모로 이용할 수 있다. 유사하게, 식품매개질환 집단발병시 실제 식당을 이용한 사람 수나 음식을 먹은 사람 수를 알기 어려워서 식당의 영수증 수,

표 9-3. 자주 사용되는 사망측정지표

지표	분자(X)	분모(Y)	기준인구수
조사망률	주어진 기간동안 전체 사망자 수	연앙인구	1,000 또는 100,000
원인별 특수사망률	주어진 기간동안 특정 질환으로 사망한 수	연앙인구	100,000
비례사망률	주어진 기간 동안 특정 질환으로 사망한 수	같은 기간 동안 모든 원인으로 사망한 사람 수	100 또는 1,000
사망-환자비	주어진 기간 동안 특정 질환으로 사망한 수	같은 기간 동안 해당질병으로 보고된 새 환자 수	100
신생아사망률	주어진 기간 동안 생후 28일이내 사망한 수	같은 기간 동안 출생아 수	1,000
후기신생아사망률	주어진 기간 동안 생후 28일 이후부터 1세 미만까지 사망한 수	같은 기간 동안 출생아 수	1,000
영아사망률	주어진 기간동안 1세 미만 사망자수	같은 기간 동안 출생아 수	1,000
모성사망률	주어진 기간동안 임신과 관련된 원인으로 사망한 수	같은 기간동 안 출생아 수	100,000

(출처: Principles of Epidemiology: Self-Study Course의 표 2.8)

의심되는 음식이 제공된 수 등을 분모로 사용할 수 있다. 예를 들면 눈썰매차(snowmobile)로 인한 부상을 계산하기 위해서 충돌사고와 등록된 눈썰매차의 수를 비로 계산할 수 있다(그림 9-2).[3]

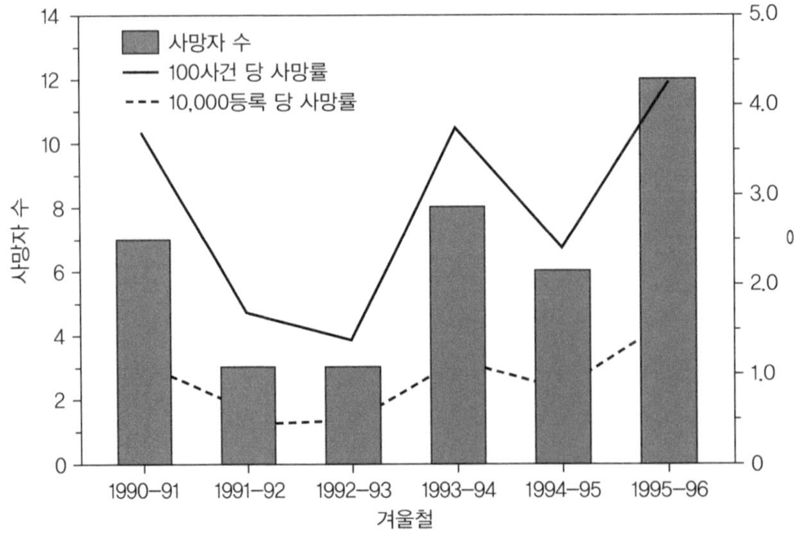

그림 9-2. 눈썰매차 관련 사고 사망자 수와 100사건 당 사망률, 그리고 눈썰매 등록대수 당 사망률-미국 메인주, 1990-91에서 1995-96까지 겨울철 [출처: CDC, 1997[3]].

시간, 장소 그리고 사람

앞 절의 개요에서 인구집단에서 빈도측정과 율에 대해서 언급했었다. 역학적으로 의미있는 패턴을 발견하고 기술하기 위해서는 이들 빈도와 율을 시간, 장소, 그리고 인적 특성에 따라서 정리해야 한다.

시간에 따른 자료의 기술

모든 현장역학조사는 특정 시간 프레임 위에서 일어나기 때문에 현장역학자는 조사하는 건강관련 사건을 잘 이해하기 위해서 이러한 시간패턴을 어떻게 정리하고 기술해야하는지 알 필요가 있다. 가능하면 모든 경우에 율을 사용해야 한다. 그렇지만 만약 짧은 기간동안 안정적인 인구내에서 발생한 것이라면 시간패턴을 확인하기 위해서 분자만 정리할 수도 있다.

건강사건은 몇 가지 중요한 시간특성에 따라서 제시될 수 있다. 가장 중요한 시간은, 의심되는 또는 알려진 위험인자에 노출된 시간과 건강사건이 발생한 시간이다. 이들과 관련된 다른 것들도 시간 순서에 따라서 나열하는 것이 필요한데 이는 조사하는 문제의 정확한 연대기적 틀을 만들 수 있게 한다.

정보의 정확도는 상황이나 질병에 따라 크게 달라질 수 있으며, 만성적인 문제보다 최근에 발생한 급성 문제들에서 더 크게 달라질 수 있다. 특정 문제에서는, 결과(손상이나 사망 등)의 발생시간과 이를 촉발한 사건의 시간을 보다 분명하게 구분해야 한다.

사건들은 시간에 따라 서로 연관되어 있을 수 있다. 만약 발병시간과 알려진, 또는 의심되는 원인의 노출시간을 모두 알고 있으면, 잠복기 또는 잠재기를 추정할 수 있다. 병원체를 모르는 경우, 추정된 노출시간과 증상 시작 간의 시간 간격은 원인에 대한 가설을 세우는데 매우 중요하다. 예를 들면, 로타바이러스 백신접종과 장중첩증 발생의 시간간격이 일정하다면(표 9-1), 이것은 백신이 이 질병을 촉발했다는 가설을 세우는데 도움이 된다. 이와 유사하게, 잠복기가 알려져 있는 경우, 노출이 가능한 기간을 추정하고 이 기간 중에 노출이 있었는지를 확인할 수 있다.

특별한 이벤트나 평상시와 다른 상황이 특정 건강문제와 시간적으로 연관되어 있다면 가설을 세우는데 도움을 줄 수 있다. 이러한 예는 1930년에서 1998년까지 미국의 말라리아 발생률의 묘사에서 볼 수 있는데, 중요한 이벤트가 발생하기 전후 시점의 발생률을 비교하였다(그림 3-1).[4]

시간적 자료들을 그래픽을 이용하여 시각화한 것은 문제의 상대적 크기, 과거와 현재의 경향, 문제의 가능한 향후 진행방향 그리고 관련된 사건의 영향에 대한 시각적 묘사를 제공한다. 연구하는 건강문제에 따라서 기간은 연, 월, 주, 일 또는 시간이 될 수 있다.

만성질환이나 기타 질병에서는 수 십년 또는 수 년간에 걸친 연도별 율로 묘사하는 장기추세(secular trend)를 시간 기술에 이용할 수 있다. 급성질환인 경우, 발생자 수 또는 발생률로 도표(plot)를 그릴 수 있다. 급성질환에서 이상적인 표시점은 발병일이다. 그렇지만, 감시체계에서는 보고일만이 가능한 시간 정보일 때가 종종 있다.

타임라인

적은 수의 환자인 경우 중요한 시간을 간단한 타임라인에 그래프로 표시할 수 있다. 타임라인에 질병 발생 또는 노출시간을 점으로 표시할 수 있고, 노출기간이나 이환기간은 줄로 표시할 수 있다. 병원내 말라리아 유행에 대한 조사에서 이러한 유형의 그래픽 도구를 이용하여, 조사자들은 한 말라리아 환자의 입원과, 퇴원 후 집에서 말라리아가 발병한 환자들이 사실은 병원내에서 시공간적으로 일치한 적이 있음을 확인할 수 있었다(그림 9–3). 이 자료는 조사자들에게 빠르게 가설을 설정하게 만들었고, 뒤따른 분석역학적 연구를 통하여 말라리아가 헤파린 락(heparin locks)에 사용하는 주사기를 통해서 환자와 환자간 전파된 것을 알아낼 수 있었다.[5]

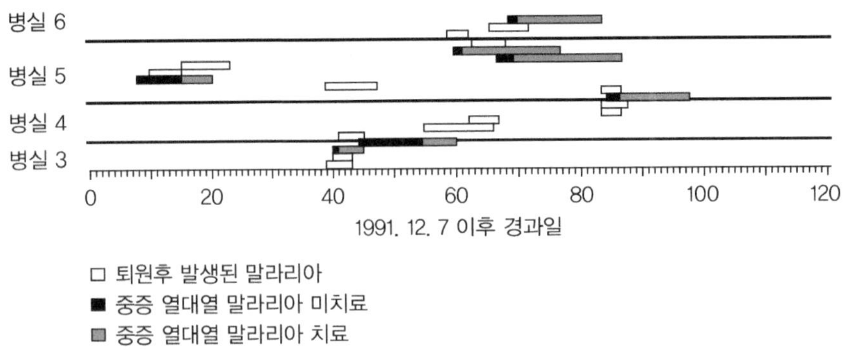

그림 9–3. 7명의 중증 열대열 말라리아 환자들의 입원기간과 방 위치 그리고, 퇴원 후 열대열 말라리아가 발생한 14명 환자의 입원기간과 방 위치. 리야드 중앙병원, 소아과 2병동. 리야드, 사우디 아라비아, 1991년 12월–1992년 4월. [출처: Abulrahi et al. 1997.[5]]

유행곡선

환자 숫자가 많은 경우, 건강관련 사건의 발생시간에 대해서 환자 수를 히스토그램으로 표시한 것이 더 좋은 정보를 준다(부록의 그림 A–1 참고). 만약 특정 유행기간 동안 이렇게 표시한 것이라면, 이 히스토그램은 유행곡선(epidemic curve)이 된다. 여기서는 발생시간의 간격을 그룹화하여 x축에 표시하고, y축에는 해당 기간동안 발생한 수를 표시한다.

시간 간격의 선택이 중요하다. 너무 짧은 시간 간격(잠복기가 긴 질병에서 시간 단위의 사용 같이)을 사용하면 무작위 잡음(random noise)으로 배경 패턴이 가려져서 해석이 어렵게 된다. 너무 긴 시간 간격을 사용하면(잠복기가 짧은 질병에서 주 단위의 사용) 서너개의 간격에 너무 많은 환자들이 포함되어 실제 발생 패턴을 알기 어렵게 된다. 일반적으로, 해당 질병의 잠복기/잠재기의 1/4 또는 1/3의 시간 간격의 사용이 유행 패턴을 파악하는데 제일 좋다. 환자 수가 많으면 시간 간격을 짧게 해서 유행패턴을 세밀하게 볼 수도 있다(그림 9-4, A, B).[6]

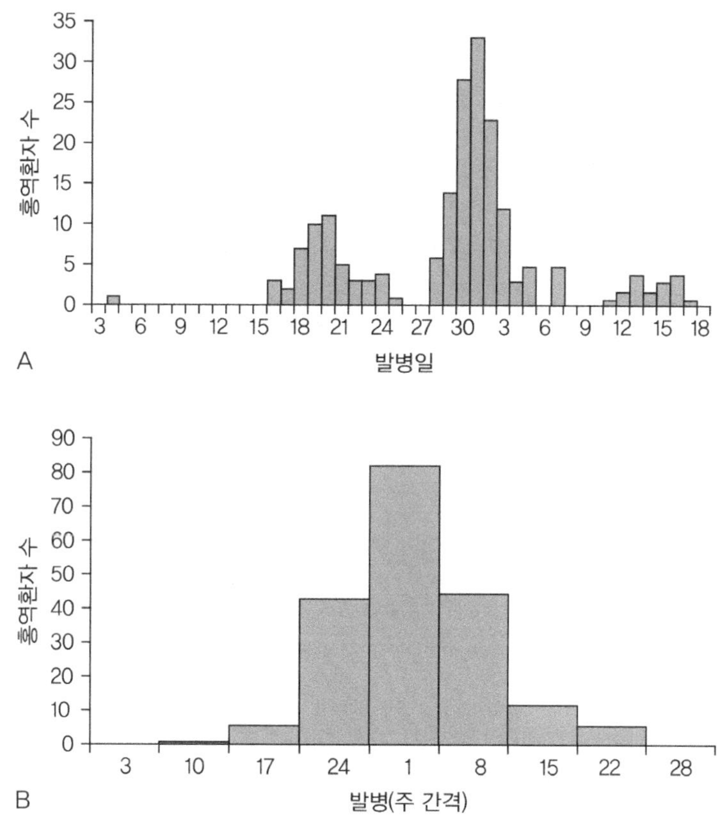

그림 9-4. 발진 발생일에 따른 일별 (A)과 주별 (B) 홍역환자 수. 미국 미주리 세인트루이스 지방과 일리노이스 주 저지 지방. 1994년 4월 4일–5월 17일 [출처: CDC, 1994.[6]]

두 번째 논의할 점은 x축의 시간을 언제부터 시작해서 언제까지 표시할 것인가이다. 유행 전의 배경이 보여질 수 있도록 충분한 간격을 앞에 두고 유행 시작을 보여주어야 한다. 마찬가지로, 마지막 환자 이후에도 유행이 끝났다는 것을 확인할 수 있는 충분한 기간까지 시간을 연장해서 보여주어야 한다. 보통 앞과 뒤로 잠복기의 2배의 기간이 필요하며, 일부 상황에서는 더 필요할 수도 있다. 이렇게 하면 의심되는 감염원, 2차 전파 그리고 다른 관심을 끄는 특이점을 발견할 수도 있다.

표시, 자료 부호, 그리고 기준선을 사용해서 의심되는 노출을 표시해야 한다(그림 9-5).[7] 질병을 처음 가져왔다고 의심되는 환자, 음식의 반입, 새로운 공정, 특별한 사건, 환경변화, 기타 집단발병과 시간적으로 관련된 요인들도 표시가 되어야 한다.

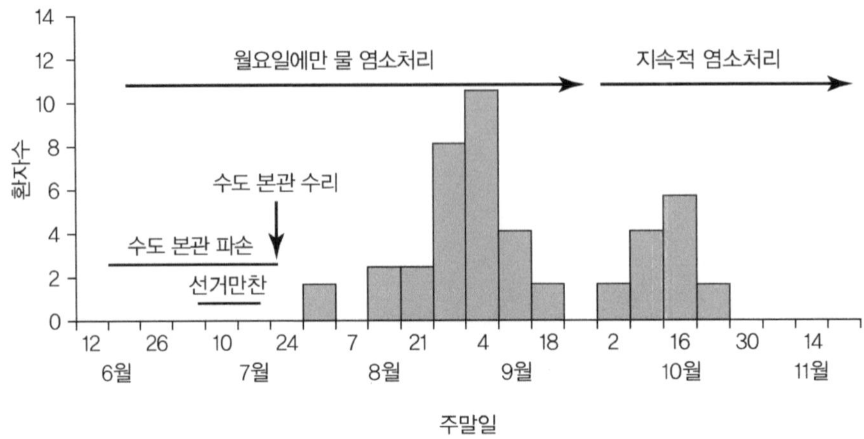

그림 9-5. 주별 황달 발생 환자 수. 요르단 자프르 만(Jaf'r Ma'an) 지방, 1999년 6월–10월. [출처: Ministry of Health, Jordan, 1999.[7]]

2장에서 논의한 것처럼, 질병의 전파는 다양하게 이루어진다. 유행곡선은 이러한 전파양식을 잘 드러내주기도 한다. 다음의 사례들은 단순히 환자발생을 도표로 표시함으로써 유행상황을 "진단"할 수 있는 몇 가지 상황들이다.

단일감염원

유행사례들이 특정 기간(병원체가 알려진 경우 잠복기의 1.5배 이내) 동안에 밀접하게 군집되어 있고, 유행곡선이 빠르게 증가하고 천천히 떨어지는 모양을 하고 있으면 단일감염원을 나타낸다(그림 9-6).[8] 곡선 기울기의 변형(봉우리가 2개이거나 또는 기대했던 것보다 넓은 고원형인 경우 등)은 감염원 노출의 출현, 지속 그리고 사라짐과 노출의 차이 등을 나타낸다.

단일감염원에서는 정점 전 평균잠복기, 첫 환자의 최소잠복기, 마지막 환자의 최대잠복기를 계산해서 노출시간을 유추할 수 있다. 이 3개의 유추점으로 노출시간의 범위를 표시한다.

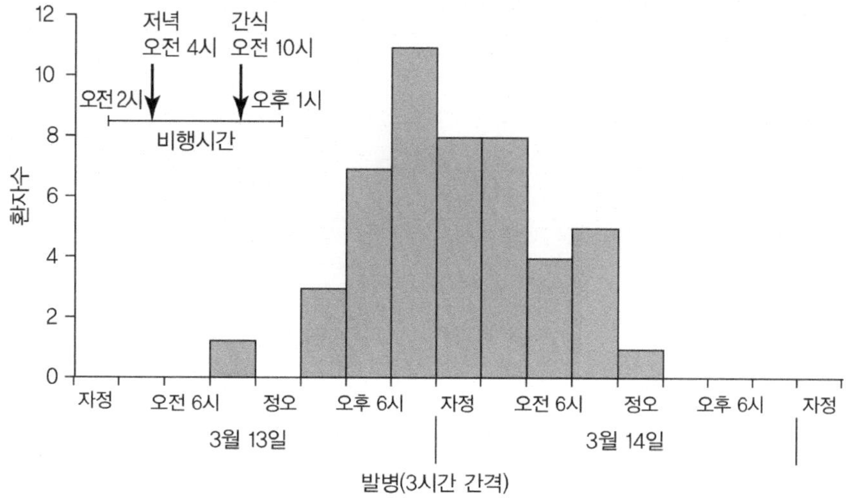

그림 9-6. 런던발 미국행 비행기 승객에서 발생한 살모넬라증 환자 수, 발생시간별. 1984년 3월 13-14일. [출처:Tauxe et al., 1987.[8]]

이차전파가 일어난 단일감염원

일부 전염성 질환들의 단일감염원이 여러 명의 감염자를 만들고, 이들은 다른 사람을 감염시키는 감염원의 역할을 할 수 있다. 이러한 전파는 대부분 사람간 접촉에 의해서 일어나지만, 매개물을 통한 전파가 이차 유행을 발생시킬 수도 있다. 이차 환자는 첫 번째 단일감염원의 잠복기안에서 뚜렷한 파동형태로 나타날 수도 있는데, 이와 같은 사례는 깨진 수로를 보수한 후에 발생한 E형간염 집단발병 사례에서 본 바와 같다(그림 9-5).[7] 짧은 잠복기와 낮은 2차 전파율을 가진 질병에서, 2차 파동은 유행곡선의 내리막을 길게 연장시키는 형태로도 나타날 수 있다. 비록 첫 번째 집단발병과 두 번째 곡선의 정점간 거리는 잠복기와 유사하지만, 실제로는 잠복기와 감염기(period of infectivity)의 조합으로 나타나며 이를 세대기라고 부른다.[9,10]

지속노출 공통감염원

공통감염원의 지속적 노출로 인해 집단발병이 발생할 수 있다. 이때 유행곡선은 단일노출 감염원처럼 급하게 올라간다. 그러나 정점에 이르러서는 봉우리보다는 고원을 형성하게 된다. 내리막은 만약 공통감염원이 제거되면 가파르게 내려갈 수도 있고, 감염원이 점차 소멸되는 경우에는 완만할 수 있다. 여러 식당에 공급된 치즈로 인해서 발생한 살모넬라 집단발병의 유행곡선에서 이러한 3가지 특징을 볼 수 있다(그림 9-7).[11]

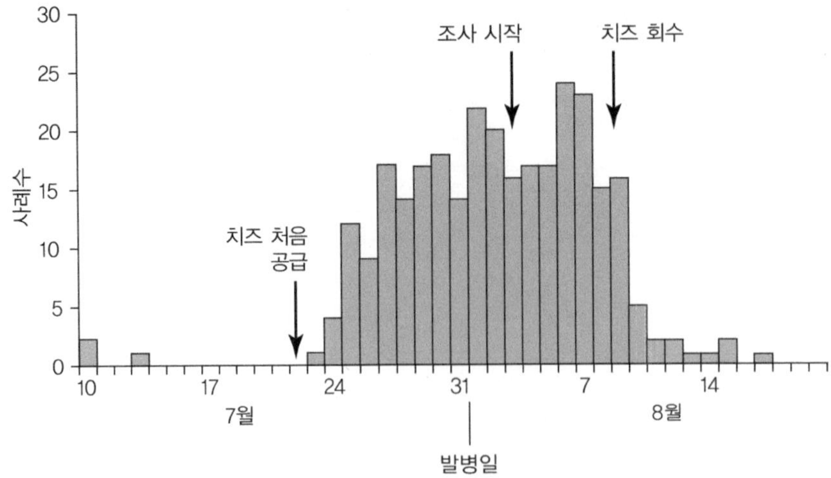

그림 9–7. 발병일에 따른 Salmonella heidelberg 감염자. 미국, 콜로라도 1976년 7월 10일–8월 17일. [출처: Fontaine at al., 1980.[11]]

증식형

증식형(propagated) 패턴은 사람간 직접 또는 중간 매개물을 통한 전파가 일어나는 병원체에서 일어난다. 증식형 패턴은 4가지 기본적 특징이 있다.

- 유행이 병원체의 여러 세대기를 거쳐서 일어난다.

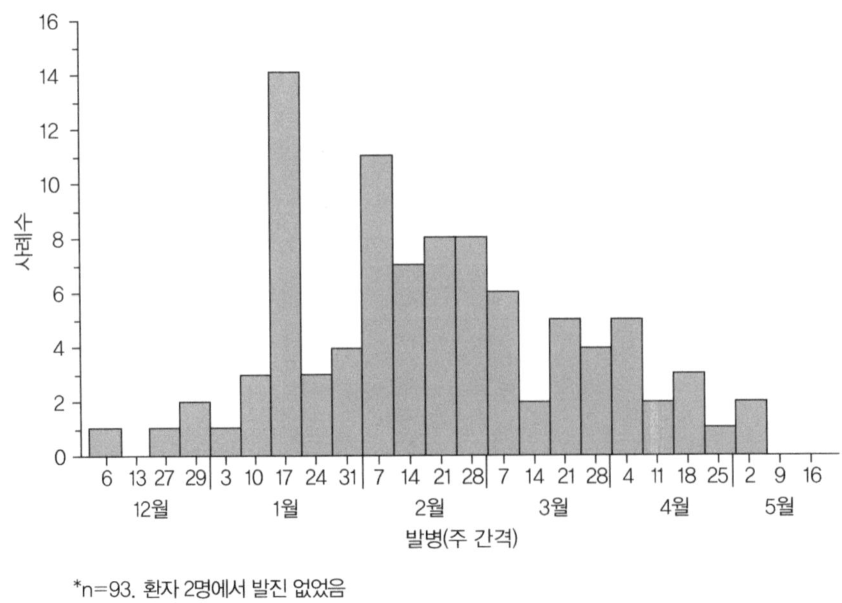

그림 9–8. 발진일에 따른 주별 풍진 확진자. 미국 뉴욕, 웨스트체스터 지역, 1997년 12월–1998년 4월. [출처: CDC, 1999.[12]]

- 한 명 또는 적은 수의 환자로부터 시작해서 점진적으로 증가하는 오르막을 형성한다.
- 집단발병의 초기에 병원체의 세대기에 해당하는 주기성이 뚜렷할 수 있다.
- 집단발병의 정점 이후, 감수성있는 인구의 감소로 급한 내리막을 형성한다.

풍진의 집단발병이 이런 패턴을 잘 보여주는데, 약 3-4주의 주기성을 볼 수 있다(그림 9-8)[12]. 약물중독이나 집단 사회성 질환(mass sociogenic illness)도 사람간 전파가 되나 이 때의 유행곡선은 세대기를 반드시 반영하지는 않는다. 사람간 전파는 일반적으로 한정된 지역적 발생을 보인다. 미국의 주나 도시처럼 큰 지역이나, 인구가 많은 지방에서의 증식형 유행곡선은 주기성이나 증감이 뚜렷하지 않을 수 있다. 이러한 큰 지역에서는 유행곡선을 작은 단위로 층화해서 작성하는 것이 중요하다.

환경 감염원

환경전파로부터 만들어진 유행곡선은 병원체, 환경 그리고 사람을 환경감염원에 노출시키는데 관여하는 요인들의 상호작용을 반영하고 있다. 환경 감염원으로 발생한 집단발병은 통상 병원체의 여러 세대기 또는 잠복기에 걸쳐서 발생한다. 이 경우 세대기와 유사한 주기성을 보이는 전파형 집단발병과는 다른 모습을 보여준다. 또한, 점진적으로 증가하는 오르막과 급하게 내려오는 내리막은 인수공통감염병에서 볼 수 있는데, 이는 자연동물숙주가 전파형 집단빌병을 경험하기 때문이다.

역학자는 유행곡선 안에 의심되는 환경요인을 표시해야 하는데, 그림 9-9의 렙토스피라증 집단발병에서 비가 온 날을 표시한 것이 이에 해당한다.[13] 이 사례에서 렙토스피라증의 정점 전에 거의 항상 강우의 정점이 오는데, 이것은 이 질병의 전파에 물이 중요하게 작용한다는 가설을 지지한다.

동물 감염원

일반적으로 사람에서 인수공통감염병의 유행곡선은 병원소 동물의 유병률의 변화를 반영하며, 사람과 병원소 동물간 접촉의 변화에 의해서 달라질 수 있다. 인수공통감염병은 통상 병원소 숙주에서 급격히 증가하므로, 사람에서의 유행곡선도 급하게 올라갈 수 있다. 이러한 경향이 뉴욕시 웨스트나일 바이러스(West Nile virus) 집단발병에서 두드러지게 나타난 것을 볼 수 있다(그림 9-10).[14]

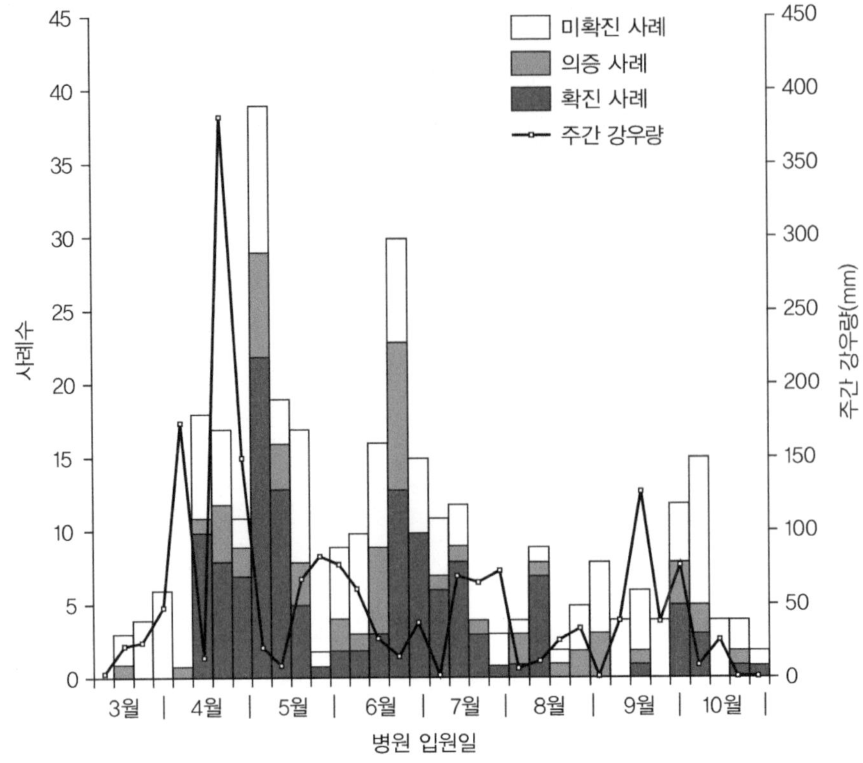

그림 9–9. 주별 렙토스피라증 입원환자와 강우량. 브라질 살바도르, 1996년 3월 10일–11월 2일. [출처: Ko et al., 1999.[13]]

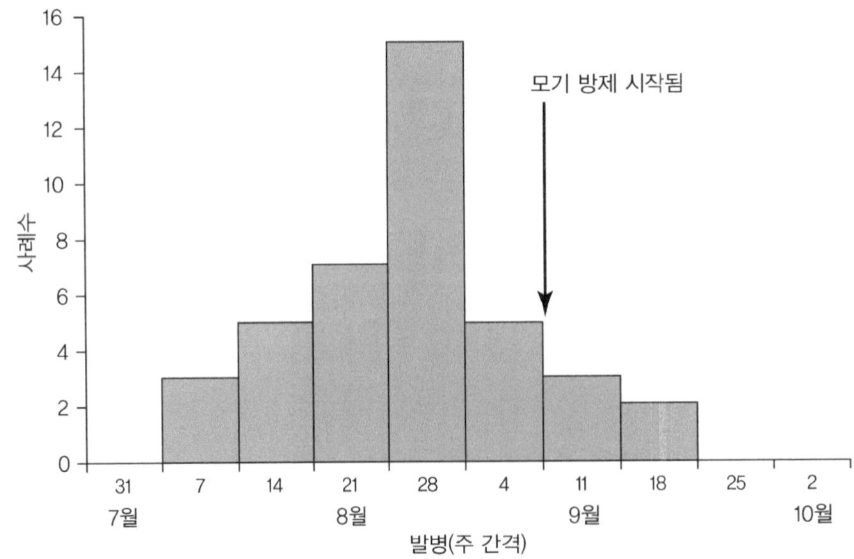

그림 9–10. 웨스트나일 바이러스의 주별 혈청양성 환자 수. 뉴욕 1999년. [출처: CDC, 1999.[14]]

매개동물전파

매개동물전파(vector-borne) 질환(여기서 기계적 전파는 제외한다)은 매개동물인 절지동물과 척추동물 숙주간 전파가 일어나는 것이다. 두 개의 잠복기 - 하나는 매개동물에서의 외잠복기(extrinsic), 다른 하나는 사람에서의 내잠복기(intrinsic incubation period) - 가 관여하기 때문에, 사람간 전파에 의한 집단발병보다 세대기가 긴 경향이 있다. 이 경우 집단발병 초기에는 좀 더 천천히 진행한다. 다음의 3개의 추가적인 생물학적 요인이 유행곡선의 모양에 크게 영향을 준다.

- 절지매개동물들은 일단 한번 감염되면 죽을 때까지 감염상태를 유지한다. 이것은 매개동물전파 집단발병이 안정적으로 오래 지속되게 하며, 기본 전파 주기를 모호하게 만든다.
- 환경 온도는 절지동물내에서 병원체의 발달과 증식에 막대한 영향을 준다.
- 절지동물 집단은 폭발적으로 증가할 수 있으며, 훨씬 더 빠른 속도로 "퇴치(crash)"될 수도 있다.

위의 마지막 두 개의 요인은 집단발병의 진행 동안 불규칙한 정점과 급격한 감소를 보여줄 수 있다.

사우디아라비아의 호조건의 환경에서 집단발병한 열대열원충은 몇 개의 이러한 특성을 보여주고 있다(그림 9-11).[15] 이 집단발병은 앞 7주까지는 매우 천천히 증가하였다. 비록 전파형 집단발병의 전형적인 주기적 정점을 보여주지는 않았지만, 3주-4주의 간격으로 점진적

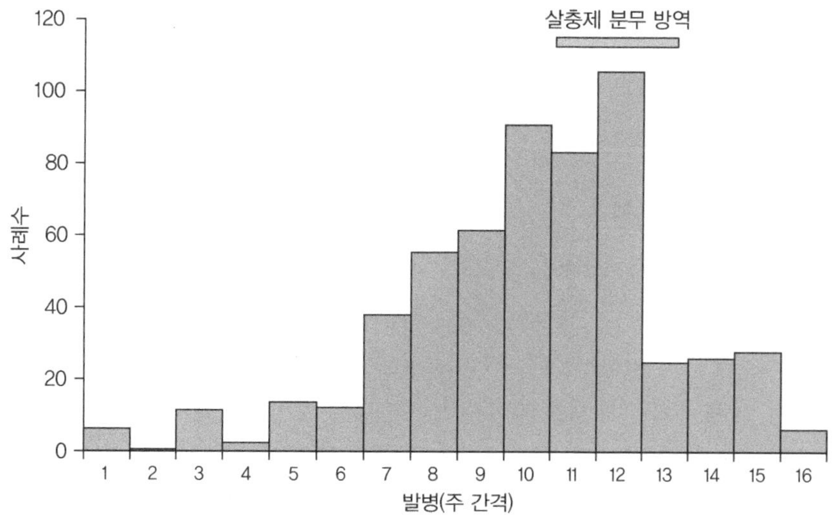

그림 9-11. 열대열원충의 발열일 기준 주별 환자 수. 사우디 아라비아 알바하의 겔와 지역, 1996년 1월-4월. [출처: Ministry of Health, Saudi Arabia, 1996.[15]]

증가를 보여주었다. 결국, 이 집단발병은 매개동물에 대한 방역에 따라 급격하게 감소하였다.

많은 생물매개전파 질환은 인간이 아닌 숙주로부터 막다른 숙주(dead–end host)인 인간에게 전파되는 인수공통감염병이다. 뉴욕의 1999년 웨스트나일 바이러스 유행은 빠른 증가와 비교적 급격한 감소를 보였는데, 이는 매개생물의 급격한 감소 또는 그 해 8월 감수성 있는 동물숙주의 소진과 관계된 것으로 보인다(그림 9–10 참조).[14]

상대적 시간간격

표준달력을 시간으로 사용하는 대신, 의심되는 노출에서 발병까지의 시간을 표시하는 것이 역학적 상황을 이해하는데 도움이 될 때가 있다. 예를 들면, 중증급성호흡기증후군 환자와 접촉한 시간과 또 다른 사람에게 접촉하여 중증급성호흡기증후군을 전파한 시간은 사람과 사람 전파에서 대략 잠복기와 유사해 진다(그림 9–12).[3)] 표 9–1에 있는 자료도 백신접종과 질병발생간 상대적 시간간격으로 표시할 수 있다.

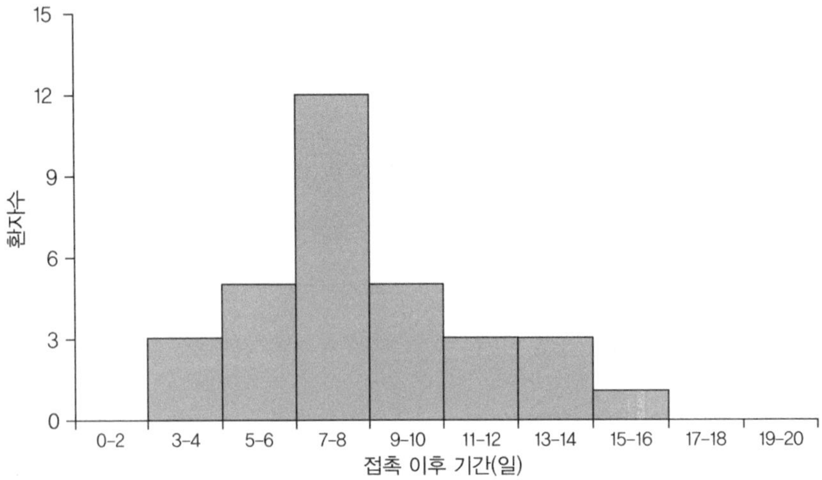

그림 9–12. 중증급성호흡기증후군 환자의 발병일과 대응되는 감염원 환자의 발병일간의 간격 (2일 간격). 중국 베이징, 2003년 3월–4월. [출처: S Xie et al., 2003.[18]]

다중층화로 보여주기(Multiple strata display)

역학적 시간이 어떤 중요한 내재된 패턴을 보여주는지 확인하기 위해서 유행곡선도 층화할 필요가 있다(즉, 노출 환자 발견방법, 장소, 또는 인적 특성 등에 따라). 예를 들면, 장티푸스

---

3) 역자 주: 그림 9–12의 내용은 접촉한 간격이 아니라 접촉자간 증상이 발생한 간격을 표시하고 있으며 이는 잠복기가 아니라 세대기에 해당하므로 본문의 내용과 다른 점에 주의한다.

의 지속노출 공동감염원에서 장소에 따른 층화는 병원종사자들에서 군대나 지역사회보다 더 일찍 집단발병이 시작하고 더 일찍 종료되는 것을 보여준다(그림 9-13).[16] 이 시간 차이는 병원의 자체 물공급원의 수리기간 동안 외부 상업적 물을 공급받은 것과 연관이 있었다. 병원에서 자체 물공급원 사용을 재개하고 일주일 이후 병원에서 새로운 환자의 발생은 중단되었다. 이 상업용 물공급회사는 3개의 직판점을 통해서 지역사회에도 물을 판매했는데, 염소소독을 강화한 1주와 2주 후에 지역사회와 근처 군부대의 환자가 감소하였다.

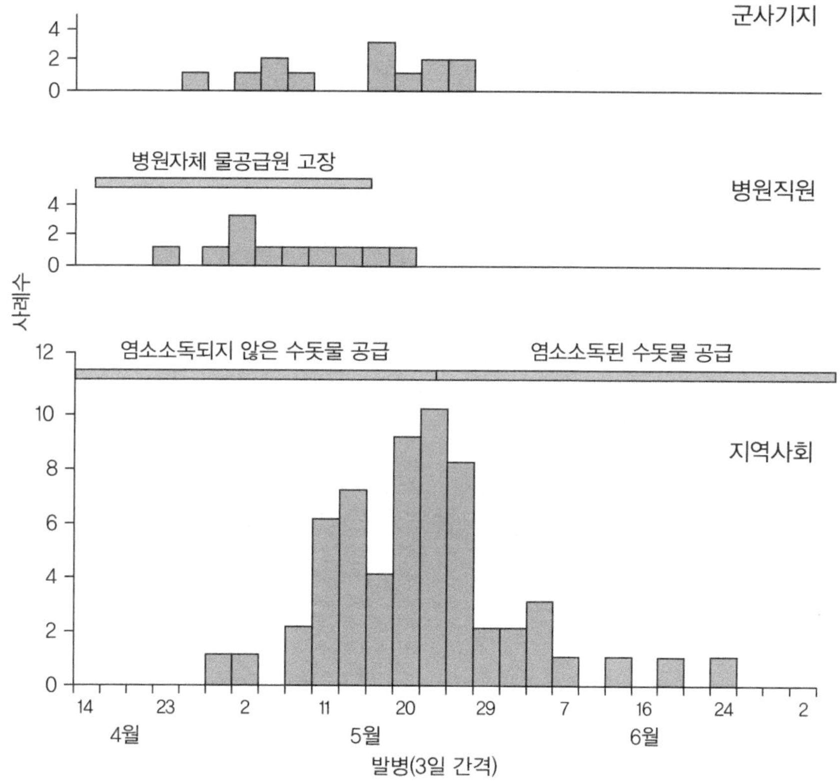

그림 9-13. 발병일에 따른 장티푸스 환자 수. 사우디 아라비아 타북지역, 1992년 4월-6월. [출처: Al-Qawari et al., 1995.16]

시간에 따른 율의 계산

시간에 따른 환자 수는 보통 히스토그램으로 표시하지만, 시간에 따른 율의 표시는 선그래프(line graph)나 빈도다각형(frequency polygon)을 많이 이용한다(부록 9-1 참조). 이때 x축은 10년, 1년, 1개월 또는 일수 등 관심있는 시간 간격을 나타내고, y축은 건강사건의 율을 나타낸다. 율이 1차나 2차 함수에 따라 바뀌는 경우 대부분은 산술척도(arithmetic scale)가 적당하다. 율이 더 크게 변동이 있거나 비교를 위해서는 y축에 로그척도(logarithmic scale)가 더 적합할 수도 있다.

장기추세

많은 만성질환을 포함해서 경우에 따라서는 관심있는 시간의 특성이 장기추세(secular trend)일 수 있는데 이것은 수 년 이상의 질병률의 변화를 보는 것이다. 이렇게 장기추세를 검토하는 것은 특정 중요 이벤트, 통제효과의 증가, 사회적 현상 또는 질병의 역학에 영향을 주는 다른 요인을 추정하거나 표시할 수 있게 해준다. 장기추세는 중요한 변화요인을 중심으로 선 그래프로 종종 표시된다. 예를 들면, 1930년에서 1998년까지 말라리아의 장기추세를 말라리아의 발생에 영향을 주는 중요 이벤트와 비교할 수 있다(그림 3-1 참조).

주기적, 계절적 그리고 기타 순환주기

많은 경우에 계절, 월, 요일 또는 시간별로 기술이 가능하다. 예를 들어 수두의 발생은 계절적인데, 집단발병이 3월과 4월에 일어나기 때문에다(그림 9-14).[17] 계절적 패턴은 계절적 또는 순환주기 곡선으로 표현이 가능하다(부록 9-1 참조). 이것은 장소, 인적 특성, 그리고 기타 요인에 따라 층화해서 패턴을 비교하거나 대조할 수 있다. 예를 들어서 엘살바도르 말라리아의 계절성은 마을과 말라리아 원충에 따라서 상당히 다르다(그림 9-15).[18]

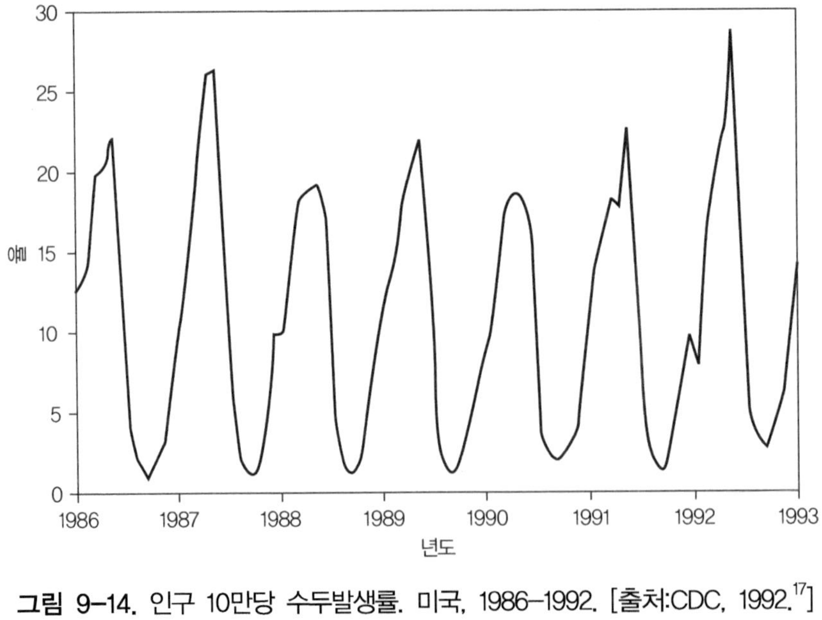

그림 9-14. 인구 10만당 수두발생률. 미국, 1986–1992. [출처:CDC, 1992.[17]]

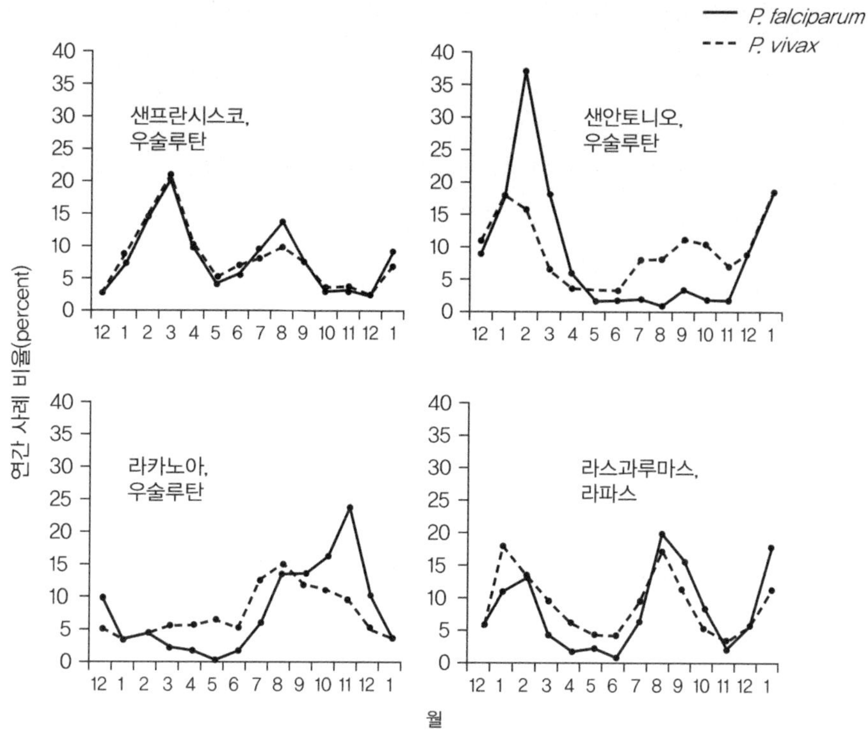

그림 9-15. 4개 마을의 자발적 검사자에서 월별 말라리아 환자의 계절성, 엘살바도로, 1970–1977. [출처: Fontaine et al., 1984.[18]]

장소에 따른 자료의 검토

장소는 역학자료의 패턴을 발견하고 구성하는 또 다른 차원이다. 주의깊게 환자의 위치를 파악하는 것은 역학 과정에서 명확한 통찰력을 제공한다. 장소에서도 시간 차원에서처럼 율이 중요하기는 하지만 항상 사용해야 하는 것은 아니다.

장소에 대한 정보에는 거주지, 직장, 학교, 휴양지 기타 관련된 지역이나 이들 지점 사이의 이동이 포함될 수 있다. 발병장소, 알려지거나 의심되는 노출장소, 그리고 환자 확인장소는 항상 구별되어야 한다: 이들은 각각 서로 다른 역학적 의미를 갖기 때문이다. 장소에 대한 정보의 정밀도는 거주지나 병원의 침상의 지리적 좌표에서부터 거주지의 시도처럼 단순한 것까지 다양하다. 인구 추정치 또는 인구조사는 표준 지리적 영역(예를 들면, 도시, 인구조사 구역, 미국의 카운티나 주, 국가단위)으로 제한되기 때문에 율의 결정도 이러한 동일한 영역으로 제한된다.

지도

장소에 대한 자료는 지도(map)를 통해서 가장 잘 구성, 표시되고 검토된다. 지도는 장소에 따라서 질병의 율을 비교할 수 있게 한다. 지도는 다양한 기본 세부 정보를 효율적으로 표시할 수 있어서 이를 이용해서 질병 분포를 비교할 수 있도록 해준다. 지도는 표나 다른 형태의 자료 제시와 연계해서 빠른 발견과 비교를 가능하게 한다. 장소별 율을 단순히 표나 차트에 표시하여 비교하면 중요한 패턴을 놓칠 수 있다. 그렇지만 지도에 표시하면 같은 자료라도 공간적 경향이나 특정 지역에 높은 율로 군집된 것이 보일 수 있다.

점지도(Spot map) : 환자의 위치를 기본 지도, 세밀한 지구표면(위성이미지 및 휴대용 지리위치 지정장치 사용), 평면도 및 기타 공간적으로 정확한 다이어그램에 표시하여 점지도를 만들 수 있다. 점, 기타 기호, 발생 시간, 또는 줄-일람표에 있는 환자식별번호 등을 이용해서 환자를 표시할 수 있다. 예를 들어, 환자 발병일 순서대로 번호로 표시한 뎅기열 집단발병 지도는 거리에서 우세한 바람 방향으로 질병이 퍼졌음을 보여준다(그림 9-16).[19] 첫 번째 확인 사례는 진료소 근처에 있었는데, 여기에서부터 뎅기가 이웃으로 퍼졌을 가능성을 제시하고 있다.

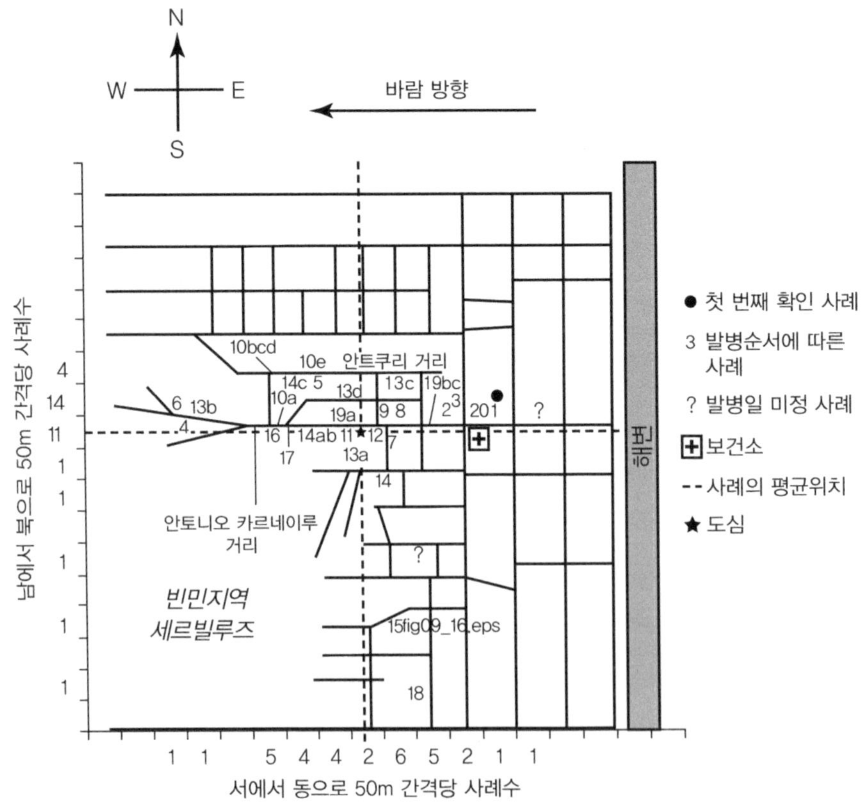

그림 9-16. 뎅기열 환자의 분포. 브라질 포르텔레자 빈민가, 1999년 6월-7월.
[출처: Heukelbach et al., 2001.[19]]

비행기 기내 객실의 점지도(그림 9-17)는 감염원 환자와 결핵감염이 발생한 승객의 위치를 보여주고 있다.[20] 점지도상 환자들이 공간적으로 모여있지는 않은 데, 이것은 넓게 퍼진 환경오염원, 배달체계(즉, 음식, 물 기타 상품의 배달), 또는 공동구역으로 환자가 오고 간 것 등에 의한 것을 암시할 수 있다. 뎅기열 유행지도(그림 9-16)는 중앙(중심점)을 보여주기 위해서, 각 개인의 수평(서-동)위치와 수직(남-북)위치의 평균를 계산하여 x축과 y의 척도를 조절하여 보완된 것이다. 중심점은 공통의 감염원에 가까이 존재할 수 있기 때문에 이는 감염원을 확인하는데 도움을 준다.

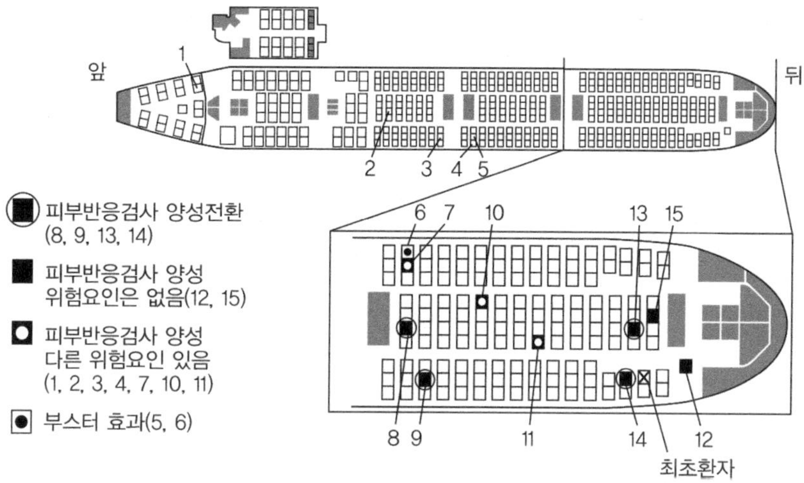

그림 9-17. 투베르쿨린 피부검사에서 양성을 보인 승객과 승무원 위치를 표시한 보잉 747-100의 다이어그램. [출처: Kenyon et al., 1996.[20]]

발병한 주택, 지역 그리고 다른 인구집단 단위를 표시하기 위해서 점이나 다른 기호를 사용할 수 있다. 만약 분모가 되는 인구집단이 알려져 있으면 점의 크기나 색상의 강도로 율이나 비를 나타낼 수 있다.

사례만 표시한 점지도는 일반적인 약점이 있다. 사례 패턴은 건강사건의 뚜렷한 상황을 나타낸 것일 수도 있고, 배경 인구집단 분포의 변이정도 또는 이 둘의 조합을 나타낸 것일 수 있다. 따라서, 점지도를 해석할 때는 인구가 없는 지역(즉, 공원, 공터, 버려진 창고터 등)과 인구밀도가 높은 지역 등 인구분포를 염두에 두어야 한다.

면지도와 율 : 율은 보통 면지도(area map, patch map, choropleth)에 표시한다. 지도는 율(또는 비)을 계산할 수 있는 인구산출단위 지역으로 나뉘게 된다. 각 지역을 율에 따라 순위를 매기고, 이들을 특정 구간별로 묶은 후, 각 구간을 음영으로 처리한다. 면지도는 율과 비의 공간분포를 보여주기 때문에 기술역학에서 필수적인 도구이다.

자료의 배경패턴을 보여주기 위해서, 가능한 가장 작은 지역에 대해서 율을 계산해서 자료의 밀도를 높여야 한다. 예를 들어서, 미국의 라임병의 지역단위 지도는 사람 감염에 대한 몇 단계의 위험도를 효과적으로 보여준다(그림 9-18[21]).

면지도를 사례 수를 표시하는데 사용하는 것은 피해야 한다. 면지도에 분자만 표시하는 것은 점지도와 면지도의 장점을 모두 잃는 것이다. 만약 넓은 지리적 영역에 적은 수의 환자를 표시한다면, 환자간 관계를 보여주는 점지도가 일반적으로 더 도움이 된다.

다른 많은 형태의 유행지도가 이용가능하지만, 현장역학에서는 자주 사용되지는 않는다(예를 들면 카토그램–cartogram, 또는 등치선도–isarithmic map 등).[4)] 이들에 대한 자세한 설명은 다른 책자를 참조한다.[22–24]

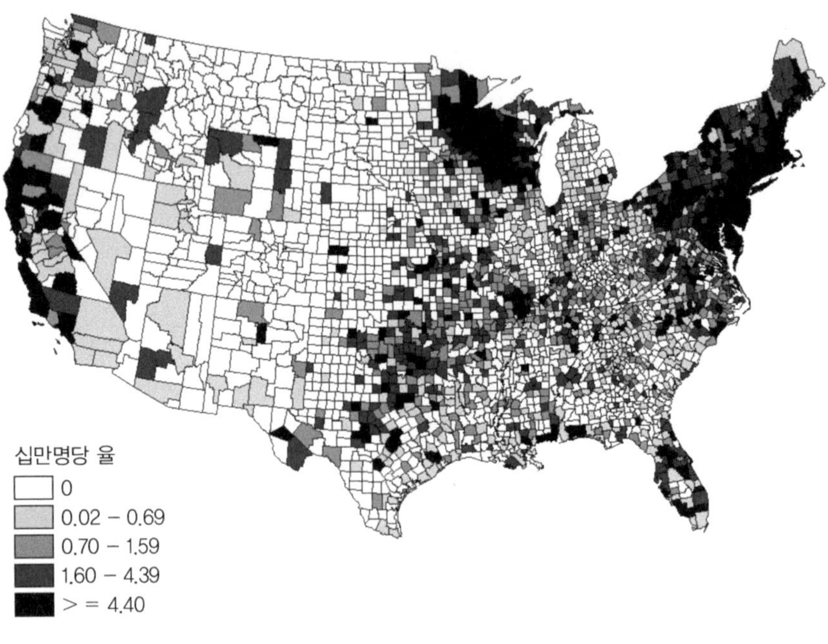

그림 9–18. 인구 10만당 라임병의 연평균 발생률. 미국, 1992–1998. [출처: CDC, 1999.[21]]

사람

인적특성은 몇 개의 카테고리로 나누어 볼 수 있다: 질병에 걸린 사람들의 인구학적 특성(연령, 인종–race, 민족–ethnic group, 성별); 사회경제상태; 교육; 직업; 여가활동; 종교;

---

4) 역자 주: 카토그램은 인구수나 환자 수, 또는 해당 지역의 소득 등의 자료의 변화에 따라 지도의 면적이 왜곡되는 그림을 말한다. 등치선도는 기온, 기압 등 같은 수치를 가지고 있는 지역이나 위치를 선으로 연결하여 표현한 지도이다.

결혼상태; 다른 사람이나 집단과의 접촉; 기타 개인적 변수(임신, 혈액형, 예방접종상태, 기저질환, 또는 약물복용력 등).[5] 이러한 인적 특성에 따른 질병패턴의 인식은 기술역학의 세 번째 필수 단계이다.

사람에 대한 정보는 표나 그래픽 형태로 검토될 수 있다. 하나 또는 그 이상의 인적 특성이 순서척도나 연속척도일 때는 그래픽 형태가 매우 효과적이다. 예를 들면 연령, 체질량지수와 같은 것이다. 성별, 민족, 인종 또는 기타 명목척도의 율은 표 형태로 가장 잘 표현된다. 인적 자료를 평가해야 할 중요한 이유가 있다. 첫째는 인적 자료에 따른 율의 계산은 시간이나 장소보다 훨씬 중요하다. 두 번째, 연령은 많은 이환과 사망의 원인에 대한 독립적 결정요인이므로 우선적으로 고려해야 할 필요가 있다.

개인 접촉 및 집단 네트워크

사람은 사회적 집단을 형성하는 특성이 있다. 이러한 집단은 가정처럼 같이 사는 가족과 같은 긴밀한 집단뿐 아니라 공통의 관심사나 행태만으로 연결된 느슨한 집단도 있다. 가족 또는 잘 정의된 집단이나 느슨한 사회 네트워크에 따라서 질병을 기술하는 것은 어떤 패턴을 발견하고 가설을 설정하는데 도움을 줄 수 있다. 보고된 환자들에 대한 초기의 탐색적 인터뷰 중에서 이러한 개인적 연결에 대한 자료를 종종 얻을 수 있다.

역학적 전파과정에 따라 가족 또는 가구내에 강한 군집에서부터 무작위분포나 균일분포 등을 만들 수 있다. 가족 집적성은 가구원들의 공통노출, 가족간 서로 진파되는 병원체, 같이 생활하는 공간에서 오는 환경노출, 고위험 환경지역 안이나 근처에 집이 있는 경우, 또는 매개생물이 멀리 움직이지 않는 상황에서 사람-매개생물-사람간 전파되는 지역에 집이 있는 경우 등을 시사한다. 반대로 가구원내 무작위 또는 균등한 분포는 가족 밖에서 노출이 있었거나 모든 가구별로 균등하게 노출이 분포하는 것(예를 들면 도시지역의 물 공급)을 시사한다.

인구총조사(센서스) 자료는 가구 규모나 가구원 수를 제공하기 때문에 비교를 위한 분모자료는 이용가능하다. 그러나, 많은 수의 작은 인구집단(가족 등)에 대한 위험도평가는 매우 불안정한 율을 제공한다. 가족집적성이나 또는 유사한 작은 집단의 집적성을 분석하기 위한 몇 개의 통계적 방법이 개발되어 있다.

개인적 연관이나 접촉을 통해 전파되는 질병이나 행태(예를 들면, 홍역, 성매개질환, 결핵, 약물중독, 집단 사회성 질환 등)에서 감염된 사람간의 연결과 관계된 자료가 종종 확인이 된

---

5) 역자 주: race와 ethnic group은 둘 다 우리나라 말로는 인종으로 번역을 하는 경향이 있으나 race가 피부나 머리색깔 등 생물학적인 의미의 인종인 반면, ethnicity는 문화적인 경험과 지역을 강조한 인종으로 민족의 의미가 있어서 서로 구분된다.

다. 접촉 다이어그램은 이러한 연결의 중요한 특성을 잘 나타내는데, 여기에는 접촉의 밀접도(closeness)와 접촉 강도, 발병간 시간 간격, 접촉장소 그리고 지표환자나 특이 환자와 같은 중요한 세부사항을 보여줄 수 있는 빠르고 해석가능한 개요 등이 포함된다(그림 9-19).[25]

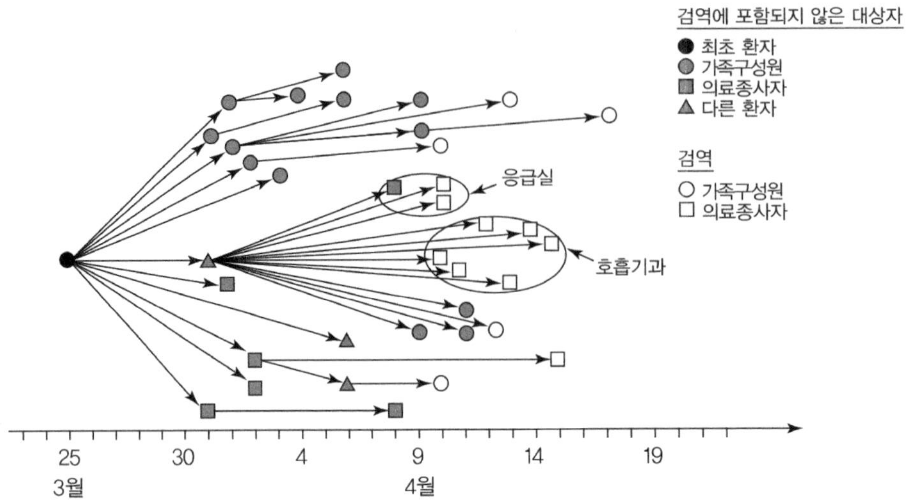

그림 9-19. 친척과 의료종사자 집단의 중증급성호흡기증후군 환자간 접촉. 중국, 베이징, 2003. [출처: Xie S., 2003.[25]]

연령

역학자들은 사실상 거의 모든 역학조사에서 연령별 질병률을 계산한다. 이것은 특정 연령대에서만 발생한 질병처럼 간단할 수도 있고, 여러 집단간 연령별 특수발생률을 비교해야 하는 것처럼 복잡할 수도 있다. 연령은 아래 3가지 질병위험 결정요인의 범주를 가진다.

- **숙주의 상태와 질병에 대한 감수성** : 서로 다른 연령의 개인은 감수성이나 질병에 대한 소인이 다르다. 연령은 만성질환, 많은 감염성 질환, 그리고 사망률을 나타내는데 가장 중요한 결정요인임은 명백하다.
- **원인병원체에 대한 노출강도의 차이** : 예를 들어, 유아와 어린 소아들은 성인보다 분변-구강경로를 통해 전파되는 병원체 노출 위험이 훨씬 크다.
- **시간의 경과** : 고령자는 단순히 전체 노출시간이 더 길었을 수도 있고, 특정 병원체에 대한 배경노출이 강한 시기에 노출되었을 수도 있다. 결핵처럼 잠재기가 긴 질환의 경우는 과거 수십 년간의 노출을 반영할 수도 있다.

조지아의 농장 트랙터 관련 사망자료의 분석에서 서로 다른 두 개의 분모를 이용해서 구한 연령별 특수사망률은, 노인에게 영향을 주는 잠재적 위험인자와 농장과 비농장 거주자간의 주요한 차이에 주목하게 한다(표 9-4).[26] 연령은 연속변수이므로, 연령별 특수율을 그래프로 그리는 것은 인구집단간 차이를 비교하는데 도움이 된다. 미국에서 1910년, 1950년 그리고 1998년 연령별특수 사망률을 반로그(semi-logarithmic) 그래프로 비교하면, 60세 이하의 연령에서 사망률이 감소한 것을 볼 수 있다(그림 9-20).[27-29]

표 9-4. 연간 남자 10만당 농장트랙터 관련 사고의 사망률, 조지아, 1971-1981[6)]

연령군(세)	사망자 수	농장거주자		모든 농촌 거주자	
		율	표준오차	율	표준오차
〈20	21	6.7	±1.5	0.5	±0.1
20-39	32	32	±4.0	1.1	±0.2
40-59	65	27	±3.4	3.1	±0.4
≥60	80	54	±6.1	6.4	±0.1
합계	198	23		1.9	

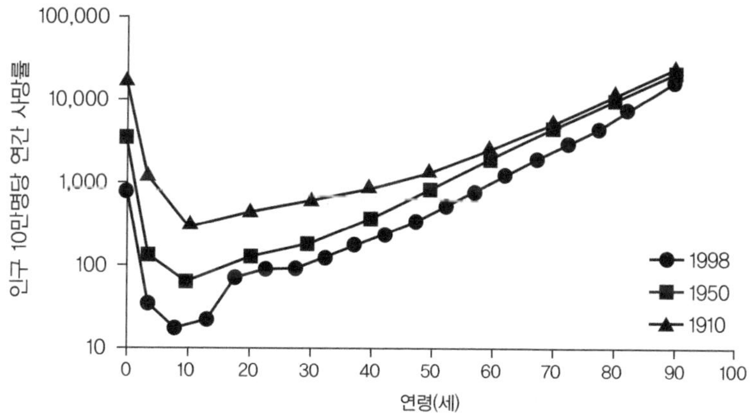

그림 9-20. 인구 10만당 연간 연령별 특수 사망률. 미국, 1910년, 1950년, 1998년.
[출처: NCHS, 2001.[27-29]]

연령표준화

연령은 거의 모든 질병에 영향을 주는 결정요인이고, 인구집단은 서로 연령구조가 다르기 때문에, 연령을 보정(adjustment) 또는 표준화(standardization)하는 것은 인구집단간 율을 비교하는데 유용하다. 예를 들면, 1960년 플로리다의 데이드 지역과 피넬라스 지역의 조사망

6) 역자 주: 저자는 이 표를 치명률 fatality rate이라는 용어를 사용하고 설명하고 있으나 통상 case-fatality rate는 해당 질병이나 부상자중 사망자를 의미해서 인구 10만당으로 표현하지 않는다. 여기서는 10만당 사망률 mortality rate를 fatality rate로 표현한 것으로 보여 사망률로 표시하였다

률은 각각 15.3/1000과 8.9/1000이었다. 그러나 연령별 사망률은 피넬라스 지역에서 높았다. 연령별 특수사망률과는 다르게 데이드 지역에서 전체 사망은 높아 보였다. 이러한 모순은 연령군간 분포가 같지 않기 때문에 생긴 것으로 간단하게 설명이 된다. 이러한 차이를 "보정"하기 위해서는 두 지역의 인구를 통합하거나, "대표인구"의 연령구조를 이용해서 "표준인구"를 만들어야 한다.

마지막으로, 각 지역의 연령별 특수 사망률(또는 "대표인구"의 것)을 통합 인구에 적용해서 각 카운티의 연령별 기대 사망자수를 산출한다.7) 이런 과정을 거치면 보정사망률은 데이브 카운티와 피넬라스 카운티에서 각각 10.9/1000과 10.4/1000이 된다.8)

연령보정사망률은 다른 지역, 같은 지역이라도 다른 시간대, 그리고 다른 민족이나 사회경제 상태와 같은 다른 특성별 율을 비교할 때 사용될 수 있다. 보정의 결과는 연령효과를 제거한 요약된 율을 만든다. 그렇지만, 동시에, 보정은 연령별 발생률의 패턴을 보여줄 수 있는 기회를 감출 수 있다. 따라서 연령표준화를 하기 전에 연령별 특수율을 그래프나 표의 형식으로 점검하는 것을 강력히 추천한다.

기타 인적특성

기술역학에서 기타 개인적 속성의 사용은 율을 계산할 수 있는 분모의 가용성에 따라서 제한된다. 여기에는 성별, 민족, 인종, 교육 그리고 사회경제 수준 등이 포함된다. 그러나 많은 우선순위 질병이나 조건에서, 바로 가용할 수 있는 분모자료가 없어도 자료에는 위험요인이나 노출 자료를 포함한다.

시간, 장소, 사람의 조합

기술역학에서는 시간, 장소, 사람의 역학변수 중 두 가지 또는 세 가지 모두에 대한 평가를 종종 요구한다. 이러한 비교는 작은 여러 개의 그림을 통해서 시각적으로 가장 잘 보여줄 수 있다. 예를 들면, 시간에 따른 질병의 지리적 확산은 여러 작은 지도 시리즈로 잘 보여줄 수 있다(그림 9-21).[31] 다른 지역이나 다른 인구집단의 유행곡선의 모양은 작은 유행곡선 시리즈가 비교를 위해서 효율적인 방법이다(그림 9-13 참조).9) 시간적 또는 공간적 변화를 보여

---

7) 역자 주: "대표인구"의 연령별 특수사망률을 적용하는 것은 간접표준화에서 사용하는 방법인데, 저자는 직접 표준화법과 2가지를 동시에 설명하고 있음에 주의해야 한다. 또 원문에는 각 지역의 'age-specific death rate'를 통합인구에 적용해서 새 'age-specific death rate'을 구한다고 되어 있으나, 이렇게 해서 구하는 것은 연령별 기대사망자 수이기 때문에 번역과정에서 바로잡았다

8) 역자 주: 원문에는 조사망률 crude mortality rate로 표현되어 있으나, 이렇게 구한 것은 adjusted mortality rate가 되어야 하므로 보정사망률로 바로 잡았다

주기 위해서 작은 선 그래프 시리즈를 만들어 비교할 수 있다.

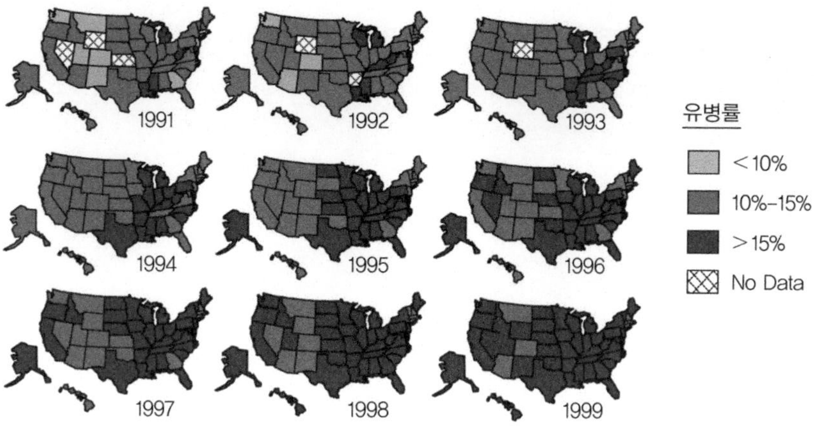

그림 9-21. 성인에서 과체중의 유병률. Behavioral Risk Factor Surveillance System, 미국 1991-1999. [출처: Mokdad et al., 1999[31]]

자료의 질

이 장에서 우리는 역학 자료를 기술할 때 아무런 실수나 잘못이 없는 것을 가정하였다. 그러나 이것은 항상 그렇지 않다. 질이 낮거나 우연히 수집된 자료로부터 해석된 패턴은 혼란, 귀중한 시간과 자원의 낭비, 그리고 최악의 경우 잘못된 결론으로 연결된다. 기술역학 자료의 질을 평가하기 위해서는 먼저 잘못된 방향으로 이끌 수 있는 요인을 확인하고 이해해야 한다. 여기에는 불완전한 자료; 시간, 장소, 인적 특성 보고의 불균등성; 발생환자와 유병환자의 혼합; 사례정의의 변화나 비일관성; 보고일을 발생일로 사용하는 것 등등을 포함한다. 장소와 관련해서 보고된 곳은 거주지나 노출장소가 아니라 보고장소일 수도 있다. 또한 어떤 자료 범주(예, 연령)는 본질적으로 다른 자료 범주(예, 사회경제수준) 보다 정확하다. 자료를 검토하면서, (예를 들면) 끝수선호 바이어스(terminal digit bias), 진단날짜 이후의 발병일 또는 질병과 맞지 않은 연령과 성별 등을 찾아야 한다. 자료와 관련된 문제는 다양하고 또 항상 완전히 제어가 가능한 것도 아니다. 이러한 것들을 경계하면서, 발생했을 때 바로 인식하고 이를 바로잡거나 또는 해석시 고려하는 것은 중요하다.

9) 역자 주: 원문에는 그림 9-12 참조라고 되어 있으나 유행지역에 따라 작은 유행곡선 여러 개가 제시된 그림은 9-13이어서 바로 잡았다

가설설정

이 장의 앞부분에서 기술역학의 중요한 용도는 가설설정이라고 언급하였다. 가설은 알려진 사실, 자료 그리고 정보로부터 만들어진, 검정 가능한 명제이다.[9] 정확한 자료와 사실로부터 만들어진 가설은 단순한 "교육받은 추측(educated guess)" 그 이상이다. 가설은 다음의 요소를 포함해야 한다:

- 연구대상 인구
- 원인과 해당되는 관련 요인
- 결과
- 용량-반응 관계
- 시간-반응 관계

일부 역학조사에서는 적은 노력으로 가설설정이 가능하다. 예를 들어 음식을 통해서 전파되는 병원체의 잠복기 동안에, 오직 한 끼의 식사만 환자들이 공유한 후 발생한 위장관 질환 같은 경우가 이에 해당한다. 그러나 더 복잡한 상황이 발생하면(5장 참조), 기술역학과 추가적인 사실과 자료를 주의깊게 검토해 보아야 한다. 이때 유용한 분류는 다음과 같다.

- 이 장에서 자세하게 설명한 사람, 장소 그리고 인적 특성의 분포
- 숙주요인의 영향을 포함해서 질병이나 병원체에 대해서 알려진 사실
- 질병 또는 이와 유사한 질병이나 상태에 대한 전파 패턴 또는 위험요인에 대해서 알려진 것
- 조사대상 인구집단에 영향을 주는 노출에 대한 관찰: 여기에는 환경에 대해서 알려진 사실, 주요 사물이나 활동에 대한 직접적인 관찰, 노출, 습관 그리고 일상에 대한 가설 생성 인터뷰 등이 포함될 수 있다.
- 이상치 및 명백히 역설적인 관찰값: 일반적이거나 기대되는 패턴과 맞지 않는 사람은 어떤 가설을 뒷받침하는 매우 특이적이거나 독특한 노출을 가진 사람일 수 있다.

이러한 정보를 조합한 후, 다른 요인의 가능성은 낮추고, 특정 요인의 가능성을 높일 수 있도록 각각의 사실을 평가하여야 한다. 일반적으로, 어떤 하나의 사실만으로 절대적으로 한 가설을 포함 또는 배재하지 않는다. 따라서 각 사실의 장점, 자료의 질 그리고 특이성을 평가하여야 한다. 조합된 증거의 합이 가장 가능성있는 가설을 가리키게 될 것이다.

요 약

기술역학은 인구집단내에 얼마나 많은 질병(건강상태)이 있는지 또는 발생하는지를 문서화하는데 숫자와 율을 모두 사용한다. 여기에는 질병을 기술하기 위한 3가지 중요한 차원이 있는데 그것은 시간, 장소 그리고 사람이다. 시간은 유행과 같은 급격한 질병 발생의 변화와 계절 패턴이나 장기간 추세와 같은 오랜 시간에 걸친 느린 변화를 모두 나타낸다. 시간 자료는 통상 그래픽으로 잘 표현된다. 장소는 공간, 건물 그리고 기타 구조물의 지정학적 경계, 지형 또는 위치를 나타낸다. 장소 자료는 지도로 가장 잘 표현된다. 사람은 연구대상 인구집단의 인구학적 또는 기타 인적 특성을 나타낸다. 인적 자료는 일반적으로 표나 그래프로 잘 표현된다. 기술역학연구가 잘 수행되면 지역사회 건강문제의 특성을 잘 파악할 수 있고; 검정 가능한 가설로 전환할 수 있는 실마리를 제공하며; 과학계, 정책입안자 및 일반 청중과 효과적인 의사소통을 할 수 있게 한다.

부록 9-1. 기술역학에서 사용하는 그래프, 지도와 도표

일반적 원칙

표(table), 그래프(graph), 도표(chart), 지도(map) 그리고 다이아그램(diagram)은 자료를 보는 사람으로 하여금 빠르고, 객관적이며 일관성있는 파악을 할 수 있게 해야 한다. 표나 그래프가 조사자에게 자료에 대한 이해를 돕거나 보고서나 청중에게 자료를 설명하는데 도움이 되는지를 떠나서, 조직은 기본적인 패턴과 이런 패턴의 예외사항을 신속하게 밝혀야 한다. 표나 그래프를 이용해서 의사소통을 할 때, 우선 요점을 먼저 정하고 다음에 이에 맞는 표시방법을 선택해야 한다.

표, 그래프, 도표, 지도 및 다이아그램은 모두 다음과 같은 3가지 공통의 요소를 가지고 있다.

- "무엇이, 언제, 어디에서"를 모두 포함하는 제목으로 소개하고자 하는 자료를 잘 나타내야 한다.
- 약어, 자료원, 측정단위와 기타 필요한 세부사항과 요약과정에서 손실된 자료를 설명하는 각주
- 자료의 패턴을 가리키는 텍스트. 이 텍스트는 표, 그래프 또는 보고서의 본문에 나타낼 수 있다.

표

표는 숫자 값을 표시하는 제일 좋은 방법이다. 표는 많은, 작은 자료 세트에 적합하다. 또한 표는 많은 국소적 비교를 필요로 하는 자료 표현에 잘 적용된다.[22] 비교에 초점을 두고 잘 구성된 표는 그래프나 도표보다 우수할 수 있다. 표에는 앞서 언급한 3가지 공통요소 외에 열 과 행 머리제목(headings)이 있다. 이러한 머리제목은 자료의 식별과, 같은 열이나 행에 있는 모든 자료에 적용되는 측정단위를 포함해야 한다. 열 머리제목의 공간을 절약하기 위해서 약어가 필요할 수도 있는데, 이 경우 각주에 설명해야 한다.

표에 있는 자료의 배열에 세심하게 주의를 기울이면 이를 보는 사람들의 이해를 높이는데 크게 도움이 된다. 자료 제시를 위한 이상적인 표의 구조에 대한 경험적 증거는 없지만, 여러 분야의 통계학자들은 에런버그(Ehrenberg)가 제시한 다음의 지침을 지지하고 있다.

- 자료를 두 개의 유의하거나 유효한 숫자로 반올림 하라. 역학자료에서 두 개의 유의한 숫자보다 더 정밀한 것이 필요한 경우는 드물고, 그 이상일 경우 오히려 비교와 이해에 방해가 된다. 유효한 숫자는 열이나 행 안에서 변하지 않는, 소수점 자리가 없는 숫자(정수)(예: 123, 145, 168, 177)를 나타낸다.
- 전체 행/열의(marginal) 평균, 율, 합계 또는 기타 요약 통계를 제공하라.
- 중요한 자료 비교는 열을 사용하라. 행보다 열이 숫자를 비교하기에 좋다.
- 자료를 크기에 따라 열로 배열하고 가능하면 행도 크기에 따라 배열하여 구성하라. 주변 합계의 크기에 따라서 열과 행을 구성하는 것도 도움이 된다. 열이나 행의 머리제목이 숫자로 순서를 가지고 있다면(예: 연령군), 열이나 행은 이 순서대로 나열되어야 한다.
- 표 레이아웃을 다시 확인하라. 여기에는 숫자의 정렬(소숫점 정렬)에 주의하는 것, 비교하는 숫자를 가깝게 배치하는 것, 그리고 격자나 불필요한 장식을 피하는 것 등을 포함한다.

이러한 지침을 적용한 효과를 보여주기 위해서 아래에 같은 자료로 만든 두 개의 표를 제시하였다(표 9-5A와 9-5B). 첫 번째 것은 이 지침을 무시한 것이고 두 번째 것은 같은 자료를 지침에 따라 재배열한 것이다. 이 지침은 패턴의 발견, 비교 그리고 의사소통을 위한 자료를 제시하기 위해 적용한다는 것을 알 필요가 있다. 순전히 통계를 조회하기 위하여 설계된 표(참고표)는 사용자가 쉽게 원하는 통계를 찾을 수 있도록 설계되어야 한다.

표 9-5A. 인종과 성별에 따른 질병 X의 발생률(10,000인년 당)

인종	남자			여자			남녀		
	환자수	인구수[a]	율	환자수	인구수[a]	율	환자수	인구수[a]	율
백인, 비히스패닉	51	34,233	14.9	36	35,621	10.1	87	69,854	12.5
흑인, 비히스패닉	23	12,561	18.3	13	14,888	8.7	31	27,449	11.3
히스패닉	12	5,843	20.5	7	5,072	13.8	19	10,915	17.8
아시안/태평양섬 주민	4	2,311	17.3	3	2,076	14.5	7	4,387	14.9
미국인디언/알라스카원주민	13	4,874	26.7	8	4,412	18.1	21	9,286	22.4
기타	2	907	22.1	0	823	0.0	2	1,730	10.3
전체	105	60,729	17.3	67	62,892	10.7	167	123,621	13.5

a. 2000년 센서스 자료에서 추정한 인구수

표 9-5B. 인종과 성별에 따른 질병 X의 발생률(10,000인년 당), A 도시, 2005년.

인종	남자		여자		남녀		율		
	환자수	인구수[b]	환자수	인구수[b]	환자수	인구수[b]	남	여	남녀
미국인디언/알라스카원주민	13	4,900	8	4,400	21	9,300	27	18	22
히스패닉	12	5,800	7	5,100	19	11,000	21	14	18
아시안/태평양섬 주민	4	2,300	3	2,100	7	4,400	17	14	15
백인, 비히스패닉	51	34,000	36	36,000	87	70,000	15	10	13
흑인, 비히스패닉	23	13,000	8	15,000	31	28,000	18	5	11
기타	2	910	0	820	2	1,700	22	0	10
전체	105[c]	61,000	62	63,000	167[c]	124,000	17	10	13

a. 모든 숫자는 따로 표시가 없는 한 유효숫자 2 자리에서 반올림함.
b. 2000년 센서스 자료에서 추정한 인구수
c. 반올림하지 않음

그래프

가장 간단한 그래프가 가장 효과적이다. 눈으로 쉽게 따라가거나 보는 사람이 쉽게 이해하는 것 이상의 선이나 기호를 그래프에 사용해서는 안된다. 층화된 비교를 위해서는 여러 개의 작은, 같은 스케일의 그래프를 사용하여 한 페이지에 배열한다. 불필요한 장식은 피한다. 무엇보다도 왜곡없이 자료를 강조해야 한다. 가장 좋은 그래프는 많은 양의 자료를 종합하면서도 필요한 정도로 자료의 세부정보를 보존하는 것이다. 좀 더 포괄적인 그래픽 테크닉에 관해서는 클리블랜드와 튜프트의 일련의 책을 참조한다.[23, 34-36]

다음의 지침을 따른다.

- 그래프에 둘 이상의 변수가 표시되는 경우 각 변수는 범례 또는 키(key)로 명확하게 구분되어야 한다.
- 빈도는 일반적으로 수직 척도로 표현하고 분류방법은 수평 척도로 표현한다.
- 자료를 플로팅하거나 스케일을 변화시킬 때 기본 수학적 원칙을 준수한다.
- 산술척도에서 같은 숫자는 척도에서 동일한 거리로 표시 한다.
- 두 그래프를 비교할 때(예: 그림 9-1과 9-15) 적절한 척도를 사용한다. 일반적으로 같은 척도를 사용하지만 이것이 만약 해상도를 떨어뜨리면, 다른 척도를 사용할 수도 있다.
- 시각적으로 눈에 띄는 기호를 사용하여 데이터를 표시하고 강조한다.
- 눈금 표시, 키(key), 범례, 표시 및 기타 주석을 자료 공간에 넣지 않는다. 대신 자료 영역 외부에 배치한다.
- 겹치는 플로팅 기호는 서로 구분할 수 있게 배치한다.
- 중첩된 두 개의 자료 세트는 시각적으로 구별될 수 있어야 한다. 이 문제는 두 개 이상의 자료 세트가 하나의 자료 공간에 표시될 때 발생한다.
- 자료와의 간섭을 피하기 위해서 그림의 틀, 격자 그리고 눈금표시(축당 6-10개면 충분)를 최소화 한다.
- 그래프를 자료공간을 채울 정도로 키우고 해상도를 높인다. 만약 이렇게 하기 위해서 0 수준을 제외해야 한다면, 이를 제외한다.
- 전체 개관에서 세밀한 세부사항까지 자료의 특성을 나타내는 그래픽 설계를 사용한다.
- 그래프를 확인하고 교정한다.

시간과 기타 산술적 척도 변수의 그래프

역학적 율을 표시하기 위해서 기본적으로 산술척도와 세미로그척도 그래프를 사용한다. 시간 또는 다른 산술 척도 변수는(191 페이지)(예: 연령) 연속척도이든 구간척도이든 x축에 표시한다. 환자 수, 율 또는 비 등은 y축에 표시한다.

산술척도 선 그래프

산술척도 선 그래프(arithmetic scale line graph)에서는, y축의 동일한 거리는 주어진 x축의 모든 위치에서 동일한 양을 나타낸다. 선의 형태는 축의 척도에 따라서 달라지며, 선의 중요한 특성이 흐려지거나 자료가 왜곡되는 것을 피하도록 잘 결정해야 한다. 척도는 이해하기 쉽도록 정의되어야 한다. 가능하다면 척도의 구분선을 척도 선 그래프와 함께 사용하지 않아야 한다. 만약 율의 큰 차이를 보여주고자 한다면, 세미로그 그래프(그림 9-20)를 사용하거나 다른 척도로 그려진 선 부분을 보여주는 박스를 그래프에 삽입한다.

세미로그 척도 선 그래프

그래프의 자료는 이해와 명확성을 높이기 위해서 다른 척도로 변환할 수 있다. 역학에서 가장 흔히, 그리고 다양한 용도로 사용되는 변환 척도는 선 그래프의 세미로그 척도(semi-logarithmic scale)이다. 세미로그 선 그래프는 한 축(통상 y축)은 로그 척도로 변환되고, 다른 축은 산술척도를 이용한 것이다. 이 방법은 절대적인 변화(즉, 실제 변화량)보다는 상대적인 변화를 조사할 때 고려해야 한다. 특히 이 방법은 율의 크기가 몇 배의 차이가 나는, 둘 또는 그 이상의 변수를 비교할 때 유용하다(그림 9-20). 세미로그 그래프의 장점은 다음과 같다.

- 직선은 변화율이 일정하다는 것을 나타낸다.
- 직선의 기울기는 변화율을 나타낸다.
- 평행한 경로를 따르는 두 개 또는 그 이상의 선은 변화율이 같음을 나타낸다.
- 하나의 그래프에 넓은 범위의 차이(3-4배의 크기)를 효과적으로 표시할 수 있다.

산점도

산점도(scatterr plot)는 자료를 탐색하고 의사소통하기 위해서 사용되는 다재다능한 도구이다. 실제로 점지도(그림 9-16)과 선 그래프(선을 그리지 않은)가 합쳐진 것이 산점도이다. 산점도는 두 산술척도 변수의 관련성을 보일 때 사용된다. 각각의 점은 두 변수의 크기를 표현한다. 변수 중 하나는 x축 척도에, 그리고 다른 하나는 y축 척도에 표시한다. 각 축 변수의 평균과 분산도 산점도의 각 축에 표시할 수 있다. 산점도는 역학에서 특정 율과 이와 관련되었다고 판단되는 설명변수와의 관계를 보여주기 위해서 사용된다. 관례적으로 설명변수는 x축에, 그리고 율은 y축에 표시한다. 점들이 조밀한 선형 패턴을 형성하면 두 변수간에 강한 연관성을 시사할 수 있다. 산점도의 한 예에서(그림 9-22), 거주지역의 고도가 테임즈 강 수준으로 낮아질수록 콜레라 사망률이 증가하는 것을 볼 수 있다. 이것이 고도 자체가 콜레라의 원인이라는 것을 나타내지는 않지만, 특정 지역적 특성(예; 하수의 배수불량)이 콜레라 발생에 기여한다는 것을 제시할 수 있다.

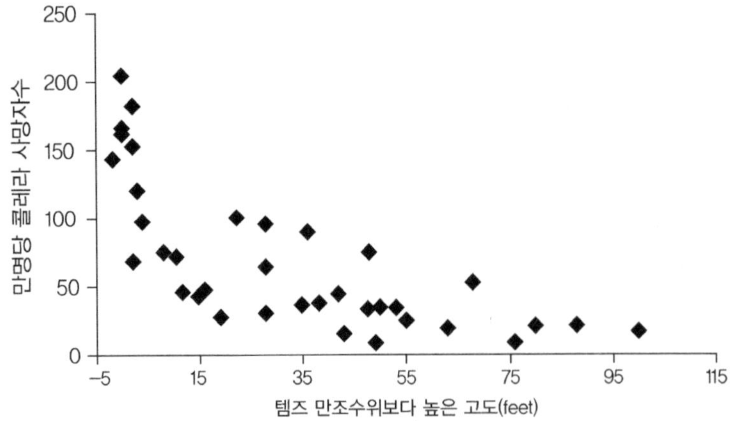

그림 9-22. 평균 만조 수위보다 높은 고도에 따른 지역별 10,000명당 콜레라 사망자. 런던, 1849 [출처: Registrar-General, 1852.[37]]

그래핑카운트(graphing counts)

히스토그램은 개별 측정치 빈도의 분포를 나타낸다. 측정-일반적으로 시간, 연령, 신장, 체중 또는 혈압 같은 연속변수들-을 x축에 같은 간격으로 나눈다. 개체나 환자 수를 y축에 수직 열로 표시한다. 곡선아래의 면적은 빈도분포(frequency distribution)를 나타낸다. 그러므로 인접한 열은 공간으로 구분되어서는 안되며 척도 건너뛰기(scale break)는 사용해서는 안된다.10) 간격은 동일한 간격을 사용해야 한다. 그러나, 만약 균등하지 않은 간격을 사용해야 한다면(예: 연령에 따른 빈도의 분포), 빈도에 따른 면적의 비가 유지되도록 각 열의 높이가 조정되어야 한다. 역학조사에서 가장 많이 사용되는 히스토그램은 유행곡선이다(그림 9-4와 그림 9-13). 일반적으로 각 열의 높이를 나타내는 선만 그리지만 사례가 몇 명되지 않는 경우 흔히 각 사례를 나타내기 위하여 열을 나누어 표시한다.

둘 또는 그 이상의 하부 집단의 빈도분포의 비교가 필요한 경우가 종종있다. 예를 들어 도시의 구역간 유행곡선을 비교하고 싶을 때가 있다. 각 군의 그래프를 빠르게 비교하게 하기 위해서는 같은 척도를 이용해서 다중 히스토그램 -각 군당 한 개씩- 을 사용한다. 이 경우 자료패턴이나 비교를 놓치지 않고 보고서에 포함되도록 크기를 줄일 수 있다(그림 9-13). 하부군 계층을 같은 기준선에 서로 겹치게 놓는 것을 피해야 하는데, 이는 각각의 패턴이나 해석을 심하게 왜곡시킬 수 있다. 각 군을 비교하는데 빈도다각형(frequency polygons)을 고려할 수 있다. 빈도다각형은 각각의 선이 얽히거나 해석이 어렵게 되지 않는 한 같은 축에 그릴 수 있다.

---

10) 역자 주: Scale break는 한 그래프에 표시하기 어려운 낮은 수준과 높은 수준이 같이 있을 때, 중간에 척도를 갑자기 건너뛰어 표시하는 것이며 이 때 그래프에서 높은 막대는 중간이 잘린 것처럼 표시된다.

계절곡선(Seasonal curves) 특정 한 해 동안의 사례에 대하여 단순 히스토그램이나 월별 율의 선 그래프를 만들 수 있다. 계절 곡선의 아이디어는 월별 상대적 차이를 관찰하고자 하는 것이므로, 서로 다른 장소의 계절 곡선의 비교는 절대적 차이보다는 상대적 차이를 볼 수 있도록 조정되어야 한다. 역학자는 세미로그 도표를 만들어 이용할 수도 있다. 이 방법은 율의 비교를 잘 보존하는 장점이 있지만 곡선의 봉우리와 계곡에 대한 시각적 인식을 약화시키는 경향이 있다. 두 번째 방법은 자료를 백분율로 변환하는 것이다(그림 9-14 참조). 이것은 모든 측정치들을 같은 상대적 축에 놓아서 계절적 봉우리에 대한 시각적 인식을 강화시킨다. 그렇지만, 계절적 증가가 오래 지속되거나 두 개 이상의 봉우리를 가진 경우에는 마치 이들이 발생이 덜 한 것처럼 보일 수 있다. 시작 시점과 끝 지점에 부가적인 부분을 포함하는 것을 고려한다(그림 9-14 참조). 이것은 보는 사람에게 주기의 마지막 간격과 처음 간격 간의 추세를 볼 수 있게 한다.

지도(Maps) 지도는 실제 거리를 반영하는 척도를 가지고 있다. 이 척도는 축척을 표시한 막대, x와 y축의 척도(위도와 경도), 지도에서의 거리와 실제 거리의 비율을 보여주는 산술키(numerical key) 등을 통해서 보여줄 수 있다. 예를 들어서 1:100,000의 축척은 지도에서 1 cm이 실제 1 km(100,000 cm)의 거리임을 나타낸다. 이러한 거리 관계는 질병의 확산과 분포를 해석하는데 중요하며, 역학 지도에는 항상 표시되어야 한다. 지도는 또한 방향 표시기가 필요하다. 일반적으로 이것은 북쪽을 가리키는 간단한 화살표로 표시한다. 마지막으로 지도에는 지구의 위치를 표시하는 지표가 필요하다. 이는 통상 척도 역할을 할 수 있는 위도와 경도 격자 또는 눈금표시로 표시한다.

대부분의 지도는, 지도에 표시된 질병 또는 가능한 노출이나 환경요인을 나타내는 음영, 점 또는 기타 기호의 의미를 보는 사람이 알 수 있도록 알림 또는 범례를 가지고 있다. 특히 면지도에서 지도에 색을 입힐 때 주의해야 한다. 같은 질병에 대해서 율이나 기타의 계량적 정보를 보여줄 때, 같은 색상의 다른 강도를 사용한다. 흰색과 검은색 사이의 회색 음영으로 처리한 것이 제일 좋은 식별을 제공한다(그림 9-18). 명목척도 또는 질적 자료를 표시할 때는 다른 색상을 사용한다. 분기된 것을 보여주기 위하여 평균 또는 기준 수준에서 극단으로 높거나 낮은 율이나 비를 두 가지 색상을 사용하여 표시할 수도 있다.

도표

도표(Charts)는 하나의 좌표를 사용해서 통계정보를 부호로 표시하는 도구이다.

막대도표

막대도표(Bar charts)는 명목척도간의 율이나 빈도의 차이를 빠르게 보고 이해하게 해준다. 표를 이용해서도 같은 자료에 대한 유사한 효과를 얻을 수 있다. 산술척도 변수를 다르게 범주화해서 막대도표를 사용하는 것은 피해야 한다. 이 경우는 선 그래프가 더 효과적이다.

막대도표에 있는 모든 범주는 일정한 열 너비를 갖는다. 각 열은 공간으로 분리되어 있다. 막대는 수평 또는 수직으로 배열할 수 있다. 오름차순이나 내림차순으로 배열하면 해석에 도움이 된다. 척도 건너뛰기(scale break)는 막대도표에서 사용해서는 안된다. 그렇지만 각 열은 변수를 색인화 하기 위해 음영처리, 빗금 또는 색상이 지정될 수 있다. 막대는 바닥에 명칭(label)을 표시해야 한다.

단순 막대도표

명목변수의 여러 범주에 있는 빈도, 율, 백분율, 비 또는 다른 산술 수치들은 단순 막대도표(simple bar chart) 형태를 이용해서 비교할 수 있다(그림 9-23).[37] 각 열의 기둥은 기준선에서 올라간다. 기둥의 길이는 다른 기둥이나 y축, 또는 수평도표인 경우는 x축에 대해 측정된다. 수치 척도는 산술, 로그, 비율척도 또는 기타 기본자료의 산출물을 이용할 수 있다.

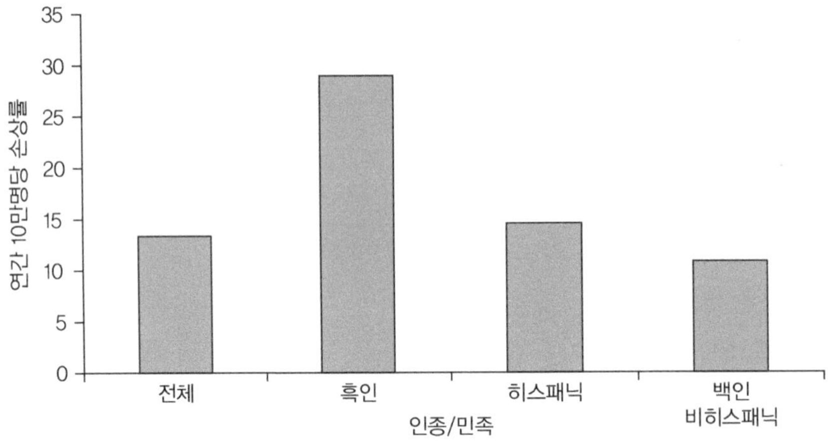

그림 9-23. 인종별 연 인구 10만당 총기류 관련 손상률. 미국 1993-1998. [출처: CDC, 2001.[38]]

두 범주 막대도표

명목가치 변수의 서로 다른 범주와 하부범주간 수치 변수를 동시에 비교하기 위한 몇 가지 설계가 있다. 예를 들면 인종과 같은 주요 범주안에 다시 교육수준과 같은 2차 범주변수로 나눌 수 있다(two-category bar chart). 하부 범주를 표시하는 범례가 필요하다. 이 형태의 도표는 3변수 표(three-variable table)에 해당한다.

그룹 또는 군집 막대도표

그룹 막대도표(grouped bar chart)는, 서로 다른 일차 범주를 나타내는, 축소된 단순 막대도표를 모아 놓은 것으로 생각할 수 있다(그림 9-24).[37] 일차 범주 안의 막대는 통상 서로 붙어있지만, 각 막대 그룹은 서로 떨어져 있다. 그룹 막대도표는 한 기준선을 가지는 차트의 시리즈 또는 열과 행에 정렬된 축소된 여러 개의 도표로 표현될 수 있다. 모든 막대가 같은 기준선 위에 있기 때문에 막대 길이의 차이를 쉽게 볼 수 있다. 그러나 그룹 막대도표는 전체 주요 범주간 차이는 명확하게 보여주지 않는다. 게다가 하부 범주가 여러 개가 되면 시각표현이 혼동스럽게 된다.

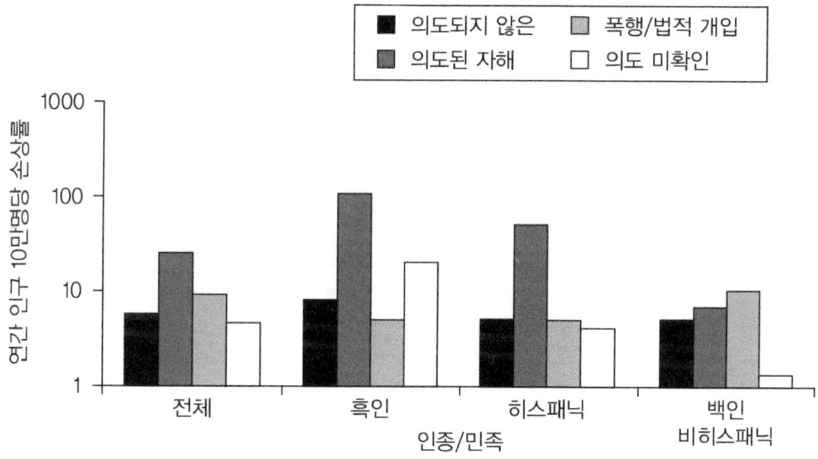

그림 9-24. 인종별, 손상의도별 연 인구 10만당 총기류 관련 손상률. 미국, 1993-1998. [출처: CDC, 2001.[38]]

표, 그래프, 차트의 설계와 사용에 대한 종합 제언

효과적인 의사소통은 보는 사람에게 사실을 전달하여 이해에 도달하도록 할 뿐 아니라, 이를 신뢰할 수 있고 설득력있는 방식으로 전달하는 능력을 수반한다. 따라서 청중이 누구인지를 기억해야 한다. 청중이 전문 역학자인가, 다른 분야 과학자인가, 정책입안자인가, 행정가인가, 뉴스 미디어 관계자 또는 일반 대중인가? 자료 프레젠테이션과 언어는 청중의 이해와 지적 수준에 맞아야 한다. 그렇지만, 청중이 누구든지 관계없이, 가능한 왜곡되지 않은 그림을 보여주면서 정보를 제공하고 단순화 하는 것이 주어진 과제이다.

참고문헌

1. Centers for Disease Control and Prevention (1999). Intussusception among recipients of rotavirus vaccine—United States, 1998-1999. *Morb Mortal Wkly Rep* 48, 577-81.
2. Centers for Disease Control and Prevention. (1992). *Principles of Epidemiology. A Self-Study Course*, 2nd ed., Atlanta.
3. Centers for Disease Control and Prevention (1997). Injuries and deaths associated with use of snowmobiles—Maine, 1991-1996. *Morb Mortal Wkly Rep* 46, 1-4.
4. Centers for Disease Control and Prevention (1992). Summary of notifiable diseases, United States. Morb Mortal Wkly Rep 41, 38.
5. Abulrahi, H.A., Bohlega, E.A., Fontaine, R.E., et al. (1997). Plasmodium falciparum malaria transmitted in hospital through heparin locks. *Lancet* 349, 23-5.
6. Centers for Disease Control and Prevention (1994). Outbreak of measles among Christian Science students—Missouri and Illinois, 1994. *Morb Mortal Wkly Rep* 43, 463-5.
7. Ministry of Health (1999). Field Epidemiology Training Program, Jordan. Unpublished data.
8. Tauxe, R.V., Tormey, M.P., Mascola, L., et al. (1987). Salmonellosis outbreak in transatlantic flights; Foodborne illness on aircraft: 1947-1984. *Am J Epidemiol* 125, 150-7.
9. Mausner, J.S., Bahn, A.K. (1974). *Epidemiology: An Introductory Text*, W.B. Saunders, Philadelphia.
10. Anderson, R.M., May, R.M. (1992). *Infectious Diseases of Humans: Dynamics and Control*, Oxford University Press, Oxford.
11. Fontaine, R.E., Cohen, M.L., Martin, W.T., et al. (1980). Epidemic salmonellosis from cheddar cheese: surveillance and prevention. *Am J Epidemiol* 111, 247-53.
12. Centers for Disease Control and Prevention (1999). Rubella outbreak — Westchester County, New York, 1997-1998. *Morb Mortal Wkly Rep* 48, 560-3.
13. Ko, A.I., Mitermayer, G.R., Ribero Dourado, C.M., et al. (1999). Urban epidemic of severe leptospirosis in Brazil. *Lancet* 354, 820-5.
14. Centers for Disease Control and Prevention (1999). Update: West Nile virus encephalitis — New York, 1999. *Morb Mortal Wkly Rep* 48, 944-55.
15. Ministry of Health (1996). Field Epidemiology Training Program, Saudi Arabia. Unpublished data.
16. Al-Qarawi, S.M., El Bushra, H.E., Fontaine, R.E., et al. (1995). Typhoid fever from water desalinized using reverse osmosis. *Epidemiol Infect* 114, 41-50.
17. Centers for Disease Control and Prevention (1992). Summary of notifiable diseases, United States. *Morb Mortal Wkly Rep* 41, 64.
18. Fontaine, R.E., van Severin, M., Houng, A. (1984). The stratification of malaria in El Salvador using available malaria surveillance data. Abstract 184, XIth International Congress for Tropical Medicine and Malaria, Calgary, Canada. 16-22 September 1984.
19. Heukelbach, J., de Oliveira, F.A., Kerr-Pontes, L.R., et al. (2001). Risk factors associated with an outbreak of dengue fever in a favela in Fortaleza, northeast Brazil. *Trop Med Int Health*. 8, 635-42.
20. Kenyon, T.A., Valway, S.E., Ihle, W.W., et al. (1996). Transmission of multidrug-resistant Mycobacterium tuberculosis during a long airplane flight. *N Engl J Med* 334, 933-8.
21. Centers for Disease Control and Prevention (1999). Unpublished data.
22. Tufte, E.R. (1987). *The Visual Display of Quantitative Information*, Graphics Press, Cheshire, Conn.
23. Robinson, A.H., Sale, R.D., Morrison, J.L., et al. (1985). *Elements of Cartography*, 5th ed.,

John Wiley & Sons, New York.
24. Cliff, A.D., Haggett, P. (1988). *Atlas of Disease Distributions: Analytic Approaches to Epidemiological Data*, Blackwell Publishers, Cambridge, Mass.
25. Xie, S., Zeng, G., Lei, J., Li, Q., et al. (2003). A highly efficient transmission of SARS among extended family and hospital staff in Beijing, China, April 2003. 2nd Southeast Asian and Western Pacific Bi-regional TEPHINET Scientific Conference, November 24-28, 2003, Borocay, Philippines.
26. Goodman, R.A., Smith, J.D., Sikes, R.K., et al. (1985) An epidemiologic study of fatalities associated with farm tractor injuries. *Public Health Rep* 100, 329-33.
27. National Center for Health Statistics (2001). http://www.cdc.gov/nchs/data/mx190039.pdf. April 2001.
28. National Center for Health Statistics (2001). http://www.cdc.gov/nchs/data/mx195059.pdf. April 2001.
29. National Center for Health Statistics (2001). http://www.cdc.gov/nchs/data/nvsr/nvsr48/nvsr48_11.pdf. April 2001.
30. Fleiss, J.C. (1981). *Statistical Methods for Rates and Proportions*, John Wiley & Sons, New York.
31. Mokdad, A.H., Serdula, M.K., Dietz, W.H., et al. (1999). The spread of the obesity epidemic in the United States, 1991-1998. *JAMA* 282, 1519-22.
32. Ehrenberg, A.C. (1981). The problem of numeracy. *Am Statistician* 35, 67-71.
33. Bailar, J.C. III, Mosteller, F. (1988). Guidelines for statistical reporting in articles for medical journals. Amplifications and explanations. *Ann Intern Med* 108(2), 266-73.
34. Cleveland, W.S. (1985). *The Elements of Graphing Data*, Wadsworth Advanced Books and Software, Monterey, Calif
35. Tufte, E.R. (1990). *Envisioning Information*, Graphics Press, Cheshire, Conn.
36. Tufte, E.R. (1997). *Visual Explanations*, Graphics Press, Cheshire, Conn.
37. Registrar-General (1852). Report on the mortality of cholera in England 1848-1849. Her Majesty's Stationery Office.
38. Centers for Disease Control and Prevention (2001). Surveillance for fatal and nonfatal firearm-related injuries—United States, 1993-1998. *Morb Mortal Wkly Rep* CDC Surveillance Summaries 50, 27-8.

제10장

자료 분석과 해석

Richard C. Dicker
역자; 류소연

현장조사의 주된 목적은 질병이나 유행의 원인, 위험요인, 감염원, 매개체, 전파경로나 인구집단의 일부 구성원을 다른 사람들보다 건강에 좋지 않은 상황에 처하게 할 수 있는 요인 등을 확인하는 것이다. 어떤 현장조사는 "범인(주원인)"을 확인하는 것으로 충분하다. 만약 범인을 제거할 수 있다면 문제를 해결할 수 있다. 또 다른 현장조사의 목적은 노출(또는 인구집단의 특성)과 건강 영향 사이의 연관성을 정량화하는 것이다. 연관성을 정량화할 경우 적절한 개입을 유도할 수 있을 뿐만 아니라 질병 원인에 관한 지식 수준의 발전을 기할 수 있다. 이러한 두 가지 유형의 현장조사는 각각 적절한 분석방법을 요구하지만, 분석이 반드시 매우 복잡한 방법일 필요는 없다. 이 장에서는 분석을 계획하고, 분석방법과 결과를 해석하는 지침에 대해 설명하고자 한다.

분석 전 계획

무엇을 분석할 것인가?

성공적인 분석의 첫 단계는 미리 분석 전략을 제시하는 것이다. 철저하게 계획되고, 신중하게 실시한 분석은 프로토콜에 기반한 연구만큼이나 현장조사에서 필수적인 것이다. 적절한 가설이 고려되었는지 확인하고, 이 가설을 평가하기 위해서 합리적으로 자료를 수집하고, 입력하고 처리하여 분석을 실시하고 해석되었는지를 확인하기 위해서는 계획을 수립하여야 한다. 따라서 무엇을 어떻게 분석할 것인가를 결정하는 시점은 자료를 수집한 후가 아니라 설문지를 설계하기 전이어야 한다. 그림 10-1은 평가하고자 하는 가설을 분석하는 과정을 제시

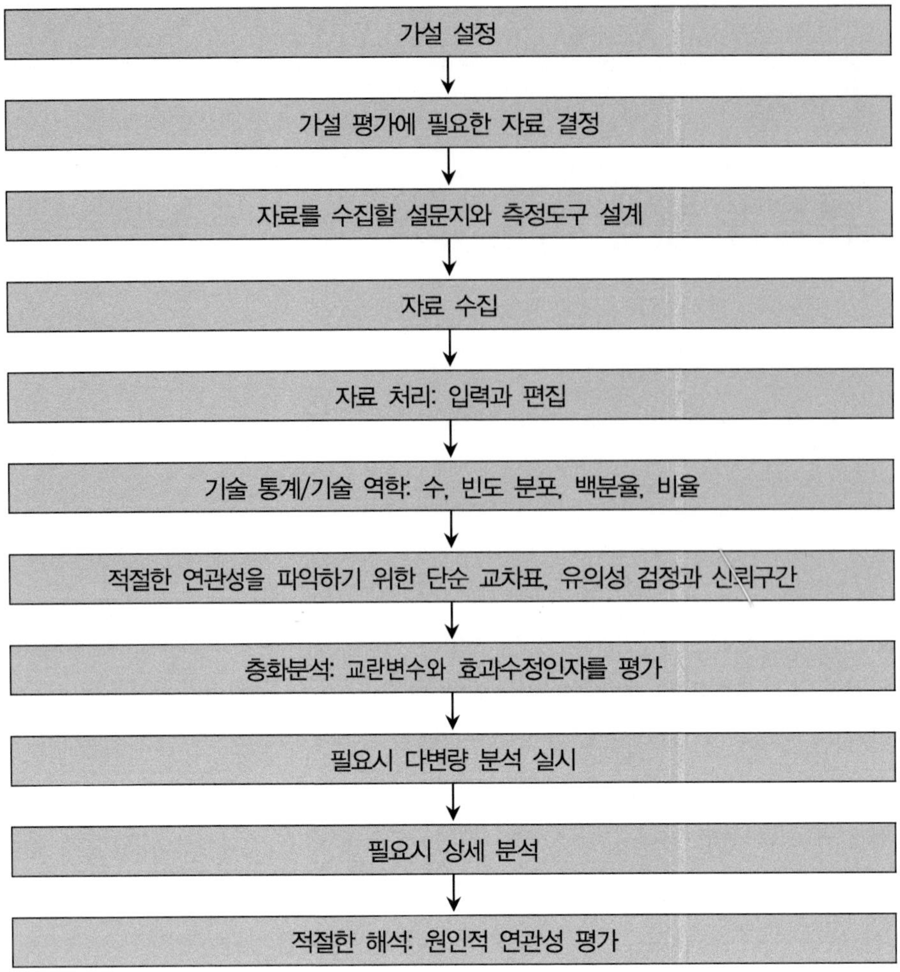

그림 10-1. 분석의 단계

한 것이다(가설은 일반적으로 조사하고 있는 건강영향의 공통 원인과 전파 경로를 고려하거나; 환자와 지역의 의료진과 보건담당자와의 논의 과정 중에; 기술역학적 자료에서 지배적인 양상을 관찰하거나; 자료에서 극단값을 면밀히 조사하는 과정에서 개발된다). 가설은 조사하고자 하는 건강영향에 따라 병원체, 전파 경로(수단이나 매개체), 질병을 일으키는 노출 등을 설명하기 위해 세워진다. 자료 분석의 역할은 가설을 평가하는 것이기 때문에, 가설은 객관적으로 검정이 가능해야 한다.

평가하고자 하는 가설이 일단 구축되면, 가설을 검정하기 위하여 자료를 수집하여야 한다(이를 위해 적용할 수 있는 가장 최선의 연구 설계방법을 결정해야 하는데, 이는 8장에서 설명하였다. 임상의학에서 "체온을 재지 않으면 열이 있는지 알 수 없다"고 말하는 것과 같다. 마찬가지로 현장역학에서는 설문지 안에 잠재적으로 중요한 위험요인에 관해 물어보지 않는다면 이 발생에서 그 요인의 역할을 평가할 수 없다. 검정하고자 하는 가설은 수집한 자료로 설명되기 때문에, 분석을 계획하는 시기는 설문지를 설계하기 전에 이루어져야 한다.

그러나 설문지와 다른 자료수집 도구로 얻을 수 있는 자료는 위험요인에만 국한되지 않는다. 여기에는 개인식별 정보, 임상정보와 기술적 요인들도 포함된다. 식별정보(또는 다른 곳에 보관되는 식별정보와 연결된 ID 코드)는 추가적인 질문이나 추적 정보를 제공하기 위하여 응답자와 다시 접촉할 수 있도록 하는 정보이다. 충분한 임상정보는 환자가 사례정의에 실제로 해당되는 지를 결정하는데 필요하다. 질병의 범위와 중증도, 입원 여부와 합병증 발생 여부에 대한 임상자료 또한 유용하다. 시간, 장소, 사람과 관련된 기술역학적 요인은 인구집단을 적절하게 특징짓고, 그룹(환자대조군연구에서의 환자군과 대조군, 코호트 연구에서의 노출군과 비노출군) 간에 비교 가능성을 평가하고, 원인적 연관성에 대한 가설을 세우는데 도움을 줄 수 있기 때문에 반드시 수집되어야 한다.

자료 편집

일반적으로 분석연구를 위한 자료는 설문지를 이용하여 수집하고, 수집된 자료는 컴퓨터에 입력하게 된다. 컴퓨터에 직접 입력하거나 온라인 설문지를 이용하여 수집하는 경우도 증가하고 있다. 어떤 상황이던지 분석을 위해서는 좋은 자료관리가 필요한데, 최소한 다음과 같은 것이 포함된다.

- 중복없이 올바른 수의 자료를 보유하고 있는지 확인
- 각 자료 항목별 질관리 검사를 실시

전산 입력된 데이터베이스의 기록 숫자가 설문지 수와 같은지를 확인하여, 중복자료를 확인한다. 설문지를 입력하지 않거나 두 번 입력하는 일은 설문지를 한 번에 모두 입력하지 않는 경우 흔히 일어날 수 있다.

입력한 자료의 질관리는 두 가지 종류 –범위 확인과 논리(또는 일관성) 확인– 가 있는데 질관리는 분석을 시작하기 전에 시행되어야 한다. 범위 확인은 각 변수에 대해 벗어나는 값(해당되지 않는 값 또는 매우 의심되는 값)이 있는지를 확인한다. 만약 "성별"이라는 변수를 남자를 "1", 여자를 "2"로 입력할 경우, 범위 확인은 1이나 2가 아닌 다른 값으로 입력된 모든 자료에 대해 이루어져야 한다. 만약 "3", "F"나 빈칸으로 입력된 경우가 발견된 경우, 설문지 원본을 검토하거나 응답자에게 재확인하거나 알려진 결측치를 다른 값으로 재입력을 해야 한다. "체중(lb)"과 같은 변수의 경우 성인에서 가능한 범위는 90~300일 것이다. 일부 응답자의 경우 실제로 이 범위를 벗어나거나 못미치는 경우가 있을 수 있지만, 일반적으로는 범위를 벗어나는 값은 입력 오류일 가능성도 있다. 다시 말해서, 정보를 확인하거나 입력된 대로 그대로 둘 것인지를 결정해야 한다. 정보를 확인하고 완성하는데 필요한 노력은 분석과정에서 자료를 분실하는 효과와 비교해야 한다. 소규모 연구에서는 주요 변수에 대해 결측치는 허용할 수 없지만, 덜 중요한 변수에서의 결측치는 허용할 수 있다. 어떤 상황에서도 "잘못된 것 같다"는 이유로 입력 값을 바꿔서는 안된다.

논리 검사는 두 개의 다른 질문에 대한 응답을 비교하여 일관성이 없는 것에 표시를 한다. 예를 들어 증상 여부에 대한 기록에 "아니오"로 입력하고, "구토"에 "예"로 입력된 경우는 표시가 되어야 한다. 날짜도 비교할 수 있는데, 질병 발생일은 입원일보다 항상 앞서 있어야 하며(병원 감염의 경우는 입원일이 발생일보다 선행되므로 이는 예외임), 발생일은 보고일보다 앞에 있어야 한다. 다시 말하지만, 일관성이 없는 응답을 어떻게 다룰 것인지에 대한 원칙이 결정이 되어야 한다.

추가로 다음 2개의 원칙이 자료 관리에 적용되어야 한다. 첫째, 결정사항을 포함한 모든 것을 문서로 남겨야 한다. 빈 설문지의 해당되는 질문 옆에 변수명을 기록한다. 만약 "성별"이란 변수에 F를 2로 재입력하고, "모름"에 대해 입력한 3과 공백을 9로 재입력하기로 결정했다면, 이런 결정을 잘 기록해서, 누구라도 나중에 성별에 대해 받아들일 수 없는 값을 어떻게 재입력했는지를 알 수 있도록 해야 한다.

모든 가능한 우발상황에 대해 논리 검사를 미리 할 수는 없음을 알아야 한다. 데이터베이스 내의 많은 불일치는 분석 과정에 드러나게 된다. 이러한 불일치를 같은 방법으로 처리하는데 즉, 불일치를 해결할 수 있는 최선의 방법을 결정(더 나은 자료를 만드는데 부족하지만!)하고, 이를 기록해 놓아야 한다.

두 번째 원칙은 "오류를 오래도록 두지 말아야 한다." 문제는 발견하는 즉시 처리해야 한다. 현장조사 상황에서 발견한 자료의 오류에 대해 잊어버리고 그대로 분석한 다음, 결과표의 계산이나 값이 이해가 되지 않아 발표 도중에 당황하게 되는 일은 매우 흔한 일이다.

분석 전략 개발

자료 편집이 끝나면, 이제 분석에 들어갈 수 있다. 그러나 자료 분석을 시작하기 전에 먼저 분석 전략(표 10-1)을 개발해야 한다.

분석 전략은 기말보고서를 쓰기 전에 작성하는 개요와 비슷하다. 분석 전략에서는 논리의 흐름에 따라 분석의 주요 구성을 제시해야 하고, 실질적인 분석과정에서 지켜야 하는 지침을 제공해야 한다. 사전에 분석 전략이 잘 수립되어 있으면 일단 자료가 수집되는 즉시 분석에 들어갈 수 있다.

표 10-1. 역학적 분석 전략의 순서

1. 자료수집 방법을 확인하고 이에 따른 분석 계획을 세운다.
2. 연구주제, 생물학적으로 설명 가능한 가설, 연구가 수행될(혹은 된) 방식을 고려하여 가장 중요한 변수를 확인하고 나열한다.
   확인하고자 하는 노출변수
   확인하고자 하는 결과변수
   잠재적인 교란변수
   소그룹 분석(층화분석)을 위한 변수
3. 2단계에서 확인된 변수들에 대해 빈도 분포와 기술통계량 산출을 위한 분석계획 수립
4. 임상적 특징과 기술역학적 특성에 관한 표 만들기(표의 틀은 미리 만들어야 한다.)
5. 노출과 질병과의 연관성을 평가하기 위하여 연구방법, 사전 지식과 가설에 근거한 이원분할표 만들기(표의 틀은 미리 만들어야 한다.)
6. 자료에서 관심있는 결과에 근거한 추가적인 이원분할표 만들기
7. 연구방법, 사전 지식, 가설 또는 자료에서 흥미로운 결과에 근거한 삼원분할표, 상세 분석(예: 양-반응 관계; 민감도 분석)과 하위그룹 분석 실시

분석 전략을 개발하는 첫 단계는 자료가 어떻게 수집되었는지를 인지하는 것이다. 예를 들어, 자료가 코호트 연구로부터 수집되었다면, 노출군의 관점에서 발생률을 계산하기 위한 계획을 세울 수 있다. 만약 환자대조군연구로부터 자료가 수집되었다면 환자군과 대조군의 관점에서 노출의 비를 산출해야 한다. 만약 환자군과 대조군이 짝짓기가 되었다면 짝짓기를 고려한 분석계획을 세워야 한다. 만일 서베이 자료라면 표본들을 검도해야 한다 – 설계를 감안한 서베이분석을 고려해야 할 수도 있다.

두 번째 단계는 가장 중요한 변수가 무엇인가를 결정하는 것이다. 확인하고자 하는 노출변수와 결과변수, 다른 알려진 위험요인, 짝짓기한 변수와 같은 연구설계 요인, 분석에 영향을 줄 수 있을 것으로 생각하는 다른 변수와 단순히 관심을 가지고 있는 변수들로 구분한다. 짧은 설문지의 경우는 아마도 모든 변수가 중요하게 여겨질 것이다. 각 변수에 대한 응답 빈도와 기술통계량을 검토할 계획을 세운다. 이것은 자료에 친밀해질 수 있는 가장 좋은 방법이다. 각 변수의 최소값, 최대값과 평균값은 얼마인가? 결측치가 많은 변수가 있는가? 층화분석이나 하위그룹 분석을 하고자 할 경우, 예를 들어 인종을 고려할 경우, 각 인종별로 응답자는 충분한가?

세 번째 단계는 표의 틀을 개략적으로 나타내는 것이다. 소위 가표(dummy table)라 불리는 표틀은 제목이 붙여지고, 완전히 라벨은 붙여졌지만 결과 값이 없는 도수분포표나 이원분할표와 같은 표를 말한다. 숫자는 분석과정을 통해 채워간다.

분석의 지침이 될 수 있도록 일련의 가표를 개략적으로 나타내야 한다. 가표는 단순한 것(예: 기술역학)에서부터 복잡한 것(예: 분석역학)으로 논리적 순서에 따라 진행되어야 하며,

각 표에서 계산되어야 할 측정값(예: 오즈비와 95% 신뢰구간)과 통계량(예: 카이제곱 통계량과 유의확률)을 제시해야 한다. 측정값과 통계량은 뒤에서 설명할 것이다.

가표의 종류와 순서에 관한 생각을 정리하기 위한 방법은 보고서에 제시하고자 하는 표가 무엇인가를 고려하는 것이다. 보통의 순서는 다음과 같다.

표 1: 임상적 특성(즉, 증상과 징후, 확진율, 입원율, 사망률 등)

표 2: 기술역학적 특성

시간: 보통 선그래프나 유행곡선 등의 그래프로 제시

장소: 거주지, 발생지 등을 점지도나 음영처리된 지도로 제시

사람: 연구대상(연령, 성, 인종 등)

분석적 연구결과로

표 3: 연관성에 대한 기본 표(즉, 결과 상태에 따른 위험요인 제시)

표 4: 효과를 분리하거나 교란변수나 효과수정인자 등을 평가하기 위해서 표 3을 층화

표 5: 표 3의 상세분석(즉, 양-반응관계, 시간지연효과, 민감도와 특이도를 달리하여 적용한 사례정의에 따른 분석 등)

표 6: 세부적인 소그룹 분석

다음의 가표(10-A, 10-B와 10-C)는 2006년에 파나마에서 발생한 원인미상 사망 집락에 대한 환자대조군연구에서 작성한 것이다.[2] 환자에 대한 임상적 정보는 이미 수집되어서, 환자대조군연구는 그 원인이나 매개체에 초점을 두었다. 조사 당시, 원인이나 매개체에 대한 추측은 처방약, 의사의 처방이 없이도 구할 수 있는 약과 전통 약물에 중점을 두었다. 표 10-C가 각 약물 표의 예이다.

표 예제 10-A. 연구참여자의 기술적 특징

인구학적 특성		환자군 (N=42)		대조군 (N=140)	
		명	백분율	명	백분율
연령(세)	18-24	_	(%)	_	(%)
	25-34	_	(%)	_	(%)
	35-44	_	(%)	_	(%)
	45-54	_	(%)	_	(%)
	55-64	_	(%)	_	(%)
	65-74	_	(%)	_	(%)
	75 이상	_	(%)	_	(%)
성별	여자	_	(%)	_	(%)
	남자	_	(%)	_	(%)
지역	Cocle	_	(%)	_	(%)
	Colon	_	(%)	_	(%)
	Herrera	_	(%)	_	(%)
	Los Santos	_	(%)	_	(%)
	Metropolitana	_	(%)	_	(%)
	Panama Este	_	(%)	_	(%)
	Panama Oeste	_	(%)	_	(%)
	San Miguelito	_	(%)	_	(%)
	Veraguas	_	(%)	_	(%)

표 예제 10-B. 환자-대조군 상태와 기존 건강상태의 연관성

	환자군 (N=42)		대조군 (N=140)		오즈비* (95% 신뢰구간)
	명	백분율	명	백분율	
당뇨병	_	(%)	_	(%)	___(___-___)
고혈압	_	(%)	_	(%)	___(___-___)
심혈관질환	_	(%)	_	(%)	___(___-___)
기타	_	(%)	_	(%)	___(___-___)
ACE 억제제†	_	(%)	_	(%)	___(___-___)

* 통계적으로 유의한 결과는 굵은 글씨체로 표시

† 에날라프릴, 라미프릴과 리시노프릴과 같은 ACE 억제제

표 예제 10-C. 처방된 액상 기침약과 환자-대조군 상태와 처방된 액상 기침약과의 연관성

	환자군		대조군		보정되지 않은 오즈비*	보정된 오즈비*†
	(N=42)		(N=140)		(95% 신뢰구간)	(95% 신뢰구간)
	명	백분율	명	백분율		
액상 기침약						
예	_	(%)	_	(%)	___(___-___)	___(___-___)
아니오	_	(%)	_	(%)		

* 통계적으로 유의한 결과는 굵은 글씨체로 표시
† -, -, 등을 보정한 오즈비
[출처: Barr et al., 2008]

기술역학에 대한 내용은 9장에 있기 때문에 이 장에서는 현장조사에서 가장 많이 사용되는 분석기법에 대해 설명하고자 한다.

그림 10-2는 Epi Info의 분석 모듈의 출력화면을 보여준 것이다(7장 참조). 전형적인 현장조사 자료에 대한 TABLES 명령에 대한 출력 결과이다. 출력물의 구성요소는 (1) 2×2 교차표, (2) 매개변수 또는 연관성 측도, (3) 각 점 추정치에 대한 신뢰구간, (4) 통계적 유의성 검정으로 알려진 통계검정인 4가지이다. 각 구성요소에 대한 설명은 다음과 같다.

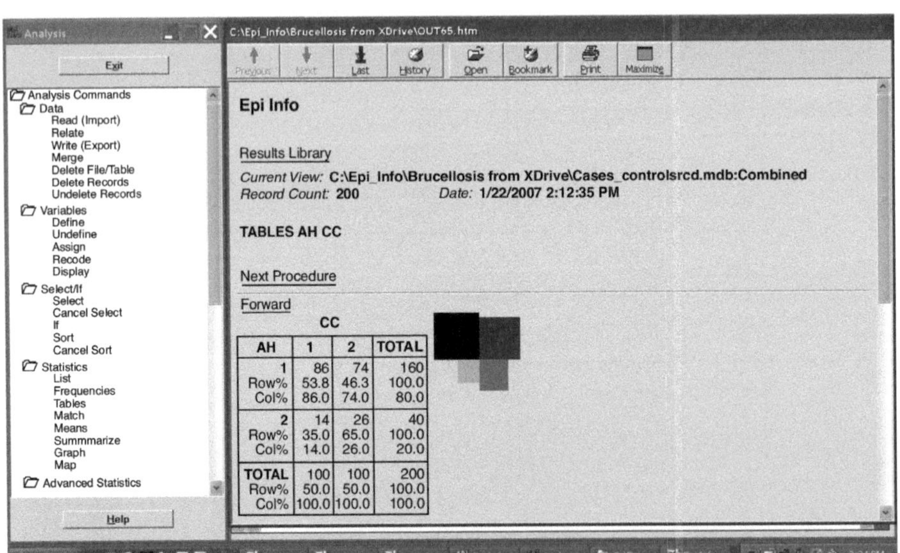

그림 10-2. TABLES 명령을 이용한 전형적인 Epi Info 분석 모듈의 출력
[출처: Dean et al., 1994]

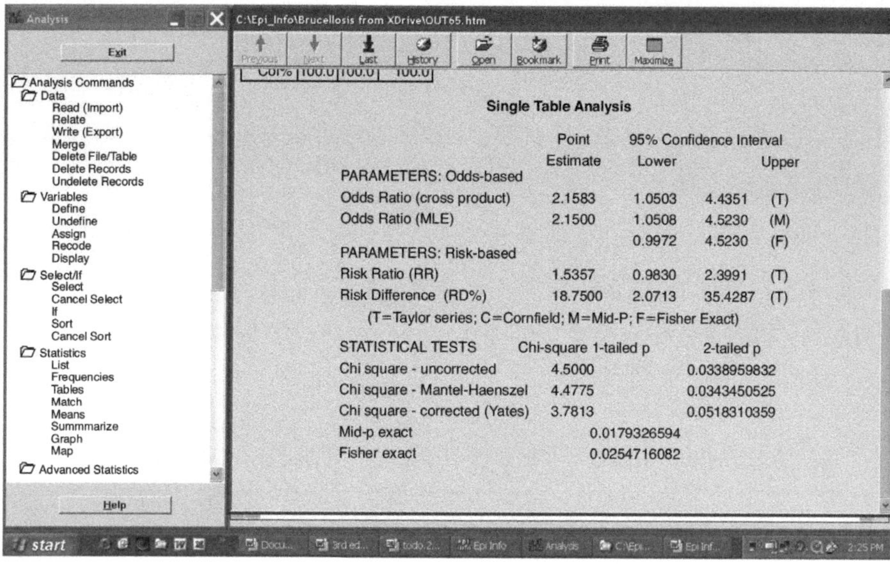

그림 10-2. 계속

2×2 교차표

"모든 역학적 연구는 2×2 교차표로 요약될 수 있다."

—H. Ory

표 10-2. 2×2 교차표의 형태와 표준 표기법

		질병	건강	계	발병률
노출?	예	a	b	H_1	a/H_1
	아니오	c	d	H_0	c/H_0
	계	V_1	V_0	T	V_1/T

많은 역학적 연구에서 연구하고자 하는 노출과 건강결과는 이분형 변수로 특정지워진다(예: '예', '아니오'). 노출과 질병 사이의 연관성은 노출과 질병이 2개의 범주만을 갖기 때문에 2×2 교차표로 작성될 수 있다(표 10-2). 보통 질병 상태(예: 아프다 vs. 건강하다)는 상단에, 노출은 측면에 제시한다(Epi Info는 이 규칙을 따르나, 일부 역학 교과서는 따르지 않는 경우도 있다). 빈도를 기록하는 가로와 세로가 교차되는 부분을 칸(cell)이라고 한다. 2×2 교차표의 4개의 칸에 있는 문자인 a, b, c, d는 열 제목에 제시된 질병 상태와 왼쪽에 제시된 노출 상태를 가진 사람의 숫자를 의미한다. 예를 들어 c는 연구에서 노출되지 않은 질

병자의 수이다. 가로줄의 합은 H_1과 H_0 (또는 H_2)로, 세로줄의 합은 V_1과 V_0 (또는 V_2)로 표시되어 있다. 2×2 교차표에 포함된 대상자 총수는 오른쪽 아래에 제시하였고, T나 N으로 표시하였다. 만약 코호트 연구 자료라면 발병률(attack rate, 제한된 시간동안 질병이 발생한 사람의 분율)은 행 전체 값의 오른쪽에 제시한다. 상대위험도(또는 오즈비)와 신뢰구간과(혹은) P-값은 표의 오른쪽이나 아래에 제시한다.

표 10-3은 버지니아에서 발생한 감염병 역학조사의 자료이다. 표는 살모넬라 위장관염(결과)의 여부에 따른 소고기 섭취(노출)의 교차표를 제시한 것이다. 발병률(소고기를 먹었다고 응답한 사람의 65.4%, 소고기를 먹지 않았다고 응답한 사람의 11.4%)이 표의 오른쪽에 제시되어 있다.

표 10-3. 소고기 소비와 살모넬라 위장관염, 버지니아, 2003년 12월

		질병	건강	계	발병률
소고기 섭취?	예	53	28	81	65.4%
	아니오	4	31	35	11.4%
	계	57	59	116	49.1%

연관성의 측도

연관성의 측도는 관심을 가지고 있는 노출과 건강문제 사이의 통계적인 연관성의 강도나 크기를 정량화한 것이다. 연관성의 측도는 만약 노출이 질병과 원인적으로 연관이 되어 있다면 질병의 발생에서 노출의 효과를 정량화하는 측도이기 때문에 효과의 측도라고도 불린다. 코호트 연구에서는 연관성의 측도로 상대위험도를 사용한다. 환자대조군연구에서는 오즈비가 가장 많이 사용되는 연관성의 측도이다. 단면연구에서는 유병비나 유병오즈비를 계산할 수 있다.

상대위험도

상대위험도(RR)는 노출군의 위험을 비노출군의 위험으로 나누어 준 것이다:

$$\text{상대위험도}(RR) = \text{위험도}_{\text{노출군}} / \text{위험도}_{\text{비노출군}} = (a/h_1)/(c/h_0)$$

상대위험도는 비노출군과 비교하여 노출군의 초과 위험을 반영한 것이다. 초과는 비의 형태로 제시된다. 급성 감염병 발생상황에서 위험도는 발병률로 제시된다. 표 10-3에서 소고기 섭취에 대한 질병의 상대위험도는 0.654/0.114=5.7이다. 즉, 소고기를 먹은 사람이 소고기를 먹지 않은 사람에 비해 질병이 발생할 가능성이 5.7배가 높다는 것이다. 노출군의 위험이 비노출군의 위험보다 클 때 상대위험도가 1보다 크다. 노출이 예방접종, 예방적 항생제 사용 등과 같이 질병 발생을 보호하는 인자로 정의할 경우와 같이 노출군의 위험이 비노출군의 위험보다 작을 때는 상대위험도가 1보다 작다.

오즈비(교차비, 상대 오즈)

대부분의 환자대조군연구에서는 노출군과 비노출군의 진짜 크기를 모르기 때문에 발병률이나 상대위험도를 계산하기 위한 분모를 정의할 수 없다. 그러나 환자대조군연구자료를 이용하여 위험도를 오즈비[1](odds ratio, OR)를 이용하여 추정할 수 있다. 오즈비는 다음과 같은 식으로 계산된다.

$$\text{오즈비}\,(OR) = ad/bc$$

지역사회 병원에서 그룹 A Streptococcus (GAS) 수술 부위 감염이 17개월 기간 동안 10명에서 발생하였다.[5] 조사자는 역학조사기간 동안 수술을 받은 2600명으로부터 난수표를 이용하여 무작위로 대조군을 선정하였다. 많은 GAS 수술부위 감염의 집락은 수술실 인력 가운데 GAS 병원체보유자에 의해 전달될 수 있기 때문에, 조사자는 각 환자와 연관된 병원의 모든 직원을 연구하였고, 2×2 교자표에 각 직원에 노출된 경우를 제시하고, 오즈비를 계산하였다. 간호사 A의 노출에 대한 2×2 교차표는 표 10-4와 같다. 오즈비는 8×49/2×5=39.2로 계산되었다. 엄밀하게 말해서 이것은 간호사 A에 노출된 오즈가 대조군보다 환자군에서 39배가 높다는 것을 의미한다. 또한 GAS 수술부위 감염이 발생할 오즈가 간호사 A에 노출된 경우가 노출되지 않은 경우보다 39배 높다고 말할 수도 있다. 희귀한 질병(5% 미만인 경우)에서는 오즈비가 상대위험도의 근사치이다. 그러므로 2600명의 수술환자 중에 단 10명만이 발생한 것과 같은 세팅에서는 오즈비를 간호사 A에 노출된 경우에 노출되지 않은 경우보다 GAS 수술부위 감염 발생 위험이 39배 높음을 의미하는 것으로 해석할 수 있다.

표 10-4. 미시건주 M병원에서 A간호사 노출여부와 수술부위 감염, 1980

		환자군	대조군	계
A 간호사에게 노출?	예	8	5	13
	아니오	2	49	51
	계	10	54	64

1) 교차비도 같이 쓰인다[예방의학역학용어집]

오즈비는 다양한 이유로 역학에서 매우 유용한 연관성의 측도이다. 위에서 설명했듯이 질병이 희귀할 때 환자대조군연구를 통해 계산된 오즈비는 코호트 연구의 상대위험도와 매우 근사한 값이다. 이론적인 통계학적 관점(이 책의 영역을 넘어감)에서 오즈비는 몇가지 바람직한 통계적 특성을 가지며, 다변량 모형 기법을 이용하여 쉽게 계산할 수 있다.

유병비와 유병오즈비

단면연구나 설문조사는 일반적으로 질병(예: 고혈압)의 발생률(새로 발생한 환자)보다는 인구집단의 건강상태(예: 예방접종 상태)나 유병률(현재 앓고 있는 환자)을 측정한다. 질병에서 유병률은 발생률(위험도)과 질병의 이환기간의 함수이고, 유병 환자에 근거한 연관성의 측도는 발생에 대한 노출의 효과와 이환이나 생존에 대한 노출 효과를 모두 반영한다.

상대위험도나 오즈비와 유사한 연관성의 유병 척도로 유병비나 유병오즈비를 쓸 수 있다.

표 10-5와 같은 2×2 교차표에서 유병비는 4.0(0.20/0.05)이다. 즉, 노출된 사람 중 질병이 있을 가능성이 노출되지 않은 사람 중 질병을 가질 가능성보다 4배가 높다. 이 경우, 유병오즈비는 4.75[(20)(380)/(80)(20)]이므로 질병을 가질 오즈가 비노출군보다 노출군에서 4.75배 높다. 전체 유병률은 0.08 또는 8.0%이다. 유병률이 낮을수록 유병비와 유병오즈비는 비슷해진다.

표 10-5. 가상의 단면연구자료

		예	아니오	계	유병률
노출?	예	20	80	100	20.0%
	아니오	20	380	400	5.0%
	계	40	460	500	8.0%

공중보건 영향 측도

공중보건 영향 측도는 공중보건의 관점에서 노출과 질병의 연관성을 가리킨다. 그것은 특정 인구집단에서 질병의 빈도에 대한 노출의 명백한 기여를 반영한다. 예를 들어 질병의 위험도를 증가시키는 것과 관련이 있는 노출(예: 흡연과 폐암)에 대해 기여위험분율은 만약 노출을 제거할 수 있다면(혹은 존재하지 않는다면) 질병 발생이 감소할 것으로 예상되는 정도를 의미한다. 지역사회기여위험도는 인구집단의 질병에 대한 노출의 기여 분율을 의미한다. 질병 위험을 감소시키는 것과 관련된 노출(예: 예방접종)에서 예방분율은 인구집단의 현재의 노출에 의한 질병 부담의 실질적인 감소를 나타내는 것으로 계산될 수 있다.

기여위험분율(노출군에서의 기여분율, 기여위험도)[2]

기여위험분율은 노출군에서 노출에 기인한 것으로 추정될 수 있는 환자의 분율이다. 이 측도는 초과위험은 노출에 의해서만 기인하기 때문에 비노출군에서의 위험 수준(질병 위험의 기준 또는 배경으로 간주)이 노출군에도 적용된다는 것을 전제로 한다. 기여위험분율은 다음과 같은 공식으로 계산된다.

$$\text{기여위험분율} = (\text{위험도}_{\text{노출군}} - \text{위험도}_{\text{비노출군}})/\text{위험도}_{\text{노출군}}$$
$$= (RR-1)/RR$$

기염위험분율은 분수로 보고하거나, 100을 곱해서 백분율(%)로 보고할 수 있다. 표 10-3의 소고기 소비 자료를 이용하여 계산한 기여위험분율은 (0.654−0.114)/0.654=82.6%이다. 그러므로 소고기를 섭취한 사람 가운데 발생한 위장관염의 대부분은 소고기 섭취에 의한 것이라 할 수 있다. 이론적으로 나머지 17.4%는 그 인구집단에서 위장관염을 일으키는 기본적인 원인과 같은 다른 원인에 기인할 수 있다. 실질적으로 이러한 다른 환자군의 일부는 교차오염이나 불완전한 자료수집의 결과로 소고기에 기인할 수도 있다.

환자대조군연구에서 오즈비를 상대위험도의 대리자로 생각할 수 있을 때, 기여위험분율을 다음과 같이 계산할 수 있다.

$$\text{기여위험분율} = (OR-1)/OR$$

인구집단기여위험분율(인구집단기여위험도)[3]

인구집단기여위험도는 전체 인구집단에서 노출에 기인한 것으로 간주할 수 있는 환자의 분율이며, 계산식은 다음과 같다.

$$\text{인구집단기여위험분율} = (\text{위험도}_{\text{전체}} - \text{위험도}_{\text{비노출군}})/\text{위험도}_{\text{전체}}$$
$$= P(RR-1)/[P(RR-1)+1]$$

$$P:\ \text{인구집단의 노출률} = H_1/T$$

소고기 소비자료에 첫 번째 공식을 적용하면, 인구집단기여위험분율은 (0.466−0.114)/0.466=75.6%이다. 대부분의 환자들이 노출된 상황에서, 기여위험분율과 인구집단기여위험분율은 별 차이가 나지 않는다. 다수의 원인을 가지고 있는 질환(예: 많은 만성질환들)과 드문 노출

---

2) attributable risk percent; attributable fraction among exposed; etiologic fraction; AF

3) Population attributable fraction, PAF

에서는 인구집단기여위험분율은 기여위험분율보다 상당히 작다.

인구집단기여위험분율은 인구집단 기반의 환자대조군연구에서는 상대위험도의 대리자로 오즈비(OR)를 이용하여 추정할 수 있고, 대조군은 전체 인구집단을 대표할 수 있다고 전제하고, 노출된 대조군의 분율(즉, $P = b/V_0$)을 P의 대리자로 사용할 수 있다.

노출군에서의 예방분율(예방접종 효능)

만약 상대위험도가 1보다 작다면, 노출이 없을 때 발생할 수 있는 잠재적인 새로운 환자의 분율인 예방분율을 계산할 수 있다. 다시 말하면, 예방분율은 예방접종과 같은 어떤 이로운 노출에 의해 예방될 수 있는 잠재적인 환자의 분율이다. 노출군에서의 예방분율은 다음과 같다.

$$\begin{aligned}\text{노출군에서의 예방분율} &= (\text{위험도}_{\text{비노출군}} - \text{위험도}_{\text{노출군}})/\text{위험도}_{\text{비노출군}} \\ &= 1 - RR\end{aligned}$$

표 10-6은 2004년 Nebraska의 초등학교에서 발생한 수두의 유행에 대한 자료이다.[6] 표 10-6에서 보면, 수두의 발생위험은 예방접종을 한 어린이에서는 13.0%, 접종을 하지 않은 어린이에서는 66.7%였다. 결과적으로 예방접종의 효능은 80.5%이며, 이는 예방접종을 받은 어린이 중에서 예방접종을 하지 않았다면 수두가 발생했을 경우의 80%가 예방접종에 의해 예방되었다는 의미이다.

기여와 예방이란 용어는 통계적인 연관성 이상의 의미를 전달한다. 그것은 노출과 질병 사이의 원인과 결과 관계를 의미한다. 그러므로 이러한 측정은 일상적으로 제시되어서는 안되고, 원인적 연관성에 대해 신중하게 고려한 후에 제시되어야 한다.

표 10-6. 예방접종 상태와 수두의 발생, 2004년 네브라스카 초등학교 집단발병

	수두(+)	수두(−)	계	수두발생률
접종군	15	100	115	13.0%
비접종군	18	9	27	66.7%
계	33	109	142	23.2%

상대위험도 = 13.0 / 66.7 = 0.195

예방접종효능 = (66.7−13.0) / 66.7 = 80.5%

[출처: CDC, 2006.]

통계적 유의성 검정

통계적 유의성 검정은 노출이 질병과 실질적으로 관련이 없을 경우 관찰된 결과가 우연히 발생했을 가능성을 결정하기 위해 사용된다. 이 영역에서는 2×2 교차표에서 가장 흔히 사용되는 검정방법의 주요 특징을 설명하고자 한다. 이 책의 범주를 넘어가는 이론, 유도방법과 다른 주제에 대해 알기 위해서는 통계학자나 보건통계학 교과서의 도움을 받는 것이 좋다.

통계적 검정에서는 연구모집단은 대규모 연구가능 모집단으로부터 추출된 표본이라는 것을 가정한다. 그런 다음 연구가능 모집단에서 질병의 발생은 노출군과 비노출군이 동일하다는 것을 가정한다. 다시 말하면, 연구가능 모집단에서 노출은 질병과 관련이 없음을 가정한다는 것이다. 이 가정을 귀무가설이라고 한다(대립가설(연구가설)은 귀무가설을 인정하기 어렵다고 판정되면 받아들이게 되는 것으로 노출과 질병은 관련이 있다는 것이다). 다음에 상대위험도나 오즈비와 같은 연관성의 측도를 계산한다. 그 다음에 카이제곱검정(다음에 설명 예정)과 같은 통계학적 유의성 검정을 계산한다. 이 검정방법은 귀무가설이 실제로 참인 경우에 관찰된 것만큼 강한(혹은 더 강력한) 연관성을 발견할 확률을 알려준다. 이 확률을 *P*-값이라고 한다. 매우 작은 *P*-값은 귀무가설이 참이라면 그런 연관성이 관찰될 가능성이 매우 적음을 의미한다. 다시 말하면, 작은 *P*-값은 주어진 자료에 의하면 귀무가설을 인정하기 어려움을 의미한다. 만일 *P*-값이 사전에 결정된 기준(보통 0.05 또는 5%)보다 작다면, 귀무가설을 기각하고 대립가설을 채택한다. 그럴 경우 연관성을 통계적으로 의미있다고 한다.

귀무가설에 대한 결정에 도달하게 되는 경우 2가지의 오류에 주의해야 한다. 제1종 오류(알파오류, α-오류)는 귀무가설이 사실일 때 귀무가설을 기각하는 경우를 지칭한다. 제2종 오류(베타오류, β-오류)는 귀무가설이 거짓일 때 귀무가설을 기각하지 않는 것을 지칭한다.

귀무가설과 대립가설은 모두 미리 정해져야 한다. 검정하는 연관성에 대해 알려진 것이 적을 때, 귀무가설은 노출은 질병과 관련이 없다고 설정해야 한다(예, RR=1 혹은 OR=1). 이에 대응하는 대립가설은 노출과 질병은 관련이 있다고 설정한다(예, RR≠1 혹은 OR≠1). 이 대립가설은 노출이 질병 발생 위험을 증가시키거나 감소시킬 가능성을 포함한다.

주어진 노출과 질병 사이의 연관성에 관해 더 많이 알고 있을 때, 더 좁은(방향성을 가진) 가설을 설정할 수 있다. 예를 들어 노출이 특정 건강문제를 발생시킬 위험을 증가시킨다(예: 흡연과 폐암)는 것이 알려져 있을 때, 노출이 그 질병 발생 위험을 증가시키지 않는다고 귀무가설을 설정하고(예: RR≤1 혹은 OR≤1), 대립가설은 노출은 위험을 증가시킨다고 설정한다(예: RR〉1 혹은 OR〉1). 유사하게, 잘 알려진 예방적 연관성(홍역-볼거리-풍진(MMR) 예방접종과 홍역)에 대해 연구할 경우에는 귀무가설은 RR≥1로, 대립가설은 RR〈1로 설정할 수 있다.

방향성이 없는 가설은 양측검정방법으로 검정하고, 방향이 있는 가설은 단측검정으로 검정한다. 일반적으로 단측검정의 기준은 양측검정 기준의 2배이다(즉, 0.05보다는 0.10). 귀무가설을 기각하기 위한 기준을 올리는 것은 제1종 오류를 만들 가능성을 높이기 때문에 현장 상황에서의 역학자는 일반적으로 양측검정을 사용한다.

2×2 교차표의 자료를 검정하기 위해서 각각 약간의 변형이 있는 두 가지 검정방법이 사용된다. 다음에 설명하겠지만 이 두 가지 검정방법은 피셔의 직접확률법(Fisher's exact test)과 카이제곱검정(chi-square(χ^2) test)이다. 이들 검정방법은 특정한 연관성의 측도에 한정되지 않는다. 같은 검정방법을 상대위험도, 오즈비나 기여위험분율에 대한 관심여부와 상관없이 사용할 수 있다.

피셔의 직접확률법과 Mid-*P*

피셔의 직접확률법 검정은 2×2 교차표 검정의 황금기준인데, 2×2 교차표 내의 숫자가 작을 때 선택되는 검정방법이다. 이 검정방법의 가정은 연구가능 모집단에서 귀무가설은 참이고, 2×2 교차표 4개의 칸의 값이 변화할 수 있으나, 행과 열의 전체 값은 고정되었다는 것이다. 피셔의 직접확률법 검정은 관찰된 것보다 크거나 같은 표본의 관련성을 관찰할 확률(P-값)을 계산하는 것을 포함한다. Mid-P는 관찰된 모든 확률보다는 절반을 사용하는 피셔의 직접확률법 검정의 P-값의 변형이기 때문에 P-값은 항상 작다.

경험상 피셔의 직접확률법 검정이나 Mid-P는 2×2 교차표의 칸의 기대값이 5보다 적을 때 선택되는 검정방법이다. 기대값은 그 행의 전체 값과 그 열의 전체 값을 곱한 후 전체 값으로 나눈 값이다.

카이제곱검정

연구대상자 수가 30 이상이고, 2×2 교차표 각 칸의 기대값이 적어도 5일 때 카이제곱검정은 피셔의 직접확률법에 대한 합리적인 근사치를 제공한다. 적절한 숫자를 카이제곱 공식에 연결하면 카이제곱 통계량을 얻을 수 있다. 각 카이제곱 통계량은 특정 P-값에 해당된다. 요즘의 통계패키지는 일상적으로 카이제곱 통계량과 P-값을 모두 제공해준다.

2×2 교차표에 대한 적어도 3가지의 다른 카이제곱 공식이 보통 사용된다. Epi-info는 3가지를 모두 제시한다.

$$\text{수정되지 않은 피어슨}(Pearson)\text{ 카이제곱} = \frac{T(ad-bc)^2}{(V_1)(V_0)(H_1)(H_0)}$$

$$\text{수정되지 않은 만텔-핸첼}(Mantel-Haenszel)\ \text{카이제곱} = \frac{(T-1)(ad-bd)^2}{(V_1)(V_0)(H_1)(H_0)}$$

$$\text{수정된 예이츠}(Yates)\ \text{카이제곱} = \frac{T(|ad-bc|-(T/2))^2}{(V_1)(V_0)(H_1)(H_0)}$$

2×2 교차표에 제시된 자료에 대해서 피어슨 카이제곱 공식은 가장 큰 카이제곱 통계량과 가장 작은 P-값을 제공한다. 이 P-값은 가끔 피셔의 직접확률법에 의해서 계산된 황금기준 P-값보다 다소 작다. 그래서 피어슨 카이제곱이 제1종 오류가 발생하기 쉽다(관련이 없을 때 관련이 있는 것으로 결론 내려지는). 예이츠의 수정된 카이제곱은 3가지 공식 중에 가장 큰 P-값을 제시하고, 이는 종종 피셔의 직접확률법의 P-값보다 더 큰 경우도 있다. 예이츠의 수정된 통계량은 제1종 오류를 만들 가능성을 최소로 하길 원하는 역학자들에서 선호되나, 이는 제2종 오류를 만들 가능성은 증가하게 된다(연관성이 사실은 존재하지만 통계학적으로 의미있는 연관성을 확인하는 것에는 실패). 층화분석에서 많이 사용되는 만텔-핸첼 공식에 의해 제시되는 P-값은 피어슨 카이제곱 공식에서 제시된 P-값보다는 크지만, 가끔 예이츠의 수정된 카이제곱이나 피셔의 직접확률법에서 제시된 P-값보다 작은 경우도 있다. 다행히 대부분의 분석에서 3가지 카이제곱 공식은 3가지 공식에 기반한 귀무가설에 대해 같은 결정을 내릴 수 있는 유사한 P-값을 제시해준다. 그림 10-2와 같이 다른 카이제곱 공식이 다른 결정을 가리키는 경우는 역학적 판단이 요구된다.

사용하는 검정방법

피셔의 직접확률법은 교차표 내 칸의 기대값이 5보다 작을 때 일반적으로 인정되는 기준이다. 기대값은 행의 전체를 열의 전체로 곱하고 이를 전체로 나누어 계산한다.

만약 2×2 교차표 내의 모든 기대값이 5보다 크다면 카이제곱검정 공식 중에서 선택하면 된다. 위에서 제시했던 3가지 카이제곱 공식은 각각 역학자들에서 선호되는 것이 있고, Epi Info는 3가지 공식의 결과를 모두 제시해준다. 어떤 현장역학자는 제1종 오류 가능성을 최소화하기 때문에 예이츠의 수정된 카이제곱 공식을 선호한다(그러나 제2종 오류의 가능성은 증가함). 다른 사람들은 예이츠의 수정된 카이제곱 공식은 과보상이 된다는 이유로 수정되지 않은 공식을 선호한다. 층화분석을 자주 실시하는 역학자는 만텔-핸첼 공식을 이용하는 것이 더 익숙해서 층화되지 않은 2×2 교차표에 대해서도 이 공식을 이용하는 경향이 있다.

연관성의 측도 대 유의성 검정

상대위험도나 오즈비와 같은 연관성의 측도는 노출과 질병 사이의 연관성의 강도를 반영한다. 이 측도는 일반적으로 연구 규모와 무관하고, 연구가능 모집단의 실제 연관성의 정도를 가장 잘 추정할 수 있는 것으로 여겨진다. 그러나 측도는 신뢰도(얼마나 믿을 수 있는지)의 지표는 아니다.

반대로 유의성 검정은 관찰된 연관성이 우연에 의할 가능성이 얼마나 되는지를 제시한다. 비록 카이제곱검정 통계량은 연관성의 크기와 연구 규모에 의해 영향을 받는다고 하지만, 각각의 기여도를 구분하지는 않는다. 그래서 연관성 측도와 유의성 검정(혹은 신뢰구간, 아래 참조)은 상호보완적인 정보를 제공한다.

통계검정 결과의 해석

"유의하지 않음"이 반드시 "관련없음"을 의미하지는 않는다. 연관성의 측도(상대위험도, 오즈비)는 연관성의 방향과 강도를 가리킨다. 통계적 검정은 관찰된 연관성이 단지 우연에 의해서 일어날 가능성이 얼마나 높은 지를 나타낸다. 유의성 없음은 연구가능 모집단에서의 연관성이 없음을 반영할 뿐만 아니라 연구가능 모집단에서 참된 연관성을 발견하기에 연구집단이 너무 작음을 반영하기도 한다.

통계적 유의성은 그 자체로 원인적 연관성을 반영하지는 않는다. 관찰된 연관성이 실제로 원인적 연관성을 제시하기도 하지만, 그것이 우연에 의하거나, 선택바이어스, 정보바이어스, 교란바이어스와 연구설계, 실행 및 분석과정에서 발생하는 다른 오류에 의할 수도 있다. 통계적 검정은 관찰된 연관성을 설명하는 데 있어 우연의 역할에만 관계하고, 통계적인 유의성은 우연이 연관성의 가능성이 없는(불가능한 것은 아니지만) 설명이라는 것만 나타내준다. 이러한 요인을 고려할 때 다른 연구결과와의 일관성, 노출과 질병 사이의 시간적 관계, 생물학적 설명가능성과 인과관계를 추론하는 다른 기준뿐만 아니라 역학적 판단을 고려해야 한다. 이 문제는 이 장의 후반부에 더 자세하게 논의할 것이다.

결론적으로 "통계적 유의성"이 반드시 "공중보건학적 유의성"을 의미하는 것은 아니다. 대규모 연구에서는 공중보건학적(또는 임상적) 관련성이 거의 없는 약한 연관성에도 불구하고 통계적으로 유의한 경우가 많다. 더 일반적으로는 공중보건과(또는) 임상적 중요성이 연관성이 있음에도 연구 규모가 너무 작아서 통계적으로 유의하지 않을 수도 있다.

연관성의 측도에 대한 신뢰구간

관찰된 연관성과 귀무가설 상태 간의 차이가 우연에 의한 변이일 가능성이 얼마나 되는지를 결정하기 위해 통계적 검정방법을 사용하는 것에 대해 기술하였다. 연관성의 통계적 변동성의 또 다른 지표는 신뢰구간이다. 95% 신뢰구간은 통계적으로는 연구가능 모집단에서 반복적으로 표본추출을 해서 얻은 값이 모집단의 참값을 95%에서 포함하는 구간으로 정의한다. 역학적으로는 95% 신뢰구간은 연구의 자료에 부합하는(통계적으로 타당한) 값의 범위를 지칭한다.

카이제곱검정과 신뢰구간은 매우 밀접한 관련이 있다. 카이제곱검정은 귀무가설 하에 확률(P-값)을 결정하기 위하여 관찰된 자료를 이용하고, 만약 확률이 5%와 같은, 유의수준이라 불리는 미리 설정된 값보다 작으면 귀무가설을 기각한다. 신뢰구간은 미리 설정된 확률값, 알파를 구간의 경계를 결정하기 위하여 사용하고, 만약 구간이 귀무가설 하의 연관성 값을 포함하지 않으면 귀무가설을 기각할 수 있다. 두 가지 모두 관찰된 연관성의 정밀도를 나타내며, 이들은 연관성의 크기와 연구 대상자의 규모에 의해 영향을 받는다. 두 가지 모두 정밀도를 측정하지만, 타당도(바이어스 없음)와는 무관하다.

신뢰구간의 경계값을 결정하기 위해서는 확률 수준(알파)을 선택해야 한다. 카이제곱검정을 사용할 때, 역학적으로는 관례적으로 알파 수준을 0.05나 0.01로 선택한다. 이 경우 신뢰수준은 100×(1−알파)% (예, 95% 또는 99%)이 된다.

카이제곱 통계량의 계산과 달리, 신뢰구간의 계산은 특정한 연관성 측도의 함수이다. 즉, 각 연관성의 측도는 신뢰구간을 계산하기 위한 각각의 공식이 있다. 사실 각 측정값은 정확한 공식과 다양한 근사값을 포함하는 여러 공식이 있다.

신뢰구간의 해석

위에서 언급한 바와 같이, 신뢰구간은 연구의 자료가 가진 값과 일치하는 값의 범위로 간주할 수 있다. 흡연과 질병 X의 상대위험도가 4.0이고, 95% 신뢰구간은 3.0에서 5.3인 지역에서 연구를 수행했다고 가정하자. 일반 인구집단에서 연관성에 대한 가장 좋은 단일 추정치는 4.0이지만 연구자료는 3.0부터 5.3 사이의 어느 값과도 일치한다. 자료가 상대위험도 1.0과 일치하지 않는다면, 자료는 귀무가설과 일치하지 않는다. 따라서 신뢰구간에 포함된 값과 제외된 값 모두 중요한 정보를 제공한다.

신뢰구간의 너비(즉, 값이 포함되는)는 연구에서 상대위험도와 같은 관련성을 정확하게 찾는 정밀도를 반영한다. 넓은 신뢰구간은 변동성이나 부정확성이 큼을 반영한다. 좁은 신뢰구간은 변동성이 작거나 정밀도가 높음을 반영한다. 일반적으로 연구의 대상자의 수나 관찰의 크기가 클수록 정밀도는 증가하고 신뢰구간은 좁아진다. 앞에서 기술했듯이 연관성의 측도는 참된 연관성의 추정에 대한 가장 좋은 추정치를 제공한다. 카지노에서의 가장 좋은 추정치는 베팅할 숫자일 것이다. 신뢰구간은 가장 좋은 추정치에 대한 신뢰 정도를 제공한다; 즉, 얼마를 베팅할지를 말해준다. 넓은 신뢰구간은 가장 좋은 추정치에 대한 부정확성이 상당함을 의미하고, 그 숫자에 대해 너무 많은 금액을 베팅해서는 안된다. 좁은 신뢰구간은 더 정밀한 추정치를 의미하고, 그 숫자에 더 많은 금액을 베팅할 수도 있다.

신뢰구간이 연구자료와 일치하는 가치의 범위를 반영하기 때문에, 자료가 귀무가설과 일치하는 지에 대한 결정은 신뢰구간을 이용해서 할 수 있다. 귀무가설은 상대위험도(혹은 오즈비)가 1.0이라고 특정하기 때문에, 1.0을 포함하는 신뢰구간은 귀무가설과 일치함을 의미한다. 이것은 귀무가설을 기각할 수 없다는 결정하는 것과 동일하다. 다시 말하면, 신뢰구간이 1.0을 포함하지 않는다면, 연구결과가 일치하지 않기 때문에 귀무가설을 기각할 수 있다. 따라서 신뢰구간은 통계학적 유의성의 대리검정으로 사용할 수 있다.

요약 노출표

만약 현장조사의 목적이 질병의 1개 이상의 매개체나 위험요인을 확인하는 것이라면 표 10-7과 같은 하나의 표로 관심있는 노출을 요약할 수 있다. 식품매개질환의 발생에서 표는 전형적으로 제공된 각 음식과 음식 소비력에 따른 질병자와 건강한 사람의 숫자, 음식별 발생률(코호트 연구를 수행했다면), 상대 위험도(혹은 오즈비), 카이제곱검정과 P-값과 때때로 신뢰구간을 제시한다. 범인을 찾기 위해서는 두가지 특징이 있는 음식을 찾아야 한다.

1. 상대위험도, 오즈비 또는 카이제곱통계량(적은 P-값)이 큰 음식은 섭취한 사람과 섭취하지 않은 사람들 사이에서 발생률의 잠재적인 차이를 반영한다.
2. 아픈 사람의 대부분이 노출되었다면, 모든 경우는 아니더라도 대부분의 노출을 설명할 수 있다.

표 10-7에서 소고기의 상대위험도가 가장 크며(또한 가장 적은 P-값), 57명의 환자 중 53명을 설명할 수 있다.

표 10-7. 2003년 버지니아 소재 A회사의 휴일 연회에서 제공된 음식별 발병률

제공된 음식	특정 음식을 섭취한 사람 수				특정 음식을 섭취하지 않은 사람 수				상대 위험도
	질병(+)	질병(−)	계	발병률	질병(+)	질병(−)	계	발병률	
소고기	53	28	81	65%	4	31	35	11%	5.7
라비올리	43	35	78	55%	14	24	38	37%	1.5
케이준소스*	19	11	30	63%	37	48	85	44%	1.5
페스토 크림*	37	29	66	56%	19	30	49	39%	1.4
캘리포니아 롤*	21	14	35	60%	34	44	78	44%	1.4
버섯*	32	26	58	55%	24	31	55	44%	1.3
브로컬리*	34	30	64	53%	22	29	51	43%	1.2
당근*	34	30	64	53%	23	28	51	43%	1.2
감자*	39	41	80	49%	17	17	34	50%	1.0

* 음식 섭취력이 부정확한 1명 이상 제외
[출처: Jani et al., 2004.]

층화분석

역학연구는 2×2 교차표로 요약할 수 있다. 그러나, 일반적으로 많은 역학연구에서는 지금까지 이 장에서 설명한 것보다 더 정교한 분석을 요구한다. 예를 들어, 2개의 다른 노출이 하나의 질병 발생과 관련된 것처럼 보일 수 있다. 동시에 두 가지를 어떻게 분석할 것인가? 하나의 특정 노출과 하나의 특정 결과의 관련성에만 관심이 있다고 할지라도, 제3의 인자가 관련성을 복잡하게 만들 수 있다. 복잡성의 두 가지 주요 유형은 교란과 효과수정이다. 층화분석은 제3의 요인의 다른 분류 내에서 노출과 질병과의 관련성을 검정하는 방법으로 이들 복잡성을 다루는 방법 중의 하나이다.

층화분석은 질병에 대한 2개의 다른 노출요인의 효과를 볼 수 있는 효과적인 방법이다. 중학교 학생들에서 A형간염이 발생한 경우를 가정해보자. 감염매개체를 모르는 조사자는 50명의 A형간염 환자와 50명의 대조군을 대상으로 음식물 취식에 관한 설문지를 배포하였다. 두 가지 음식(우유와 도넛)을 먹은 사람에서 오즈비가 증가하였고, P-값이 통계적으로 유의하였다(표 10-8). 도넛은 우유와 함께 섭취되기 때문에 많은 사람들이 두 가지에 모두 노출되거나 또는 두 가지에 모두 노출되지 않을 수 있다. 각 항목의 효과를 어떻게 구분할 수 있을까?

층화는 두 가지 음식의 효과를 따로 구별하기 위한 방법이다. 첫째, 어떤 음식을 관심있는 노출요인으로 선정하고, 어떤 음식을 층화변수로 할 것인지를 결정한다. 도넛의 오즈비가 더 크기 때문에 일차 노출 인자로 도넛을 선택하고, 우유 섭취를 층화변수로 선정할 수 있다. 결과는 표 10-9와 같다. 우유의 섭취 여부와 상관없이 도넛에 대한 오즈비는 6.0이다. 이제 도

표 10-8. A형간염과 우유와 도넛의 섭취

우유 섭취?	환자군	대조군	계	
예	37	21	58	오즈비=3.9
아니오	13	29	42	예이츠 보정 카이제곱=9.24
계	50	50	100	P-값=0.0002

도넛 섭취?	환자군	대조군	계	
예	40	20	60	오즈비=6.0
아니오	10	30	40	예이츠 보정 카이제곱=15.04
계	50	50	100	P-값=0.0001

넛을 층화변수로 해서 우유와 질병과의 관련성을 살펴보면 어떻게 될까? 그 결과는 표 10-10과 같다. 표 10-9에서는 명확하게 우유의 섭취 여부와 관계없이 도넛의 섭취는 질병과 강력하게 연관이 있다. 표 10-10에 의하면 도넛을 섭취한 사람과 섭취하지 않은 사람들의 오즈비는 1.0이라는 점에서 우유 섭취는 질병과 독립적으로 연관이 없다. 우유 섭취자들이 도넛도 같이 섭취했기 때문에 질병과 관련이 있는 것으로 나타났을 뿐이다.

두 가지 노출요인을 분석하는 다른 방법은 표 10-11과 같이 2×4 교차표로 분석을 하는 것이다. 표에서 노출 1은 "Exp 1"로 표시하였고, 노출 2는 "Exp 2"로 표시하였다. 각 행에서의 상대위험도를 계산하기 위하여, 각각의 요인에 노출된 경우의 발병률을 노출되지 않은 경우에서의 발병률로 나누어 준다(표 10-11의 맨 아랫줄). 각 행에 대한 오즈비를 계산하기 위해서는 일반적인 공식인 ad/bc에서 해당 행의 a와 b의 값을 사용한다.

이 보기를 통해 노출 1만의 효과(행 3)를 노출되지 않은 집단(행 4)과 비교하여 쉽게 확인할 수 있고, 노출 2(행 2)만의 효과는 노출되지 않은 집단(행 4)과 비교해서 확인할 수 있다. 따라서 각각 분리한 경우와 결합된 경우의 효과를 평가할 수 있다.

표 10-12를 보면, 도넛만 먹은 경우의 오즈비는 6.0인 반면, 우유만 섭취한 경우의 오즈

표 10-9. 우유 섭취를 층화한 상태에서 A형간염과 도넛 섭취

	우유를 섭취한 경우			우유를 섭취하지 않은 경우	
도넛 섭취?	환자군	대조군	도넛 섭취?	환자군	대조군
예	36	18	예	4	2
아니오	1	3	아니오	9	27
	오즈비=6.0			오즈비=6.0	

표 10-10. 도넛 섭취를 층화한 상태에서 A형간염과 우유 섭취

	도넛을 섭취한 경우			도넛을 섭취하지 않은 경우	
우유 섭취?	환자군	대조군	우유 섭취?	환자군	대조군
예	36	18	예	1	3
아니오	4	2	아니오	9	27
	오즈비=1.0			오즈비=1.0	

비는 1.0임을 알 수 있다. 도넛과 우유를 같이 섭취한 경우의 오즈비는 6.0으로 도넛만을 섭취한 경우와 같다. 다시말하면, 우유가 아닌 도넛이 발병과 관련이 있다. 2×4 교차표는 층화된 표를 하나로 요약하고, 한 가지 음식을 일차 노출로, 다른 음식을 층화변수로 지정할 필요없이 한번에 보여준다.

표 10-11. 2개의 노출요인을 한번에 분석하는 2×4 교차표의 자료 레이아웃

노출1	노출2	환자군	대조군	계	위험도	상대위험도	오즈비
예	예	a_{YY}	b_{YY}	H_{YY}	a_{YY} / H_{YY}	위험도$_{YY}$ / 위험도$_{NN}$	$a_{YY}d/b_{YY}c$
아니오	예	a_{NY}	b_{NY}	H_{NY}	a_{NY} / H_{NY}	위험도$_{NY}$ / 위험도$_{NN}$	$a_{NY}d/b_{NY}c$
예	아니오	a_{YN}	b_{YN}	H_{YN}	a_{YN} / H_{YN}	위험도$_{YN}$ / 위험도$_{NN}$	$a_{YN}d/b_{YN}c$
아니오	아니오	c	d	H_{NN}	c / H_{YY}	1.0(기준)	1.0(기준)
계		V_1	V_0	T	V_1 / T		

표 10-12. 2×4 교차표의 자료 레이아웃을 적용한 A형간염 발생과 우유와 도넛의 섭취

도넛	우유	환자군	대조군	오즈비
예	예	36	18	6.0
아니오	예	1	3	1.0
예	아니오	4	2	6.0
아니오	아니오	9	27	1.0(기준)
계		50	50	

교란

층화분석을 통해 교란을 확인하고 다룰 수 있다. 교란은 어떤 제3의 요인(교란변수)의 효과에 의해서 노출과 질병의 연관성이 왜곡되는 것을 말한다. 제3의 요인은 교란변수를 말하는데, 다음과 같은 조건에서 노출과 질병의 연관성이 왜곡된다.

- 교란요인은 노출과는 독립적으로 결과와 관련이 있다. 즉 비노출군에서도 관련이 있다(즉, 그것은 독립적인 위험요인이다).
- 노출과도 연관이 있다. 그러나 노출요인의 결과는 아니다.

교란변수의 효과로부터 노출의 효과를 분리하기 위해서는 교란변수별로 층화한다.

알래스카와 애리조나 지역의 사망률을 고려해보자. 1988년에 애니조나의 조사망률은 인구 1000명당 7.9명이었고, 이는 알래스카 조사망률(인구 1000명당 3.9명)의 2배가 높았다. 애리조나에 사는 것이 건강에 더 위험한가? 답은 “아니다”이다. 두 지역의 사망률을 연령군별로 나누어 비교해 보면 대부분 연령군에서 애리조나의 사망률은 알래스카의 사망률과 비슷하거나 조금 낮다. 애리조나가 알래스카보다 고령인구가 더 많은데, 사망률은 연령이 증가할수록 증가한다. 연령은 애리조나의 명백하게 높은 사망률을 전반적으로 설명할 수 있는 교란변수이고, 연령의 영향을 보정한 사망률은 애리조나와 알래스카에서 각각 1000명당 7.5명과 8.4명이다. 연령은 위에서 기술한 교란변수의 두 가지 조건을 만족한다. 연령의 증가는 사는 지역과 상관없이 사망의 증가와 관련이 있고, 연령은 거주지역과 관계가 있다(애리조나에서 알래스카보다 고령이 많다).

분석을 수행해야 하는 순서로 돌아가보자(그림 10-1 참조). 2×2 교차표를 이용하여 기본적인 노출과 질병의 연관성을 평가한 후 자료를 공변량으로 불리는 변수, 잠재적 교란변수나 효과수정 변수인 제3의 변수로 층화해야 한다. 만약 2×2 단순 교차표 분석에서 2개 이상의 가능한 위험요인을 확인하였다면, 각각의 변수는 서로 다른 변수로 층화하여야 한다. 그리고 평가한 변수들의 목록을 작성하여야 한다. 목록에는 이미 알려진 질병의 위험요인(교란변수로서의 2개의 기준 중에 하나에 해당)과 짝짓기한 변수가 포함되어야 한다. 그 다음에 합당한 제3의 변수의 범주에 따라 자료를 층화하거나 분리시킨다. 각 층에서 층 특이적인 연관성의 측도를 계산한다. 연령은 실제 교란변수로 작용하는 경우가 많으므로 거의 모든 자료에서 잠재적인 교란변수로 고려하는 것이 합리적이다. 연령을 예로 들어, 10세 단위의 연령군으로 자료를 분리하고(층), 각 층에서 분리된 노출과 결과에 대한 2×2 교차표를 만들고, 각 층에서 연관성의 측도를 계산할 수 있다.

이러한 유형의 분석 결과를 요약하면 각 계층 내에서 “같은 것과 같은 것을 비교한다.”이다.

만약 층화변수가 성별이라면, 한 층에서 여성에 대한 노출과 질병의 연관성을 평가할 수 있고, 다른 층에서 남성에 대해 동일한 연관성을 평가할 수 있다. 성별은 층 내에서는 더 이상 교란변수가 아니다. 왜냐하면, 여성은 여성과 비교하고, 남성은 남성과 비교하기 때문이다.

교란변수를 찾으려면, 먼저 각 층별 연관성의 측도의 가장 작은 값과 가장 큰 값을 살펴보고, 이것을 조율과 비교한다. 만약 조율이 각 층별 값의 최소값과 최대값 사이의 범위에 있지 않다면, 교란은 분명히 존재한다.

가끔 교란이 명백하지 않을 수도 있다. 그러면 다음 단계로 각 층의 값의 가중 평균으로 보정된 연관성의 측도의 요약값을 계산한다. 교란변수를 통제하기 위해 가장 흔히 사용되는 방법은 자료를 층화하고, 각 층의 값을 가중 평균으로 표현하는 측도값을 계산하는 것이다. 가장 인기있는 기법은 맨텔과 핸첼에 의해 개발되었다(이 방법은 참고문헌 7번에 설명되어 있다). 보정률을 계산한 후 이것을 조율과 비교해서 두 값이 확연히 다른지를 살펴본다. 불행히도 확연히 다른 지를 결정하기 위한 엄격한 규칙이나 통계적인 검정방법은 없다. 실제로 우리는 요약된 보정률이 더 정확하다고 가정한다. 그러면 질문은 "조율이 보정률에 적절하게 근사하는가? 아니면 조율이 잘못된 결론을 유도할 수 있는가?"가 된다. 만약 조율과 보정률이 비슷하다면, 잘못 유도하지 않았고, 설명하기가 더 쉽기 때문에 조율을 사용할 수 있다. 만약 조율과 보정률이 확연히 다르다면(10%? 20%?), 보정률을 사용하는 것이 좋다.

조율, 보정률과 각 층의 연관성의 측도 중 어떤 것이 적절한 것인지 결정한 후에 가설검정을 시행하고, 선택된 측도에 대한 신뢰구간을 계산할 수 있다.

효과수정

층화의 세 번째 이용은 효과수정을 평가하는 것이다. 효과수정은 노출과 질병 사이의 연관성의 정도가 인구집단의 소그룹별로 다르게 나타나는 것을 의미한다. 예를 들어 12개월 이상의 어린이(층화변수 = 백신 접종 연령, 층 1 = ≥12개월)에게 투여할 경우는 홍역 백신(노출)이 질병(결과)을 예방하는 데 매우 효과적(강한 연관성)이지만, 12개월 미만(연령 층 2 = 〈12개월) 영아에게 투여할 경우는 덜 효과적(약한 연관성)이다. 두 번째 예로, 테트라사이클린(노출)은 어린이(층화변수 = 연령, 층 1 = 어린이)에서는 치아 반점(결과)을 일으키지만, 성인에서는 치아 반점을 일으키지 않는다. 두 가지 예를 보면, 연관성이나 효과는 제3의 변수의 기능이거나 제3의 변수에 의해 수정된다. 효과수정이 있는 것이 확인될 경우 이는 후속 연구의 주제로 이어지기 때문에 중요하다. 왜 효과가 다른가? 한 집단이 다른 집단과 어떻게 다른가? 이들과 연관된 질문을 연구하는 것은 병리학, 질병의 자연사, 위험에 영향을 미치는 선천적 혹은 후천적 숙주의 특성에 대한 지식의 지평을 확장시킨다.

기본적으로 효과수정에 대한 평가를 위해 각 층의 연관성의 측도가 각 층마다 서로 다른가를 본다. 효과수정의 확인을 위해서는 이러한 질문을 두 부분으로 나누어 진행한다:

1. 연관성의 범위가 공중보건이나 과학적 측면에서 중요성을 가질 만큼 충분히 넓은가? (현장역학의 신조는 "차이가 차이가 되려면 차이를 만들어야 한다"는 것이다.)
2. 연관성의 범위가 정상적인 표본추출에 따른 변동에 의한 것보다 더 넓은가? 평가는 정성적(결과를 주시)이거나 정량적(로지스틱 회귀분석 등 다변량 분석이나 이질성에 대한 통계적 검정)으로 이루어져야 한다.

교란과 효과수정은 다음과 같은 차이가 있다: 교란은 일반적으로 단지 자료의 부실로 인한 결과인 경우가 매우 많다. 효과수정이 실제로 존재하는 것이 확인될 경우 이는 생물학적 현상의 결과인 경우가 많은데 이러한 경우는 실제로는 드물게 일어난다.

부가적 분석

자료분석의 보다 세부적인 기술적 논의는 이 책의 범위를 벗어난 것이지만 두 가지 영역은 언급할 가치가 있다. 언급할 두 가지 영역은 양-반응 관계의 평가와 모델링이다.

양-반응 관계

역학에서 양-반응관계는 노출의 양이 증가할수록(혹은 예방적 노출의 경우는 감소할수록) 질병의 위험이 증가함을 의미한다. 노출의 양은 노출의 강도(예, 1-트립토판 복용 mg, 하루 흡연 개비수)나 노출 기간(예, 월 혹은 년) 또는 두 가지 모두를 의미한다.

분석을 통해 노출과 건강문제 사이의 연관성이 확인되면, 역학자는 다음 단계로 양-반응 효과를 찾아본다. 실제로, 양-반응 효과의 존재는 원인적 연관성을 추론하는 확립된 기준 중 하나이다. 통계적 기법을 이용하여 필요시 교란변수를 통제하면서 그러한 연관성을 평가하는 데 이용할 수 있다.

첫 번째 단계는 통상적으로 자료를 정리하는 것이다. 편리한 형식 중 하나가 2×H 교차표인데, H는 노출의 범주나 양을 나타낸다.

표 10-13과 같이 오즈비(또는 코호트 연구의 상대위험도)를 가장 낮은 용량 혹은 비노출군과 비교해서 범주화한 각 용량에 대해 계산할 수 있다. 더불어 각 용량범주에 대한 신뢰구간을 계산할 수 있다.

이 양식을 쓸 경우 자료를 한번 훑어 보는 것만으로도 양-반응 관계가 존재하는 지를 알아볼 수 있다. 즉, 오즈비가 용량범주 증가에 따라 증가하거나 또는 감소한다면 양-반응 관계가 있을 수 있으므로 통계검정을 통해 확인할 수 있다.

표 10-13. 양-반응 표에 대한 자료 배치와 표기법

용량	환자군	대조군	계	위험도	상대위험도	오즈비
용량 5	a_5	b_5	H_5	a_5/H_5	위험도$_5$/위험도$_0$	a_5d/b_5c
용량 4	a_4	b_4	H_4	a_4/H_4	위험도$_4$/위험도$_0$	a_4d/b_4c
용량 3	a_3	b_3	H_3	a_3/H_3	위험도$_3$/위험도$_0$	a_3d/b_3c
용량 2	a_2	b_2	H_2	a_2/H_2	위험도$_2$/위험도$_0$	a_2d/b_2c
용량 1	a_1	b_1	H_1	a_1/H_1	위험도$_1$/위험도$_0$	a_1d/b_1c
용량 0	c	d	H_0	c/H_0	1.0 (기준)	1.0 (기준)
계	V_1	V_0				

모델링

역학연구를 하다보면 단순분석이나 층화분석만으로는 적절한 결과를 얻지 못하는 경우가 많다. 이 경우 모델링이 필요하다. 모델링이란 특정한 통계적 수식에 자료를 맞추어 보는 기법이다. 회귀모델은 자주 쓰이는 모델인데 결과변수는 노출변수, 교란변수와 상호작용 항(효과수정인자)의 함수이다. 적절한 회귀모델을 결정하기 위해서는 변수로 사용될 자료의 유형을 알 필요가 있다. 예를 들어 로지스틱 회귀모델은 결과변수가 역학연구에서 가장 흔히 있는 이분형(질병/건강, 환자/대조군, 생존/사망 등)일 경우 선택하는 모델이다.

로지스틱회귀에서 이분형 결과(종속)변수는 일련의 독립변수의 함수로 모델링된다. 독립변수는 노출변수나 일차적으로 관심을 갖는 노출변수를 포함해야 하고, 교란변수와, 경우에 따라서는 이에 더하여 더 복잡한 상호작용 항을 포함할 수도 있다. 통계분석 프로그램을 이용하여 각 독립변수 항에 대해 베타(β) 계수(회귀계수)를 산출할 수 있다. 만일 모델에 결과 변수와 일차 노출변수 만이 (0, 1)로 입력되어 있다면, e^{β}는 2×2교차표로부터 계산할 수 있는 오즈비와 같아야 한다. 만약 다른 항이 모델에 포함된다면, 그 때 e^{β}는 모든 다른 항(교란변수)이 보정된 오즈비와 동일하다. 로지스틱 회귀는 또한 양-반응 관계, 효과수정과 더 복잡한 관련성을 평가하는데도 사용된다. 조건부로지스틱회귀로 흔히 불리우는 로지스틱회귀의 변형은 짝지어진 자료 분석에 주로 적합하다.

역학에서 사용하는 모델의 다른 종류는 코호트자료의 분석에 사용되는 콕스비례위험모형, 상대위험도 분석을 위한 이항회귀, 희귀한 사건에 대한 분석에 쓰이는 포아송회귀 등이 있다.

반드시 기억해야 할 것은 아무리 정교한 분석기법을 쓰더라도 자료가 조악하다면 극복할 수 없다는 것이다. 이 장에서 설명한 것과 같이 분석기법은 적용할 수 있는 조건에 맞는 자료에 대해서만 타당하다. 단순분석, 층화분석 혹은 다변량분석이든 간에 자료분석은 가용한 정보를 이용하여 수행하는 것이다. 통계분석기법은 적절한 비교군이 선택되었는지, 응답률이 적절한지, 노출과 질병이 적절하게 정의되었는지 또는 자료 입력에 오류가 없는지 등을 평가할 능력을 자체적으로 가지고 있지 않다. 이는 단지 자료분석도구일 뿐이다. 따라서 역학자는 자료의 질을 알고, 결과를 적절하게 해석해야 할 책임이 있다.

환자대조군연구에서 짝짓기

이 장의 초반부에서 연구설계가 달라지면 분석방법도 다른 것을 적용해야 한다고 설명하였다. 짝짓기는 지금까지 설명한 것과는 다른 방법이 요구되는 설계방법 중 하나이다. 짝짓기는 현장연구에는 흔하게 사용되기 때문에 이 섹션에서 중요한 주제로 설명하고자 한다.

일반적으로 짝짓기는 환자대조군연구 설계에서 의도적으로 환자군과 하나 이상의 특정한 특성(관심을 갖고 있는 노출변수가 아니어야 한다)이 비슷한 대조군을 선정하는 것을 의미한다. 짝짓기의 목적은 층화분석과 마찬가지로 군간 비교가 가능하도록 하기 위함이다. 짝짓기에 가장 적절한 특성은 연구하고자 하는 노출과 질병의 연관성의 잠재적인 교란변수들이다. 연령, 성이나 지역과 같은 요인으로 환자군과 대조군을 짝짓기하면 환자군과 대조군 사이에 이들 요인의 분포가 동일해질 것이다. 다시 말해서, 짝짓기 변수는 연구하고자 하는 환자-대조군 상태와 관련이 없게 된다. 그 결과, 분석이 적절하게 이루어진다면 짝짓기를 통하여 관심 대상인 노출과 결과간의 연관성에 대한 교란효과를 보정할 수 있다.

역학에서 흔히 사용되는 짝짓기 방법은 두 가지가 있다. 하나는 개별 짝짓기로 환자군 개개인별로 유사한 특성을 가진 대조군을 각각 선정하는 것이다. 이 방법은 예를 들어 지리적으로 넓은 범위에 흩어져 있는 50명의 환자군과 같이 각각의 환자군이 짝짓기 요인이라는 관점에서 독특한 특성이 있을 때 가장 적합하다. 각 환자는 친구나 이웃을 대조군으로 짝짓기할 수 있다. 대조군은 연구에 참여한 환자군 중 특정한 특성을 가진 환자와 짝지워진다. 이러한 독특한 쌍으로 이루어진 짝짓기는 분석시에도 유지되어야 한다.

개별 짝짓기에서는 짝지워진 쌍(한 명의 환자와 한 명의 대조군)이 반드시 한 명에 국한되지 않고 환자 한 명당 대조군은 두 명 혹은 네 명 등으로 될 수도 있다. 또한 특정한 환자와 짝짓기되는 한 환자당 짝지워진 대조군의 수가 고정되지 않고 다양한 경우도 있다.

짝지기의 다른 종류는 빈도짝짓기라고도 불리는 범주짝짓기이다. 빈도짝짓기는 대조군의 층화 추출의 한 형태로 짝짓기 변수에 해당되는 환자군의 수와 비례하여 대조군을 뽑는 것이다. 예를 들어 70명의 남자와 30명의 여자로 환자군이 이루어진 연구에서 100명의 대조군을 선정하고자 한다면 아프지 않은 남자들 중에서 무작위로 70명의 남자 대조군을 선정하고, 아프지 않은 여자들 중에서 무작위로 30명의 여자 대조군을 선정하게 된다. 개별적인 쌍이 만들어지지 않으며 모든 남자 대조군은 모든 남자 환자군과 집단으로 짝지워진다. 연구설계에서 빈도짝짓기에 의해 수집된 자료는 층화분석을 이용하여 분석해야 한다.

짝짓기는 몇 가지 장점이 있다. 이웃, 친구, 형제자매와 같은 요인으로 짝짓기를 하면 측정이나 통제가 어려운 다양한 사회적 요인에 의한 교란을 통제할 수 있다. 짝짓기는 비용과 시간 측면에서 효율적이며, 대조군의 모집이 더 용이할 수 있다. 예를 들어 짝지워진 친구 대조군은 각 환자군을 면접하는 동안 확인할 수 있으며, 이러한 친구들은 일반 인구집단에서 무작위로 선택된 대조군보다 더 협조적이다. 그리고 최종적으로 교란변수에 대한 짝짓기는 분석의 통계적 효율을 증가시키고, 결과적으로 신뢰구간을 더 좁게 할 수 있다.

짝짓기는 단점도 있다. 가장 중요한 단점은 짝짓기한 요인에 대해서는 질병과의 연관성을 점검할 수 없다는 것이다. 만약 환자군과 대조군의 연령과 성을 짝짓기 변수로 사용하여, 연령과 성의 분포가 동일하다면, 위험요인으로서 연령과 성을 평가할 수 없다. 또한 짝지워진 대조군이 적절한지 확인하기 위해 상당한 작업이 필요하다면 비용과 시간 측면에서 비효율적일 수도 있다. 짝짓기할 변수가 많으면 많을수록 적절한 대조군을 찾는 것이 더 어려워진다. 더욱이 교란변수가 아닌 요인으로 짝짓기를 하거나, 적절한 대조군을 찾을 수 없기 때문에 환자군을 포기하는 경우는 통계적 효율성이 감소하고, 신뢰구간이 더 넓어지게 된다. 최종적으로 만약 다른 교란변수가 나타나게 되면 짝짓기는 분석을 더 복잡하게 한다.

요약하면, 짝짓기는 사전에 (1) 짝짓기하고자 하는 변수와 질병 사이의 연관성을 검토할 계획이 없고, (2) 짝짓는 요인이 잠재적인 교란변수로서 질병 발생과 관련이 있고, (3) 짝짓기가 편리하거나 잠재적인 추가비용을 최소화하는 경우 바람직하고 도움이 된다. 의심스러울 때는 짝짓기를 하지 않는 것이 바람직하며 그래도 꼭 해야 한다면 평가하고자 하는 위험요인이 아니면서 노출군과 비노출군 사이에 다르게 분포할 가능성이 있는 강력한 위험요인만 짝짓기 변수로 이용한다.

짝지워진 쌍

짝지워진 자료에 대한 분석의 기본적인 자료 배치는 얼핏보면 이 장의 초반에 다루었던 단순한 짝지워지지 않은 2×2 교차표와 유사해 보인다. 그러나 사실 이 두 가지는 매우 다르다. 짝지워진 자료의 2×2 교차표에서는 각 칸은 행과 열의 기준에 충족하는 짝지워진 쌍의 숫자를 의미한다. 짝지워지지 않은 2×2 교차표의 각 칸은 기준을 충족하는 개인의 숫자이다.

표 10-14. 짝지워진 쌍의 2×2 교차표의 자료 배치와 표기법

		대조군		계
		노출	비노출	
환자군	노출	e	f	e+f
	비노출	g	h	g+h
	계	e+g	f+h	e+f+g+h 쌍

표 10-14의 E+는 "노출된 경우"를, E-는 "노출되지 않은 경우"를 의미한다.[4] 그래서 칸 f는 노출된 환자군과 노출되지 않은 대조군으로 구성된 쌍의 수를 말한다. 칸의 e와 h는 환자군과 대조군이 모두 노출되거나 노출되지 않은 일치된 쌍이다. 칸 f와 g는 불일치 쌍이다.

짝짓기 된 쌍 분석에서는 불일치 쌍만이 이용되는 정보이다. 오즈비는 다음과 같이 계산된다.

$$\text{오즈비} = f/g$$

짝지워진 자료 분석에 대한 유의성 검정은 맥네마 카이제곱검정을 이용한다. 수정되지 않은 공식과 수정된 공식이 모두 흔히 이용된다.

$$\text{수정되지 않은 맥네마검정} = (f-g)^2/(f+g)$$
$$\text{수정된 맥네마검정} = (|f-g|-1)^2/(f+g)$$

표 10-15는 1980년에 탐폰 사용과 독성쇼크증후군과의 연관성을 평가하기 위하여 실시한 짝지워진 환자대조군연구의 자료이다.

표 10-15. 환자-대조군 쌍의 지표 생리기간 동안 지속적인 탐폰 사용, 독성쇼크증후군연구, 1980

		대조군		계
		노출	비노출	
환자군	노출	33	9	42
	비노출	1	1	2
	계	34	10	44 쌍

오즈비 = 9/1 = 9.0

수정되지 않은 맥네마 카이제곱 = $(9-1)^2/(9+0)$=6.40 (P=0.01)

수정된 맥네마 카이제곱=$(|9-1|-1)^2/(9+1)$=4.90 (P=0.03)

4) 역자 주: 원저에서도 표 10-14에서 E+, E- 는 표기되어 있지 않아 각각 노출과 비노출의 오자로 보여진다.

1:1이 아니게 짝지워진 세트와 변수 짝짓기

어떤 연구에서는 환자군에 대해 2명, 3명, 4명 또는 다양한 수로 대조군을 짝짓기한다. 환자당 대조군의 수가 많을 때 오즈비를 계산하는 일반적인 공식은 다음과 같다.

$$OR = \frac{\text{노출된 환자군과 짝지워진 대조군의수}}{\text{노출되지 않은 환자군과 짝지워진 대조군의 수}}$$

짝지워진 자료세트를 분석하는 다른 방법은 각 세트를 분리된 층으로 간주하고, 층을 요약하기 위해서 만텔-핸첼 기법을 이용하여 자료를 분석하는 것이다. 그런 자료는 Epi Info와 같은 적절한 컴퓨터 프로그램으로 분석하는 것이 가장 좋다.

짝지어진 설계는 짝지어진 분석이 필요한가?

짝지어진 설계는 짝지어진 분석이 필요한가? 일반적으로는 그렇다. 짝지어진 연구에서, 만약 짝이 독특(형제자매, 친구 등)하다면 대응짝분석(pair-matched analysis)이 필요하다. 만약 짝이 성이나 인종과 같은 독특하지 않은 특성에 기반한다면, 층화분석이 선호된다. 빈도짝짓기 연구에서는 층화분석이 필요하다.

실제로 어떤 역학자는 적절한 짝지은 분석을 실시한 다음에 짝짓기를 깨고, 같은 자료로 짝짓기되지 않은 분석을 실시한다. 만약 결과가 비슷하면 짝짓기 안된 양식으로 자료를 제시할 수 있다. 대부분의 경우 짝짓기 안된 오즈비는 짝짓기 된 오즈비보다 1.0에 더 가깞다(비차별적 오분류). 드물지만, 짝짓기 안된 오즈비가 귀무값으로부터 멀어질 수도 있다. 이런 차이는 교란과 관련이 있으며, 사소할 수도 상당히 클 수도 있다. 짝짓기 안된 자료로 시행한 카이제곱검정은 특히 잘못될 수 있는데, 보통 짝짓기 된 자료로 시행한 맥네마검정보다 더 크다. 짝짓기 된 분석을 할 것인지 짝짓기 안 된 분석을 할 것인지에 대한 결정은 보정되지 않은 값을 제시할 것인지 보정된 결과를 제시할 것인지를 결정하는 것과 유사하다. 짝짓기 안된 결과가 독자나 혹은 더 나쁘게는 자신을 잘못 결론으로 유도하지 않는지를 역학적 판단을 사용해 결정해야 한다.

현장 자료의 해석

> 회의주의는 지성의 순결성이다. ...(중략) 처음에 나온 가설이 매력적이라 할지라도 회의를 버려서는 안된다.
>
> – M.B. Gregg, Goerge Santayana 이후 –

상대위험도나 오즈비 값이 크게 나왔거나 0.05 미만의 P-값을 얻었다면 자동적으로 노출이 질병의 진짜 원인임을 의미하는 것인가? 그렇지 않다. 연구결과가 인과적인 연관성이 있는 것처럼 나왔더라도 연구설계, 시행과 분석과정에서 개입된 오류로 인해 실제로는 무관한 관계가 명백한 연관성이 있는 것으로 나타나는 경우가 있다. 이와 같이 연관성에 대한 잘못된 결과를 초래한 요인으로 우연, 선택바이어스, 정보바이어스, 교란과 연구자의 오류 등에 걸쳐 평가하여야 한다.

연관성이 관찰되었을 경우 우선 고려해야 하는 설명은 우연에 의한 연관성이다. 귀무가설하에서는 연구모집단은 어떤 연구가능 모집단으로부터 표본추출된 것인데, 연구가능 모집단에서 질병의 발생은 노출과 관련이 없다는 것을 가정한다. 통계적 유의성 검정을 이용하여 노출과 질병발생간의 관계가 우연에 의한 것인지를 평가할 수 있다(앞에서 설명한 것처럼, 신뢰구간도 사용될 수 있다). P-값이 매우 작다면 귀무가설이 확인하고자 하는 결과를 설명할 수 있는 가능성이 매우 적음을 의미한다. 그러나 우연에 의해 연관성이 관찰될 가능성은 결코 완전하게 제거될 수 없음을 기억해야 한다. 심지어 P-값이 0.01 정도로 작더라도, 귀무가설이 참이고 우연이 설명될 수 있는 경우가 100개 중 하나는 될 수 있다! 통계검정방법은 우연의 역할에 대해서만 평가한다. 검정방법이 선택바이어스, 정보바이어스, 교란이나 연구자의 오류 등의 역할에 대해서는 전혀 설명할 수 없다.

관찰된 연관성에 대한 다른 설명으로 선택바이어스를 들 수 있다. 선택바이어스는 연구집단을 설계하거나 연구대상자를 모집하는 데서 발생하는 체계적인 오류로 질병의 위험에 대한 노출의 효과를 잘못 추정하게 한다. 더 단순하게 말하면, 선택바이어스는 연구에 참여하는 대상자로부터 발생하는 문제이다. 선택바이어스는 연구를 설계하거나 실행하는 과정에서 발생한다. 선택바이어스는 환자대조군연구에서 설계가 제대로 되지 않았을 때 발생할 수 있다. 예를 들어 환자 정의가 너무 모호하거나(실제로는 연구 대상 질병에 걸리지 않은 사람이 환자군에 포함된다) 무증상 환자가 대조군으로 분류되거나, 부적절한 대조군이 사용되는 경우를 들 수 있다. 연구 실행단계에서 선택바이어스는 특정 노출과 질병 특성을 가진 대상자가 연구에 참여하도록 선택되지 않거나 확인하지 못하는 경우에 발생할 수 있다. 예를 들어, 연구의 관심 요인에 노출된 질환자가 연구의 가설을 알고, 다른 질환자보다 보다 더 적극적으로 연구에 참여한다면, 2×2 교차표의 a칸은 c칸에 비해서 인위적으로 부풀려지게 되고, 오즈비 또한 부풀려지게 된다. 그러므로 연구에 선택바이어스가 작용했는지를 평가하기 위해서는 환자군과 대조군이 어떻게 정의되고 어떻게 모집되었는지를 검토해야 한다.

관찰된 연관성의 또 다른 설명으로 정보바이어스를 생각할 수 있다. 정보바이어스는 연구 참여자에 대한 노출이나 결과 자료 수집단계에서 발생한 체계적 오류로 인해 질병발생 위험에 대한 노출의 효과를 잘못 추정하게 되는 것이다. 더 단순하게 설명하면, 정보바이어스는 연구에 참여한 대상자로부터 수집한 정보에 문제가 있다는 것이다. 정보바이어스는 잘못된 표현, 설문지의 질문에 대한 잘못된 이해, 잘못된 기억(당신은 일주일 전 화요일 점심에 무엇을 먹었는지 정확하게 기억할 수 있는가?), 일관성 없는 면접기법 등 여러 가지 이유로 발생할 수 있다. 정보바이어스는 만약 어떤 문화에서는 흔한 것처럼, 대상자가 면접자를 기쁘게 하기 위해 고의로 잘못된 정보를 제공하거나 진실을 숨기는 경우에도 발생한다.

이 장의 앞 부분에서 논의한 것처럼, 교란은 연관성을 왜곡시킬 수 있다. 교란의 역할을 평가하기 위해서는 잠재적인 교란변수 목록이 작성되었는지, 교란에 대해 평가하였는지, 분석 과정에서 적절하게 보정되었는지 확인한다.

마지막으로, 조사자 오류가 있는데, 다른 이유로 설명할 수 없는 연관성이 나왔을 때 고려해보아야 한다. 컴퓨터 프로그램에서 잘못 친 세미콜론, 잘못된 값을 입력한 경우 또는 틀린 공식을 사용하는 등의 경우에 실제로는 존재하지 않는 잘못된 연관성이 도출될 수 있다. 역학자는 작업내용을 꼼꼼히 검토해야 하고, 자료처리와 분석의 전 과정을 누구라도 재현시킬 수 있도록 해야 한다.

연구결과 연관성이 있는 것으로 관찰되었을 경우 이 연관성이 원인적 연관성에 의한 것인가를 고려하기 전에 우선 우연, 선택바이어스, 정보바이어스, 교란이나 연구자의 오류에 의해 설명될 수 있는 것인가를 검토해야 한다. 이들 가능성을 배제한 후에도 상대위험도나 오즈비가 큰 값을 보이면서 *P*–값은 작고, 신뢰구간이 좁다면, 이 결과는 우연에 의해 발생할 가능성은 매우 적다. 환자군과 대조군이 합리적으로 지정되었고, 참여율이 높다면 선택바이어스의 가능성은 매우 적다. 연구대상자에 대한 정보는 경험이 있고 잘 훈련된 면접조사원에 의해 표준화된 설문지를 이용하여 수집되었는지를 확인한다. 다른 위험요인에 의한 교란의 개입 여부를 평가하고 있을 경우 교란을 통제하여야 한다. 자료 입력과 계산을 검증해야 한다. 마지막으로 관찰된 연관성이 원인적 연관성이라는 결론을 내리기 전에 고려해야 할 사항으로 연관성의 강도, 생물학적 설명가능성, 다른 연구와의 결과의 일관성, 시간적 선후관계와 양–반응 관계 등이 있다.[5)]

---

5) 역자 주: 이는 Bradford Hill이 1965년 인과관계를 뒷받침하는 조건으로서 제안한 Hill의 관점(Hills criteria 혹은 Hills criteria for causation)에 근거한 것으로 Hill은 최초에 1) 연관성의 강도, 2) 일관성, 3) 특이성, 4) 시간적 선후관계, 5) 용량–반응관계, 6) 생물학적 개연성, 7) 다른 지식과의 일치성, 8) 실험, 9) 유사성을 제시하였으나 이후 여러 연구자들의 수정을 거쳐 1) 시간적 선후관계, 2) 연관성의 강도, 3) 용량–반응관계, 4) 결과의 재현성, 5) 다른 해석의 가능성 고려, 6) 노출 중단, 7) 다른 지식과의 일치성, 8) 특이성이 일반적으로 받아들여지고 있다. 이들 모두가 절대적인 기준이 아니고 모든 관점을 다 만족시켜야 기계적으로 인과성이 인정되는 것이 아니며 제시된 증거들을 합리적으로 추론하기 위한 근거의 목록으로 보는 것이 더 바람직하다. Austin Bradford Hill, "The Environment and Disease: Association or Causation?" Proceedings of the Royal Society of Medicine, 58, 1965, 295–300.

연관성의 강도

일반적으로 연관성의 강도가 더 클수록 그 연관성이 사실일 가능성은 높아진다. 그러므로 상대위험도가 9.0일 때가 상대위험도가 1.5인 경우보다 원인적 연관성일 가능성이 높다고 믿는 경향이 있다. 이것은 상대위험도가 1.5일 때 원인적 연관성을 반영하지 않는다고 말하는 것이 아니다. 그것은 상대위험도가 1.5인 것은 미묘한 선택바이어스, 정보바이어스나 교란에 의해서도 설명될 여지가 있음을 의미한다. 그러나 상대위험도가 9.0인 경우 바이어스로 설명하는 것은 쉽지 않다.

생물학적 설명 가능성

관찰된 연관성을 납득할 수 있나? 그것이 이미 알고 있는 병리적 소견, 알려진 매개체, 질병의 자연사, 동물실험이나 다른 적절한 생물학적 인자로 설명이 되는가? 감염병 집단발병을 일으킨 것으로 의심되는 식품 매개체가 있다면 이를 뒷받침하는 근거로 병원체가 음식물에서 확인되었거나 병원체가 음식물 내에서 생존(혹은 심지어 번식)해 있는가? 집단발병 중 일부는 새로운 혹은 이전에 알려지지 않은 매개체나 위험요인에 의해 발생한다, 그러나 대부분의 집단발병은 이미 알고 있는 병원체에 의해 발생한다.

다른 연구와의 일관성

연구결과가 다른 여러 연구결과와 일치하는가? 결과가 다른 연구자에 의해 다른 인구집단에서 다른 방법으로도 재확인될 수 있다면 타당성이 더 뒷받침된다.

시간적 선후관계

이 기준은 이론의 여지 없이 명백해 보인다. 그러나 후향적 연구에서는 노출이 질병에 앞선다는 것을 설명하기가 어려울 수 있다. 예를 들어 특정 유형의 백혈병 환자가 특정 바이러스에 대한 항체를 가지고 있을 가능성이 대조군보다 높다고 가정하자. 바이러스가 백혈병을 일으킨 것으로 결론 내리고 싶은 유혹을 버리기 힘들겠지만, 혈청학적 소견이 바이러스의 노출이 백혈병의 시작보다 앞선다는 것을 확인할 수는 없다.

양-반응 효과

양-반응 효과가 확인되면 원인적 연관성에 대한 근거에 무게가 실린다. 그러나 양-반응 효과는 연관성이 인과관계임을 확인하는 데 있어 필수적인 특성은 아니다. 어떤 경우에는 원인적 연관성은 역치효과를 보여줄 수도 있다. 더욱이 양-반응 효과는 교란의 가능성을 배제할 수 없다. 그럼에도 불구하고 양-반응관계가 있을 경우 연관성에 대한 신뢰를 더할 수 있는 것으로 보통 생각된다.

많은 현장조사에서는 유력한 용의자가 있다 하더라도 위에서 제시한 모든 기준을 충족시키지 못할 수 있다. 아마도 응답률이 기대했던 것보다 낮거나, 병원체가 음식에서 추출되지 않거나, 양-반응 분석결과가 그리 명확하지 않을 수도 있다. 그럼에도 불구하고 만약 대중의 건강이 위험하다면, 모든 기준을 충족시키지 못한 것이 아무런 조치를 취하지 않은 것에 대한 변명으로 사용되어서는 안된다. Goerge Comstock은 "역학적 추론의 예술은 불완전한 자료로부터 현명한 결론을 내리는 것이다"라고 했다. 결국 현장역학은 과학(건전한 역학적 방법), 인과관계의 추론과 실용적인 상식의 건강한 용량에 기반해서 대중의 건강을 보호하고 증진하기 위한 공중보건 활동을 위한 도구이다.

> 모든 과학적 작업은 그것이 관찰이든 실험이든 불완전하다. 모든 과학적 작업은 지식의 진보에 의해 엎어지거나 수정될 수 있다. 그것이 우리가 이미 가지고 있는 지식을 무시하거나 주어진 시간에 요구되어진 행동을 지연시킬 자유를 주지는 않는다.
>
> –Sir Austin Bradford Hill

참고문헌

1. Shem, S. (1978). *The House of God*, Richard Marek Publishers, New York.
2. Barr, D.B., Barr, J.R., Weerasekera, G., et al. (2008). Identifi cation and quantifi cation of diethylene glycol in pharmaceuticals implicated in poisoning epidemics: an historical laboratory perspective. *J Anal Toxicol* 32, 106-115.
3. Dean, A.G., Arner, T.G., Sunki, G.G., et al. (2002). Epi Info™, a database and statistics program for public health professionals. Centers for Disease Control and Prevention, Atlanta.
4. Jani, A.A., Barrett, E., Murphy, J., et al. (2004). A steamship full of trouble: an outbreak of Salmonella typhimurium DT104 gastroenteritis at a holiday banquet—Virginia, 2003. Presented at the 53th Annual Epidemic Intelligence Service Conference, 2003 April 19-23, Atlanta.
5. Berkelman, R.L., Martin, D., Graham, D.R., et al. (1982). Streptococcal wound infections caused by a vaginal carrier. *JAMA* 247, 2680-2.
6. CDC (2006). Varicella outbreak among vaccinated children—Nebraska, 2004. *Morb Mortal Wkly Rep* 55 749-52.
7. Rothman, K.J., Greenland, S. (1988). Modern Epidemiology, 2nd ed., Williams & Wilkins, Philadelphia.
8. Shands, K.N., Schmid, G.P., Dan, B.B., et al. (1980). Toxic-shock syndrome in menstruating women: Association with tampon use and Staphylococcus aureus and clinical features in 52 cases. *N Engl J Med* 303, 1436-42.
9. Mantel, N., Haenszel, W. (1959). Statistical aspects of the analysis of data from retrospective

studies of disease. *J Natl Cancer Inst* 22, 719-48.

10. Comstock, G.W. (1990). Vaccine evaluation by case–control or prospective studies. *Am J Epidemiol*, 131, 205-7.
11. Hill, A.B. (1965). The environment and disease: association or causation? *Proc R Soc Med* 58, 295-300.

제11장
중재 개발하기

Richard A. Goodman
Robert E. Fontaine
James L. Hadler
Duc J. Vugia
역자; 이무식

모든 과학적 작업은 그것이 관찰이든 실험이든 불완전하다. 모든 과학적 작업은 지식의 진보에 의해 엎어지거나 수정될 수 있다. 그것이 우리가 이미 가지고 있는 지식을 무시하거나 주어진 시간에 요구되어진 행동을 지연시킬 자유를 주지는 않는다.

— Sir Austin Bradford Hill

역학현장조사는 종종 질병의 집단발병과 기타 급한 공중보건 문제에 대응하여 이루어진다. 질병의 집단발병은 대개 통제방법 또는 기타 중재를 시작하기 위한 기초로써 문제의 출처나 원인을 밝히는 데 긴급한 필요성을 불러 일으킨다. 혹은, 환경적 또는 직업적인 위해의 발견은 종종 노출된 사람에 대한 평가와 질병위험에 대한 사정을 요구한다. 이러한 문제의 성격과 관계없이, 조사하고, 통제 및 예방 조치를 권고하고, 공중보건 권고를 수용하도록 관련된 지역사회를 교육하고 설득할 즉각적인 필요가 있을 것이다.

즉각적인 대응을 요구하는 상황이 있을 때, 보건 당국은 종종 원인적 관련성을 결정하는 것과 같은 명백한 역학적 증거를 지지하는 근거 없이 특별한 공중보건 활동을 취하거나 권고를 해야만 한다. 그러한 상황에서 현장역학자와 의사결정자의 핵심 이슈는 다음의 질문에 답해야 한다. 즉, '조치를 취하기 전에, 어느 정도까지 급한 보건문제를 역학적으로 정의하고 이해해야 하는가?'이다.

이 장은 역학현장조사의 과정 동안 중재의 실행에 대한 의사결정을 토론하였다. 특히, 이

장은 보건 당국이 중재를 고려할 때 살펴보아야 할 원칙을 개략적으로 먼저 소개하였다. 그 다음으로, 조사되어야 할 문제의 심각도, 밝혀진 원인에 대한 범위 등을 포함하여 중재에 관한 의사결정에 종종 연관되는 핵심 결정요인을 다루었다. 그런 다음, 공중보건 공무원이 현장조사와 관련된 다양한 요인으로 기능함으로써 선택할 수 있는 중재 선택의 스펙트럼을 제시하고, 중재에서 선택된 이슈와 관련된 접근 등을 간략하게 토론하였다. 이 장은 현장조사의 각 단계에서 고려되어야 하는 중재와 관련된 활동의 요약으로 마무리하였다. 이 장에서 중재라는 용어는 현장조사가 시작된 시점부터 하나 이상의 시점에서 보건 당국이 선택하고 수행하는 통제 및 예방 방법을 일컫는 것으로 사용했다.

중재를 위한 지도 원리(guiding principles)

중재에 대해 의사결정을 내리기 위한 책임성과 법적인 권한을 가지는 공중보건 당국은 중재의 시작, 중재의 적절한 선택, 중재 수행의 조장, 중재 효과의 평가를 하는 등에 있어서 핵심 원칙을 고려해야만 한다. 이러한 원칙은 아래 글상자에 요약하였다.

급한 공중보건 문제의 역학적 현장조사 동안 사용되는 중재를 위한 원칙

- 급한 공중보건 문제가 탐지되자마자, 예방 가능한 이환과 사망을 최대한 빨리 최소화하는 중재를 선택해야 하는 보건 당국에 대한 공중보건의 책임과 사회적 기대가 있음을 알아야 한다.
- 공중보건 중재는 확립된 사실과 자료, 현재 조사에서의 발견, 이전의 조사와 연구로부터의 지식을 바탕으로 과학적으로 추진되어야 한다. 현저한 사회정치적인 힘(대중의 두려움 또는 정치적 항의)은 빠른 공중보건 중재를 위한 압력을 만들며, 사회정치적 맥락은 이해되어야 하지만, 중재의 원동력이 되어서는 안 된다.
- 주어진 문제에서 중재의 유형과 수는 문제의 원인, 전파경로, 기타 요인을 포함하여 급한 문제의 본질에 의존하여 다양하게 적용해야 한다.
- 사용된 중재의 유형과 수는 조사 기간 중에 개발한 정보에서 점차 발전시켜 나갈 수 있다.
- 대부분의 공중보건 중재는 관련된 정부 기관과 대중 간의 개방된 양방향 소통을 요구한다(그리고 강화될 수도 있음).

중재 채택을 위한 결정요인

앞서 언급한 바와 같이, 현장역학자는 중재를 선택하기 위한 과학적 논리적 기초가 있는지 그리고 공중보건 문제에 알맞게 짝지어진 하나 이상의 특정한 중재를 선택할 때 의사결정 과정에서 다양하고 중요한 결정요인을 고려했는지를 확인해야만 한다. 서로 관련되어 상호 배타적이지 않고 이 결정요인에는 병원체와 획득/전파되는 병원소와 전파경로에 대한 특정 지식과 인과성의 기준(상세 내용은 하단 참조)을 다루는 조사자의 능력 평가에 따라 반영되는 다른 원인적 결정 요인의 인식 등의 여러 요소들을 포함한다. 이 부문(section)에서는 고도로 상호 연계된 3가지 핵심 결정요인 즉, 문제의 심각성, 핵심 역학적 요인에 대한 확실성, 원인적 연관성의 기준 등을 다루었다. 추가로 사회정치적 맥락과 그것이 중재 결정에서의 가능한 역할 등도 고려하였다.

문제의 심각성

특정 문제의 심각성은 현장조사의 긴급성과 과정 그리고 실제로 모든 조기 중재의 핵심 결정요인이다. 우리는 문제의 심각성이 클수록 더 빠른 공중보건 중재가 이루어질 것으로 예상한다. 심각성은 합병증의 양상과 정도, 사망률, 질병 기간, 치료와 입원을 할 필요성, 경제적 영향 등과 같은 요인에 의해 결정된다. 예를 들면, 미국에서 보툴리누스중독의 모든 사례는 광범위한 역학조사를 촉발하였는데, 왜냐하면 원인매개 음식과 다른 노출 또는 아픈 개인을 빨리 찾아내고, 적응증이 될 때 항독소를 투여함으로써 사망을 예방하는데 역학조사가 필요하기 때문이다. 유사하게 의료관련감염의 집락 발생과 같은 의료과오(특히 수술 후 또는 면역 저하 환자)는 심각한 합병증의 가능성, 크게 연장된 입원, 불필요한 의료 사건인 의인성 질환의 가능성, 병원에 지속적인 환자의 입원 안전성과 같은 의문점을 빠르게 해결하기 위한 필요성 등의 이유로 인해 종종 조사를 시작하게 된다[2].

병원체, 감염원 그리고 전파경로에 관한 확실성의 수준

문제의 심각성에 더해, 다른 다양한 요인은 역학현장조사의 적극성, 범위 그리고 과학적 엄밀함에 영향을 준다. 전형적인 조사에서 통제 조치는 연속되는 다른 단계들이 진행된 뒤에 마지막에 만들어진다(5장). 그러나 실제로 관리조치는 과정의 어느 단계에서든 적절하거나 보증될 수 있다. 급성질환의 집단발생 대부분에서 조사 범위는 (1) 문제의 병인(예 : 특정의 병원체 또는 독성체), (2) 전파의 원천과 경로(예 : 물매개 또는 공기매개)에 관한 정보가 확실한 정도에 따라 좌우된다.[3] 초기에 문제가 발견될 때, 원인체, 전파의 원천, 전파경로에 대한 확실성의 수준은 알려진 경우에서 알려지지 않은 것까지의 범위를 가질 수 있다(그림 11-1). 병인과 전파특성을 이분법으로 나눈 교차표를 그림으로 나타냈다. 많은 상황에서 관리 조치는 정책 또는 실무지침을 따른다. 그 외 다른 경우의 중재는 철저한 역학적 조사 후에만 적절하다. 예비적인 관리 조치는 종종 제한된 초기 정보에 기초하여 시작될 수 있고, 조사가 진행되면서 수정될 수 있다.

		원천/전파경로	
		알려짐	모름
병인	알려짐	조사 + 통제 +++ 예: 레스토랑에서 노로바이러스 의심 사례와 기타 음식물 관련[4]	조사 +++ 통제 + 예: 마리화나에서 살모넬라 감염 사례[5]
	모름	조사 +++ 통제 +++ 예: 호산구증가근육통증증후군[6,7]	조사 +++ 통제 + 예: 레지오넬라병[8]

그림 11-1. 병인과 원천 및 전파경로에 대한 확실성 정도에 따른 질병집단발병에서 조사 및 통제 노력의 상대적인 역점 강도. 조사는 조사의 정도를 의미하며, 통제는 문제가 처음 확인된 시점에 빠른 통제 및 중재를 위한 기반을 의미한다. + 기호는 반응의 강도를 나타냄(+ = 낮음; +++ = 높음) (출처 : Goodman et al., 1990.[3])

예를 들면, 레스토랑이나 식품 준비 시설과 관련된 노로바이러스 집단발병 의심 사례는 구토 또는 설사 등의 증상이 있는 식품 서비스 종사자의 즉각적인 배제, 일시적인 레스토랑 폐쇄, 모든 음식 품목 교체, 모든 표면과 장비 소독, 역학조사를 통한 더욱 구체적인 정보 획득 전까지 식품 취급 과정 모니터링, 식품 취급 인력 대상 노로바이러스 확산 방지 교육, 레스토랑 주인을 위한 음식 코드에 대한 훈련과 교육 등과 같은 중재의 스펙트럼을 들 수 있다.[4] 이와 같은 사례에서의 대응은 레스토랑 내 노로바이러스 또는 몇몇 기타 장내 병원균 노출과 이들 원천의 제거 등 가능성 있는 지속적인 원천에 대한 지식에 기초할 것이다.

더욱이 이러한 종류의 즉각적이고 적절한 대응은 병원체에 대해 이미 알려진 특이적인 사실과 경험에 기반하여 지속적인 전파의 가능성을 염두에 두고 있으나, 가끔 역학자는 상황과 필요에 따라 조사를 확장할 필요가 있을 수 있다(예 : 감염원 추적 결과 채취 전 오염된 조개와 같이 레스토랑 관련 집단발병의 지속적인 일차 원천을 밝히기 위하여 역추적이 필요한 경우).

좀 더 일반적으로, 어느 정도의 불확실성은 병인 또는 원천 및 전파경로에 있다(그림 11-1). 위장관질환의 집단발병 대부분에 있어서 관리 조치의 선택은 전파가 사람 대 사람 전파인지, 음식 매개 전파인지, 물 매개 전파인지 등에 의존하고, 음식/물 매개 전파 방식일 때는 감염원을 파악해야 한다. 예를 들면, 1981년 몇 개 주에서 *Salmonella muenchen*의 집단발병은 확산 경로가 마리화나의 개인적 사용 또는 가구 노출이라는 것이 발견되기 전까지 분석 연구(환자-대조군)를 포함하여 광범위한 역학현장조사가 요구되었다.[5] 반대의 경우(예상되는 원천은 알려졌지만, 병인이 알려지지 않았을 때)는 1989년 미국에서 전국적으로 집단 발생한 호산구증가근육통증증후군(eosinophilia myalgia syndrome, EMS)에서 보여준다.[6, 7] 호산구증가근육통증증후군 집단 발생에서 식이 보충제인 L-트립토판이 초기에 노출의 근원으로 지목되었고, 최종적으로 실험실 분석을 통해 특정 브랜드 보충제에서 오염물질이 밝혀졌다. 하지만 발생에서 최종 분석까지의 기간 중 중간시점에서 역학자들은 추가적인 노출과 사례를 예방하기 위한 권고를 만들 수 있었다. 마지막으로, 1976년 레지오넬라병 집단발병에서 알 수 있듯이, 광범위한 현장조사는 급한 문제를 관리하기 위한 발병의 원인, 원천 및 전파경로를 밝히는 데 실패할 수 있지만, 궁극적으로는 예방 방법을 유도하는 지식을 발전시킬 수 있다.[8]

원인과 현장조사

역학에서 원인적 연관성을 사정하는 기준에 대한 힐의 영향력 있는 논문에서, 늦어진 활동과 미숙한 활동의 결과에 의한 심각성에 대하여 역학적 근거의 강도에 가중치를 두고 이에 기반하여 활동하는 것으로 결론지었다.[1] 이와 같은 이슈는 역학자들이 현장조사를 하는 동안에 빈번히 직면하는 것이다. 힐이 언급한 기준(시간적 선후 관계, 연관성의 강도, 생물학적 정도(또는 양-반응 관계), 일관성, 생물학적 설명 가능성, 일치성, 실험적 근거, 유사성)은 현장조사 동안에 역학적 근거의 강도를 평가하는 유용한 틀을 제공한다. 조사의 각 단계에서 원인적 연관성을 평가하는 것은 중요한데, 그러한 시점에 다다른 근거의 강도를 평가할 수 있을 뿐만 아니라, 놓친 부분 또는 추가로 주의해야 할 근거를 찾거나 중재와 관련하여 지지할 수 있는 의사결정에 필수적인 자료수집과 분석 같은 추가적인 접근을 계획하는 데 도움이 된다.

몇몇 기준(연관성의 강도, 양-반응 관계, 시간적인 선후 관계와 같은)은 활동을 시작하는 데 있어서 확신감을 증가시킬 수 있다. 조사의 모든 단계에서 특정한 기준을 만족시키기 위한 근거가 쉽게 이용 가능하지 않을 수 있다. 그럼에도 현장조사자는 적용 가능한 많은 기준을 사용하여 원인적 관련성을 검정하기 위해 다양한 자료를 수집하도록 노력하여야 한다. 단일 기준은 주어진 맥락에서 설득력이 없거나 해석자의 관점에 따라 완전히 수용되지 않을 수 있지만, 공통 노출을 가리키는 잘 평가된 기준의 조합은 신뢰를 강화하고 지시한 중재에 대한 지원을 용이하게 할 수 있다.

역학, 특히 현장역학은 학술과 공공에서 필요로 하고, 과거 40~50년에 걸쳐 의료계에서

서서히 받아들여지고 있는 상대적으로 새로운 과학 학문에 속한다. 법적 전문가, 개인 기업, 규제기관 등을 포함하는 몇몇 부문에서 역학적 결론에 대한 수용의 속도가 느리기 때문이며, 이는 부분적으로는 역학적 증거가 연관성을 밝히는 것이지 확고하고 반박할 수 없는 증거가 아니라는 특성에 기인한다. 동시에, 역학적 근거는 종종 더 심층적이고 더 긴 과학적 조사의 결과 이전에 원인 물질 및/또는 확산 경로를 암시하는 첫 번째 근거가 된다. 게다가, 그리고 유감스럽게도, 역학자들이 신속한 조치를 취하도록 요구하는 역학 증거는 행동을 개시하기 위해 협조가 필요한 다른 사람들을 쉽게 설득하지 못할 수 있다. 예를 들면, 앞서 현장연구가 아스피린의 사용이 라이 증후군(Reye syndrome)의 위험요인임을 명확히 밝혀낸 후[9], 산업계와 미국 식품의약국이 그 영향의 연관성을 받아들이고 경고를 이슈화하기까지 수 년이 경과했다. 독성쇼크증후군의 이야기는 국가수준의 유행 규모에서 맞이한 급한 공중보건 문제에서 몇몇 역학적 근거를 받아들이기 꺼려하는 것을 보여준다(20장). 이들 사례는 공공의 건강을 보호하기 위해 빠르게 중재하는 것과 과학적 조사 과정으로 원인을 평가하는 것 사이 균형 잡힌 필요성에 대한 실무적인 도전을 강조한다.

어떠한 집단발병이든, 개인이 속한 다양한 집단들은 어떤 측면에서 노출되거나, 영향을 받거나, 관여될 수 있다. 유행발생에 대한 지식, 신념, 인지된 충격에 대해 차이가 있기 때문에, 각 집단은 같은 정보로부터 원인적 연관성에 대해 서로 다른 결론을 내릴 수 있다. 예를 들면, 레스토랑에서의 음식매개질환 집단발생이 의심되는 상황에서, 레스토랑 경영자, 대중, 소유주와 관리자, 언론 매체, 변호사 그리고 보건 당국 등은 레스토랑에서 음식물 섭취와 질병 사이 관련성 정도를 판단할 때 서로 다른 역치(기준점)를 가지게 된다. 이러한 상황에서 공중보건 역학자의 관심은 특정 음식물 항목에 대한 노출과 질병 사이 연관성의 강도와 양-반응 관계 기준에 초점을 맞출 수 있다. 반면 레스토랑 경영자의 일차적 관심은 단순히 생물학적 설명가능성일 것이다. 반면에 고소인 대표자로서의 변호사(그는 질병사례를 레스토랑에서 노출의 결과로서 추정하거나 또는 역학적으로 음식매개 집단발병과 관련된 것으로 레스토랑을 변호하는)는 다양한 역학적 원인으로부터 원인적 연관성에 대해 법적 틀을 사용한 문제와 같은 접근을 할 것이다.[10] 민사소송 사례로 특히 고소인의 변호사는 입증을 위한 우선적 증거 기준을 충족시켜야만 한다. 이는 사실을 확인하는 사람(예 : 판사 또는 배심원)이 고소인의 주장이 가능성이 더 높다고 믿는다는 것[11]을 의미하는데, 이때 고소인 주장이 선택될 기준 또한 0.51의 확률로 유추되어졌다.[12]

사회정치적 상황

종종 현장조사는 의도와 관계없이 공공의 이목을 끄는 입장에서 수행된다. 문제가 심각하게 여겨지거나(예: 사망건 발생) 지속 가능한 상태에 있을 때, 정보와 활동에 대한 공공의 수요가 있게 될 것이다. 이에 더해, 지사나 시장과 같은 실행부서의 리더를 포함하는 정치인들로부터 강한 관심이 있을 때, 그들은 공공을 보호하는데 있어 가시적인 것을 바라고, 관심을 나타내려고 할 것이다. 예를 들면, 학교 아동에서의 뇌수막염으로 인한 사망은 학교 폐쇄 압력을 유도할 것이다. 병원 환자에서 레지오넬라병으로 인한 사망은 병원 폐쇄를 검토하도록 압력을 유도할 것이다.

중재의 시기와 방법에 대한 심사숙고의 한 부분으로, 모든 관련된 측면과 효과적이고 지속적인 커뮤니케이션을 갖는 것은 필수적이다. 그들은 어느 것이라도 가능성과 지속된 위험성에 대하여 인지하고, 주어진 이용가능한 정보의 수준을 어떻게 적절히 설명할 필요가 있다. 중재의 필수적인 요소는 정치적 지도자와 대중과의 효과적인 커뮤니케이션이다. 그러한 커뮤니케이션은 질병에 대하여 대중을 보호하기 위하여 중재를 선택하는데 결정요인인 과학적 요소의 사용을 가능케하는데 도와줄 것이며, 불필요하고 고비용의 잘못된 중재의 가능성을 최소화하는데 도움을 주어야 한다.

중재 선택

감염성 질병의 집단발병과 비감염성 질병, 상해와 장애 등을 포함하는 공중보건 문제의 예방과 관리를 위한 중재는 다양한 분류의 틀을 통해서 접근할 수 있다. 이들 접근의 예를 들면, (1) 숙주, 환경과 질병 또는 상해 발생 병인 간의 관계의 특정한 측면을 목표로 하는 중재, (2) 일차, 이차 및 삼차 예방 선택 그리고 (3) 사건 발생 전, 발생, 발생 후 단계에서 중재 전략의 핵심을 나타내는 해던(Haddon)의 상해 예방 모형[13-16] 등이다. 원인적 병인체의 특이한 속성에 더해 이들과 다른 모형이 병원소 또는 원천, 전파 및 확산 경로, 숙주와 관련된 위험요인, 환경 및 기타 중개 요인, 중재 효과에 대한 이전의 근거, 운영과 물자공급의 가능성, 방법의 수행을 지지하는 법적 기관의 필요성 등 다른 요인을 설명할 수 있다. 공중보건 중재에는 항생제, 항바이러스제, 백신의 노출 후 예방효과, 감염된 사람의 코호트 격리, 그리고 개인적 행태와 위생 실천에서 손 씻기 또는 기타 행태수정을 위한 권고 등을 포함하여 감염성 질병의 집단발병을 관리하는 데 사용된다.

이 장은 집단발병과 기타 급한 보건위협에 대한 중재 선택의 스펙트럼을 체계적으로 밝히고 특징짓는데 사용되는 모형이 두 가지 기초적인 생물학적 환경적 측면에 초점을 맞춘다. (1) 중재는 대부분의 감염성 근원과 다른 질병을 일으키는 근원에 대하여 향할 수 있다. (2) 중재는 그로 인한 병원체에 감수성 있는 사람에 대하여 향할 수 있다. 이들 두 범주와 특정한 중재 선택은 표 11-1에 소개되었다. 중재의 첫 번째 범주는 원천에 대하여 지향하는 것으로, 오염된 음식의 몰수 또는 파괴, 치료 또는 자연적인 해결의 결과로 더는 감염적이지 않게 되기 전까지 감염된 사람이 음식을 만들고 제공하는 것을 금지하는 것과 같은 감수성 있는 인구집단의 위험으로부터 질병을 발생하는 원인체를 제거하는 방법 대부분을 포함한다. 이 두 범주의 접근에 관한 추가적인 언급으로는 가끔 같은 선택을 포함하거나 완전히 상호배타적이지 않다. 예를 들면 성매개질병의 집단발병 동안 아마도 콘돔 사용의 행태수정 방법은 감수성 있는 접촉의 전파를 차단하는 것뿐 만 아니라 노출 위험도를 낮추기 위해 알려진 또는 추정되는 감수성자에게 권고된다. 2003년 사스(SARS) 집단 발생 기간에 토론토의 보건 당국은 사스 사례정의를 충족하는 이들과 그들의 밀접접촉자(격리 및 건강격리)에 대한 중재 방법과 일시적으로 모든 필수적인 병원 직원(업무 격리)의 이동 금지와 도 지역(province)의 병

표 11-1. 집단 발생 및 기타 급한 보건위협을 위해 선택된 공중보건 중재 선택: 대부분의 감염성 및 기타 질병 발생 병원체 근원을 겨냥한 중재 및 그러한 병원체에 민감한 사람을 겨냥한 중재

원천을 지향하는 중재
- 감염된 사람/동물 치료
- 감염된 사람 분리(코호트 격리를 포함)
- 노출된 사람에 대한 격리
- 오염된 장소 또는 원천 격리
- 방역 경계선 설치, 공공장소 폐쇄, 집회 방지(노출 또는 감염 상태에 따른 서로 다른 집단 간의 섞임 가능성을 동결/이동을 제한하고 최소화함)
- 오염된 식품, 재산, 동물 또는 기타 원천을 압수 및 파괴
- 오염된 표면 및 기타 환경 저장소 청소 및 살균
- 매개체 관리를 통한 환경 변경
- 오염물질의 제한 또는 통제를 통한 환경 변경
- 자신 또는 타인의 위험을 감소시키기 위해 행동 수정
- 민사 소송 또는 형사 기소를 통한 억제

감수성자를 지향하는 중재 노력
- 노출 후 예방 실시
- 사전 예방접종
- 백신 접종자 코호트로부터 미접종자 제외
- 차단 기술을 사용
- 방역 경계선 설치, 공공장소 폐쇄, 집회 방지(노출 또는 감염 상태에 따른 서로 다른 집단 간의 섞임 가능성을 동결/이동을 제한하고 최소화함)
- 자신 또는 타인의 위험을 감소시키기 위해 행동 수정
- 적절한 장소에 대피소 활용(역격리)
- 접촉자 추적, 파트너에게 알림, 치료 실시
- 위험감소에 대한 보도자료 발표, 건강 경고 및 기타 정보를 이슈화

원에서 모든 비필수 병원직원과 방문객의 출입을 금지하는 것 등의 중재 방법을 함께 채택하였다.[17]

표 11-1에서 나열된 조치들에서 선택과 다른 대안은 현장조사의 모든 단계에서 고려될 수 있다. 초기 단계 동안, 질병 관리를 위해 개발된 지침에 기초한 중재가 적용될 것이다. 예를 들면, 이 장의 앞부분에서 언급했던 것과 같이 노로바이러스와 같은 장관계 병원균의 모든 가능성 있는 존재 원천을 음식 준비시설로부터 제거하고 유증상 직원을 배제하는 등 집단발병의 실제 원천과 관계없이 실행할 수 있다.[4] 그 후 만약 감염위험의 성격이 좀 더 정교하게 정의된다면, 맞춤형 교정 조치들이 전파 원천 및 경로에 대하여 결정될 수 있다. 이와 비슷한 상황으로, 1984년 오리건주에서 고의로 발생한 살모넬라(*Salmonella typhimurium*) 집단발병[18]이 있다. 이와 같이 잘 알려진 유사한 상황에서 비전형적인 중재와 같이, 해당 문제에 대한 새로운 또는 비일상적인 원인 가능성을 고려해 조사를 지속하는 것은 역시 중요할 수 있다.

중재에서 이슈와 접근 방식 발전

이 장은 공중보건 중재를 찾고, 선택하고 수행함을 위한 과학기반의 기초를 설명했지만, 현장조사자는 또한 중재에 관한 의사결정함에 난제가 되기도 하면서 새롭게 부각되는 이슈와 맞서야만 한다. 이 절에서는 첫째, 보건 당국이 과학기반 정보가 중재의 적절성과 효과성에 제한적일 때 중재의 사용을 위한 선택, 수행, 기획에서 마주하는 딜레마, 둘째, 권고된 중재를 위한 공중보건 문제와 합리성의 특성에 대하여 영향을 받은 지역사회의 이해를 증대하는 것의 중요성, 셋째, 언제 중재를 중단할 것인지, 어떻게 장기적인 시간에 걸쳐 중재를 유지하거나 제도화할 것인지 등의 세 가지 이슈에 대하여 간단히 언급하였다.

몇몇 감염성 질병과 기타 공중보건 문제에서 역설적으로 서로 다른 중재의 선택과 사용을 위한 계획에서 최근의 노력은 중재의 핵심적인 측면에 대한 과학기반 정보의 가용성에서 제한이 있으므로 논란과 다른 도전점을 가진다. 예를 들면, 인플루엔자 A(H5N1) 대유행의 문제 크기에 대응하여 어떤 방법이 적절한지에 관한 심사숙고가 많은 사람의 집단에서 노출과 이동을 금지하는 엄격한 사회적 거리두기의 광범위한 시행을 지지하는 충분한 과학기반의 근거가 충분한지에 대한 고려의 필요성이 제안되었다.

중재를 선택하고 수행하는 데 있어 중요한 추세는 지역사회 참여가 갖는 중요성의 증가이다. 예를 들면 지난 수십 년간에 걸쳐 공중보건기관은 다중약제내성 결핵, 인간면역결핍성바이러스 감염사례의 집락발생, 성 매개 질환의 재유행 등의 집단발병과 같은 문제에 대하여 대응을 혁신적으로 수정해왔다.[19, 20] 이들 몇몇 문제에서 조사와 접촉자 평가를 위한 전통적 방법은 새로운 사회적 네트워크 접근으로 대체되어 왔는데, 사회적 네트워크 중재는 지역사회 대표자들의 더 많은 참여를 요구한다. 그러한 환경에서 지역사회 지지는 조사, 장기간의 예방, 관리조치의 성공에 있어 필수적이다. 역으로 지역사회 신뢰와 지지를 얻는 데 실패하는 것은 조사의 영향을 불가능하게 하거나 제약을 가져올 수 있다. 이는 특히 문제가 불균형적으로 소외된 지역인들이 있는 경우 그리고 공중보건 공무원에게 초기에 협조하기 꺼리는 집단에 영향을 주는 경우 그럴 수 있다. 또한, 지역사회 신뢰를 얻을 필요성은 보건과 위기소통의 중요한 역할 뿐만 아니라 중재의 잠재적인 한계(예를 들면, 왜 중재는 제대로 작동하지 않거나 100% 효과적이지 않은지)와 논리적 근거 두 가지에서 지역사회에 대한 설명의 중요성 등을 포함한다. 공중보건 중재 및 지지에서의 지역사회 참여의 증가한 역할은 감염성 질병 뿐만 아니라 환경적 위해, 상해와 기타 비감염성 질병 문제의 예방과 관리에 적용된다.

마지막 도전점은 중재의 효과를 평가하는 필요성과 중재를 종결(또는 유지)할 것인지 언제 할 것인지에 대한 결정을 하는 것이다. 급한 문제에 대하여 공중보건 중재를 수행한 후 가장 빠른 가능한 순간에서 역학조사에 의한 생산되는 자료는 중재의 적절성과 효과성을 평가하는 데 사용되어야 한다. 조사 때문에 개발된 그러한 정보는 또한 기존의 수행된 중재의 수정 또는 종결에 대한 의사결정, 또는 조사와 상황에 따른 추가적인 또는 새로운 방법의 선택과 사용을 안내한다. 장기적 또는 영구적으로 중재를 할 것인지에 대한 결정은 많은 어린이와 성인 감염성 질병은 예방접종과 납이 들어있는 페인트의 사용을 금지하는 것 등 예방 가능한 사례와 같이 공중보건 위험이 제거될 수 없고, 지속한 위협이 남아있는 상황에서 이루어질 것이다.

요 약

역학현장조사는 대개 유행이나 급성 질병, 상해, 환경 보건문제의 발생에 대응하여 시작된다. 그러한 상황에서 현장조사의 일차적인 목적은 문제의 종식 또는 통제를 위한 합리적이고 적절한 대응을 결정하기 위한 역학의 과학적 원칙을 적용하는 것일 것이다. 공중보건 중재의 시기와 선택에 대한 의사결정에 영향을 주는 핵심 요인은 문제의 심각성에 대한 조심스러운 기술적인 균형, 발견점의 과학적 확신의 수준, 수립된 원인적 관련성의 기준 범위, 중재의 운영과 물적 지원의 가능성, 활동의 최적 과정에 대한 대중과 정치적 인식과 법적 고려 등을 포함한다.

이 장은 역학현장조사 동안 공중보건 중재의 선택과 수행의 의사결정에서 고려해야만 하는 역학자와 기타 공중보건 공무원의 필수 요인을 검증하였다. 이들 요인을 참작하여 현장조사의 진행 단계에서 고려되어야만 하는 아래의 활동이 재고려되어야만 한다.

- 질병의 심각성, 의심되는 원인체의 본성, 가능한 감수성자의 수, 노출의 범위, 집단발병의 가능한 이유 등을 평가하여 이용 가능한 정보와 함께 공중보건 문제의 범위를 정의한다.
- 집단발병이 지속하고, 모든 지속 가능할 이유와 제공될 중재가 노출의 가능한 이유가 있는지를 결정하고, 노출과 질병의 지속적인 위험을 감소시키거나 제거하는데 사용될 수 있는 경험적 중재를 고려한다.
- 각각의 가능한 중재에서 추가적인 정보가 없는 상황의 조사 단계에서 중재 수행의 비용과 편익을 고려한다.
- 모든 합리적인 경험적 중재를 수행한다.
- 노출되었거나 관련된 지역사회 내 사람들뿐만 아니라 알 필요가 있는 다른 사람에게도 모든 시점에서 적시에 수행되는(또는 수행되지 않는) 중재의 논리적 근거에 대해 소통해야 한다.
- 조사가 이용할 수 있게 되어 새로운 정보로서의 중재의 효과와 수정을 지속해서 평가한다.

역학적 현장조사 동안에 위의 내용 및 기타 단계를 준수하는 것은 문제를 통제 또는 종식하기 위한 공중보건 중재의 선택과 수행을 위한 과학적 논리 근거를 얻고 적정화하는 것을 돕는데 사용할 수 있다.

노 트

이 장의 일부는 '역학현장조사(The epidemiologic field investigation)'의 편집자인 R. A. Goodman(1990)의 허락을 받아 이 책의 제1판 및 제2판에 포함되었다.[3]

감사의 글 : 우리는 이 장의 일부에 이 교재의 제1판과 제1판의 제9장 중재개발에 작업을 한 James W. Buehler와 Jeffrey P. Koplan에 감사드립니다.

참고문헌

1. Hill, A.B. (1965). The environment and disease: association or causation? *Proc R Soc Med* 58, 295-300.
2. Gaynes, R., Richards, C., Edwards, J., et al. (2001). Feeding back surveillance data to

prevent hospital-acquired infections. *Emerg Infect Dis* 7, 295-8.
3. Goodman, R.A., Buehler, J.W., Koplan, J.P. (1990). The epidemiologic fi eld investigation: science and judgment in public health practice. *Am J Epidemiol* 132, 91-6.
4. CDC (2006). Multisite outbreak of norovirus associated with a franchise restaurant — Kent County, Michigan, May 2005. *Morb Mortal Wkly Rep* 55, 395-7.
5. Taylor, D.N., Wachsmuth, K., Yung-Hui, S., et al. (1982). Salmonellosis associated with marijuana: a multistate outbreak traced by plasmic fi ngerprinting. *N Engl J Med* 306, 1249-53.
6. CDC (1989). Eosinophilia-myalgia syndrome—New Mexico. MMWR 38, 765-7.
7. CDC (1989). Eosinophilia-myalgia syndrome and L-tryptophan-containing products — New Mexico, Minnesota, Oregon, and New York. *Morb Mortal Wkly Rep* 38, 785-8.
8. Fraser, D.W., Tsai, T.R., Orenstein, W., et al. (1977). Legionnaires' disease: description of an epidemic of pneumonia. *N Engl J Med* 297, 1189-97.
9. Hurwitz, E.S., Schonberger, L.B. (1997). Editorial Note—1997. *Morb Mortal Wkly Rep* 46, 750-5.
10. Goodman, R.A., Loue, S., Shaw, F.E. (2006). Law in epidemiology. In: R. Bownson, D. Petiti (eds.), *Applied Epidemiology*, 2nd ed., New York, Oxford University Press. pp. 289-326.
11. Freer, R.D., Perdue, W.C., eds. (1997). *Civil Procedure: Cases, Materials, and Questions*, 2nd ed., Anderson Publishing Co., Cincinnati.
12. Lazzarini, Z., Goodman, R.A., Dammers, K. (2007). Criminal law and public health practice. In: R.A. Goodman, R.E. Hoffman, et al. (eds.), *Law in Public Health Practice*, 2nd ed., New York, Oxford University Press. pp. 136-67.
13. Wenzel, R.P. (1998). Overview: Control of communicable diseases. In: R.B. Wallace, B.N. Doebbeling, J.M. Last (eds.), *Maxcy-Rosenau-Last Public Health and Preventive Medicine*, 14th ed., Appleton & Lange, Stamford, Conn. pp. 69-71.
14. Kim-Farley, R.J. (2002). Global strategies for control of communicable diseases. In: R. Detels, J. McEwen, R. Beaglehole, et al. (eds.), *Oxford Textbook of Public Health*, 4th ed., Oxford University Press, New York. pp. 1839-59.
15. Olsen, J. (2002). Disease prevention and control of non-communicable diseases. In: R. Detels, J. McEwen, R. Beaglehole, et al. (eds.), *Oxford Textbook of Public Health*, 4th ed., Oxford University Press, New York.
16. Peek-Asa, C., Dean, B., Kraus, J.F. (2002). Injury Control: The public health approach. In: R. Detels, J. McEwen, R. Beaglehole, et al. (eds.), *Oxford Textbook of Public Health*, 4th ed., Oxford University Press, New York, pp. 1533-47.
17. Svoboda, T., Henry, B., Shulman, L., et al. (2004). Public health measures to control the spread of the Severe Acute Respiratory Syndrome during the outbreak in Toronto. *N Engl J Med* 350, 2352-61.
18. Torok, T.J., Tauxe, R.V., Wise, R.P., et al. (1997). A large community outbreak of salmonellosis caused by intentional contamination of restaurant salad bars. *JAMA* 278, 396-8.
19. CDC (2001). Outbreak of syphilis among men who have sex with men—Southern California, 2000. *Morb Mortal Wkly Rep* 50, 117-20.
20. CDC (2000). HIV-related tuberculosis in a transgender network—Baltimore, Maryland, and New York City area, 1998-2000. *Morb Mortal Wkly Rep* 49, 317-20.

제12장

역학적 결과 의사소통하기

Michael G. Gregg
역자; 이무식

역학자의 기술 중 하나는 어떻게 효과적으로 의사소통하는지를 아는 것이다. 이 장에서는 문서 의사소통과 구두 의사소통 기술의 몇몇 요소를 다루었다.

가장 중요하게 기억해야 할 한 가지 사항은 당신이 모으는 자료가 동료 과학자나 대중에게 당신이 발견한 결과들을 '이해할 만하게' 의사소통하는 기술보다 더 유용하지는 않다는 것이다.[1] 사실과 함의의 의미 있는 전달은 의료와 공중보건을 형성하고, 새로운 자료를 얻는 것을 이끈다. 따라서 의사소통이야말로 역학자가 갖춰야 할 가장 중요한 기능이다.

여기에서 핵심 단어는 '이해할 만하게'이다. 대법원의 판사인 올리버 웬델 홈스는 "역사의 한 페이지는 가치 있는 양(量)의 논리를 가진다."라고 말했다. 이 말은 즉, 당신이 사람들을 행동하게 만들기 위해서는 실제 세상의 모습, 현재의 성공한 이야기, 과거의 경험이 차갑고 학문적이고 현실과는 동떨어진 논리적인 분석보다는 훨씬 설득력이 있다는 말이다.

저명한 미국 역학자의 다른 말에서 또한 역학적인 결과를 의사소통하는데 좀 더 기본이 되는 측면들을 확인할 수 있다. 역학을 정의하는 데 있어, 미국 역학의 아버지라고 불리는 사람 중 하나인 웨이드 햄턴 프로스트는 "역학은 정립된 사실의 총합 그 이상인 무엇이다. 이는 어느 정도 직접적인 관찰의 한계를 뛰어넘는 연쇄적인 추론으로, 순서에 따라 정렬된 사실을 포함한다."라고 적었다. 이는 최소 두 가지를 우리에게 말하고 있다. 첫 번째는 양질의 역학은 정보를 합리적으로 정리하는 것이고, 두 번째는 전체가 각 부분의 합보다 더 크다는 것이다. 따라서 일단 모든 요소를 조합하면, 각각의 사실을 분리하여 해석한 것보다는 모든 요소를 모아 종합한 것으로부터 더 많은 추론을 내릴 수 있다.

역학 논문 쓰기

기본 구조

비록 논문마다 어느 정도 차이를 보이지만, 과학 논문의 대표적인 형식은 서론, 연구 재료 및 방법, 결과, 고찰(혹은 제언), 결론을 포함한다. 일부 논문은 요약을 포함하며, 대부분은 가장 앞쪽에 초록을 포함하고 있다. 때때로, 특히 역학 논문에서는 배경 부분이 있다. 몇 년 전부터는 몇몇 의학 저널은 초록에 목적, 설계, 세팅, 참가자, 중재, 주요 결과 측정, 결과, 결론을 포함하는 것으로 바뀌었다. 이러한 구분은 역학 논문의 전체를 구조화하는 데 매우 큰 도움이 되기 때문에[2], 그들의 기능에 대한 몇몇 아이디어를 얻기 위하여 각 주요 부분의 기능과 관련된 정보들을 간단하게 살펴보려 한다.

서론

모든 과학 논문의 서론은 매우 짧은 역사적인 조망을 제공한다. 역학 논문 역시 예외는 아니다. 대개 왜 이러한 조사가 시행되었는지 그 이유를 제시해야 한다(예를 들어, 질병의 집단 발병 또는 특정 건강 관련 사건이 발생했는지를 탐구하고 설명할 필요가 분명히 있으므로). 또한 논문의 총괄적인 목적을 제시해야 하며, 다루는 내용이 어떤 영역에 대한 것인지도 제시해야 한다. 만약 주제가 암이거나 살모넬라 감염증의 집단발병이라면, 어떤 특별한 측면이 강조될 것인지 설명해야 한다. 투고 양식을 얻기 위해서는 목표한 저널의 발표된 논문을 참고하면 된다.

서론은 문헌 고찰이 아니다. 적절한 재료를 선택해야 하고, 어디로 가고 있는지, 무엇을 다룰 것이지 등 독자의 생각을 저자 자신의 사고 과정으로 이끌도록 시도해야 한다.

대상 및 방법

독자에게 사용한 도구와 방법을 제시해야 하며, 연구설계는 무엇인지, 어떤 규칙과 정의가 사용되었는지, 어떻게 적용되었는지, 실제 어떤 작업을 거쳤는지 제시해야 한다.

역학 논문에서 사례를 정의하는 것은 필요한 사항이다. 독자가 당신의 정의를 알지 못한다면, 당신이 무엇을 집계하는지 모르기 때문이다. 의사를 만나고, 관련한 병원들을 방문하고, 설문을 진행하고, 기존 데이터베이스를 분석하고, 이외에도 다양한 방법들을 포함한 사례 조사 기술도 설명해야 한다. 실험실 방법도 개략적으로 제시해야 한다(그러나, 역학 논문에서 실험실 방법 부분은 상당히 자세한 설명을 필요로 하지는 않다). 사용한 조사나 기타 표본 추출 기법, 적용된 통계적 검정, 모든 일련의 분야(동물, 매개체, 환경 연구 등)에 대해서도 역시 기술해야 한다.

또한, 이 부분에서 연구 배경이나 설정과 관련된 언급을 하는 것도 적절하다. 조사지역, 지역사회의 크기, 병원 등에 관하여 기술해야 한다. 독자들에게 분모를 제시해야 한다. "지역사회의 병원은 24,000명의 인구집단에 서비스를 제공했다.", "한 달에 200회의 퇴원이 있었다.", "그 지역사회는 최대 15,000명의 사람으로 구성된 인구집단인데, 그들의 대부분은 추수기의 정점에 온 이주노동자이다."와 같이 말이다. 조사가 진행된 장소의 지리적, 기후 또는 물리적 특성에 대한 자세한 설명 또한 필요할 것이다. 조사가 시작되었을 때, 그곳에서 있었던 일은 무엇이며 누가 있었는가? 핵심적인 사람들은 명시되어야 한다(대개 이름 대신에 직위가 선호됨). 이런 부분은 서론에 포함되기도 하고 결과에 포함될 수도 있다. 논문의 초고가 완성된 후, 당신은 배경 설명이 어디에 가야 가장 잘 어울리는지 느낄 수 있을 것이다.

결과

현장조사에서, 결과 부분은 늘 그런 건 아니지만 매우 자주 문제 또는 유행이 어떻게 인식되었는지 혹은 관련된 시간, 장소, 사람에 대한 정보의 짧은 설명으로 시작한다. 그러한 짧은 단락은 독자를 준비시키고, 시간의 흐름을 느낄 수 있도록 하고 전체 그림을 볼 수 있게 하는데, 이것은 양질의 의사소통에서 중요한 요소이다.

이제 결과의 첫 번째 주요한 영역을 다뤄보려고 하는데 바로 기술역학이다. 임상적이고 실험실적인 측면으로 먼저 시작해 보자. 여기에는 가벼운 징후와 증상에서 매우 심각하거나 심지어는 죽음까지 매우 다양한 영역이 있을 것이다. 따라서 임상적 결과를 좀 더 자세히 기술한다. 이러한 제시는 임상적으로 치우쳐진 독자에게 질병의 범위에 대한 아이디어를 줄 것이며, 또한 사례정의의 타당성을 이해하게 도와줄 것이다. 완료된 실험실 검사와 그 결과를 기술해야 한다. 이 시점에서 연구방법을 방어하거나 결과를 해석하려는 경향은 피해야 하고, 이는 이후 고찰 부분에서 이루어진다.

다음으로 어떤 필수적인 정보든, 독자에게 조사의 시간, 장소, 사람에 대하여 안내한다. 여기에는 환자 발생의 시간과 분포에 대한 상당한 논의가 담기게 될 것이다. 적절하다면 유행곡선을 보여줄 논리적 장소이다. 독자를 위해서 그림을 제시하고 그것을 분석하라. 그리고 그 결과를 사람들이 아프기 시작한 곳 또는 위험에 노출된 곳에 따라 기술하라. 사례에 대한 적절한 특성을 제시하라(나이, 성, 인종, 거주지역 등). 이 부분은 여전히 기술적인 가설을 개발하고 이어지는 분석을 위해 필요한 가능한 한 최고의 기반을 다지는 데 도움이 되도록 자세히 기술되어야 한다. 가능하다면 관련된 음성 결과(negative findings)도 포함하라. 그런 자료는 때때로 양성 자료(positive data)만큼 중요하며, 당신이 이끌고 싶은 방향으로 독자들의 마음을 이끄는 데 도움을 줄 수 있다. 당신은 아직 실제로 아무런 분석도 하지 않았지만, 하고자 하는 모습을 준비한 것이다.

다음은 기술역학과 분석역학 사이 생각의 이행이다. 이건 때론 어려운 일일 수도 있는데, 특히 초심자에게는 더 어려울 수 있다. 기본적으로, 당신은 임상적, 실험실적, 기술역학적 자료의 객관적인 해석을 통해 독자를 이끌어야 한다. 발견한 것에 대해 가장 타당하고 응답 가능한 설명으로서, 고려하고 폐기할 수 있는 설명 가능한 추론의 길로 안내해야 한다. 적절한 정보를 정돈된 순서로 제시해야 하는데, 설득 가능한 논리 수준에서 발견한 결과와 기존의 지식을 혼합하라. 고려 사항의 가능한 순서는 다음과 같다.

- 어떠한 건강문제(질병)를 임상적 혹은 실험실적 자료가 확정 짓거나 지지하는가?
- 시간, 장소, 사람에 대한 사실이 어떤 점을 시사하는가? 그리고, 동시에 아래의 내용을 해야 한다:
- 이 질병의 병리 기전과 역학적 기존 지식이 조사 결과와 얼마나 잘 일치하는가? 이런 사실이 일어난 일에 대해서 이해하거나 제안하는 데 도움을 줄 수 있는가?
- 가능한 노출에는 어떤 것이 있었는지, 그리고 건강문제를 설명할 수 있는 사건들의 발생 연결고리를 어떻게 제안할 수 있는가?
- 어떤 가설이 떠오르는가?

다음은 간략한 형식의 한 사례이다.

기술적 사실 : 1980년 8월, 미시간에 있는 지역 병원은 과거 4개월 동안 수술 후 환자에서 사슬알균-상처감염(Streptococcal wound infection) 7개 사례를 인지하였다. 이 수는 일상적인 경우보다 더 많은 숫자였기 때문에 조사를 시작하였다.[3] 총 10개 사례의 혈청형이 같은 사슬알균 감염증이 최종적으로 지난 4개월 동안 있었던 것으로 밝혀졌으며, 그들 모두는 몇 개의 외과 병동에 입원한 환자였다. 이행: 사례의 시간적 선후 관계와 지리적 집락에서, 모든 감염은 수술 후 1~2일 이내에 발생하였으며, 모든 감염은 같은 혈청형을 가졌다는 사실은 같은 공동노출을 시사하였다(즉, 짐작건대 수술실이었을 것이다). 병원 환경에서 모든 사슬알균 감염은 사람에 의해 전파되기 때문에, 현장조사팀은 병원 직원과의 접촉이나 노출이 감염된 환자에게 유일한 위험인자로서 작용했다고 가설을 세웠다.

이 사례는 기술적 자료와 병원체의 역학적 지식을 합한 것이 어떻게 독자를 조사자와 같은 논리적 가설로 이끌어 가는지를 보여준다.

지금부터는 분석역학에 관해 설명하겠다. 이것은 환자군과 대조군 혹은 노출군과 비노출군(8장 참고)을 말하는 것이다. 만약에 노출과 질병 간에 분명한 연관성이 없다면, 논문을 쓰지 않으려 할 것이다. 만약 연관성이 있다면, 그 발생 확률은 얼마나 되는가? 여기에서 당신이 독자에게 비교하고 발표하려는 위험 그리고/또는 노출을 논리적으로 선택하게 될 것이다. 통계적으로 유의한 차이가 없는 것에 대한 비교로 시작하는 것을 고려하라. 그리고 난 후, 차이가 있는 것에 관해 설명하고 그것에 집중하여야 한다.

위의 사례에 계속 이어 가보겠다. 현장조사팀은 38명의 외과 의사, 마취과 의사, 간호 직원들과의 접촉을 통해 감염된 환자와 감염되지 않은 수술 후 환자를 비교하였다. 다양한 병원 직원의 노출률은 1명의 간호사를 제외하고는 환자군과 대조군 사이에 통계학적으로 유의한 차이가 없었다. 그 간호사는 이후 사슬알균 유행 균주 병원체의 보유자로 밝혀졌다. 그녀가 외과병원에 근무하지 않자, 사슬알균 감염 사례는 더는 발생하지 않았다.

가끔 첫 분석에서는 아무 것도 밝혀지지 않을 수 있으며, 이는 다른 수준의 분석과 새로운 자료의 수집을 요구한다. 특히 위의 집단 발생 사례와 같이 사례 수가 적은 병원감염에서 종종 보이는 특징이다. 어떤 사건이든 당신이 독자를 논리적으로, 한 단계씩 당신의 분석으로 이끌어가라.

만약 관리 그리고/또는 예방법을 선택했다면, 그것을 포함하여 논문에 실어야 한다.

고찰

양질의 고찰은 모든 것들을 다시 한번 언급하기보다 유의한 결과만을 강조하는 것이다. 가장 핵심적인 부분은 강조를 위해 다시 언급할 수 있다. 이제 당신은 결과가 무엇을 의미하는지와 현재 알려진 지식과 관련한 당신의 결과가 어떠한지 당신만의 판단을 표현할 수 있다. 당신은 지속해서 모든 자료와 관련된 가능한 추론을 저울질해야만 하고, 결론이라는 관점에서 판단을 제시해야 한다.

또한, 고찰 부분은 당신의 결과와 그 주제와 관련된 기존 지식을 통합하는 좋은 장소이다. 더욱이, 당신의 연구가 관심 분야에서 향후 연구를 위한 자극제의 역할을 할 수 있다는 것을 고려해야 한다.

반드시 비판적으로 논문에서 사용한 정의, 측정, 분석 도구를 검토해 보아야 한다. 예를 들어, 사례정의, 조사 도구, 민감도와 특이도의 수준, 통계학적 검정 등이다. 그들이 얼마나 잘 실행되었는가? 그것들이 이 연구에 가장 적절한 도구였는가? 독자들이 당신의 관점을 알도록 공정하게 저울질해야 한다. 당신이 중요 정보를 모을 때 어떠한 약점이나 어려움이 있었는가? 관련된 자료의 부족이 교란 또는 효과 수정과 관련하여 유의한 영향을 주었는가? 객관적이고 진실하게 방어해야 하지만, 당신이 사용한 방법들과 관련하여 비평적이어야 한다. 그렇게 한다면 당신은 더욱 신뢰받을 수 있을 것이다. 당신이 이러한 표현을 고찰 부분 중 어디에 하느냐는 당신의 결과를 밝힘에 있어서 그것들의 중요도에 따라 굉장히 달라질 것이다. 사실 결과를 해석함으로써 당신이 사용한 방법에 대해 찬반을 논의하기를 원할 것이다. 그것은 충분히 수용할 수 있으나, 일반적으로 방법에 대한 평가는 고찰의 주요점들 이후에 있을 것이다.

결론

연구결과와 추론을 한 단락으로 요약하라. 당신은 또한 향후 조사나 연구에서 필요로 하는 연구결과의 명료화와 확장에 필요한 것들 한 두 문장을 포함하기를 원할 것이다.

글쓰기의 순서

이제 당신이 논문 쓰기를 시작할 때, 고려해야 할 순서에 관해서 이야기하려 한다. 당신은 조사를 끝냈고, 그 요소들도 알고 있다. 그렇다면 어떻게 글을 써야 하는가? 글의 시작 부분(서론)부터 쓰기 시작해 끝까지 쓰고 싶은 유혹이 있을 것이다. 이런 유혹에서 벗어나야 하며, 사실을 먼저 기술해야 한다. 이것이 훨씬 더 편안한 과정이 된다. 몇몇 초보적인 저자들은 서론을 쓰기 위해 많은 시간을 사용하고 쳇바퀴 돌 듯하지만, 검토할 문헌이 얼마나 되는지 모르는 상태로는 어떤 것들이 중요한지 모르며, 어떻게 독자를 이끌 것인지도 모른다. 따라서, 서론은 잊어야 한다. 일단 앉아서 당신이 무엇을 했으며 무엇을 찾아냈는지 글을 써야 한다. 다시 말해, 당신이 아는 것을 아무도 모르는 것처럼 써야 한다.

배경, 재료 및 방법, 결과와 같은 연구의 본문을 쓰는 것을 첫 번째로 고려하라. 고찰과 서론은 여전히 당신을 기다려주고 있으며, 일단 당신이 먼저 무엇을 했는지와 무엇을 찾아냈는지를 쓴다면 더 나아진 관점으로 보일 것이다. 또한, 당신은 기술적이고 분석적 생각을 연습할 것이기 때문에 고찰, 서론, 결론에 이르러 쓸 준비가 되어 있을 것이며, 주요한 결과와 부수적인 결과를 보다 명료하게 바라보게 될 것이다. 솔직히 말하면, 사실이 기술적이고 분석적인 서술 속에서 논리적인 순서로서 놓이기 전까지는 핵심 이슈, 새로운 사실, 그것들의 영향, 의사소통이 어떻게 되는지 그다지 알기 어려울 것이다. 이러한 것을 논문에 집어넣는 과정은 당신이 알고 있다고 생각하는 게 무엇인지와 당신이 진짜 알고 있는 게 무엇인지 비교하는 관점을 당신이 할 수 있는 그 무엇보다도 더 잘 제공한다.

마지막으로 쓴 글의 첫 번째나 두 번째 초고 이후, 논문을 다시 살펴보기 전에 열흘에서 두 주 정도 기다려라. 그렇게 한다면 당신은 더 자주 당신의 글을 객관적이고 비평적으로 바라볼 수 있을 것이다. 논문의 근거, 추론, 논리, 그리고 '흐름'이 다르게 보일 것이며, 더 많은 변화를 필요로 하게 될 것이다.

지침

여기에서 결과 발표와 토론에서 도움이 될 수 있는 몇 가지 지침을 알려주겠다. 당신을 믿도록 사람들을 이해시키고 설득하려고 노력해야 한다는 사실을 꼭 기억하라.

1. 당신의 결과를 논리적으로 개발해라. 일반적인 것부터 시작해 구체적인 것의 순서로 작성하라. 세부 사항부터 시작하고 그런 후에 전체를 포함하려고 하지 마라. 결과 부분을 시작 시점에서 찾아낸 결과 전체를 파악하고 설명하려고 노력해야 한다. 그러고 난 후 개별의 요소 하나하나에 집중하라. 고찰에서, 전체 맥락이나 고려 사항을 알려주는 큰 그림으로 시작하고, 그 후에 연구의 보다 구체적인 측면에서 집중하도록 한다. 만약에 주제가 미국의 인플루엔자나 특정한 암이라면, 인플루엔자나 암에 대해 일반적인 문장을 작성하여, 이어지는 사실과 결과들이 조금 더 이해 가능한 맥락 속에 있도록 해야 한다. 다시 말하면, 사실을 풀어가는 과정과 생각으로 이어가는 과정에 집중하라는 것이다.
2. 고찰에서 '친근하게 설득하기'를 고려하라. 이해하기에는 너무 무거운 재료나 초반부터 최고의 근거로 독자들의 머리를 강타하는 것을 피하라. 단순하고 이해 가능하며 수용 가능한 문장으로 시작하라. 시작 시점에 가장 미약한 근거를 제시하고, 그러고 나서 천천히 강하고 타당한 설명을 쌓아가서 마무리하라. 문장이 서서히 복잡해지도록 만들어야 하며, 당신이 전천히 설명할수록 모두가 다른 설명들도 이해하게 될 것이다. 당신이 독자들의 시선을 결론으로부터 분산시키고 이해시키지 못하는 것을 원하지 않는다면 논란 있는 측면들은 논의의 끝쪽에 위치시켜라.
3. 전체적인 병리과정을 명심하며 당신의 논문을 개발하라. 즉, 질병이나 건강문제에 추정컨대 영향을 주었을 것 같은 요소에 대해 상세히 말할 때는 그것들을 조장하는 요소나 증상과 징후의 발생, 완전한 임상 양상의 영향을 고려해야 한다. 그들이 역학적 결과에서 어떻게 당신의 주장과 일치하고, 지지하며, 앞으로 나아가게 하는가?
4. 당신의 스타일을 가능하면 단순하게 하라. 짧은 단어(보통은 앵글로색슨 어원의)를 사용하며, 짧은 문장, 직설적인 형태를 사용해야 한다. 가능하다면 능동태를 사용하라. 그것이 더 이해하기 쉽고 더 호소력이 있다. 함축적인 단어보다는 드러내는 단어를 선택해야 한다. 당신은 역학자이지 시인이 아니다.
5. 이행(transition) 도구를 충분히 많이 사용하라. 어떤 글쓰기든 간에 이행은 굉장히 중요하다. 왜냐하면 이들은 독자들이 이후 나오는 설명이나 생각의 변화, 예외, 낯선 관찰에 대해 준비하거나 근거를 얻을 수 있게 한다. 추가로, 이행은 당신이 원하는 방향으로 움직임을 이동시키는 데 시간을 벌게 하기도 한다. 이상적으로는, 당신은 이미 이

행과 관련하여 이미 생각을 한 채로 설명하겠지만, 그렇지 않다면 최소한 이행 단어를 사용한다면 도움이 될 수 있다. 또한, 부제는 독자에게 주제 구성요소 부분의 크기와 복잡성을 포함하여 무엇이 나올 것인지 알 수 있게 단서를 제공한다.

피해야 할 문제

피해야 할 몇몇 문제의 영역은 다음과 같다.

1. 틀리는 것. 독자를 가장 등 돌리게 만드는 방법은 틀리는 것이다. 당신이 잘못된 퍼센트, 잘못된 참고문헌을 언급하거나 값을 합했을 때, 정확하지 않을 때 독자들은 당신이 말하는 모든 것을 평가 절하할 것이다. 그렇게 되면 당신은 의사소통과 신뢰의 전투에서 패배하게 된다.
2. 독자를 '평가 절하'하는 것. "모든 말라리아는 모기에 의해서 발생한다."라는 문장과 같이 지나치게 확신에 차고 정제되지 않은 문장은 오류에 빠지게 하고 대부분의 독자를 화나게 만든다. 길고 지나치게 전문적인 단어들은 독자를 장악하고 설득할 수도 있지만, 이러한 표현이 그 자체로 과학에 대한 조예가 깊고 비판적인 독자들을 이해시키긴 어렵게 만들기도 한다. 더 빈번하게는 이러한 단어는 명료화하기보다는 독자를 혼동시키기도 하며, 자주 사용할수록 전문성의 결여를 부르게 된다.
3. 사실과 의견을 혼합하는 것. 모든 근거가 제시되기 이전에 결론에 대해 언급하는 문장이나 단락을 자주 봤을 것이다. 노출이 밝혀지기 전에 잠복기를 서술할 때 가장 많이 발생한다. 이들 추론과 의견은 모든 사실이 다 제시된 후 고찰 부분에 존재해야 한다.

과학 논문 발표하기

사전 준비

청중

과학 논문을 준비하기 전에 우선 청중에 관해서 파악해야 한다. 그들이 일반 대중인지, 학생인지, 과학자인지에 따라 당신은 특별한 발표 형식을 취해야 하며 어휘, 시청각자료, 품행, 발표 스타일조차 다르게 고려해야 한다. 이는 다시 말해 어떻게 가장 잘 의사소통할 것인가 주의 깊은 생각이 필요하다는 의미이다. 즉, 그 청중의 요구와 열망에 대해 발표 자료를 어떻게 제공할 것인가이다.

시설

발표 장소의 크기는 어떻게 되는가? 조명은 어떤가? 얼마나 많은 좌석이 있는가? 얼마나 많은 사람이 올 것인가? 누가 조명과 프로젝터를 조정할 것인가? 어떤 마이크가 사용될 것인가? 단상, 칠판, 플립차트가 있는가? 그러한 시설 중 하나를 고를 수 있는 선택지가 있는가? 청중의 첫 줄로부터 당신은 얼마나 떨어져 있는가? 때때로 마이크 음향이 너무 나빠서 전자식 증폭기의 도움 없이 당신의 목소리만으로 말하는 것이 오히려 잘 전달될 때도 있다. 이러한 질문들에 대한 답을 최대한 빨리 얻어내어야 한다. 학회에서는 적어도 조금은 미리 와서 같은 방에서 진행되는 몇몇 세션에 참가하라.

슬라이드, 투명도, 발표 소프트웨어

첫 번째 중요한 사항은 발표에 한 가지 영사 도구 이외에 다른 도구는 쓰지 말라는 것이다. 여러 도구를 사용하면 혼란스럽고, 시간을 낭비하며, 당신이나 영사에 도움을 주는 사람이 쉽게 오류를 저지를 수 있다.

발표 슬라이드와 컴퓨터 영사는 보통 어두운 공간이 필요하다. 그것은 보통 전환이 빠르다. 환자의 사진, 장소, 대상들이라는 '실제의 것'을 보여줄 수 있다. 하지만 슬라이드는 때로는 빠르게 만들기 어려우며, 막판에는 더더욱 그렇다. 도구 자체의 오류가 드물지 않기 때문에 중요한 학술 발표나 공식적인 발표를 망칠 수 있다. 덧붙여서 말하자면, 즉각적으로 대체할 수 있는 여분의 도구를 발표 전에 미리 확보해 놓는 것이 현명할 것이다. 슬라이드와 컴퓨터 영사를 사용하게 되면 당신은 빈번히 청중과의 의미 있는 눈 맞춤을 잃게 된다.

오버헤드 프로젝트 용 투명 필름[1)]은 마지막 순간에 만들어 사용하는 매우 쉬운 방법이다. 그들을 이용하면, 특히 당신이 말하는 중 스크린이 아닌 투명 필름을 가리킬 때 청중들과 눈을 잘 마주칠 수 있다. 그러나 그들은 때로 사용하기 불편할 수도 있는데, 이는 안정적인 전력을 필요로 하며 소음이 발생하고 때로는 그것이 위치할 논리적 공간이 없기 때문이다. 더욱이, 당신이 모든 각각의 투명 필름을 하나씩 확인하고 들여다보지 않는다면, 당신이 그것을 발표할 때 스크린 정중앙에 정확히 위치시키기 어렵다. 때로는, 투명 필름을 사용하는 것이 과학 발표를 하거나 강연을 제공하는 느낌보다는 그냥 강의를 듣는 느낌을 주기도 한다. 그러나 다른 측면에서 보면, 투명 필름을 사용하는 건 강의와 발표 도구의 정교한 통합을 도모할 수 있다. 왜냐하면, 당신이 이야기를 이어나가면서 투명 필름 위에 밑줄도 긋고, 동그라미 칠 수도 있고, 특정 부분을 강조할 수도 있기 때문이다.

---

1) 역자 주: 2000년대 초 결과 발표 도구인 오버헤드 프로젝트(overhead project)에서 사용하던 투명한 비닐 필름으로 필름에 직접 글을 쓰거나, 표와 그림 등을 복사하여 사용함

몇몇 상황에서는 유인물이 매우 유용할 수 있다. 교육에 탁월한 효과를 보이며 청중들에게 당신이 제시하고 싶은, 다시 말해 "반드시 알고 가야 할" 사항들을 제시하는데 탁월하다. 유인물은 현장조사의 마지막 시점에서 당신의 결과를 지역 보건 공무원에게 요약할 때 이상적으로 사용된다. 그것은 전기 공급이나 장비 고장의 가능성이 우려될 때 특히 유용하다. 안타깝게도 유인물은 복사되어야 하고, 시끄럽고, 청중의 집중이 당신이 아닌 종이에 팔려 청중을 통제할 수 없게 된다는 단점을 가진다. 마지막으로, 유인물은 주요한 과학 회의에서는 실제로 잘 쓰이지 않는다.

슬라이드, 프레젠테이션 소프트웨어, 투명 필름, 유인물은 개인이 선택하면 된다. 당신의 강연 상황과 공식적인 정도, 청중의 본성, 당신 발표의 궁극적 목적을 아는 것은 어떤 시청각 장치를 사용할지 결정을 내리는 데 도움이 될 것이다.[4]

읽을 것인가, 읽지 않을 것인가

중요하게 또 고려해야 할 것은 당신의 발표를 읽을 것인가 읽지 않을 것인가이다. 이상적으로, 논문이나 대본을 읽지 않는다면 아마도 가장 잘 의사소통할 수 있을 것이다. 그러나 읽지 않고 효과적으로 과학적인 자료를 의사소통하는 것은 다년간의 연습, 즉흥적으로 할 줄 아는 타고난 능력, 엄청난 자신감이 필요하다.

다시 말하면 당신의 발표 주변의 환경들이야말로 읽는 것이 필수적인지, 중요한지, 중요하지 않은 것인지 알려준다. 공식적이고 주요한 과학 발표나 강연은 십중팔구 당신의 논문의 상당한 부분들을 읽도록 요구할 것이다. 당신이 발표가 처음이고 과학적 재료를 발표하는 데에 충분한 경험이 없다면 더욱 그럴 것이다. 시간제한이 있을 때도 그럴 것이다(보통 대부분은 있다). 대부분의 과학적 회의에서는 한 사람당 10~15분간의 발표 시간이 주어지며 정해진 시간을 넘지 않는 것이 굉장히 중요하다. 그리고 정말로, 청중이 당신의 동료 일부이거나 심지어는 배우자일지라도 발표는 준비해야 한다. 그들의 반응과 조언을 얻을 수 있으므로 충분히 가치 있는 시간이다.

청중의 규모는 당신이 읽을 것인지 또는 즉흥적으로 할 것인지를 결정하는 데 도움이 되기도 한다. 30명 정도의 작은 청중은 대개 즉흥적으로도 발표가 가능한 비공식적인 분위기를 허락한다. 50명 이상의 청중의 경우, 다양한 상황에 의존하며, 즉흥적으로 발표해도 괜찮고 기억을 상기시키기 위한 메모를 자주 참고해도 좋다. 75명 이상의 과학 발표에서는 당신이 진짜 전문가가 아닌 이상 최고의 읽기를 통해 격식 있고 밀폐된 발표가 요구된다. 10분이나 되는 과학 미팅에서의 논문 발표를 즉흥적으로 최고로, 자연스럽게, 깔끔하게 할 수 있는 사람은 매우 몇 안 되는 전문가밖에 없을 것이다. 발표자 대부분은 그들의 대본을 읽는데 열정,

주제에 대한 이해, 적절한 단어의 제시, 적절한 눈 맞춤이 있으면 청중들과 굉장히 잘 의사소통할 수 있다.

경험에 의한 법칙으로, 확신이 서지 않으면 크게 읽어라. 만약 당신이 예행연습하고 열정적이고, 또렷이 말했으며, 잘 알고 있고, 일관성 있다면 의사소통에서 정보를 전달하고 이해시키는 데 큰 어려움은 없을 것이다.

실제 발표

말하는 내용이 많으면 많을수록 청중에 대해서 철저한 검토를 해야 한다는 사실을 유의하라. 친숙하지 않거나 이상한 옷차림, 낯설거나 부적절한 비언어적 표현, 혹은 집중을 방해하는 시각 요소들과 같은 청중과 당신 사이에 벽을 세우는 요소들을 제거하도록 노력하라. 적절한 언어와 문화적 규범을 인지하는 것은 좋은 의사소통을 가능하게 한다. 그리고 자기 비난이나 사죄를 함으로써 역학자로서의 당신의 신뢰를 위험에 들게 하지 마라.

당신의 강연 순서가 되어 호명되면, 단상으로 씩씩하게 나가라. 발표자가 태평스럽게 느릿느릿 무대로 걸어 올라가는 것만큼 실망스러운 모습은 없다. 배려 없어 보이고 준비되지 않은 모습을 보여준다. 발표를 시작하기 전에 편안하게 있어라. 마이크는 원하는 데 있는지 확인하라. 시작하기 전 시각자료, 노트, 물 한잔, 단상 뒤 당신의 자리가 당신이 원하는 곳에 잘 있는지 확인하라. 보통 당신을 환영이나 때로는 농담과 함께 소개해 준 사람에게 화답할 필요가 있다. 종종, 진짜 과학 미팅에서는 소개 인사는 없지만, 사회자에게 화답하는 것은 좋은 예의이다. 당신의 발표 전 몇몇 발표를 듣고 나면 어떻게 하면 적절하게 요구되는 예의를 보여줄 수 있는지 알게 될 것이다.

스크린에 있는 이미지 근처에 위치하여 무언가를 가리키거나 찾는 데 무대 절반을 걸어 나갈 필요가 없도록 하라. 대개 이건 문제가 없다. 당신이 진짜 가르치는 강의 상태이거나 청중과 대화를 나누려고 하는 것이 아니라면 무대 위에서 돌아다니는 것을 최소화해야 한다. 청중과 눈 맞춤은 될 수 있으면 많이 해야 한다. 마이크, 스크린, 당신이 읽는 원고에 눈을 맞추지 마라. 청중을 돌아가며 봐야지 한 장소나 한 사람만을 보면 안 된다. 이렇게 한다면 청중을 당신이 이야기하는 동안 끌어올 수 있다. 포인터나 전자화살(electric arrow)이 있다면 가능한 한 계속 사용하고 있다가 무언가를 적극적으로 가리키지 않을 때 꺼야 한다. 천천히 그리고 명확히 말하라. 당신의 몸에서 분비되어 순환되는 아드레날린은 거의 항상 단어가 더 빨리 나오도록 만들 것이다. 명료하게 말하고, 발표장 제일 끝까지 들릴 정도로 말해야 한다.

두 줄 간격의 문서를 천천히 명확하게 읽는다면 한 페이지에 2분 정도 보통 소요된다. 다시 말해 10분 발표를 한다면 대본이 4페이지 반에서 5페이지 반보다 길어서는 안 된다는 말이다. 발표 시간이 프로젝트 도우미의 집중도를 얻기 위함과, 불을 켜고 끔과, 도구들을 보여주는 이러한 요소들에 따라서 달라진다는 사실을 상기하라. 많은 발표자는 슬라이드를 보여줌과 동시에 그들의 대본을 읽는다. 그러나 꽤 자주 발표자들은 슬라이드가 등장하면 즉흥적인 말을 한다. 이것은 각 슬라이드마다 5에서 15초 정도의 발표에 추가적인 시간을 더하며, 이는 청중이 발표를 소화할 수 있는 최소한의 시간을 제공한다.

당신의 조사에서 사용된 또는 발견된 소품 또는 실제 물건들을 가지고 오는 것을 망설이지 마라. 부패한 통조림 캔이나 살충제, 질병과 관련된 도구 조각은 굉장히 설득력 있으며 유용할 것이며, 당신의 발표를 “밝게” 할 것이다.[5]

내용

10분 발표는 과학 논문의 중요한 구성요소를 대부분 담고 있어야 한다. 종종 첫 시작은 감사 인사일 것이며, 그런 다음 배경과 목적 기술로 간단한 소개가 있을 것이다. 연구 재료 및 방법은 당신의 조사나 분석의 가장 중요한 부분들을 강조해야만 할 것이다. 여기에서 너무 자세하게 말해서는 안 된다. 간단히 꾸밈없이 필수적인 점만 제시하여 당신이 무엇을 했는지를 더 정확히 청중이 알 수 있게 하라. 설명할 시간이 없는데 굳이 방법을 설명하는 것은 피하라(비유하자면, 거기에는 “블랙박스”가 없어야 한다).

당신이 찾아낸 모든 것을 청중에게 전달할 수 없다는 것을 기억하며, 가장 중요한 결과만 언급하라. 이 부분은 당신의 발표에서 가장 긴 부분을 차지할 것이다. 표, 수치, 그래프가 사용될 것이며 잘 사용된다면 이해를 높이고 설명을 최소화할 수 있을 것이다. 다음에는 고찰로 넘어가며, 논문에서 그랬듯 가장 중요한 게 뭔지, 기존에 알려진 것과 어떻게 일치하는지, 당신의 결과에 대한 해석은 무엇인지를 강조하라. 그리고 결론을 말하라. 결론은 요약이자 가능하다면 제어, 예방을 포함하여 이 모든 게 어떤 의미를 지니는지 설명하는 것이다.

발표를 마친 뒤에, “감사합니다” 인사하라. 발표를 단순히 말하는 것을 멈추는 것만으로 끝내지 마라. 청중은 그걸 예상하지 못한다. 또한, 당신의 발표를 들어준 청중들에게 감사를 표하는 것은 간단한 정중함이기도 하다.

당신의 청중과 소원해지는 법

다음과 같은 비교적 간단한 규칙을 어긴다면, 당신과 청중 사이 의사소통에 치명적인 문제를 일으키며, 동시에 신뢰와 지명도를 잃게 될 수 있다.

1. 아마도 가장 잘못된 것은 할당된 시간보다 더 많은 시간을 사용하는 것이다. 이것은 이기적이고, 불공정하다. 심지어 만약 당신의 논문과 관련된 토론 시간이 마련되어 있다

면, 당신은 당신 것이 아닌 시간을 사용하는 것이다. 논의 시간은 당신의 청중들이 발표에 반응할 수 있는 시간이다. 시간을 넘기는 것은 사회자 대부분을 격분하게 할 것이며, 이러한 제약을 깬다면 그만 얘기하고 자리에 앉으라고 요청받는 민망한 상황을 견뎌야 할지도 모른다. 더 나아가 허용된 시간보다 많은 시간을 쓰는 것은 당신이 잘 준비되지 않았고 무엇이 중요한지 말할 줄 모른다는 것을 암시한다. 이 모든 것들을 단 하나의 사실로 요약한다면, 당신은 절대 당신이 했거나 찾아낸 것 모두를 전달하기를 기대할 수도 없고 해서도 안 된다는 것이다. 반드시 선택적이어야 한다. 당신에게 할당된 시간 동안 이야기하지 못한 영역을 주제로 토론 시간에 다룰지도 모르는 일이다.

2. 두 번째 주요한 문제는 시각 자료와 관련된 것이다. 당신은 프로젝션의 순서와 품질을 보장할 책임이 있다. 만약 그들이 순서가 잘못되거나 거꾸로 있거나 알아보기 어렵다면 그들은 그 자체만으로도 의사소통 전문가로서의 당신의 능력과 조사자로서의 당신의 신뢰를 더럽힐 것이다. 몇몇 이상한 이유를 들어 일부 사람들은 시각 자료에 대해 단순히 별 신경을 쓰지 않는다. 그들은 앞서 설명한 나쁜 행동들을 다 보인다. 그들과 같은 사람이 되지 말아야 한다. 가능하다면, 개인 슬라이드 카루젤(carousel)[2)]을 사용하고 발표장에 개인 노트북을 지참하라. 당신이 직접 카루젤(carousel)에 슬라이드를 넣어라. 슬라이드나 컴퓨터에서 순서를 발표하기 전 적어도 두 번 이상 확인하라. 최고의 발표를 가장 빠르게 망칠 수 있는 것은 순서가 바뀌거나, 위아래가 바뀌거나, 반대 방향으로 된 시각 자료일 것이다.
3. 알아보기 힘들거나 지나치게 많은 자료가 들어있는 프로젝션을 사용하지 마라. 실제 발표 장소 공간의 크기를 대강이라도 고려해서 영사한다면 간단하게 이를 방지할 수 있다. 공간 가장 뒤에서 쉽게 알아보기 힘들다면, 모두에게 그것을 보여주느라 시간을 낭비할 필요조차 없는 것이다.
4. 청중을 깔보듯 얘기해서는 안 된다. 이를 쉽게 규정하기는 어렵지만, 거만한 태도나 긴 단어 또는 우월하다는 느낌을 풍기는 것을 피해야 한다. 같은 맥락으로 사회자가 당신의 감독관이라는 것을 잊어서는 안 된다. 사회자의 요청을 무시하지 말아야 한다. 사회자의 지시를 따르지 않는다면, 크게 당황스럽게 할 것이며 신뢰도 잃게 될 것이다.
5. 청중들 앞에서 화가 나거나 기분 나쁜 티를 내서는 안 된다. 특히 토론 시간에 이런 위험에 빠지기 쉽다. 그런 질문을 해 준 것에 대해 질문자를 칭찬해야 하며, 차분히 있어야 하고, 모르면 모른다고 답해야 하며, 타인의 의견이 괴상할지라도 그 의견을 존중해야 하고, 속으로는 분노가 치밀어 오를지라도 침착하고 친절해야 한다.

---

2) 역자 주: 슬라이드를 영사하는 기기

요 약

글을 쓰거나 말을 하거나 당신의 일차적인 목적은 사실과 아이디어를 전달하여 청중들이 이해하고 당신을 신뢰하게 만드는 것이다. 간결한 단어를 사용하고, 논리는 명료하며 이해할 수 있게 하고, 목소리 톤은 친밀하게 설득하는 느낌으로 유지해야 한다. 그리고 항상 그렉의 12번째 법칙인 "절대로 당신이 아는 모든 것을 청중에게 얘기해서는 안 된다."를 기억해야 한다.

참고문헌

1. King, L.S. (1991). Why Not Say It Clearly: *A Guide to Expository Writing*, 2nd ed., Little, Brown, Boston.
2. Huth, E.J. (1987). *Medical Style and Format: An International Manual for Authors, Editors, and Publishers*, ISI Press, Philadelphia.
3. Berkelman, R.L., Martin, D., Graham, D.R., et al. (1982). Streptococcal wound infections caused by a vaginal carrier. *JAMA* 248, 2680-2.
4. Mandel, S. (1987). *Effective Presentation Skills: A Practical Guide for Better Speaking*, Crisp Publications, Los Altos, Calif.
5. Heinich, R., Molenda, M., Russell, J.D. (eds.) (1993). *Instructional Media and the New Technologies of Instruction*, 4th ed., MacMillan Publishing Co., New York. pp. 54-57.

SUGGESTED READING

1. *American Medical Association Manual of Style*, 8th ed. (1989). Williams & Wilkins, Baltimore.
2. Fowler, H.R. (1980). *The Little, Brown Handbook*, Little, Brown, Boston.

제13장

대중과 매체 다루기

Bruce B. Dan
역자; 이무식

현장조사의 초기에 개략적인 정보, 경계하는 지방 당국, 긴 시간, 어렴풋이 다가오는 위기와 같이 역학자가 마주하는 다양한 문제는 벅찰 수 있다. 확실히 현장팀에서 그들의 일에 추가하고 싶지 않은 것이 뉴스 매체를 마주하는 것이다. 하지만 일단 매체에서 지역사회의 조사에 대해 알게 되면, 자신의 뒷마당에서 무슨 일이 일어나는지에 대해 자연스럽게 알고자 함을 강력히 주장하게 될 것이다. 문제를 다루고 있는 책임자들은 조사 초기에 추정되는 원인에 대해 신중한 추측을 하지만, 대중은 단순하고, 직접적이고, 이분법적인 정확한 답을 원한다. 모든 역학조사는 각자의 독특한 측면을 가지고, 모든 지역 상황도 각자의 특이한 점을 가지지만, 이번 장에서는 뉴스 매체의 주목을 받는 조사를 다루기에 도움이 되는 지침을 제공하고자 한다.

배 경

최근까지 사실상 대중이 의료 정보를 배울 수 있는 유일한 방법은 그들의 개인 담당 의사와 이야기를 나누는 것이었다. 지금은 누구나 건강과 질병에 대해 신문 기사, 건강 잡지, 식습관 및 영양 관련 책을 읽거나, 텔레비전 뉴스, 유명인사의 피트니스 DVD를 보거나, 늦은 밤 정보광고, 구글에 몇 글자를 타자하면서, 또는 팟캐스트를 통해 최신의 건강 팁을 내려받는 것 등으로 배울 수 있다.[1] 실제로 가정에서 텔레비전을 보는 평균적인 시간은 하루에 8시간이 넘는 것으로 추정되었는데, 이는 10년 전 조사와 비교했을 때 거의 한 시간이 늘어난 수치이다.[2]

현재 미국에는 1,700개가 넘는 상업적 그리고 공공 텔레비전 방송국이 있고, 그들의 방송은 텔레비전 세트를 가지고 있는 가정의 99%에 방송된다. 거기에 더해서 케이블과 위성 TV 시스템, 위성 라디오, AM과 FM 라디오 방송국은 라디오를 가진 99%의 가정으로 송출되며, 1,500개의 주요 신문들은 합치면 거의 6천만에 다다르는 복합된 순환 부수가 나온다. 보다시피 우리는 정보의 홍수에 살고 있음을 알 수 있다. 더욱이, 요즘은 인터넷이 무제한에 가까운 의학 관련 정보를 제공한다. 미국의 1억 1300만 성인 인터넷 이용자 가운데 80%가 건강 주제로 검색한 적이 있으며, 식습관, 건강, 약물, 실험적 치료에 관한 관심이 높아졌다.[3]

의료 정보는 의학 저널, 과학적 회의, 연방 또는 주 보건부의 회보, 또는 병원의 보도와 같은 다양한 출처를 통해 나온다. 출처가 어디든 간에, 공공 부문의 의료 뉴스는 대중매체에 의해 먼저 걸러지고 전파된 후에 확산한다. 대중은 자연스럽게 불확실성이 있을 때 의료 전문가에게서 그 답을 듣고 싶어한다. 확실히, 심각한 질병의 집단발병에 있어서 그들의 건강은 의학적으로 권위 있는 기관의 즉각적인 조언에 달려 있을 것이며, 또는 초등학교에서 머릿니가 거의 매년 발생하는 동안 그들의 두려움을 잠재울 필요가 있을 것이다.

조사에 따르면, 의학 보고서가 생성하는 많은 양의 매체 보도가 건강 이슈를 항상 명확하게 해 주는 것은 아니다.[4] 문제의 많은 부분이 종종 매체와 제대로 상호작용이 이루어지지 않은 보건 전문가에 있을 수도 있다. 매체가 청중에 어떻게 정보를 제공하는지 이해하고, 메시지를 어떻게 전달할지 아는 것은 대중이 효과적인 조처를 하는지 아닌지를 결정할 수 있다. 현실은 보건의료제공자가 공중보건을 개선하기를 원한다면, 그들이 병력을 기록하고, 흉부 청진을 하고, 처방전을 쓰는 것만큼 매체에 노출되는 것을 편안하게 느끼고 숙련되어 있어야만 한다. 건강정보는 가장 큰 이익을 볼 사람들 즉, 대중에게 효과적이고 명확하게 소통되지 않는 이상 별로 쓸모가 없을 것이다.

공중보건 사회는 2001년 9월 탄저균을 이용한 생물테러 공격을 둘러싼 사건 당시 이 같은 현안의 실상을 큰 규모로 직시했다. 보건 당국은 항상 건강 정보를 전달하는 데 능숙해야 하지만, 그들은 상황이 언제 국가적 감염병 유행의 가능성을 가지고 있는지 확실히 알고 있어야 한다. 종종 탄저균 위협의 경우처럼(단지 22건만 발견됨) 실제로 병에 걸리는 사람의 수는 적을 수 있지만, 문화적, 재정적, 정치적인 결과는 엄청날 수 있다. 탄저균 조사 초기 단계에서 보건 당국의 실수는 진단적 오류나 잘못 구성된 사례정의, 또는 부정확한 실험실 기법의 결과가 아니었다. 이 문제는 책임 있는 보건 당국자들이 감염병에 대처하는 데 필요한 의사소통 기술과 전략을 가지고 있지 않았기 때문에 발생했다. 미국 질병통제예방센터(Centers for Disease Control and Prevention, CDC)는 이 집단 발생으로 얻은 교훈이 현재 기관의 운영 방식을 변화시켰다고 인정했다.[5]

뉴스

모든 사람이 뉴스를 보거나 들을 때 뉴스가 무엇인지 알고 있지만, 이를 정의하기는 쉽지 않다. 새로운 의학적인 돌파구 또는 새로운 발견에 대해 읽었을 때, 그것이 뉴스라는 것을 안다. 하지만 정확히 어떤 사건을 뉴스거리라고 할 수 있을까? 기자들이 "뉴스"를 어떻게 정의하는지 알면 도움이 된다. 뉴스는 평범한 것에서부터 무언가가 멀어질 때 일어나는 것으로 뉴스의 본질은 특이함이며 또는 생물 통계학적 비유로는 평균으로부터 2 표준편차만큼 떨어진 것이라고 할 수 있다. 기자와 언론 매체는 변화, 유의한 변화, 위협적으로 보이는 변화, 새로운 질병, 새로운 피해자와 같이 현재 상태를 방해하는 무언가에 관심이 있다. 그것이 뉴스이다!

인터뷰 대상자의 관점에서, 기자들이 어떻게 감시를 하거나 사건 정의를 선택하는지를 통제하는 것뿐, 그들이 쓰는 글을 통제하는 방법은 없다. 더 문제가 되는 것은, 인터뷰 대상자는 다른 인터뷰나 요소들이 이야기에 어떻게 들어가는지 알지 못한다는 사실이다. 인터뷰 대상자가 할 수 있는 것은, 그와 그가 속한 조직에 우호적인 측면이 혼합될 수 있도록 하는 것이다. 의사소통 기술과 전략이 필요하지만, 숙달되면 그 과정의 일부가 되는 것을 즐길 수도 있다.

언론인과 방송인은 뉴스를 '소프트' 뉴스와 '하드' 뉴스의 두 범주로 나눈다. 소프트 뉴스('특종'이라고도 불림)는 이야기 뒤에 있는 이야기이다. 특종은 사건들이 아니라 사건의 배경이다. 특종에는 미국의 식품매개 질병에 대한 텔레비전 다큐멘터리, 저체중 영유아에 대한 라디오 시리즈 또는 보건의료 예산 삭감에 관한 기사 같은 특정한 이야기나 유행과 관련된 문제에 대한 보고서가 포함될 수 있다.

하드 뉴스는 매체에 의해 촉진된 사건으로 그것이 진짜 '이야기'이다. 많은 뉴스 매체들은 하드 뉴스를 "속보"라고 부르며, 비행기 추락, 폭탄 폭발, 감염병 유행이 여기에 해당한다.

마감 시한

각각의 전통적인 매체(출판, 라디오, 텔레비전)는 특정한 형태의 압력(마감 시한)에 시달린다. 대부분의 다른 기업과는 달리, 저널리즘은 연속적이고 끊임없는 일정 아래에 운영된다. 뉴스 기자들은 엄격한 제약 속에 그들의 이야기를 인쇄물이나 방송에 내보내야 한다. 그들에게는 하루 늦은 뉴스는 더는 뉴스가 아니다. 이러한 압박이 뉴스 비즈니스에 만연한 기이한 일을 설명한다. 기자들이 퉁명스럽거나 갑작스러울 때, 그것은 종종 그들이 일해야만 하는 상황을 반영한다.

월간 잡지는 일반적으로 선행된 시간이 길고, 기자들은 종종 몇 주 동안 기사를 다룰 시간이 있다. 그리고 심지어 신문 기자들도 다음날 판을 위해 온종일 기사를 쓸 수 있다. 마감 기한이더라도 신속하게 작성된 인용문이 다음 날 아침 판에 필요한 전부일 수 있다.

라디오 뉴스는 훨씬 더 정확한 방송 일정을 따라야 한다. 시간별 뉴스 프로그램이 원칙이지만, 이른 아침과 늦은 오후의 운전시간대에 10분 업데이트는 흔하다. "모든 뉴스" 라디오 방송국의 출현은 그들이 시시각각으로 따라잡을 필요가 있음을 의미한다. 하지만, 의학 뉴스 속보가 필요하다면 방송 중에 빠르게 쓰이고 읽어야 할 수도 있다. 빠른 전화 통화는 라디오 방송국에 실제적인 이야기를 만드는 데 필요한 정보와 목소리를 제공할 수 있다.

텔레비전 특파원들은 가장 빡빡한 마감 기한 아래서 일한다. 가장 엄격한 제약 속에 일하는 이유는 텔레비전이 시각 매체이기 때문이다. 당연하게도, 비디오 영상을 논리적이고 질서 정연하게 편집하고 배치하는 데에는 시간이 걸리고, TV의 경우 그림이 없으면 이야기도 없다. 상업적인 방송국에서 대부분의 오후와 저녁 뉴스 방송의 경우, 카메라 제작진과 취재진의 일정을 잡기 위해 오전 일찍 인터뷰를 잡아야만 한다. 케이블 채널과 24시간 뉴스 프로그램의 확산과 함께, 텔레비전 뉴스는 가장 최신의 속보 뉴스거리를 찾는 굶주리고 경쟁적인 사업이 되었다.

24시간 뉴스 프로그래밍과 인터넷의 출현으로, 기자와 편집자들은 가능한 한 빨리 대중에게 정보를 제공해야 한다는 더 큰 압력을 받고 있다. 이는 기자들이 어떠한 이유로 전화를 한다면, 그들이 내일이나 다음 주가 아닌 지금 정보를 필요로 하며, 그날의 나중이 아닌 지금 당장 당신과 이야기할 필요가 있음을 의미한다. 뉴스 매체에서 전화가 오면 전화에 응답하는 것도 중요하지만, 그들과 전화할 준비가 되어 있는 것도 중요하다. 인터뷰의 적절한 균형과 타이밍에 대해서는 다음에 논의할 것이다.

뉴스 비즈니스

기자와 뉴스 출처 간의 상호작용을 이해하는 것도 매우 중요하다. 각각에 의제가 있다.[4] 매체는 수정헌법 제1조의 원칙에서 언론 운동의 일부이며, 또한 자유 기업체계의 일부로, 즉, 그들은 비즈니스이다. 매체가 공중보건에 종사하고 있지 않다는 것을 이해하는 것이 중요하다. 뉴스 기관들이 중요한 건강정보를 전달함으로써 공공 서비스를 하는 것처럼 보일지 모르지만, 그들은 단지 더 많은 신문을 팔거나 광고에 더 높은 요금을 부과하기 위해서 그렇게 한다. 공중보건 기관과 뉴스 기관의 우선순위는 다르다. 공중보건 공무원들은 중요한 정보를 전파하기 위해 언론이 필요하고, 언론은 뉴스를 팔기 위해 의학적인 이야기가 필요하다. 그러나 결과적으로 이 두 다양한 집단 사이의 좋은 관계는 대중에게 전체적으로 도움이 된다.

인터뷰

모든 언론인은 그들의 업무에서 공통적인 도구인 인터뷰를 공유한다. 인터뷰는 당신과 언론인 사이의 가장 자주 발생하는 상호작용이자, 가장 유연한 형식이기도 하다. 출판업 또는 라디오 기자는 당신을 전화로 인터뷰할 수 있다. 텔레비전 기자는 당신에게 편리한 장소와 시간에 마련된 비디오 녹화 인터뷰에 참여할 것을 요청할 수 있다. 기자들은 출처를 확인할 뿐만 아니라 신뢰성을 주기 위해 일부 뉴스에 그들의 출처를 제공하는 것을 원하게 될 것이다. 예를 들면, “존 스미스 박사, 설사병 관련 역학 전문가”라고 소개할 것이다. 청중들이 쉽게 이해할 수 있는 제목을 개발해야 한다. “신장내과 전문의,” “신생아 전문의,” “혈액 종양 전문의”와 같은 용어에 익숙한 일반인은 거의 없다. 그리고 자신을 “의학 역학자”라고 칭하는 것은 상당히 낯선 분야에 종사하고 있음을 알아야 한다.

인터뷰를 진행함에서 있어서, 언론인은 당신의 사무실로 찾아오거나 현장에서 뜻하지 않게 당신을 가로챌 수도 있다. 기자 대부분과 뉴스 기관은 그들의 이야기의 특성에 따라 다양한 형식의 조합을 사용한다. 뉴스 기자들은 보건 당국자와 같이 그들의 특징과 배경이 다양하다. 놀랄 것도 없이, 과학 기자에 의해 한 지역 신문에 보도된 이야기는 주요 네트워크의 보건 특파원의 이야기와 다를 수 있지만, 모든 기자는 누가/무엇을/어디에/언제/어떻게/왜 이 6가지 질문에 대한 답을 찾고 있다. 이 6가지 질문의 답을 준비하고 명확하고 간결하게 제시하는 것이 당신의 일이다.

따라서 어느 인터뷰든 동의하기 전에, 인터뷰 진행자에게 위와 같은 6가지 질문을 해야 한다. 인터뷰는 누가 하고 어느 기관에서 하는 건가요? 인터뷰 주제와 질문할 내용은 무엇인가요? 어디서 진행할 것인가요? (편안한 당신의 사무실 또는 생소한 TV 스튜디오) 인터뷰는 언제 진행되고, 언제 나오나요? (오늘 밤 저녁 시간 뉴스 또는 다음 달 건강 잡지) 인터뷰는 어떻게 진행되는가요? (비디오 촬영 또는 생방송, 기자와 한 명과 또는 단체) 그리고 아마도, 가장 중요한 것으로, 왜 인터뷰를 진행하는가요?

만약에 모든 질문에 대해 답을 얻지 못했다면, 인터뷰를 허가해서는 안 된다. 타임지 또는 나이트라인에 인용될 것이라고 요청받았을 때 더 영광스럽고, 중요하며 주목을 받는다고 느끼는 경향이 있지만, 이러한 유혹을 경계해야 한다. 지나치게 열성적이고 준비되지 않은 보건 공무원은 대개 좋은 점보다 더 큰 해를 끼친다.

추가로, 예정된 인터뷰에 대해 지역, 주, 국가 공중정보 담당자에게 확인해야 하는 것은 반드시 해야 한다. 단계마다 언론과의 교전 규칙이 있을 수 있다. 여하튼 언론관계 전문가들은 인터뷰 진행과 관련해 건전한 조언을 해 줄 수 있으며, 언론 문의에 뒤이어 이를 유지하는 것이 시급하다. 이러한 지식은 그들이 인터뷰를 조정하고, 언론의 관심을 추적하고, 언론과 잘못된 소통을 방지할 수 있게 해 줄 것이다.

인터뷰의 목표

현재까지 기억해야 할 가장 중요한 것은 뉴스 인터뷰가 중요한 청중에게 당신의 메시지를 전달할 유일한 기회라는 것이다. 보이는 모습과 달리, 뉴스 인터뷰는 기자의 질문에 대답하거나 기자를 행복하게 만들기에 좋은 장소는 아니다. 거기에 있는 당신은 당신이 믿는 아이디어를 의사소통하는 것이 매우 중요하다. 인터뷰는 지적인 활동 또는 토론이 아니다. 언쟁이나 친근한 수다는 더더욱 아니다.

종종 기자들은 미리 적어둔 정신적 이야기를 가지고 인터뷰에 오기도 한다. 당신의 과제는 그들이 올바른 이야기를 가지도록 확신을 주는 것이다. 너무 많은 인터뷰 대상자들이 기자에게 특정한 대상에 대해 자신들이 아는 모든 것을 이야기하려고 하며, 자신들이 말하고자 했던 기본적인 요점을 혼란에 빠뜨리게 된다. 당신의 주요한 의무는 기자의 주의를 사로잡는 논평을 하고 요점을 이해시키는 것이다. 이 과제는 유일한 중요 메시지를 만들고 전달하는 법을 배움으로써 이루게 된다.

그 독특한 메시지는 단일 우선 커뮤니케이션 목표(Single Overriding Communication Objective, SOCO)라고 말하며, 쏙-오라고 발음한다. 이 정의에 따르면 SOCO는 당신이 주제에 대해 전달하고 싶은 유일한 가장 중요한 메시지를 의미한다. 사실 당신의 목표는 인터뷰 중 모든 질문을 SOCO로 전달하는 기회로 만드는 것이다.

다음은 경험에 근거한 규칙 몇 가지다.

- 단일의 설득력 있는 생각을 구상하고 적어라(당신의 SOCO)
- 당신의 SOCO를 인터뷰에 가지고 올 수단을 찾아라
- 인터뷰가 갑작스럽게 끝날 수 있으므로 당신의 SOCO를 빨리 꺼내라
- 청중이 이해할 만한 언어로 당신의 SOCO를 연관시킬 수 있는 것을 배워라

좋은 의사소통 기술을 연습하는 것은 상당한 준비가 필요하다. "즉흥적으로 하는 것"의 유혹을 피해라. 대본 없이 공연하러 가는 전문가는 없음을 기억해라.

언어

단일 메시지에 있어서, 당신은 가장 많은 사람이 이해할 수 있는 단어를 사용할 때 가장 성

공할 것이다. 의학 전문용어를 사용하는 것을 피해라. 의학 전문용어는 임상적 상황에서는 유용할 수 있지만, 일반 대중에서는 그렇지 않다. 간단히 말하는 것을 배워라. 이를테면 다음과 같다.

- "소통하다(communicate)" 대신 "말하다(say)"라고 하자
- "전파하다(disseminate)" 대신 "보내다(send)"라고 하자
- "전이되다(metastasize)" 대신 "퍼지다(spread)"라고 하자

다음절 단어 대신에 단음절의 단어를 사용하도록 하자. 교과서에 있는 라틴어나 그리스어 대신 후두로 쉽게 발음되는 자음의 앵글로-색슨 단어를 쓰자. "비전형적인(atypical)", "무증상(subclinical)", "검사 결과 음성(negative test results)", "배양 양성(positive culture)" 등의 헷갈리는 단어나 구절은 주의하자. 소수 집단에서만 사용하는 "상대위험도(relative risk)", "오즈비(odds ratio)", "대조군(control)", "민감도(sensitive)", "특이도(specificity)" 또한 조심하자. 많은 단어들 앞에 붙는 "전-(pre-)", "후-(post-)" "거짓-(pseudo-)"과 같은 단어 대신에 쓸 만한 단어를 찾아보자.

인터뷰 기술

다리 놓기(Bridging)

기자가 당신의 논점에서 벗어나거나 당신을 몰아붙이거나 추궁하는 질문을 할 수 있는데, 당신은 이것을 '다리 놓기'라는 기술로 미리 방지할 수 있다. '다리 놓기'는 간단하다. 그저 한 포인트에서 다른 것 사이에 다리를 놓는 전환이다. 즉, 기자가 가고자 하는 방향을 당신이 인터뷰가 진행됐으면 하는 방향으로 트는 것이다. 질문을 무시하거나 피하기보다는 간단히 인식하고 SOCO로 옮겨가거나 다리를 놓는 것이다. 앞으로 다가올 수십 가지의 질문들에 대해 답하기를 준비하기보다 SOCO로 다리를 옮기기 위해 몇 가지 전환구를 사용하기만 하면 된다. 아래의 것들이 쓰기 좋은 간단한 '다리'들이다.

- **'모르겠다'를 '안다'로** - "그 질문에 대한 답은 제가 모르겠지만, 제가 말할 수 있는 부분은…"
- **시간** - "과거에는 맞는 말이었지만, 지금은 제가 알기로는…"
- **중요성** - "물론 그것도 하나의 요소이겠지만, 더 중요한 것은…"
- **지지** - "네 맞습니다. 그런데 거기에 덧붙여서…"
- **반박** - "사실 그건 아니고요, 제가 더 설명해 드리면…"

- **대비** - "그것은 여성에서는 가장 중요한 요인이지만, 남성에서는…"
- **초점 맞추기** - "일반적으로 그 말은 사실이지만, 이 경우를 좀 더 자세히 보자면…"

원래 논점으로 돌아가기 위해 수많은 방법을 생각해볼 수 있다. "당신이 언급한 것은 제가 말하고자 하는 바는 아닙니다", "자 그걸 이런 시점에서 바라봅시다", "그 말인즉슨…"

당신의 대화 스타일에 잘 들어맞는 편한 구절들을 찾아보라. 하지만 결국 중요한 것은 대상을 당신의 메시지로 다시 끌고 오는 것이다. 당신이 잘 알지 못하는 것에 대해 굳이 대답하려 하지 마라. 당신의 신용성을 잃을 뿐 아니라, 청중들에게 잘못된 정보를 줄 수 있다.

표식 만들기

당신이 전하고자 하는 메시지를 기자와 청중에게 더 강조하고 기억에 남게 하려면, 당신은 표식 만들기(flagging)라는 기술을 이용해 당신의 SOCO에 주목하게 할 수 있다. 그저 당신의 대화 내용 중 주요한 부분에 표식을 위한 구절들을 사용하는 것이다. 표식을 위한 구절들은 아래와 같다.

- 동상에 대해 제가 말할 수 있는 가장 중요한 것은…
- 만약 성욕이 왕성한 여성이 저에게 이렇게 묻는다면…
- 원자력 발전소 근처에 사는 사람들에게 가장 핵심적인 것은…
- 식품을 취급하는 사람이 명심해야 할 단 하나의 사실은…
- 결핵이 있는 사람이 꼭 기억해야 할 내용은…

어려운 인터뷰 다루기

굉장히 골칫거리일 수 있거나 심지어는 적대적일 수도 있을 인터뷰를 대한다면, 그저 당신의 답변들이 모두 당신의 메시지로 다리 놓기가 되는 것만 확실하게 하자. 다양한 직종의 전문가들은 본능적으로 자신들이 질문 받았을 때 자신의 위치를 지키기 위해 방어하고자 하는 경향이 있는데, 유능한 기자들은 오히려 이를 이용해 당신에게 궁금한 질문으로부터 결국 논란이 있는 영역으로 끌고 가려고 할 것이다. 지적 논쟁이 발생하기 시작하면, 당신의 메시지를 제대로 전달할 권한은 사라지게 된다. 그러나 당신은 자신의 사고나 행동을 모두 정당화할 필요도 없고, 증인의 위치에 있는 것도 아니다. 그저 인터뷰의 문장이 당신의 SOCO로 다리를 놓을 수 있도록 사용하면 된다. 부정적인 구절들을 반복하지 마라. 휴지기를 갖고, 사려 깊으면서도 긍정적인 대답들을 사용해라. 주도권과 확신을 가지고 당신의 입장을 얘기하는 데 있어서 허락을 구하려 하지도 마라.

인터뷰는 온 더 레코드(on-the-record)일 수도, 오프 더 레코드(off-the-record)일 수도, 혹은 그 사이 어딘가인, "백그라운드(background)"에서 이뤄질 수도 있다. 만약 당신이 인터뷰를 "온 더 레코드"(당신이 말하거나 행동하는 모든 것이 사용될 수 있고, 모두 당신으로부터 기인한 것으로 여겨지는 것을 의미한다)로 진행할 수 없다고 한다면, 당신은 우선 언론인에게 말 자체를 하지 않는 것이 좋을 것이다. 그렇다고 오프 더 레코드 인터뷰에 응하지도 마라. 그것이 실제로 끝까지 오프 더 레코드일 것이라는 보장은 없다. 당신이 말하는 것이 다음 날 아침 뉴스 헤드라인으로 뜨는 것을 보기 싫은 내용은 그 어떤 것도 기자에게 말해서는 안 된다.

인터뷰 기획하기

인터뷰는 운에 맡기는 일이 되어서는 안 되며 치밀하게 계획된 만남이어야 한다. 어떤 인터뷰를 하기로 동의하기 전에 다음과 같은 지침을 따라야 한다.

선별

- 모든 매체와의 접촉은 먼저 매체 담당 직원이 먼저 선별하고, 불가능할 때 당신이 선별해야 한다.
- 기자가 당신을 인터뷰하고 싶어 하는 이유에 대해 명확하게 이해해라. 정확한 주제가 무엇인가? 인터뷰에 참여하는 것이 당신에게 이득인가? 당신이 전문인 분야인가 아니면 다른 사람이 더 적합한가?
- 기자의 마감기한과 얼마나 많은 시간을 필요로 하는지 확인하라.

준비

- 준비되지 않은 인터뷰는 기자와 당신 모두의 호기심을 충족시키지 못한다. 인터뷰를 준비하는 것이 하는 것만큼 중요하다.
- 미리 정해진 주제에 대해 질문을 제한하고 싶다고 기자에게 확실히 해라. 인터뷰에 시간제한을 설정하라.
- 가능하다면, 인터뷰 전에 기자에게 간단한 설명서, 배경 정보, 사진을 보내라.
- 인터뷰를 위해 준비해라. 전략을 계획해라. 주요한 공중보건 메시지를 적어보고 연습해라. 당신의 요점을 설명할 몇 가지 다채로운 인용과 일화에 대한 초안을 마련해라.

인터뷰

- 기자가 도착하면 인터뷰의 주제와 길이를 다시 한번 확인해라.
- 기자에게 당신의 이름과 소속기관이 올바르게 적힌 명함을 줘라.
- 기자와 당신 모두 자리에 앉으면 기자에게 "인터뷰 주제에 대해 얼마나 아는지" 물어봐라. 당신이 전문가이기 때문에 통제력을 가지고 상황을 당신이 보는 대로 정리해라: 당신의 SOCO
- 부정적인 혹은 관련 없는 질문들은 간단하게 다리를 놓고 대화의 주제를 당신의 메시지로 돌려놓아라. 당신은 기자에게 그날 이야기하기로 합의한 주제에 대해 인터뷰하기로 한 점을 상기시키며, "낚시성 질문"을 피할 수 있다. 당연히 다른 주제로 다른 날 인터뷰하는 것은 괜찮다.
- 합의된 인터뷰 시간제한을 준수하여라(보조원에게 합의된 시간제한이 지나면 전화해달라고 요청할 수 있다). 당신의 메시지를 간결하게 표현할 수 있는 요약과 함께 인터뷰를 질서 정연하게 마무리하라.
- 마지만 단계의 질문 혹은 확인이 필요한 질문을 다룰 수 있는 후속 절차를 준비하라.

인터뷰 후

- 인쇄 매체든 방송 매체든 각 인터뷰는 배우고 개선할 기회가 되어야 한다.
- 모든 인터뷰에 대한 색인 카드를 날짜, 기자 이름, 토론 주제, 그리고 어디에 나타났는지 적어라. 인터뷰 점수를 매겨라. SOCO는 넣었는가? 기자에게 점수를 매기고 나중에 참조할 수 있도록 카드를 모아놓아라. 그들은 지식이 많았는가, 없었는가? 그들은 아군인가 적군인가?
- 만약에 당신이 기자에게 잘못된 정보를 주었다는 것을 발견하면, 이야기가 이미 공개됐더라도 즉시 수정해라. 만약 기자들이 사실을 잘못 진술했다면, 그들에게 이야기가 수정될 수 있도록 경각심을 주어라. 진술이 왜곡됐거나 인터뷰가 부당하게 진행되었다고 느끼면 기자에게 알려주어라. 만족스러운 답변이 없으면, 해당 사안이 편집자의 관심을 끌 것임을 기자에게 알려주어라.

올바른 인터뷰에 대해 정해진 공식은 없다. 하지만, 각 매체와 인터뷰를 진행할 때 유용한 힌트들이 있다. 아래에는 당신이 접할 수 있는 각 인터뷰 유형에 대한 몇 가지 조언이 있다.

서면 인터뷰

서면 인터뷰는 아마도 가장 흔하고 가장 덜 위협적일 것이다. 이는 대개 대면 또는 전화로 진행하는 신문 기자와의 일대일 대화를 포함한다. 사람들 대부분은 자신이 자신 있는 주제에 대해 다른 사람과 대화하는 것을 편하게 느낀다. 너무 편안함을 느끼고 너무 많은 말을 하는 것이 위험 요소이다. 기자에게 질문을 미리 정해진 주제에 국한하고 싶다고 분명히 말해라.

기자들은 정확한 인용문을 쓰기 위해 대화를 녹음할 수도 있지만, 그들은 단지 몇 가지 중요한 요점을 간단히 적을 수도 있다. 만약 기자가 전화를 걸었을 때 (이미 그와 통화할 수 있도록 약속이 되었다면), 그 순간에 말할 필요가 없다는 것을 기억하라. 기자에게 10분 후에 다시 전화할 것이라고 말하는 것은 완벽히 용인된다. 전화를 끊은 후 생각을 정리하고, 메모를 적고, 편안히 지낸 후 인터뷰를 할 준비가 되었을 때 다시 전화해라.

전화 인터뷰를 꼭 앉아서 해야 한다는 규정은 없다는 것을 기억해라. 일어서서 방 안을 걸어 다니면서 말하듯이 동작을 취하는 것이 낫다. 대화에 좀 더 자연스러운 톤을 가져다줄 것이다. 억양에 주의해라. 우스갯소리, 비꼬는 말투, 심지어 유머는 서면으로 잘 번역되지 않는다. 당신의 의도한 말의 정반대로 나올 수도 있다. 게다가, 당신의 논평은 거들먹거리는 말투 또는 능글맞게 웃음 등의 표현으로 특징지어질 수 있다.

고르고 간결하고 선언적인 문장으로 말하려고 노력하되, 자연스럽고 유익한 정보를 줄 수 있게 노력해라. 너무 빠르게 말하지 마라. 기자가 정신없이 당신의 메시지를 받아내려고 할 수도 있으니, 천천히 말하고 더 천천히 반복할지 기자에게 물어봐라. 현대 사회에 많은 기자는 컴퓨터에 노트를 적기 때문에 당신은 전화기 너머로 키보드를 두드리는 소리를 듣게 된다. 키보드를 치는 소리가 들리면 그들의 이야기에서 보고 싶은 메시지를 분명히 말해라. 서면 인터뷰는 독자가 잠시 멈추고 다시 읽고 단어나 구를 공부할 수 있으므로 당신이 설명한다면 정확한 의학 용어를 사용할 수 있는 인터뷰이다. 전자 매체에서는 그렇지 않다.

기자가 녹음기를 멈추거나 펜을 내려놓아도 인터뷰가 끝나지 않았음을 기억해라. 기자와 함께하는 모든 시간 동안 당신이 하는 논평은 보도할 수 있다. 기자에게 소리가 들리지 않으면 인터뷰는 끝난 것이다.

라디오 인터뷰

말하는 어조에 대해 예리하게 인식해야 한다. 청자가 유일하게 듣는 것은 당신의 목소리다. 음조, 음량, 억양을 조절하는 법을 배워라. 무표정한 얼굴의 단일 톤은 단상에서 만큼이나 라디오에서도 음산하고 유익하지 않다. 라디오에서 자신을 표현할 때 손과 얼굴 몸짓을 사용해라. 그 자체로는 나타나지 않지만, 그 효과는 당신의 목소리에 감정과 억양을 가져다

줄 것이다. 짧은 단음절의 단어(administer 대신 'give', fabricate 대신 'make')를 사용해라. 발음하기에도 이해하기에도 더 쉽다.

많은 라디오 인터뷰는 전화로 이루어진다. 다시 한번 말하지만, 준비될 때까지 생방송이나 녹화 인터뷰에 참여하지 마라. 꼭 책상에 앉아 인터뷰를 진행할 필요는 없다. 일어서거나, 돌아다니거나, 당신을 편안하게 하는 어떠한 것이든 할 수 있다. 하지만 책상 위에 손가락을 두드리거나 연필을 씹는 것은 하지 마라. 길거리에서 만나는 사람이나 슈퍼마켓에서 만나는 사람과 대화할 때처럼 간단하고 직접적으로 그리고 흥미롭게 인터뷰 진행자와 대화해라.

TV 인터뷰

서면 또는 라디오 인터뷰와 마찬가지로 텔레비전은 정보와 명확한 전달을 필요로 한다. 하지만 추가로 TV 인터뷰는 외모와 매력이라는 두 가지 매우 중요한 요소가 있어야 한다. 특히, 텔레비전은 당신이 무엇을 말하는 것보다 어떻게 말하는 것이 훨씬 더 중요하다는 독특한 특성이 있다. 어떤 사람들에게는 이단적으로 보일 수도 있고 다른 사람들에게는 비전문적으로 보일 수도 있다. 그러나 당신이 이 매체를 통해 정보를 전달하고자 한다면, 그것은 아마도 텔레비전 매체의 가장 중요하고 이해되고 받아들여져야만 하는 특성일 것이다.

'보는 것'이라는 이 독특한 측면은 텔레비전에 강력한 영향을 주기도 하지만, 제대로 사용되지 않으면 미디어가 메시지 전달자를 조작하는 결과를 낳는다. 결국, 텔레비전은 정보를 전달하는 것이 아니라 인식을 주고, 사실을 전달하지 않는다는 인상을 남긴다. 비논리적으로 보이겠지만, 당신의 외모와 태도는 정보의 전달보다 더 큰 비중을 차지한다.

TV 부문은 보통 인터뷰 대상자가 인용한 10~15초 사이의 인용구(sound bite, 짧은 논평)를 포함한다. 이는 당신의 전체 메시지를 매우 짧은 문장으로 연관 지어 흥미롭고 호소력 있는 방법으로 표현할 수 있어야 함을 의미한다. 또한, 당신은 짧고 쉽게 이해되는 단어들로 말해야 한다. 만약에 시청자들이 당신을 오해하더라도 신문 독자 같이 되돌아가서 다시 이야기를 읽는 일은 없다.

당신이 말하는 것이 기술적으로 옳더라도, TV 기자들은 흥미로운 인용구를 찾고 있다. 만약 당신의 메시지가 지루하지만, 다른 외설적이고 미디어의 관심을 끄는 발언을 한다면, 무엇이 분위기를 만들지 상상할 수 있을 것이다. 당신은 메시지를 매우 흥미롭게 만들어야 하고, 기자는 사실상 이를 과장할 의무가 있다. 다음은 TV에서 메시지를 전달하는 능력을 향상하기 위한 간단한 팁들이다.

- 침착하고 긴장을 풀어라. TV 카메라와 이상한 스튜디오 조명과 마이크는 누구나 긴장시킨다. 시청자들은 딱딱하고 격식을 차린다고 인지하여 신경을 꺼버릴 것이다. 비결은

없고 연습을 통해서만 가능하다.

- 자연스러운 눈 맞춤을 하라. 특별한 지시가 없다면, 항상 당신이 말하고 있는 사람을 보아라. 이는 자연스러운 성향이다. 카메라나 스튜디오 모니터를 잠깐씩 보면 찔린 구석이 있는 사람처럼 보이니 보지 말아라.
- 옷을 단정히 입어라. 남성의 경우 짙은 색 재킷(회색 또는 남색)을 입고, 체크나 격자무늬는 피해라. 빨간색, 흰색, 파란색의 작은 무늬가 있는 넥타이를 매라. 셔츠는 버튼이 없는 일자 칼라의 밝은 하얀색을 제외한 밝은색 셔츠를 입어라. 여성은 단순한 드레스나 정장을 입고 크고 밝은색 프린트가 있는 옷을 피해라. 반짝거리고 반사되는 금 장신구, 큰 산만한 귀고리, 기괴한 머리 모양이 당신의 말보다 시청자의 관심을 뺏어갈 것이다.
- 표정은 유쾌하고 자연스러워야 한다. 무감각하고 뻣뻣해 보이는 자연스러운 경향성을 피하고 웃어라! 괜찮아질 뿐 아니라 당신의 얼굴이 따뜻하고 친절해 보이기 때문에 선호된다.
- 당신의 몸과 자세는 곧지만 편안해야 한다. TV에서는 작은 구부러짐도 끔찍하게 보인다. 당신이 편안하게 느껴진다면, 아마 나쁘게 비칠 것이다. 자연스럽게 움직이고 말할 때 손을 사용해라. 특히 당신의 얼굴 앞에서 거친 몸짓 사용하는 것을 피해라. 인터뷰 진행자를 향해 앞으로 앉는 것은 흥미와 자신감을 심어준다. 뒤로 기대어 앉는 것은 무관심과 혐오감으로 보인다.
- 적은 음절의 단어들을 사용해라. 잘못 발음될 가능성이 적고 이해될 가능성은 크며, 당신은 15초 안에 훨씬 더 많은 것들을 대화에서 얻을 수 있다. 감정을 전달하고 당신의 연설에 활력을 불어넣는 앵글로색슨 단어들을 사용해라: 'live,' 'die,' 'love,' 'hate,' 'make,' 'save,' 'get,' 'find.' 즉, 사람들이 '질병을 얻어서 심근경색을 겪고 있다(acquire illnesses and suffer myocardial infarctions)' 대신에 '아프고 심장마비가 왔다(get sick and have heart attacks.)'라고 말해라.
- 선언문의 문장으로 말해라. 단답형 '예', '아니오'로 질문에 대답하지 마라.
- 의학 저널에 나온 정확한 수치를 인용하지 마라. "매일 325mg의 아스피린을 복용하는 환자 중 53.2%가 연구 기간 중 심근경색에 다시 걸릴 상대 위험도가 상당히 감소했다."라고 모든 사람에게 정확히 말하지 말고 "아스피린을 매일 복용하는 사람들의 절반 이상이 두 번째 심장마비의 가능성을 상당히 낮췄다"라고 간단히 말해라. "대부분," "상당수," "거의 전부," "매우 적은"과 같은 용어를 사용하는 데 익숙해져라.
- 좋은 청취자가 되어라. 기자가 실제로 다른 것을 질문했는데 당신이 질문이라고 생각한

것에 대해 답변하는 것만큼 나쁘게 들리는 것은 없다. 기자가 무슨 말을 하려는지 안다고 지레짐작하고 대사를 뛰어넘어 듣지 말고 기자의 말을 끝까지 들어라.

- 마지막으로 확신과 자신감을 가져라. 질문자에게 진정한 흥미와 배려를 가지고 말하면, 이는 시청자에게도 그렇게 전달될 것이다.

유행 관리

유행을 다루는 법을 배우는데 가장 좋은 방법은 현장교육(on-the-job training)이지만, 이미 그 과정을 거친 사람들로부터 배우는 것도 가치가 있다. 모든 유행은 각각의 지역적 상황이 독특한 특성을 가지기 때문에 다르다. 그러나 다음 사항이 도움이 될 수 있다.

- 매체로부터 멀리 떨어져라. 대중과의 소통의 중요성에 관해 이야기한 후의 이 조언은 모순적으로 보일 수 있지만, 당신의 최우선 과제는 아침 토크쇼에 출연하는 것이 아니라 지역 보건 관계자들을 돕는 것이다. 만약 당신이 카메라 앞에서 시간을 보내고 있다면, 문제를 제대로 해결하지 못하고 있다.
- 현장에 도착했을 때 미디어가 당신에게 접근한다면(비행기에 내리면서부터 기자들이 몰려오는 것은 흔하다) 멈추지 말고, 침착하게 목적지를 향해 계속 걸어가면 된다. 모든 질문에 웃는 얼굴로 대답하고 "저는 조사에 협조해 달라는 요청을 받고 왔습니다. 현지 당국과 상의한 후에 기꺼이 이야기하겠습니다."와 같은 당연한 답변을 해라. 추가로 압박을 가하면, "제가 말씀드렸다시피, 조사를 돕기 위해 왔습니다. 정보를 좀 수집한 이후에 기꺼이 여러분과 대화할 것입니다."와 같이 당신의 SOCO를 원하는 방식으로 반복해라.
- 단일 대변인을 지정해라. 기본적이고 위반할 수 없는 규칙은 "한 명의 전달자, 하나의 메시지"이다. 만약 유행이 여러 기관을 포함한다면, 한 사람이 단체 활동을 위해 발언하도록 하라. 경쟁 기관들의 각기 다른 관점이 동시에 언론에 등장하면 단지 혼란을 일으킬 뿐이며, 더 해로운 것은 대중에게 그들의 건강을 지키는 책임자들이 혼란에 빠져 있다는 신호를 준다는 것이다. 지역 및 주 보건기관에는 교육받고 언론과 대화하기 위해 돈을 받는 홍보 전문가가 있다. 이 소통 전문가들은 모든 언론인을 알고 있고, 이미 좋은 유대관계를 맺고 있으며 현지 현장의 안팎을 알고 있을 것이다. 그들이 언론을 다루게 두자. 당신이 일을 마친 후에 어쨌든 그들이 해야 할 일이다.
- 당신의 대변인이 사전 예방적이고 유익한 방법으로 먼저 매체를 찾아보도록 하여라. 책임감을 보여줄 뿐만 아니라 의제를 설정하고 사건을 제어할 수 있도록 한다. 만약에 매

체가 다른 출처를 통해 먼저 알게 되면, "당신은 무엇을 언제부터 알았는지" 질문을 받게 된다.

- 언론 브리핑 시간을 정기적으로 정해라. 이는 일과를 확립하여 언론이 놀라지 않게 하고, 당신이 준비된 발언을 할 수 있고 사건을 조절할 수 있도록 한다.
- 기술자들과 다른 관련된 사람들을 전면에 내세우지 마라. 그들은 잠재적으로 혼란스럽고 모순되는 정보를 언론에 제공할 수 있다. 한 명의 전달자가 하나의 설득력 있는 메시지를 전달해야 한다. 언론은 논란만큼 좋아하는 것이 없다. 사례 수에 대한 두 가지 다른 총합처럼 간단한 것조차도 미디어에 좋은 먹잇감이 될 수 있다. 이와 비슷한 맥락으로, 언론과 숫자놀이에 빠지지 않도록 주의해라. 매일 숫자를 올리는 것을 지양해라. 새로운 소식이 없을지라도, 늘어나는 숫자는 그 자체로 뉴스 기사가 되고 헤드라인을 장식하는 이유가 된다.
- 무엇보다도, 지방, 주, 및 국가 관계자와 정보를 조직화하라. 언론에게 지방 보건부서 가지고 있지 않은 사실을 가지고 있는 중앙 정부를 발견하는 것보다 더 좋은 것은 없으므로, 당신은 팀원을 행복하게 해야 할 뿐만 아니라 논란을 만드는 것도 피해야 한다. Richard J. Daley 전 시카고 시장의 말을 빌리자면 "현장역학자는 무질서를 일으키기 위해 거기에 있는 것이 아니라, 무질서를 보존하기 위해 있는 것"이다.

기자 회견

기자 회견은 메시지를 매체에 전달하는 데 있어 당신의 통제 능력을 증가시킨다. 그러나 질의응답 시간에는 공격적인 기자에 의해 그 통제가 빼앗길 수도 있다. 갑자기 조용하게 주고받는 자리가 먹잇감으로 바뀔 수도 있다. 부정적인 상황으로 끝나지 않게 하려면 자신을 보호하는 방법을 배워야 한다.

- 대변인이 참가자를 소개하고 기본 규칙을 말하며, 기자 회견을 열도록 하라. 기자 회견이 시작될 때 유인물을 배포해야 한다. 대변인은 취재진에게 어떤 부분이 다루어질지, 어떤 부부분이 다루어지지 않을지, 그 이유와 함께 말해야 한다.
- 마이크를 잡으면 당신의 자기소개를 꼭 하라. 정확한 이름을 말하고 직책과 소속을 말하라.
- 당신이 말할 첫 번째 문장은 SOCO여야 한다. 기억에 남고 언급될만한 것으로 만들어라. 만약 잘 되었다면, 그날 밤 모든 방송사에서 방송될 첫 인상적인 한마디가 될 것이다.

- 개회사를 간략하고 빈틈없이 집중되게끔 하라. 간결하면 기자가 오해하거나 당신을 방해하거나 밖으로 나갈 가능성도 줄어든다. 헤드라인으로 말하고, 세부적인 내용과 기록은 유인물을 위해 남겨두어라.
- 단지 읽기만 하지 말고 청중에게 의미 전달해라. 즉, 청중을 보고 열정, 관심을 가지고, 몸짓을 이용하며 말해라.
- 질의응답 시간을 위해 기본 규칙 몇 가지를 설정하라. 예를 들어, "이제 저는 몇 가지 질문을 위해 간단히 말하겠습니다. 모두에게 공평하게 질문할 기회를 드리기 위해, 모두 각자에게 질문 한 개씩 받겠습니다. 질문이 있으시면 손을 드시고 본인의 신원을 밝혀주시면 감사하겠습니다."
- 질문이 없다면 첫 번째 질문을 본인에게 물어봐라. 그러면 어색한 분위기를 깨고 다른 질문들을 끌어낼 수 있다.
- 본인이 괴롭힘당하지 않도록 하라. 기자가 당신을 방해하려고 하면, 그/그녀에게 정중하게 답변을 마무리하고 싶다고 말하라. 손을 사용해라. 한 기자에게 한 손으로 질문을 받을 준비가 되었다는 신호를 보내는 동시에 다른 손으로는 다른 기자에게 다음 차례라는 몸짓을 보내라.
- 요약하라. 질의응답 시간에 주제가 충분히 잘 다루어졌다고 생각하면 한 가지 질문을 더 받을 것임을 알리고 정확히 그렇게 하라. 마지막으로 주요 요점을 간단히 다시 말하고, 청중에게 감사를 표현하고 떠나라.

특별한 문제

매체를 다루는 데 있어 모든 뒤틀린 면에 대해 다루기에는 불가능하지만, 몇 가지 미리 생각해야 할 특수한 상황이 종종 있다.

- 개인 의견 대 지역/주 정책: 누군가 특정 주제에 대한 공식적인 지역 정책이 무엇이냐고 묻는다면, 당신이 보건 당국으로부터 대변인으로 권한을 부여받는 드문 경우를 제외하고는 해당 질문을 공보 담당자에게 문의해라. 당신은 의사, 수의사, 간호사, 또는 다른 건강 전문가로서 과학 문제에 대한 당신의 의견을 양심적으로 자유롭게 말할 수 있다. 하지만 정책 문제는 정책에 대해 알고 책임감을 가진 사람들에게 남겨두는 것이 좋다. 정책에 대해 알아야 할 것 같은데 몰라서 바보 같다는 생각이 든다면, 기자에게 그 질문에 가장 잘 대답할 수 있는 사람을 만나는 게 좋겠다고만 간단히 말해라.
- 언론 보도 금지(press embargo): 언론에 보도되는 많은 정보는(의학저널 간행물 포함)

해당 정보가 언제 대중에게 풀릴지에 대해 소위 말하는 언론 보도금지 날짜가 지정되어 있다. 보도금지의 목적은 모든 언론이 그 이야기를 취재할 동등한 기회를 얻도록 하는 것이다. 우편물의 잡동사니나 보도자료에 대한 접근으로 누구도 우위를 점하지 못할 것이다. 만약 모든 사람이 언론에 보도되기 전에 서면 자료를 가지고 있다면, 이 건강 메시지는 조화롭고 논리적인 방식으로 전파될 수 있다.

대부분의 의학 기자는 보도자료나 의학저널 발표일 전에 기사를 작성하기 시작할 것이다. 보도일 전에 전화를 받은 경우, 기자에게 보도금지에 대해 상기시키고 그 금지 기한 전에는 해당 이야기가 발표되지 않을 것을 이해하면서 이야기하고 있다고 말해라. 만약 당신이 특별한 질문이 있으면, 출판사의 발간인이나 저널의 편집 사무실에 확인한다.

요 약

지난 수십 년과 달리 현재의 미국 대중은 대부분의 의학 정보를 신문, 잡지, 라디오, 텔레비전, 인터넷과 같은 매체로부터 얻는다. 당신은 조사 도중 또는 그 후에 당신의 연구 결과를 보도하고 논평하도록 매체로부터 요청받을 수도 있다. 비록 당신의 임무는 대중의 건강을 보호하고 유지하는 것이지만, 매체의 주요 임무는 대중의 건강이 아니라 제품이나 그 시간을 파는 것이다. 이렇게 반대되는 목표에도 불구하고, 매체는 동맹이 될 수도 있고, 되어야만 한다. 대중과 효과적으로 소통할 수 있게 매체가 어떻게 작동하는지 배우고, 몇몇 단순한 인터뷰 실무를 배양하라.

인터뷰에 대해 준비되어 있어야 하며, 어떤 질문을 받을지와 인터뷰 주제에 대해 잘 알아두어야 한다. 메시지를 간결하게, 직접 확신을 가지고 전달하라. 진실을 말하라. 당신이 모른다고 말하는 것에 두려움을 느끼지 말고, 당신의 전문 영역이 아닌 분야의 질문에 응하지 마라. 가능하다면, 현장의 언론은 피하고 현지 보건 당국에 문의하여라. 당신보다는 언론이 그들의 구독자들에게 조사 결과를 발표하여야 한다. 또한, 그들은 보건 정책과 쟁점에 대해 논평해야 한다. 당신의 언론 접촉을 알릴 적절한 매체 관련 전문가와 적절한 관계를 유지하라. 마지막으로, 모든 수준의 정부가 같은 정보를 가졌는지 확인해야 한라. 사실관계의 상충보다 우리의 보건 구조에 대한 신뢰를 무너뜨리는 것은 없다.

참고문헌

1. Cline, R.J., Haynes, K.M. (2001) Consumer health information seeking on the Internet: the

state of the art. *Health Education Research* Dec; 16(6):671-92.

2. Nielsen Media Research (2007). Available at: www.nielsenmedia.com/nc/portal/site/Public/menuitem.55dc65b4a7d5adff3f65936147a062a0/?vgnextoid=13280e5b2cea5110VgnVCM100000ac0a260aRCRD
3. Internet Health Resources. Pew Internet and American Life Project. October, 2006. Available at: www.pewinternet.org/PPF/r/190/report_display.asp
4. Jeffres, L.W. (1997). *Mass Media Effects*, 2nd ed., Prospect Heights, Ill.: Waveland Press.
5. Hughes, J.M., Gerberding, J.L. (2002) Anthrax Bioterrorsim: Lessons Learned and Future Directions. Emerg Infect Dis. Oct; 8(10):1015-1018. www.bt.cdc.gov/agent/anthrax/reference/eid.asp

제 3 부

특별한 고려사항

제14장

감시와 현장역학에서 법적인 고려사항

Verla S. Neslund
Richard A. Goodman
James L. Hadler
James G. Hodge, Jr.
역자; 김영택1)

집단발병 및 집락발병을 조사하는 등의 공중보건감시와 현장역학은 지역, 주 및 연방의 공중보건 기관들이 수행하는 기본적인 핵심 기능들이다. 50개 주들은 각각 공중보건 감시체계를 운영하고 유지하면서 주로 감염성 병원체로 유발되는 신고 가능한 질병 상태를 모니터링할 뿐만 아니라, 비감염성 질병 상태, 손상, 만성적 건강상태에 대한 행동위험인자들과 같은 공중보건 지표들을 모니터링한다.[1,2] 중요한 기록들을 수집 및 분석하는 전통적 방식에 따라 주단위 감시는 국가단위 감시체계들의 기반을 형성하고 있으며, 이런 국가단위 감시체계들은 미국 질병통제예방센터(Centers for Disease Control and Prevention, CDC)와 미국 국립

1) 역자 주:이 장은 현장역학 관련된 법적 고려사항들을 다루면서 전적으로 미국의 법률을 다루고 있다. 일반적으로 법체계는 대륙법과 영미법으로 구분되고 우리나라는 영미법적 요소를 가미하고 있다고 하더라도 대륙법계에 속한다고 한다. 일반 행정 원리가 주로 작용하는 일반 법률이 주된 내용임에도 불구하고, 법 전문가가 아닌 역자에게는 매우 부담스런 차이이다. 게다가 일반적 용어보다는 엄밀한 의미를 따지는 법률적 용어와 이해가 필요한 내용들이 많다는 것도 부담이 되었다. 언어적으로도 대개의 경우 복수와 단수를 딱히 밝혀주지 않아도 되는 우리말보다 영문은 상당히 엄격히 구분하고 있다. 이러한 이유들로, 다른 장과 달리 단수와 복수의 표현을 가급적 그대로 살려서 이 장은 직역하듯 번역하였다. 우리말에서 잘 구분하지 않는 표현이라 어색할 수 있지만, 법적으로 엄밀한 의미를 잘못 전달하는 것보다는 나으리라는 판단이었다. 지시대명사도 문장 간 원활한 연결과 전개를 위하기보다는 명확한 의미 전달을 위하여 원문의 지시대명사가 지칭하는 해당 주체를 따와서 번역에 반영했다. 법조문이나 법체계는 국가들 간 비슷하지만 사용하는 용어는 일반 용어가 아닌 고유명사여서 우리 법조문에 상응하는 용어로 번역하지 않고 원문을 그대로 반영하였다. 우리나라의 경우도 법조문을 작성하는 별도의 문법(법제처)이 존재하듯이 법률 용어를 굳이 생경한 우리말로 번역하는 것은 득이 없을 것으로 보았고, 기능이 완전히 같지는 않지만 우리나라 보건복지부에 해당하는 미 보건부, DHHS나 질병관리청의 모델인 CDC 등과 같은 기관들의 명칭을 굳이 우리말로 번역하지 않고 원문을 그대로 인용하였다.

보건원(National Institutes of Health, NIH)과 같은 연방정부 기관들에 의해 조정될 수 있다.[1-3]

감시를 수행하는 것뿐만 아니라 현장역학에 종사하는 지역, 주 및 연방의 공중보건 기관들은 매년 미국에서 발생하는 수백 건의 집단발병들과 집락발병들을 조사하여 질병 위협에 대응할 수 있어야 한다. 집단발병에 대응하는 것에는 공중보건 기관들이 감시를 수행하는 데 필요한 법적 권한들뿐만 아니라, 단계별 조사를 수행하고 적절한 관리 조치를 이행하는 데 필요한 권한들과 보증이 요구된다. 특히, 이러한 법적 권한들은 공중보건 공무원들이 집단발병에 영향을 받은 사람들로부터 임상 시료 및 데이터를 획득할 수 있게 할뿐만 아니라, 환경 샘플을 모으게 할 수도 있고, 개인 정보를 보호하게 할 수도 있고, 병원체 기원 및 전파양식에 대한 가설들을 검정하는 분석연구들(예: 환자대조군 연구 또는 코호트 연구)을 수행하게 할 수도 있고, 예방접종, 예방화학요법, 검역, 심지어 재물의 압수 또는 손괴와 같은 통제 조치들을 강제로 시행할 수도 있게 한다.

본 장에서는 공중보건감시 및 현장역학과 관련된 법적인 문제들을 개괄적으로 다룬다. 미국 헌법 및 주법에 의해 허용되는 미국 내에서의 집단발병 조사 및 질병 통제, 감시 자료의 수집, 분석 및 배포와 관련된 법적 문제 등 감시 및 공중보건 조사에 대한 일반적인 법적 권한들을 논의한다. 또한, 본 장에서는 감시활동에 대한 생물 테러 대비의 영향을 포함하여 기존의 감염병 모델을 넘어선 새로운 감시과제에 대한 정보를 제공한다.

감시 및 공중보건 조사들을 위한 일반적인 법적 권한들

미국 헌법

연방정부와 주정부는 모두 국민의 건강을 보호할 고유의 권한을 가진다. 미국 헌법 제1조 제8장은 의회에게 "미국의 일반적인 복지를 제공하기 위한" 세금을 부과하고, 주 간(interstate) 및 외국과의 상거래를 규제할 권한을 부여하고 있다. 미국 공중보건서비스(Public Health Service, PHS) 및 CDC는 헌법상의 복지 조항으로 부여된 권한에 의해 일반적으로 지원될 수 있는 연방 활동들의 예들이다. 헌법의 상거래 조항에 의해 부여된 권한에 따라 연방정부는 의약품, 생물학적 제품 및 의료기기의 허가 및 규제와 같은 보건 관련 활동들을 감독한다. 연방 헌법의 조항들이 포괄적임에도 불구하고, 공중보건과 복지에 관한 연방정부의 활동들은 명시적으로 열거된 권한들 내에서 부합되어야만 한다.

이와는 대조적으로 주의 공중보건 권한은 광범위하고 주 시민의 평화, 안전, 보건, 일반 복지를 보호할 고유의 권한에 그 뿌리를 두고 있다. 미국 헌법의 제10차 수정안은 연방정부에서 명시적으로 부여되지 않았거나 헌법에서 주정부에게 금지하지 않은 모든 권한들을 구체적으로 담고 있다. 연방정부와는 다르게 주정부들은 특정한 헌법상 조항들에 한정되지 않은 공중보건 권한들을 포함하여 광범위한 주권 권한을 기지고 있다. 주들의 5대 경찰권들은 법을 통과시키고 시민들을 보호하는 데 필요한 기타의 조치를 취할 본질적인 권한을 포함하고 있다. 많은 경우에 주들은 자신들의 공중보건 책임을 카운티나 지역 자치 정부에 위임하고 있고, 이에 따라 자치 정부들은 주정부와 마찬가지로 접촉전염병이 발생한 경우 공중의 보건을 보호하기 위해 시민을 검사하고, 치료하고, 심지어 격리할 수 있는 주의 포괄적인 권한을 행사한다. 주의 공중보건법들에는 주에서 기 제정된 법령들뿐만 아니라 법적 효력을 지닐 수 있는 보건당국들에 의해 제시되는 규제사항들, 행정명령들, 그 외 기타 지시사항들이 포함된다.

주 경찰권한 및 공중보건

공중보건 문제들에 대한 주정부의 경찰권 행사에는 여러 제약들이 있다. 미국 헌법은 주정부의 경찰권 행사가 과도하거나 제약되지 않도록 절차적인 안전장치들을 마련하고 있다. 4차 수정헌법은 불법적인 수색 및 압수로부터 시민을 보호하고, 5차 수정헌법은 연방정부가 정당한 법적 절차 없이 사람의 생명, 자유 또는 재산을 박탈하는 것을 금지하고 있다. 14차 수정헌법은 주정부에게 이들과 유사힌 적법 절차 의무를 부여하고 있다. 이런 적법 절차에 의거하여 정부가 경찰 권한을 행사할 때는 공평하고 공정한 절차가 요구된다. 이러한 적법 절차의 기본 요소들에는 관련자에게 통지, 청문회 또는 이와 유사한 절차의 기회 부여와 변호사에 의한 대리권이 포함된다. 또한 특히 개인의 개인적 자유의 제한과 관련되어 있는 경우 주정부의 경찰 권한 행사에는 주정부의 이익을 달성할 수 있는 최소한의 제한적 대안을 사용한다는 원칙을 요건으로 갖추게 하고 있다.

질병과 건강상태에 대한 신고 의무

미국의 공중보건 감시체계들은 주정부가 지닌 경찰권을 행사하는 한 형태로 구축되어 있다. 이러한 주정부 기반의 감시체계들은 보건의료 전문가들과 실험실들이 공중보건의 관심대상이 되는 질병 및 건강상태를 신고할 수 있도록 고안되어 있다. 모든 주에는 일정 목록의 질병 및 건강상태에 대한 신고를 의무화하고, 신고될 정보의 내용과 시기, 신고법 위반시 처벌을 규정하는 법령들과 규정들이 있다.[4] 신고가 요구되는 질병은 주들과 미국령들에 따라 매우 다양하다. 일부 주들에서는 입법자들이 수십 년 동안 재검토하지 않고 있는 규정들에 의거하여 질병 신고가 의무화되어 있다. 다른 주들에서는 보건국장 또는 주 보건위원회에게 신고 가능한 질병 및 건강상태 목록을 작성하고, 감시하고, 수정할 수 있는 권한을 부여하는 일반 법령들이 있다.[5] 일부 주들은 법령 및 보건부 규정에 따라 신고를 요구한다.[6] 의사 및 기타 보건의료인력, 진단 실험실, 병의원 등 의료시설, 학교 및 보육시설 등 다양한 전문가들과 기관 단체들에게 신고를 요구하기도 한다.[7,4,8] 주에서의 질병 신고는 일반적으로 법률 또는 규정에 의해 의무화되어 있지만, 주와 관할령 보건부서가 질병 및 사망 정보를 CDC에 보고하는 것은 자발적으로 이뤄지고 있다.

신고 요구사항의 범위와 성격은 주마다 상당히 다른데, 예를 들어 신고할 건강상태들의 수, 건강상태에 따라 준수할 신고기간들, 신고서를 제출받아야 하는 기관들, 신고할 사람들이나 출처들이 다르다. 더구나 신고에 대한 법적 요구사항에도 불구하고, 신고의 준수 및 완결성 또한 감염병들에 따라 크게 다양한데, 통상적으로 신고하는 감염병들의 경우 6%에서 90%까지 차이가 난다.[9] 의사들에 의한 신고가 낮은 것은, 신고 요건 및 절차에 대해 지식이 부족한 것에 일부분 기인하지만, 검사실에서 이미 감염병 사례들을 신고했을 거라고 추정했기 때문일 수도 있다.[4,10]

질병과 건강상태 보고 표준화에 대한 미국 주역학자위원회의 역할

1900년대 초부터 PHS는 어떤 특정한 전염병들에 대해서 모든 주들부터 질병 정보를 수집하려고 했다.[1,11] 1951년부터 미국 주역학자위원회(Council of State and Territorial Epidemiologists, CSTE)는 CSTE 모체가 되는 미국 주건강관리자협회(Association of State and Territorial Health Officials)로부터 권한을 부여받아 PHS에 보고해야하는 질병들을 결정하고 보고 절차를 권고했다. CSTE는 매년 모임을 갖고 CDC와 자문하는 형태로 보고목록에 추가하거나 삭제할 질병 및 건강상태를 권고하고 있다.

1989년에 이뤄진 주의 법률들 및 규정들에 대한 평가에서 감염성 질병을 감시하고 관리하는 데 장애가 되는 있는 중요한 점들을 다음과 같이 지적했다. 주정부들이 발생 사례들을 신고하고 식별하는 데 사용하는 사례정의들 간의 차이들이 있고, 균일성이 부족하여 주들 간의 감염성 질병의 발생 패턴을 비교하는 역량을 제한하는 영향이 있다. 예를 들어 일부 주들에서는 살모넬라균이 양성이면 신고하도록 신고 요건을 정했던 반면에, 다른 주들에서는 균 양성자들 중 증상이 있는 경우만을 신고하도록 요건을 정했다.[4] 이러한 차이들을 해결하고 주들 간 감시결과의 비교를 용이하게 하기 위해, CSTE와 CDC는 국가적으로 신고해야 하는 감염성 질병들의 표준화된 사례정의들을 개발하고 업데이트했다.[12] 사례정의와 관련 절차를 동일하게 함으로써 어떤 주에서 발병했지만 다른 주로 환자가 이송되었거나 서로 다른 주들에서 접촉력 추적 조사와 같은 공중보건조치들이 취해질 경우, 감염성 질병들 사례에 대해 주간 상호통지가 가능하게 될 것으로 기대되었다. 그러나 주의 신고 요건들은 아직도 상이한데, 1999년 1월까지 국가감시대상으로 합의된 52개의 감염성 건강상태들 중 19개만이 모든 주에서 신고가 가능했다.[7]

1995년과 1996년에 CDC와 CSTE는 전통적으로 감염성 질병에 국한된 신고 대상 목록을 확장하여, 혈중 납 수치 상승, 규폐증 및 급성 살충제 중독을 추가하도록 권고했다.[7] 신고대상 목록에 있는 질병 및 건강상태의 수는 해마다 다르지만 일반적으로 65~75개 정도이다. 국가감시대상이 되는 질병 및 건강상태 목록은 매년 CDC의 질병사망주보(Morbidity and Mortality Weekly Report, MMWR)의 법정감염병의 연간 발생 요약보고 형태로 매년 출간된다. CSTE도 또한 자신의 웹 사이트(http://www.cste.org)에서 주의 질병 및 건강상태 신고요건에 대한 정보를 제공한다.

신고 규정 법들의 집행

신고 대상인 건강상태들을 신고하지 않아 해당 의사들을 처벌하는 주는 거의 없을지라도, 신고의 불이행으로 인해 의도치 않은 심각한 결과들이 초래된 경우에는 징계 조치가 취해질 수 있다. 예를 들어, 캘리포니아 의료품질보증위원회(California Board of Medical Quality Assurance)는 해당 주의 의사를 상대로 "중대 과실과 무능력, 인지된 식품 취급자의 감염성 질환 의심사례를 지역 보건당국에게 신고하지 않음"에 대해 법적 조치를 취했다.[13] 그 당시 캘리포니아 법은 의사, 치과의사, 간호사, 기타 등등의 사람들은 특정 감염병을 앓는 사람들을 지역보건당국에 신고할 법적 책임을 규정하고 있었다. 이 경우에는 해당 의사가 식품취급자로 알고 있는 환자를 검사했었다. 그 의사는 환자가 황달에 걸렸고 아마도 간염을 앓았다고 인지했음에도 불구하고, 환자의 상태를 지역 공중보건당국에게 신고하지 않았다. 식품매개 간염의 유행이 연이어 발생했는데, 최소 62건의 간염 사례가 해당 식품취급자와 관련이 있었으며 이 중 한 사람이 사망했다. 캘리포니아 의료품질 보증위원회는 "식품취급자에서 발생한다고 알려진 감염성 질병의 한 사례까지는 아니라고 하더라도 의심사례를 신고하지 않는 것은 표준 의료행위에서 지나치게 벗어난 것이었다"라고 선고하면서 1년 동안 의사면허 정지 조치를 취했다(추후 법정에서 최종적으로 면허 정지 조치는 인정되었고, 의사는 5년 집행유예를 받았음).[13] 1980년대 후반 미네소타 주에서는 일부 소수의 의사들은 처음에는 보건부의 규칙 위반은 경범죄로 간주됨에도 불구하고 법적으로 요구되는 HIV 양성인 사람들의 신원을 주 보건부서에 신고하는 것을 거부했다.[14]

공중보건감시, 조사, 대응의 새로운 발전들

전통적으로 공중보건감시는 주로 감염병들을 대상으로 하였고 개별 질병 사례의 의무신고를 기반으로 했다. 지난 10년 동안 감시수단으로서 의무신고의 활용은 공중보건 신고 관련 법령들과 규정들과 행정명령들(법, 법 시행령, 법 시행규칙)의 개정을 통해 전통적인 감염성 질병들과는 거리가 있는 건강상태들이나 증후군들로까지 점점 더 확대되어 왔다. 이러한 감시 확대의 대상으로 특히 환경성 및 직업성 건강상태들, 신종감염병들, 생물테러로 유발될 수 있는 질병들 등이 있다.

또한 주 역학자들과 CDC 간의 협업을 통해 주 및 국가의 공중보건감시의 기반이 되는 더 새로운 감시기법들이 개발되어 왔다. 이러한 예들로 담배 흡연과 같은 건강위험행태의 유병 상태를 감시하기 위한 행동위험요인감시체계(Behavioral Risk Factor Surveillance System)의 도입과[15], 직업성 질병, 만성 건강상태들과 손상들을 모니터하기 위한 다양한 기법들이 있다. 감시기법은 전화설문조사(건강위험행태 감시체계)부터 암이나 선천적 장애에 적용한 등록, 퇴원환자 데이터베이스 활용까지 다양하다. 국가 차원의 신고 대상 감염병들의 목록들과 사례정의들을 개정하는 것과 유사한 협업 과정이 만성질환 지표들에 대한 국가적 목록을 개발, 정의 및 개정하는 데에도 존재한다. CSTE는 웹 사이트를 통해 만성질환의 감시를 위한 지표들을 식별하는 정보를 지속적으로 제공하고, 공중보건 종사자로 하여금 최신의 데이터도 이용할 수 있게 하면서 자신의 지역에 대한 지표들을 평가하게 도와주고 있다. 이뿐만 아니라 총기 관련 손상들과 같은 사안들에 대한 데이터의 공개는 총기 손상 관련 공중보건 문제들에 대한 인식과 법과 정책의 개입에 대한 감시의 중요성을 크게 높였다.

암 등록과 선천성 장애 등록을 제외하고 이렇게 더 새로운 감시기법들은 의무신고의 형식을 취하지 않으며 주 또는 연방법에도 크게 의존하지 않는다. 새로운 감시기법들은 전화조사에 응답하는 대중의 의향과 같은 자발적인 과정들을 활용하거나 개인 식별 정보가 제거된 기존의 데이터베이스를 이용한다. 그러나 공중보건 감시자료를 획득하기 위한 목적이라면 주 공중보건 공무원들의 포괄적인 권한에 의해 이러한 감시기법들이 활용된다.

현장역학에서 연방법과 주법의 상호작용

역학조사할 때 주의 법적 권한들

위에서 논의한 공중보건 활동들과 비슷하게 공중의 건강을 보호하는 주들의 고유의 권한들은 보건 공무원들이 역학조사들을 수행하게 하는 법률들 및 규제들에 대해 일반적인 권한을 부여한다.[17,18] 어떤 한 질병이나 다른 사건의 발발이 공중보건을 위협하는 경우 주 또는 지역 보건당국들은 그들의 고유의 경찰권들 때문에 이를 조사할 책임을 가진다. 실제로 기관들과 개인들은 일반적으로 역학 및 집단발병 조사들에 자발적으로 협조한다. 그러나 조사자들이 저항에 부딪히면 지역 또는 주 공중보건 공무원들은 관할 법원에 기관(또는 개인) 소환장이나 문제가 되는 기록물들이나 구역들에 대한 접근 허용을 기관(또는 개인)에게 강제하는 법원 명령을 신청하는 것과 같은 법적 조치를 취할 수 있다. 개인은 공중보건 조사에 필요한 정보를 제공하도록 법원 명령에 의해 강제될 수 있다.

집단발병과 유행은 대중에게 잘 알려진 용어이고 대중이 공격적인 대응을 기대하는 문제이기도 하다. 그런데 특정 유행 규모에 관계없이 대부분의 보건당국들은 해당 문제의 조사를 위해 표준 접근 방식을 적용한다. 전형적인 유행 조사의 요소들에는 신고 가능한 건강상태들을 예방하고 관리하는 것보다 일반적으로 사용되는 기본적인 기능적 활동들이 많이 강조되어 있다(5장 참고).

보건 기관들이 이와 같은 조사들을 수행하도록 강제하고 수행 가능하게 하는 법률 당국들 외에도, 조사의 개별 요소들에 대한 책임들과 권한들에 관한 수많은 관련 고려사항들이 존재한다. 이러한 고려사항들은 다음과 같은 활동을 하는 데 필요한 권한들과 관련이 있다. 병원들과 민간 실험실들로부터 미생물학 표본들과 기타 실험실 표본들을 획득하는 것, 의사들, 치과의사들, 기타 보건의료 제공자들의 사무실들에 보관된 환자들의 의무 기록들을 검토하는 것, 유행에 영향을 받은 사람들뿐만 아니라 영향을 받지는 않았지만 해당 유행을 해결하는 데 중요한 정보 원천들이 될 수도 있는 사람들로부터도 검체들을 수집하고 설문지들을 작성 관리하는 것, 의료 이력들과 실험실 결과들에 대한 정보를 보유하는 것, 기밀성을 보호하는 것, 그리고 당면한 문제를 관리하고 재발을 방지하기 위한 다양한 조치들을 중재하는 것이다. 이러한 조치들에는 추가 데이터의 지속적 수집, 연루된 제품들의 회수, 집단발병의 기원과 관련된 업종의 폐쇄 또는 활동들의 제한, 질병에 걸린 사람들의 격리 또는 다양한 형태의 활동들의 제한, 노출된 사람들의 검역, 노출된 집단들의 항생제 투여나 백신 접종, 심지어 항생제와 그 외 약물요법들을 이용한 개인들이나 집단들의 강제적 치료까지 포함된다.

2004년 미국 아이오와 주에서 발생한 홍역 집단발병은 주 공중보건 기관들이 취한 대응 및 관리 조치와 관련하여 몇 가지 선택사항들을 보여 주는데, 이들 중 일부는 특정 법적 수단들과 절차들에 훨씬 더 직접적으로 의존하고 있다.[19] 해당 집단발병에서 예방접종률이 낮은 어느 한 섬의 지역사회에서 대단히 많은 사람들이 홍역에 감염된 환자들에게 노출되었는데, 공중보건의 대응에는 홍역 환자들의 자발적 격리뿐만 아니라 노출된 지역사회의 구성원 중

감수성이 있다고 본 사람들에게 예방 목적으로 노출 후 백신 접종을 하는 것도 포함되었다. 이에 더하여 홍역에 노출됐을 가능성이 있는 사람들 중 일부가 노출 후 백신 접종을 거부한 뒤 자발적 격리에 응하지 않았을 때에는 지역의 공중보건 간호사가 주정부가 발급한 강제 자택 격리 명령들에 따라 조치하였으며, 어떤 경우에는 지역의 법 집행관의 지원까지 있었다.[20] 지역의 보건부서는 매일 예고 없이 자택 방문이나 전화 통화를 통해 격리 명령들이 준수되고 있는지를 추적 관찰했다.

역학조사에서 연방정부 개입에 필요한 법적 권한들

주 보건당국의 포괄적인 권한들과 대조적으로 연방정부의 공중보건 공무원들은 독립적인 역학조사들을 시작하는 데 제한된 법적 권한을 가지고 있다. 연방정부가 고용한 역학자와 공중보건 공무원들의 경우 연구 및 조사를 위한 PHS의 일반 권한들과 의무들에 관한 법률 조항들은 공중보건서비스법(Public Health Service Act)의 Title III에 있다. 연방정부의 역학조사에 적용되는 일반적인 법적 권한은 공중보건서비스법 Section 301(a), 42 U.S.C.의 Section 241(a)이다.

> 장관은 복무에 임하면서 인간의 신체 및 정신적 질병들과 장애들의 원인, 진단, 치료, 관리와 예방과 관련한 연구, 조사들, 실험들, 증명들과 학문들의 협조를 증진하고, 이것들의 수행에 있어 다른 적정한 공공기관들, 과학기관들, 과학자들을 장려하고, 협력하고, 지원하여야 한다.

또한 Section 301(a)의 Subsection 6은 장관이 "보건 공무원들, 과학자들, 적정한 공중보건 및 기타 비영리 기관들 및 단체들이 보건 및 의료 분야의 실험들, 연구들, 조사들에 통계적 방법들을 적용함에 대한 기술적 조언과 지원을 이용할 수 있도록 하는" 권한을 부여받고 있음을 나타낸다. 비록 이러한 조항들이 강제적이기보다는 관용적으로 광범위하게 쓰이기는 하지만, 그럼에도 불구하고 이러한 조항들은 연방정부의 지원이 요청되는 질병의 집단발병과 그 외 경우에 연방정부의 역학조사자들의 개입에 대한 법적 권한을 부여한다. 실제로 지역 및 주 공중보건 공무원들은 역학조사 또는 현장조사에서 연방정부의 지원을 요청할 수 있다. 이러한 조사들에서 주정부 및 지역 정부의 공중보건당국들과 협력하는 연방정부의 공중보건 직원들은 일반적으로 특정한 연방정부의 권한을 행사하지 않고 주정부 또는 지역 정부의 조사를 보조한다.

데이터 수집, 분석 및 배포와 관련된 법적 문제들

어느 한 유행 조사 또는 기타 현장역학활동들의 일부로서 공중보건감시를 위한 데이터 수집 과정들은 다음 사항들을 포함한 수많은 법적 고려사항들이 관여될 수 있다. 고려사항으로는 (1) 주의 법 또는 연방법에 의거하여 조사와 관련하여 수집되고 생성되는 기록들에 대해 조사 도중 및 이후에 적용 가능한 법적 보호권, (2) 의료 및 기타 정보에 대한 사생활 보호 조항들, (3) 특정 질병들 또는 상태들에 대한 의무 신고, (4) 연방 정보자유법(Freedom of Information Act) (5 U.S.C. §552) 또는 주 정보자유법의 대응 관계에 있는 내용에 따른 조사 파일들에 있는 정보 상태, (5) 기관윤리심의위원회에 의한 연구 절차의 검토 필요성과 조사 참여 또는 조사와 관련된 절차들에 대한 사전 동의의 필요성 등이 포함된 연방 또는 주의 인체대상 연구 규정들의 적용 가능성을 들 수 있다.

보관 또는 생성될 기록들과 저장할 장소와 방법을 결정하기 위해서는 연방, 주 및 지역 정부의 공중보건 공무원들은 감시활동 또는 집단발병 조사와 관련하여 검사되고, 추출되고, 편철되는 문서들과 기타 기록들에 적용되는 법적 보호규정들에 친숙해질 필요가 있다. 대부분의 주들은 의료 및 공중보건 기록들에 대해 특정하게 법으로 정한 구속력이 있는 프라이버시 보호를 제공한다. 일반적으로 개인 정보 보호는 기록을 보존하고 있는 사람의 동의 없이 이름이 식별되는 기록의 공개를 금지한다. 따라서 주의 법에 의해 일반적으로 그러한 의료기록들은 조사자가 직접 접근하지 못하도록 보호된다. 더욱이 이와 같이 개인 정보를 보호하는 주의 법은 종종 이름 식별이 가능한 기록은 특정 인가된 사람만 접근하게 하고 일정 수준의 안전한 방식으로 유지되도록 요구한다. 공중보건 조사자들은 통상적으로 감시 및 관련 공중보건 활동들을 위해 이름 식별이 가능한 기록들에 대한 접근 권한을 부여받을 수도 있지만, 허가되지 않은 사람이나 우발적인 공개로부터 개인 식별이 가능한 정보를 보호하기 위한 방식으로 기록을 유지해야 한다.

집단발병 조사 또는 감시활동들 과정 중에 조사자들은 설문지들, 양식들, 조사 노트들, 환자 또는 다른 사람의 기록들의 사본들이나 발췌본들, 편지들, 보고서들, 메모들, 초안들, 원고들과 최종 보고서들 등 다양한 문서들을 작성하거나 편집할 수 있다. 기록들의 성격과 조사 상태에 따라 이러한 문서들은 주 또는 연방법들에 의해 대중에게 공개되는 것으로부터 보호되지 않을 수 있다. 주 또는 연방법들에 의해 특정한 보호를 받는 기록들(예: 의료 기록을 보호하는 주의 법들)을 제외하고, 공중보건 조사자들은 수집된 모든 기록들이 어느 시점에는 공공의 정밀조사를 받을 수 있다고 염두에 두어야 한다. 이러한 기록물에는 공중보건 조사자들에 의해 작성된 개인 노트들, 파일들에 보관된 문서들의 초안들, 요청 범위 내에 있는 기타 관련 정보가 포함될 수 있다.

역학 현장에서 건강 정보의 프라이버시

효과적인 감시체계가 되려면, 데이터 수집 역량과 예방 및 관리 활동들을 수행할 수 있는 사람에게 데이터를 전파하는 능력이 모두 필요하다. 공중보건 감시와 감염병 유행 조사들을 위한 핵심 기록들과 기타 데이터의 수집에는 다양한 법적 문제와 고려사항들을 내포할 수 있고, 이것들은 또한 다른 기본 질병 관리 활동들(예: 조사들, 특별 연구들, 범주형 질병 관리 사업들)에 필요한 정보 수집과도 관련이 있다. 점차적으로, 손상, 만성질환, 환경성 노출, 모자보건 활동 등과 같은 건강에 영향을 미치는 다양한 상태들을 조사하는 데 감시가 활용되고 있다.[21] 이렇게 감시영역이 확대되고 있는 상황에서 데이터 수집에 수반되는 근본적인 문제들은 프라이버시(privacy)에 대한 개인들의 이해관계들과 이에 반하는 의료 및 기타 기록에 대한 접근의 요구도 간의 균형을 잡는 것이다. 이에 대한 법률적 고려사항들은 대부분 법령이나 규정에 의해 다루어지는데, 조사와 관련하여 개발된 기록들에 대해 조사 도중이나 조사 이후에도 이용 가능한 보호 조항, 의료 및 기타 정보에 대한 특수 프라이버시 조항, 그리고 상기와 같이 특정 감염성 상태의 의무 신고 등을 포함한다.

연구든 공중보건 활동이든 관계없이 보건 데이터의 프라이버시, 기밀성, 보안을 보호하는 것은 책임 있는 데이터 공유 관행의 기본이다. 프라이버시, 기밀성, 보안이라는 용어들은 종종 상호 교환적으로 사용되지만 식별 가능한 건강 정보와 관련하여 상호 간 차이가 분명한 법적, 윤리적 의미들을 개별적으로 갖는다.[22] 건강 정보의 프라이버시는 대체로 개인들의 식별 가능한 보건 데이터의 취득, 사용 또는 공개를 통제할 수 있는, 해당 개인들의 권리들을 말한다. 기밀성과 밀접하게 관련된 개념은 정보를 받는 사람들이 해당 데이터의 대상들이 되는 개인들의 프라이버시에 대한 이해관계들을 존중하기 위해 지켜야 할 의무들을 말한다.

보안은 식별 가능한 건강 데이터를 부당한 접근 또는 공개로부터 보호하기 위한 기술적 또는 관리적 안전장치들이나 도구들이란 점에서 기밀성과는 다르다. 불법적인 침입 행위들을 통해 해킹되거나 침투될 수 있는 디지털화된 정보교환들과 대형 전자장비로 구성된 보건 관련 데이터베이스들이 있는 현대적 영역에서 정보 보안을 유지하는 일은 점점 더 어려워질 수 있다. 그러나 전자적인 보건시스템은 보건의료와 공중보건의 효율성을 개선할 뿐만 아니라 프라이버시와 보안을 보호하는 데도 큰 가능성을 가지고 있다.[23]

보건 데이터의 공유를 위한 프라이버시와 보안 관련 법들과 정책들이 다양하다는 것은 건강 정보 프라이버시 관련 법적 보호 장치들의 분절화된 특성을 반영한다. 의무들에 대한 관습법적 개념들에 초점을 맞춘 헌법상의 원칙들이나 사법적 결정들은 건강 정보 프라이버시에 대한 개인의 광범위한 기대를 뒷받침하지 않는다. 오히려 연방 및 주 법령들과 규정들이 미국의 건강 정보 프라이버시 보호조치들의 지배적인 근간이다.[22] 아래에서 논의되는 일련의 중요한 연방 및 주 법률들은 건강 정보의 프라이버시를 안전하게 보호하기 위해 제정된 것들이다.

연방의 공중보건 정보 관련 프라이버시법들

1974년의 연방 프라이버시법(federal Privacy Act of 1974)은 어떤 연방 기관이라도 개인 이름, 식별 번호 또는 기타 식별자에 의해 정보가 검색되는 기록들이 있는 시스템으로 정보를 수집하고 보존할 때마다 적용된다. 1974년의 프라이버시법은 개인들이 자신들의 정보가 들어 있는 정부 소유의 정보에 접근할 수 있도록 하는 공정한 정보 관행을 도입한 최초의 국가법이었다. 또한 프라이버시법을 통해 한 개인은 정확하지 않거나 관련이 없거나 완전하지 않은 자신의 정보에 대한 수정을 요청할 수도 있다. 무엇보다도 프라이버시법은 다음과 같은 기전들을 통해 개인의 프라이버시를 보호한다. 이는 (1) 개인의 건강 정보를 개인의 동의 없이 공개할 수 있는 상황을 특정화하고 그 외의 상황에서는 개인의 동의를 요구하는 것, (2) 정부 기관의 목적들을 달성하는 데 무관하고 불필요한 식별 가능한 건강 정보를 해당 정부 기관이 보존하지 못하도록 하는 것, (3) 기관이 당초 기록 시스템을 개발할 때 행정적으로 선택했던 기록 시스템의 목적과 기관 외부로의 공개들(예: "공개 용도")을 기술하고 식별하는 공지사항을 각 기록 시스템별로 발행하도록 해당 기관들에게 요구하는 것, (4) 건강 정보를 수집하기 위한 법적 근거, 정보를 사용하려는 목적들, 해당 정보를 제공하지 않음에 따른 결과들을 개인들에게 통지하도록 기관들에게 요구하는 것을 들 수 있다.

1988년의 정보자유법(Freedom of Information Act)은 정부 기관에 의해 생성되거나 보존되고 관리되는 정부 기관의 기록들이 공개 대상에서 특별히 면제되지 않는 한 일반인에게 이용될 수 있도록 규정하고 있다.[25] 정보자유법은 9개의 면제규정들을 포함하고 있으며, 그중 몇 가지들은 일부 공중보건 데이터의 프라이버시 보호에 도움이 되며 다음과 같다.

기관 간 및 기관 내 정보통신들. 면제 (b)(5)는 연방정부가 "기관과의 소송에서 기관 이외의 당사자에게" 이용되어서는 안 될 기관 간 및 기관 내 메모들이나 서한들의 공개를 보류하도록 허용한다. 이러한 면제 조항은 예를 들어 어느 한 역학조사에 대한 초기 발견 사실들을 기술하는 조사자가 자신의 감독자에게 작성하여 보낸 초고 형태의 메모를 공개로부터 기관 데이터 보유자가 보호하는 데 사용될 수 있다.

인적사항 및 의무(의료) 기록들. 면제 (b)(6)는 기관 데이터 소유자가 "공개가 명백히 부당한 개인의 프라이버시 침해로 간주되는 인적사항 및 의료 관련 파일들과 이와 유사한 파일들"의 의무적 공개를 보류하도록 허용한다. 이러한 면제 조항은 기관의 기록에 포함된 개인에 대한 기밀 의료 정보를 보호하기 위해 발동될 수 있다.

그 외 법령에 의해 공개가 면제된 정보. 면제 (b)(3)는 연방 기관이 "특별히 법령에 의해 공개가 면제된" 정보의 공개를 보류할 수 있게 규정하고 있다. 예를 들어, 연방 법령에 의해 승인된 기밀성 보증(아래에서 논의)에 따라 연방정부의 역학조사가 수행된 경우 기밀성 보증에 따라서 수집된 정보는 정보자유법에 의거 공개로부터 면제될 수 있다.

연구 및 기타 보건 데이터에 대한 추가적인 프라이버시 보호들은 공중보건서비스법(Public Health Service Act)에서 확인된다.[26] 공중보건서비스법의 Section 308(d) 및 Section 924(c)는 CDC의 국립보건통계센터(National Center for Health Statistics, NCHS)와 미국 보건부(U.S. Department of Health and Human Services, DHHS) 산하 의료연구 품질 기관(Agency for Healthcare Research and Quality, AHRQ)에 의해 각각 수집된 식별 가능한 정보에 대한 강력한 보호를 규정하고 있다.27 Section 308(d)에 의거한 기밀성 보장들은 정보를 제공하는 개인과 기관을 보호하는 데 사용될 수 있다. Section 308(d)는 다음과 같이 규정하고 있다. "어떤 (식별가능한) 정보도 ... 해당 시설 또는 당사자가 동의하지 않는 한, 정보가 제공되었던 목적 이외의 다른 어떤 목적을 위해 사용될 수 없다..."

정부 내외의 연구자들이 이용할 수 있는 기밀 인증서들은 공중보건서비스법의 Section 301(d)에 의거하여 승인된다.[28] DHHS는 기밀 인증서들을 법적으로 강제되는 식별 가능한 건강 정보의 공개들로부터 연구 참여자들을 보호하기 위해 부여할 수 있다. Section 301(d)는 보건 연구자들이 "해당 연구의 수행과 관련이 없는 모든 사람들로부터 해당 연구의 [참여자들]의 이름들이나 기타 식별이 가능한 특성들을 숨김으로써 [연구 참여자들]의 프라이버시를 보호할 수 있다"고 규정하고 있다. 연구자들은 일반적으로 연구 대상들이 기밀 인증서 같은 보호조치들 없이는 연구에 참여하지 않거나 참여하더라도 부정확하거나 불완전한 응답들을 제공할 만큼 수집되는 건강 정보가 매우 민감한 경우(예: 성적 관행들이나 불법 행위와 관련)에만 이러한 기밀 보호를 요청한다.

DHHS가 2000년 의료보험의 양도 및 책임에 관한 법(Health Insurance Portability and Accountability Act, HIPAA)에 따라서 반포된 프라이버시 규칙(Privacy Rule)을 도입했던 시기 이전에는[29] 정보의 프라이버시를 포괄적으로 규정한 연방법은 없었다. 오히려 연방 정부의 프라이버시 관련 법들은 일반적으로 연방정부가 특정 기관들(예: CMS(Centers for Medicare and Medicaid Services), NIH, CDC)을 통해 수집하거나 보존하거나 재정 지원을 하는 특정 유형들의 건강 정보에 적용되었다. 의료보험의 양도 및 책임에 관한 법의 프라이버시 규칙은 환자들에게 자신들의 건강 정보에 대한 더 많은 통제권을 주고, 건강 기록들의 사용과 배포에 대한 영역들을 정하고, 보건의료 제공자들과 그 외 다른 사람들이 건강 정보의 프라이버시를 보호하기 위해 달성해야 하는 안전장치들을 설정하기 위해 제정되었다. 프라이버시 규칙은 환자의 사적 정보를 부적절하게 공개한 것에 대한 책임이 있는 위반자들을 구속하지만, 공중보건 목적들을 위해 환자 기록들에 있는 특정 데이터의 공개를 허용하기도 한다.

2002년 전자정부법(E-Government Act of 2002)의 특정 조항들은 건강 정보를 포함한 식별 가능한 정보를 연방정부가 통계적으로 수집하는 일들에 대한 기밀성을 보호한다.[30] 전자정부법은 통계적 용도들로 수집된 정보의 사용을 수집 목적만으로 제한하고 인가되지 않은 공개들은 처벌한다. 또한 전자정부법은 연방 기관들로 하여금 식별 가능한 정보를 수집하거나, 보존하거나 배포하는 정보 기술을 개발하거나 조달하기 전에 "프라이버시 평가"를 수행하도록 요구한다.

프라이버시법, 정보자유법, 전자정부법은 모든 연방기관들에게 적용되는 반면, 다른 프라이버시 관련 연방 법령들과 규정들은 특정 정부 사업들이나 기관들과 관련된다. 예를 들어, 어떤 한 연방 법령은 연방정부의 지원을 받는 전문 약물남용 시설들에서 생성되는 건강 정보의 프라이버시를 보호한다.

주 및 지역의 공중보건정보 관련 프라이버시법들

많은 주들이 연방의 프라이버시법이나 정보자유법과 유사한 제정 법률들을 가지고 있고 일부 주들(예: 캘리포니아, 로드아일랜드, 메릴랜드, 몬태나, 그리고 워싱턴)은 추가적인 프라이버시 보호 법령들을 통과시켰음에도 불구하고, 대부분의 주들은 개인의 건강 데이터의 취득, 사용 및 공개를 규제하는 포괄적인 법령들이 없다.[22] 오히려 주의 프라이버시 관련 법들은 특정 데이터 수신자들(예: 공공 의료 기관, 의료 보험사)이나, 특정 의료 검사들이나 질병들이나 상태들(예: 유전자 검사들, HIV 상태, 정신 질환들)이나, 특정 데이터 원천들(예: 간호 또는 보건의료 시설들)을 규제하는 경향이 있다.

공중보건 데이터에 대한 프라이버시 보호 조치들의 의미있는 추가가 1999년 모델 스테이트 공중보건 개인정보 보호법(Model State Public Health Information Privacy Act)에서, 더 최근에는, 2003년 터닝포인트 모델 스테이트 공중보건 법(Turning Point Model State Public Health Act)에 나타난다.[31,32] 두 법률들 모두 주와 지역의 보건부서들이 보건 데이터를 공익을 위해 책임감 있게 사용할 수 있게 함과 동시에, 주 공중보건 기관들에 의해 획득되거나, 사용되거나, 공개되거나, 보존되는 식별 가능한 보건 데이터의 프라이버시와 보안을 보호하는 데 현대적인 프라이버시 용어를 도입하고 있다.

2000년 12월, DHHS가 의료보험의 양도 및 책임에 관한 법에 따라서 관용적으로는 프라이버시 규칙이라고 부르는 "개인별로 식별이 가능한 건강 정보의 프라이버시 표준들"을 발표한 것을 계기로[29], 국가 차원에서 의료 정보의 프라이버시를 보호하는 데 중대한 발전이 있었다. 이러한 규정들은 특정 의료 거래를 전자적으로 수행하는 보건, 보건의료 정보 처리 기관, 보건의료 제공자들 등 세 가지 유형들에 해당되는 업체들에게 적용되는 식별이 가능한 건강 정보를 보호하기 위한 국가 최초의 표준들이다.[33,34] 통칙(Common Rule)(아래 참고)이 식별이 가능한 보건 데이터의 수많은 교환들 속에 프라이버시를 보호하는 조치들에 대한 국가 차원의 기반이 될지라도, 주와 지역 정부의 더 엄격한 프라이버시 관련 법령들보다 우선하지는 않는다.[22] 프라이버시 규칙은 2001년 4월 14일부터 발효되었고, 대부분의 해당 업체들은 2003년 4월 14일부터는 이를 필히 준수해야 했다(소규모 보건 업체들은 2004년 4월 14일까지 적용이 유예됨).[35]

일반적으로 프라이버시 규칙은 개별적으로 식별이 가능한 건강 정보를 포함하는 "보호대상 건강 정보(protected health information)"를 이용하거나 공개하는 데 필요한 표준사항들을 설정한다.[36] 해당되는 업체들은 프라이버시 규칙이 허용하거나 요구되는 경우에만 보호대상 건강 정보를 이용하거나 공개할 수 있다. 프라이버시 규칙 준수 여부에 대한 조사들, 프라이버시 규칙 준수 적합성 심의들, 프라이버시 규칙 준수의 강제 집행들에 대해 개인과 DHHS 단 두 가지 경우에만 서면 승인 없이 공개된다.

인간을 대상으로 한 연구에서 법적 보호조치들

위에서 논의한 바와 같이 실제적인 공중보건 연구 활동들은 식별 가능한 보건 데이터의 획득이나 이용과 관련되어 있다. 공중보건 데이터의 수집들과 그에 상응하는 프라이버시 요구들의 바탕이 되는 헌법상의 규범들과 달리, 공중보건 연구에서 식별이 가능한 데이터는 다른 법적 및 윤리적 구조들 하에서 획득된다.[37] 역학과 다른 공중보건 활동들과 대조적으로 연구는 입법부의 재가를 받은 보조금들에 항상 얽매이지는 않으며, 법적 보호 없이 놓아둔 채로 운영될 수 있다. 공중보건 실무 종사자들과는 달리 공중보건 연구자들은 통칙(Common Rule, 1993)으로 총칭되는 성문화된 일련의 연방 규정들에 따라 피험자들(때로는 피험자들이 속한 지역사회들)로부터 사전 고지된 서면 동의를 받는 등의 규정들을 따라야 한다.[38] 통칙은 연방 보조금을 받고 인간을 대상으로 하는 모든 연구에 실질적으로 적용된다. 인간을 대상으로 하는 연구로 결정된 대부분의 활동들에 대해 통칙은 해당 활동들이 다양한 명시된 사항들을 준수하는지에 대해 기관윤리심의위원회(Institutional Review Board, IRB) 또는 의료윤리위원회의 전향적인 검토를 요구한다.[39] IRB는 연구 과정 중에 연구 대상자들이 보호되는 정도와 연구 활동들의 후속 영향을 평가하기 위해 연구계획서들을 심의한다. IRB 심의를 필요로 하는 통칙의 요건들은 오직 어떤 기관이든 인간을 대상으로 하는 연구에 참여하기 위해 연방보조금을 요청하는 경우 또는 다중 프로젝트이거나 연방 차원의 보증에 의해 통칙과 같은 동일한 요건들로 인간을 대상으로 하는 연구 모두를 심의할 경우에만 작동된다.

IRB의 기능들과 책임들

지적한 바와 같이 통칙은 IRB에 모든 연방에서 보조금을 지원받는 인간을 대상으로 한 연구를 승인, 거부, 수정을 요구하는 권한을 부여하고 있다. 인간을 대상으로 한 연구는 통칙의 규정들에 의해 특별히 면제되지 않는 한 어떤 조사자라도 참여자들과 접촉하려면 그 전에 IRB 승인을 받아야만 한다. 일부 주 또는 지역 공중보건 기관들에서 어떤 한 활동이 연구인지 실행인지 또는 그 활동이 일반 규칙으로부터 면제되었는지에 대한 불확실성이 존재하는 경우 이에 대한 판단이 IRB에 의뢰될 수 있다.

모든 IRB는 다양한 배경들을 가진 최소 5명의 구성원들이 필요하다. 적어도 그들 중 한 명은 과학자가 아니어야 하고, 다른 한 명은 해당 IRB 기관에 소속되어 있지 않아야 한다. IRB는 연구 제안서들을 심의하여 연구 과정에서 연구 대상자들이 보호되는 정도와 연구 활동들의 후속 영향을 평가한다. IRB는 제안된 연구를 승인하거나, 연구 프로토콜의 수정들을 요구하거나, 제안된 연구 전체를 거부할 수 있는 광범위한 권한을 가지고 있다. 무엇보다도 IRB는 다음 사항을 검토해야 한다.

- 데이터 수집에 대한 개인 또는 보호자의 동의가 통칙의 모든 요건들을 적절히 충족한다.[40]
- 개인들의 프라이버시와 그들의 식별 가능한 정보의 기밀성이 보호된다.[41]
- 연구 방법은 타당하고, 안전하고, 효과적이다.[42]
- 연구 대상자들이 공정하게 선택된다.[43]
- 데이터의 안전이 적절하게 모니터링된다.[44]
- 취약계층들(예: 어린이들, 죄수들, 정신 장애자들)이 보호된다.[45]

IRB는 최소한 일 년에 한 번 이상 운영 지침들을 심의해야 하지만, 운영 지침들 중 일부는 이전에 완전히 소집된 IRB에 의해 승인된 경우라면 우선 검토 대상이 될 수 있다. IRB 승인을 획득하고 확인하는 과정은 조사자들에게는 시간을 소비하는 일일 수 있지만, IRB 승인 과정은 연구 참여자들의 적절한 보호를 보장할 필요성에 기초한 일이다.

테러 관련 감시 및 조사

테러와 관련된 우려는 질병 신고와 관련된 법령들과 질병 중심의 감시가 사람들의 건강과 사회적 및 심리적 영향들을 최소화하기 위해 가능한 한 신속하게 생물테러 행위들을 탐지하려는 시도에 부합되는지에 대한 적정성을 조사하는 노력들로 이어졌다. 2002년 CDC는 50개 주들을 포함한 54개 관할 지역들의 질병 신고와 관련된 법령들에 대한 조사 연구에서 얼마나 많은 주들과 관할 지역들이 CDC가 지정한 생물 테러리스트 무기로 사용할 가능성이 있는 "중요 생물학적 병원체들"[46]로 인해 발생한 질병들의 신고를 의무화하는 법들을 가지고 있는지를 보고하였다. 해당 연구는 A급 병원체들과 관련된 질병들(즉, 탄저병, 보툴리즘, 바이러스성 출혈열, 페스트, 천연두, 야토병)의 즉각적인 신고에는 특징적인 결함들이 존재했음을 보여주었다. 탄저병, 보툴리즘, 페스트의 경우 대부분의 관할 지역들에서 즉시 신고되었지만, 야토병은 관할 지역의 절반도 안 되는 지역들에서만 즉시 신고될 수 있었다. 이러한 연구 결과들은 생물테러와 관련된 가장 중요한 생물학적 병원체들을 기존의 질병 신고 관련 법령들이 포함하는지 여부를 판단할 수 있도록 주들과 관할 지역들이 해당 법령들을 검토할 필요성을 부각하였으며,[46] 연방 공중보건 준비 자금 지원의 요건이 되는 활동이다.[47]

일부 질병들과 실험실 결과들의 신고 속도를 높이기 위해 실험실들로부터 획득된 전자 데이터의 사용(전자 실험실 신고)과 임상의료 시설 및 제공자의 웹기반 신고는 종이와 메일 기반의 신고를 대체하고 있다.[48-50] 일부 주들에서는 이와 같은 전자 신고를 위한 법적 기반을 마련하기 위해 질병 신고 규정들이 수정되었다.[51]

또한 보건의료 제공자들에 의해 어느 한 특정 진단 정보가 신고되기 며칠 전에 미리 특이한 질병 활동을 감지하고, 다른 수단들을 통해 감지되는 질병들을 포함하여 유행들의 범위와 기간의 모니터링을 도와주기 위하여 응급실 방문들, 911 호출들, 약국 구매들과 같은 사건들을 기록하는 기존 시스템들부터 실시간 데이터를 이용하는 증후군감시가 주와 국가 단위들 둘 모두에서 개발되고 있다(22장 참고).[52-54] 이러한 신고 시스템들에 대한 보건의료 시설들 및 보건의료 제공자들의 참여는 대부분 자발적이었지만, 어떤 증후군에서의 발생 증가들을 조사할 필요가 있을 경우 주와 지역 관할 구역들이 과연 개인 식별 정보를 얻을 수 있는 법적 권한을 가지고 있는지에 대한 의문들이 제기되었다.[55,56] 뉴욕시와 뉴욕주의 법령과 규정을 분석한 한 결과에서 뉴욕시는 뉴욕시의 증후군감시 활동들에 대한 충분한 권한을 가졌다고 결론지었다.[55] 적어도 세 개의 주들(아이오와, 네바다, 애리조나)이 증후군감시를 허가하는 명시적인 법 조항을 통과시켰다.[57–59]

2001년의 탄저병 공격들과 질병 발생을 유발하는 범죄행위와 다른 고의적인 행동들의 잠재적인 가능성에 대한 인식 증가는 "법의학 역학(forensic epidemiology)"의 개념을 구체화했다. 법의학 역학은 "어떤 한 건강문제에 기여하는 요인들로서 가능성이 있는 의도적 행위들이나 범죄행위에 대한 의심이나 증거가 있는 특정 건강 문제에 대한 지속적인 조사의 일환으로 역학적인 방법들을 사용하는 것"으로 특징지어졌다.[60] 법의학 역학의 대상이 되는 문제들에 대해 공중보건과 법집행 기관들이 공동으로 조사들을 수행하는 기간 동안 발생하는 운영상의 어려움들은 상대적으로 새로운 여러 가지 법적 문제들을 내포하고 있고, 이러한 법적 문제들은 다시 뉴욕시 정신보건위생부(New York Department of Mental Health and Hygiene), 뉴욕시 경찰부(City of New York Police Department), 연방수사국 뉴욕 지부(Federal Bureau of Investigation field office in New York)가 포함된 "어느 한 생물테러 용의자 사건을 추적하는 공동 현장조사들에 대한 협약서"와 같은 다학제적 협력을 위한 새로운 법적 체제들의 개발을 촉진했다.[61]

위기 대응 시 주와 연방의 협력

1999년부터 테러 행위에 대응하기 위한 국가 공중보건 역량들을 향상시키기 위해 고안된 연방정부의 계획들은 주정부의 검역, 격리 및 기타 공중보건의 강제 집행 권력들의 적절성에 대해 의문들을 제기하였다. 2000년 CDC에 의해 비공식적으로 수행된 주정부의 검역과 격리 그리고 다른 중요한 기관 설치 법률들에 대한 예비 검토 결과, 이러한 법률의 대부분은 1940년대 이후 개정되지 않은 것으로 나타났다. 이는 대중의 자발적 협력과 의료적 개입수단들의 진전들로 인해 강제적인 조치들을 더 적게 사용했기 때문일 수 있었다. 그러나 잠재적 생물테러 사건들과 관련된 공중보건 위협들을 바라보는 맥락에서 강제적 조치들을 자주 사용하지 않는 것은 공중보건 관계자들이 강제적 권력들을 발동하는 데 필요한 적정한 절차들에 경험이 없었거나 익숙하지 않았을 가능성을 던져 주었다. 이에 따라 CDC와 테러 대비에 관여하는 다른 연방 공무원들은 검역 및 격리 권한들을 포함하여 잠재적인 화학적 및 생물학적 위협들에 효과적으로 대응할 수 있는 능력에 영향을 주는 공중보건 관련 법령들을 주들이 검토할 것을 제안했다. 이러한 CDC 및 연방정부의 평가들은 법령들이 공중보건 공무원들로 하여금 테러 대응의 일환으로 구류될 수 있는 개인들에게 적절한 절차적 보호조치들을 제공하면서 동시에 신속하게 행동할 수 있는 상황을 만드는 데 도움이 될 수 있다. 또한 테러 시책들은 군사 정보 전문가들뿐만 아니라 공중보건 공무원들, 다양한 법집행기관, 위기 대응 및 기타 행정 기관들 소속 공무원들이 참여하는 사전 조정, 계획, 의약품 비축 및 훈련의 필요성을 점점 더 중시하고 있다.

2001년 9월 11일 뉴욕시와 북버지니아 지역에서 발생한 테러 이후 일어난 일들은 주와 지역 정부가 일차적으로 공중보건 조사들을 책임을 지는 전통적인 개념들이 갖는 강점들과 과제들을 모두 보여준다. 테러로 야기된 일들의 대재난적인 특성들로 인해 병원 및 응급실 입원들의 감시, 손상들, 병원 기반 증후군감시[52]와 다양한 환경 모니터링 활동들에 대한 필요성에 부응하기 위해 지역 및 주정부의 공중보건 공무원들은 신속하게 대응할 임무를 부여받았다. CDC와 다른 공중보건 기관들의 자원들은 이러한 중요한 감시정보를 수집하는 것을 지원하는 데 배치되어야만 했다. 그러나 감시정보를 수집하는 등의 공중보건 활동들의 대부분에 대한 법적 권한과 감독권은 지역 및 주 공중보건 공무원들에게 있었다. 주, 시 및 지역의 공중보건 실무자들 간의 훈련, 사전 계획, 사전 협력 관계들의 일관성은 이런 비상 상황에서 효과적인 대응을 가능하게 했다. 미국에서의 9.11 사태와 탄저병 공격의 여파로 모델 스테이트 긴급 건강권한법(Model State Emergency Health Powers Act) 초안이 발의되어 공청회를 거쳐 테러 대비를 강화하는 데 활용되었다.

여러분들은 질병들이나 유행들에 대한 조사를 수행하는 공중보건 공무원들의 기본 권한은 주 고유의 경찰력임을 이해해야 한다. 공중의 건강과 안전을 관장하는 연방 및 주 법령들은 경찰력이라는 광범위한 권한에 의해 제정된다. 이렇게 제정된 법령들은 국가로 하여금 공중보건 조사 목적으로 의료 및 기타 기록들에 접근하게 할뿐만 아니라 의료, 병원 및 공중보건 기록들의 접근에 엄격히 제한들을 두어 프라이버시에 대한 개인의 이해관계를 보호하게 한다. 공중보건 관련 조사들과 활동들은 대개 개인들과 기관들의 자발적인 협력에 의존하지만, 연방법과 주 법령들은 공중보건과 안전의 보호를 위해 필요할 때 강제 조치들의 사용에 대한 권한을 제공한다.

여러분들은 공중보건법의 모든 측면을 확실히 알 것이라 기대되지 않는다. 그러나 감시, 의무 기록들의 프라이버시, 연방정부와 주정부 둘의 법적 책임들과 관련된 법적 문제들에 대해 이해해야 한다. 수집되는 역학 데이터의 질, 양, 그리고 수집 용이성은 이러한 법적 문제들에 대한 인식과 필요한 경우 법조계의 자문에 의해 실질적으로 향상될 수 있다.

ACKNOWLEGEMENT We acknowledge David W. Fleming, whose work on a corollary chapter, "Frontline Public Health: Surveillance and Outbreak Investigations," in Law in Public Health Practice(New York: Oxford University Press, 2003, pp.143-59) contributed in part to this chapter.

참고문헌

1. CDC. Summary of notifi able diseases, United States, 2003. *Morb Mortal Wkly Rep* 2005; 52:2-3.
2. CDC (2002). Surveillance for certain health behaviors among selected local areas—United States, Behavioral Risk Factor Surveillance System. *Morb Mortal Wkly Rep* 53 (SS05), 2-3.
3. Ries, L.A.G., Eisner, M.P., Kosary, C.L., et al. (eds.) (2004). *SEER Cancer Statistics Review, 1975-2001*. National Cancer Institute, Bethesda, Md. Available at http://seer.cancer.gov/csr/1975_2001.Accessed November 16, 2005.
4. Chorba, T.L., Berkelman, R.L., Safford, S.K., et al. (1989). The reportable diseases: I. Mandatory reporting of infectious diseases by clinicians. *JAMA* 262, 3018-26.
5. Gen Stat of Conn (revised to January 1, 2005), §19a-2a, Powers and duties, Volume 6, 787.
6. Public Health Code (revised through Sept. 21, 2004). Reportable Diseases and Laboratory Findings, §19a-36-A7, Diseases not enumerated, p. 529. Available at http://www.dph.state.ct.us/phc/phc.doc.Accessed November 16, 2005.
7. Rousch, S., Birkhead, G.S., Koo, D., (1999). Mandatory reporting of diseases and conditions by health care professionals and laboratorians. *JAMA* 282, 164-70.
8. Thacker, S.B. Surveillance. In: M.B. Gregg, R.C. Dicker, R.A. Goodman (eds.) (1996). *Field Epidemiology*, New York, Oxford University Press, pp. 16-32.
9. Thacker, S.B., Berkelman, R.L. (1988). Public health surveillance in the United States. *Epidemiol Rev* 10, 164-90.
10. Konowitz, P.M., Petrossian, G.A., Rose, D.N. (1984). The underreporting of disease and physicians' knowledge of reporting requirements. *Public Health Rep* 99, 31-5.
11. Thacker, S.B. Historical development. In: S.M. Teutsch, R.E. Churchill (eds.) (2000). *Principles and Practice of Public Health Surveillance*, 2nd ed., New York, Oxford University Press. pp. 1-16.
12. CDC (1997). Case defi nitions for infectious conditions under public health surveillance. *Morb Mortal Wkly Rep* 46(RR10), 1-64.
13. California Department of Health Services. Disciplinary action by Board of Medical Quality Assurance for failure to report a reportable infectious disease. *California Morbidity* 1978 (August 11).
14. Fidler, D.P., Heymann, D.L., Ostroff, S.M., et al. (1997). Emerging and reemerging infectious diseases: challenges for international, national, and state law. *International Lawyer* 31, 773-99.
15. CDC (1996). Addition of prevalence of cigarette smoking as a nationally notifi able condition—June 1996. *Morb Mortal Wkly Rep* 45, 537.
16. CDC (2004). Indicators for chronic disease surveillance. *Morb Mortal Wkly Rep* 53(no RR11), 1-8.
17. Iowa Code, Title 4, Subtitle 2, Ch 139, §139A.3A (2005).
18. Conn Public Health Code §19a-36-A6 (2005).
19. CDC (2004). Postexposure prophylaxis, isolation, and quarantine to control an import-associated measles outbreak—Iowa, 2004. *Morb Mortal Wkly Rep* 53, 969-71.
20. Examples of Iowa's quarantine orders are available at http://ww.idph.state.ia.us/adper/cade.asp; see also Iowa Code §135.144 (2003 Suppl.), 139A.4, 139A.9, and 641 Iowa Administrative Code, Ch 1.
21. Birkhead, G.S., Maylahn, C.M. (2000). State and local public health surveillance In: S.M.

Teutsch, R.E. Churchill (eds.), *Principles and Practice of Public Health Surveillance*, 2nd ed., New York, Oxford University Press. pp. 253-9.
22. Hodge, J.G., Jr. (2004). Health information privacy and public health. *J Law Med Ethics* 31:4, 663-71.
23. Hodge, J.G., Jr., Gostin, L.O., Jacobson, P. (1999). Legal issues concerning electronic health information. *JAMA* 282, 1466-71.
24. 5 USC 552(a) (1988).
25. 5 USC 552 (1988).
26. 42 USC 301, *et seq.*
27. 42 USCA 242m(d) and 299c-3 (2001).
28. 42 USCA 242m(d) (1997).
29. Pub L 104-191, 110 Stat 1936 (1996).
30. Pub L 107-347 (2002).
31. Gostin, L.O., Hodge, J.G., Jr. (1998). The "names" debate: the case for national HIV reporting in the United States. *Albany Law Rev* 61, 679-743.
32. Gostin, L.O., Lazzarini, Z., Neslund, V.S., Osterholm, M.T. (1996). The public health information infrastructure: a national review of the law on health information privacy. *JAMA* 275, 1921-7.
33. CDC (2003). HIPAA Privacy Rule and public health: guidance from the Centers for Disease Control and the Department of Health and Human Services. *Morb Mortal Wkly Rep* 52 (supp), 1-20.
34. 45 CFR 164.502(a)(2) (2003).
35. Gostin, L.O., Hodge, J.G., Jr. (2002). Personal privacy and common goods: a frame work for balancing under the National Health Information Privacy Rule. *Minn Law Rev* 86, 1439-80.
36. DHHS, OCR Privacy Brief. *Summary of the HIPAA Privacy Rule: HIPAA Compliance Assistance*, 2003. Available at http://www.HHS.gov/ocr/privacy summary. Accessed September 12, 2005.
37. Hodge, J.G., Jr., Gostin, L.O. (2004). CSTE Advisory Committee. *Public Health Practice vs Research: A Report for Public Health Practitioners Including Case Studies and Guidance*. May 17, 2004. Available at http://www.cste.org/pdffi les/newpdfi les/CSTEPHResRpt Hodge Final.5.24.04pdf. Accessed July 10, 2005.
38. 46 CFR 46 et seq. (1993).
39. 45 CFR 46.103 (1991).
40. 45 CFR 46.111(a)(4)-(5) (1991).
41. 45 CFR 46.111(a)(7) (1991).
42. 45 CFR 46.111(a)(1)-(2) (1991).
43. 45 CFR 46.111(a)(3) (1991).
44. 45 CFR 46.109(e) (1991); 45 CFR 46.111(a)(6) (1991)
45. 45 CFR 46.111(b) (1991); 45 CFR 46.201 (1991); 45 CFR 46.301 (1991) 45 CFR 46.401 (1991).
46. Horton, H., Misrahi, J.J., Matthews, G.W. et al. (2002). Critical biological agents: disease reporting as a tool for bioterrorism preparedness. *J Law Med Ethics* 30, 262-6.
47. CDC (2004). *Continuation Guidance—Budget Year 5. Attachment B. Focus B: Surveillance and Epidemiology Capacity*. June 14, 2004:1-8. Available at http://www.bt.cdc.gov/planning/continuationguidance/pdf/epidemiology_capacity_attachb.pdf. Accessed September 4, 2005.
48. Effl er, P., Ching-Lee, M., Bogard, A., et al. (1999). Statewide system of electronic notifi able disease reporting from clinical laboratories. *JAMA* 282, 1845-50.
49. Backer, H.D., Bissel, S.R., Vugia, D.J. (2001). Disease reporting from automated laboratory-based reporting system to a state health department via local health departments. *Public Health Rep* 116, 257-65.
50. Jernigan, D.B. (2001). Electronic laboratory-based reporting: opportunities and challenges for surveillance. *Emerg Infect Dis* 7(3 Suppl), 538.

51. See, for example, 33 Pennsylvania Bulletin (Pa.B.) 2439 (effective Nov. 16, 2003) (under authority of 28 Pa.Code §27.4); 6 Code of Colorado Regulations (CCR) 1009-1, Reporting of Selected Cases of Morbidity and Mortality (effective September 30, 2004); Administrative Rules of South Dakota (ARDS) 44:20:02:06 (under authority of SDCL 34-22-9) (effective Dec. 7, 2003); Washington Administrative Code (WAC) 246-101-110(2) (effective Dec. 2004).
52. Henning, K. (2004). What is syndromic surveillance? *Morb Mortal Wkly Rep* 53(Suppl), 7-11.
53. CDC (2004). Framework for evaluating public health surveillance systems for early detection of outbreaks: recommendations from the CDC working group. *Morb Mortal Wkly Rep* 53 (RR5), 2-3.
54. Loonsk, J. (2004). Biosense—a national initiative for early detection and quantifi cation of public health emergencies. *Morb Mortal Wkly Rep* 53(Suppl), 53-5.
55. Lopez, W. (2003). New York City and state legal authorities related to syndromic surveillance. *J Urban Health* 80(2Suppl 1), i23-4.
56. Drociuk, D., Gibson, J., Hodge, J.G., Jr. (2004). Health information privacy and syndromic surveillance systems. *Morb Mortal Wkly Rep* 53(Suppl), 221-5.
57. Iowa Code, Title 4, Subtitle 2, Ch 139, §139A.3A (2005).
58. Nev Rev Stat, Ch 441A, §441 A.125 (2003).
59. Ariz Rev Stat, Title 36, §36-782 (2005).
60. Goodman, R.A., Munson, J.W., Dammers, K., et al. (2003a). Forensic epidemiology: law at the intersection of public health and criminal investigations. *J Law Med Ethics* 31, 684-700.
61. CDC, Public Health Law Program (2005). Agreement regarding joint fi eld investiga tions following a suspected bioterrorist incident. Available at http://www2a.cdc.gov/phlp/docs/Investigations.pdf. Accessed November 16, 2005.

제 15 장

현장역학자를 위한 예방접종 수행

Harry F. Hull
역자; 천병철

예방접종은 사용 가능한 공중보건 예방사업 중 가장 비용효과적인 것이다. 효과적인 예방접종 프로그램은 미국에서 디프테리아, b형헤모필루스인플루엔자 뇌수막염, 홍역, 폴리오, 풍진 그리고 여러 질환을 사실상 퇴치했다. 이러한 질병들은 한때 소아 사망의 주요 원인이었을 뿐 아니라 지적장애, 실명, 귀먹음, 쩔뚝거림, 그리고 선천성 심장기형의 중요한 원인이었다. 여전히 예방접종으로 예방 가능한 일부 질병들은 낮은 수준에서 전파되고 있다. 해외에서는 여전히 흔한 질병들이며, 국내로 반입이 가능한 상태이다. 오늘날 낮은 발생률을 보이는 환경에서도, 뛰어난 현장역학은 예방접종 사업이 관련 대상 질환들의 관리에 어려움을 겪을 때 필수적이다.

예방접종

예방접종과 면역화는 흔히 서로 교환할 수 있게 사용하지만, 그 의미는 상당히 다르다. 예방접종은 우두 바이러스인 박신니아(vaccinia)를 함유한 두창 백신을 접종하는 것에서 기원한 단어이다. 현재는 어느 백신이든 접종하는 모든 종류의 백신에 다 사용한다. 면역화는 인공적인 수단으로 질병에 대한 면역 체계를 활성화하는 것을 의미한다. 면역화는 공중보건에 더 적합한 용어이다. 예방접종대상감염병(vaccine-preventable diseases, VPDs)은 인구집단에 높은 비율로 정기 접종하는 백신의 대상인 감염병의 집합이다[1].

---

1) 역자 주: 여기서는 예방접종과 면역화를 명확하게 구분하는 경우가 아니면 모두 예방접종으로 번역하였다.

백신은 살아있는 미생물을 변형하거나, 사멸한 미생물 또는 미생물의 정제한 일부를 포함하는 부유액이다. 톡소이드(세균의 독소를 불활화 한 것)는 백신은 아니지만, 면역화에 사용하여 편의상 '백신'으로 간주한다. 백신은 세포매개 면역이나 체액면역을 유도하여 질병에 대하여 영구적 또는 장기간 예방효과를 제공한다. 백신을 통한 능동면역화는 수동면역화와 구분되는 데, 수동면역은 전형적으로 면역글로불린 같은 항체의 주입하여 질병에 대하여 일시적 예방효과를 갖는다.

예방접종을 한 사람은 백신에 대한 면역 체계의 반응 덕에 질병으로부터 직접적으로 보호받는다. 많은 백신은 질병의 위험을 감소시키는데 95% 이상 효과가 있다. 접종자와 미접종자 모두는 집단면역에 의해서 간접적으로 보호되는데, 이것은 질병을 일으키는 미생물과의 접촉 기회가 줄어들기 때문이다. 간단히 말하면, 면역된 사람들 대부분은 질병에 걸리지 않으므로 다른 사람에게 질병을 전파 시키지 않게 된다. 설령 접종자가 질병에 걸리더라도 더 경한 증상을 갖게 되며, 분비물에서 낮은 수준의 병원체 분비가 이루어져 전파 위험이 줄어들게 된다. 예방접종은 또한 건강한 사람에게서 미생물의 보유를 줄일 수도 있다. 집단면역의 좋은 예로, 영아에 대한 7가 폐구균 접종으로 접종하지 않은 흑인 영아[1]와 노인[2]에서 폐구균 질환이 감소한 것을 들 수 있다.

예방접종 프로그램

예방접종대상감염병에 관여하는 역학자들의 출발점은 예방접종 프로그램을 이해하고 이를 관리하는 것이다. 예방접종 프로그램은 주별로 고유하게 정해져 있다.2) 같은 주에서도 각 지역의 접종프로그램은 백신 접종 전략과 수용 능력에 차이가 있다. 미국 백신 대부분은 민간건강보험에서 지급하는 형태로 민간 의료 부분에서 접종된다. 연방정부의 소아 백신 프로그램은 가난한 소아나 원주민 소아를 위한 것이다. 그렇지만, 미국에는 백신을 맞는 비용 모두 또는 일부를 부모가 지급해야 하는 비보험 또는 불충분한 보험 상태에 놓인 아이들이 상당히 많다. 메디케어(Medicare) 프로그램은 65세 이상 노인의 대부분의 접종을 지불하고 있다. 18세에서 64세 성인의 예방접종은 건강보험이나 개인에 의해 지급된다. 고위험 직업에 종사하는 근로자의 경우, 사업주가 예방접종 비용을 지급한다. 이러한 혼란스러운 지불체계는 미접종 또는 불충분 접종으로 이어져 감염병에 취약한 인구집단을 만들어 낸다.[3,4]

---

2) 역자 주: 미국의 경우 예방접종대상감염병이나 프로그램이 주마다 조금씩 다르다.

예방접종 일정

미국의 각 주는 권장 예방접종 일정을 가지고 있다. 대부분은 미국 공중보건서비스(U.S Public Health Service)의 예방접종실행자문위원회(Advisory Committee on Immunization Practice, ACIP)나 미국 소아과학회(American Academy of Pediatrics), 미국 가정의학회(American Academy of Family Physician) 등에서 권고한 접종 일정을 조화롭게 따르고 있다. 예방접종 권고안은 과학과 실현 가능성의 조합에 기초한 것이다.[5] 권고된 것들은 백신의 안전 및 효과에 대한 자료뿐 아니라 질병의 역학과 대규모 인구접종 시 발생하는 경제적 측면을 고려한 것이다. 면역 반응은 나이에 따라 다르므로 접종 나이는 매우 중요하다. 영아에서는 모체의 항체가 태반을 통해 태아에게 전달되어 있으므로 면역 반응 간섭이 일어난다. 영아와 어린 소아의 미성숙 면역 체계에서는 일부 백신에 대해 적절한 면역 반응이 진행되지 않는다. 노인이나 면역 체계에 영향을 주는 질병을 앓고 있는 사람들도 백신에 대해 최적의 반응을 보이지 않는다. 예방접종 합병증이 나이에 따라 다르고 특정 건강 조건에 의해 증가할 수 있어서, 예방접종은 특정 인구집단만을 목표로 할 수도 있다. 특정 직업군, 특히 의료종사자들은 감염의 위험이 더 크다. 예방효과 지속 기간도 평가되어야 하는데, 쇠퇴하는 면역 효과를 증강하기 위해서 추가접종이 필요한지, 언제 필요한지를 결정하기 위해서이다. 또 하나 중요하게 고려해야 할 것은, 특히 2세 이전에 이미 접종을 위해 의료기관을 많이 방문해야 하므로, 현재의 접종 일정에 새 백신 일정을 잘 맞추는 일이다. 추가적인 의료기관 방문은 수용도를 떨어뜨리고 비용을 증가시키기 때문에, 새로운 백신 접종은 되도록 기존의 접종 일정에 합쳐서 진행한다.

권장 및 필수 예방접종 일정 모두에 익숙해질 필요가 있다. 워낙 많은 백신이 있으므로 어느 정도 공부가 필요하다. 모든 주에서는 아이가 학교에 입학할 때, 주간 보호 어린이집에 입학할 때, 또는 일부 주에서는 대학에 입학할 때도 특정 목록에 있는 질병들에 대한 예방접종을 법으로 의무화해 놓았다. 예방접종을 받지 않은 아이는 학교나 어린이집에서 제외될 수 있다. 몇몇 주는 백신 접종 의무에 대한 의학적 면제만 허용하는 반면, 일부 주에서는 종교적 또는 철학적 면제도 허용하고 있다. 주에 따라서 예방접종에 대한 요구는 입법부의 실행이나 행정 청문절차를 거쳐서 설정된다. 두 경로가 모두 복잡하므로 새로운 백신이 의무화되기까지는 수년이 걸릴 수 있다. 예방접종에 대한 요구는 예방접종 프로그램을 지원하는 데 사용할 수 있는 주 자원과 주정부의 철학에 의해서도 영향받을 수 있다.

예방접종기록

소아 예방접종력의 정확한 기록은 모든 예방접종 프로그램의 핵심 요소이다. 서비스 제공자는 아이가 어떤 백신을 이미 맞았는지 알아야 어떤 백신이 필요한지 결정할 수 있고, 중복 접종을 피할 수 있다. 학교, 어린이집, 그리고 대학에서는 예방접종법에 따른 예방접종 증명서가 필요하다. 예방접종 프로그램은 접종기록을 이용해서 자신들의 관할 구역 내 아이들이 얼마나 효과적으로 예방접종을 했는지 측정하고, 사업기획과 자원배분을 결정한다. 예방접종 기록은 '여성, 영아 그리고 소아 영양 프로그램'에 등록하거나 캠프 또는 운동경기 프로그램에 참여하기 위해서도 필요하다. 정확한 예방접종력은 각 백신의 정확한 접종일, 백신 유형 그리고 각 백신의 제품군 번호를 포함한다. 이렇게 하면 올바른 백신이 권장 나이에서 접종되었는지, 최적의 면역 반응을 얻기 위하여 접종 사이에 충분한 시간 간격이 있었는지를 확인할 수 있다.

비록 부모의 회상이 아이의 접종상태를 알기 위해서 사용됐지만, 기억은 신뢰하기 어렵고, 특히 오늘날의 복잡한 일정에서는 더욱 그렇다. 부모가 자식의 접종을 '일정대로 완료했다'거나 '필요한 접종을 모두 마쳤다'고 하는 것은 면역의 근거로 받아들일만 하지 않다. 예방접종은 전통적으로 부모가 가지는 예방접종 카드에 기록되었지만, 이러한 기록은 병원 방문 시 잊어버릴 수도 있어서 불완전하다. 연방법은 모든 백신 접종에 대해서 예방접종자가 기록을 보관하기를 요구하고 있다. 접종자 기록은 면역력을 평가하는 표준자료이지만 여전히 불완전할 수 있다. 특히 아이가 여러 접종자에게 치료를 받을 때 그렇다. 많은 주에서는 예방접종등록을 전산화하여 예방접종 자료 사용자의 다양한 요구에 맞는 정확하고, 완전하며, 영구적인 기록을 제공하고 있다. 점점 더 많은 주에서 다른 등록체계와 자료를 공유할 수 있게 하고 있어서, 가족이 이사하거나 다른 주에서 의료서비스를 받을 때도 이러한 자료를 사용할 수 있게 되었다.[5]

예방접종률

예방접종 프로그램은 현장역학자에게 특정 백신의 접종대상 인구 중 예방접종률을 평가하도록 요청할 수 있다. 많은 백신은 생후 첫 18개월 동안 접종되기 때문에, 현재 수행되는 프로그램의 평가를 위해서는 2세에 대해 수행한 조사 결과를 이용하는 것이 가장 흔하다. 예를 들어, 미국의 국가예방접종조사(National Immunzation Survey)는 19~35개월 아동을 무작위로 추출하여 예방접종력을 수집하는 전화조사이다. 이 조사는 부모들을 인터뷰하고 접종제공자 기록에서 예방접종력을 확인한다.[6] 유치원은 입학 조사에서 예방접종기록을 이용하여 학교 입학요건 준수 여부를 평가한다.[7] 미국 질병관리본부에서 수행하는 전국 행동위험요인 감시체계(National health behavioral risk factor surveillance system)는 무작위번호로 전화를 거는 전화 인터뷰를 이용하여 성인 접종률을 조사한다.[8] 메디케어 청구자료도 매년 노인에서 인플루엔자 예방접종률을 평가하는 데 사용되어왔다.

현재의 높은 예방접종률 환경에서 현장역학자에게 요구되는 것은 관할 지역 내 미접종자의 인구학적 특성과 예방접종을 하지 않은 이유를 파악하는 것이다. 이 조사 결과는 접근이 어려운 대상자들을 접종하기 위한 프로그램을 설계하는 데 이용될 것이다.

정기감시

백신으로 예방 가능한 질병(VPD)에서 현장 역학자의 핵심 역할은 정기감시(routine surveillance)이다. 정기감시의 원칙은 3장에 논의되어 있다. VPD 감시의 목표는 지역이나 국가 예방접종프로그램을 평가하는 것과 함께, 조기에 유행을 발견하여 통제를 쉽게 하기 위한 것이다. 현재 미국의 낮은 발생률 상황에서는 특정 VPD(예: 폴리오, 두창)는 한 명만 발생해도 공중보건 비상사태를 일으킨다. VPD 감시의 어려운 점은 한때 흔했던 질병이 이제는 드물어져서 의사들이 해당 질병을 잘 인식하지 못한다는 점이다. 임상 양상이 비전형적이거나 예방접종으로 질병 경과가 바뀌면 진단이 어려울 수 있다. 가정의학과, 내과, 산부인과 전문의들은 성인에서 변화하는 질병 역학(아래 참조)과 임상 양상을 잘 알고 있어야 한다. 현장역학자는 임상의사가 VPD에 대해 높은 수준으로 의심해서 검사실 확인을 위한 검체채취를 하도록 권장해야 한다.

변화하는 질병 역학

과거 많은 VPD는 소아기 질환으로, 즉, 성장에 따르는 정상적인 한 부분으로 간주하였다. 이들은 매우 전염력이 강해서 초등학교를 마치기 전까지 사실상 거의 모든 아이가 감염되었다. 미국의 예방접종은 미국에서 태어나는 거의 모든 아이가 18개월 이전에 이 질병들로부터 모두 보호될 수 있도록 질병 역학을 바꾸었다. 그 효과로 인해 이제 백신 접종으로 예방되는 질병이 다른 특정 인구집단에서 나타난다. VPD 사례의 많은 경우는 후기 청소년들과 성인이다. 일부 질환의 경우(예: 백일해), 이러한 나이 이동은 백신유도면역이 고령층에서 더는 감염을 예방할 수 없어서 나타난다. 이는 백신유도면역이 시간이 지남에 따라 약해지고, 해당 병원체에 반복 노출되어 자연적으로 면역이 강화되는 것이 없어졌기 때문에 나타나는 현상이다. 나이 이동에 이바지하는 다른 요인은, 백신이 처음 도입되었을 때 특정 연령코호트에서 불완전하게 백신이 접종되었기 때문이다. 질병 발생률이 급격히 떨어지면 미접종자도 질병에 걸리지 않고 성장하지만, 이 때문에 감염의 감수성자로 남아있게 된다. 세 번째 요인은 예방접종 일정의 변화이다. 홍역과 수두의 경우 1차 접종 실패율이 수용할 수 없을 정도로 높다는 것이 알려진 이후에, 두 번째 접종이 접종 일정에 포함되었다. 이 "따라잡기(catch-up)" 2차 접종을 하지 않은 많은 아이들이 1차 접종으로 오는 불완전한 예방효과를 가진 성인코호트가 되었다.[10] 성인과 예방접종을 한 사람에게서 발생하는 질병은 또 다른 문제를 일으킨다. 성인에서의 임상 양상은 같은 병명이더라도 소아와 아주 다르다. 예를 들어, 청소년과 성인의 백일해는 특징적인 백일해 기침(whoop)이 아닌 단순한 만성 기침으로 나타날 수 있다. 의사들은 성인 환자에서 "소아기 질환"을 잘 의심하지 않을 수 있다. 부분 면역을 가진 사람은 미접종자보다 더 가볍게 질병을 앓을 수 있다. 예를 들면, 접종한 사람에게서의 수두는 병변 부위가 적을 수 있다. 이러한 요인들은 정확한 진단을 방해하고 환자의 인식과 신고 가능성을 낮춘다.

예방접종대상감염병의 또 따른 역학적 변화는 해외 유입 질병이다. 미국의 고유한 균주는 이미 퇴치되었더라도, 다른 지역에서는 질병이 흔할 수 있다. 유입사례는 해외에서 노출된 사람에게서 발생하여 국내에 지속적인 전파를 일으킬 수 있다. 질병은 다른 나라에서 온 방문자를 통해서, 또는 국제여행을 하는 도중에 자국민이 걸려서 유입될 수 있다. 질병에 걸려있는 동안 여행을 하는 사람은 다른 여행자들에게 전파해 여러 지역에 감염 전파 사슬을 동시에 만들 수 있다. 이민자 집단은 미접종자가 많을 수 있고, 지속적인 전파가 이루어질 수 있다. 특히 등록되지 않은 인구에서의 유행은 역학조사와 통제가 어려울 수 있다.[11]

미국 소아 중 접종률이 낮고 질병군집의 위험이 있는 두 인구집단이 있다. 하나는 사회경제수준과 교육수준이 낮은 어머니가, 종종 독신으로 여러 명의 아이를 한 집에서 키우는 경우이다.[12] 이들 가정은 아이들을 제때 예방접종 하기 위해 필요한 시간, 돈 그리고 노력을 할 수 있는 자원이 부족한 경우다. 이 소아들은 입학 전 접종을 받지 않더라도 대부분은 학교 입학 시 모든 예방접종을 받는다. 다른 인구집단은, 종종 고학력자의 부모들로서, 이상 반응에 대한 두려움, 보건의료에 대한 좀 더 "자연적"인 접근방법의 선호, 또는 종교적인 이유 등으로 아이들을 예방접종 시키지 않는 집단이다. 이들의 많은 소아들은 완전한 미접종자가 된다. 이런 소아들은 예방접종에 대한 철학적 면제를 허용하는 주에서 더 높은 비율로 관찰된다. 예방접종을 하지 않은 소아들은 종종 사회적으로 군집을 형성하고, 유행에 좋은 토양을 제공한다.

집단발병 조사와 관리

대부분의 예방접종대상감염병의 유행은 사람 간 전파에 의한 것이다. 호흡기 전파는 "소아기" 질환에서 특히 중요하며, 일부 유행에서는 진정한 의미의 공기매개 전파도 일어난다. 개달물(fomites)-예를 들면, 공동으로 사용하는 물 그릇이나 담배-은 수막구균 감염과 관련이 있을 수 있다. 혈액매개 전파와 주산기 전파를 통해 B형간염이 발생할 수 있다. A형간염은 가족 간 접촉뿐 아니라 음식, 물 또는 성접촉을 통한 전파도 가능하다. VPD의 잠복기는 수 일에서 수 주까지 다양하지만 수 개월까지 연장될 수도 있다. 긴 잠복기를 동반한 사람 간 전파는 많은 세대에 걸친 긴 기간의 감염 유행을 만들 수 있다. 유행조사를 시작하게 되면, 유행이 발견되기 전에 이미 여러 세대가 진행되었다는 사실을 발견하는 것은 드문 일이 아니다(2장 참조).

앞 장에서 설명한 것처럼, 예방접종대상감염병의 유행조사는 이미 확립된 사례정의를 이용해서 사례를 찾는 것에서 시작한다. 가능한 노출경로를 추적하기 위하여, 최초로 알려진 환자의 발병일과 질병의 잠복기를 이용해서 지표환자(index case)를 찾는 데 큰 노력을 기울일 필요가 있다. 지표환자의 탐색은 유행의 궁극적 감염원을 결정하는 데 유용하고, 이전에 인식되지 않았던 전파 사슬을 발견할 수 있다.

실험실 검사를 위해서 검체 채취를 한다. 종종 혈청 검체(짝지은 혈청검체나 IgM 검사를 위한 하나의 검체)가 질병의 병원체를 확인하는데 충분할 수 있다. 그러나 병원체 배양이나 중합효소연쇄반응을 이용한 병원체 식별이 유행조사에 도움을 줄 수 있다. 예를 들면, 홍역의 지리적 감염원을 결정하는데 분자역학을 사용할 수 있다. 수막구균 또는 폐렴구균 유행에서 균주 식별은 예방접종의 사용이나 예방적 항생제 사용 결정에 대한 도움을 줄 것이다. 유행하는 균주의 항생제 내성 프로파일은 백일해 예방을 위한 항생제 선택에 대한 정보를 제공할 것이다. 지방 검사시설과 미국 질병통제예방센터(Centers for Disease Control and Prevention, CDC) 동료와의 긴밀한 협의를 하는 것은 정확한 기술로 정확한 검체를 수집하는 데 필수적이다. 검체를 정확한 방법으로 보관 및 운송해서 검체의 생존력을 보존해야 한다. 주말과 공휴일에는 적절한 처리를 위해 특별한 조치가 필요할 수 있다(24장 참조).

유행조사는 각 사례에 대한 인구학적 정보, 증상, 합병증 등을 수집한다. 가능한 노출원에 대해서는 철저하게 조사한다. 예방접종 일자, 백신 유형, 제품군 번호, 제조사를 포함한 예방접종력을 기록하는데 주의를 기울여야 한다. 부모가 예방접종카드를 가지고 있더라도 예방접종력은 접종제공자나 정부의 예방접종등록에서 확인되어야 한다. 최근 연구에 따르면 학교 기반의 접종기록도 접종률을 과대평가한다는 것이 밝혀졌다.[13] 현장역학자는 집단발병 조사의 사례들을 접종한 모든 의료기관에 문의하여 미접종 및 중복 접종사례를 찾아내야 한다. 이전에 질병을 앓았던 사람은 면역이 있으므로 환자군과 대조군 모두에서 질병력을 수집해야 한다. 일부 주에서는 부모의 질병력이나 의사가 진단한 질병력이 있으면 특정 질병에 대해서 예방접종을 대신할 수 있도록 인정하고 있는데, 수두가 그 예이다. 질병력이나 예방접종이 확인되지 않은 사례들이나 대조군은 연구에서 제외하는 것이 좋다.

집단발병조사를 진행함에 따라, 현장역학자는 집단발병의 관리 전략을 수립하고 실행하도록 요구를 받게 된다. VPD 집단발병은 감수성자를 접종함으로써 관리된다. 일부 질병의 경우, 예방적 항생제나 면역글로불린의 사용이 백신과 함께 사용된다. 전파를 제한하기 위해서는 집단발병조사가 끝나기 훨씬 전, 집단발병 초기에 관리 조치를 수행하는 것이 필요하다. 잠복기간 내에 있는 사람이나 질병 초기에 있는 사람들은 학교나 직장에서 배제하고 집에 격리하여 이들이 다른 사람을 감염에 노출시킬 수 있는 기회를 줄여야 한다. 집단발병집단에서 불완전하게 면역된 사람들을 확인하고 접종하기 위한 계획은 가능한 빨리 수행되어야 한다. 현재의 사례들 뿐 아니라, 잠재적으로 노출되어 다음 감염 세대가 될 수 있는 인구집단에 대해서도 분석을 해야 한다. 상황이 허락한다면, 주나 지방 보건소에서 집단접종을 위한 클리닉을 개설할 수 있다. 학교 집단발병에서는 부모가 접종을 거절하는 아이에 대해서는 집단발병종료까지 학교에서 배제한다. 집단발병조사와 집단발병의 진행에 따라, 추가적인 관리 조치가 필요할 수 있다.

매우 효과적인 백신, 매우 높은 예방접종률, 그리고 집단면역은 이상적인 상황에서 예방접종 대상 감염병의 발생을 0으로 줄일 수 있다. 결과적으로, 집단발병은 현재의 예방접종체계가 이러한 목표 달성에 어떻게 그리고 왜 실패하는지 알 기회를 제공한다. 초기의 사례를 찾기 위한 노력은 근본적 원인에 대한 가설설정과 향후 조사 계획을 수립할 수 있게 한다. 환자-대조군 연구가 종종 사용되나 항상 적용이 보장되는 것은 아니다. 백신 거부자 집단이 집단발병의 초점이라면, 집단발병조사에서 질병의 합병증에 대한 것을 문서화해서 질병의 위험에 대한 것을 부모들에게 교육하는 데 도움을 줄 수 있다.[14] 또는 질병의 지역사회 확산에 초점을 두어서, 모든 부모에게 접종받지 않은 아이가 다른 아이들을 어떻게 위험에 빠트리는지를 이해시킬 수도 있다. 하나의 특정 제품군, 특정 제조회사, 특정 의료기관과 관련된 백신실패는 백신의 적절한 냉장이나 제조상의 결함을 나타낼 수 있다. 소수 민족이나 이민자 집단에서의 집단발병조사는 왜 아이들이 권장 예방접종을 하지 않았는지에 대한 이유가 조사의 초점이 될 수 있다.[15]

백신효과의 측정

백신효과(접종군에서 질병 감소 비율)의 측정은 종종 역학조사의 한 부분이다. 백신효과 측정은 단순한 학술적 연구와 달리, 현장에서 백신이 어떻게 작용하는지를 평가하는 데 필수적이다. 또한 이것은 예방접종 정책을 평가하는 데도 필수적이다. 예를 들어, 1번 접종한 수두의 효과가 72%~85%라는 현장연구 결과는 정기 백신 접종에 2번째 수두 접종을 포함한 예방접종실행 자문위원회 결정에 중요하게 작용했다.[16]

예방접종 프로그램에 익숙하지 않은 사람들이 흔히 범하는 오류는, 만약 많은 사례에서 접종력이 있으면 백신에 문제가 있다는(즉, 백신효과가 낮다는) 인식이다. 그러나 어떤 백신도 절대적인 예방효과를 제공하지는 못하며, 백신효과가 100%에 가깝다고 할지라도 작은 집단발병은 발생할 수 있다.[17]

접종률을 알고 있을 때 백신효과는 오렌스테인(Orenstein) 등이 개발한 곡선을 이용해서 빠르게 측정할 수 있다[18](그림 15-1 참조). 90%의 접종률을 가진 인구집단에서 백신효과 90%의 곡선을 이용하면 약 50%의 사례가 접종자임을 알 수 있다. 접종효과는 다음 공식으로 계산된다;

$$\text{백신효과}=100\times(1-(\text{접종자의 발병률}/\text{미접종자의 발병률}))$$

백신효과를 측정하기 위해서 환자-대조군 연구(8장)를 수행할 때는 노출 기회가 비교될 수 있는 대조군을 선택하는데 주의를 기울여야 한다. 예를 들어, 만약 특정 학년에서 다수의 환자가 발생했다면, 대조군도 환자군과 같은 활동에 참여했던 학년 또는 학급을 짝지어서 선택하는 것이 좋다. 여러 세대에 걸친 집단발병이라면, 집단발병 초기에 걸린 아이들은 인구학적 특성, 전파경로, 노출 강도가 나중에 걸린 아이들과 다를 수 있다. 이런 경우, 분석 시 전체 집단발병기간뿐 아니라 특정한 기간에 발생한 사례만 분석에 포함할 수 있다.

여러 번 접종해야 하는 백신의 경우, 환자군과 대조군을 미접종군, 불완전접종군, 완전접종군으로 나눌 수 있다. 영아에서의 집단발병인 경우, 적정 월령에 따라 접종을 했으나 아직 1차 접종 일정을 다 하지 못한 경우를 따로 분류해야 할 수도 있다. 예를 들어 생후 4개월 여아는 2번의 디프테리아-백일해-파상풍3) 백신을 접종하였으나 아직 1차 접종을 다 완료한 것이 아니다. 나이가 많은 어린이, 청소년 그리고 성인에서의 집단발병 기간에는, 마지막 접종 이후 지난 시간과 생애 동안 접종받은 총 횟수를 분석하는 것이 중요할 수 있다.

집단발병 관리 노력 중에 환자군과 대조군 모두에게 예방접종을 해서 분석이 복잡해질 수 있다. 그 결과 일부 연구대상자는 집단발병 동안 예방접종을 받지 않을 수 있다. 백신 접종 후 최소 2주가 지나야 면역 반응이 완성된 것으로 흔히 간주한다. 주목할만한 예외는 생백신인데, 이들은 즉각적인 보호를 제공할 수 있다. 노출 직후 백신을 접종하면, 생백신은 잠복감염을 중단시킬 수도 있다. 예를 들면, 노출 후 72시간 이내에 홍역 백신을 접종하면 질병을 예방할 수 있다. 연구설계에서, 대상자가 유행 중 예방접종을 했는지와 접종 후 언제부터 면역이 된 것으로 간주하는지에 대한 명확한 정의를 설명해야 한다.

---

3) 역자 주: DPT

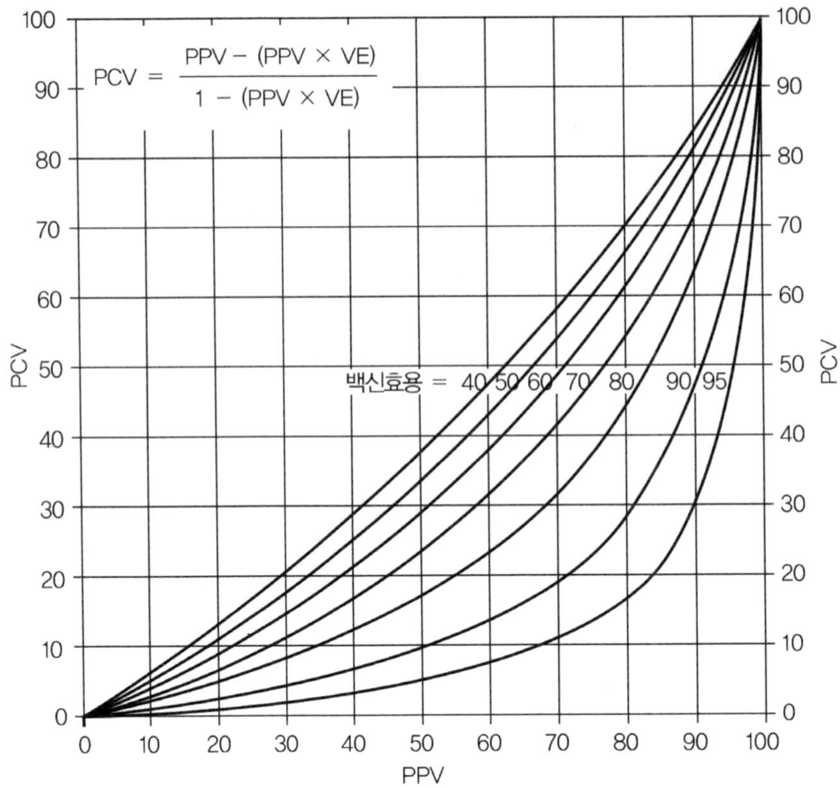

그림 15-1. 백신효용(Vaccine efficacy, VE) 7개 값에 따른 전체인구 접종률(percentage of the population vaccinated, PPV)과 사례 접종률(percentage of cases vaccinated, PCV) 간의 관계 [출처: Orenstein et al., 1985[18], 허가받음]

관리 노력이 연구에 줄 수 있는 효과에서 최종적으로 고려해야 하는 것은 백신 반응에 대한 것이다. 홍역-볼거리-풍진[4]) 접종 후 소아의 최대 5%까지 발진과 가벼운 발열이 있을 수 있다. 약독화 생 인플루엔자 백신은 인플루엔자와 구별해야 하는 가벼운 호흡기 감염 증상을 일으킬 수 있다. 사례 구분체계에서, 질병과 유사한 증상의 접종 후 이상 반응을 실제 질병과 구별할 수 있어야 한다.

이상반응

백신 및 예방접종대상감염병을 다루는 모든 사람은 접종 후 이상반응에 대해서 잘 알고 있어야 한다. 모든 약물과 많은 식품은 알레르기나 독성 효과로 소수 사람에게 질병을 일으킬 수 있다. 이와 유사하게, 백신은 독성부작용이 있으며 몇몇 사람에게 심한 알레르기를 일으

4) 역자 주: MMR

킬 수 있다. 백신은 아픈 소수에게 주는 것이 아니라 건강한 많은 사람에게 투여한다는 점에서 기타 의약품과 다르다. 예방접종 후 우연히 질병이 발생했을 때, 이것은 백신에 의한 것으로 잘못 판단될 수 있다. 대표적인 예로, 많은 백신을 받는 영아에서 뇌가 충분히 성숙한 후에야 나타나는 선천적 신경학적 상태를 가진 경우가 특히 해당한다. 지난 30년간 백신이 영아급사증후군, 자폐증, 뇌병증, 자가면역질환 그리고 다발성경화증을 일으키는지 등이 주요 논란이 되었다. 전반적으로, 백신 접종 후 심각한 이상반응은 질병에 의한 심각한 합병증의 자연 발생 비율보다 몇 배나 적은 비율로 발생한다. 예를 들어, 미국에서 홍역 1,000명당 1명에서 3명의 소아가 사망하고, 한 명의 소아에서 급성뇌염(종종 영구적인 뇌 손상 초래)이 발생한다.[19] 불행하게도, 질병이 없을 때는 백신 반응이 관심을 받게 되고, 또 질병보다 두려움의 대상이 된다. 특정 이상반응에 대한 과학적 자료에 익숙해지는 것과 함께, 현장역학자는 백신에 의한 반응과 무작위로 일어나는 반응의 차이를 대중과 의사결정자들이 이해할 수 있도록 도와야 한다.

백신이 허가되기 전에, 식품의약품안전처(FDA)는 제조업체로 받은 자료를 광범위하게 검토한다. 백신이 가벼운 부작용 보다 심한 반응을 가지고 있고, 안전성이 충분치 않다고 판단되면, 백신은 허가되지 않는다. 그렇지만, 제조회사의 안전과 효능 자료는 통상 수천 명의 사람에게서 나온 것이다. 접종자 10,000명당 1명 이하로 나오는 이상반응은 신뢰할만한 수준으로 발견되지 않는다. 제조업자들은 드물게 발생하는 반응에 대해 시판 후 감시를 하고 그 결과를 FDA와 CDC에 보고한다. 미국 CDC에 있는 예방접종안전국(Immunization Safety Office)은 이상반응 보고를 감시하고, 접종 후 특정 건강 상태의 발생에 관한 연구를 수행한다. 만약 예방접종프로그램 현장관계자라면, 백신이상반응보고체계(Vaccine Adverse Events Reporting System)에 대해 잘 알고 있어야 한다. 미국 연방법에 따르면, 백신 접종 후 발생한 모든 이상반응은 백신이상반응보고체계에 보고해야 한다. 백신이상반응보고체계는 주의를 끄는 모든 부작용에 대한 보고를 담고 있다. 여기에는 주사 부위 발적 같은 사소하고 예상된 반응과 접종 3일 후 교통사고로 사망한 영아처럼 명백하게 접종과 관계없는 것들도 포함되어 있다. 예방접종안전국에서는 백신과 관계된 드문 부작용을 나타내는 신호를 찾기 위해 백신이상반응보고체계 데이터베이스를 지속해서 관찰하고 있다. 만약 이런 신호를 발견하면, 추가적인 연구가 수행된다. 전국적 또는 여러 시도에 걸친 환자-대조군 연구에 참여를 요청받아 사례를 찾아내거나, 의무기록을 검토하거나, 인터뷰를 수행할 수 있다. 로타바이러스 백신 1차 접종을 한 영아에서 발생한 장중첩증의 발생 증가 신호를 확인하기 위하여 이러한 접근방법이 사용되었다.[20]

예방접종프로그램의 미래

백신과 예방접종대상감염병에 관심이 있는 현장역학자는 새로운 백신과 국제질병관리 분야에서 흥미로운 기회를 얻게 될 것이다. 자궁경부암의 예방을 위한 인유두종 바이러스 백신, 대상포진 백신, 새로운 로타바이러스 백신들이 미국에서 예방접종 일정에 포함되었다. 호흡기세포융합바이러스, 파라인플루엔자 바이러스, 사람메타뉴모 바이러스, 그리고 사슬알균 A와 B는 개발 막바지에 있는 백신들이다. 새로운 기술은 새로운 전달체계를 만드는데 이용되고 있고, 감염성 질병 이외에 비감염성질병에 대해서도 백신을 사용할 수 있는 가능성을 제공하고 있다.[21] 질병의 배경 발생률(background incidence of diseases)을 계산하고, 질병을 예방하는 새로운 백신의 효과를 평가하기 위해서 현장역학자들이 필요하다. 또한 현장역학자에게는, 새롭게 허가받기 위한 백신 개발에 필요한 연구를 수행하는 학계와 산업계에 참여할 기회도 있을 것이다.

전 세계적으로 폴리오를 퇴치하기 위한 20년간의 국제적인 노력이 결실을 앞두고 있다. 홍역 퇴치를 위한 목표가 일부 지역에서 설정되고 있다. 게이츠 재단과 많은 국제기부단체가 b형 헤모필루스인플루엔자, 일본뇌염, 폐렴구균 그리고 다른 백신들을 많은 개발도상국의 정기 예방접종 일정에 포함시키기 위하여 지원하고 있다. 이러한 노력이 진행됨에 따라, 숙련된 현장역학자들이 프로그램 개발 및 평가에 일할 기회가 있게 될 것이다. 효과적인 HIV 백신 도입은, 예방접종 대상 질병에 전문지식을 갖춘 역학자들에게 특히 흥미로운 도전과제가 될 것이다.

참고문헌

1. Talbot, T.R., Poehling, K.A., Hartert, T.V., et al. (2004). Elimination of racial differences in invasive pneumococcal disease in young children after introduction of the conjugate pneumococcal vaccine. *Pediatr Infect Dis J* 23(8), 726–31.
2. Kyaw, M.H., Lynfield, R., Schaffner, W., et al. (2006). Effect of introduction of the pneumococcal conjugate vaccine on drug-resistant Streptococcus pneumoniae. *N Engl J Med* 354 (14), 1455–63.
3. Smith, P.J., Santoli, J.M., Chu, S.Y., et al. (2005). The association between having a medical home and vaccination coverage among children eligible for the Vaccines for Children program. Pediatrics 116(1), 130–9.
4. Smith, P.J., Stevenson, J., Chu, S.Y. (2006). Associations between childhood vaccination coverage, insurance type, and breaks in health insurance coverage. *Pediatrics* 117(6), 1972–8.
5. Kroger, A.T., Atkinson, W.L., Marcuse, E.K., et al. (2006). General recommendations on immunization: recommendations of the Advisory Committee on Immunization Practices (ACIP). *Morb Mortal Wkly Rep Recomm Rep.* 55(RR–15), 1–48.
6. Boom, J.A., Dragsbaek, A.C., Nelson, C.S. (2007). The success of an immunization information system in the wake of Hurricane Katrina. *Pediatrics* 119(6), 1213–7.

7. Centers for Disease Control and Prevention (CDC) (2006). National, state, and urban area vaccination coverage among children aged 19-35 months—United States, 2005. *Morb Mortal Wkly Rep* 55(36), 988-93.
8. CDC (2006). Vaccination coverage among children entering school—United States, 2005-2006 School Year. *Morb Mortal Wkly Rep* 55(41), 1124-26.
9. CDC (2006). Influenza and pneumococcal vaccination coverage among persons aged >65 years—United States, 2004—2005. *Morb Mortal Wkly Rep* 55(39), 1065-68.
10. Lynn, T.V., Beller, M., Funk, E.A., et al. (2004). Incremental effectiveness of two doses of measles-containing vaccine compared with one dose among high school students during an outbreak. *J Infect Dis* 189(Suppl 1), S86-90.
11. CDC (1999). Rubella outbreak—Westchester County, New York, 1997-1998. *Morb Mortal Wkly Rep* 48(26), 560-3.
12. Smith, P.J., Chu, S.Y., Barker, L.E. (2004). Children who have received no vaccines: who are they and where do they live? *Pediatrics* 114(1), 187-95.
13. Stanwyck, C., Davila, J., Wake, L., et al. (2007). Assessment of kindergarten immunization rates in Colorado: school self-reports vs. health department audits, 2004-2005. *Pub Health Rep* 122(4), 461-5.
14. Rodgers, D.V., Gindler, J.S., Atkinson, W.L., et al. (1993). High attack rates and case fatality during a measles outbreak in groups with religious exemption to vaccination. *Pediatr Infect Dis J* 12(4), 288-92.
15. Hutchins, S.S., Escolan, J., Markowitz, L.E., et al. (1989). Measles outbreak among unvaccinated preschool-aged children: opportunities missed by health care providers to administer measles vaccine. *Pediatrics* 83(3), 369-74.
16. Marin, M., Guris, D., Chaves, S.S., et al. (2007). Prevention of varicella: recommendations of the Advisory Committee on Immunization Practices (ACIP). *Morb Mortal Wkly Rep Recomm Rep.* 56(RR-4), 1-40.
17. Yeung, L.F., Lurie, P., Dayan, G., et al. (2005). A limited measles outbreak in a highly vaccinated U.S. boarding school. *Pediatrics* 116(6), 1287-91.
18. Orenstein, W.A., Bernier, R.H., Dondero, T.J., et al. (1985). Field evaluation of vaccine efficacy. *Bull World Health Organ* 63(6), 1055-68.
19. American Academy of Pediatrics (2003). Measles. In: L.K. Pickering (ed.), *Red Book: 2003 Report of the Committee on Infectious Diseases*, 26th ed., American Academy of Pediatrics, Elk Grove Village, Ill. pp. 419-29.
20. Murphy, T.V., Gargiullo, P.M., Massoudi, M.S., et al. (2001). Intussusception among infants given an oral rotavirus vaccine. *N Engl J Med* 344(8), 564-72.
21. Plotkin, S.A. (2005). Vaccines: past, present and future. *Nat Med* 11(4 Suppl), S5-11.

제16장

보건의료 환경에서의 조사

William R. Jarvis
역자; 박지혁

보건의료 환경(health-care setting)이라는 용어는 병원, 재활센터, 이송 의료(transitional care), 통원진료, 외래진료, 개인의원, 개인클리닉(free-standing clinic), 투석센터, 장기 급성 치료(long-term acute care), 장기요양시설, 의료서비스가 제공되는 가정을 말한다(표 16-1). 이러한 환경에서 집단발병 조사는 특별한 주의가 필요하며 여러 측면에서 지역사회의 집단발병과는 다르다.

이 장에서는 보건의료 환경에서의 현장조사를 수행할 수 있도록 대비한다. 지역사회에서 조사를 시행하는 것과 보건의료 시설이나 의료가 행해지는 환경에 국한한 조사 간의 차이점을 강조한다. 필요한 정보를 어떻게 찾을 것이며 일반적으로 보건의료 환경에서만 쉽게 이용할 수 있는 자료와 자원을 어떻게 활용할지에 대해서 중점을 둔다.

표 16-1. 보건의료 시설

병원
개인의원
독립된 클리닉
투석
통원 수술
장기요양시설
요양원
재활센터
정신 혹은 신체적 장애가 있는 사람을 위한 시설

조사 시 고려사항

지역사회기반 집단발병 대 병원기반 집단발병

이 절에서는 지역사회감염과 비교할 때 병원 환경의 감염에서 가장 중요하고 구별되는 네 가지 특성을 기술한다. 첫 번째로, 병원감염(예로 혈류, 호흡기, 비뇨기, 수술부위감염)은 흔하며, 미국에서 입원환자의 약 6%에서 발생하거나 연간 거의 2백만 건의 감염이 발생한다.[1,2] 이 중 요로감염은 입원환자 1,000명당 24명, 폐렴은 6-10명, 혈류감염은 3명, 수술부위감염은 수술 1,000건당 28명이 발생하는 것으로 추정한다.[1,3] 병원감염의 약 32%가 현재의 권고사항을 완전히 이행하여 예방할 수 있을 것으로 추정하지만, 실제로는 단지 6%만이 예방된다.[3]

대부분의 병원감염 혹은 의료관련감염은 풍토병으로 감염의 유행은 드물다.[4] 유행이 발생한다면 비감염성질환의 집단발병을 포함하여 집단발병은 광범위한 감염성 병원체나 장소를 포함한다. 예를 들어 미국 질병통제예방센터(Centers for Disease Control and Prevention, CDC)와 주의 보건부서에서 조사한 최근 집단발병으로는 동종이식 물질(allograft implants)과 관련된 감염,[5] 콘택트 렌즈 용액 자체의 오염, 중증급성호흡기증후군, 유방삽입 시술에서 *Curvularia* species 감염,[6] 급성 및 장기요양시설에서 반코마이신내성장알균(vancomycin-resistant *enterococci*, VRE),[7] 입원환자와 가정에서 치료받는 사람의 반코마이신중등도내성황색포도알균(vancomycin-intermediate resistant *Staphylococcus aureus*, VISA) 감염,[8] 콜롬비아와 이집트의 신생아실에서 혈류감염,[9,10] 잠재적인 지역사회에서 획득한 메티실린내성황색포도알균(methicillin-resistant *S. aureus*, MRSA)과 같은 문제를 포함한다. 다른 예로는 의료 종사자에서 마약 사용과 관련된 *Serratia marscescens* 감염,[11] 장기요양시설에서 VRE와 이외 다약제내성 병원체의 전파, 면역억제된 환자에서 *Malassezia* 혹은 *Aspergillosis spp.* 감염,[12] 심장 수술 후 수술부위감염, 캘리포니아 주의 3개 카운티(county)에서 VRE 풍토성 규명,[13] 환자와 의료 종사자의 결핵,[14] 베트남의 투석 환자에서 발열성 반응, 소아 수술 환자에서 라텍스에 대한 아나필락시스 반응, 투석 환자에서 알루미늄 독성이 있다.[15]

두 번째로, 의학적인 치료를 받는 환자(예로 급성 또는 재활 치료 중인 환자, 장기요양 중인 거주자, 통원진료 환자, 만성 신장투석 혹은 가정치료를 받는 사람)는 건강한 지역주민보다 훨씬 더 감염에 취약하게 만드는 기저질환을 가지고 있다. 이외 감염될 수 있는 위험인자로는 정맥도관, 유치도뇨관, 기관내삽관과 같은 침습적인 기구나 수술과 같은 침습적인 시술이 있다. 이러한 수많고 상호작용하는 내인성의 숙주 인자와 외부의 노출 인자는 조사를 복잡하게 만들며, 교란요인 변수의 영향을 줄이거나 제거하고 유해사례(adverse event)에 대한 독립적인 위험인자를 확인하기 위해서 흔히 다변량 분석이 필요하다.

세 번째로, 다약제내성 병원체[결핵균(*Mycobacterium tuberculosis*), MRSA, VRE, VISA], 바이러스 병원체[B형간염바이러스, C형간염바이러스, 호흡기세포융합바이러스(respiratory syncytial virus), 로타바이러스], 곰팡이 병원체(*Malasezzia, Aspergillus, Candida spp.*), 이외 미생물과 같은 환경에 놓여 있는 환자와 의료 종사자는 주위의 지역사회 구성원보다 훨씬 더 큰 위험에 처한다. 보건의료 환경에서 병원체의 전파는 환자나 보건의료 종사자가 감염이 나타난 후에만 인식하게 되며 집락만을 일으키는 병원체의 전파, 즉 인식하지 못한 빙산 효과는 발견하지 못한다.

마지막으로 보건의료 환경에서 집단발병이 발생한 경우 해당 시설에 대한 소송이 제기될 위험이 있다. 이는 조사 중 신속하게 문제를 찾아내고 효과적인 관리 조치를 시행해야 한다는 압박을 줄 수 있다.

전반적인 목적과 방법론

지역사회 집단발병 조사처럼 보건의료 환경에서 조사의 주된 목적은 집단발병의 감염원과 전파양식을 알아내고, 집단발병을 종식시키고, 추가 병원체의 전파를 방지하는 것이다. 이런 시설의 조사는 신종 혹은 재출현 병원체나 합병증,[6,7,8,13-15] 이전에 인식하지 못한 사람이나 환경 감염원, 새롭거나 흔하지 않은 전파양식을 찾아내는 기회도 될 수 있다.[5,6,8,11,12] 뿐만 아니라 보건의료 환경에서의 조사는 환자와 보건의료 종사자가 질병에 걸리는 위험인자를 알아내고 예방을 위한 중재방법을 개발하는 데 도움이 될 수도 있다.

현장조사의 속도와 책임

다른 모든 역학조사와 같이 신속하고 철저하며 책임감 있게 업무를 수행해야 한다. 다양한 출처의 압박으로 인해 신속하게 조사를 완수해야 한다는 긴박함이 가중될 수도 있다. 보건의료 전문가는 여러분이 "건강한" 환자나 의료 종사자(나아가 자신의 가족에 대한 걱정)에게 질병의 추가 확산을 막기 위한 답이나 권고사항을 주기를 기대할 것이다. 병원 관리자는 이미 병동/실/시설을 폐쇄하고 관련 장소의 입원을 중단하였을 수도 있으며, 따라서 폐쇄를 유지하는 매일매일은 병원 수입의 손실을 의미한다. 마지막으로 의료 산업은 언론과 변호사의 공통의 표적이며 보건의료 시설에서의 집단발병은 부정적인 언론의 관심과 법적 조치로 이어질 수도 있다. 하지만 이러한 추가 압박이 조사의 수행, 철저함, 조직에 영향을 미쳐서는 안 된다. 비록 환자 격리와 손위생과 같은 믿을 만한 감염관리 관행에 기초한 예비 권고를 할 수 있지만, 자료를 주의 깊게 수집하고 적절하게 분석한 후 조사 결과에 근거하여 구체적인 권고사항을 만들어야 한다. 여러분이 도착하기 전에 특정 병동의 모든 입원을 금지하고, 수술을 중단하고, 의료 종사자의 직무를 면제하는 것과 같은 관리 권고사항을 만든 사람이 누구든 간에 이러한 결정을 뒤집을 수 있는 사람이어야 한다. 반면에 실/병동 등을 폐쇄하는 결정을 한다면 해당 결정 이전에 어떤 조건에서 다시 열 수 있는지를 결정해 놓아야 한다.

지원 요청에 대한 인식과 응답

보고서

보건의료 분야의 유해사례나 집단발병을 배울 수 있는 다양한 방법이 있다. 첫 번째로, 의료기관 인증 공동위원회(Joint Commission on Accreditation of Healthcare Organizations)는 의료기관 인증을 위한 기준의 하나로 의료 환경에서 의료관련감염 감시를 포함한 능동 감염관리 프로그램을 유지할 것을 요구한다(www.jointcommission.org).[16] 따라서 일상적인 전향적 감시자료는 감염병(그리고 비감염질환) 집단발병을 확인하기 위한 자료의 출처가 될 수 있으며, 해당 시설의 감염감시 및 관리 프로그램의 강도와 효능의 척도가 될 수 있다. 조심스럽게(비슷한 정의, 감시방법, 분자와 분모 자료로 율을 계산한 경우), 이 자료는 또한 해당 시설의 율을 시간의 흐름에 따라 비교(시설 내 비교)하거나 유사한 상황인 다른 시설과 비교(시설 간 비교)하여 감염률을 감시하고 기준점으로 잡는 데 사용할 수 있다. 환자 구성과 기저질환 및 시술 분포가 유사한 시설의 율과 해당 감염률을 비교해야 한다.

두 번째로, 감염관리 방법에 대해 교육을 받은 전문가가 보건의료 환경에서의 감염을 감시한다. 감염관리 전문가는 개인클리닉이나 장기요양관련 시설에서 근무할 수도 있으며 가정치료 회사에서 근무할 수도 있다. 감염관리 전문가는 CDC에서 개발한 균일한 정의를 사용하여 병원감염의 일상적인 감시를 수행한다.[17] 병원감염 환자는 의무기록과 함께 미생물 실험실의 자료, 약물 기록, 방사선 기록, 카덱스(Kardex) 기록, 간호 보고서, 수술 보고서, 의사 보고서, 퇴원 요약기록을 검토하여 가장 흔히 찾아진다. 이 감시자료를 분석하여 의료 환경에서의 유행을 발견하는 경우가 많다. 감염관리 전문가가 지역이나 주의 보건부서나 CDC에 가능한 감염원이나 어떤 병원체의 전파양식에 대한 정보를 얻거나 감염의 예방 및 관리에 대한 조언을 구하기 위해서 전화할 때 가능한 집단발병 사례를 발견하기도 한다. 가능한 집단발병에 관한 신고는 미생물 실험실, 의사, 보건부서 직원에서 오기도 하며, 직접적으로 직원, 환자, 환자의 가족, 언론에서 오기도 한다.

마지막으로 보건의료 시설에서의 집단발병은 주의 보건부서나 CDC에 실험실 지원을 요청할 때 인지할 수도 있다. 근본적인 문제에 대해 문의할 때 그 시설에서 조사에 도움이 필요한 유행인지를 확인할 수도 있다.

요청

역학적 지원을 위한 요청은 보통 감염관리 전문가, 병원 역학자, 시설 관리자, 시설이나 기관을 소유한 회사, 진료 중 집단발병이 발생한 개인의사로부터 온다. 보건의료 시설의 직원은 단순히 배양의 확인, 내인성 제품 오염의 평가, 클론형성능(clonality)을 밝히기 위한 분리주의 분자형결정[예로 간헐영역겔전기이동(pulsed-field gel electrophoresis, PFGE)]과 같은 실험실 지원이 필요할 수도 있다. 실험실은 역학적 전문 지식이 부족하거나, 단지 너무 바쁘거나, 일상적인 업무를 하는 동안 자체 조사를 수행하기에는 인력이 부족할 수도 있다. 지원이 가능한지에 대한 문의는 향후 소송이나 부정적인 언론의 관심에 대한 우려로 보호될 수도 있다. 이러한 우려사항은 특히 조사 중 얻은 자료를 정보자유법(Freedom of Information Act)으로 이용할 수 있는 연방정부[예로 CDC, 미국 식품의약국(Food and Drug Administration, FDA)]가 관여할 경우 적용된다. 환자를 식별할 수 있는 정보는 개인정보보호법(Privacy Act)을 통해 보호되지만, 기관 정보와 환자를 식별할 수 없는 자료는 보호되지 않는다. 따라서 보건의료 직원은 기밀 정보를 보호하기 위해서 연방정부보다는 지역이나 주의 보건부서 혹은 민간 상담가의 현장지원을 드물지 않게 선호한다.

대응과 책임

보건의료 환경에서의 집단발병으로 추정하는 조사 요청에 현장 방문이 모두 필요하지는 않다. 이 환경에서 감염과 유해사례는 매우 흔하고 인적 자원은 제한적이기 때문에, 조사를 시작하는 데 동의하기 전에 추가적인 배경 정보를 얻어야 한다. 우편이나 전화 상담으로 문제를 해결할 수 있는 경우가 상당히 자주 있다. 예를 들어 지난 두 달 동안 심장절개수술을 받은 환자들에서 발생한 수술부위감염의 감염원을 밝히기 위하여 지원을 요청하는 전화를 받았다면, 지원이 필요한지 평가하는 데 유용할 수도 있는 추가 정보를 얻으려고 노력하자. 이 정보는 현재와 기저의 심장절개수술 후 수술부위감염률, 감염을 일으키는 병원체, 세균 병원체의 항균제감수성, 심장절개수술을 하는 직원이나 수술 또는 기타 방법의 변화, "사례들", 사례들의 특성, 노출, 위험인자의 줄-일람표(line-listing)를 포함할 수도 있다. 항상 "집단발병" 분리주를 사용할 수 있는지 물어보자. 이는 특히 감염을 일으키는 균주의 정체(예로 종명과 속명)를 확인하고 균주의 클론형성능[보통 유전형 분석으로 알아냄]을 알아내기 위해 중요하며, 이 두 가지는 역학조사의 결론에 필수적인 실험실 구성 요소가 된다.

다음으로 연락한 사람에게 유행이 의심되기 전 수개월에서 수년 동안 환자의 심장절개수술

후 수술부위감염률을 알아내기 위해 물어보자. 기저 및 현재 수술부위감염률로 정말로 집단 발병이 발생하고 있는지 혹은 보건의료 시설이 실제로 높은 풍토병 율을 가지고 있는지를 밝혀야 한다. 다시 말하자면 기저 및 현재의 율이 비슷한가? 그리고 두 율이 국가적 기준이 되는 중앙값이나 발표된 율보다 높은가? 심장절개수술 후 수술부위감염률의 증가가 감시와 관련한 인위적인 인자에 의한 것인지 알아내자. 예를 들어 감시직원의 증가나 새로운 감염관리 전문가의 교육이 있었는가? 심장절개수술 의료진의 추가나 심장절개수술 절차나 행위에서 변화가 있었는가? 이는 새로운 방법, 수술 전 면도와 같은 절차의 변화, 의료 장비의 변화, 새로운 기술의 도입, 예방적 항균제의 변화를 예로 들 수 있다. 병원체의 검출을 높일 수 있었던 어떤 실험실의 변화(예로 수술 검체에 사용할 새로운 진단 검사의 도입)가 있었는가? 이 감염률의 증가가 시간적으로 이러한 인자와 하나 이상 관련될 수 있는 경우 완전한 현장조사는 필요하지 않을 수도 있다. 마지막으로 연락한 사람에게 실행했을 수도 있는 임시 감염관리 조치에 대해 물어보자. 감염관리가 잘 시행되었고 문제가 지속된다면 조사가 필요한 것으로 볼 수도 있다.

조사를 시작하기 전에 조사 참여자는 조직, 인원, 자원, 책임과 같은 몇 가지 중요한 문제를 논의해야 하며, 이 모든 사항은 4장과 5장에서 다룬다.

현장조사 준비

협력과 협의

보건의료 환경에서의 유행 조사는 보통 상당한 실험실 지원이 필요하다. 병원체를 확인하는 것 이외에도(이미 되었다면 확진이 필요함), 더 나아가 그 미생물의 형결정(typing)이 필요할 수도 있다. 예를 들어 녹농균(*Pseudomonas aeruginosa*)의 많은 혈청형이 흔히 병원에서 존재하기 때문에, 녹농균 유행에서 환자와 환경 분리주의 관련성을 알기 위해서는 유전형 분석이 필요할 수도 있다. 게다가 MRSA와 같은 일부 다약제내성 병원체의 경우 시설의 유병률이 아주 높아서 유전형 분석(PFGE나 단백질 A 염기서열분석)으로 유행이 하나 이상의 균주에 의해 발생하였는지를 밝힐 필요가 있을 수도 있다. 또한 A형간염, B형간염, C형간염, 거대세포바이러스(cytomegalovirus)와 같은 의료관련 바이러스 감염 유행에서는 다수의 혈액 검체에서 혈청학적 검사가 필요할 수도 있다. 형결정 방법은 미생물에 따라 다르다(표 16-2). 항균제감수성 검사를 제외하고 대부분의 유전형 분석 방법은 표준실험실(reference laboratory, 대학병원, 민간, 주의 보건부서, CDC)에서만 사용할 수 있다. 현장조사를 시작하기 위한 초청을 수락하기 전에 표준실험실에 연락하여 지원을 요청하고, 연락할 사람을 확

표 16-2. 아형결정 방법을 사용할 수 있는 미생물의 종류

형결정 방법	미생물의 종류
항균제감수성 프로필	세균(제외: *Pseudomonas cepacia, Staphylococcus epidermidis*, 곰팡이, 가끔 바이러스)
혈청형결정	일부 세균과 바이러스
간헐영역젤전기영동	세균과 곰팡이
리보형결정	세균
파지유형결정	세균(즉 *Staphylococcus aureus*)
중합효소사슬반응(PCR)	세균, 바이러스, 곰팡이
플라스미드 분석	세균
제한절편길이다형성	*Mycobacterium tuberculosis*

인하고, 이 특정 조사를 지원하기 위해 실험실이 어떤 능력을 가지고 있는지 물어보고, 어떤 종류의 검체를 수집하고 어떻게 운송해야 하는지를 결정하자. 실험실 직원도 결과에 대한 기간을 추정할 수 있어야 한다. 일부 조사에서는 현장역학 팀에 한 명 이상의 실험실 직원이 참여하는 것이 타당할 수도 있고 더 효율적일 수도 있다. 유행 조사에서 실험실의 역할에 관한 보다 포괄적인 논의는 24장에서 찾을 수 있다. 의료제품, 의료기기, 생물제제, 혈액제제와 관련된 유행에서는 미국 식품의약국(FDA)에 통보하고 유해사례를 신고해야 하는 법률에 대해 자문해야 한다. 게다가 FDA는 다른 상황에서 발생한 유사한 유행을 알 수도 있으며, 이는 잠재적으로 더 큰 범위의 문제를 시사한다. FDA는 경보를 발령하거나 자발적 혹은 비자발적 리콜을 시작하여 집단발병의 규모를 줄이는 데 도움을 줄 수 있다. 마찬가지로 주로 의료 종사자나 잠재적인 독성 노출과 같은 공장의 물리적인 문제의 경우 직업보건에 책임이 있는 주의 기관이나 CDC의 미국 국립산업안전보건연구소(National Institute for Occupational Safety and Health)가 산업공학 평가에 도움을 줄 수 있다(19장 참고).

다수의 지역사회 유행 조사와는 어느 정도 다르게 보건의료 시설에서는 보건의료 시설을 잘 알고 감염관리 교육을 받은 감염관리 전문가나 병원 역학자와 같은 직원에게 도움을 받는 경우가 흔할 것이다. 이 감염관리 전문가는 감염률에 대한 배경 정보, 시설에서 시행된 감염관리 행위, 사용할 수도 있는 다른 자원의 위치에 대해 알 수 있는 귀중한 자원이다. 게다가 감염관리 전문가 직원은 조사팀의 일원이 되어 연구 설계, 의무기록의 자료 추출, 분석, 예방 및 관리 권고사항의 개발과 시행을 도와줄 수도 있다.

보건의료 시설의 직원은 그러한 상황의 조사로 발생할 수도 있는 부정적인 영향을 최소화하길 원한다. 흔히 불만을 품은 직원이나 특정 의도를 가진 직원은 언론에 유행을 알릴 수도 있다. 공개 질의가 있을 것으로 예상해야 하며, 조사 초기 혹은 팀이 현장에 도착하기 전에 그러한 질의를 해당 시설의 관리, 홍보, 위험관리 직원에게 보내어 처리하도록 조정해야 한다. 상당한 언론의 주목을 받는 집단발병에서는 필수적으로 그 시설에 대한 언론 전문가를 포함하여 조사에 대해 자주 알려준다. 이러한 방법으로 그 혹은 그녀는 잘 알고 최신의 상태일 것이며 언론에 공개할 정보를 결정할 수 있다. 여러분이 언론의 방해 없이 조사를 수행할 수 있을 뿐 아니라 해당 시설이 이러한 조사의 매우 미묘한 측면을 지속적으로 제어할 수 있다.

현장조사

보건의료 환경에서는 다양한 종류의 기록에 쉽게 접근할 수 있기 때문에 집단발병 조사에 도움이 된다(위의 내용 참고). 기록문서는 이러한 환경에서 매우 중요하지만 서로 다르며, 병원이나 개인클리닉(수술 혹은 투석센터)은 일반적으로 장기요양시설이나 개인의원보다 좀 더 완전한 기록문서를 가지고 있다. 전산화된 기록을 점점 더 이용할 수 있으며 매우 가치가 있다. 컴퓨터 기록에서 많은 양의 자료를 얻는 것이 이 정보에 관한 의무기록을 검토하는 것보다 훨씬 더 효율적이다. 가능한 한 전산화된 기록에서 할 수 있는 한 최대한 자료를 얻도록 노력하자. 하지만 이 자료에 완전히 의존하기 전에 자료가 완전하고 타당한지를 확인해야 한다. 그러한 자료를 기록하는 직원은 정보의 중요성이나 의미를 잘 알지 못하고 자신이 다루는 자료를 잘못 입력하거나 잘못 해석하는 경우가 많다. 상상력을 발휘하여 다른 기록문서의 출처를 확인하고, 다른 종류의 기록이 존재하는지 묻는 것을 두려워하지 말자. 주로 보건의료 종사자와 관련된 집단발병은 해당 보건의료 시설에서 모든 보건의료 종사자가 치료를 받는 것은 아니기 때문에 흔히 조사하기가 더 어렵다. 비록 의대생, 인턴, 개인의사, 외부 기관의 직원, 자원자, 이외 무급 병원 직원은 병원 직원 건강프로그램에 포함되지 않는 경우가 많지만 직원 보건부서 기록을 사용할 수 있다. 근무 시간 기록표(질병으로 인한 잦은 결근 여부를 알아냄)와 질병에 걸린 직원과의 면담도 도움이 된다.

해당 보건의료 시설에 도착하는 즉시 집단발병과 관련된 모든 핵심 직원과의 회의를 준비하자. 이 회의에는 병원 관리자, 서비스 책임자, 집단발병과 관련된 환자를 담당한 의사, 병원 역학자, 감염관리직원, 위험관리 직원, 적절한 공중보건당국, 현장팀을 포함하여야 한다. 또한 관련될 수도 있는 수술실 관리자, 질병이 발생한 실의 수간호사, 미생물 부서와 의무기록 부서의 장과 같은 다른 핵심 직원을 초대하자. 이 회의에서 여러분은 조사의 초기 계획의 개요를 설명하고, 이에 필요한 기간을 보여 주고, 즉시 필요한 자원(예로 전화기가 있는 사무실, 핵심 직원의 전화번호, 시설의 지도, 실험실과 의무기록 부서에 대한 지시)을 요청해야 한다. 만약 보안이 엄격하다면 시설 주변에서 좀 더 자유롭게 이동할 수 있는 임시 식별 배지를 요구하자. 또한 조사를 시작하기 위해 필요할 수도 있는 추가 정보(예로 정책과 시술 매뉴얼, 매뉴얼의 최근 변화, 관련된 직원의 유행의 잠재적 원인에 대한 의견)를 요청하자. 모든 관련자에게 환자 기밀을 최대한 엄격하게 유지할 것이며 모든 직원과 협력하여 가능한 한 일상 업무의 중단을 최소화하면서 신속하고 효율적으로 조사를 수행할 것임을 확인시켜 주는 것도 중요하다.

유행의 존재 확인

이 단계는 조사의 준비 단계에서 시작되었을 수도 있다. 현장에서 스스로 기저의 유해사례의 율을 알아내자(5장 참고). 적절한 기록으로 시작하며 흔히 미생물 및 감염관리 기록을 들 수 있다. 혈액제제와 관련된 집단발병에서는 수혈반응 기록의 조사가 필요할 것이며, 투석환자와 관련될 경우 투석기간 기록의 조사가 필요하다. 창의적어야 하며 필요한 것이 항상 전산화되어 있지는 않으나 어딘가에 체계적으로 수집되고 기록되어 있는 경우가 많다. 정확한 기저의 율을 계산하기 위해 수년간의 자료를 되돌아봐야 할 수도 있다. 자료가 실제 집단발병이라기보다 높은 풍토병 율을 시사한다면, 그 문제는 여전히 조사할 가치가 있을 수 있다. 가끔 "집단발병 지역"에서 주기적인 감시만을 시행하였거나 시행하지 않았을 수 있다. 이렇게 될 경우 기저 혹은 현재의 율을 알아내기가 매우 어렵거나, 시간이 많이 소요되거나, 불가능할 수도 있다. 그러한 상황에서는 표본추출 방법을 사용하여 감염률이나 이상반응(adverse reaction)의 율을 추정할 필요가 있을지도 모른다.[18] 예를 들어 감염관리 전문가가 일 년에 새로운 조수 6명을 고용하였거나 의료진에 새로운 외과의사 4명이나 감염병 전문가가 추가된 것과 같이 계산하는 율에 영향을 미칠 수 있는 다른 변화를 살펴봐야 한다는 점을 명심하자. 유행 전이나 도중에 새로운 절차를 시행했을 수도 있고, 새로운 진단 검사를 사용했을 수도 있고, 병원에서 새로운 실이 열렸을 수도 있다. 이러한 모든 것이 감염률이나 질병의 율을 증가시킬 수도 있다(즉 감시와 관련한 인위적인 인자).

이와 동시에 집단발병과 관련한 환자 진료 구역 주변의 절차를 면밀하게 살펴보기 시작하자. 아무리 사소해 보일지라도 모든 것을 살펴보고 환자 진료의 모든 측면에 대해 질문하자. 다른 사람에게 의지하기보다 실제로 무슨 일이 일어나고 있는지를 직접 보자. 서면으로 된 정책은 환자 진료 병동에서 정말로 일어나는 일을 반영하거나 반영하지 못할 수도 있다(정책은 흔히 실행이 아니다). 직접 업무를 관찰하자! 환자 주변에서 발생하는 절차를 처음 검토한 후 초기 사례정의를 만들고 각 사례에 대해 어떤 자료를 수집할지 결정하라. 예를 들어 환자의 인구학적 정보, 병원 위치, 기저 진단명, 발병일, 침습적 시술 날짜를 수집해야 한다. 이외 중요한 자료로 질병의 중증도 지표[예로 APACHE 점수(Acute Physiologic and Chronic Health Evaluation score), PRISM 점수(Pediatric Risk of Mortality score), NNIS 수술부위감염 위험 지표(National Nosocomial Infections Surveillance surgical site infection risk index)]를 포함할 수도 있다.[19-21] 여러분은 수술실, 외과의사, 수술실 팀원, 간호 및 기타 환자와 접촉하는 직원, 약물과 같은 가능한 노출에 대한 정보를 얻고자 할 가능성이 매우 높을 것이다.

진단 확인

감염병 집단발병 중 환자의 검체를 처음 분석하고 있는 모든 실험실에 연락하여 가능한 추가 연구를 위해 관련된 모든 분리주를 보관하도록 요청하자. 집단발병 균주가 분리되었거나 외부나 민간 실험실에 보내졌다면 가능한 확진 검사나 추가 검사를 위해 분리주를 확보하자. 가능하다면 미생물 실험실 자료에서 종 확인이나 항균제감수성 검사 결과를 검토하여 사례들이 관련되는지 확인하자. 해당 시설에서의 미생물 부서의 능력 밖인 미생물의 형결정이 필요하다면, 대학이나 민간 실험실, 주의 보건부서, CDC에 문의하자. 일부 형결정 방법은 신속하게 수행할 수 없거나 많은 수의 분리주에 적용하기에는 현실적이지 않을 수도 있는 연구 도구라는 점을 명심하자. 실험실 동료에게 조사의 진행 상황과 어떤 분리주를 사용할 수 있고 보내고 있는지를 알리고, 실험실에서 원할 수도 있는 이외 검체가 무엇인지 논의하기 위해 지속적으로 의사소통을 하자. 동시에 결과 통보에 필요한 합리적인 기간을 실험실과 논의할 수 있다.

사례정의 및 사례 집계

사례정의는 질병의 임상적 측면에서 시작해야 한다. 실험실 및 임상적 자료를 사례정의에 포함하고 시간, 장소, 사람과 관련된 특성을 포함하도록 노력하자. 예를 들어 사례정의에는 황색포도알균에 의한 수술부위감염이 11월 1일부터 1월 1일 사이에 발생한 사람이 포함될 수도 있으며, 3-서쪽의 수술실에서 수술을 받은 사람이 포함될 수도 있으며, 정형외과적 시술을 받은 사람이 포함될 수도 있다. 임상적 사례정의를 실험실 방법으로 확진한다면 이 경우를 확진 사례라 할 수 있다. 비슷한 증상을 보이는 환자이지만 실험실 확진이 없을 경우는 의심 사례라 할 것이다. 이러한 구분은 나중에 모든 사례를 분석할 때 유용할 수도 있다. 넓은 사례정의로 시작해야 한다는 점을 명심하고 조사를 진행하는 동안에 사례정의를 개선할 수 있다. 사례정의의 민감도를 증가시키면 특이도가 감소하고 반대의 경우도 마찬가지라는 점을 명심하자.

사례 찾기 방법은 유행을 일으킨 질병의 종류(감염성 혹은 비감염성)에 의해 결정된다. 유용할 수도 있는 자료의 출처로 감염관리 부서(예로 감시보고서), 미생물 실험실, 클리닉의 환자, 응급실, 혈액은행, 투석기간의 기록을 포함한다. 사례들이 단일 병동이나 실로 제한되거나, 해당 보건의료 시설에서 검토해야 하는 환자의 수가 합리적으로 감당할 수 있거나, 전자기록이 매우 완벽한 경우 환자 진료기록부의 전체 코호트를 검토하여 사례 찾기를 할 수 있다. 투석관련 집단발병에서 각 환자를 세기보다는 각 투석기간을 세어야 할 필요가 있을 수도 있다. 이는 단일 기간 중 두 번 이상 노출될 수도 있기 때문이며, 따라서 각 투석기간을 한 번 노출된 것으로 처리할 수 있다.

사례를 확인하는 동시에 처음 확인한 사례의 초기 시술의 검토 중 이미 중요하다고 생각하는 기본적인 정보를 수집하자. 다시 말하지만 사례정의를 결정하고 사례를 찾은 후에는 집단발병이 실제로 발생하고 있는지 확인하기 위해 기저의 율과 발병률을 비교해야 한다.

자료를 시간, 장소, 사람 측면에서 정리

보건의료 환경에서의 기술역학은 모든 사례가 이미 입원하였다는 점[보건의료 시설 혹은 각 환자는 이용 가능한 의무기록(외래, 투석, 통원, 가정치료)을 가지고 있음]만이 지역사회 유행 소사와 다르다. 지역시회 유행과 마찬가지로 자료를 시간, 장소, 사람 측면에서 정리하여 누가 위험이 있었는지, 누가 여전히 질병이나 유해반응이 발생할 위험이 있을 수도 있는지를 가정할 수 있다.

시간

"유행곡선"은 시간의 흐름에 따른 집단발병의 범위를 그림으로 보여 준다. 유행곡선은 집단발병이 공동감염원, 사람간 전파, 또 다른 전파양식에 의한 것인지에 대한 단서를 제공할 수도 있다(2장과 5장 참고). 예를 들어 노인 주택 지구에서 발생한 식품매개성 집단발병에서는 공동감염원 유행 후의 사람간 전파를 잘 보여 준다(그림 16-1).[22] 단일감염원을 시사하는 초기 발병의 높은 정점 이후 바이러스성 위장관염 유행의 전형적인 형태인 이차적인 사람간 전파에 의한 지속적인 사례의 발생이 뒤따른다. 오염된 환자 장비나 열악한 감염관리 방법에 의해 발생한 집단발병의 유행곡선에서는 반복되는 문제를 바로잡을 때까지 장기간에 걸쳐 지속할 수도 있다. 예를 들어 적절히 멸균되지 않은 혈관내 압력변환기의 재사용으로 추정하는 *Acinetobacter baumannii*에 의한 집단발병은 문제를 인식하고 오염제거/소독 방법을 교정할 때까지 1년 이상 지속되었다(그림 16-2).[23] 보건의료 종사자와 환자 모두 집단발병에 영향

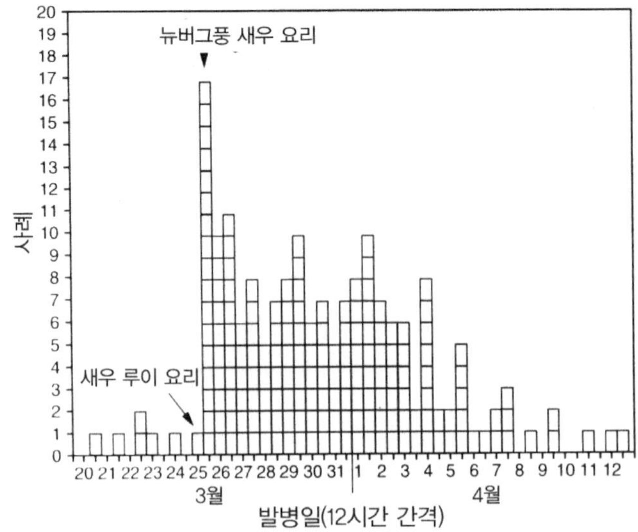

그림 16-1. 공동감염원에 의해 발생한 후 사람간 전파된 위장관염 사례를 발병일별로 표기 (캘리포니아 주, 1988년 3월 20-4월 12일). [출처: Gordon et al., 1990.[22]]

을 받은 경우 환자와 보건의료 종사자의 발병일을 합쳐 그려야 하고, 그 다음에 어떻게 전파되었는지 알아내는 데 도움이 되기 위해 별개로 그려야 한다(즉 환자에서 환자로, 환자에서 보건의료 종사자로, 보건의료 종사자에서 환자로, 보건의료 종사자에서 보건의료 종사자로 그림).

장소

때로는 집단발병의 장소가 특정 층, 실, 수술실로 제한될 수 있으며, 다른 때에는 특정 종류의 층(예로 수술을 받은 환자만 질병에 걸리기 때문에 모든 일반 수술실)으로 제한될 수 있다. 집단발병의 장소를 통해 환자의 배치나 노출로 인한 전파양식이나 특정 위험인자에 대한 단서를 얻을 수도 있다. 예를 들어 의료 종사자에서 투베르쿨린 피부반응검사(tuberculin skin test, TST)의 전환과 환자에서 다제내성 결핵 집단발병이 발생한 병원의 조사 초기 단계에서 의료 종사자와 환자 대부분이 사람면역결핍바이러스(human immunodeficiency virus, HIV) 외래 클리닉에서 일하였거나 치료받았다는 점에 주목하였다. 추가 조사에서 검사실의 공기가 중앙 환자 구역으로 양압되었고, 환자가 에어로졸 치료를 받는 검사실의 공기가 중앙 환자 구역과 간호사실로 재순환된 것을 입증하였다. 따라서 의료 종사자와 후천면역결핍증후군(acquired immunodeficiency syndrome, AIDS) 환자는 활동성 결핵에 걸린 후천면역결핍증후군 환자를 치료하는 방에서 유래하는 공기에 노출되고 있었고, 감염성 입자는 환기 장치

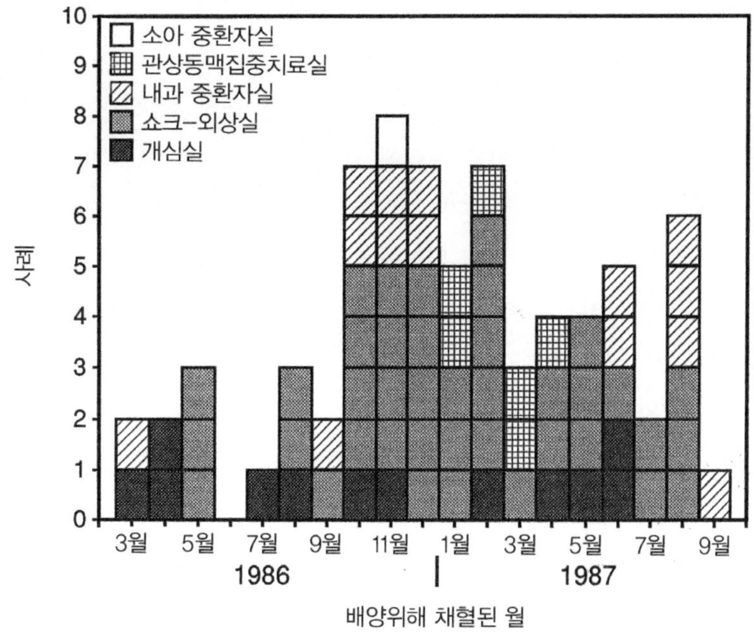

그림 16-2. 오염된 환자-치료 장비에 의한 *Acinetobacter baumanii* 세균혈증 사례. 채혈하여 배양이 이루어진 월별로 표기(뉴저지 주, 1986년 3월-1987년 9월). [출처: Beck-Sague et al., 1990.[23]]

를 통해 결핵에 걸리지 않은 환자와 의료 종사자가 있는 구역으로 순환하고 있었다.[24]

사람

지역사회에 넓게 퍼진 유행을 조사할 때 흔히 질병에 걸린 사람을 연령, 성별, 인종, 직업, 사회경제상태 등과 같은 많은 속성에 따라 특성화할 것이다. 그러나 일반적으로 보건의료 환경에서는 사례들을 아주 많은 변수에 따라 분류할 필요가 없다. 가장 흔히 사용하는 "질병에 걸릴 위험이 있는" 집단을 정의하는 데 도움이 되는 속성은 연령, 성별, 기저질환이다. 지역사회 집단발병과는 대조적으로 다수의 병원 집단발병에서 환자가 가지는 많은 노출이 그들의 연령이나 얼마나 아픈지와 관련되기 때문에 질병의 중증도나 출생체중을 통제해야 한다. 질병의 중증도나 출생체중으로 통제하면 중요해 보이는 다수의 인자가 더 이상 유의하지 않게 된다.

질병에 걸릴 위험이 있는 사람 확인

이전 장(5장과 8장 참고)에서 논의한 것처럼 아픈 사람들을 시간, 장소, 사람에 따라 특성화하는 목적은 누가 질병에 걸릴 위험이 있는지와 누구를 추가로 조사해야 하는지에 관한 감을 잡는 데 있다. 그러므로 이러한 상황에서는 코호트연구로 전체 집단을 조사하거나 환자대조군연구로 이 집단에서 무작위로 대조군을 선정할 수 있다(8장 참고). 예를 들어 1년 동안 병원의 모든 일반 병동에 위치한 환자가 폐렴에 걸렸다는 것을 알아낸다면, 환자대조군연구로 같은 해에 그 병원에 입원한 모든 환자에서 대조군으로 무작위 표본을 추출하려 할 수도 있다. 하지만 해당 시설에서 질병에 걸릴 위험이 있는 환자가 오직 특정 시간 간격 동안 특정 병동에 위치하였고 특정 기저 진단명을 가졌던 사람이라면(예로 2008년 4월과 5월 사이에 일반 수술 병동에 있었던 충수절제 환자), "후향적" 코호트연구로 2008년 3월 1일부터 6월 30일까지 해당 병동에 위치한 모든 충수절제 환자를 선정하여 진료기록부를 검토할 수도 있다.

잘못된 대조군은 쉽게 잘못된 결론으로 이어질 수 있기 때문에 대조군 선정은 매우 중요하다. 예를 들어 사례 찾기 중에 다양한 외과 수술로 전신마취를 받은 환자에서 수술부위감염과 혈류감염이 발생한다면, 환자대조군연구로 몇 가지의 가능한 대조군이나 혹은 몇 가지의 다른 코호트를 선정할 수 있다.[25] 만약 수술을 받는 모든 환자에서 연구 집단(대조군이나 코호트)을 선정한다면 아프지 않은 환자의 다수는 국소마취, 척수마취, 경막외마취를 받겠지만, 반면에 아픈 환자는 모두 전신마취만을 받을 것이다. 아픈 환자는 이전에 전신마취만을 받은 것으로 알려져 있기 때문에, 전신마취와 관련된 특정 노출(예로 특정 주사용 마취제나 삽관 장비)은 이 대조군에서 아마 확인할 수 없을 것이다. 더 나은 연구 집단은 적절한 기간 동안 외과 수술로 전신마취를 받은 환자를 포함하는 경우이다. 이를 통해 각 개별 주사제, 흡입제, 호흡기 장비, 마취과의사, 이외 가능한 위험인자를 분석할 수 있을 것이다.

가설 개발과 검정

한 번에 한두 개의 가설만을 검정하는 것은 비효율적이다. 다양한 위험인자를 조사하는 환자대조군연구나 코호트연구로 자료를 수집하여 몇 가지의 가설을 한꺼번에 검정할 수 있다. 예를 들어 주로 호흡기 경로로 질병이 전파되고 사례들 모두 기관삽관을 하였다면, 사용한 환기기의 종류, 환기 기간, 어떤 호흡기 치료사가 각 교대 근무조에서 사례를 돌보았는지, 어떤 간호사가 환자의 기관내관을 흡인하였는지, 어떤 약이 기관내관을 통해 투여되었는지, 누가 그 약을 준비하였는지, 얼마나 자주 환기기 저장통을 교체하였는지를 포함한 모든 호흡기 치료 행위와 노출을 조사하려 할 수도 있다.

병원에서의 집단발병 조사의 훌륭한 예로 드문 사람 병원체인 *Rhodococcus bronchialis*에 의한 심장절제수술 후 수술부위감염 조사를 들 수 있다.[26] 이 유행으로 드문 병원내 병원체인 *R. bronchialis* 감염의 위험인자, 전파양식, 잠재적 감염원을 가늠할 기회를 얻었다. 심

표 16-3. 로도코쿠스(Rhodococcus) 흉골 상처감염의 잠재적 위험인자(1988년 5월 1일-12월 31일)[a]

잠재적 위험인자	환자군(N = 7)	대조군(N = 28)	오즈비	유의수준
범주형 변수				
남성	7(100)	24(86)	NC	0.6
기저질환	6(86)	22(79)	1.6	1.0
당뇨	1(14)	6(21)	0.6	1.0
비만	3(43)	4(14)	4.5	0.1
흡연	4(57)	9(32)	2.8	0.4
암	1(14)	0(0)	NC	0.2
신부전	0(0)	0(0)	–	–
스테로이드 치료	1(14)	1(4)	4.5	0.4
만성폐질환	2(29)	3(11)	3.3	0.3
간호사 A 존재	7(100)	6(21)	NC	0.0003
관상동맥우회술이식	7(100)	28(100)	–	–
두렁정맥	6(86)	26(93)	0.5	0.5
가슴동맥	6(86)	25(89)	0.7	1.0
수혈	4(57)	13(46)	2.2	1.0
연속형 변수				
수술전 체류기간(일)	1.8±1.3	1.9±1.8	–	0.7
수술후 체류기간(일)	6.2±1.3	7.5±3.7	–	0.4
연령(년)	59.4±5.4	58.5±11.0	–	0.9
기저질환 개수	2.2±1.9	1.1±0.9	–	0.2
수술 시간(분)	284±64	292±87	–	0.9
우회술 시간(분)	119±38	128±44	–	0.7
대동맥클램프 시간(분)	67±23	70±27	–	0.8
재관류 혈액량(mL)	903±236	901±317	–	1.0
심장박출지수[b]	2.8±0.6	3.0±0.5	–	0.6
치료 기간(일)				
심장 중환자실 체류기간	2.2±0.4	2.9±2.2	–	0.8
Swan Ganz 카테터	1.8±0.4	2.2±1.0	–	0.6
동맥관	2±0	2.3±1.0	–	0.6
종격 배액관	2±0	2.2±0.8	–	0.6
Pacer 철사	4.8±0.4	5.0±1.6	–	0.8
환기	1±0	1.6±2.7	–	0.6
예방적 항균제	4.2±2.2	3.7±1.0	–	0.9

[a]더하기빼기 값은 평균±표준편차이다. NC는 계산 불가능을 의미한다.
[b]심장박출지수 = 심박출량(L/분) / 체표면적^2(m^2).
[출처: Richet et al., 1991.[26]]

장절제수술 후 수술부위감염의 감염원에 대한 논리적인 가설로 3가지의 가능한 노출[수술전 노출(예로 간호사, 의사, 병동), 수술중 노출(예로 수술실 환경이나 직원), 수술후 노출(예로 회복실이나 중환자실 직원)]을 포함하였다. 후향적 코호트연구 분석을 통해 조사자는 감염의 잠재적 위험의 척도로서 다수의 변수를 분석하였고 감염원으로서 가능한 노출을 분석하였다(표 16-3). 감염과 유의하게 연관된 유일한 인자는 수술실 간호사 A가 수술 중에 있었다는 것이었다. 간호사 A의 수술중 행위에 대한 조사에서 환자의 혈액을 담은 관을 배양하기 위한 수조의 사용과 관련된 활성 응고시간 검사(activated clotting-time test)를 시행한 후 멸균 구역을 잠재적으로 오염시킬 수 있는 것으로 밝혀졌다. 수정한 가설은 간호사 A가 그 검사를 수행한 후 멸균된 수술 구역을 오염시켰다는 것이었으며, 이는 유행 기간 동안 *R. bronchialis*에 의한 수술부위감염 사례 모두를 설명할 것이다.

기존의 사실과 가설을 비교

환경 및 직원의 배양검사는 역학조사의 결과를 뒷받침하는 데 도움이 될 수 있다. 많은 미생물이 의료 환경에서 아주 흔하고 환경이나 사람의 정상균무리의 일부이기 때문에 역학적인 연관성이 없이 환경 및 직원의 배양검사를 시행하는 것은 상당한 비용이 들 수 있고, 귀중한 시간을 낭비할 수 있고, 조사를 잘못 이끌 수 있다. 하지만 역학적 자료가 올바른 방향을 가리키는지를 알아내기 위해 시행할 경우 환경 및 직원의 배양검사는 매우 가치가 클 수 있다.

앞의 예를 계속하여 간호사 A가 실제로 해당 병원의 *R. bronchialis* 사례에 책임이 있다는 점을 규명하기 위해 조사자는 역학적 자료가 보여 주는 대로 다수의 배양검사를 시행하였다. 이는 각 활성 응고시간 검사를 시행하기 전후의 간호사 A 및 간호사 B의 손 배양, 모든 심장 수술실 직원의 코 면봉채취, 간호사 A의 두피, 인두, 질, 직장의 면봉채취, 간호사 A의 수술실 벽장과 내용물의 면봉채취, 자택, 간호사 A의 개 3마리 중 2마리의 목-목덜미 피부, 입, 직장, 발, 간호사 A가 수술실에 있거나 없는 동안 환경 면봉채취와 공기 표본을 포함한다. 오직 활성 응고시간 검사를 시행한 후 간호사 A의 손, 간호사 A의 코 면봉채취, 간호사 A가 있는 동안 수술실의 낙하균 측정용 플레이트(settle plate), 간호사 A의 두피와 질, 간호사 A의 개의 목-목덜미 피부 배양에서 *R. bronchialis*가 양성이었다. 항균제감수성 검사, 플라스미드 분석(plasmid analysis), 제한절편길이다형성 분석(restriction fragment length polymorphism analysis)에서 모든 유행 분리주(환자, 간호사 A, 간호사 A의 개)가 동일하고 비유행성의 비축된 *R. bronchialis* 분리주와 구별되는 것으로 나타났다.

무색의 형광물감을 사용하여 활성 응고시간 검사를 위해 혈액 검체를 배양하는 데 사용한 수조의 역할을 분석하였다. 심장절제수술 절차의 시작 부분에 대한 모의실험 후 순환 간호사

11명 중 8명이 수조의 형광물감으로 멸균 구역을 "오염"시켰다. 게다가 모든 간호사의 손, 일부 간호사의 손목, 아래팔, 수술복, 수조 용기의 바깥쪽 면, 탁자 표면, 수조 주변의 바닥이 형광물감으로 "오염"되었다. 이 실험은 비록 수조가 *R. bronchialis* 배양에서 음성이었지만 간호사 A의 손에서 멸균 구역으로 미생물이 퍼지는 과정을 설명해 준다. 간호사 A가 조사 중 역학적으로 연관되었기 때문에, 긍정적인 결과를 낼 가능성이 높은 다양한 출처에서 배양검체를 확보하였다. 조사 초기의 수술실 환경과 이외 직원에 대한 배양검사는 목적이 불분명했을 것이고, 조사를 크게 돕지 못하고 실험실의 업무량을 증가시켰을 것이고, 궁극적인 원인으로 생각하는 감염원을 놓칠 가능성이 매우 높았을 것이다.

좀 더 체계적인 연구계획

감염원과 전파양식을 밝혀내었고 집단발병의 관리를 위한 특정 권고사항을 만들 수 있으면 추가 연구를 시행하려 할 수도 있다. 예를 들어 혈액-종양 환자가 세균혈증에 대한 위험이 있다는 것처럼 특정 집단이 위험이 있다는 것을 환자대조군연구로 밝혀낸 후, 다른 위험인자에 대해 추가로 그 집단을 분석하려 할 수도 있다. 코호트연구 모델을 사용한 경우로 예를 들면, 화학요법의 기간, 특정 화학요법제, 중성구감소 기간에 대해 분석할 수 있다. 또한 B형간염이나 특정 약물이나 제품에 대한 아나필락시스반응의 유행 후에 질병에 걸릴 위험이 있는 집단을 추가로 분명히 밝히기 위해 환자와 의료 종사자에서 혈청학적 조사를 시행할 수도 있다.

조사 전이나 조사 중에 수행하였을 수 있는 관리 조치의 효능과 현장팀이 병원 직원에게 제시한 권고사항도 평가해야 한다. 여러분이나 현장팀의 구성원은 반드시 시행한 중재방법이 집단발병을 끝내고 추가 질병의 발생을 막았는지에 대해 기록해야 한다.

서면 보고서를 준비

현장에서 떠나기 전에 보건의료 시설의 직원과 지역 혹은 주의 보건부서의 대표자와 회의를 열어 여러분이 한 일과 결과를 알려야 한다. 보건의료 시설 관리 책임자와 감염관리 직원은 관리 조치를 위한 권고사항에 주로 관심을 가진다. 사실 법무 부서는 조사 첫날부터 권고사항을 요청할 수도 있다. 이 장 앞부분에서 기술한 바와 같이, 조사 시작 혹은 조사 중에 격리, 손위생, 병원 환경 관리에 대한 이전 문서화된 지침과 질병별 예방 지침[27–43]에 근거하여 예비 권고사항을 제공할 수 있다. 이 보고에서 역학적 및 실험실 자료에 기초한 추가 권고사항을 시설에 제공해야 한다. 서면 보고서에는 착수되었던 임시 조치와 최종 권고사항을 기술해야 한다.

해당 시설, 주와 지역의 보건부서, 감독자(supervisor)를 위한 서면 보고서는 여러분에게 주어진 문제, 조사 전이나 조사 중에 수집한 배경 정보, 조사의 방법과 결과, 해당 시설에 대한 최종 권고사항을 기술해야 한다. 서면 보고서는 조사의 기록을 제공하므로 접근 방식, 방법, 결과, 권고사항, 여러분이 계획하고 있거나 시설의 직원이 시행하도록 권고한 추적 활동을 철저하고 정확하게 기술해야 한다. 흔히 조사를 하는 동안 보고서를 작성하는 것(혹은 최소한 자세한 기록을 유지)이 도움이 된다. 예를 들어 집단발병 장소에 도착하기 전에 배경 정보를 작성하고, 각 진행 단계에서 결정할 때마다 방법을 기록하고(조사 과정 중에 변경될 수도 있는 사례정의의 경우 아주 중요함), 사용할 수 있을 때마다 결과 서류철로 엮어 두자. 떠날 때에는 보건의료 시설의 직원에게 관리 조치에 대한 권고사항이 담긴 간단한 서면 보고서를 남길 수 있어야 한다. 이 보고서는 법원에서 사용될 수 있는 영구적인 기록의 일부가 될 것이기 때문에 예비 혹은 초안 문서라는 점을 분명히 표시해야 한다. 돌아간 후에는 "정리된" 자료, 최종 실험실 자료, 더욱 정교한 통계분석이 담긴 최종 보고서를 작성할 수 있다.

법의학적 측면

보건의료 환경에서의 집단발병은 그 시설에 대한 소송으로 이어질 수도 있다. 시설의 관리자가 여러분의 근거와 이외 관련된 과학적 자료에서 지지하지 않는 권고를 하도록 강요하는 모든 시도를 거부하자. 또한 부서 간의 정치에 휘말리지 말고 자료가 뒷받침하지 않는 권고를 하지 말자. 특히 권고된 관리 조치를 시작하고 문제가 중단되었다면 보건의료 시설은 집단발병 조사의 지원 요청을 통해 법정에서 뛰어난 변호 능력을 갖게 된다. 지원 요청으로 해당 시설의 직원은 문제를 심각하게 여기고 해결책을 찾았다는 점을 입증했다. 최종 보고서는 철저한 조사가 이루어졌고 외부 전문가에 의해 권고사항이 만들어졌다는 점을 밝히기 위해 그 시설에서 가지고 있는 가장 중요한 변호 문서의 하나일 수도 있다. 뿐만 아니라 해당 시설의 직원이 이후 추가 질병의 예방에 관한 권고사항을 충실히 이행하였다는 것을 보여 줄 수 있다면, 집단발병을 통제하였다는 것을 확인시켜줄 수 있을 것이다.

기밀과 의료 과실에 관한 법은 주마다 다르므로 환자와 직원에 대한 기밀이 보장되도록 조사를 수행하자(14장 참고). 그러므로 반드시 필요하지는 않은 식별 정보는 수집하지 않아야 한다. 기록을 연계하기 위해 식별 정보를 수집해야 한다면, 병원 등록번호(환자의 사회 보장 번호와 다를 경우) 혹은 환자의 출생일과 사회 보장 번호의 뒤 4자리 숫자를 사용하는 간편한 방법을 쓸 수 있다. 가능하다면 이 정보를 자료 수집 양식에서 종이 재단기로 쉽게 제거할 수 있는 곳, 즉 첫 장의 오른쪽 상단 모서리에 두자. 또한 소속 당사자가 정보를 요청한다면 몇 개월 후 식별 정보를 손쉽게 제거할 수 있다. 연방정부의 기관이 조사를 수행한 경우 확보한 자료는 기관명과 관련 유사성과 같은 정보자유법에 따라 이용할 수 있다. 그러나 개인정보보호법은 미국 정부 종사자에 의한 환자나 의료 종사자의 이름이나 기타 식별 정보의 공개를 금지한다. 주의 보건부서 직원이 조사할 경우 그들과 유행이 발생하고 있는 시설의 직원에게는 가능한 소송 중에 어떤 자료와 정보를 복구할 수 있는지 아는 것이 중요하다.

요 약

보건의료 환경에서의 집단발병을 조사하는 것은 지역사회에서의 집단발병을 조사하는 것과 비슷하면서도 다르다. 두 유형의 조사는 모두 즉각적인 대답과 문제에 대한 해결책을 원하는 아프고 겁에 질린 집단과 관련된다. 보건의료 환경은 다양한 유형의 현장기록과 전문적인 의료 종사자 직원이 있다는 장점을 가지며, 둘 모두 집단발병 조사 중 소중한 자원이 된다. 그리고 보건의료 환경은 폐쇄되고 상당히 잘 통제된 상황에서 질병의 많은 측면을 연구할 수 있는 기회를 제공한다. 보건의료 환경에서의 질병 사례들은 복잡한 환자를 포함하며 숙주와 장치와 관련된 위험인자를 통제하기 위해 다변량분석이 필요할 수도 있다. 반면에 보건의료 환경은 집단발병의 법적인 영향에 기인한 스트레스가 상당히 많은 작업 환경이라는 단점을 가진다.

각 주의 보건부서는 보건의료 환경에서 준수해야 하는 주별 규정이 있다. 또한 CDC는 의료 환경에서의 감염병 관리와 관련된 지침을 발표했다.[27-41] 게다가 미국 보건역학협회(Society for Healthcare Epidemiology of America)와 감염관리 및 역학전문가협회(Association for Professionals in Infection Control and Epidemiology)는 지침과 성명서를 발표했다. 예를 들어 미국 보건역학협회는 가장 일반적인 항균제내성 병원체인 MRSA와 VRE의 관리에 관한 성명서를 발표했다.[42] 이러한 지침 모두는 개별 보건의료 시설의 직원이 정책과 그 시설의 시술 매뉴얼을 작성할 때 사용하는 틀이라는 의미가 있다. 산업안전보건국은 보건의료 환경에서의 특정 행위(예로 혈액매개 병원체의 기준, 제안된 결핵 기준)를 의무화하는 연방법을 제정하며, 이 법의 다수는 CDC의 지침을 포함하고 있다. 게다가 CDC의 지침과 산업안전보건국의 규정은 의료 환경에서의 유행 조사 과정에서 사용해야 하는 참고문헌이다.

참고문헌

1. Haley, R.W., Culver, D.H., White, J.W., et al. (1985). The nationwide nosocomial infection rate. *Am J Epidemiol* 121, 159–67.
2. Jarvis, W.R. (2001). Infection control and changing healthcare systems. *Emerg Infect J* 7, 170–3.
3. Haley, R.W., Culver, D.H., White, J.W., et al. (1985). The efficacy of infection surveillance and control programs in preventing nosocomial infections in U.S. hospitals. *Am J Epidemiol*

121, 182-205.

4. Haley, R.W., Tenney, J.H., Lindsey II, J.O., et al. (1985). How frequent are outbreaks of nosocomial infection in community hospitals? *Infect Control* 6, 233-6.
5. Kainer M.A., Linden J.V., Whaley D.N., et al. (2004). Clostridium infections: Associated with musculoskeletal-tissue allografts. *N Engl J Med* 350, 2564-71.
6. Kainer, M.A., Keshavarz, H., Jensen, B.J., et al. (2005). Saline-filled breast implant contamination with curvularia species among women who underwent cosmetic breast augmentation. *J Infect Dis* 192, 170-7.
7. Ostrowsky, B.E., Trick, W.E., Sohn, A., et al. (2001). Successful control of vancomycin-resistant enterococcus (VRE) colonization in acute and long-term care facility patients: working together as a community. *N Engl J Med* 344, 1427-33.
8. Smith, T.L., Pearson, M.L., Wilcox, K.R., et al. (1999). Emergence of vancomycin resistance in Staphylococcus aureus. *N Engl J Med* 340, 493-501.
9. Richards, C., Alonso-Echanove, J., Caicedo, Y., et al. (2004). *Klebsiella pneumoniae* bloodstream infections in a high-risk nursery in Cali, Colombia. *Infect Control Hosp Epidemiol* 25, 221-5.
10. Moore, K.L., Kainer, M.A., Badrawi, N., et al. (2005). Neonatal sepsis in Egypt associated with bacterial contamination of glucose-containing intravenous fluids. *Pediatr Infect Dis* 7, 590-4.
11. Ostrowsky, B.E., Whitener, C., Brendenberg, K.H., et al. (2002). *Serratia marcescens* bacteremia traced to an infused narcotic. *N Engl J Med* 346, 1529-37.
12. Chang, H.J., Miller, H.L., Watkin, N., et al. (1998). An epidemic of *Malassezia pachydermatis* in intensive care nursery associated with colonization of health-care worker pet dogs. *N Engl J Med* 338, 706-11.
13. Rosenberg, J., Jarvis, W.R., Reingold, A., et al. (2004). Emergence of vancomycin-resistant enterococci (VRE) in San Francisco Bay area hospitals, 1994-1998. *Infect Control Hosp Epidemiol* 25, 408-12.
14. Roth, V.R., Garrett, D.O., Laserson, K.F., et al. (2005). A multicenter evaluation of tuberculin skin test positivity and conversion among healthcare workers in Brazilian hospitals. *J Tuberc Lung Dis* 9, 1335-42.
15. Jarvis, W.R. (2004). Hospital Infections Program, Centers for Disease Control and Prevention On-site Outbreak Investigations, 1990-1999. In D.J. Weber and W.A. Rutala (eds.), *Seminars in Infection Control*, W.B. Saunders Co., Philadelphia.
16. Joint Commission on Accreditation of Healthcare Organizations (1990). Standards: infection control. In JCAHO, *Accreditation Manual for Hospitals*. Joint Commission on Accreditation of Healthcare Organizations, Chicago.
17. Garner, J.S., Jarvis, W.R., Emori, T.G., et al. (1988). CDC definitions for nosocomial infections, 1988. *Am J Infect Control* 16, 128-40.
18. Cookson, S.T., Ihrig, M., O'Mara, E., et al. (1998). Use of an estimation method to derive an appropriate denominator to calculate central venous catheter-associated bloodstream infection rates. *Infect Control Hosp Epidemiol* 19, 28-31.
19. Knaus, W.A., Draper, E.A., Wagner, D.P., et al. (1985). APACHE II: A severity of disease classification system. *Crit Care Med* 13, 818-29.
20. Pollack, M.M., Ruttimann, U.E., Getson, P.R. (1988). Pediatric risk of mortality (PRISM) score. *Crit Care Med* 16, 1110-6.
21. Culver, D.H., Horan, T.C., Gaynes, R.P., et al. (1991). Surgical wound infection rates by wound class, operative procedure, and patient risk index. *Am J Med* 91(suppl 3B), 152s-57s.
22. Gordon, S.M., Oshiro, L.S., Jarvis, W.R, et al. (1990). Food-borne snow mountain agent gastroenteritis with secondary person-to-person spread in a retirement community. *Am J Epidemiol* 131, 702-10.
23. Beck-Sague, C.M., Jarvis, W.R., Brook, J.H., et al. (1990). Epidemic bacteremia due to Acinetobacter baumannii in five intensive care units. *Am J Epidemiol* 132, 723-33.

24. CDC (1990). Nosocomial transmission of multidrug–resistant tuberculosis to healthcare workers and HIV–infected patients in an urban hospital—Florida. *Morb Mortal Wkly Rep* 39, 718-22.
25. Bennett, S.N., McNeil, M.M., Bland, L.A., et al. (1995). Multiple outbreaks of postoperative infections traced to extrinsic contamination of an intravenous anesthetic, propofol. *N Engl J Med* 333, 147-54.
26. Richet, H., Craven, P.C., Brown, J.M., et al. (1991). A cluster of *Rhodococcus (Gordona) bronchialis* sternal–wound infections after coronary–artery bypass surgery. *N Engl J Med* 324, 104-9.
27. Garner, J.S., Hospital Infection Control Practices Advisory Committee (1996). Guideline for isolation precautions in hospitals. *Infect Control Hosp Epidemiol* 17, 53-80.
28. O'Grady, N.P., Alexander, M., Dellinger, E.P., et al. (2002). Healthcare Infection Control Practices Advisory Committee. Guidelines for the prevention of intravascular catheter–related infections. *Infect Control Hosp Epidemiol* 23, 759-69.
29. Mangram, A.J., Horan, T.C., Pearson, M.L., et al. (1999). Guideline for prevention of surgical site infection. *Infect Control Hosp Epidemiol* 20, 247-80.
30. Wong, E.S., Hooton, T.M. (1983). Guideline for prevention of urinary tract infections. *Am J Infect Control* 11, 28-33.
31. Tablan, O.C., Anderson, L.J., Besser, R., et al. (2004). Guidelines for prevention of healthcare–associated pneumonia, 2003. *Morb Mortal Wkly Rep* 26;53(RR–3), 1-36.
32. Bolyard, B.A., Tablan, O.C., Williams, W.W., et al. (1998). Guideline for infection control in health care personnel. *Infect Control Hosp Epidemiol* 19, 407-63.
33. CDC (1995). Recommendations for preventing the spread of vancomycin resistance. *Infect Control Hosp Epidemiol* 16, 105-13.
34. CDC (1997). Interim guidelines for prevention and control of staphylococcal infection associated with reduced susceptibility to vancomycin. *Morb Mortal Wkly Rep* 46, 626-8, 635.
35. CDC (1991). Recommendations for preventing transmission of human immunodeficiency virus and hepatitis B virus to patients during exposure–prone invasive procedures. *Morb Mortal Wkly Rep* 40(RR–8), 1-9.
36. CDC (1997). Immunization of health–care workers. Recommendations of the Advisory Committee on Immunization Practices (ACIP) and the Hospital Infection Control Advisory Practices (HICPAC). *Morb Mortal Wkly Rep* 46(No. RR–18), 1-42.
37. CDC (1987). Recommendations for prevention of HIV transmission in health–care settings. *Morb Mortal Wkly Rep* 36(2S), 3-18.
38. Jensen, P.A., Lambert, L.A., Iademarco, M.F., et al. (2005) Guidelines for preventing the transmission of Mycobacterium tuberculosis in health–care settings. *Morb Mortal Wkly Rep 30, 54(17), 1-141.*
39. Mazurek, G.H., Jereb, J., Lobue, P., et al. (2005). Guidelines for using the QuantiFERON–TB. Gold test for detecting Mycobacterium tuberculosis infection, United States. Morb Mortal Wkly Rep 16, 54(RR–15), 49-55. Erratum in: *Morb Mortal Wkly Rep* (2005 Dec 23) 54(50), 1288.
40. Sehulster, L., Chinn, R.Y. (2003). Guidelines for environmental infection control in health–care facilities. Recommendations of CDC and the Healthcare Infection Control Practices Advisory Committee (HICPAC). *Morb Mortal Wkly Rep* 6, 52(RR–10), 1-42.
41. Boyce, J.M., Pittet, D. (2002). Guideline for Hand Hygiene in Health–Care Settings: recommendations of the Healthcare Infection Control Practices Advisory Committee and the HICPAC/SHEA/APIC/IDSA Hand Hygiene Task Force. *Infect Control Hosp Epidemiol* 23(12 Suppl), S3-40.
42. Siegel J.D., Rhinehart E., Jackson M., et al. (2006). Management of multidrug resistant organisms in healthcare settings. Available at: www.cdc.gov/ncidod/dhqp/pdf/ar/mdroGuideline2006.pdf (accessed April 21, 2008).
43. Siegel J.D., Rhinehart E., Jackson M., et al. (2007). Guideline for isolation precautions:

Preventing transmission of infectious agents in healthcare settings. Available at: www.cdc.gov/ncidod/dhqp/pdf/guidelines/Isolation2007.pdf (accessed April 21, 2008).

44. Muto, C.A., Jernigan, J.H., Ostrowsky, B.E., et al. (2003). SHEA guideline forpreventing nosocomial transmission of multidrug-resistant strains of Staphylococcus aureus and enterococcus. *Infect Control Hosp Epidemiol* 24(5), 362–86.

제17장

가정 밖 보육 환경에서의 조사

Ralph L. Cordell
Jonathan Kotch
Michael Vernon
역자; 김종헌

미국에서 평일 아침마다 수백만 명의 부모들은 사무실, 공장, 상점에 출근을 하면서, 그들의 미취학 자녀들을 여러 형태의 가정 밖 보육 시설에 맡긴다. 이러한 보육 시설은 한꺼번에 다양한 연령의 어린이를 12명 미만만 돌볼 수 있는 시설에서부터 연령 별로 수백 명의 어린이가 여러 반으로 나뉘거나 연령에 따라 재분류하여 돌보는 체인점 보육 시설에 이르기까지 다양하다. 어린이 보육 시설들은 크기나 구조에 관계없이 아이들이 현재 각각의 가정에서 유행하고 있는 미생물의 균주를 한 군데 모으는데 기여하고, 다시 집으로 가져와 다른 가족 구성원들과 공유하여 새로운 미생물에 감염될 수 있는 기회를 제공한다. 이 과정의 한가지 결과로 보육 시설은 편모충증, 세균성 이질 또는 A형간염과 같은 특정 병원체의 지역사회 유병률을 증폭시킨다. 이 과정을 통제하기 위해 명백히 아픈 아이들을 보육 시설에서 격리하려는 시도는 매년 수십억 달러의 생산성 손실을 초래한다. 이러한 격리는 종종 부모들로 하여금 의료공급자들에게 부적절한 항생제를 처방하도록 압력을 가하게 만들며, 이는 항생제 내성 증가에 기여하게 된다. 더 나아가 한 시설에서 빠져나간 아이들이 다른 시설에 들어가게 되면서, 완치되지 못한 감염이 새로운 보육 시설로 퍼져나가게 한다.

그럼에도 불구하고, 어린이 보육은 매우 현실적이고 긍정적인 공중보건학적인 측면이 있다. 양질의 프로그램은 아이들의 사회적, 인지적, 행동발달 능력을 향상시키고, 아이들을 유치원에 보낼 준비를 할 수 있게 한다. 보육 시설 수준에서는 예방접종의 필요성을 강제함으로 인해 집에서 돌보아지는 어린이들보다 집 밖의 보육시설에서 보육을 받은 어린이이 더 높은 예방 접종 수준을 보인다. 또한 양질의 보육 프로그램은 위생 교육을 제공하고 건강한 행동을 다시 한번 강조한다. 지식이 풍부한 보육 제공자는 아동 발달과 육아 기술에 대한 중요한 정보원이며, 이들은 종종 성장발달 상의 문제를 가장 먼저 알아차리고,이에 대한 경과 관찰을 권고하기도 한다.

여러분과 지역 보건 분야를 대표하는 여러 전문가들은 다양한 역량으로 보육 제공자들에게 도움을 줄 수 있다. 공중보건 요원들은 보육 제공자들을 위해 건강 권고 사항과 상담을 위한 정보제공자 역할을 한다. 공중보건 전문가들은 종종 보건과 위생의 필요성 그리고 실행방법에 대한 질문에 답변을 하고, 보건 및 안전에 대한 정책, 계획 및 전략 개발에 도움을 준다. 또한, 관리에서 배제하여야 하는 질병이나 전염성 질병 예방에 관한 권장 사항 및 규정을 해석하고, 보육을 맡은 직원들에게 보건 및 안전 문제에 대한 교육을 제공한다. 안타깝게도 보육 시설에서 발생하는 감염병 집단발병이 지역 보건의료 종사자와 보육 제공자 간에 상호 연락하게 되는 흔한 이유이다. 이러한 소통과 조사에 있어서 역학자의 역할 때문에 보육 환경의 몇 가지 고유한 측면에 대해서 여러분은 알고 있어야 한다. 이 장에서는 이러한 상황에서 감염병 집단발병 발생을 감지하고 대응하며 통제하는 것에 중점을 두고 있다.

질병감시

제3장에서 논의한 바와 같이 질병감시는 정책 및 예방 전략을 세우기 위해 사용하는 사람들에게 시기 적절한 피드백을 제공함과 동시에 특정 모집단에서의 질병에 대한 정보를 지속적으로 수집하고, 조사하며 분석하는 것으로 정의된다. 이러한 감시체계에 대한 가장 좋은 설명 중 하나는 50년 전에 작성되었다.

> 개별 사례 보고에 대한 우리의 신고체계는 의사, 간호사, 기초 지방자치단체 및 광역 지방자치단체 보건 공무원, 교사, 위생사, 실험실 기술자, 비서 및 직원 간의 상호 의존, 협력 및 선의에 의해서 닥치는 대로 만들어진 복합물이다. 이러한 체계는 보고가 요청되는 개별 질병만큼 다양하고, 48개 주에 있는 행정 보건 담당관, 역학자 및 통계 학자 그리고 자료와 관련된 여러 연방 기관의 이익과 개별 특성만큼 다양하게 변화한다. 이것은 설득, 교육, 경우에 따라서는 경보에 의존하는 시스템이며, 변수들은 통제와 행정명령에 의해서 삭제될 수 없다.[1]

이러한 변수들은 여전히 보육 환경에서 더 크거나 더 작은 영향을 미치지만, 국가전자질병감시체계(National Electronic Disease Surveillance System)와 지역-기반 유행의 조기보고를 위한 전자감시체계(Early Notification of Community-based Epidemics)와 같은 전자감시체계는 보고체계내의 일부 변동성을 제거하여, 지역 공중보건 부서에 보고된 정보의 적시성과 품질 향상에 기여하였다. 또한 전자감시체계는 제공자의 보고 부담을 줄이는 데 도움이 되었다. 또한 이 체계는 신종감염병, 감염병 집단발병, 질병의 추세 및 잠재적인 생물테러 공격을 식별하고 추적할 수 있는 주 및 지방 보건 부서의 능력을 향상시키고, 지역사회에서 특정 질병 증후군(예: 호흡기, 위장 등)에 대한 조기 경고 및 상황 인식을 주 및 지역 대중에게 제공하는 주요 요소가 되었다.

보육 시설에서의 감시의 가장 우선적인 용도는 보육 관련 감염병 발생 또는 질병 군집 발생을 신속하게 확인하는 것이다. 또한, 보육 중인 아동은 지역 사회 전체의 건강에 있어서 중요한 보초 역할을 한다. 1985년 일리노이 주 북동부에서 우유로 인한 살모넬라증이 대규모로 발생했다는 최초의 징후 중 하나는 보육 시설의 어린이들 중에서 많은 수의 설사 환자가 발생한 것에 대해 우려하는 보육원 원장의 전화였다(주1 참조). 보육 시설에서 걸려오는 전화는 감염홍반(fifth disease), 수족구병 및 호흡기 감염병과 같은 지역 사회에서 보고 불가능한 질환의 발생에 대한 중요한 통찰력을 제공한다.

질병감시의 종류

가정 밖 보육 시설의 질병감시는 간접적(보육 관련 질병에 대한 정보는 일반적으로 개별 사례 조사를 통해 다른 출처에서 얻음) 또는 직접적(보육 시설이 보고체계의 일부임) 일 수 있나.

간접 보고(통보 가능한 질병 사례 조사)

많은 지역에서 병원, 실험실 및 기타 의료 서비스 제공자는 법률에 따라 특정 질병이나 상태를 지역 보건 공무원에게 보고해야 한다. 이 수동적 보고 시스템에 대한 보고 요구사항(예: 누가 보고하고 무엇이 보고되어야 하는가)은 관할 지역에 따라 다르다. 대부분의 영역에는 의료전문가의 보고가 필요하다. 즉, 의사와 기타 의료전문가의 보고가 필요하다. 전부는 아니지만 일부는 보육 제공자와 학교의 보고를 요구한다. 대부분의 영역에서 보고서는 추가 조사가 요구된다. 추가 조사는 종종 아픈 사람들과 전화 인터뷰를 하거나, 아이들의 경우에는 그들의 부모들을 인터뷰하는 형태가 된다. 이러한 조사의 목적은 기본적인 인구 통계 및 설명 정보를 수집하고, 감염원을 식별하며, 감염자의 격리 또는 제한 또는 가구구성원 접촉과 같이 잠재적으로 노출된 사람에 대한 예방 활동을 포함한 후속 활동의 지표를 제공하고, 보건 교육을 수행하는 것이다.

훌륭하고 상세한 전자보고체계가 있는 영역에서도 이러한 단일 사례 조사는 전자자료를 검증 할 수 있는 기회를 제공하며 보육 환경 내에서 효과적인 공중보건감시 및 질병 통제 활동의 초석이 된다. 일반적으로 지역 보건 부서에서 잘 훈련된 직원이 수행하지만, 다음과 같이 제시된 관찰을 고려해야 한다. 부모들은 낯선 사람들과 전화 상으로 육아에 관한 구체적인 사항에 대해 논의하는 것을 꺼릴 수 있다. 이러한 두려움은 정보를 얻고자 하는 이유와 이 정보가 어떻게 사용될 것인지를 설명함으로써 줄일 수 있다. 면접관의 소속에 대한 우려(예 : "정말로 보건 부서에 있습니까?")는 면담 대상자가 보건부서에 전화를 걸어 조사관에게 전화를 돌려달라고 요청함으로써 해결할 수 있다. 또한 질문의 구조와 순서는 응답자의 불편함을 최소화하고 정보의 정확성에 기여할 수 있다. 부록 17-1은 수 년간 저자들이 수행한 수백 건의 인터뷰에서 도출한 복합 대본이며, 보육 시설에 대한 민감한 정보를 얻는 데 있어서 전문적이고 위협적이지 않으며 생산적인 것으로 확인된 순서와 문구를 설명한다.

지역 보건 부서는 이러한 개별 사례 조사의 정보를 추적하기 위한 체계를 개발해야 한다. 이는 여러 사람이 조사를 수행하거나 불만, 사례 조사 및 재허가 검사와 같은 여러 출처에서 정보가 제공되는 프로그램에서 특히 중요하다. 이 체계는 간단하고, 유지 관리가 쉬우며, 쉽게 접근할 수 있어야 하며, 시기 적절해야 한다. 전자보고체계를 사용하는 경우 인터뷰 또는 조사가 완료된 후 즉시 데이터에 접근할 수 있어야 한다. 주간단위 자료 입력은 보육 시설 내 세균성 이질과 같은 폭발적인 발병을 감지하는 데 거의 사용되지 않는다. 우리는 시설의 이름과 주소, 관련된 질병 또는 문제(예: 편모충증 감염), 전체 사례 파일과 연결하는 데 유용할 수 있는 기록 번호를 나열할 수 있는 노트 카드 시스템이 유용한 것을 발견하였다. 체인점의 경우, 동일한 이름을 가진 시설이 여러 개 있을 수 있고, 보육시설의 경우처럼, 동일한 시설에 대해 여러 개의 이름을 부여할 수 있으므로 이름과 주소로 시설을 추적하는 것이 좋다.

직접 보고(보육 제공자 기반보고)

간접감시는 보육 시설이 아닌 출처의 정보가 관여하지만, 직접감시에는 시설 자체의 보고가 관여한다. 효과적인 직접감시의 핵심은 보육 서비스 제공자와 긍정적인 업무 관계를 유지하고 제공자가 보고해야 할 내용과 보고 방법을 확실히 알도록 하는 것이다. 보육 서비스 제공자는 시간 제약, 잠재적인 수익 손실 및 사업 평판에 미칠 수 있는 부작용을 포함한 여러 가지 이유로 보고에 대해 우려할 수 있다. 이러한 문제와 우려는 처음부터 보육 서비스 제공자와 함께 공개적이고 솔직하게 다루어야 하며 프로그램 참여를 긍정적이고 보람 있는 경험으로 만들기 위해 모든 노력을 기울여야 한다. 연구에 따르면 보육 서비스 제공자들은 종종 신고 요건과 메커니즘을 인식하지 못하는 것으로 나타났다.[2] 이 연구의 후속 연구에 따르면 보고 요구 사항에 대한 제공자의 지식은 공중보건 및 면허 법령에 의해 보건 부서에 대한 보고가 요구되는 주에서 지식이 가장 높았다(RLC, 미공개자료). 보육 서비스 제공자가 보고의 필요성을 인식하도록 하기 위한 교육 프로그램(가급적이면 보건 부서 직원이 실시하고 보육 시설이나 주말 또는 저녁에 개최), 우편물 또는 기타 이유로 연락하는 것(예 : 면허 검사) 등을 통한 정기적 연락으로 제공자가 보고의무를 인지하고 있는지 확인해야 한다.

보고 요건은 보육 서비스 제공자에게 적합한 언어로 작성되어야 한다. "발병"또는 "비정상적인 발생"과 같은 모호한 용어는 "2주 기간 내에 같은 교실에서 설사를 하는 두 명 이상의 어린이"와 같은 구체적인 예와 연계되어야 한다. 영유아 수업에 종사하는 근로자는, 대부분의 소아과 의사 또는 공중보건 근로자가 1년 동안 경험하는 것보다 1주일에 더 많이 대변과 접촉 할 수 있으며, 이들의 "설사"에는 "줄줄 흘러내림", "흐물흐물함", "이가 나는 시기의 흐물흐물한 대변", "음식물 알레르기" 및 기타 많은 완곡한 어법과 설명이 포함된다는 사실을 인식하는 것이 유용할 수 있다. 보육 서비스 제공자가 24시간 동안 어린이를 관찰하는 경우가 거의 없기 때문에 "24시간 내에 3번 이상의 묽은 변"과 같은 시간 기반 기준은 거의 쓸모가 없을 수 있다. 보육에서 10-12시간 동안 두 번의 느슨한 변은 24시간 동안 4번 이상의 느슨한 변을 나타낼 수 있다. 이러한 정의는 잘못 해석되거나 무시될 수 있으며, 적어도 한 명의 보육 서비스 제공자에게 "설사"는 1시간 동안 3번 이상의 묽은 변이 있는 것이라고 말하도록 해야 했던 적이 있다.

신고 가능한 질병 목록에는 특정 상태를 보고하는 방법과 시기에 대한 지침이 포함되어야 하며, 필요한 경우 정보와 지원을 제공할 수 있는 지역 및 주 보건 당국의 전화번호가 포함되어야 한다. 질병은 일반인에게 친숙한 이름과 의료서비스 제공자가 사용하는 이름으로 식별되어야 한다. 보육 직원은 종종 특정 진단에 잡근할 수 없으며, 부모로부터 이러한 정보를 얻을 수 있도록 권장하고 권한을 부여받아야 할 수 있다. 그러나 부모가 항상 정확한 정보를 제공하는 것은 아니며, 우리는 자녀를 둔 의료 전문가들이 자녀들에게 그들의 자녀와 관련된 건강 상태에 대해 보육 제공자에게 의도적으로 부정확한 정보를 제공했다고 인정한 사례가 한 번 이상 있다는 것을 알고 있다.

집단발병 조사

아마도 보육 시설에 있는 아이들과 관련된 질병의 발생과 집단을 조사하는 주된 이유는 시설 내 그리고 가정 내 접촉에서 질병 확산을 제한하기 위해서이다. 다른 이유로는 추가 지식 획득, 발병 조사 기술 및 기술 교육, 프로그램 평가 및 입력, 공공, 정치적 또는 법적 우려 등이 있다. 조사 및 통제 활동의 성격과 범위도 심각도, 타인에 대한 위험, 의미 있는 개입의 가능성에 의해 영향을 받는다. 이질균 또는 장출혈성대장균 0157:H7과 같은 심각한 질병이 발생하면 조사와 후속 조치가 항상 필요하다. 다른 한 극단적으로, 수족구 병의 발병을 조사하는 것은 통제에는 거의 영향을 미치지 않을 수 있지만, 이러한 감염의 예방 및 확산에 관련된 요인들을 이해하는 측면에서 중요한 결과를 제공한다.

우리는 보육 시설들에서 나타나는 더 흔한 질병들의 전파 경로뿐만 아니라 임상적 표현의 다양성에 대해서 폭넓은 이해를 가져야 한다. 분변–구강 경로로 전파되는 가장 흔한 병원체들은 이질, 살모넬라, 편모충증, A형간염, 로타바이러스, 노로바이러스와 장내 바이러스들이다. 리보바이러스, 인플루엔자와 파라인플루엔자 바이러스, 헤모필루스 인플루엔자, 연쇄상구균, 그리고 일부 노로바이러스는 호흡기 분비물을 통하여 전파가 이루어진다. 세균성 이질과 같은 경우는 대부분 임상적 증상과 징후를 나타내고 가정에서 뿐만 아니라 집단시설에서도 접촉을 통하여 쉽게 전파된다. 어린이들에서의 A형간염과 같은 것은 주로 증상이 없거나 경미한 임상 증상을 나타내지만 성인에서는 보다 빈번하게 명확한 증상이 나타난다. 헤모필루스 인플루엔자와 수막염균과 같은 세균은 어린이들의 비인두에 보균상태로 있지만, 뚜렷한 질환을 일으키는 경우는 드물다.

어린이들이 배제되었거나 질병이 심각한 경우, 집단발병 조사는 쉽게 감정적으로 변할 수 있다는 점을 유의해야 한다. 아프지 않은 아이들의 부모는 아이들이 병원체에 노출되지 않을 것이라는 확신을 받고자 하고, 회복하는 아이들의 부모는 가능하면 빨리 직장으로 복귀하기를 원한다. 또한 소아과 의사들은 상반된 권고를 줄 수 있고, 이러한 경우에 보육자들은 그들이 통제력을 잃어버렸다고 느끼게 되고, 따라서 그들의 시설에 있는 아이들 부모의 신뢰를 잃어버리는 것에 대해 걱정을 하게 된다. 그러한 상황에서 여러분들이 자신감 있고 유능한 공중보건 공무원으로 도착하는 것은 보육 시설을 책임지는 사람들에게는 언덕을 넘어오는 기병처럼 보일 수 있다.

여러분들의 역학조사를 위한 무기고에서 최고의 도구는 상황을 해결할 수 있는 잘 개발된 프로토콜이다. 집단발병은 고유한 사건이고 모든 가능성에 대한 상세한 프로토콜을 개발하는 것은 어려울 수 있지만, 집단발병 조사에는 확립된 프로토콜에 의해 제공되는 구조로부터 얻을 수 있는 많은 일반적인 특징과 고려사항이 있다. 5장에서는 대부분의 상황에 대한 조사 단계에서의 논리적 진행에 대해 자세히 설명하며, 아래에 요약되어 있다. 그러나 현지 조건에 따라 상대적 중요성과 순서가 결정된다. 어떠한 경우에는 상당한 시간과 자원을 특정 단계의 조사에 할애할 수 있지만, 다른 경우에는 동일한 단계가 거의 관심을 받지 못할 수도 있다.

상호 신뢰와 존중은 또 다른 주요한 도구이다. 보육제공자와 함께 훈련과 워크샵을 개발하고 자문위원회에서 봉사함으로써 사전에 이들과 관계를 형성하면 적대적인 상황에서도 양측이 직면한 문제와 사건에 대한 이해를 촉진할 수 있다. 표준 프로토콜을 사용하면, 보육 시설 책임자들은 다음 단계에 어떤 일이 일어날지 알 수 있으며, 평등한 대우를 보장하며 특별한 경우의 사례로 대접받는 것에 대한 우려를 덜 수 있다.

현장작업 준비

현장방문이 반드시 이루어져야 하는 상황, 현장방문이 필요하지 않을 수 있는 상황, 그리고 그러한 결정을 내리는 데 관련된 행정 인력과 과정을 명시하는 일반 프로토콜을 만드는 것을 고려해 보자. 프로토콜은 수행해야 할 작업, 현장방문에 참여하는 인원, 각자의 역할, 방문 전에 통지해야 하는 개인 또는 그룹을 식별해야 한다. 중요한 감염의 발생과 관련된 초기 방문의 경우 현장팀에 자신 외에 공중보건간호사와 위생사를 포함하는 것이 유용할 수 있다. 담당자와 다른 직원을 인터뷰하여, 문제를 기술할 수 있는 시간, 장소 및 사람에 대한 정보를 획득하는 것이 당신의 역할이다. 공중 보건 간호사는 발병과 관련된 교실에서의 보육 수행을 평가해야 하며, 위생사는 식품 서비스 및 물리적 시설을 포함한 환경적 측면을 평가해야 한다. 이러한 접근 방식은 여러 재능과 기술에 초점을 맞추고 있으며, 불신을 보이지 않고 다른 보육 직원들에게 동일한 질문을 할 수 있도록 한다. 현장조사가 완료되기 전에 세 사람은 모두 만나서 의견을 나누고 후속 활동에 대해 합의하여야 한다. 보육시설 연합체의 대표자에게는 항상 현장방문의 가능성에 대해 알리고, 참여를 요청해야 한다. 검체 채취를 위한 도구, 학부모를 위한 검체 채취 통지시(아래 참조), 학부모 및 직원을 위한 교육 자료가 준비되어 있어야 한다. 현장을 방문할 때마다 교육 자료를 시설에 건네주는 것은 좋은 관례이다. 시설에 항상 복사 시설이 있는 것은 아니기 때문에 용지를 사용하여 검사, 후속 활동 및 권장 사항을 문서화함으로써 오해를 줄일 수 있다.

집단발병의 존재 확인

만약 집단발병에 대한 기준이 이전에 서면으로 정의되었다면, 그 기준을 충족시키거나 충족시키지 못할 것이기 때문에 이 단계는 주요 관심사가 아닐 것이다. 이러한 기준의 예로는 1주일 동안 같은 교실에서 특정 질병(예: 편모충증)을 가진 어린이가 두 건 이상의 보고되는 경우나, 한 번에 호흡기 질환이 있는 아동이 50% 이상이 보고되는 경우를 들 수 있다. 그러나 보육시설에서의 사례는 시설 내 전파가 아닌 가족 내 전파에 의해서만도 나타날 수 있기 때문에 환자의 형제 자매에게서 유사한 질병의 사례를 찾는 것이 종종 중요하다.

일반적으로 집단발병의 존재를 규명하는 데 도움이 되는 가장 좋은 자료는 시설 기록과 부모와의 면담이다. 대부분의 보육 시설은 출석 기록을 가지고 있지만 결석 사유를 밝히지 않고 관련된 질병의 특성을 거의 표시하지 않는 경우가 많다. 특히 부모와의 면담 1주일 이상

전에 매우 가벼운 질병이나 사건이 동반된 경우, 부모로부터의 정보는 신뢰할 수 없는 경우가 많다. 또한, 미리 준비된 프로토콜과 정의의 유용성에도 불구하고, 비정상적인 상황이나 예측할 수 없는 상황이 발생하기 마련이다. 사례가 비정상적으로 증가했음을 보여주기 위해 여러분 자신이나 다른 사람을 위해 감염병 유행곡선을 만들어야 할 수도 있다. 또는 부모와 시설 직원에게 특정 질병의 단일 사례는 빙산의 일각에 불과하며 실제로는 시설 내 또는 다른 장소에서 인식되지 않고 있는 더 많은 사례가 존재할 수도 있음을 알려야 할 수도 있다. 그러한 상황에서 창의적 노력은 보상을 받을 것이다.

명확하고 잘 정의된 사례정의를 만드는 것은 집단발병의 존재를 설명하고 중재를 계획하는 데 필수적이다. 사례정의는 문서화되어야 하고, 현장기록과 최종 보고서에 포함되어야 한다. 사례정의에는 임상 또는 실험실 기준뿐만 아니라 시간 및 모집단에 대한 기준도 포함되어야 한다. 내성 양상 결정, 바이러스 및 기타 분리주의 혈청형, 핵산 지문을 포함한 분자 기술은 사례 간의 연결을 지원할 수 있으며 가능하다면 항상 사용해야 한다.

진단 확인

보육 관련 질병의 임상 진단을 확인하는 것은 간단하거나 상당한 시간과 노력이 필요할 수 있다. 의료 제공자의 보고를 통해 확인된 집단발병은 일반적으로 해당 질병에 대해 실험실에서 확인된 최소 1~2건의 사례가 포함된다. 이 경우 여러분의 주요 임무는 효과적인 질병 관리 조치를 시행하는 것이다. 집단발병에 있어서 고유한 다양한 요인에 따라 추가 사례를 찾아 확인해야 할 수도 있어서 예방 및 통제 조치가 다른 집단이나 가정으로 확대될 수 있다. 보육 제공자와 부모가 보고하는 집단발병은 증상에만 근거하는 경우가 많다. 이러한 경우 특정 원인을 결정하는 것은 노동 집약적으로 많은 손이 갈 수 있으며 표본 수집 및 실험실 지원이 필요하다. 실험실 검사의 목적과 범위(예: 특정 교실로 제한할지 시설 전체에 적용할지, 또는 어린이에게만 제한할지 또는 직원을 포함할 것인지) 및 감염된 것으로 확인된 사람에 대한 후속 조치 계획을 첫 번째 표본을 수집하기 전에 결정하여야 한다. 원인 병원체를 알지 못하는 경우 검사실은 많은 병원체에 대한 선별검사를 시행하여야 할 수도 있다. 이러한 경우, 두 번째 단계 계획은 원인 병원체 규명을 위해 다수의 병원체에 대해 10가지 이상의 증례에 대한 대표적인 소규모 그룹을 선별하는데 사용될 수 있다. 이 동일한 10명의 어린이에 대한 임상자료를 얻어야 한다. 더 큰 집단은 원인 인자에 대해 선별되어질 수 있다. 추적감시는 이러한 조치의 효과를 평가하기 위해 수행될 수 있다.

보육 기관에서 어린이의 검체를 채취하기 전에 사전 동의를 얻어야 한다. 동의서를 자녀와 함께 집으로 보내는 것은 자녀를 선별하거나 보육에서 제외해야 한다는 요구 사항과 결합되지 않으면 보통 비생산적이다. 이에 대한 대안은 현장직원이 부모의 동의를 받거나 아이를 데려다 주는 아침과 아이를 데리러 오는 저녁에 부모의 동의를 받도록 요청하는 것이다.

채취할 검체의 종류, 시기, 운송 매체 및 기타 변수에 대한 정보도 기본 프로토콜에 포함되어야 한다. 앞서 강조한 바와 같이 검체 채취 전에 검사실 직원과 회의를 통하여 임상 병력에 대한 정보를 제공하여야 한다. 비록 보육 제공자들은 기저귀를 차고 있는 아주 어린 아이들의 대변 표본을 수집할 수 있지만, 좀 더 나이가 많은 아이들의 대변 표본은 집에서 부모가 채취해야 할 수도 있다. 이 경우, 부모에게는 검체 채취를 위한 설명서와 채취 도구(예: 표본 용기 및 면봉)를 제공하여야 한다. 어린이의 혈액 검체를 수집하는 것은 매우 어렵지만 부모의 지지와 어린이의 혈액 채취에 익숙한 임상병리사를 고용하면 이 과정을 훨씬 쉽게 수행할 수 있다. 가능한 경우, 세균성 병원체의 분자 아형 분석은 보육 시설과 지역사회에서의 질병 사이의 연관성을 규명하는 데 도움이 될 수 있다. 또한 바이러스는 의심할 여지없이 보육 시설과 관련된 집단발병에서 중요한 역할을 하기 때문에, 실험실 전문가가 있는 경우 검사를 요청할 때 바이러스 검사를 고려하여야 한다.

시간, 장소 및 사람 측면에서 자료 정리

여러분들은, 질병 과거력을 얻는 것을 어렵게 하고 자료의 타당성도 떨어뜨릴 수 있는 보육시설의 몇 가지 근본적인 문제점을 알고 있어야 한다. 최소한 질병을 앓고 있는 어린이들로부터 임상 병록을 얻도록 노력해야 한다. 아이의 음식 이력이나 과거 활동에 대해 부모와 면담할 때, 아이들이 과거 사건에 대한 지식을 가지고 있기 때문에 면담 중에 아이와 함께 있는 것은 도움이 될 수 있다. 가정에서의 아이들 건강에 관해 알고자 하면, 어머니들이 일반적으로 아버지보다 더 낫다. 예를 들어 아이들의 어머니가 10대 연령대인 경우에는, 할머니들이 종종 아이들의 건강에 관하여 잘 알고 있다.

시간과 관련하여, 증상발생 날짜를 결정하는 것은 어려울 때가 많다. 보육시설의 기록이 상세하거나 정확하지 않을 수 있다. 부모가 아픈 아이들을 집에 두거나 주말, 방학, 또는 아이들이 보육시설에 맡겨지지 않은 다른 시기에 질병이 발생할 수 있기 때문에 보육제공자들은 종종 아이들의 질병 발생에 대해 알지 못한다. 정확성은 좋은 것이지만, 기대치를 유연하게 조정해야 한다. 감염병 발생 2–3일 간격 또는 주 단위의 증상 발생일자로 표시된 유행곡선은 집단발병의 규모와 질병 전파의 방식을 평가하는 데 도움이 될 수 있다.

어린이 코호트가 뚜렷하게 다른 교실이나 위치에서 몇 시간 이상을 보내는 경우, 지도를 그려 각 아픈 어린이를 지도에 점으로 표시하는 것은 위험이 높거나 낮은 공간을 구별하는 데 도움이 된다. 아이들의 위치와 움직임에 대한 좋은 아이디어를 얻을 수 있도록 사용 가능한 평면도를 항상 준비하는 것이 좋다. 공기 흐름의 패턴에 대한 지식은 공기를 통하여 쉽게 전파되는 질병을 설명하는 데 도움이 될 수 있다.

방금 설명한 문제가 혼란스러울 수 있지만 나이, 사회계층, 소아의 이동 및 다른 소아 코호트 집단과의 개별적인 접촉과 관련된 문제는 누가 위험에 처해 있는지를 결정하는 데 있어 추가적인 핵심 정보이다. 보육 관련 집단발병 자료는 보통 학급별 발병률로 표현되는데, 연령별 발병률은 종종 여러 학급 및 중앙에 위치한 자녀가 포함되어 덜 유용한 역학 지표가 되기 때문이다. 학급은 종종 나이와 느슨하게 연관되며, 그 구조는 시설 정책과 라이선스 제한에 따라 달라진다. 예를 들어, 4세 학급에 있는 아이들은 아마도 모두 4세가 아닐 수 있으며, 이 집단은 시설에 있는 모든 4세 아이들을 포함하지 않을 수도 있다. 보육시설들은 보통 아침과 늦은 오후에 여러 교실의 아이들을 "하차" 집단으로 모은다. 이러한 집단별로 파악하여 발병률과 집단의 특성을 결정해야 하며, 정규 운영 기간 동안 학급 집단과 구별해야 한다. 형제 자매 클러스터 또한 의미가 있을 수 있는데, 그것들은 시설 외부로의 전파를 나타내고 질병이 한 교실에서 다른 교실로 전파될 수 있는 수단을 제공할 수 있기 때문이다.

보육 환경에서의 어린이들 속성의 이러한 모든 조합과 순열은 당신에게 있어서 유용한 설명 자료에 대해 깊이 파고들 수 있게 하고 또한 상상력을 제공한다.

고위험군 결정

조사 당시의 시점에서 여러분은 확실한 진단, 언제 어디서 질병이 발생하였는지, 그리고 누가 주로 관련되었는지에 대한 좋은 아이디어를 가지고 있어야 한다. 대부분의 감염병 집단발병에서 이러한 정보는 주로 해당 질병에 걸릴 위험이 있는 집단을 구별할 수 있는 증거를 제공할 것이다. 기술분석 자료를 비교적 전향적으로 검토하면 여러분들은 좀 더 연구하고 분석할 필요가 있음을 알게 될 것이다. 고위험군을 구별하기 위해 분석 방법에 의존해야 하는 경우는 거의 없다(8장 참조).

집단발병을 설명하는 가설 개발과 검정

누가 위험한지, 문제가 된 질병이 일반적으로 어떻게 전파되는지를 잘 파악하여 감염병 역학자는 이러한 집단발병이 어떻게, 왜 발생하였는지에 대한 시나리오를 만들 수 있어야 한다. 많은 경우에 설명은 단순히 상식이며 더 이상의 분석이나 생각이 필요하지 않다. 실제로, 공중보건 공무원은 통제 조치가 시행될 때마다 상식적인 가설과 제한된 기술 데이터에 따라 행동하는 경우가 많다. 그러나 여러분들의 가설에 더 많은 분석 기술을 필요로 할 때가 있다. 예를 들어, 장출혈성대장균 0157:H7은 점심에 제공된 오염된 분쇄 쇠고기 때문일 수도 있고, 체험 동물원내 동물에 대한 노출, 물웅덩이로 부터 병원체의 전파 또는 어린이에서 어린이로의 분변-구강 전파로 인한 것일 수도 있다. 이들 각각에 대한 통제 조치는 확연히 다르다. 대부분의 집단발병에 대한 분석 방법은 상당히 간단하며 Epi Info(7장 참조)와 같은 프로그램이나 스프레드시트로 쉽게 처리할 수 있다. 역학조사 담당자는 자료를 표로 작성하거나 분석하는 데 사용되는 소프트웨어 패키지 또는 방법에 대해 잘 알고 있어야 한다. 중요한 집단발병으로 긴장이 고조되어 있을 때는 새로운 소프트웨어 패키지를 읽히거나 데이터 입력 시스템을 구현할 시기가 아니다.

특정 노출과 관련된 위험에 대한 정보는 향후 집단발병 조사에 유용할 수 있다. 가설에는 가장 높은 발병률을 보이는 집단과 통제 수단의 효율성에 대한 질문이 포함될 수 있다. 예를 들어, 특정 "하차" 집단의 발병률을 이 집단에 속하지 않은 어린이들의 발병률과 비교하는 것이 유용할 수 있다. 영유아는 일반적으로 나이가 많은 어린이보다 발병률이 더 높지만, 연령별 또는 집단별 비율을 비교하면 통제 활동이 집중되어야 하는 집단을 알려줄 수도 있다.

가설평가

가능한 경우 항상 가설을 평가하고 확인해야 한다. 통계적 분석에 의해 뒷받침되는 가설과 상식적 전제들은 현장에서 논리적이고 설득력 있는 것처럼 보일 수 있다. 그러나 사실이라면 관찰 방법과 정량적 방법 모두에 의해 평가되어야 한다. 특정 학급에서 더 높은 발병률을 보이는 것은 부적절한 장비나 열악한 위생 실천을 관찰함으로써 확인될 수 있다. 보육 수행에 대한 직접적인 관찰의 중요성은 아무리 강조해도 지나치지 않는다. 보육 제공자는 자신이 관찰되고 있음을 인식하고 있을 때는 특별히 주의할 수 있지만 눈에 띄는 문제는 종종 관찰을 통해 발견될 수 있다. 편모충증 집단발병이 창궐하는 동안, 우리는 보육 제공자들이 기저귀를 씻는 것 외에 다양한 목적으로 사용되었던 싱크대를 대변으로 오염시키는 것을 보았다. 관찰에는 단순히 존재하거나 없는 것보다 장비와 시설이 실제로 어떻게 사용되고 있는지 포함해야 한다. 영유아실의 운영을 관찰할 때 기저귀를 갈 수 있는 공간에 집중하는 경향이 있다. 이것이 오염의 명백한 원인이지만 방의 다른 부분에서 직원, 어린이 및 장난감 간의 상호작용이 더 중요할 수 있으며 기저귀 갈이대보다 더 많은 관심을 받아야 할 수도 있다.

중재 후 감시는 아마도 보육 관련 집단발병과 관련하여 생성되고 시험된 가설에 대한 가장 중요한 평가일 것이다. 부모와 보육 제공자 모두 경계심을 유지하고 후속 문제를 보고하는 방법에 대한 정보를 제공받아야 한다. 공중보건 공무원은 집단발병의 특성에 따라 중재 및 기타 활동이 완료된 후에도 몇 주 또는 몇 달 동안 시설 관계자와 정기적으로 연락해야 한다.

가설 수정 및 추가연구 수행

중재 후 감시활동은 시행하여야 할 다른 단서를 제시할 수도 있다. 이러한 활동은 가족 구성원들, 다른 학급 또는 다른 시설들과의 관련에 의해서 현재 조사의 범위를 확대할 수도 있다. 또 다른 경우로, 지속적인 감시활동은 유사한 문제에 대한 향후 조사에서 따라가야 할 방법을 제안할 수도 있다. 예를 들어, 플라스틱으로 만들어진 장난감 음식과 같은 매개물로부터 박테리아를 분리하는 것은 이후의 조사에서 더 자세히 조사해야 함을 암시할 수 있다. 보육시설에서의 집단발병 조사 측면에서, 이 단계는 과거 조사에서 얻은 경험과 지식을 활용하고, 발생하는 문제에 대한 중재와 통제 전략을 개선할 기회로 간주해야 함을 시사한다.

통제와 예방 조치의 실행

통제 및 예방 조치를 시행하는 것이 성공적인 감염병 집단발병 조사의 목표이다. 대부분의 집단발병은, 감염되기 쉬운 어린이와 직원의 수가 더 이상 감염이 발생하지 않을 정도로 줄어들면 저절로 해결된다. 여러분들의 과제는 그 시점에 도달하기 전에 집단발병을 끝내는 것이다. 많은 경우, 중재가 어떻게 실행되는 가는 어떤 중재가 시행되느냐 보다 성공에 많은 영향을 미친다. 의사 결정 과정에 보육 제공자를 참여시키고 부모에게 진행 상황과 결과에 대해 계속 알려야 한다. 통제 조치의 요약 목록은 부록 17-2에 나와 있다.

통지

통제 조치는 특정 문제가 발생하였을 때 이에 대응하여 수행되는 단계이며, 예방 조치는 정상 작동하는 상태의 일부로 항상 시행되어야 하는 단계이다. 최소한의 통제 활동은 보통 부모들에게 보육시설의 상황에 대해 알리는 것을 포함한다. 이것은 종종 시설 곳곳에 배치된 포스터나 안내문을 사용하여 이루어지지만, 더 나은 방법은 부모에게 주는 안내문이나 편지를 통해서이다. 또한 이러한 통지나 편지는 상황에 대해 질문을 받을 수 있는 의료서비스 제공자에 대한 정보의 출처를 제공하는 역할을 하기도 한다. 이러한 자료는 질병을 식별하고, 노출된 날짜와 노출된 집단을 표시하고, 질병의 징후와 증상을 설명하고, 후속 활동에 있어서 부모들에게 권고를 제공해야 한다. 후자는 아픈 아이들을 집에 두고 시설에 알리는 것에서부터 즉각적인 의료 치료를 요청하는 것까지 다양할 수 있다. 공지사항 또는 편지에는 추가 정보를 위해 연락할 수 있는 개인의 전화번호와 이름이 포함되어야 한다. 프로토콜에 명시된 심각한 상황에서, 부모들은 지역 보건 공무원들로부터 그들이 통지를 받았고 적절한 조치를 받았는지 확인하기 위해 연락을 받을 수 있다.

교육

통제 조치에는 종종 직원 교육, 정책 및 절차 변경, 물리적 환경 개선이 포함된다. 상황의 심각성과 가용 자원에 따라 보건부서 직원이 교육 역할을 수행할 수 있다(예: 손 씻기 또는 기저귀 갈기에 대한 현장교육). 문제 행동의 구체적인 예와 그러한 행동이 문제를 일으키는 이유에 대한 설명은 유용한 훈련 도구이다. 기존 정책 및 절차의 감독 및 집행은 필요한 후속 활동이며, 중재 후 관찰은 교육의 효과를 입증해야 한다. 직원은 변경 사항의 수행과 마찬가지로 그들의 이해를 결정하기 위하여 정책 및 절차의 변경 사항을 설명하도록 요구될 수 있다. 관찰을 통해 기저귀 가는 곳을 손 씻는 세면대 가까이로 옮기거나, 수건과 비누 자동판매기 설치, 물웅덩이나 공동 바닥 매트를 제거하는 것과 같이 권장되는 물리적 변화가 이루어졌는지 확인할 수도 있다.

코호트 격리

가벼운 호흡기 질환이나 감염홍반과 같은 몇 가지 상황을 제외하고는 증상이 있는 어린이들은 일반적으로 보육 참여 대상에서 제외된다. 재입원에 대한 기준은 증상의 해결에서부터 음성 배양에 이르기까지 다양할 수 있다. 여러 어린이가 관련된 상황에서는 감염된 어린이와 감염되지 않은 어린이를 별도의 코호트로 설정하는 것이 가능할 수 있다. 이들은 일반적으로 증상이 해결되었지만 여전히 병원체(대부분 장내 병원체)를 배출하고 있는 아이들 집단이며, 병원체를 배출하지 않는 다른 어린이들과 격리된 상태에서 보살핌을 받는 어린이 집단이다. 비록 그 효과는 편모충증에 대해서만 체계적으로 평가되었지만,[3] 코호트 격리는 세균성 이질을 포함한 다른 장 질환의 발병을 통제하는 데 사용되었다.[4,5] 코호트 설정 지침은 감염병 유행 조사 프로토콜의 일부가 되어야 한다. 코호트를 구성하는 첫 번째 단계 중 하나는 이 아이들을 돌보기 위해 전담 직원과 적어도 하나의 교실을 헌신하는 것의 타당성을 결정하는 것이다. 코호트를 돌보는 직원과 방은 코호트가 해산될 때까지 감염되지 않은 어린이를 위해 사용되어서는 안 된다. 아이들이 자주 모이는 이른 아침과 늦은 시간에 돌보는 패턴에 특별한 주의를 기울여야 하며 낮 동안 교실이 아닌 곳에서 아이들 사이의 상호 작용을 최소화해야 한다. 선별검사는 일반적으로 병원체에 감염된 어린이를 식별하는 데 사용된다. 목표는 영향을 받는 집단의 모든 어린이를 선별하고 가능한 한 짧은 기간에 코호트 집단을 설정하는 것이어야 한다. 이것은 보육제공자와 부모의 협력을 필요로 하기 때문에 매우 실망스러운 결과를 얻을 수도 있다. 금요일에 검체 샘플을 수집하고 다음 주 월요일에 결과가 나오면 도움이 될 수 있다. 그러나 코호트 과정의 한 가지 장점은 보육시설이 검체 채집 및 전달에 있어서 중심점 역할을 할 수 있다는 것이다. 어린이들은 일반적으로 연구진이 관심 있는 장내 병원체를 더 이상 배설하지 않는다는 것이 입증되면 코호트에서 떠나게 되고 한 번에 하나씩 정상 그룹으로 되돌아간다. 결국 소수의 아이들만이 코호트에 남아 있을 수 있다. 이러한 상황의 관리는 보육제공자가 한두 명의 어린이에게 자원을 할애하기 어려울 것이기 때문에 보육제공자 및 부모와 사전에 논의해야 한다.

감염병 집단발병 조사 및 후속 통제 조치가 진행되는 동안 보건 당국이 보육 시설을 거의 폐쇄하지 않는 데에는 몇 가지 이유가 있다. 폐쇄된 보육시설에 있는 자녀의 부모는 감염이 잠복기에 있거나 병원체를 무증상으로 배출할 가능성이 있는 자녀를 다른 시설에 배치하여 문제를 더 퍼뜨릴 수 있다. 그 시설들이 열려 있는 한 보육 시설은 검체 수집, 발병 후 감시 및 정보 보급의 중심지 역할을 할 수 있다. 보육시설이 폐쇄되면 이러한 활동은 훨씬 더 복잡해지고 많은 노동력을 필요로 하게 된다. 마지막으로, 우리는 보육 제공자와 부모가 공중 보건 공무원이 보육 시설을 폐쇄할 가능성이 없다고 확신하게 되면 훨씬 더 협조적이고 기꺼이 정보를 제공한다는 것을 발견했다. 이러한 위협을 제거하면 전체 프로세스가 훨씬 더 협업적으로 수행된다.

결과 전달

감염병 집단발병 조사의 마지막 단계는 결과를 알아야 할 필요가 있는 사람들에게 전달하는 것이다. 잘 설계된 프로토콜은 결과를 전달하기 위한 계획을 제시해야 한다. 최소한 부서별 활동 및 결과를 문서화한 보고서는 초안이 작성되어야 한다. 프로토콜은 사본을 보육 시설, 면허 기관 또는 기타 정부 기관에 제공할지 여부를 명시해야 한다. 정보의 흐름에서 부모를 고려해야 한다. 특별한 사유가 없는 한 부모에게 정보를 제공하는 것은 보육 시설의 책임자를 통해 이루어져야 한다. 다만, 기밀 유지 법령에 따라 부모나 법적 보호자가 아닌 다른 사람에게 의료 정보를 공개하는 것은 금지될 수 있다. 따라서 보육 제공자에게 정보를 공개하려면 허가를 받아야 할 수도 있다. 그러한 경우 이 상황에 대한 사전 정책과 절차가 이미 마련되어 있는 것은 매우 도움이 될 수 있다. 보육 건강 상담사는 이러한 정책을 개발하기 위해 제공자와 협력하도록 특별히 훈련을 받는다.

사태의 심각성에 따라 언론이 수사에 관심을 가질 수 있다. 여기서도 프로토콜은 통신 경로를 식별하는 데 도움이 될 수 있다. 언론의 주목을 받을 가능성이 있는 경우 미리 보육 시설에 알리는 것이 좋다. 많은 지역에서 기밀 유지 법령이 시설에 대한 정보 공개를 금지할 수 있지만, 부모는 언론에 알릴 수 있으며 사전에 약간의 조정과 계획을 세우면 나중에 큰 문제와 당혹감을 예방할 수 있다.

마지막으로 활동에 대한 감염병 집단발병 후 사후 검토가 이루어져야 한다. 이 검토의 목적은 무엇이 효과가 있었는지, 무엇이 효과가 없었는지 그리고 어떻게 프로세스를 개선할 수 있는지를 결정하기 위한 것이다. 이 검토의 결과는 프로토콜 및 절차를 수정하는 데 사용해야 한다.

지역사회 전반에 걸친 집단발병 및 비상 계획 프로젝트와 같은 다양한 공중보건 이벤트에 대응하기 위해서 보육 시설과의 광범위한 의사소통이 요구될 수 있다. 보육시설 허가기관의 목록은 보육 센터와 의사소통하는 데 유용하지만 일반적으로 보육 가정에 대해서는 불완전하거나 존재하지 않는다. 가정 밖 보육 시설에 있는 어린이의 상당한 비율이 이러한 후자 환경에 있으며(정확한 수는 정의에 따라 다름) 그들은 어떤 의사소통 체계에도 포함될 필요가 있다. 지역 정보원 및 의뢰 기관은 아마도 이러한 소규모 환경에서 연락하는 가장 좋은 방법일 것이다. 소수 민족 지역에서 흔히 볼 수 있는 무허가, 미등록, 비공식 보육 시설과의 의사 소통은 훨씬 더 어려울 수 있다. 이러한 집단에 대한 메시지는 이러한 인구를 대상으로 하는 지역 교회나 민족 신문을 통해 전달되어야 할 수도 있다.

요 약

어떠한 감염병 집단발병도 정확히 똑같은 경우는 없지만, 모두 많은 공통적 측면을 공유하며, 계획과 준비는 역학소사의 질에 상당한 차이를 만들 수 있다. 문서화된 프로토콜의 필요성에 따른 제정 및 개정은 조사 과정을 개선하고 심각한 질병이 발생하는 동안 보육 시설과 같은 감정적인 환경에서 일할 때 발생하는 많은 문제를 피할 수 있다. 이 장에서는 프로토콜 개발을 위한 틀을 제공하고 있다. 우리 사회는 가정외 보육이 종종 공급이 부족한 필수적인 서비스가 되고 있다. 대다수의 보육 서비스 제공자는 자신의 일에 큰 자부심을 갖고 있으며 자신의 건강과 복지를 위해 최선을 다하고 있다. 이러한 상황에서 감시 및 집단발병 조사 모두에 대한 협력적 접근 방식은 권위와 대립에 기반한 접근 방식보다 즉각적 및 장기적 목표 모두에서 성공할 가능성이 훨씬 더 높다.

노 트

1. 우리(RLC) 중 한 명이 1985년 3월 마지막 주 동안 쿡 카운티 공중보건부에서 근무하다가 전화를 하나 받았다. 지역 보육 센터의 원장은 자신이 다니는 시설에 있는 몇몇 아이들이 지역 의사들에 의해 "소화기독감(stomach flu)"이라는 질병 진단을 받은 것에 대해 우려를 나타냈다. 대변 배양균은 아픈 아이들의 표본에서 수집되었다. 이것들은

살모넬라 티피무륨에 양성으로 나타났다. 그 원장은 나중에 오염된 많은 양의 우유를 제공했다고 보고했다. 이어진 전화는 직원들도 감염됐다는 것을 나타냈고, 그녀의 직원과 아이들이 너무 많이 아팠기 때문에 시설장은 결국 자발적으로 운영을 일시적으로 중단하였다.

참고문헌

1. Sherman, I.L., Langmuir, A.D. (1952). Usefulness of communicable disease reports. *Public Health Rep* 67, 1249-57.
2. Addiss, D.G., Sacks, J.J., Kresnow, M.J., et al. (1994). The compliance of licensed U.S. child care centers with National Health and Safety Performance Standards. *Am J Public Health* 84, 1161-4.
3. Bartlett, A.V., Englender, S.J., Jarvis, B.A., et al. (1991). Controlled trial of Giardia lamblia: control strategies in day care centers. *Am J Public Health* 81, 1001-6.
4. Tauxe, R.V., Johnson, K.E., Boase, J.C., et al. (1986). Control of day care shigellosis: a trial of convalescent day care in isolation. *Am J Public Health* 76, 627-30.
5. Mohle-Boetani, J.C., Stapleton, M., Finger, R., et al. (1995). Communitywide shigel-losis: control of an outbreak and risk factors in child day-care centers. *Am J Public Health* 85, 812-6.

부록 17-1. 전화 인터뷰용 질병 조사를 위한 기초조사서

1. 통화 상대를 확인하고 자신을 소개하고 통화 목적을 설명한다.

   안녕하세요. 여기가 ________________씨 네 집인가요? 제가 ____________씨와 통화할 수 있을까요? 제 이름은_______________이고 저는 ___구 보건소에 소속되어 있습니다. 저는 자녀인 딸의 최근 편모충증 감염에 대해 전화를 드렸습니다. 그것에 대해 저와 통화가 가능하신가요?

2. 질병(예: 발병일, 증상 등)에 대해 질문하는 것으로 시작하시오. (이 단계에서 관심과 지식은 보고 출처로부터 정보를 얻는 것 외에도 통화의 성격을 확인하는 데 도움이 된다. 불일치한 것들에 대해 주저하지 말고 문의하시오.)

   _____________부인, 저희 기록에 따르면 따님이 10일에 아프다고 나와 있는데, 따님이 5일에 아프다고 하셨죠? 몇 주 전 날짜를 기억하기 어렵다는 것을 알고 있지만 어떤 날짜가 맞는지 알 수 있도록 도와주실 수 있나요?

3. 가구원의 수를 결정하세요.

______________부인, 당신을 포함하여 당신의 가족은 몇 명입니까?

4. 이름, 나이 및 직업(육아 포함)을 확인합니다.

이 네 사람의 이름과 나이를 알려주시겠습니까?

당신은 집 밖에서 일하나요?

남편은 어떠신가요?

그는 집 밖에서 일하나요?

지금 귀하는 아드님이 4살, 따님이 18개월이라고 말씀하였네요. 아이 돌보는 사람, 유치원, 또는 다른 보육 프로그램 같은 보육시설에 있나요?

5. 보육시설을 명확히 하고 보육시설과 소통할 수 있는 기반을 마련한다.

______________부인, 아드님과 따님은 보육시설에 있지 않지만, 당신과 남편은 둘 다 일을 해요. 두 분이 일하는 동안 아이들은 누가 돌보나요? ______________씨가 당신의 집에 오나요? 아니면 당신의 아이들을 그녀의 집에 데려다 주나요? 그렇군요. 그녀는 당신의 자녀 외에다른 자녀를 돌보고 있나요? 그녀는 따님이 아팠다는 것을 알고 있나요? 최근에 다른 아이들이 아팠던 적이 있는지 아시나요? 저희가 ______________씨에게 전화를 드려도 괜찮을까요? 저희가 다른 아이들이 아프지 않게 도울 수 있습니다.

부록 17-2. 통제 방법의 예

- 보육시설의 상황을 가정에 알립니다.
- 증상이 있는 아이들은 집에 머물러 있도록 권고합니다..
- 노출된 무증상 및 회복기 아동들을 대상으로 코호트 프로그램을 시작합니다.
- 직원들이 함께 작업하는 아이들의 수를 제한하고 특정한 어린이 집단과만 작업하도록 권장합니다.
- 직원과 어린이 모두 손 씻기를 개선합니다. 어린이 손 씻기를 감독하고 직원에게 손 씻기에 대한 교육을 제공합니다.
- 표면, 장난감 또는 기타 질병 전파의 잠재적 원인을 청소하고 소독합니다.
- 어린이를 위한 간식은 상업적으로 준비되고 개별적으로 포장된 것으로 제한합니다.
- 물웅덩이, 지표수, 인형용 꾸미기 옷, 공동 바닥 매트와 같은 질병 확산의 잠재적인 원

인을 제거합니다.

- 이른 아침과 늦은 시간에 모든 연령층이 모이는 공동 놀이 공간을 없앱니다.
- 보육시설에서 생수만 사용하는 등 일방적으로 통제조치를 시행할 경우 주의하시기 바랍니다. 대중은 애초에 이러한 조치를 시작해야 할 타당한 이유가 없을 때 보건부가 이러한 조치를 철회할 것으로 기대할 수 있습니다.

제18장

환경성 질병 유행의 현장조사

Ruth A. Etzel
역자; 김종헌

환경성 질병 유행은 다음의 세 가지 주요 범주의 물질과 연관된 질병 집락(cluster)이다: (a) 납, 수은, 오존과 같은 오염 물질과 화학물질들, (b) 우리 생활 환경에 들어와 있는 살충제와 제초제와 같은 건강에 영향을 미칠 수 있는 유용한 상업적 제품들, 그리고 (c) 집먼지 진드기와 곰팡이에 의해 생성되는 독소와 같은 우리의 일상생활의 일부인 천연 독소.[1]

A Civil Action (1998)과 *Erin Brockovich* (1999)와 같은 인기 있는 영화들은 미국 사회의 환경성 질병 유행에 대한 우려를 강조했다. 이 장에서는 환경성 질병 집락발생에 대한 조사를 수행할 때 고려해야 할 몇 가지 주요 사항에 대해 설명한다. 이러한 질병 집락발생은 골칫거리로 볼 수도 있고 기회로 볼 수도 있다. 여러분은 예방에 가장 큰 기회를 제공하는 집락발생에 가장 많은 노력을 기울이면서, 단계적 접근 방식을 집락 조사에 적용할 수 있어야 한다.

전체적인 목적과 방법론

현장역학조사의 목적은 질병의 근원과 전파 방법을 파악하고 추가 질병이 발생하지 않도록 예방하기 위해 환경 인자에 대한 노출과 건강 문제 사이의 관계를 연구하는 것이다. 환경 조사를 통해 질병의 새로운 원인, 이전에 인식되지 않은 환경 요소, 그리고 새롭거나 특이한 노출 방식을 찾아낼 수 있다. 또한 환경성 질병에 대한 조사는 추가 질병 사례를 예방하기 위한 중재 개발로 이어질 수 있다. 그러나 어떤 경우에는 막다른 골목으로 이어진다. 질병 집락발생에 합당한 조사 수준을 어떻게 결정할 수 있을까?

문제 인지

당신이 환경조사를 시작하도록 요청받는 두 가지 주요 방법이 있다. 첫 번째는 비정상적인 환경 배출 또는 측정 수치가 발생하는 것이며, 두 번째는 비정상적인 질병 집락발생이 역학조사를 촉발하는 경우이다.

환경조사를 촉발하는 환경 배출

문제를 인지하는 가장 일반적인 상황은, 하나 이상의 오염 물질에 노출될 수 있는 화학물질의 누출 또는 폭발이나 지역사회가 우려하는 모니터링 결과의 공개이다. 오염물질 노출로 인한 심각한 건강 영향에 대한 많은 양의 정보가 일반 문헌에 발표된 경우 대중은 크게 우려할 수 있다. 공기, 물 또는 음식이 오염될 수 있다는 것보다 시민들을 더 화나게 만드는 것은 거의 없다. 처음에는 여러분이나 조사팀은 과연 시민의 우려가 적절한 것인지 의구심을 가질 수 있다. 여러분이나 여러분의 동료들은 대중의 우려를 사소한 것으로 치부하고 싶을 수도 있을 것이다. 일반적으로 환경 문제가 제기되면 지역사회는 상황을 매우 위험하다고 여기는 쪽과 그렇지 않다고 생각하는 쪽의 두 가지 파벌로 나뉘기 시작한다. 자료가 없는 상태에서 발생하는 지역사회의 양극화는 일반적으로 조사에 심각한 위협이 된다. 조사팀은 아직 알려지지 않은 위험이나 위험을 아는 척 하는 것을 세심하게 피해야 한다. 이것은 답을 안다고 생각하는 경우에 특히 어려울 수 있지만, 신뢰를 얻는 데 있어 환경 위험과 그 건강 영향에 대한 집단 무지의 정도를 인정하는 것보다 더 중요한 단계는 없다. 우리가 알고 모르는 것에 대해 정직하지 않으면, 철저한 평가를 수행하고 지역사회에서 적절한 과거의 자료를 얻는 데 방해가 될 수 있다. 임상 상황에서 일반적으로 좋은 병력 청취와 신체 검사를 통해 진단을 내릴 수 있는 것처럼, 지역 사회 상황에서 예비 평가는 좋은 과거 자료들을 가지고 배출량에 대해 가능한 한 많이 찾아내고 기존 자료를 검토하는 것을 필요로 한다. 지역사회가 신뢰를 잃고 완전한 협력을 거부하지 않도록 어떠한 편견도 있어서는 안 된다.

비상 상황의 경우, 환경 기관에서 수행한 일상적인 모니터링 자료만 사용할 수 있다. 조사를 이끌어가기 위해 노출 지수를 개발해야 할 수도 있다. 예를 들어, 먼지 내 오염 물질의 양이나 공기 중의 입자의 양은 실제 내부 노출에 대한 대리치로 사용할 수 있다. 1976년 이탈리아 북부 세베소 인근 트리클로로페놀 공장이 폭발하면서 다량의 다이옥신이 방출됐다. 얼마나 방출되었는지는 아무도 몰랐다. 조사관은 다양한 바람과 기상 조건에서 다이옥신이 얼마나 멀리 이동할 수 있는지 예측하는 모델을 개발하고 노출 지수를 제안했다. 그러나 이 노출 지수는 폭발 당시 각자 개인이 어디에 있었는지, 나이, 입고 있던 옷, 현지에서 재배한 음식 섭취, 토양과의 접촉, 흡연을 포함한 개인적 습관과 같은 개별 변수를 고려하지 않았기 때문에 실제 노출에 대한 불완전한 그림을 제공했다. 그림 18-1은 화학물질 방출에서 잠재적인 건강 영향까지의 경로를 보여준다.

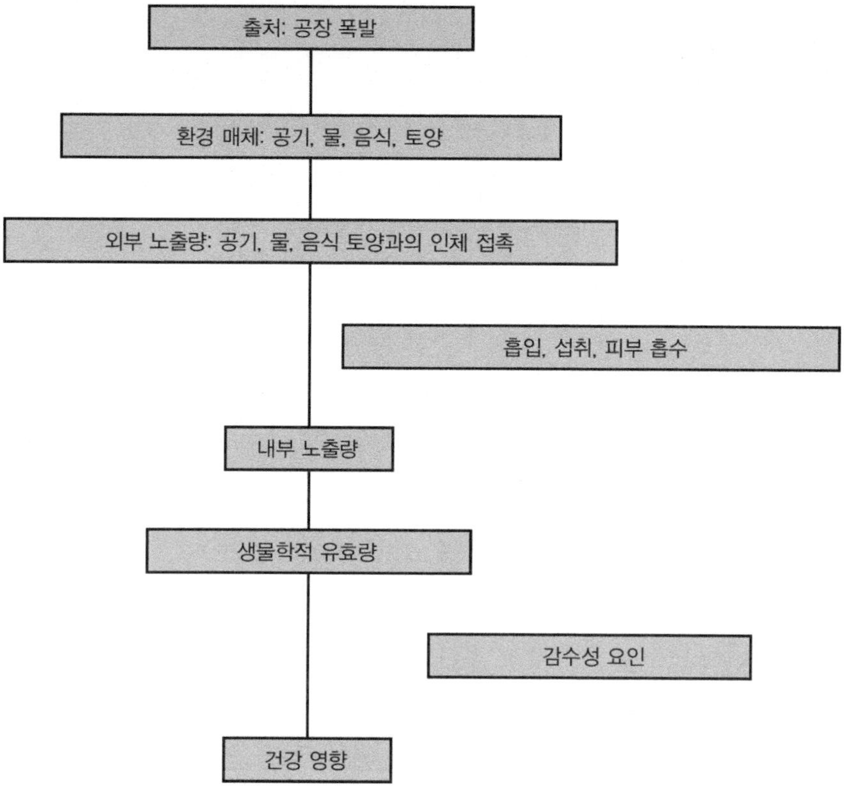

그림 18-1. 유출 물질의 잠재적인 건강 영향까지의 경로 [출처: Needham, Gerthoux, et al., 1999.[2]]

환경조사를 촉발하는 질병 집락발생

조사 요청이 오는 두 번째 방법은 의사, 보건 공무원, 지역 사회 구성원 또는 시민 단체가 환자 집락발생을 발견했을 때이다. 영화 "*A Civil Action*"에서 묘사된 환경성 질병 유행에서 가장 잘 알려진 지원 요청 중 하나는 매사추세츠 주 워번 마을에서 높은 소아 백혈병 발생률을 평가하는 것이었다. 급성림프구성백혈병으로 막내아들을 잃은 어머니가 세운 시민환경단체의 요청이었다. 종종 그러한 그룹은 환경성 질병의 영향을 받은 아이들의 부모나 그들 스스로 영향을 받은 사람들에 의해 설립되고 주도된다. 시민 단체는 이전에 카운티 또는 시 보건 공무원에게 도움을 요청했지만 소용이 없었다. 따라서 카운티 및 주 보건 공무원이 현장조사를 수행할지 여부와 수행 방법을 논의하기 위해 회의에 참석하도록 하는 것이 중요하다. 많은 지역 및 주 보건 부서에서 매년 의심스러운 환자 집락발생에 대해 수십 건의 전화를 받고 각각의 전화마다 광범위한 역학 연구를 수행하는 것이 비현실적이기 때문에 환자 집락발생을 조사하기 위한 지침이 개발되었다.[4,5]

질병 집락발생 조사

보고된 질병 집락발생에 대한 평가에는 네 가지 단계가 포함된다. 아래에 요약된 이러한 단계는 뉴질랜드 보건부에서 발행한 지침에 광범위하게 설명되어 있다.[6] 첫 번째 단계는 예비 정보를 수집하는 것이고, 두 번째 단계는 기존 기록을 사용하여 확인하는 것이다. 세 번째 단계는 전체 사례 확인이고, 네 번째 단계는 역학 연구이다. 각각의 연속적인 단계에서 여러분들은 더 구체적인 정보를 평가하고 자료에 대한 더 많은 검증을 요구한다. 이 단계들 사이의 경계는 유동적이다. 현지 판단, 경험 및 사용 가능한 자원에 따라 단계를 결합하도록 선택할 수 있다. 각 단계가 끝날 때마다 여러분은 더 진행할 것인지, 그리고 그 결정의 결과를 지역사회에 어떻게 전달할 것인지에 대한 결정을 내려야 한다.

1단계 : 예비 정보 수집

환자 집락발생이 의심된다는 연락을 받으면 해당 집락에 대해 자세한 질문을 해야 한다. 질병의 종류, 발병한 사람의 수, 연령, 성별 및 인종, 유병 기간, 집락이 발생한 장소의 위치, 정보 제공자가 특정 환경 오염 물질과의 연관성을 의심하는지 여부를 기록해야 한다. 사전 정보를 검토한 후 2단계로의 전환 여부를 결정해야 한다. 조사를 계속하고 2단계로 넘어가기 위한 몇 가지 기준은 다음과 같다.

1. 동일한 상태의 사례가 최소 3건 이상 있는 경우
2. 특정 환경오염물질이 환자 집락발생의 원인으로 의심되고 생물학적으로 그럴듯하며, 가능한 노출경로가 있는 경우

조사를 계속하지 않기로 결정한 경우에는 간단한 보고서를 작성하고 정보 제공자와 소통하여 결정 이유를 설명해야 한다.

2단계 : 기존 기록을 사용한 검증

다음 단계는 유행의 존재를 확인하는 것이다. 이 단계의 목표는 통계적으로 유의미한 수준의 기준 초과 발생 가능성에 대해 빠르고 대략적인 추정치를 얻는 것이다. 이전 몇 개월 또는

몇 년 동안의 병원 또는 진료소 기록과 같은 출처를 이용한 기준 발생률과 보고된 발생률이 다른지 여부를 평가한다. 초기 사례정의를 정립하고 질병의 자연사, 공통적인 위험 요인 및 배경 발생률(이러한 정보를 쉽게 구할 수 있는 경우)에 대해 학습한다. 정보 제공자에게 추가 정보 수집에 대한 도움을 요청한다. 쉽게 구할 수 있는 자료를 사용하여 진단을 내릴 수 있다면 그렇게 해야 한다. 진단을 확인하는 데 많은 노력이 필요할 수 있지만 진단은 중요하다. 진단을 확인하기 위해 모든 사례의 기록을 검토한다. 진단이 병리학적으로 확인될 수 있다면 이상적이다. 그러나 이것이 가능하지 않다면 보고된 모든 사례가 사실이라고 가정해야 한다. 예를 들어, 1994년 클리블랜드의 한 소아 폐질환 전문의가 유아들 사이에서 발생한 급성 폐출혈 사례를 조사하기 위해 미국 질병통제예방센터(Centers for Disease Control and Prevention, CDC)의 지원을 요청했을 때, 진단은 폐포 대식세포에서 헤모시데린의 존재에 대한 실험실 기록을 검토함으로써 확인되었다(생검 표본 또는 기관지폐포 세척액은 초기 출혈 후 3~6주). 헤모시데린은 적혈구의 파괴로 생성되며 광학 현미경으로 쉽게 볼 수 있다.

특정 환경 오염 물질이 의심되는 경우 과학 문헌을 검토하고 해당 오염 물질을 연구한 다른 조사자와 상의해야 한다. 보고된 오염 물질과 질병 사이의 연관성을 뒷받침할 생물학적 타당성, 강도, 일관성, 시간적 연관성 및 용량-반응 기울기의 증거를 찾으려고 노력해야 한다. 기존 기록 및 지역사회 보고서를 사용하여 예비 관찰치 대 예상 기대치 또는 연령 보정율을 계산해야 한다. 집락발생을 연구할 적절한 지리적 영역과 기간을 정의하고 기존 자료를 사용하여 사용 가능한 가장 적절한 기준 모집단를 결정하는 것부터 시작한다. 지리적 영역과 기준 모집단은 질병의 위험이 있는 모든 사람을 포함할 수 있을 만큼 충분히 커야 한다. 기준 모집단을 너무 좁게 정의하면 집락이 잘못 식별될 수 있다.

예를 들어, 1980년대 초에 스페인 바르셀로나의 응급실 의사는 급성 중증 천식으로 인한 응급실 방문이 갑자기 증가하여 특정 요일에 제공 가능한 응급 서비스 수준을 초과한다는 사실을 알게 되었다. 당시 천식의 급성 악화로 수십 명의 사람들이 지역 응급실을 방문했다. 어떤 사람들은 매우 급작스럽게 사망했다: 한 남자는 약을 받으러 가는 약국 계단에서 사망했다. 의사들은 이러한 현실의 목격에 어리둥절해했고, 그래서 지역 보건 공무원에게 연락하였으며, 이들은 훨씬 더 걱정이 컸다. 첫 번째는, 도시 주민들이 대거 천식 발작을 겪고 있었기 때문이었고 두 번째는, 바르셀로나가 1992년 하계 올림픽 개최지로 선정되어 선수와 관중도 천식 발작으로 쓰러질 수 있다는 우려가 있었기 때문이었다. 따라서 그것은 공중보건 문제뿐 아니라 정치적인 문제가 될 가능성이 있었다. 응급실 의사의 의견을 추가로 더 조사하고 "유행"의 존재를 확인하기 위해 보건 당국은 바르셀로나의 4개 대형 병원 응급실 각각에서 천식 방문에 대한 응급실 기록을 조사하였다. 그들은 응급실 진료를 받으려고 했던 사람들이 천식 발작을 경험한 장소, 날짜 및 시간을 기록하였다.

그림 18-2는 1984년 11월과 12월에 바르셀로나 병원에서 발생한 천식으로 인한 응급실 방문 횟수를 14세 이상 및 14세 미만의 입원일 기준으로 보여준다. 이 그래프는 11월 26일의 방문 수가 예상보다 훨씬 많았고 유행의 존재를 확인해주고 있다. 특정 잠재적 오염 물질이 의심되는 집락발생 보고서에서는 예비 환경 건강 평가를 수행해야 한다. 현장에 가서 엔지니어링 및 기타 토지 사용 기록을 포함한 기존 데이터를 검토하고 기존 환경 표본 자료를 검토해야 한다. 이 초기 단계에서는 아직 환경 표본을 통해 새로운 자료를 수집하지는 않는다. 이러한 표본조사는 복잡하고 비용이 많이 들기 때문이다. 잠재적 노출원을 확인하는 경우 의심스러운 오염 물질의 노출 경로와 생물학적 타당성을 충분히 검토해야 한다. 또한 질병에 대한 다른 위험 요소(예: 담배 또는 알코올 사용)에 관한 기존 정보를 검토해야 한다. 지표 사례를 확인할 수 없거나 오염 물질에 노출될 가능성이 분명히 없는 경우 이 시점에서 조사를 중단하기로 결정할 수 있다. 3단계로 이동하는 것은 이러한 상태의 사례를 최소 5건을 확인했고, 그럴듯한 오염 물질의 배출원이 있고, 조사가 공중보건에 영향을 미칠 가능성이 있는 경우이다. 이미 청소 되어버린 환경 오염 물질과 관련된 집락발생은 적절한 청소작업 이외의 추가 연구가 필요하지 않을 수 있다. 자료가 지속적 문제를 시사하는 집락발생은 3단계로 진행할 필요가 있음을 나타낼 수 있다.

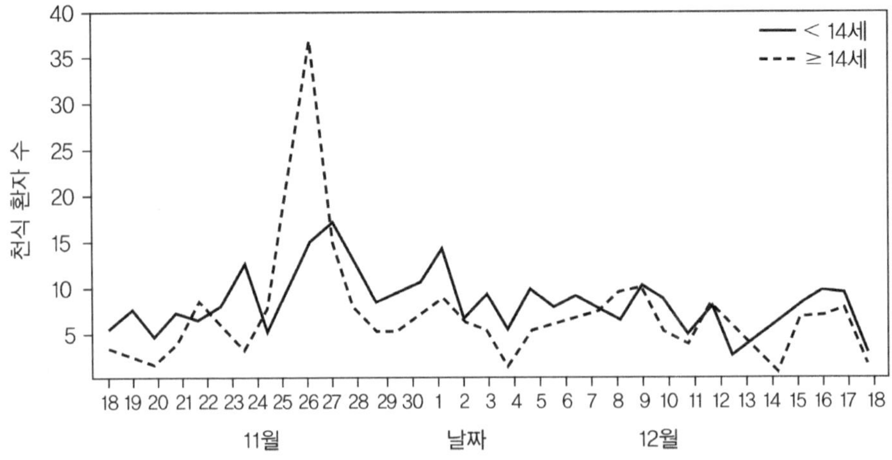

그림 18-2. 1984년 스페인 바르셀로나에서 급성 천식 발작으로 바르셀로나 병원 응급실에서 치료를 받은 일별 환자 수. [Antó, 1989[9]에서 각색.]

3단계 : 전체 사례 확인

이 단계에서는 보고되지 않은 추가 사례를 찾아내고 사례정의를 만족하는지 확인해야 한다. 추가 데이터베이스 또는 의료 기록을 검토하거나 정보 제공자에게 연락하여 지역사회에서 더 많은 정보를 얻어야 한다. 확인된 모든 사례에 대한 철저한 과거력 조사 및 신체 검사를 시행한다. 순간적으로 나타날 수 있는 발진과 같은 징후를 기록하기 위해 카메라를 준비해야 한다. 분석에 중요할 수 있는 물질 표본을 수집하기 위해 다양한 투명 비닐 봉지를 준비해야 한다(24장 참조).

사례정의를 내리고 가능한 한 많은 사례를 수집하는 것이 중요하다. 사례정의는 간단하고 사용하기 쉬워야 한다. 클리블랜드 지역 영아에서의 급성 폐출혈에 대한 긴급 역학조사에서는 사례정의를, 신생아 보육원에서 퇴원한 후 원인 불명의 급성 미만성 폐포 출혈을 경험하고, 1993년 1월부터 1995년 1월까지의 무지개 아동병원에 입원한 1세 미만 영아로 정의하였다. 이 기간 동안의 1세 미만 영유아의 모든 입원을 검토하고, 폐 혈색소증의 병리학적 증거를 찾아 증례를 구하였다.

가능한 한 많은 경우를 끌어들이기 위해 그물을 매우 넓게 펼쳐야 한다. 이를 통해 질병의 전체 범주를 더 잘 평가할 수 있다. 나중에 "확진 사례"와 의심 사례를 구분할 수 있다. 사례정의를 너무 빨리 좁히면 추가 연구를 수행하기가 매우 어려워진다. 지역 사람들은 사례 모집에 내한 소문을 퍼뜨리고 영향을 받았던 사람들을 데려오는 데 도움을 줄 수 있다. 주 및 카운티 의료 협회에 의뢰하여 의사들이 진료 중에 사례를 보고하도록 권고할 수 있다.

초과 사례가 있는지 여부를 결정하기 위해 율(rates) 또는 관찰 사례 수 및 예상 사례 수의 비교와 같은 표준 분석 방법을 사용해야 한다. "사례"는 개인 수가 아닌 일 단위로 정의될 수도 있다. 예를 들어 바르셀로나에서 유행성 천식을 조사할 때 예상보다 훨씬 많은 입원 환자가 발생하고 시간당 환자가 밀집된 날을 '사례의 날(case day)'이라고 불렀다. 1981년과 1987년 사이의 687명의 천식환자에서 1,155회의 응급실 방문이 26일 "사례의 날" 또는 "유행 발생일"에 발생했다.

CLUSTER 버전 3.1 이라고 불리는 독성 물질 및 질병 등록 기관의 소프트웨어 프로그램에서 추가적인 분석 방법을 찾을 수 있다. 이 소프트웨어는 집락발생이 우연이 아닌 통계적으로 유의미한 확률이 있는지 확인하는 데 도움이 될 수 있다. 여기에는 시간, 공간 그리고 시간과 공간 집락을 동시에 평가하는 기술을 사용하여 집락발생의 유의성을 분석하는 12가지 통계적 방법이 포함되어 있다. 소프트웨어 사본은 무료로 인터넷 사이트 http://www.atsdr.cdc.gov/HS/cluster.html에서 다운로드 할 수 있다. 결과를 해석하는 방법을 결정할 때 통계적 의미뿐 아니라 임상적 의미도 고려해야 한다. 분석이 완료되면 역학조사를 실시할지,

조사를 중단할지 결정해야 한다. 일상적인 환자 발생 기준치의 초과가 없고 문서화된 노출이 없는 경우 또는 일상적인 환자 발생 기준치의 초과가 있더라도 초과 비율이 환경 오염과 관련이 있다는 생물학적 타당성이 없는 경우 역학 연구는 가치가 없을 수 있다. 일상적인 환자 발생 기준치의 초과 사례가 있고 생물학적으로 타당한 환경 오염 물질과의 연관성이 있는 경우 완전한 역학 연구가 필요할 수 있다.

4단계 : 역학 연구

대응팀과 책임

처음 세 단계를 거쳐 역학조사를 수행하기로 결정했다면 연구팀을 구성해야 한다. 팀에는 역학, 독성학, 통계학, 실험실 과학 및 의학에 대한 전문 지식을 가진 사람들이 포함되어야 한다. 조사 중인 문제에 따라 산업 위생사, 수질학자 및 엔지니어를 고려해야 할 수도 있다. 팀에는 전문 과학자가 아니더라도 관련된 시민 환경 단체의 대표도 포함되어야 한다. 조사 시작 시 조사팀 책임자를 지정해야 한다. 조사팀 책임자는 해당 책임을 다른 사람에게 위임하지 않는 한, 주 및 지역 보건 공무원에게 전달되는 모든 정보에 대한 단일 연락 창구여야 한다. 언론과의 소통은 주 및 지역 보건부 대변인이 수행해야 한다. 가능하다면 의대생 및 기타 전문 학생을 공중보건 실습 교육의 일환으로 초대할 수 있다.

현장조사를 준비하고 협력을 촉진하기 위해 지역 개업 의사, 대학 교수진(지역 사회에 대학이 있는 경우), 종교 및 환경 단체와 같은 주요 지역 사회 단체와 강력한 협력 관계를 발전시키는 것이 좋다. 알래스카 원주민 또는 아메리칸 인디언 지역사회에서는 부족 지도자 및 부족 의사와 만나 조사 허가를 요청하고 적절한 조사 수행에 대해 논의하는 것이 중요하다. 부족은 하나의 주권국이기 때문에 보호 구역에서 질병 유행을 조사하는 경우 여러분은 항상 적절한 부족의 절차를 따라야 한다. 부족과 지역사회의 다른 구성원은 여러분들이 현장을 떠난 후에도 오랫동안 해당 문제를 안고 살아가게 될 것이기에, 조사 초기에 그들과 소통하고 상호 신뢰 관계를 구축하는 것이 절대적으로 중요하다.

환자 집락발생에 대한 조사 요청은 개업 의사, 카운티 또는 시 보건 공무원 또는 주 공무원으로부터도 올 수 있다. 개업 의사가 전화를 걸어오면 해당 문제에 대한 약간의 사전 작업을 수행했을 수 있으며 문제의 원인에 대한 생각을 가지고 있을 수 있다. 클리블랜드의 소아 호흡기 전문의는 무지개 아동병원에 입원한 급성 폐출혈 사례가 비정상적으로 많은 것을 발견하였을 때, 그는 유아의 집 위치를 지도에 표시하였고 클리블랜드 도심 지역에 있다는 것을 주목했다(그림 18-3 참조). 그는 또한 부모 및 조부모와 이야기를 나누었고 많은 사람들이 집에서 살충제를 사용하고 있다고 보고했음을 알게 되었다. 따라서 그는 급성 폐출혈 사례의 집단이 영유아의 가정에서의 살충제 사용과 관련이 있다는 가설을 세우게 되었다.

때로는 지역 사회 구성원이 유행 원인에 대한 이론을 가지고 있을 수 있다. 이것은 정중하게 경청해야 한다. 지역사회 노인들과의 토론은 발병 원인에 대한 중요한 단서를 제공할 수 있다. 1993년, 독감과 유사한 질병이 애리조나와 뉴멕시코의 포코너스 지역과 그 주변에서 젊고 건강한 사람들에게서 유행하기 시작했을 때 나바호주의 한 의사는 나바호족 전통의사에게 이 새로운 질병에 대해 상담하였다. 그는 그 질병이 과도한 강우량으로 인해 발생했으며 이로 인해 피논 나무에 너무 많은 열매가 맺혔다고 말했다.[7] 그는 또한 그 질병이 수 년 전에 발생했다고 말했다. 그는 의사에게 쥐가 그려진 모래 그림의 오래된 사진을 보여주고 전통의사가 질병을 치료하기 위해 모래 그림을 사용했다고 설명했다.[6] 이 역사적 정보는 조사자들이 가능한 질병전파의 매개체로 생쥐와 다른 설치류를 고려하도록 도움을 주었다.

대응 초기에는 이러한 상태가 환경 오염과 관련이 있는지 확신하지 못할 수 있다. 언뜻 보기에 당신과 다른 사람들에게는 마치 그 상태가 감염성 병원체에 노출되어 발생한 것처럼 보일 수 있다. 열린 마음을 가져야 한다. 감염병 역학자 및 환경 역학자와 이 문제에 대해 논의

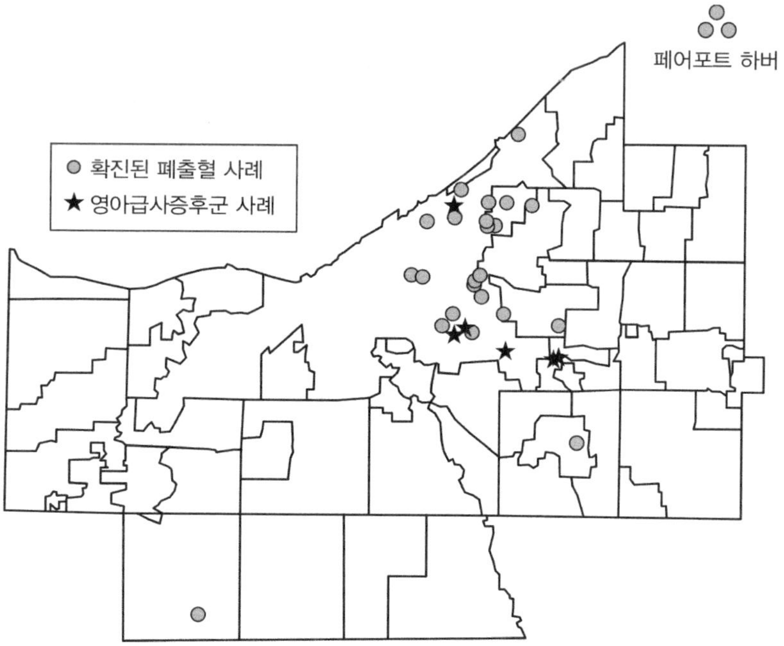

그림 18-3. 1993년 1월–1997년 5월, 오하이오주 클리블랜드 대도시 지역과 페어포트 하버에서 영아의 폐 혈색소증 및 영아급사증후군이 확인된 사례. [출처: Northern Ohio Data & Information Service. The Urban Center, Maxine Goodman Levin College of Urban Affairs, Cleveland State University.]

해야 한다. 감별할 수 있는 진단의 모든 가능성을 고려해야 한다. 어떤 경우에는 의사들은 감염병을 먼저 생각하고 시간이 지나서야 환경오염을 생각 할 수도 있다. 이것은 특히 방사선 및 일부 화학 물질과 같이 지연 효과가 있는 환경 인자와 관련되어 나타날 수 있다. 예를 들어, 마비 사례의 경우 지역 임상의가 보툴리눔 독소를 찾고 있기 때문에 이에 대한 주의를 기울일 수 있다. 그러나 보툴리눔 톡신을 고려하기 전에 여러분들은 탈륨이나 디에틸렌 글리콜에 대한 급성 노출과 같은 마비의 화학적 원인을 고려해야 한다.

현장조사

조사를 하다 보면 시간, 장소, 사람 등 여러 측면에서 특징지어 발병 원인에 대한 중요한 단서를 얻을 수 있다. 모든 사례가 확인되면 해당 사례가 발생한 시간 경과를 평가하는 것이 중요하다. 질병 유행곡선을 그려 유행을 특성화하면 많은 유용한 정보를 제공할 수 있다. 그림 18-4는 1986년 1월 26일 스페인 바르셀로나에서 급성 천식 발작으로 바르셀로나 병원 응급실에서 치료를 받은 14세 이상의 환자 수를 시간대별로 보여준다. 사람들은 주로 오전 11시에서 오후 1시 사이에 한낮에 발작을 경험했다. 천식이 있는 사람은 일반적으로 낮보다 밤에 발작을 하기 때문에 흥미로운 결과이다. 이 특이한 발견으로 인해 조사원들은 사람들이 낮에 존재했던 무언가에 노출되어 있는 것이 아닌지 궁금해했다. 천식 유행에 대한 추가 검토 결과 "사례의 날"이 주말이 아닌 평일에만 발생한다는 것을 밝혀냈다. 조사원은 주말에는

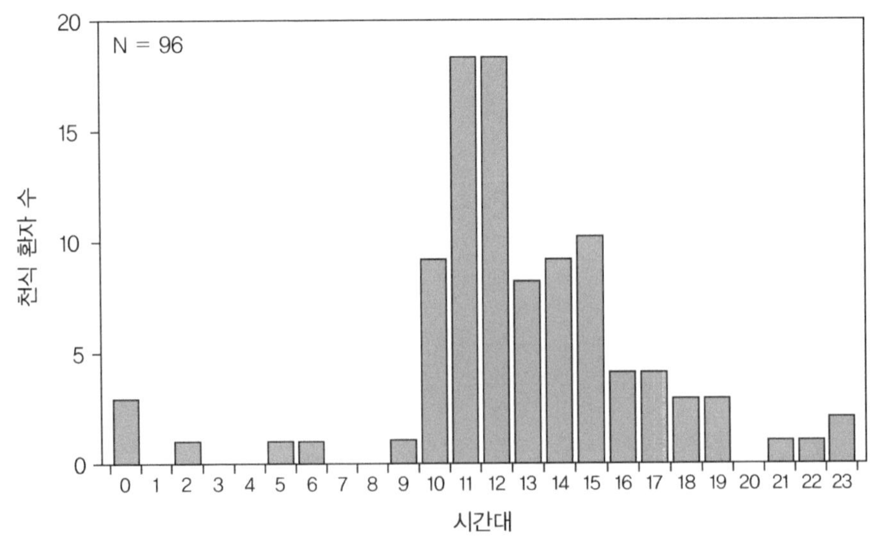

그림 18-4. 1986년 1월 20일 스페인 바르셀로나에서 급성 천식 발작으로 바르셀로나 병원 응급실에서 치료를 받은 14세 이상의 사람 수를 시간대별로 표기. [출처: Antó, 1989[9].]

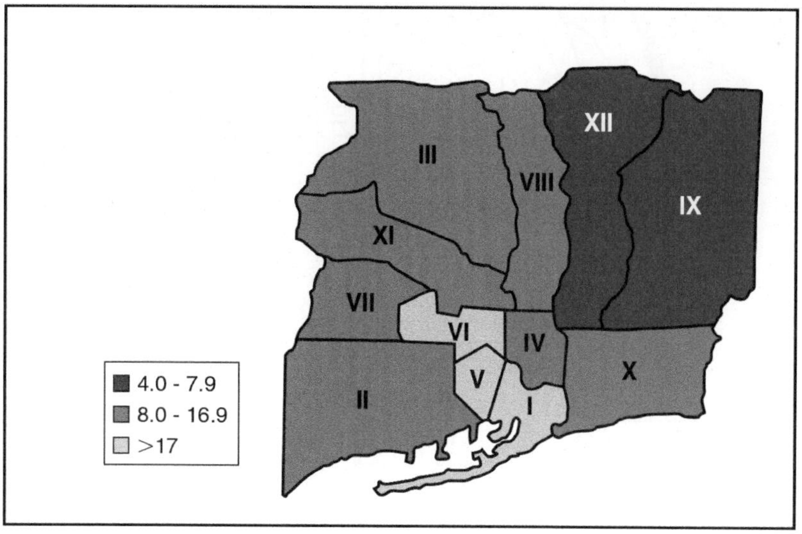

그림 18–5. 1984–1986년 스페인 바르셀로나의 지역별 12건의 천식 집단발병에 있어서 연령 보정 천식 발병률에 대한 비율(rate ratio) 지도. [출처: Antó, 1993[13].]

발생하지 않는 일이 평일 낮에는 발생할 수 있다고 가정했다.

환자가 발생하였던 위치를 지도에 표시하면 때때로 질병의 원인에 대한 단서를 얻을 수 있다. 이것은 질병이 천식과 같은 급성 호흡기 질환일 때 특히 유용하다. 바르셀로나에서 "유행 발생일"에 천식으로 응급실을 찾은 대부분의 사람들이 발작을 경험한 장소의 지리적 위치 표시에 따르면 사례가 바르셀로나 도심, 항구 근처 및 산업 지역 근처에 밀집되어 있는 것으로 나타났다. 그림 18–5는 바르셀로나의 12개 구역의 지도를 보여주며 각 구역의 연령 보정 발병률을 나타낸다. 발병률은 도심과 항구에 인접한 3개 지구에서 가장 높았다.

천식 사례의 지리적 위치 표시는 다른 특정 장소에서의 천식 유행을 식별하는 데 매우 유용하다. 예를 들어, 1920년대 후반에 오하이오주 톨레도에서 200명의 천식 환자가 집단으로 발생했다.[8] 대부분의 영향을 받은 환자들은 피마자유를 생산하는 공장 반경 1마일 이내에 거주했다. 많은 환자들은 그들의 천식 발작이 바람이 자신을 향한 바람이었을 때 공장에서 나는 아마인유(linseed oil) 냄새와 동시에 발생했다고 주장했다. 그림 18–6은 천식 환자의 위치와 아마인유 공장의 위치를 보여준다. 보건부 직원이 아마인유가 천식 발작을 일으킬 가능성을 조사했을 때, 그들은 아마인유가 바람에 의해 옮겨지기에는 너무 무거웠기 때문에 가능성이 낮다는 것을 발견했다. 그러나 그 공장은 아마인유를 제조했을 뿐만 아니라 피마자 콩에서 피마자유를 추출하기도 했다. 피마자 콩은 바람에 의해 쉽게 주변 지역으로 날라갈 수 있는 미세 먼지를 만들어냈다.

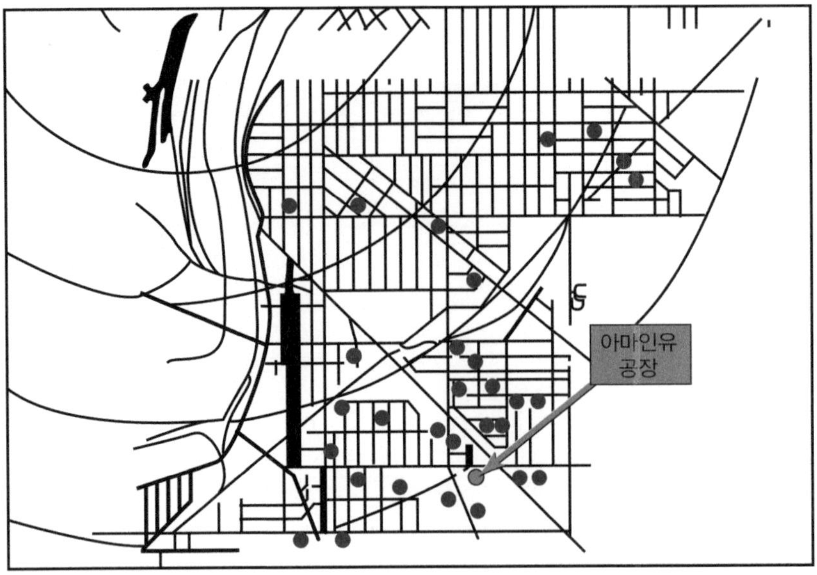

그림 18-6. 천식 발작이 있는 사람의 집 위치를 보여주는 오하이오주 웨스트 톨레도 지도, 1927년 오하이오주 웨스트 톨레도. 어두운 점은 천식 발작이 있었던 집의 위치. [출처: Figley, 1928[8].]

증상이 공기 흡입(예: 천식)과 명확하게 연결되지 않은 경우에도 지도 작성은 기민한 역학자들에게 몇 가지 단서를 제공할 수 있다. 예를 들어, 1993-1994년에 클리블랜드에서 급성 폐출혈 사례 집단이 발생했을 때 현장조사의 첫 번째 단계 중 하나는 사례 위치를 지도에 표시하는 것이었다. 그림 18-3은 무지개 아동병원에서 약 3마일 떨어진 클리블랜드 도심에 지리적인 군집 환자 발생이 있음을 보여준다. 병원의 의료권역이 오하이오 주 전체였기 때문에 이는 이례적인 일이었다. 이러한 지리적인 집락화로 인해 조사관은 도심과 관련된 위험 요소에 대해 추가적인 질문을 하게 되었다.

이러한 지리적인 집락화는 또한 조사자가 조사의 대조군을 선택하는 데 매우 유용했다. 조사자들은 사례 영아들이 사회경제적 상태가 낮은 지역에 거주하고 있다는 점에 주목하여 같은 지역의 대조군 영아만을 찾기로 결정하였다. 독성 물질에 대한 노출은 일반적으로 사회경제적 상태가 좋지 않은 지역에 거주하고 있는 곳에서 더 높기 때문에 지리적 지역에 의한 설정은 환경 역학 조사에서 매우 중요할 수 있다. 사회경제적 상태와 연결에 실패한 연구들에서 빈곤은 종종 목표로 하고 있는 결과에 대한 위험 요소로 확인된다. 사실, 빈곤은 종종 교란변수로 작용한다.

마지막으로 질병에 영향을 받은 사람들의 특성을 평가해야 한다. 바르셀로나에서는 그림 18-2를 주의 깊게 검토한 결과 11월 26일 천식 유행은 주로 14세 이상인 사람들에게서 발생했다. 이것은 천식 발작의 위험에 처한 집단에 대한 단서를 제공했고 질병을 유발한 물질에 노출될 기회가 더 큰 집단을 암시해 주었다. 역학자들은 14세 미만이 학교에 다닐 가능성이 높고 도심에 학교가 거의 없는 것으로 추정하였다.

1994년 급성 폐출혈 사례 집단의 조사와 관련하여, 아픈 영아에 대한 철저한 설명은 중요한 역학적 정보를 제공했다. 모든 사례의 유아는 아프리카계 미국인이었고 평균 연령은 10주였다. 이러한 어린 유아들은 보행할 수가 없었고 야외에서 많은 시간을 보내지 않을 수 있기 때문에 이것은 조사자들에게 유용했다. 이로 인해 조사팀은 실내 환경에 대한 철저한 평가를 고려하게 되었다.

위험에 처한 사람을 정의할 때 여러분들은 사람이나 지역사회에 낙인을 찍지 않도록 특별한 주의를 기울여야 한다. 포코너스 지역에서 독감과 유사한 질병이 유행하는 동안 일부 국내 신문에서는 이 질병을 “나바호 전염병”이라고 부르기 시작했다. 그 결과 나바호족들에 대한 불행한 고정관념이 생겼고, 근처의 큰 대학에서 고등학교 선수를 위한 여름 농구 캠프는 이미 초청되어있었던 나바호족 10대 운동 선수들을 초청하지 않았다.

노출 평가

환경 조사의 목적은 환경 인자에 대한 노출과 건강 문제 사이의 관계를 연구하는 것이다. 많은 조사자들이 건강 문제를 연구하기 위해 많은 노력을 기울이지만 환경 노출을 연구하는 데 훨씬 적은 노력을 들인다. 환경 조사를 수행할 때 직면하는 주요 도전 과제는 정확한 노출 정보를 얻는 것이 어렵고 비용이 많이 든다는 것이다. 또 다른 문제는 공기, 물 또는 토양의 화학 오염 물질 농도에 대한 환경 보고서를 이해하는 것보다 의료 기록 및 환자 건강 상태를 평가하는 능력이 훨씬 더 뛰어나다고 느낄 수 있다는 것이다. 그럼에도 불구하고 적절한 조사를 위해서는 전문가와 협력하거나 그러한 환경 자료에 대한 유능한 평가를 수행할 수 있는 충분한 전문성을 개발해야 한다.

환경 노출을 다루는 몇 가지 방법이 있다. 여러분은 공장 및 기타 시설의 배출량 기록을 볼 수 있다. 사람들이 노출될 수 있는 오염 물질의 공기, 물, 음식 또는 토양에서의 농도를 측정하여 외부 노출량에 대한 대략적인 평가를 얻을 수 있다. 제시된 사례 이후 시간이 몇 주가 걸릴 수 있더라도 환경에서 오염 물질의 측정을 시도해야 한다. 다이옥신과 같은 많은 환경 오염 물질이 오랜 시간, 때로는 여러 해 동안 환경에 남아있을 수 있기 때문이다. 환자와 대조군의 혈액, 소변 또는 기타 조직에서 생물학적 측정을 시도해야 한다. 이렇게 하면 오염 물질의 내부 노출량을 평가할 수 있다. 그러나 인체 조직의 오염 측정값을 얻을 수 없는 경우에는 이용가능한 대리 측정값을 사용한다.

계획되지 않은 화학물질 배출 또는 방출이 발생한 경우에는 향후 분석을 위해 시료를 수집하는 것이 매우 중요하다. 예를 들어, 1976년 세베소 근처에서 폭발이 발생한 직후, 이탈리아의 한 병리학자는 영향을 받은 지역에서 대피한 사람들의 건강 검진 동안 혈액 샘플을 추가로 수집하기 시작했다. 그 당시에는 혈청에서 다이옥신을 측정하는 것이 불가능했다. 1980년대 후반에 소량의 혈청에서 다이옥신을 측정하는 기술이 사용 가능하게 되었고 CDC 실험실은 1976-1977년 동안 수집된 검체를 분석하고 병리학자와 다른 사람들이 방출 당시 사람들이 살았던 장소에 기반하여 지도를 작성한 후 노출을 검증할 수 있었다.[2]

의심되는 오염 물질이 공기 중에 있는 경우 산업 위생사는 탁상용 표집기 및 개인 모니터링을 사용하여 실내 공기 표본을 채취하는 방법을 개발하는 데 도움을 줄 수 있다. 1994년 클리블랜드에서 유아 폐출혈에 대한 조사에서, 산업 위생사 및 역학 조사팀은 사례 유아 및 대조군의 집을 방문하여 길리안 개인용 표집펌프(Gillian personal sampling pump)를 사용하여 실내 공기 샘플을 수집하고, 유기인산, 카바메이트 및 피레트린 계열의 살충제 존재를 확인하기 위해서 환경 표면을 채취했다. 이러한 것들은 살포된 후 몇 달 동안 실내 환경에서 지속적으로 존재한다.

사람 조직에서 오염물질에 대한 평가

24장은 오염 물질 측정을 위해 인간 조직 시료를 수집하고 보내는 방법에 대한 설명을 포함하여 현장역학자를 위한 실험실 지원을 설명한다. 환경보건 실험실은 수백 가지의 오염 물질에 대해 인간 시료를 분석할 수 있지만 분석을 수행하는 데 시간이 오래 걸리고 그러한 분석에 드는 비용이 엄청날 수 있다. 때로는 광학 현미경과 같은 더 간단한 기술을 사용하여 오염 물질에 대한 노출을 신속하게 평가할 수 있다. 예를 들어, 플로리다의 주 보건 공무원에게 한 여성과 그녀의 두 아들이 심한 통증과 손의 감각이상, 하지의 마비를 일으킨 가족에 대해 보고가 되었다. 보건부는 보툴리눔 식중독을 고려했지만 보툴리눔 식중독은 일반적으로 하행 마비를 일으키기 때문에 그 표현이 고전적이지 않다고 언급했다. 2주 후 환자는 탈모증이 생겼다. 그녀는 다른 질병에 걸린게 아닐까? 다른 가능성을 고려해야 했다. 탈륨 중독과 디에틸렌 글리콜 중독은 각각 상행성 마비를 일으킬 수 있지만 오직 탈륨만이 탈모를 일으킨다. 그녀가 탈륨 중독인지 여부를 평가하기 위해 조사관은 환자의 머리카락 시료를 광학 현미경으로 검사할 것을 제안했다. 실제로 머리카락의 뿌리는 탈륨 중독의 명백한 징후인 짙은 검은색을 보였다. 만성 노출이 되면 뿌리가 줄무늬로 보일 수 있다. 이로 인해 조사관은 환자가 탈륨을 섭취했을 가능성이 있는 방법에 대한 조사에 다시 초점을 맞추게 되었다.

환경 독소의 가능한 역할에 대한 또 다른 저렴하고 유용한 단서는 말초 혈액 도말에서 확인할 수 있는 용혈이다. 독소에 대한 노출은 일반적으로 그 시점에 중단되기 때문에 이 단서는 병원에 입원한 직후 사라질 수 있다.

가설 설정과 검정

자료를 시간, 장소, 사람별로 평가했다면 가설을 세우고 검정해야 한다. 질병이 흔하지 않은 경우, 이상적인 접근 방식은 환자대조군연구 설계를 사용하여 가설을 검정하는 것이다. 후향적 코호트 연구를 수행하기에 충분한 정보가 있는 경우는 매우 드물지만, 과거 자료를 얻을 수 있는 경우 코호트 연구를 수행해야 한다(8장 참조). 예를 들어, 이전에 언급한 바와 같이 사례의 시공간 집락화는 바르셀로나의 조사관들이 천식 발작이 항구의 배에서 무언가를 싣거나 내리는 것과 관련이 있을 수 있다고 의심하게 만들었다. 그들은 26개의 천식 "유행의 날"이 존재함을 확인하였고, "유행의 날"은 바르셀로나에서 천식이 유행한 날이고 "비유행의 날"은 천식이 유행하지 않은 날인지 연구를 수행하였다. 이러한 후향적 코호트 연구에서 그들은 바르셀로나 항구의 선박에서 26개 품목의 하역에 대한 정보를 수립하였고, 기온, 풍속 및 방향을 포함한 다양한 위험 요소에 대한 정보를 수집하였다. 바르셀로나는 지중해에서 두 번째로 붐비는 항구를 가지고 있으며, 선박에서 선적되거나 하역되는 각 품목을 연구한 후 천식 발병이 노시 항구에서 콩(대두) 하역과 관련이 있다는 것을 밝혀냈다. 표 18-1은 결과를 2×2로 나타낸 표이다.

클리블랜드에서 급성 폐출혈이 있는 영아들의 군집 발생을 설명하기 위한 초기 가설은 살충제가 폐출혈과 관련된 요인이라는 것이었다. 이 가설은 지역 소아폐질환 전문의가 영향을 받은 유아의 많은 부모와 조부모로부터 세심한 환경 이력을 조사한 후 설정된 것이다. 이 가설을 검정하기 위해 환자대조군연구가 설계되었다. 침실 표면의 살충제를 측정하는 것 외에

표 18-1. 1985–1986년 바르셀로나 항구에서 천식 "유행의 날"과 대두콩 하역 사이의 연관성을 보여주는 2×2 표

		하역된 대두콩		
		예	아니오	
천식	예	13	0	13
"유행의 날"	아니오	249	468	717
	합계	262	468	730

오즈비: 무한대
95% 신뢰구간: 7.17 – 무한대
출처: Antó, 1989에서 각색[9]

도, 사례와 대조군 유아들의 소변에서 유기인산, 카바메이트, 피레트린 살충제 잔류물을 찾기 위해 검사를 시행하였다.

바르셀로나의 천식 유행, 클리블랜드의 영유아 폐출혈 사례 집단과 같은 사례는 시간, 장소, 사람에 대한 정확하고 상세한 정보를 얻을 수 있을 때의 엄청난 이점을 보여준다. 모든 질병 유행이 잘 특징지어지는 것은 아니다. 특히 이는 본질적으로 급성이 아닌 유행, 즉 사례 수가 적고, 사례 및 대조군의 노출 추정치가 막연하거나 알려지지 않았으며, 질병의 발생이 지연되고, 노출 장소가 불확실한 사례들이 더욱 그러하다. 잠복기가 긴 질병을 연구할 때 현재 거주지가 진단 당시 거주지와 동일하지 않을 수 있다는 사실로 인해 장소의 특성이 복잡해질 수 있다. 가능하다면, 그 사람의 현재 거주지와 지난 20년 동안의 다른 거주지, 그리고 각 가정이나 이웃의 거주 기간에 대한 자료를 수집해야 한다. 개인별 노출에 대한 전체 그림을 얻으려면 여러 다른 도시나 동네에서의 환경 기록을 수집해야 할 수도 있다. 잠복기가 긴 질병 연구에 대한 과거 노출 평가는 혈청이나 기존 검체 뱅크에 저장된 조직의 오염물질에 대한 분석을 실행함으로써 촉진될 수 있다. 불행히도 많은 비감염성 질병 집락에서 특정 병인을 식별할 수 없었다. 이는 환경 시료 및 임상 검체가 적절한 시기에 수집되지 않았거나, 적절한 화학 물질 또는 독소에 대해 검사되지 않았거나, 인체 조직에서 낮은 농도 수준의 환경 오염 물질을 평가할 수 있는 실험실에서 분석되지 않았기 때문일 수도 있다.

가설과 확인된 사실의 비교

여러분들의 통계 분석 결과는 가설을 뒷받침할 수도 있지만 뒷받침하지 못할 수도 있다. 여러분들의 가설이 "증명되었다"거나 "증명되지 않았다"고 주장하는 것에 주의해야 한다. 가설은 결코 "증명"되거나 "반증"되지 않는다. 가설을 통해 이론적 명제는 현실 세계에서 검정될 수 있다. 그러면 조사자는 검정된 이론을 지지하거나 지지하지 않음으로써 과학적 지식을 발전시킬 수 있다.

자료를 수집하고 예비 분석을 완료하고 증상이 환경 오염 물질에 대한 노출과 어떻게 연결될 수 있는지에 대한 몇 가지 아이디어를 공식화했으면 뒤로 물러서서 모든 것이 합리적인 방식으로 연결되어 있는지 검토해야 한다. 노출 경로, 증상 및 시간 경과는 상태 및 오염 물질에 대해 알려진 사실을 감안할 때 의미가 있는가? 예를 들어, 바르셀로나에서 보건 당국은 항구에서 선박을 하역하는 동안 저장고에서 방출된 콩가루를 흡입하여 급성 천식 발작을 일으킨다는 시나리오가 타당한지 자문해야 했다. 이전에 대두콩 천식 사례가 거의 보고되지 않았지만, 생물학적으로 이 연관성은 가능한 것으로 간주되었다.

반면에 클리블랜드에서 시행된 1994년 폐출혈에 대한 조사에서 실내 공기와 집 표면에서 채취된 시료는 실내 공기와 집 표면의 살충제 수준과 관련하여 사례 유아와 대조군 유아 사이에 유의미한 차이를 보여주지 않았다.[10] 사례 및 대조군 유아의 소변 분석은 모두 검출치 수준 이하였다. 따라서 살충제 노출이 유아 폐출혈과 관련이 있다는 가설을 뒷받침하는 증거가 충분하지 않았다. 연구자들은 한발 물러서서 그 문제에 대해 가능한 추가적인 가설을 평가해야 했다.

보다 체계적인 연구계획

초기 연구 후, 현장연구에서 확인된 노출 경로 또는 위험 요소를 명확히 하기 위해 추가 조사가 필요할 수 있다. 자료가 가설을 뒷받침한다면, 예를 들어 노출이 연구 중인 상태와 관련되는 메커니즘을 알아내기 위해 추가 작업을 수행하고자 할 것이다. 바르셀로나에서는 질병의 기전을 확인하기 위해 환자대조군연구가 수행되었다. 조사자들은 “질병 유행의 날”에 응급실에 온 환자가 “비유행의 날”에 응급실에 온 개별적으로 매칭되어진 대조군보다 항대두콩 면역글로불린 E(IgE) 항체 수치가 더 높은지 여부를 조사했다. 그들은 “질병 유행의 날”에 온 사람들의 74.4%가 상업용 대두 항원 추출물에 반응을 보인 것에 비해 대조군에서는 4.6%(오즈비 = 61, 하한 95% 신뢰 구간 = 8.1)만이 반응을 보였다는 것을 발견했다. 바르셀로나 항구에서 채취한 콩가루 추출물에 대한 반응에서는 통계적 유의성이 더 컸다.[11] 이러한 결과는 항구에서 콩을 하역하는 동안 방출된 먼지와 천식 발병 사이에 연관성이 있다는 가설을 더욱 뒷받침하였다.

자료가 가설을 뒷받침하지 않는다면 더 많은 연구가 필요하다. 예를 들어, 자료가 유아의 급성 폐출혈에 대한 위험 인자로서 농약 노출을 뒷받침하지 않았기 때문에, 클리블랜드에서의 두 번째 현장조사에서는 새로운 가설이 제안되고 검정이 시도되었다. 새로운 가설은 폐출혈이 홍수로 피해를 입은 실내 환경에서 스타키보트리스(곰팡이의 일종) 및 기타 독성 진균에 대한 노출과 관련이 있다는 것이다. 환자대조군연구에서 수집된 데이터는 이 가설을 뒷받침하였다.[12] 그러나 역학에서 단일 연구는 절대 확정적이지 않다. 유아 폐출혈과 독성 진균 노출 사이의 연관성이 인과 관계인지 여부를 결정하기 위해서는 추가적인 연구가 필요하다.

통제 및 예방조치의 시행

여러분들이 조사를 하는 궁극적인 이유는 질병 유행을 통제하고 미래에 발생할 질병을 예방하는 방법을 찾는 것이다. 질병 유행을 막으려면 오염의 유형과 정도, 예상되는 오염 정도에 따라 적절한 조치를 취해야 한다. 때때로 이것은 시설을 폐쇄하거나 운영을 변경하기 위한 즉각적인 조치를 취하는 것을 포함한다. 예를 들어, 톨레도에서의 천식 유행은 피마자 분쇄 먼지 흡입과 관련이 있는 것으로 기록되었다. 공장이 피마자 가공을 중단한 후 천식 유행은 사라졌다. 1997년 바르셀로나에서 보건 당국은 저장고에 필터를 설치하여 대두콩을 배에서 내리는 동안 대기 중으로 방출되는 대두콩 먼지의 양을 줄이도록 요구했다. 그 이후 바르셀로나에서는 더 이상의 천식 유행이 보고되지 않았다.[13] 클리블랜드에서 폐출혈이 곰팡이가 핀 가정 환경에 대한 노출과 관련이 있다는 것을 알게된 후, 보건 당국은 폐출혈이 있는 유아는 곰팡이가 핀 집에서 떠날 것을 권장했다. 이사를 권고하기 전에 7명의 유아 중 5명이 재발성 폐출혈을 겪었으나, 이사를 권고한 후에는 21명 중 1명만이 재발성 폐출혈을 경험하였다.[14]

식품이 질병 유행과 관련된 경우에는 역학적으로 연관된 로트(lot)를 회수하기 위해 제조업체와 협력해야 할 수도 있다. 유통을 중단하고 식품이 검사되고 결과가 나올 때까지 폐쇄된 시설에 식품을 보관해야 하거나 폐기해야 할 수도 있다. 유행의 원인이 되는 각 제품에 대해 재가공 하거나 동물사료로 전환하기 전에 전파 방식을 철저히 평가해야 한다. 이것은 독소로 오염된 식품이 인간의 먹이 사슬에서 재발하지 않도록 하는 데 매우 중요하다.

폐업과 제품 리콜이 업계에 예상치 못한 금전적 부담을 주기 때문에 추가 사례를 막기 위한 조치를 시행하려다 문제가 발생할 수 있다. 그러나 환경 오염 물질에 대한 노출과 질병 사이에 연관성이 있다는 증거가 있는 경우 오염 물질의 확산을 막기 위해 적절한 예방 조치를 취해야 한다. 예방 조치를 고려할 때 질병의 심각성, 오염 메커니즘, 공기, 물 또는 음식의 대체 공급원의 가용성을 고려해야 한다. 사전예방원칙(Precautionary Principle)은 "어떤 행위가 인간의 건강이나 환경에 위해를 미칠 우려가 있는 경우 인과관계가 완전히 확립되지 않았더라도 예방조치를 취해야 한다"는 입장이다. 오스틴 브래드포드 힐 경(Sir Austin Bradford Hill) 의 말을 인용하자면, "증거는 그 장점에 따라 판단되어야 하며, 판단은 (그런 의미에서) 그것에 달려있는 것 또는 그것 때문에 달려 있는 사람과 완전히 독립적이어야 한다."[15]

'국민의 적(An Enemy of the People)'에서 헨리크 입센(Henrik Ibsen)은 도시의 목욕탕이 오염되었음을 발견한 의사가 직면한 딜레마에 대해 설명했다; 그는 이웃과 동료들에게 외면당하고 직장을 잃었다.[16] 이 시나리오는 환경 역학자들에게 낯설지 않다. 천식이나 관절염을 지원하는 로비는 없지만 납, 살충제 및 기타 화학 제품을 지원하는 로비는 매우 강력하다. 연구에 이러한 제품 중 하나라도 포함된 경우, 업계 후원 비평가들이 여러분들의 사례가 아직 입증되지 않았으며 조치를 연기해야 한다고 주장할 경우에 대비해야 한다. 그러나 오스틴 브래드포드 힐 경이 말했듯이 "관측이든 실험이든 모든 과학적 작업은 불완전하다. 모든 과학 연구는 지식의 발전에 의해 뒤바뀌거나 수정될 수 있다. 이것이 우리에게 이미 가지고 있는 지식을 무시하거나, 주어진 시간에 요구되는 행동을 연기할 자유를 부여하지는 않는다."[15]

요 약

환경성 질병 유행에 대한 현장조사는 공중보건 공무원에게 많은 어려움을 야기한다. 이는 사례 수가 적고, 사례 및 대조군의 노출 추정치가 막연하거나 알려지지 않았으며, 질병의 발생이 지연되고, 노출 장소가 불확실한 만성질환 집락의 경우 더욱 그렇다. 이러한 집락발생을 평가하기 위한 네 가지 단계가 있다. 환경성 질병 유행은 여러분에게 질병의 새로운 원인, 이전에 인식되지 않았던 환경 요인, 새롭거나 특이한 노출 방식을 확인하도록 한다. 또한 환경성 질병 유행에 대한 조사는 추가적인 질병 사례를 예방하기 위한 중재 방법의 개발로 이어질 수 있다.

참고문헌

1. National Institute for Environmental Health Sciences (2006).2006-2011 Strategic Plan: New-Frontiers in Environmental Sciences and Human Health, p. 4. http://www.niehs.nih.gov/external/plan2006
2. Needham, L.L., Gerthoux, P.M., et al. (1999) Exposure assessment: Serum levels of TCDD in Sereso, Italy. *Environmental Research* Section A 80, S200-S206.
3. Vine, M.F., Degnan, D., Hanchette, C. (1997). Geographic information systems: their use in environmental epidemiologic research. *Environmental Health Perspectives* 105(6), 598-605
4. Washington State Department of Health (2001).Guidelines for investigating clusters of chronic disease and adverse birth outcomes. Washington State Department of Health, Olympia, Washington.
5. Alexander, F.E., Boyle, P. (eds). (1996). Methods for investigating localized clustering of disease. *IARC Scientific Publications* No.135.International Agency for Research on Cancer, Lyon, France.
6. New Zealand Ministry of Health(1997). Investigating Clusters of Non-Communicable Disease: Guidelines forPublic Health Services. Wellington, New Zealand.
7. Arviso Alvord, L., Cohen Van Pelt,E. (1999). *The Scalpeland the Silver Bear: The First Navajo Women Surgeon Combines Western Medicine and Traditional Healing* Bantam Books, New York.
8. Figley, K.L.,Elrod, R.H. (1928). Epidemic asthma due to castor bean dust. *J Am Med Assoc* 90, 79-82.
9. Antó, J.M., Sunyer, J., Rodriguez-Roisin, R., et al. (1989). Community outbreaks of asthma associated with inhalation of soybean dust. *N Engl J Med* 320, 1097-102.
10. Montaña, E., Etzel, R.A., Allan, T., et al. (1997). Environmental risk factors associated with pediatric idiopathic pulmonary hemorrhage and hemosiderosis in a Cleveland community. *Pediatrics* 99(1). http://www.pediatrics.org/cgi/content/full/99/1/e5.
11. Sunyer, J., Antó, J.M., Modrigo,M.J., et al. (1989). Case-control study of serum immunoglobulin-E antibodies reactive with soybean in epidemic asthma. *Lancet* 1(8631), 179-82.
12. Etzel, R.A., Montaña, E., Sorenson, W.G., et al. (1998). Acute pulmonary hemorrhage in infants associated withexposure to Stachybotrys atra andother fungi. *Arch Pediatr Adolesc*

Med; 152: 757-62.
13. Antó, J.M., Sunyer, J., Reed, C.E.,et al. (1993). Preventing asthma epidemics due to soybeans by dust-control measures. *N Engl J Med* 329, 1760-3.
14. Dearborn, D.G., Smith, P.G., Dahms, B.B., et al. (2002). Clinical profile of 30 infants with acute pulmonary hemorrhage in Cleveland. *Pediatrics* 110, 627-37.
15. Hill, A.B. (1965). The environmentand disease: association or causation? *Proc R Soc Med* 58, 295-300.
16. Ibsen, H. (1977) *An Enemy of the People*, adaptedby Arthur Miller. Penguin Plays: New York.

제19장

직업성질환과 손상의 현장조사

William Halperin
Douglas Trout
역자; 김종헌

이 책의 앞 장에서는 대부분의 논의가 급성질환(대부분 감염병) 문제에 대한 현장조사에 집중되어 있다. 대부분 구성 내용에서 사용 가능한 역학적 도구와 방법들은 비교적 간단하고 직관적이며 상호 보완적인 것으로 기술되어 있다. 즉, 도움을 요청하는 것, 지역에서의 사회적·정치적 상황, 그리고 이와 관련된 요소들이 일반적으로 논리적이고 이해 가능하며 예측할 수 있고 협력 가능한 것으로 보인다. 게다가, 현장조사자인 여러분은 일반적으로 조사 중인 질병의 임상과 검사 결과, 역학적 특성을 잘 알고 있을 것이다. 하지만, 확실한 것은 어떠한 경우에는 잘 알지 못하는 경우가 있으며, 이것은 조사를 더 도전적인 일로 만들고 종종 더 어렵게 만든다.

여러분이 이전에 결코 발을 들여놓지 않았을지도 모르는 산업현장을 상상해 보라. 산업 현장은 여러분이 기술적인 부분이나 제조 과정에 대해 이해가 거의 없는 곳이며, 종종 많은 사회적 "의제"가 서로 경쟁하고 있는 곳이며, 여러분의 현장조사가 실제로 존재하거나 인지된 것으로 인하여 바이어스가 있다고 비난을 받을 수 있는 곳이다. 더욱이 이 산업 환경 조사에서 여러분은 그 원인 물질이 생산에 사용되는 물질인지, 오염물질인지, 아니면 제품인지, 또 그것이 어디에서 왔는지, 어떻게 노동자들에게 노출되었는지, 또는 질병의 중요한 임상적 및 역학적 측면을 알 수 없는 경우가 매우 많다. 마지막으로, 서로 충돌하는 세력들로 인하여 연구가 제한을 받을 수 있고, 모호한 해석을 하게 되고, 타당한 결론을 내리기 어려울 수 있으므로 여러분이 수행하는 역학조사가 크게 손상될 수 있다.

아무쪼록 직업성질환과 손상의 영역에 오신 것을 환영한다. 이곳은 뛰어난 수행력 및 실무적인 기술뿐만 아니라 어떤 면에서는 현장역학자에게 매우 다른 사고방식이 있어야 하는 도전적이고 어려운 세계이다.

조사의 준비

지원 요청

지원 요청은 다양한 분야에서 올 수 있으며 여러 종류의 조사가 수반될 수 있다. 주 및 지역 보건 공무원들은 의료 제공자; 작업장에 건강 문제가 있다고 느끼는 한 명 이상의 근로자; 평가를 요청하는 경영진; 노동조합 대표자; 지역 문제로부터 지원이 필요한 연방 기관으로부터 문제에 대해 신고를 받는다. 특히 연방 수준의 법적인 고려 사항으로 인해, 미국 산업안전보건청(Occupational Safety and Health Administration, OSHA) 및 미국 국립산업안전보건연구소(National Institute for Occupational Safety and Health, NIOSH)와 같은 기관은 다른 보건 기관과는 독립적으로 조사를 수행할 수 있다. 어디서 요청이 들어왔든, 현장조사에 참여하게 되는지 아닌지에 상관없이, 현장역학자인 여러분은 사업장에서의 성공적인 조사를 위한 실무 및 역학 책무를 모두 잘 숙지하고 있어야 한다.

조사권한

여러분은 사업장에서 조사를 수행하기 위한 법적 근거(출입권이라고도 함)를 알아야 한다. 출입권은 기록을 검토하고, 인터뷰를 수행하고, 근로자를 조사하고, 노출 수준을 측정하고, 현장 조사의 다른 모든 측면을 수행할 수 있는 역량과 관련이 있다. 여러분의 조사권한에 대해 방해를 받는다면 조사를 완수할 수 없을 뿐만 아니라, 현장방문을 위한 기초 작업과 준비가 완료된 후에만 법적 이의가 제기될 수 있으므로 많은 시간과 노력의 손실을 초래할 수 있다.

조사권한은 조사를 수행하는 기관이 어디냐에 따라 다르다. 주 보건 부서에는 작업장 조사에 대한 전문 규정이 있을 수도 있고 없을 수도 있으며, 국민의 건강을 보호하는 데 발생하는 일반적인 권리와 책임에 따라 조처를 할 수도 있다. 근로자 또는 경영진의 요청에 응답하기 위한 NIOSH의 조사 권한은 연방 규정에 명시되어 있다. OSHA에서 일하는 역학자 또한 조사를 위한 법적 근거를 가지고 있다.

조사를 수행하는 기관에 따라 근로자가 비공개로 인터뷰 및 조사를 받을 권리가 있는지, 정보가 비밀로 유지될 수 있는지, 근로자가 직장을 그만두었을 때 보상을 받을 수 있는지 그리고 조사 참여로 인해 발생할 수 있는 보복을 방지하는 근거가 있는지가 결정된다.

정부의 보호 아래에서 근무하지 않는 역학자는 작업장에서 조사할 법적 근거가 없으며, 예방 목표에 따라 필요한 일을 하겠다는 모든 당사자의 약속이나 노사 간 협상 및 합의에 의존하여 판단해야 한다.

회사의 기밀

사업장에서 조사를 수행할 때 회사 기밀을 유지하는 것은 중요한 일이다. 회사 기밀은 성분, 공정 과정, 또는 경쟁회사들과 비교하여 정당한 우위를 가지는 지적 재산과 같은 것들을 포함한다. 회사 비밀과 관련해서는 두 가지 매우 다른 고려 사항이 있다. 한 가지는 합법적인 회사 기밀을 의도적으로 또는 부주의하게 누설하는 것을 방지하는 것이다. 여기서 가장 좋은 방법은 회사의 기밀 정보가 여러분에게 제공되었을 때 해당 정보를 회사에 확인하도록 요청하는 것이다. 두 번째는 경영진의 이름을 포함한 모든 것이 회사 기밀이라고 주장하는 비타협적인 회사에 어떻게 대응할 것인가이다. 이러한 문제는 역학보다는 법을 전문으로 하는 사람들이 더 잘 다루는 경우가 많다. 다만, 여러분은 돌이킬 수 없는 합의를 하지 않기 위해 이러한 문제에 대해 주의할 필요가 있다.

계약서 사인

사업장에 들어가기 전에 계약서에 서명하라는 요청을 받는 것은 흔한 일이다. 일부 문서는 여러분의 손상 가능성과 안전모 및 보안경 착용과 같은 개인 보호 장비 착용과 같은 건강 및 안전 요구 사항을 준수할 의무와 관련된 책임 문제를 포함하고 있다. 다른 문서는 검토 및 승인에 따른 결과 배포와 관련된 내용을 포함하고 있다. 성실한 조사자들은 때때로 그들이 동의한 제약사항으로 인하여 공중보건학적으로 가치가 있는 정보를 출판하지 못하게 되는 것을 경험하게 된다.

현장에서의 행동: 3자들 사이 관계 유지

현장역학에서 성공 여부는 기술적 역량과 사회적 및 대인 관계 역량에 달려 있다. 현지 노동자의 이해관계가 현지 경영과 일치한다거나, 지역적 이해관계가 국가 또는 다국적 기업의 국가 경영과 일치한다고 가정해서는 안 된다. 마찬가지로 의료 부서나 엔지니어링 부서의 이해관계는 법률 부서와 상당히 다를 수 있으며, 이는 보험자와 다른 동기를 가질 수 있다. 모든 산업체와 노동조합은 현장에 새로 온 역학자인 여러분이 진정으로 이해할 기회가 거의 없었던 복잡한 조직이다.

사업장에서 다양한 파트너와 협력하는 효과적인 방법의 하나는 조사팀, 노동계 대표, 경영진 대표로 구성된 3자 그룹을 조기에 구성하는 것이다. 그들 모두는 연구 설계부터 해석 및 영향을 받는 근로자에게 결과 전달에 이르기까지 연구의 모든 측면에 대해 공개적으로 알려야 한다. 추가로, 논쟁의 여지가 있는 상황에서는 연구 수행에 대한 전문적인 기술적 조언을 제공할 수 있는 역학, 노출 평가, 독성학 전문가로 구성된 전문 자문단을 구성할 수 있다. 여러분의 가장 중요한 의무는 노동자의 건강을 보호하는 것이어야 한다. 이것은 상당히 합리적으로 들리지만, 사업장에서의 역학적 문제는 종종 막대한 경제적 결과로 이어지고 한쪽 또는 다른 한쪽이 노사 간의 공평성에 대한 인식이나 현실을 유지하기 어렵게 만드는 불균형적인 자원(예: 전문 컨설턴트 역학자의 참여)을 제공할 수도 있다는 점을 미리 경고해야 한다. 여러분의 역할은 건강을 지키는 것이기 때문에, 노동계와 경영진을 공평하게 대하는 것과 근로자의 건강 보호와 상업적 보호를 공평하게 다루는 것을 동일시해서는 안 된다.

역학조사 결과를 현실적이고 개방적으로 받아들이기

현실적이고 경험이 풍부한 역학자는 역학조사가 노동자들의 직업적 원인 문제에 대한 기본적인 질문에 만족스러운 답변을 제공하지 못하는 경우가 많다는 것을 알고 있다. 이러한 점은 주로 집락 역학조사에 보이지만, 노출과 결과 사이의 연관성을 찾기 위해 미리 계획된 대규모 코호트 연구에서도 마찬가지이다. 따라서 최종 보고서가 나왔을 때 무리한 기대가 없도록 조사가 진행되는 동안 노사 모두에게 성공 가능성과 실패 가능성에 대해서 소통하는 것이 최선이다. 노사는 조사 기간 중에 근로자에 대한 현실적인 의사소통이 이루어지도록 협조함으로써 역학조사에 이바지할 수 있다.

또한 여러분은 역학 연구의 결과에 대해 경영진이나 노조 지도부가 오해하도록 해서도 안 된다. 역학의 목표가 예방이라는 것은 불변하지만, 역학적 사실을 알게 됨으로써 노동자와 경영진에 모두에게 부정적인 결과를 초래할 수도 있다. 단기적으로는 규제 또는 집행 조치가 시작될 수 있고, 소송이 발생할 수 있다. 제조 공정의 재설계 또는 작업장의 구조 변경과 같은 추가 생산 비용이 있을 수도 있다. 그러나 장기적으로 새로운 공정이 더 안전하고 효율적으로 변화함에 따라 질병 이환율이 감소하고 운영 비용이 감소할 수 있다. 원료 화학물질이나 제조 공정의 제품이 작업환경으로 흘러 들어가는 산업 공정은 고용주에게 금전적인 손해가 될 뿐만 아니라, 노동자들을 위험에 빠뜨린다.

기업, 노동조합, 언론, 자발적 조직의 자료 수집 참여

현장연구를 위한 빠듯한 예산, 숙련된 인력의 제한된 가용성 및 기타 제한 사항으로 인해 조사 수행에 도움을 받는 것은 매우 매력적이다. 도움은 회사 기록을 수집 및 복사하거나 노출 이력에 대한 기록을 요약하는 것과 같은 형태로 제공될 수 있다. 고용주들과 노동조합들 중에는 기록 검토, 데이터 분석 및 보고서 작성을 도와줄 역학자들이 있을 수도 있다. 여러분은 바이어스의 출현을 방지하기 위해서 데이터와 분석을 엄격하게 통제해야 한다. 바이어스의 시작은 미묘할 수 있다. 예를 들어, 노출과 질병에 대한 개방형 질문을 사용하는 열정적인 직원이나 자원봉사자는 가능한 연관성에 대한 선입견 평가와 일치하는 반응을 끌어내기 위해 추가적인 노력을 기울일 수 있다.

결과 통보

조사를 준비하는 사람은 조사에 포함될 수 있는 개인의 권리를 보호해야 할 필요성을 인식해야 한다(14장 참조). 사람대상연구심의위원회(human subject review boards, HSRB) 또는 기관생명윤리심의위원회(Institutional Review Board, IRB)에서 고려하는 중요한 문제 중에는 사전동의 및 결과 통지와 관련된 문제들이 있다. 연구 계획 단계 초기에 역학 연구 결과를 직원에게 알리는 문제를 고려해야 한다. 이러한 맥락에서 통지에는 개인과 집단 두 가지 유형이 있다. 혈액 검사 및 폐 기능 검사와 같은 의학 연구에 참여하는 개인은 결과에 대한 개별적인 설명을 들어야 한다. 역학적 분석 결과가 어떻게 다루어져야 하는가는 직접 결정을 내려야 하는 연구 대상자들에 관한 결과의 중요성에 따라 달라진다. 한편, 여러분은 또한 다른 코호트 피험자가 연구에 자발적인 참가자가 아니라 역학 연구의 주제였던 과거의 코호트 구성원일지라도 모호한 결과조차 알려야 할 의무가 있다. 코호트 참여자들이 생각할 수 있는 의사 결정에 실질적인 영향을 미치지 않는 최소한의 연구 결과는 마을 회의, 지역 신문 또는 회사 소식지를 통해 전달될 수 있다. 예를 들어 사망의 초과 위험이 관찰되지 않은 코호트 사망률 연구의 완료에 대한 것을 뉴스 매체를 통해 의사소통하는 것이다. 다른 극단적인 경우, 여러분이 연구가 제공하는 새로운 정보에 접근할 수 있는 경우, 효과적인 예방 조치를 취할 수 있는 사람에게 연락하고 정보를 제공하기 위해 상당한 노력을 기울여야 한다. 예를 들어, 이전에 인식되지 않은 방광 발암 물질과 관련된 방광암의 초과 위험에 대해 적절하게 통지받은 작업자는 임상적 개입의 혜택을 받을 수 있으므로 개인적으로 통지해야 한다.

작업장에서의 연구 종류

역학자가 사업장에서 조사를 의뢰받는 상황은 크게 네 가지이다.

1. 이전에 인정된 업무상 질병 또는 부상에 대한 1건 이상의 사례 조사

2. 업무상 관련이 있다고 잘 인정되지 않는 질병 또는 부상의 1건, 소수 또는 다수 사례에 대한 조사
3. 노출이 건강상 해로운 결과와 관련이 있는지 결정
4. 중재의 효과 평가

알려진 직업적 병인에 의한 사례 조사

사례 연구

농업 관련 직업성질환 및 손상 사례에 대해 병원 응급실에서 감시활동을 하는 간호사 역학자는 돼지우리 청소를 위해 가스 동력 고압 물 분무기를 사용하는 농부들 사이에서 일산화탄소 중독의 여러 사례를 발견했다. 일산화탄소 중독은 예방 가능한 직업성질환으로 잘 알려져 있다. 그러나 돼지 사육과의 관계는 처음에는 명확하지 않았다. 조사 결과 농부들은 추운 날씨에 돼지들을 실내에 가둬두고 가스를 이용한 고압 물 분무기로 축사를 청소한 것으로 드러났다. 사례의 발견으로 인해 양돈 농가에서의 다른 사례가 확인되었으며, 나중에 특히 폭우로 인한 홍수 후에 실내에서 물 분무기 사용으로 인한 일산화탄소 위험이 인식되었다. 실내에서 물 분무기가 작동되는 일반적인 가정용 차고에서의 실험에 따르면 창문과 문을 통해 환기하여도 위험한 수준의 일산화탄소가 축적되는 것을 막을 수 없었다.

가스 구동식 물 분무기 및 기타 가스 구동식 장비의 실내 사용에 대한 위험성을 알리는 정보는 현재 NIOSH, 소비자 제품 안전 위원회 및 기타 단체에서 주기적으로 배포하고 있다. 또한 이러한 위험에 대해 경고하는 특별 공공 서비스 공지도 지역에서 홍수가 발생한 후에 이루어졌다.

알려진 직업적 병인의 사례를 조사하기 위한 틀은 1980년대에 하버드 의과대학 명예교수인 데이빗 러스테인(David Rutstein)과 NIOSH의 동료들에 의해 확립되었다. 그들은 직업성 표본감시 건강사건(Sentinel Health Event(Occupational), SHE(O))의 개념을 개발했다.[1] 직업성 건강감시사건은 직업과 관련되어 있고, 그 발생이 예방의 실패에 기인하였다는 증거가 있는 발생하지 않았어야 할 질병, 장애 또는 불시의 사망으로 정의된다. 이러한 예방의 실패는 산업용 납 중독과 같은 문제의 규모와 추세를 규정하는 데 사용될 수 있다. 또한 특정 사례에 대한 원인이 되는 잘못이 무엇인지 알아내고 이러한 잘못을 바로잡기 위한 대책을 세우는 데 사용될 수도 있다. 예를 들어, 성인에서의 납 중독 사례는 예방의 실패로 인한 것이기 때문에 직업성 건강감시사건이다. 예방의 실패는 대체 물질의 부적절한 사용, 부적절한 환기, 부적절한 개인 보호 장비(예: 호흡기보호구) 또는 부적절한 의료 관리(예: 의료 모니터링 실패

및 노출에 대한 의학적 제거 실패) 때문일 수 있다. 직업성 건강감시사건에서 역학자로서 여러분의 역할은 그러한 사건의 인지를 돕고, 보통 산업위생사의 도움을 받아 평가에 참여하고, 적절한 중재를 준비하고, 다른 곳에서 유사한 사례의 발생을 예방하기 위해 적절한 정보를 종합하고 전파하는 것이다. 직업성 표본감시 건강 사건의 예로는 냉각기 수리 또는 배터리 재생 작업 과정에서 납에 노출된 작업자의 납 뇌병증; 벤젠에 노출된 근로자에서 발생한 백혈병; 그리고 주물 공장 근로자들에서 발생한 규폐증 등을 들 수 있다. 직업성 손상, 업무 관련 근골격 증후군 및 심리적 결과에 대한 직업성 표본감시 건강 사건 목록은 아직 개발되지 않았다. 건강감시사건의 개념은 직업적 노출에만 국한되지 않고 개별 사례와 기타 예방 가능한 상태의 소규모 집락발생을 조사하는 것과 같은 현장역학자와 공중보건 전문가가 하는 일의 많은 부분을 특화한다. 이는 대규모 인구집단에서 분석 연구를 수행하는 것과는 상당히 대조적이다.

하나 이상의 직업성 건강감시사건 사례를 조사하기 위한 실용적인 틀은 작업장에서 효과적인 예방이 체계적인 단계에 기초하여 시행되었는지를 평가하는 것이다.[2] 체계적인 예방단계의 필수적인 세 가지 요소는 1차, 2차, 3차 예방이다. 1차 예방에는 병리학적 영향이 나타나기 전에 질병이나 손상 과정을 예방하는 것을 목표로 하는 기술들이 포함된다. 2차 예방은 징후 및 증상이 나타나기 전에 질병이나 손상을 조기에 발견하는 것이며, 이는 더욱 치료를 쉽게 할 수 있게 한다. 3차 예방에는 임상적 치료와 재활의 적용이 포함된다. 예방을 위한 체계적인 단계 구조를 평가하는 것은 조사자로서 예방단계에 실패가 있었는지를 확인하고, 3차 예방보다 1차 및 2차 예방이 더 효과적임에 대해서 근로자와 고용주 모두에게 성공적으로 의사소통했는지 확인하는 데 중요하다.

직업성질환 예방을 위한 체계적인 단계에서 기술에는 다음과 같은 예들이 포함된다. (1) 1차: 공급원료 화학물질의 시판 전 검사; 보다 독성이 강한 공급원료 화학물질을 독성이 덜한 물질로 대체; 차폐된 시스템과 같은 공정관리; 공정관리 효과를 확인하기 위한 환경감시; 공정관리가 부적절한 경우 개인 보호 장구 사용. (2) 2차: 유독물질의 흡수에 대한 정기적인 생물학적 감시, 중독의 초기 징후 또는 증상에 대한 정기적인 건강 검진, 질병의 조기 진단. (3) 3차: 적절한 치료 및 재활. 예방을 위한 보다 효과적인 기술들은 산업 보건 및 안전공정관리자가 주로 숙지해야 할 사항이다.

원인불명 사례 조사

사례 연구

1988년 북부 뉴욕에 있는 화학 공장의 노동조합 대표는 NIOSH에 고무 산업용 화학물질을 제조하는 근로자들 사이에서 방광암 및 심혈관질환이 더 많이 발생하고 있는 것에 대해 조사를 요청했다.[3] 사례 확인은 노동자 대표 및 경영진과의 논의를 통해 수행되었다. 잠재적인 위험에 노출된 모집단의 대략적인 추정을 위해 여러 개인 시료에서 실제 물리적으로 측정된 기준을 이용하여 총인원 수를 외삽하였다. 초기 평가에서는 알려진 방광암의 이환자 수가 전·현직 직원의 총 수에 대한 대략적인 추정치를 바탕으로 산출한 것보다 많음을 암시하였다. 산업위생사에 의한 공장 조사는 이미 발표된 동물실험연구에 근거하여 발암 물질로 의심되는 오르토 톨루이딘과 같은 여러 물질이 근무 장소에 존재하거나 노동자들이 그것에 노출될 가능성이 있다는 것을 확인하여 주었다. 모든 전·현직 직원을 포함하는 후향적 코호트 연구가 수행되었다. 1979년과 1989년 사이에 1,749명의 현·전직 근로자 중 13명이 방광암으로 진단되었는데, 이것은 기대 발생수 3.6과 비교할 때 발생비가 3.6배 높음을 보여준다. 사례 중 7건은 주로 화학 생산 부서에서 근무하는 근로자에게서 발생하였고, 해당 부서의 발생비는 6.5였다. 초기 현장방문 시 초과 위험에 대한 초기 추정치는 노출을 줄이기 위한 노력으로 이어졌다. 부분적으로 완료하는 데 몇 년이 소요된 보다 정교한 연구를 기반으로 오르토-톨루이딘은 인간의 발암 물질로 인식되었다.

원인을 알 수 없는 사례의 조사 시나리오는 직업적 노출과 질병 사이에 관계가 잘 확립된 직업적 건강감시사건의 조사는 다르다. 직업적 건강감시사건의 조사 동기는 예방 실패의 확인이다. 또한 원인을 알 수 없는 사례를 조사하는 동기는 노출과 결과 사이에 지금까지 인식되지 않았거나 받아들여지지 않은 연관성을 조기에 확인하는 것이다. 분명히 여기서 어려운 점은 질병과 관련이 없는 사건이 우연히 발생하는 경우와 새로운 질병-노출 관계를 알리는 최초 신호로 발생하는 경우를 구별하는 것이다.

대부분의 집락발생은 우연의 결과이지만, 때로는 집락발생이 유용한 정보 소스일 수 있다. 새로운 질병-노출과의 관계를 발견하게 된 소수의 직업 사례에 대한 조사의 많은 예가 있다. 여기에는 플라스틱 제조에서 염화비닐과 관련된 간의 혈관육종 사례 조사, 화학 생산에서 비스클로로메틸에테르 노출과 폐의 귀리세포 암종과의 연관성, 무정자증과 디브로모-클로로-프로판과의 연관성 등이 포함된다.

현장역학의 다른 모든 영역에서와 마찬가지로, 성공적인 조사를 위해서는 방법론에 대한 기술적 전문성뿐만 아니라 실제 인과관계의 존재를 우연과 구별해 낼 수 있는 판단력도 필요하다. 미국은 매우 크고, 우연히 드문 사건이 모여들 정도로 엄청난 규모의 작업장으로 구성되어 있다. 사례들과 집단적인 사례들은 우연히 발생하기보다는 노출과 관련된 원인-결과 관계를 제시하는 속성을 가지고 있다. 이러한 속성 중 일부는 사례들의 병리학적 또는 병태·생리학적 측면을 포함한다. 여러 유사한 사례; 특이하거나 독특한 병리; 발암 물질의 경우 발암 물질에 대한 장시간 노출; 발암 물질에 첫 노출 이후 충분한 잠복기에 해당하는 오랜 시간; 사례들이 공유하는 공통의 고유한 노출; 의심스러운 독성 물질과 구조적으로 유사한 알려진 위해 요인 간 화학적 관계; 그리고 실험동물에 대한 사전 독성 연구를 기반으로 한 생물학적 타당성을 들 수 있다. 분명한 건 실제 인과관계에 대한 단서가 많을수록 역학자의 수고가 덜어진다는 것이다.

조사팀

작업장 조사의 범위는 종종 역학자 이상의 전문성이 있어야 하는 경우가 많으므로 팀 작업을 필요로 한다. 산업위생사들은 노출 측정뿐만 아니라 산업 공정을 이해하도록 훈련을 받았다. 산업위생사의 도움 없이 현장조사를 시도하면 크게 두 가지 실패 위험이 있다. 대부분의 산업 공정은 다소 무섭게 보이기도 하지만, 실제로는 환기, 환경 모니터링 사용, 개인 보호장비 사용 및 기타 제어를 포함한 공정 제어를 통해 상당히 안전하게 돌아가고 있다. 산업위생사의 도움이 없다면, 여러분은 이러한 해가 없는 노출과 공정에 쉽게 과잉 반응할 수 있다. 마찬가지로 노출 평가 또는 산업 공정에 대한 교육이나 경험이 없으면 실제 위험 요소들을 인식하지 못할 수 있다. 산업 독성학자는 현장팀의 매우 효과적인 세 번째 구성원이지만 실제로 독성학자는 보통 일차적인 현장조사관이라기보다는 자문 역할이다. 독성학자는 예를 들어 제조 공정에서 온도나 압력의 변화가 있을 때 우연히 만들어지게 되거나 정상 작동 과정에서 만들어지는 많은 화학 물질 중에서 위험 요인이 될 가능성이 있는 것들을 가려내는 데 중요한 역할을 한다.

노출이 질병을 유발하는가?

사례 연구

테트라클로로-디벤조-다이옥신(tetrachloro-dibenzo-dioxin, TCDD)은 독성학자들에 의해 가장 강력한 제조된 독소로 설명됐다. 이는 제초제의 제초 과정 및 기타 산업 공정 중에 발생하는 오염물질이다. TCDD에 대한 우려는 실험 동물에 관한 노출 연구와 세포 내 수용체 결합과 관련된 독성의 분자적 기반을 설명해주는 기계론적 연구에 그 기초를 두고 있다. 1970년대 후반부터 NIOSH의 조사관은 제초제 제조 과정에서 TCDD에 노출된 6,000명 이상의 근로자를 확인했다. 이들은 정상적인 환경 노출에서 발견될 수 있는 것보다 훨씬 더 높은 수준으로 수십년 전에 노출되었었다.[4] 이 근로자들은 낮은 수준의 노출이 있는 일반 인구에서의 예상되는 암 사망률과 다른지 알아보기 위해 추적 관찰되었다. 동물 실험 연구나 사람에 대한 집락 조사를 기반으로 관심 있는 일부 암은 미리 지정되었다. 이 연구는 완료하는 데 약 10년이 걸렸으며, 높은 수준의 TCDD 노출을 경험한 사람에 대한 최상의 자료를 제공해 주었다. 이 연구는 모든 암종을 합한 결과에서 유의미한 증가와 연조직 육종과 같은 희귀암의 증가를 보여 주었다.

노출이 질병을 유발할 수 있는지에 관한 질문을 받는 일반적인 두 가지 상황이 있다. 한 가지 상황은 근로자 자신이나 고용주가 잠재적으로 위험한 노출에 대해 인지한 경우이다. 예를 들어, 공급원료 화학물질은 최근에서야 동물 사료 연구에서 암을 유발하는 것으로 밝혀졌을 수 있다. 또 다른 상황은 조사자가 화학물질의 잠재적인 독성을 인식하게 되었고 이를 적극적으로 연구할 직업군을 찾고 있는 상황이다. 어느 상황이든, 역학 연구에서 노출이 질병 결과와 관련이 있는지에 관한 질문에 적절하게 답하기 위해서는 많은 장애물을 제거해야 한다. 이러한 장애물이 해결되지 않으면 상당한 노력과 시간이 소요되고, 기대치가 높아진 후에 결국 결론에 이르지 못하는 연구를 하게 될 것이 자명하다.

노출이 질병 결과와 관련이 있는지에 대해 답하는 데에는 두 가지 방법이 있지만, 쉽지는 않다. 한 가지 방법은 위험 평가와 관련된다. 여기에는 두 가지 필수 요소가 있다. 첫째, 노출과 부작용 사이의 양적 관계는 일반적으로 실험실 동물을 대상으로 하는 실험 연구에서, 또는 훨씬 낮은 빈도의 사람 데이터를 통해 알려져 있어야 한다. 둘째, 작업장에서의 노출은 정량적으로 특징지어져야 한다. 노출 수준과 용량–반응 관계에 따라 부작용 예측을 시도할 수 있다. 위험 예측은 여러 가지 이유로 매우 어렵다. 노출을 추정하는데 부정확함; 실험동물에서 인간에 이르기까지 종의 외삽; 사람 대상 연구에서의 실제 노출 수준보다 더 낮춘 농도에서 높은 농도로 외삽; 실험동물과 인간 사이의 감수성과 신진대사 및 병리학적 반응의 차이 등이 어렵게 하는 요인이 된다.

작업장에서의 노출이 질병 결과와 관련이 있는지에 관한 질문에 답하기 위한 대안적인 접근 방식은 연구를 수행하는 것이다. 연구가 이 문제를 해결할 것이라는 기대를 높이기 전에 연구가 정확한 평가로 이어질지 또는 바이어스가 있는 평가로 이어질지를 고려해야 한다. 수많은 질문을 던져야 한다. 위음성 연구를 피할 수 있을 만큼 대상자가 충분한가? 만약 질병이 발생할 경우, 질병이 발현될 수 있을 만큼 사람들이 충분히 오랫동안 노출되었나? 질병 사례가 발생할 것으로 예상할 만큼 노출이 높았나? 노출 기록이 존재하는지, 시간의 경과에 따른 작업자 구성원이 알려져 있는지, 노출을 추정하거나 질병이나 사망이 발생했는지 추정하거나 확인하는 데 경영진과 작업자 간의 협력이 있는지와 같은 훨씬 더 실용적인 질문들이 있다.

이 상황에는 세 가지 연구설계가 적합하다. 첫 번째 연구설계는 단면 연구이다. 이것은 수행하기 가장 쉬운 연구 방법이다. 단면 조사는 대상자를 따로 소집할 필요가 없고, 현재 작업장에 있는 근로자를 대상으로 연구한다. 작업자에게 질문 및 검사를 할 수 있으며 동시에 노출을 측정할 수 있다. 하지만, 이러한 접근 방식에는 큰 제한점이 있다. 현재 조사가 이루어지는 대상자는 건강한 생존자만을 대표할 수 있다. 다른 아프고, 질병에 걸린 사람들은 작업장을 떠나고 없을 것이다. 이처럼 생존자에 대한 단면 연구는 노출로 인한 부정적인 영향을 과소평가할 수 있다. 둘째, 이러한 시점에서 측정된 노출은 단기 작용 독극물에서 볼 수 있듯이 노출과 결과 사이의 간격이나 시간 지연이 짧은 경우에만 적절하다. 만성 노출이 있어야 하는 발암 물질 및 기타 약제의 경우에는 노출과 결과 사이의 예상되는 지연 시간은 수십 년이 될 수 있다.

대체 접근 방식은 수십 년에 걸쳐 완전한 근로자 명단을 확보하고 질병이나 사망률을 결정하기 위해 시간이 지남에 따라 추적하는 데 상당한 노력을 기울이는 코호트 연구 설계이다(8장 참조). 시간이 지남에 따라 코호트를 추적할 수 있는 두 가지 방법이 있다. 하나는 후향적 코호트 연구로 알려진 과거에 관한 연구이고, 다른 하나는 전향적 코호트 연구이다. 후향적 연구에서는 과거 수년 동안 잠재적인 위험 물질에 노출된 작업자 집단 또는 코호트를 파악한다. 작업자가 이 코호트에 포함될지는 노출 가능성에 따라 다르다. 그런 다음 코호트는 현재 시각 또는 기타 임의의 최근 날짜까지 추적 관찰된다. 예를 들어, 1940년부터 현재까지 위험인자에 노출된 작업자의 사망률과 노출되지 않은 작업자 또는 일반 인구에서의 사망률을 비교해 보는 것이다.

사실상 직업성질환에 대한 거의 모든 코호트 연구는 후향적 코호트 연구에 해당한다. 그러나 전향적 코호트 연구에서는 코호트의 구성원과 현재 노출 수준의 측정은 현재에 이루어지고, 코호트 연구는 미래까지 추적 관찰되어 노출되지 않은 작업자 또는 일반 인구와 비교될 수 있다. 또, 코호트 연구는 부분적으로 후향적으로 이루어진 후 미래까지 추적되는 전향적 코호트 연구도 존재한다. 더 복잡한 것은 노출이 과거에 중단된 적이 있고 현새까지 계속되거나 미래에도 지속될 수 있는 경우이다.

노출이 미래에도 지속되는 전향적 코호트에는 많은 문제점이 있다. 첫째, 노출의 건강 영향에 대해 우려할 만한 충분한 이유가 있는 경우, 지금 노출을 줄이는 것에 대한 예방 조치가 주장될 것이다. 둘째, 강력한 영향이 있음에도 불구하고 우려스러운 노출이 지속되는 수십 년의 관찰 기간 중 다양한 건강 영향을 찾아내기 위해서는 일정한 크기의 많은 작업장 코호트를 수 십 년 동안 관찰해야 한다. 단일 작업장의 크기가 작은 코호트에 대한 관찰은 아마도 관찰 기간이 훨씬 더 오래 걸릴 수 있다. 현재 수준의 노출이 유해할 것으로 의심되는 경우, 전향적 코호트 연구를 수행하는 것은 윤리적인 문제가 있다.

역학자의 역할은 통계 분석에만 국한될 수 없으며, 노출이 지속되는 경우 관심 물질의 독성, 노출 지속에 따른 연구 집단에 대한 예상 위험, 개입이 동반된 또는 동반되지 않는 관찰 연구에서의 윤리를 고려해야 한다. 직업역학연구 수행하는데 필수적인 요소는 코호트 구성원의 노출을 추정하는 것이다. 코호트에는 현재 공장 현장에서 일하고 있는지와 관계없이 사례(환자)와 생존자가 포함되어 있으므로 코호트 설계가 단면 연구 접근 방식보다 많이 선호된다. 실제로, 코호트 접근법은 일반적으로 이환율보다는 사망률에 초점을 둔 후향적 연구가 주로 이루어진다. 사망 증명서는 쉽게 구할 수 있지만, 특히 다른 원인으로 이미 사망한 사람 중에서 비치명적인 질병의 비율을 결정하기 위해 모든 코호트 구성원을 찾고, 질문하고, 조사하는 것은 매우 어렵다.

세 번째 접근 방법은 사례 조사 또는 환자대조군연구 설계이다(8장 참조). 여기서 전제 조건은 노출이 아닌 환자 사례로 연구를 시작하기 때문에 노출과 관련된 질병이 무엇인지 구체적으로 아는 것이다. 종종 환자대조군연구는 이전에 수행된 코호트연구에서 모든 사례를 선택하고 사례가 아닌 무작위 표본과 비교하여 수행할 수 있다(일명 코호트 내 접근 방식, nesting approach). 잠재적으로 바이어스가 있을 가능성이 있는 사례들보다 모든 사례를 찾아 연구하는 것은 코호트 설계에서 모든 코호트 구성원과 그들의 사망 및 질병 상태를 식별하는 것만큼 큰 노력이 필요할 수 있다. 그러나 이 방법을 사용하면 사례들과 나머지 표본에 대한 노출을 추정하면 되므로 상당한 시간을 절약할 수 있다. 그러나 이 접근 방식은 노출에 차이가 있어야 한다. 그렇지 않으면 사례와 대조군이 같은 수준으로 노출된다는 것을 알 수 있다.

현장조사자로서 여러분은 작업장에서의 노출이 잘 알려진 결과와 관련이 있는지 또는 특정 노출이 해로운 건강 영향과 관련이 있는지에 대한 구체적인 질문보다 작업장이 안전한지와 같은 보다 도전적인 개방형 질문을 받을 수 있다. 이 질문에 답하는 것은 간단한 일이 아니다. 지식이 풍부한 산업위생사는 일반적인 직업과 산업에 있어서 위험성을 가지고 있는 잠재적 노출 물질에 대한 목록을 제공할 수 있어야 한다. 그러나 잠재적 노출에 대한 철저한 평가를 위해서는 산업위생사의 현장방문이 필요하다. 예를 들어, 산업 공정 및 공정에 사용되는 공급원료 화학물질 또는 공정에서 새로운 화학 제품을 생성할 가능성을 평가해야 한다. 온도나 압력이 변하는 것과 같이 제조 공정에 변화가 발생하면 예상했던 것과 다른 물질이 생산되기 때문에 이러한 업무는 매우 복잡한 작업이 될 수 있다. 작업장에는 사용 중인 제품에 대해 OSHA에서 요구하는 물질안전보건자료(Material Safety Data Sheet, MSDS)가 갖추어져 있어야 한다. 이러한 상황에서 특히 여러분이 의사라면 여러분의 역할은 이러한 조사를 하도록 만든 건강과 관련된 문제가 있는지 확인하는 것이다. 통찰력 있는 산업위생사, 독성학자 또는 인체 공학자와 함께 일한다면 훈련받지 않은 눈에는 분명하지 않은 잠재적 위험들을 잘 발견할 수 있으므로 겸허해질 수 있다. 만약 여러분이 작업장이 건강한지를 평가하도록 요청받으면, 질문과 그 답변 과정에서 손상에 대한 안전 문제 또한 다루도록 해야 한다.

특정 물질에 대한 노출이 질병을 유발하는지에 관한 질문에 직면했을 때, 여러분의 주요 도전과제는 특정 작업장에서는 이 질문에 답할 수 있는 경우가 예외적이라는 점을 인식하는 것이다. 관찰연구에는 고려되어야 할 장단점이 있다. 일반적으로 코호트연구는 작업장 노출과 건강 결과의 연관성을 평가하는 데 있어 가장 강력한 유형의 관찰연구로 간주된다. 또한 위음성 결과를 피하기 위해서는 대규모 연구가 필요하다. 대규모 연구는 시간과 노력이 많이 든다. 노출 평가를 포함하여 역학연구를 시작하기에 적절한 상황이라 할지라도, 이른바 "분석을 통한 마비" 현상, 즉, 까다로운 다년간의 조사에 착수하는 것이 노출을 줄이기 위해 훨씬 더 빨리 취할 수 있는 실질적인 행동을 취하는 것을 무의식 중에 지연시키는 것은 아닌지 심사숙고해야 한다. 타당성 평가는 이용 가능한 데이터를 평가하고, 대규모 연구 착수의 유용성에 관한 결정을 내리기 위해 조사팀에서 수행할 수 있다.

중재에 대한 평가

사례 연구

많은 주에서는 증가한 혈중 납과 관련된 실험실 보고를 주 보건부에 제출하도록 요구함으로써 직업적 납 중독에 대한 감시를 시행한다. 각 주에서는 이러한 정보를 사용하는 방식이 다양하다. 일부 주에서는 데이터를 분석 및 배포하고, 다른 주에서는 상담을 제공하며, 일부 주에서는 상담을 수락하지 않는 회사를 OSHA에 위탁하여 OSHA에서 해당 작업장이 근로자 보호에 대한 관련 규정을 준수하는지에 대한 공식 조사를 수행할 수 있도록 한다.

미시간 주의 로센만(Rosenman)은 혈중 납 농도가 과도한 사업장의 주 보건 부서에서 OSHA에 의뢰한 효과를 평가하기 위해 역학 분석을 사용했다.[5] 비교 모집단은 혈중 납 농도가 과도하지 않은 납을 사용하는 회사로 구성되었다. OSHA의 검사 결과, 근로자의 혈중 납 농도가 과도하지 않은 회사보다 혈중 납 농도가 높은 회사에서 치료 가능한 문제가 더 많이 발견되어 의뢰 프로그램의 효과가 입증되었다.

현장역학은 감염병 조사뿐만 아니라 위 사례와 같은 중재 평가에도 적용될 수 있다. 직업성질환 및 손상 예방을 위해 사용되는 기법의 연속선상에 있는 것이다. 이것들은 예방의 체계적인 단계를 다루는 부분에서 이미 설명되어 있다. 여러분은 이러한 중재의 효과를 평가하도록 요청받을 수 있다. 예를 들어, 산업체에서는 안전띠 사용을 늘리기 위한 캠페인에 상당한 자원을 투자할 수 있다. 홍보를 통한 접근 방식이 실제로 안전띠 사용을 늘리는 데 효과적인지를 알아보는 것이 현명할 것이다. 역학적 접근은 교육 개입의 시작 전, 도중 및 이후에 안전띠 사용에 대한 감시프로그램을 수립하는 것에서부터 대기업의 다양한 공장에서 중재 대안을 도입하는 것에 관한 연구를 수행하는 것까지 다양하게 활용될 수 있다.

사례 연구

2001년 NIOSH는 제조 과정에서 여러 아민 화합물을 사용하는 라벨 인쇄 회사로부터 건강 위험 평가 요청을 받았다. 요청서에는 공장의 직원들이 간헐적으로 흐릿한 시야를 경험하고 있다고 명시되어 있었다. 과거에 사용되던 3차 아민에 대한 직업적 노출과 관련된 시각 변화가 다양한 작업장에서 보고되었지만, 공기 중 아민 화합물의 정확한 측정은 어려웠다. NIOSH 조사관에 의한 노출 평가 및 의학적 평가에 따르면, 직원들은 주로 3차 아민 디메틸이소프로판올아민(DMIPA) 노출과 관련된 업무에서 시력 문제를 가지는 것으로 나타났다. 이러한 건강 영향은 즉각적인 안전 위험을 제기했다.[6] NIOSH 조사관은 근로자의 아민 노출을 줄이기 위한 권고 사항을 제공했으며, 이후 회사는 제조 공정을 변경하고 결국 해당 아민의 사용을 중단했다. NIOSH 조사관의 추적 평가 결과, 디메틸이소프로판올아민(DMIPA)에 대한 노출이 현저히 감소하였고, 작업자들 사이에서 모든 시각적 증상이 해결되었다.[7]

직업 역학조사 수행 시 고려 사항

바이어스에 빠지지 않기

여러분이 유행의 본질을 연구할 때는 논리적으로 생각해야 한다. 작업장에서의 질병 유행은 직업적 원인일 수도 있고 아닐 수도 있다. 예를 들어, 위장 증상은 식당이나 지역 사회에서 제공되는 식품과 관련될 수 있다. 작업장은 더 큰 공동체의 문제를 관찰할 수 있는 창구일 수도 있다. 반면 직업성질환은 직장에만 국한되지 않을 수 있다. 예를 들어, 지역사회 거주자는 작업자의 옷이나 차량에 의해 집으로 옮겨지는 독소 또는 공장에서 배출되어 공기나 물을 통해 운반되는 독소에 의해 영향을 받을 수 있다.

암 이외의 결과를 고려

20세기 후반 직업성질환 역학의 관심사는 직업성 암과 호흡기계 질환의 두 가지 분야였다. 20세기 후반에는 신경독성, 생식기능 장애, 근골격계 질환에 관한 관심이 높아졌다. 이러한 관심사의 변화는 일반적으로 주요 질병 유행 및 역학조사로 촉발되었다. 미래의 방향은 다소 예측할 수 없지만, 사망률(예: 직업상 손상) 및 이환율(예: 피부염)에 대한 상당한 피해에도 불구하고 무시되어 온 몇 가지 오랜 문제가 포함될 것이다. 새로운 관심 분야는 의심할 여지없이 새로운 기술의 발달을 반영한 것이다. 즉, 비디오 단말기와 휴대 전화의 개인적인 사용, 생물학에서의 새로운 발전, 세포 내 단계의 위험 요인이나 병의 기전을 이해할 기회를 제공하는 유전체학, 직업 스트레스와 피로와 같은 사회적, 심리적 요인에 관한 관심이 새롭게 주목받을 것이다.

수명감소가능연수(Years of Potential Life Lost, YPLL)에 관한 문제

YPLL은 잠재적인 생명 손실연수를 말한다. 간단히 말해서, 임의의 기대 수명인 85세가 아닌 75세에 사망하면 10년의 생존기간(또는 비용)이 손실된다. 25세에 사망하면 60년의 삶이 손실된다. 불행히도 직업 역학자들은 공중보건 영향의 척도로서 상대적 위험에 대부분 관심을 집중해왔다. 예를 들어, 어떤 질병이나 손상으로 인한 1명의 사례가 예상되었는데, 4건의 사례가 발생하면 상대 위험도는 4이다. 그러나 75세에 질병 A로 4명이 사망하면 총 40 YPLL이 발생하고 25세에 질병 B로 4명이 사망하면 총 240 YPLL이 발생한다. 일반적으로 노년기에 발생하는 직업 관련 암과 젊은 나이에서 발생하는 직업성 손상은 같은 초과 상대 위험을 가질 수 있지만, 인명 손실 측면에서는 크게 다를 수 있다. 이에 따른 결과로, 일반적인 질병으로 인한 사망과 희귀 질병으로 인한 사망이 있는 경우, 모든 사망이 같은 나이에서 발생하고 두 집단의 상대 위험도가 같다면 희귀 질환보다 일반적인 질병으로 인한 YPLL이 훨씬 더 많다. **노출의 정량화.** 독성학에는 '용량이 독을 만든다'라는 말이 있는데, 이는 용량이 클수록 독성이 강해진다는 의미이다. 용량과 효과 사이의 관계를 정량화하는 것은 현대의 정량적 역학 및 위험 평가에 필수적이다. 더 높은 용량에서 더 큰 부정적인 결과를 입증하는 것은 인과 관계에 대한 증거의 무게를 더한다. 따라서 연구를 설계할 때 가장 많이 노출된 작업자로 코호트를 논리적으로 제한할 수 있다. 이것은 노출과 관련된 근로자들 사이에서 부정적인 결과를 발견할 확률을 높이고 더 적은 수의 사람을 연구할 수 있게 함으로써 연구의 효율성을 높일 수 있다. 이 제한의 단점은 작업자 코호트에 대한 비교 그룹이 작업자 모집단의 외부에 있으므로 용량 관련 효과를 보여 줄 가능성이 제한된다는 것이다. 작업장 외부에서 비교 모집단을 사용할 때의 두 번째 문제는 건강근로자 효과(healthy worker effect)이다. 근로자에 관한 연구에서, 근로자는 보통 일반인, 특히 심혈관질환에 대해 일반인보다 건강한 것으로 나타났다. 이러한 건강근로자 효과는 아마도 근로자가 직업을 얻기 위해 거쳐야 하는 선발 과정과 고용의 사회적, 경제적 혜택에서 비롯된 것이다.

근속 연수는 노출의 대략적인 척도이다. 더욱 정교한 측정에는 직무에 대한 지식을 바탕으로 한 노출 확률 추정치가 포함된다. 훨씬 더 정교한 측정치에는 시간이 지남에 따라 이루어진 환경 측정의 통합이 포함될 수 있다. 따라서 작업자는 노출 일수 수준으로 특징지어질 수 있으며, 이는 다시 백만 노출 일수당 얼마로 표현될 수 있다. 더욱 정교한 측정은 총 노출량과 노출 비율을 넘어서는 수준으로 제공할 수 있다. 직업 역학연구에서 점점 더 정교한 노출 측정을 사용하면 실제 용량-반응 관계에 대한 더 정확한 관점을 제공하게 된다. 그러나 이러한 용량 측정의 비용은 상당히 클 수 있다. 따라서 여러분은 코호트 분석에서 고용 연수와 같은 상당히 대략적인 용량 측정을 사용하여 비용을 절약한 다음에, 코호트내 환자대조군연구(위 참조)를 수행하여, 환자와 대조군에서의 노출을 설명하는데 가능한 가장 정교한 측정을 사용한 연구를 할 수 있다.

정보의 출처

조사를 시작할 때, 여러분은 두 가지 유형의 정보를 활용할 수 있다.

(1) 작업장에 대하여 특화된 정보, (2) 조사의 동기가 된 산업, 직업, 노출 또는 질병에 대한 보다 일반적인 지식. OSHA의 관할 아래 있는 모든 작업장은 “OSHA 300 업무 관련 손상 및 질병 기록”이라고 불리는 일지를 보관하고 있다. 특정 작업장에서 발생한 응급처치 이상의 손상 및 질병 사례는 일지에 기록되어야 하며, 이는 5년 동안 보관되어야 하고 작업장에서 볼 수 있다. 이 출처는 일반적으로 질병이나 사례의 완전한 목록이 아니지만 유용한 출발점이 된다. 이 명단은 작업장에서의 손상이나 질병 경험에 대한 통계 분석이 아니고, 사건들을 나열한 목록이다. 노동부의 노동 통계국은 OSHA 300일지에 대한 전국 표본을 수집하고 이로부터 산업별 질병과 부상에 대한 통계 분석인 연간 조사 결과를 제공한다. 이 정보는 특정 산업의 경험과 모든 산업의 일반적인 경험을 비교하는 데 도움이 되며, 특정 작업장에 대한 비교 사안으로 활용될 수 있다. 작업장에 대한 다른 정보 출처는 물질안전보건자료(MSDS)로, 공장 현장에서 사용되는 모든 상용 제품에 대해 작업장 사무실에서 정보가 이용 가능해야 한다.

다른 유형의 지식은 더 일반적이다. 수많은 출처와 텍스트가 있으며, 다음 자료가 출발점이 된다.

산업 공정에 관한 서적들

Burgess, William. *Recognition of health hazards in industry. A review of materials and processes*. John Wiley and Sons. New York. 1995, 2nd Edition. ISBN 0-471-

06339-8.

DiNardi, Salvatore R. Editor. *The occupational environment: evaluation, control and management*. American Industrial Hygiene Association, Fairfax, Virginia, 2003, 2nd Edition. ISBN 0-932627-82-X.

Cralley Lester V., Cralley Lewis J. Industrial hygiene aspects of plant operations. Volume 1 Process Flows; Volume 2 Unit operations and product fabrication. Macmillan Publishing Co. New York, 1982. ISBN 0-02-949350-1.

NIOSH로부터의 도움

미국 질병통제예방센터(Centers for Disease and Prevention, CDC) 및 NIOSH로부터의 지원은 CDC 및 NIOSH 기술 정보 서비스에 대한 접근을 제공하는 무료 전화를 통해 접근할 수 있다.

NIOSH 웹사이트(http://www.cdc.gov/niosh/homepage.html)는 화학물질 및 독성에 대한 정보에 대한 훌륭한 포털을 제공한다.

동료로부터의 도움

직업 및 환경 의학 목록은 전문가를 위한 활기찬 일일 포럼을 제공한다. 참가자는 60개국의 임상의, 공중보건 전문가, 위생 및 안전 전문가 등이다. 회원들은 광범위한 주제에 대해 전문가 동료들에게 정보와 기술적 전문 지식을 제공할 준비가 되어있고 능력이 있어 보인다. 이와 관련된 웹사이트: http://occhealthnews.com.

결 론

직장에서의 현장조사는 다른 모든 역학연구에서의 노력과 마찬가지로 논리적으로 문제를 해결하는 분야에서 현명하게 사용되고 있는 기본적인 방법론을 공유한다. 작업장 조사를 성공적으로 수행하기 위해서 역학에 대한 전문적인 능력만 있으면 된다고 결론짓고 싶지만, 그것은 순진한 생각이다. 약간의 의학적 수련과 최소한의 학문적인 역학 교육만으로는 조사자가 화학 독성, 독성 메커니즘, 산업 공정과 공정의 실패, 개인 보호 장비와 그것의 부재, 복잡한 사회 및 정치 조직에 대해 충분히 이해하기에는 부족하다. 최소한 직업 분야에서 일하려면 산업위생사와 팀을 구성해야 한다. 작업장의 사회적, 경제적 복잡성을 해석하기 위한

표 19-1. 직업성질환 및 손상에 대한 선별된 현장조사

설명 / 문제	방법	참고문헌
전자레인지 팝콘 생산 공장에서 일하는 전직 노동자 8명이 심각한 폐질환을 앓고 있는 것으로 알려졌다. 연구에 따르면 휘발성 버터 향이 나는 성분을 흡입하여 직업성 폐쇄성 세기관지염을 앓았을 가능성이 있다.	3차 국민건강영양조사 데이터와 비교한 공장 근로자에 대한 단면 조사	Kreiss, K., Gomaa, A., Kullman, G., et al. (2002). Clinical bronchiolitis obliterans in workers at a microwave-popcorn plant. *N Engl J Med* 347(5), 330-8.
사스(SARS)의 공기 전파의 역할은 명확하지 않다. 이 연구는 사스(SARS) 환자에 의한 바이러스 에어로졸 생성에 관한 첫 번째 실험적 확인을 제공하며, 공기 중 비말 전파 가능성을 나타낸다.	사스(SARS) 환자를 돌보았던 병원 단위의 노출 평가	Booth, T.F., et al. (2005). Detection of airborne severe acute respiratory syndrome (SARS) coronavirus and environmental contamination in SARS outbreak units. *J Inf Dis* 191 (9), 1472-7.
의료 종사자는 환자 이송 및 취급 업무로 인해 자주 부상을 입는다. 이 연구는 환자 이송 장치의 시행이 장기 및 급성 치료 환경에서 간호 인력의 직업성 근골격 부상을 줄이는 데 효과적일 수 있음을 발견했다.	4개 병원과 5개 장기 요양 시설에서 진행되는 중재 전후 연구	Evanoff, B., Wolf, L., Aton, E., et al. (2003). Reduction in injury rates in nursing personnel through introduction of mechanical lifts in the workplace. *Am J Ind Med* 44, 451-7.
이산화규소(실리카)는 전 세계적으로 가장 흔한 직업적 노출 중 하나이다. 이 연구 결과는 직업 환경에서 흡입된 이산화규소(실리카)를 발암 물질로 분류하기로 한 국제 암 연구 기관의 결정을 뒷받침한다.	폐암을 조사하기 위한 통합 코호트 연구(65,980명의 근로자 포함)	Steenland, K. et al. (2001). Pooled exposure-response analyses and risk assessment for lung cancer in 10 cohorts of silica-exposed workers: an IARC multicentre study. Cancer Causes and Control 12 (9), 773-84.
벽돌공과 공예가는 여러 폐 발암 물질을 포함한 다양한 물질에 직업적으로 노출될 수 있다. 이 연구는 다수의 암과 다른 호흡기 질환을 예방하기 위한 중재 활동의 필요성을 시사한다.	조합원의 사망 양상을 평가하기 위해 근본적인 사망원인에 따른 비례 사망률 분석	Salg, J., Alterman, T. (2005). A proportionate mortality study of bricklayers and allied craftworkers. *J Ind Med* 47(1), 10-9.
예방을 위해서는 사스(SARS) 감염의 위험요인에 대한 정보가 필요하다. 이 연구는 삽관과 관련된 활동이 사스(SARS) 위험을 증가시키고 마스크(특히 N95 마스크)의 사용이 보호적이라는 것을 발견했다.	토론토 병원의 2개 중환자실에서 근무한 간호사를 대상으로 사스(SARS)의 위험요인을 결정하기 위해 수행된 후향적 코호트 연구	Loeb, M., McGeer, A., Henry, B., et al. (2006). SARS among critical care nurses, Toronto. Emerg Infect Dis [serial online] 2004 Jul. Available from: http://www.cdc.gov/ncidod/EID/vol10no2/03-0838.htm

전문적 지식을 찾는 것은 더 어렵다. 노동계과 산업계의 이해관계 사이에서 중립을 유지하라는 조언은 피해야 한다. 그보다는 오히려 여러분은 예방이라는 목표에 전념해야 한다. 그렇게 함으로써 여러분은 노동계와 산업계 모두에게서 협력을 얻게 될 것이고 아마도 역학조사도 효과적으로 수행할 수 있을 것이다. 최근 몇 가지 현장역학조사가 표 19-1에 요약되어 있다.

참고문헌

1. Rutstein, D., Mullan, R., Frazier, T., et al. (1983). The sentinel health event (occupational): a framework for occupational health surveillance and education, *J Am Public Health Assoc* 73, 1054-62.
2. Halperin, W.E. (1996). The role of surveillance in the hierarchy of prevention. Am J Ind Med 29, 321-3.3. Ward, E., Carpenter, A., Markowitz, S., et al. (1991). Excess bladder cancer in workers exposed to ortho-toluidine and aniline. *J Nat Cancer Inst* 83, 501-6.
4. Fingerhut, M., Halperin, W., Marlow, D., et al. (1991). Mortality among U.S. workers employed in the production of chemicals contaminated with 2,3,7,8-tetrachlorodibenzo-p-dioxin (TCDD). *N Engl J Med* 324, 212-8.
5. Rosenman, K. (2000). Evaluation of the effectiveness of following up laboratory reports of elevated blood leads in adults. In press. *American Journal of Industrial Hygiene.*
6. Page, E.H., Cook, C.K., Hater, M.A., et al. (2003). Visual and ocular changes associated with exposure to two tertiary amines. *Occup Environ Med* 60, 69-75.
7. NIOSH. (2003). Health Hazard Evaluation Report 2002-0379-2901 Superior Label Systems, Mason, Ohio. Available at: http://www.cdc.gov/niosh/hhe/reports/pdfs/2002- 0379-2901.pdf
8. Burgess, William (1995). *Recognition of Health Hazards in Industry. A Review of Materials and Processes*, John Wiley and Sons, New York, 2nd ed. ISBN 0-471- 06339-8.
9. DiNardi, Salvatore R. (ed.) (2003). *The Occupational Environment: Evaluation Control and Management.* American Industrial Hygiene Association, Fairfax, Virginia, 2nd ed. ISBN 0-932627-82-X.
10. Cralley, Lester V., Cralley, Lewis J. (1982). Industrial Hygiene Aspects of Plant Operations. Volume 1, Process Flows; Volume 2, Unit Operations and Product Fabrication. Macmillan, New York. ISBN 0-02-949350-1.

제20장

주와 지방 보건당국 관점에서의 현장조사

Jeffrey P. Davis
Guthrie S. Brikhead
역자; 류소연

질병감시 및 감염병 역학조사는 주 및 지방정부의 공중보건 사업의 기반을 이루는 것인데, 이들은 사실상 언제 어디서나 일어날 수 있다. 미국에서 이러한 활동은 주로 주나 지방 보건당국이 수행하고 있어 양적, 질적인 면에서 연방정부의 활동을 압도한다. 예를 들어, 뉴욕주에서는 일정 수준 이상의 현장조사가 필요한 사건이 해마다 수백 건이 발생하고 있는데, 현장조사는 주로 지방 보건당국에서 수행한다. 현장조사는 비교적 평범하고 일상적인 것뿐만 아니라 매우 강력하고 강제성을 띠는 조사에 이르기까지 다양한 수준의 조사가 있다. 새로운 질병이나 전파경로가 지방 수준에서 시작되는 조사에서 발견되는 경우도 적지 않다. 첫 신고 전화가 왔을 때 그것이 얼마나 크고 중요한 조사로 이어질지는 누구도 알 수 없다.

성공적으로 지역수준 현장역학조사 활동을 수행하기 위해서는 동료와 함께 열심히 일하고 네트워킹하고, 관할 지역과 과학적 학문 분야 사이를 가로질러 적절하게 생각과 정보를 소통하는 것이 필요하다. 역학자는 일상적인 조사 및 관련 활동의 수행에 대한 새로운 통찰력을 제공할 수 있는 중요한 요인에 대해 이해해야 한다. 다음에 기술할 틀은 이 분야의 조사와 주와 지방의 감시체계에 관한 문제에 대한 논의를 위한 것인데, 이 분야에 대한 통찰력을 제공하고, 2000년대 초반을 기준으로 이러한 활동을 수행하는 현실에 집중하는데 도움이 될 것이다. 이해를 돕기 위해 주 및 지방 현장역학자와 관련 기관이 수행한 많은 중요한 현장조사 중 몇 가지 사례를 들었다. 이 장에서는 주와 연방이란 용어를 사용하지만, 지방과 국가로도 혼용할 수 있다. 여기서 논의된 많은 사항들은 미국뿐만 아니라 다른 국가나 지역에도 적용할 수 있을 것으로 기대한다.

현장역학 틀

법령, 규정 및 조례

미국은 헌법 상 연방정부는 건강 보호권을 규정하고 있지 않아 주정부의 관할 하에 있다. 이에 따라 주정부는 공중보건 문제와 관련하여 실질적인 권리와 의무를 가지고 있다. 각 주와 일부 도시는 시민의 건강을 보호하는 데 대한 책임을 주 또는 지방 정부에 부과하는 공중보건 법과 규정이 있다[1](14장 참조).

주정부 및 지방 정부의 법령, 규정, 보건법과 조례에서는 공중보건 정책 수행과 관련한 주요 요인인 책임, 권위, 권한, 권한의 남용을 피하기 위해 필요하고 정당한 것과 공중보건 활동의 균형(좋은 자료가 필요한 이유)과 관련된 모든 사람의 협조를 유지하기 위한 수요 등을 규정하고 있다.

법과 규정은 주와 지방 보건당국이 건강과 관련된 자료를 수집하고, 건강문제나 질병 발생을 조사하고, 건강을 보호하기 위한 활동을 할 수 있는 특별한 권한을 부여한다. 이러한 권한은 경우에 따라 보건부서에 개인 식별 정보가 포함된 질병 보고를 수집할 수 있는 기능과 같이 개인 정보 보호에 대한 개인의 권리를 뛰어넘을 수 있는 특별한 권한을 부여하기도 한다. 또한 이들 법과 규정에 의하면 보건당국이 질병의 근원이 될 수 있는 사업장(예: 식당)을 검역하거나 폐쇄 또는 제한할 수 있는 권한을 제공하여 개인의 자유를 축소할 수도 있다.

이러한 법과 규정이 부여한 권한을 가지고 업무를 수행함에 있어서, 기밀을 존중하고 보호해야 하며 그렇지 않으면 공중보건 활동이 성공하는데 필수적인 의료인과 대중의 협력을 잃을 위험이 있다. 예를 들어, 미네소타 보건당국은 오래 전부터 전화 면접 동안에 협력은 자발적이며, 정보가 식별할 수 있는 형태로는 공개되지 않을 것이라는 설명문을 응답대상자에게 주의깊게 읽어주도록 하고 있다.

주나 지방 수준에서 시행하는 현장조사의 일차적인 목적은 방역활동을 가동하고 촉진하는 것임을 잊어서는 안된다. 연구는 단지 부차적인 목적일 뿐이다. 그럼에도 불구하고 자신에 대한 정보 제공에 대한 개인의 동의는 중요한 원칙이다. 기초현장조사에서는 설문지에 자발적으로 응답하더라도 동의서는 필요하지 않을 수 있다. 그러나 조사가 연구의 경계를 넘어 공식적인 동의가 필요한 중요한 지점에 도달할 수 있다. 이런 경우 연구윤리검토위원회의 승인이 필요하다.

요컨대, 정보를 수집하고 조사를 수행하는 법적 틀을 항상 명확하게 이해해야 한다. 또한 조사 결과가 법적 조치를 취하는 데 사용될 수 있으므로, 데이터를 올바르게 수집, 분석 및 해석하는 것이 중요하다.

재정적, 인적 하부구조

실제 현장조사의 범위는 지방 보건부서의 규모, 담당 인구, 자금조달 기회 및 자원을 찾는 직원의 열의 등에 의해 달라진다. 미국과 같은 부유한 나라도 많은 지방 및 주의 보건부서가 만성적인 자원부족(자금, 인력과 기술)으로 시달리고 있다. 많은 지방 상황에서 현장조사원은 특별한 훈련을 받지 않은 공중보건 간호사, 보건직 공무원이나 대학 졸업자로, 종종 다른 일을 하는 정규직이다. 더욱이 일반적으로 주와 지방 수준에서 인력의 상당한 이직이 있으며, 상대적으로 낮은 공공 분야의 임금 규모로 인해 전문직 직원(예: 정보 시스템 전문가)을 모집하기가 어렵다. 이러한 상황 때문에 현장조사원에 대한 지속적인 훈련이 필요하다. 현재 미국 질병통제예방센터(Centers for Disease Control and Prevention, CDC)의 역학조사관, 전직 역학조사관, 예방의학 전공의와 보건학 석사 또는 이에 상응하는 교육을 받은 사람이 주나 지방 수준에서 역학 인력을 유지하고 강화하기 위한 핵심 인력이다.

주의 경우 대부분, 지방 수준에서도 많은 현장조사는 연방 예산으로 자금지원을 받는다.[2] 그래서 주나 지방 기관은 재정을 이용할 수 있을 때 확보하기 위해 뛰어들 수 있어야 한다. 최근 몇 년 동안에 신종감염병, 생물테러 및 공중보건 대비에 중점을 둔 범주형 연방기금은 많은 주와 지방 보건당국이 조사 능력을 향상시키는데 꼭 필요한 지원을 제공하였다. 그러므로 현장역학자는 발생한 질병의 유행이나 다른 사건을 통하여 주와 지방 수준에서 적절한 하부구조에 자금 지원의 필요성을 기시화할 필요가 있다. 잘 알려진 예로 1999년 웨스트나일 바이러스(West Nile virus) 출현 이후 감시체계와 매개체 방역을 위해 주와 지방 보건당국에 연방, 주와 지방 정부가 재정을 제공한 것을 들 수 있다.

협업의 효과

주와 지방 수준에서 성공적인 현장조사를 수행하기 위해 팀의 노력은 중요하다. 팀의 구성원으로는 일반적으로 역학자, 실험실 작업자, 위생 엔지니어, 환경 전문가, 정보체계 전문가, 통계학자, 매체 관련 직원, 변호사나 법적 자문가 등이며 조사 중인 문제의 종류에 따라 추가적인 지원 인력 등을 포함한다. 대규모 또는 잠재적으로 중요한 발생인 경우 팀 구성원으로 주와 지방 보건 관할 지역의 대표자를 포함할 수 있으며, 천연자원, 환경, 보존이나 농업 등과 같은 다른 주나 지방 정부기관과 필요에 따라서는 경찰이나 연방수사국(FBI)도 포함될 수 있다.

팀의 구성원으로 일하고 역학적 자료의 장점과 단점을 설명하기 위해 상대방과 소통하는 것에 편안해져야 한다. 이는 종종 팀에서 다른 분야의 전문용어를 배우고, 관련된 역학 원리를 가르치는 것을 포함한다.

네트워킹과 정보 공유

지방 수준에서 네트워킹은 팀워크에 대한 필요성에서 비롯된다. 또한 많은 공중보건 문제가 관할 지역 경계를 가로지르기 때문에 시, 카운티, 지방과 주 경계를 가로지르는 좋은 소통이 필요하다. 역사적으로 주 보건담당국은 주 안에서 책임이 있고 CDC와 다른 연방기관(식약처, 농업국, 환경보호기관 등)은 국가 수준에서 책임이 있다. CDC는 주 역학자의 초청으로 주 또는 지방 정부의 조사에 직접적으로 관여할 수 있으며, 종종 직접 조사에 관여하지는 않고 기술적이고 실험실적 지원을 제공하기도 한다. 복잡한 네트워크, 관련 정보 출처의 증가와 현장조사에서 쉽게 이용할 수 있는 템플릿(예: 표준화된 설문지) 때문에, 정보를 공유하고 조직하는 도구-특히 인터넷과 관련되는 네트워킹 과정을 강화시키는데 필수적이다. 이들 도구에는 발생 조사를 위한 Epi Info[3] 컴퓨터 프로그램(최신 버전: Epi Info™ version 3.3.2, 출시일: 2005년 2월 9일)과 현재 진행중인 발생 조사에 관한 소통을 개선하기 위해 CDC에 의해 개발된 Epi-X[4] 시스템이 있다(7장 참조). *Promed*와 같은 전자메일 목록 서비스는 새로 대두되는 공중보건 위협에 대해 중요한 정보를 소통할 수 있는 포럼을 제공한다.

정보 전달과 기술 발전의 속도

보건의료체계

민간과 공공 영역에서 포괄의료제공체계(managed care)의 출현과 같은 보건의료체계의 경제적 추세와 압력으로 인하여 주와 지방 현장역학자가 데이터베이스와 정보를 찾고, 이해하고, 사용해야 할 수요가 생겼다. 더욱이 컴퓨터, 자료 전달과 자료 저장 기술이 발달함에 따라 표준 소프트웨어 분석 패키지와 더불어 주와 지방 역학자가 대용량 데이터베이스(예: 병원 퇴원자료)를 사용하는 경우가 크게 늘어났다. 이러한 데이테베이스 사용의 예 중 하나가 다양한 질병의 감시체계를 평가하는 것이다. 예를 들어 뉴욕주의 경우 기존 질병 보고와 전산화된 병원 퇴원 기록을 비교하는 것으로 수막알균 질환 신고의 완결성을 평가할 수 있었다. 병원 기록을 확인하여 수막알균 질환 진단을 확인하고, 한 해 동안의 감시체계 기록과 맞춰보기 위하여 검토하였다.[5] 같은 질환의 발생 보고를 다른 독립적인 자료 체계와 비교하는 방법(Chadra-Sekar-Deming, 또는 캡쳐-리캡쳐 방법)을 이용하여, 뉴욕주의 수막알균 질환의 감시체계 보고 완결성이 93%임을 확인하였다.

그러나 대규모 전자 데이터베이스를 사용하는 데는 단점이 있다. 예를 들어 코딩문제는 자료를 수집하는 목적이 무엇이냐에 따라 자료활용에 큰 걸림돌이 될 수 있다. 다른 출처에서 생성된 자료를 합치고 통합하는 것은 어려운 일로 상호 호완이 가능한 데이터베이스 설계와 훈련된 직원이 필요하나, 주 또는 지방 수준에서는 적절한 인력을 구할 수 없는 경우도 있다. 현장역학조사를 위한 전자 자료 활용의 잠재적인 가능성과 단점은 이 장 후반부에서 사례로 설명할 것이다.

다른 자료원과 기술

표준화된 현장조사 도구는 현장작업에서 매우 유용하다. 많은 주와 큰 지방 정부의 보건담당 부서는 현장설문지 표준 포맷을 개발하였다. 우수한 사례는 Epi Info[3] 패키지에서 찾을 수 있으며, 포괄적이고 사용자 친화적인 미네소타 표준 식품매개질환 노출 조사지도 많이 이용되고 있는데, 현장에서 쉽게 용도에 맞게 수정할 수 있다. 식품매개질환 지침[6]의 표준 설문지를 이용할 수도 있다.

최근에 발생한 건강문제를 해결하는데 있어 이용가능한 자원에 대해 잘 알고 있어야 한다. 많은 주와 지방 정부의 보건담당 부서는 주간, 격주 혹은 월간으로 중요한 지방의 건강문제의 기술을 포함하는 보고서를 배포하고 있다. CDC는 *Morbidity and Mortality Weekly Report (MMWR)*와 *MMWR Recommendations and Reports*를 통해 최근 발생하는 문제, 추세변동과 많은 건강문제에 관한 예방과 통제와 관련된 권고 등 지방에서 국제 관할 구역까지 다양한 건강과 관련된 정보를 발행하고 있다. MMWR은 http://www.cdc.gov/mmwr 에서 확인할 수 있다. CDC에서 발행하는 저널 *Emerging Infectious Disease*는 http://www.cdc.gov/eid를 통해 볼 수 있으며, 전세계적으로 출현하는 감염병에 대해 최신 조사 내용을 보고자 원하는 현장역학자에게 유용한 온라인 논문을 게재하고 있다. *Promed*는 신종 감염병 영역에서 정보의 교환이나 질문 제기를 위한 전자메일 목록 서비스이다. *Epidemiology Monitor Newsletter*는 가용한 소프트웨어, 구직, 기타 관심사에 대한 정보를 접할 수 있는 좋은 출처 중 하나이다.

주나 지방 정부의 공중보건 실험실도 자료 출처이자 중요한 파트너이다. PFGE (pulsed-field gel electrophoresis)와 유전자 염기서열분석(gene sequencing)과 같은 DNA기반 기술의 빠른 발전과 자료를 전자적으로 공유할 수 있는 네트워크(PulseNet, FoodNet, OutbreakNet)의 출현은 주정부의 보건담당 부서에 최근에 확인된 감염병에 대한 예방과 통제, 새로운 기술을 접하고, 질병관련 정보를 소통할 수 있는 많은 개선된 기회를 제공하였다. 부수적으로 이러한 발전은 현장조사와 감시체계에 의해 확인된 결과에 대해 보건당국이 즉각적이고 적절한 반응할 수 있도록 한다.

정치: 지방, 주, 연방

공중보건에 대한 책임을 맡고 있는 당국은 의사결정권을 가진 정치적 책임자에게 보고하기 때문에 정치는 특히 주나 지방정부 수준을 포함하여 어디에나 존재한다. 그럼에도 불구하고 엄격한 현장조사를 통해 생성된 객관적인 자료와 정보는 필요에 따라 정치적으로 민감한 상황에서도 의사 결정권자를 교육하고 설득하는데 사용될 수 있다.

현장역학자에 대해 일반적으로 흔히 있는 정치적 이슈의 예는 대도시와 주 보건부서 사이의 영역 문제가 있는데, 이는 두 보건기관이 감염병 발생이나 다른 건강 관련 사건을 조사하기 위해 상당한 자원을 투입해야 할 필요가 있거나 적절한 시기의 정보 공유가 중요할 경우 심화될 수 있다. 일반적으로 정치적 고려는 참여하는 기관의 수와 정부 수준이 증가할수록 커진다.

당연히 주와 지방 정부의 보건공무원은 연방 기관의 역할에 대해 다양한 견해를 가지고 있지만, 시민의 건강상의 이득을 위해서는 긍정적인 파트너십을 생성하기 위한 노력이 필요하다. 연방 자원이 필요할 때 현장역학자는 "우리는 어느 누구로부터의 도움도 필요하지 않다." 고 주장하는 주 또는 지방 정부의 정책 입안자들이 가하는 압력과 맞서야 할 수도 있다. 협력에 대한 좋은 기록이 있고, 그런 지원으로부터 혜택을 받았을 때, 칭찬을 하지 않더라도 그런 지원의 미덕을 신중하게 강조하는 것은 중요하다. 반대로 자원이 제한적일 때 역학자에 대한 압력은 다음의 결과로 이어질 수 있다: "왜 할 수 없습니까? 그걸 위해서 주정부는 당신을 고용하는 것입니다." 연방에서 파견된 역학자의 지원과 같은 형태의 연방지원은 주 또는 지방 정부의 현장역학자가 지속적으로 참여하고 개입할 때 가장 잘 작동된다.

협업이 필요할 때마다 자료의 소유, 저자 권리, 책임, 의무와 다른 비교할 만한 문제 등을 포함한 잠재적인 문제가 있다. 나중의 우려 사항을 제거하고, 궁극적으로 조사 수행을 향상시킬 수 있는 역할을 명확하게 하기 위해 이러한 문제들에 대해 조사나 협업을 시작하는 초기에 반드시 논의해야 한다.

언론

언론과 협조적으로 작업하는 것은 주와 지방 정부 수준에서 가치 있고 중요한 일이다. 주안에서 언론의 유형과 시장은 관할 구역만큼이나 다양하다. 그럼에도 불구하고 언론은 종종 성공적으로 조사하고 관리 조치를 실행할 수 있도록 도울 수 있는 중요한 공중보건 메시지를 전달하는 수단이 된다. 메시지는 필요한 행동을 지시하거나("증상이 있는 사람은 이 번호로 전화하세요." 또는 "예방접종을 받으려면 이런저런 시간에 그 장소로 가시오."), 지식을 전달하는 형태일 수 있다. 또한 언론은 조사 동안 필요한 공적인 정보를 전달할 수도 있다. 긴급

조사가 진행되는 동안 언론은 조사팀에 더 많은 접촉을 요구한다. 이 경우 언론이 팀에서 지정한 대변인과 접촉할 수 있도록 매일 특정 시간에 브리핑을 하는 것이 유용하다. 간단히 말해서 언론에 정보를 지속적으로 제공하는 것이 필요하다. 가장 명확한 메시지 전달을 보장하기 위해서는 언론과 인내심을 가지고 작업하는 것이 중요하다(13장 참조).

주와 지방 정부의 감시체계와 관련된 문제

모든 수준의 정부조직에서 현장역학자에게 중요한 활동인 공중보건감시는 공중보건 기능의 핵심이며, 이는 미국의학한림원이 1988년 공중보건의 미래(*The Future of Public Health*)[7]에서 정의한 바 있다. 역사적으로 미국에서 감시체계 구축을 위한 노력은 1700년대 후반과 1800년대 초기에 시작되었고, 1800년대 후반과 1900년대 초반 더 체계적이고 보편적인 면모를 갖추었다. 이 결과로 검역과 같은 공중보건 조치가 적용될 수 있는 특정 질병에 대한 조사와 보고시 필수적으로 포함되어야 할 사항을 규정하였다(예: 천연두, 콜레라). 감시체계와 방역활동 사이의 유기적인 연결은 현재 주와 지방 정부가 수행하는 공중보건 활동의 중요한 특징이다.

감시를 수행하고 질병 발생보고를 요구하는 권한은 주 법과 규정에 명시되어 있다. 일부 대도시들도 감시활동을 의무화한 보건위원회에서 공포한 조례를 가지고 있다. 이상적으로는 이 법과 규정이 동일하여야 감시의 목적이 명확해 진다. 주와 지방 법은 질병 위협을 관리하고 감시자료의 보안을 강화하기 위한 특정 활동을 허용한다. 감시자료의 기밀이 적절하게 보호되는 것을 보장하도록 주정부를 지원하기 위해 감시자료의 개인 정보 보호에 관한 주법 모델이 개발되었다.[8] 때때로 주 또는 지방 정부 보건부서에서 수행하거나 그 권한 하에 수행되는 연구 관련 활동과 공중보건 사업 간 구분이 이루어져야 한다. 법률 전문가는 미국 주 역학자 위원회 내 자문 위원회와 협력하여 공중보건 종사자를 위해 이러한 문제를 설명하는 실용적인 보고서를 준비했다.[9] 일반적인 오해는 질병이나 건강문제를 보고해야 하는 목록에 올리면 자동으로 감시체계 하에 있게 된다고 생각하는 것이다. 3장에서 정의한 것처럼 진정한 공중보건 감시는 의료 제공자의 신고가 필요하기 때문에 단순하게 운영되지 않는다. 감시체계를 세우고, 직원과 신고자를 훈련하고, 시의적절하게 자료를 분석 및 배포할 수 있으며, 적절한 조치를 취할 수 있는 이용가능한 자원이 있어야 한다. 적재 적소에 각 단계가 이루어지지 않으면 새로운 보고체계는 실패하게 될 것이다.

의사와 다른 의료인들은 역사적으로 질병 신고에 그리 적극적이지 않았다. 여러 주에 걸친 연구결과, 의사의 진료실에서 신고된 감염병 발생 신고율(6–10% 정도)은 임상 실험실에서 이루어진 감염병의 신고율(71–77%) 보다 낮았다.[10,11] 신고에 대한 지식 부족과 동기부여 부족 또는 신고할 시간이 부족한 것 등이 의사에 의해서 질병 신고가 이루어지지 않은 주요 원인이다.[12,13] 어떤 연구에서는 의사의 신고를 개선하기 위한 방법을 연구하였다. 신고를 권유하기 위한 정기적인 전화 걸기와 같은 능동감시가 결과적으로는 신고율을 높였으나, 이런 접근 방법은 비용이 많이 들고, 계속적이지 않으면 지속효과가 없을 수 있다.[10] 이러한 이유로 감시체계는 실험실, 병원과 포괄의료제공체계 등 가능한 모든 곳에서 전자기록 이용을 시도해야 한다. 그러나, 특히 실험실 검사로는 진단되지 않거나 입원이 필요하지 않은 상태에 대해 의사가 신고하는 전통적인 방식을 포기해서는 안된다. 실험실과 의무기록 자료로 신고하는 새로운 체계는 의사 개인이 신고하는 기존체계를 보완하는 것으로 활용해야 하며 대체해서는 안된다.

감시자료의 비밀을 유지하는 것은 특히 중요하다. 신고는 의무사항이긴 하지만, 감시와 이어지는 질병관리는 신고하는 사람과 대중이 협조할 때 가장 잘 작동된다. 비밀유지의무 위반은 의료진과 공중보건부서 사이의 신뢰를 손상시킬 수 있다. 작은 규모의 지방이나 인구집단의 자료를 분석할 때 특정 표 항목에 해당되는 숫자가 적을 경우 간단한 추론으로 개인을 특정할 수 있음에 유의해야 한다. 이것은 에이즈(AIDS) 유행 초기에 특별히 문제가 되었다. 대부분의 주 보건부서와 CDC는 지금은 자료 발표시 표로 작성된 자료에서 수치가 작은 칸이 표출되지 않도록 하고 있다.

주와 지방 정부 수준에서 감시에 대한 재정은 들쭉날쭉 할 뿐 아니라, 나오는 경우에도 적절히 조정되지 않은 경우가 많다. 예를 들어 감염병감시를 위한 많은 특별 재정지원은 연방정부로부터 나온다.[2] 이러한 연방 감시예산은 주로 특정 질병 관리 프로그램(예: 결핵, AIDS/HIV, 예방접종대상감염병)과 공중보건 대비 활동에 배정된다. 최대한 협력하면서, 가능하다면 보건부서의 핵심 감시기능 개발을 위한 재정 흐름에 통합하기 위해 노력해야 한다. 1990년대 후반과 2000년대 초반에 몇몇 연방 기금 프로그램이 통합과 협업을 위한 이러한 수요를 인정하였는데, 생물테러와 공중보건 대비와 국가전자질병감시체계(National Electronic Disease Surveillance System)가 그 예이다.

성공적인 주와 지방 현장역학 프로그램의 속성

지나치게 현장역학 기능의 정의를 규범화하고 침해할 위험이 없지 않지만, 성공적인 현장역학 프로그램의 목적과 지표로 작용할 수 있는 다양한 요인에 대해 설명하고자 한다.

목적

현장역학자와 현장역학 프로그램은:

- 대중의 건강에 이득이 될 수 있는 다양한 협업의 기회를 육성한다.
- 정치적 리더쉽, 의학계와 일반대중으로부터 지지를 받는다.
- 적절한 훈련을 가능하게 한다.
- 검사실 및 다른 파트너와 좋은 업무 관계를 증진시킨다.
- 적시에 결과를 분석하고 배포할 능력을 가진다.
- 적절한 인력충원, 자원 확보와 팀 접근을 할 수 있다.

성공 지표

현장역학자는

- 상당한 폭의 지식을 가지고 최신의 문제에 깨어있다.
- 전통적인 파트너와 새로운 비전통적 파트너를 염두에 두고 있다.
- 중요한 공중보건 문제에 답할 수 있는 능력을 확장시키기 위해 모든 기회를 이용한다.

주와 지방 보건부서 현장역학자에 의해 이루어진 조사 사례

1. 빠르게 출현한 신종 질병에 대한 주정부 대응: 독성 쇼크 증후군(Toxic Shock Syndrome, TSS)에 대한 위스콘신, 미네소타와 아이오와의 대응

1979년 12월 위스콘신주 보건국은 매디슨 병원으로부터 3명의 입원환자에 대한 전화신고를 받았다. 그들은 모두 급속한 발열, 저혈압, 피부발적과 손바닥과 발바닥의 지연된 피부박리 등 소견을 보였다. 일년 전에 어린이에서 이와 유사한 증후군이 Todd에 의해서 보고되었고, 이를 독성 쇼크 증후군(TSS)으로 명명하였었다.[14] 매디슨 거주를 제외하고, 이들 환자의 유일하고 명백한 공통점은 여성이란 것 뿐이었다. 매우 드문 질환으로 여성에서만 사례가 군집되어 있어 즉시 현장조사가 시작되었다.

매디슨 병원에서 발생한 4명 이상 사례에 대한 의무기록 검토가 빠르게 이루어졌다. 환자는 모두 최근 6개월 이내에 발생하였고, 모두 여성이었다. 역학적 면접 결과, 6명의 환자는 질병 발생 당시 생리 중이었고, 2명은 이전의 생리기간 동안 이번과 비슷하지만 더 가벼운 증상이 있었다는 점이 증후군이 재발한 것임을 시사하였다. 이 증후군의 중증도, 희귀성과 이전에 보고된 적이 없는 새로운 질환이라는 점 때문에 보건 당국은 위스콘신주의 모든 의사에게 이 환자들에 대한 정보를 알렸고, 환자관리를 위한 지침을 제공하고, 주 전체에 즉각적

인 TSS 감시시행을 위한 신고 기준을 마련하였다.[15]

미네소타에서도 12월에 비슷한 질환을 가진 5명의 여성이 입원하였고, 조사결과 생리 중 발생한 것으로 확인되었다. 위스콘신과 미네소타의 주 역학자는 2개 주로부터 확인된 12명의 환자와 생리와 질병과의 명백한 관련성을 1월 CDC에 보고하였다. 이 보고는 CDC가 TSS에 대한 전국수준의 감시프로그램을 만드는 계기가 되었다.[16]

TSS의 위험요인으로 생리와 다른 가능한 위험요인에 대한 후향적 평가가 필요해졌고, 위스콘신 주 보건국은 1980년 겨울과 이른 봄에 환자대조군연구를 수행하였다.[15] TSS로 보고된 38명의 사례 중 35명이 생리 중에 발생했다. 생리 중인 여성 환자 35명 중 34명이 생리 때 매번 탐폰을 사용하였고, 대조군은 105명 중 80명이 사용하였다($p<0.001$). 30세 이하 여성 중 TSS 보고율은 30세 이상 여성에 비해 2.4에서 3.3배 더 높았다. 연간 생리 중인 여성 10만명당 약 15명에 달하는 발생률이 규칙적으로 탐폰을 사용하는 15-19세 여성에서 확인되었다. 마지막으로 이 연구에서 탐폰 브랜드별 분석을 하였으나 특정 브랜드에서 더 많은 발생은 관찰되지 않았다.[15]

1980년 5월까지 위스콘신 주에서 신고된 31명을 포함하여 전국적으로 55사례가 신고되었고, 52명(95%)이 여성이었으며, 과거력이 확인된 40명 중 38명(95%)이 생리 중에 발생했다.[17] 1980년 6월 CDC에서 수행한 국가 단위 환자대조군연구에서 탐폰 사용이 TSS의 위험요인임을 확증하였다. 이 연구도 브랜드 간에는 유의한 차이가 없었다.[16] 1980년 9월에 CDC는 2번째 환자대조군연구에서 생리와 탐폰 사용이 TSS 위험요인이라는 이전 연구의 결과를 확인하였음을 보고하였다. 이 결과에서는 비록 환자가 다양한 브랜드의 탐폰에서 발생했지만, 연령을 짝짓기한 대조군에 비해 통계적으로 유의하게 더 많은 환자가 Rely 브랜드 탐폰을 사용한 것으로 보고하였으며, TSS 발생의 상대위험도가 다른 브랜드에 비해 Rely 브랜드 탐폰을 사용할 때 더 컸다.[18] 9월 중순 Rely 브랜드 탐폰 제조사는 자발적으로 시장에서 상품을 회수하였다.

한편, 1980년 8월 동안 미네소타, 위스콘신, 아이오와 주 보건당국의 역학자들은 각 주의 대학 연구진과 함께 생리와 관련된 TSS 위험 요인에 대한 포괄적인 협력 연구를 시작하였다.[19] 3개주 TSS 연구에는 9월 초까지 시장에서 판매된 모든 탐폰의 브랜드와 크기별로 유체용량(흡수력 척도)과 화학성분이 분석에 포함되었다. TSS 환자 80명과 연령과 성을 짝짓기한 160명의 이웃 대조군을 선정하였다. 생리시 탐폰을 사용하지 않는 경우에 비해 탐폰을 사용한 경우 TSS의 오즈비는 18.0($P<0.001$)이었다. 개별 탐폰 브랜드의 사용을 탐폰을 사용하지 않는 경우와 비교했을 때, 브랜드별 오즈비는 5.9에서 27.2사이였고, 탐폰을 사용하지 않은 경우에 비해 개별 브랜드와 크기별 오즈비는 2.6에서 34.5까지였다. 다변량 분석에서 탐

폰 유체용량(흡수력)과 Rely 브랜드 탐폰 사용이 TSS의 상대위험도를 유의하게 증가시키는 변수였고, Rely 브랜드 탐폰 사용과 관련된 위험도는 흡수도만 고려한 경우에 비해 더 컸다.[19]

각 연구는 비교가능한 TSS 환자 정의를 이용하였다. 서로 다른 방법론에도 불구하고, 1980년대 후반까지 탐폰 사용과 생리와 관련된 TSS의 연관성은 6개의 다른 환자대조군연구에서 확인되었다(5개 주에서 수행한 4개의 주기반 연구와 2개의 CDC 연구). 3개주 TSS 연구는 전국적인 TSS 예방과 관리를 위한 영향력이 큰 정보 생성에 기여한 주 간-기관 간 협업 현장조사의 훌륭한 예이다.

2. 질병 발생을 조사하고 분석하기 위한 주와 지방정부의 협업: 뉴욕주 보건국이 주도한 광범위한 조개 관련 집단발병 조사

주와 지방정부의 협업관계의 좋은 예로 1982년 뉴욕주 전역에서 광범위하게 발생한 위장관염을 들 수 있다.

참고로 뉴욕주 보건국에는 주(state) 단위의 감시와 유행조사 활동을 감독하는 감염병 역학 부서가 있다. 뉴욕주의 57개 카운티와 뉴욕시에는 각각 공중보건 담당관이 주법 하에 주 보건관의 대리인으로 활동한다. 각 카운티, 특히 주의 농촌지역에는 공중보건 간호사이거나 공중위생학자인 1명 이상의 감염병 관리 전문가가 배치되어 있다. 각 카운티는 질병 신고를 수집하고, 감시를 수행하고 유행조사를 하고, 필요한 공중보건 관리 조치를 수행한다. 일부 카운티는 공중보건 실험실을 운영한다.

1982년 여름, 뉴욕주에서 수행되는 이 감염병감시와 관리 체계는 오염된 조개 섭취로 기인해 발생한 것으로 추정되는 위장관염의 광범위한 발생이라는 과제에 직면했다.[20] 1982년 초여름에 카운티 보건부서로 신고되는 발생 건수가 증가함에 따라 주정부 역학자는 이들 발생 간의 연관성을 의심하였다. 그러나 지방 보건부서에서는 표준화된 방법으로 조사를 수행할 수 없었기 때문에 발생 원인을 밝혀내기 어려웠다. 비교성을 확보하기 위해 주정부는 표준 역학 자료, 실험실 시료와 더불어 원인으로 추정되는 조개의 원천을 추적하기 위한 환경 정보 수집 체계를 갖추었다. 환자대조군연구를 위한 표준 역학적 사례정의, 자료 수집 도구와 분석 프로토콜을 개발하여, 카운티 보건부서에 배포하였다. 분변, 혈액, 식품 시료를 적절하게 수집하고 보관하고 이송하는 절차가 개발되었고 특별한 검체 용기를 배포하였다. 의심되는 조개류의 원산지를 추적하기 위해서 이송 태그와 다른 정보를 수집하는 표준 절차를 수립하였다. 다양한 프로토콜이 적절하게 적용되게 하기 위해 주정부 요원이 전화로 혹은 현장에서 기술 지원을 하였다.

표준 프로토콜을 이용하여 뉴욕 주의 21개 카운티 보건부서가 조사를 실시한 결과 조개류 소비와 연관된 것이 확실하거나 추정되는 103건의 위장관염 집단발병이 보고되었다. 주 전역에서 1000명 이상의 질환자를 면접조사하였다. 대부분의 사례에서 임상적, 역학적 특성은 전형적인 노로바이러스(Norwalk virus) 질환의 양상을 보였다. 검체를 확보한 7건의 집단발병 중 5건에서 노로바이러스 실험실 진단를 시행한 결과 2건의 조개류 표본에서 노로바이러스가 확인되었다. 미국 동북부 해안의 해수가 조개 오염의 원인으로 판정되었다. 1982년 봄에 내린 폭우가 조개서식지로 광범위하게 유입된 것이 집단발병의 원인이었다.

이런 집단발병에 있어 양질의 역학적 및 실험실 자료가 뒷받침되었기에 주정부 보건당국은 소비자에게 날것이나 완전히 조리되지 않은 조개류 소비에 대한 위험을 강력하게 경고하고, 조개류 판매시 기록보관절차를 강화하고, 오염된 층에서 수확한 조개류의 판매를 금지하게 할 수 있었다.

3. 대규모 집단발병을 조사하기 위한 주/지방 현장역학자의 동원: 1989년 뉴욕주의 대회 참석자에서 발생한 장티푸스

대규모 감염병 집단발병은 주나 지방정부가 당면하는 실제 공중보건 위기 중 하나이다. 많은 수의 위험에 노출된 사람들로부터 자료를 수집, 분석하고, 대중에게 공개할 실시간 정보를 제공하고, 올바른 관리 및 예방 조치를 적용하려면 역학조사 인력을 신속하게 정비해야 한다. 이런 상황은 역학자로서는 경력에 남는 큰 도전이 된다.

주 전체에 걸친 자원을 효과적으로 동원한 예로 1989년 뉴욕에서 10,000명의 대회 참가자에서 장티푸스가 발생했을 때를 들 수 있다.[21] 이 집단발병은 2명의 장티푸스 환자가 7월 4일 금요일 저녁, 뉴욕 시라큐스(Syracuse)의 다른 병원에서 주 보건당국으로 신고가 이루어졌을 때 처음 인지되었다. 미국에서는 장티푸스가 최근에 해외 여행 과거력을 가지고 있지 않은 사람들에서는 드물게 보고되는 것이었고, 신고된 환자 중 누구도 최근에 주경계를 넘는 여행을 한 적이 없었다. 그러나 두 사람 모두 질병이 발생하기 3주 전에 뉴욕의 캣츠킬(Catskill) 지방에서 열렸던 소방관 대회에 참석한 적이 있었다. 초기에 파악한 바에 따르면 그 대회에는 10,000명 이상이 참석하였고, 참석자 중 추가 사례가 최초 신고 1-2일 이내에 보건당국에 접수되었다. 장티푸스는 의사가 쉽게 인지하지 못하고, 종종 병원체 보유자에 의해 다른 사람에게 전파되는 드물면서 치명적일 수 있는 질환이고, 이 휴양지를 방문한 수만 명의 방문객이 노출되어 3주 동안에 전파가 계속되었을 우려가 커서 전면적인 현장조사가 즉각 이루어졌다.

초기 신고를 받은 주말에 주 보건당국은 즉각적인 역학조사를 시작하기 위해 많은 팀을 동원하였다. 한 팀은 주의 모든 카운티 보건부서와 인근 주의 역학자와 접촉하여 관련 가능성이 있는 사례를 뉴욕주 보건국에 보고하도록 하였다. 표준 자료 수집 도구가 배포되었고, 대변 검체가 실험실 분석을 위해 수집되었다. 두 번째 팀은 대회에 참석한 소방관의 명단을 이용하여 전화조사로 여러 개의 코호트 연구를 시작했고, 또한 소방관 그룹이 참석하기 전과 후에 리조트에서 모임을 가진 다른 대회참석군도 조사하였다. 소방관 대회는 3주 전에 열렸었고, 모든 참석자들이 뉴욕과 미국 동북부 전역으로 귀가하였다. 감염을 일으킬 수 있는 매개체 뿐만아니라 유행의 기간, 노출시기와 원인을 결정하기 위하여 분석을 실시하였다. 세 번째 현장팀은 리조트 장소 조사, 운영에 관한 설문조사 진행과 첫 번째 신고된 장티푸스 환자가 머물렀다고 추정되는 호텔의 직원들을 대상으로 혈액과 대변 검체를 수집하기 시작하였다. 이 팀은 또한 호텔 주방과 음용수 공급에 대한 환경조사 수행을 지원하였다.

배양으로 확진된 44명의 환자와 장티푸스 의심 환자 24명이 뉴욕, 몇 개의 인근 주와 캐나다에서 신고되었는데, 이는 10년 이내에 가장 큰 장티푸스 집단발병이었다. 몇 주에 걸쳐 사례 신고가 이루어졌지만, 초기 전화조사는 24시간 이내 완료되어 분석한 결과 호텔 A를 발생원으로 추정하였다. 호텔 A의 숙박객을 대상으로 한 두 번째 전화조사로 전파 가능기간이 48시간임을 확인하였는데, 이 시기 전과 후에 호텔에 머물렀던 사람 중에서는 사례가 없었다. 환자대조군연구 결과, 가능한 매개체로 오렌지쥬스를 추정하였고(오즈비=5.6, 95% 신뢰구간 1.1–54.7), 호텔 종업원 조사 결과 단 한 명의 아픈 직원만 오렌지쥬스를 마신 것을 확인하였다. 오렌지쥬스를 준비한 다른 종업원은 장티푸스 원인균인 *Salmonella typhi* 대변검사 양성이었다. 증상이 없었던 이 종업원은 장티푸스 병원체 보유자일 가능성이 있고, 이번 발생의 원인으로 추정되었다.

뉴욕주 보건국, 뉴욕주 내 몇몇 카운티 보건부서, 인접 주와 CDC의 역학자가 유행역학조사를 협업하여 대규모의 역학조사가 수일 이내에 조직되고 수행될 수 있음을 보여주었다. 현장 연구는 역학조사 초기 단계에서 중요한 정보를 제공하였다. 질병 전파는 제한된 기간동안 이루어 졌으며, 다른 집단이나 다른 기간 동안은 전파가 일어나지 않았고, 감염의 매개체와 원인을 빠르게 확인하였다. 배양 양성이 나온 주방 직원은 음식 준비 업무에서 배제되었다.

4. 질병 집단발병 조사에서 현대의 사회적 및 기술적 발전: 전통적 원인에 의해 발생한 뉴욕주 A형간염 집단발병

이제 컴퓨터는 역학자에게는 친숙하고 매우 유용한 도구이다. 노트북컴퓨터는 현장역학자에게 오래된 낡아빠진 구두[1]처럼 어디에나 따라다니는 상징이 되었다. 컴퓨터는 설문 응답

1) 역자 주: 미국 CDC의 미국 역학조사관제도(Epidemic Intelligence Service, EIS)를 상징하는 로고는 지구를 딛고 있는 발바닥에 구멍이 뚫린 구두이다. 이렇게 발로 뛰는 역학을 “shoe-leather” epidemiology 라고 한다.

내용을 표로 작성하고, 집단발병 자료를 분석하는데 절대적으로 필요한 것이 되었다(7장 참조). 그러나 사회의 모든 측면에서 전산화가 진행되고 가장 일상적인 상거래조차도 전산기록으로 보관됨에 따라 현장에서 이미 저장된 자료의 사용과 이용가능성 또한 증가하였다.

기술적 발전의 가치를 볼 수 있는 좋은 사례가 1994년 뉴욕 로체스터 지방의 소매구매자 클럽(Retail buyers club)의 손님 사이에서 발생한 대규모 A형간염 집단발병이다.[22] 소매구매자 클럽들은 대형 회원전용 백화점과 슈퍼마켓이다. 이들 클럽은 세일 시기에 회원임을 확인하고, 각 회원의 자세한 구매기록을 유지하며, 가끔 구매이력에 기반하여 특정 회원에게 상품을 판매하는 데 이용하였다. 이들 자료는 또한 식품매개 집단발병에 있어 의심가는 음식 품목에 대한 잠재적 노출(실제 섭취 여부는 확인할 수 없으나 최소한 구매는 확인이 됨)을 확인하는데 사용될 수 있다. 그런 데이터베이스는 코호트를 구축하여 질병의 발생률을 계산하거나 역학연구를 위한 표본추출틀로 사용될 수도 있다.

1994년 봄에 먼로 카운티 보건부서 직원이 A형간염으로 신고된 사람들에 대해 추적한 정기 감시결과, 이들 중 상당수가 로체스터에 있는 Buying Club A와 관련된 일을 하고 있거나 이 클럽에서 음식을 구입한 것으로 나타났다. 카운티 보건부서는 로체스터가 위치한 먼로 카운티에서 최근에 A형간염으로 신고된 모든 사례를 검토하였다. 4월 9일부터 5월 31일 사이에 79명의 A형간염 환자가 먼로 카운티와 인근 카운티에서 신고되었다. 환자 중 9명은 Buying Club A의 직원이었고, 클럽에서 음식을 구매해서 먹은 사람은 55명이었다. 클럽과 질병과의 가능한 연관성을 확인하기 위하여 실험실 확진된 A형간염 환자를 전화번호 국번호로 짝짓기한 대조군과 비교하기 위하여 전화조사를 실시하였다. 17가구의 환자 가구 중 11가구가 클럽에서 음식을 산 반면, 34개의 대조군 가구 중 7가구가 클럽에서 음식을 구매하였다(짝지은 오즈비=8.5, 95% 신뢰구간 1.7-41.6). 그림 20-1은 증상발생일별로 환자 수를 제시한 것으로 공동노출에 의한 발병임을 제시해준다.[22] 원인일 가능성이 있는 식품을 확인하기 위하여 모든 직원 코호트에 설문조사를 실시하였다. 클럽 제과점에서 설탕이 코팅된 식품을 섭취한 과거력이 A형간염을 일으킬 상대위험도가 4.4(95% 신뢰구간 1.2-15.9)로 관련이 있었다. 질환과 관련성이 있는 다른 음식은 없었다.

심층 조사 결과, 한 식품취급자가 첫 번째 클럽 연관 사례가 발생하기 대략 한달 전부터 비록 황달은 확인되지 않았으나 설사를 하고 있었음을 확인하였다(그림 20-1). 이 기간 동안 그의 업무 중에는 방금 구워진 식품에 손으로 설탕 코팅을 바르는 것이 포함되어 있었다. 그 식품취급자는 비록 이 일을 하는 동안 비닐 장갑을 끼고 있었다고 주장했지만, 다른 종업원의 진술에 의하면 항상 착용하지는 않았다고 하였다. 더욱이 손씻는 시설이 적절하게 설치되어 있지 않았고, 자주 씻지 않았다고 하였다. 결과적으로 식품취급자의 혈액에서 최근에 감

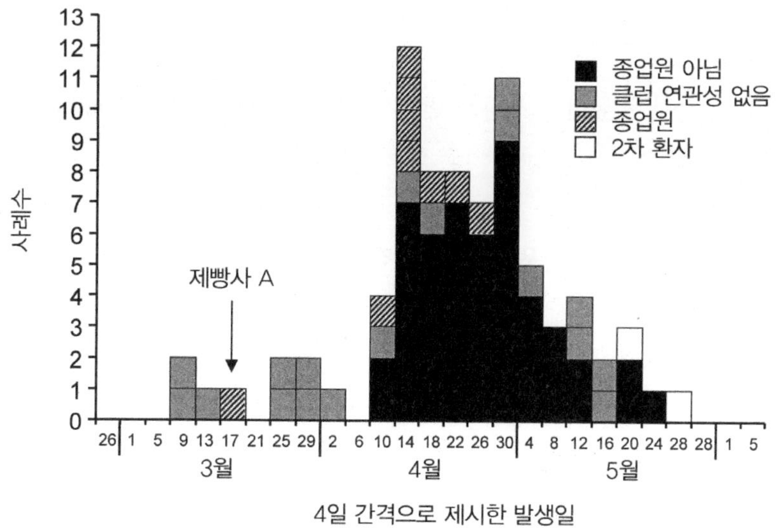

그림 20-1. 발생일 날자별 검사 확진된 급성 A형간염 환자, 뉴욕주 로체스터 지역, 1994년 3월 1일-5월 31일 [출처: Weltman et al., 1996. 저자 허락하에 인용]

염된 것임을 확인하는 A형간염 항체가 발견되었고, 그가 이 발생의 원인이었던 것으로 결론을 내렸다.

비록 이 조사를 통해 간염 유행의 논리적인 원인과 전파 유형을 명확하게 추정했지만, 정확한 식품과 구매 날짜는 그때까지 확인되지 않았다. 식품 구매 이력과 다른 사건들에 대한 기억이 시간이 지남에 따라 희미해지고, A형간염의 잠복기가 15일에서 50일 사이라는 등의 이유로 클럽 회원들에게 설문조사를 하지는 않고, 식품구매에 대한 컴퓨터 정보를 분석하기로 결정하였다. 기록 검토 결과, 간염에 걸린 42명의 클럽 회원이 감염기간으로 추정되는 기간동안 제과점에서 설탕이 코팅된 상품을 구매한 것으로 확인되었다. 구매 날짜를 해당 종업원이 제과점에서 근무한 날짜와 비교하였다. A형간염에 걸린 42명 중 3명을 제외한 모두가 해당 종업원이 근무하고 있었고, 감염기였을 것으로 추정되는 두 번의 기간(3월 10-12일과 3월 21-24일) 중 한 번 또는 두 번 설탕 코팅된 제과류를 구매하였다. 이 정보는 이 종업원이 준비한 코팅된 식품에 의한 집단발병이라는 결론에 힘을 실어주었다.

상업적 거래의 전산화 기록이 더 일반화 됨에 따라 역학조사에서 이러한 자료의 활용 가능성을 염두에 두어야 한다. 특히 대규모 구매 클럽이나 대형 상점은 회원들의 구매에 관한 자료들을 매우 상세하게 가지고 있다. 이러한 상점에서 엄격한 위생기준이 유지되지 않으면, 많은 사람들에게 식품매개질환이 광범위하게 전파될 가능성이 있으므로, 구매기록이 상세히 보관되는 것은 다행스러운 일이다. 먼로 카운티 조사의 흥미로운 측면은 설탕 코팅된 제과 식품을 준비하는 과정에서 손 오염에 의한 A형간염의 전파 기전이다. 비슷한 전파 기전이 1968년 미시간주의 웨스트 브랜치 지역에서 이루어졌던 전형적인 식품매개 유행조사에서도 확인되었었다.[23,24] 기술과 컴퓨터가 세상을 변화시키고 있지만, 질병 전파의 일부 기전은 결코 변화하지 않는 것 같다.

5. 공중보건감시에 행정자료를 이용하는 것의 잠재적인 단점: 1991년 뉴욕주에서의 콜레라 가짜 집단발병

1990년대에 보건의료체계의 자료를 보존하기 위한 전산의 이용이 급격하게 증가하였다. 건강보험 청구자료와 같은 행정자료는 보건의료비용의 분석과 관리를 위해 이용할 수 있는 전산화 정보 중 하나이다. 현장역학자는 공중보건감시를 수행할 수 있는 잠재적 방법으로 전산화된 건강자료를 살펴보는 것이 권장된다. 이런 자료들은 인구집단 기반의 자료가 아니더라도 대규모의 집단에 대한 자료를 가지고 있다는 장점이 있다. 이런 자료는 어느 정도 쉽게 이용할 수 있고(일반적으로 자료에 접근하기 위해서는 정해진 행정절차를 거쳐야 함) 컴퓨터로 분석할 수 있다. 그러나 다음의 예에서 볼 수 있듯이 감시를 포함한 공중보건 목적으로 이런 자료를 이용할 때는 각별한 주의를 기울여야 한다.

1993년 뉴욕주 보건국의 감염병 부서는 기존의 신고대상 질병감시체계에 대한 보완책으로 전자 건강자료를 사용하는 것의 타당성에 대해 조사하였다. 1991년 95만 명의 뉴욕주와 시 공무원, 퇴직자와 그들의 부양가족의 건강보험청구 자료를 재정 중개자로부터 확보하였다. 분석계획은 신고대상 감염병에 대해 보험자료로부터 ICD-9 진단 코드를 검토하고, 이 자료를 감염병 감시체계에 신고된 감염병 사례와 비교하는 것이다. 표 20-1은 1991년 4개의 신고대상 감염병인 콜레라, 장티푸스, 살모넬라, 이질에 대한 보험 청구 수를 제시한 것이다. 각

표 20-1. 일부 신고대상 감염병에 대한 건강보험 청구자료와 공중보건감시 보고 비교, 뉴욕, 1991

질병분류기호 (ICD)		보험 청구*		감시 보고†	
코드	진단명	환자수	율	환자수	율
001	콜레라	35	3.7	0	0.0
002	장티푸스	5	0.5	86	0.5
003	살모넬라	58	6.1	3474	19.3
004	이질	24	2.5	1058	5.9

* 뉴욕주와 시 공무원, 퇴직자와 그들의 부양가족에 대한 건강보험 청구자료, 보험가입자 100,000명당 비율

† 뉴욕시를 제외한 뉴욕주의 공중보건감시 보고, 인구 100,000명당 비율

[출처: New York State Department of Health.]

질병에 대한 보험가입자 당 율을 신고질병 감시자료로부터 계산된 주 전체의 질병발생률과 비교하였다. 살모넬라와 이질은 보험자료에서는 질병률이 더 낮았으나 크기의 순서는 같았고, 장티푸스는 두 자료에서 계산된 율이 같았다. 그러나 보험자료에는 ICD-9 분류기호 001인 콜레라로 진단을 받은 35명이 포함되어 있으나, 전통적인 감시체계를 통해 그 해에 주에 신고된 사례는 없었다.

청구코드의 정확도를 확인하기 위하여 콜레라를 확진하기 위하여 필요한 대변 배양이 이루어졌는지를 보험기록을 점검하였다. 이것은 보험자료에서 대변 배양에 대한 청구코드를 찾아서 확인하였다. 살모넬라 청구자료 중에 29%만이 대변 배양을 한 것이 확인되었다. 다른 질병의 경우는 그 비율이 더 낮았다(콜레라: 3%, 장티푸스: 0%, 이질: 13%). 이 결과는 보험자료에 포함된 진단의 정확성에 심각한 문제를 야기하는 것이다.

콜레라 사례는 특별한 주목을 받았다. 그해에 뉴욕주에서는 콜레라로 신고된 사례가 없었으나, 미국 의사가 물설사의 감별진단으로 콜레라를 생각하지 못하고, 적절한 검사를 의뢰하지 못하기 때문에 일어날 수도 있는 것이다. 그러나 콜레라와 같은 질환이 신고에서 누락될 경우 이는 공중보건 비상상태로 이어질 수 있기에 이 소견은 전통적인 감시체계의 유용성에 심각한 회의를 불러일으키는 것이다. 다른 측면을 검토하기 위해 ICD-9 4자리 코드를 점검하였다. 35명의 콜레라 환자 중 25(71%)명이 전세계적으로 중요한 특히 악성인 엘 토르 주(strain)의 *V. choleare*를 의미하는 ICD-9 코드인 001.1로 신고가 되었다. 더욱이 특히 당혹스러운 것은 이러한 기록들 중 많은 수가 "안면의 양성 혹은 전암성 병변에 대한 레이저 등 술기를 이용한 파괴"의 의학적 처치 청구 코드가 포함되어 있고, 이러한 처치는 명확하게 콜레라와 관련이 없는 것이다. 그때 조사자는 ICD-9 001.1은 콜레라를 의미하는 것이지만, ICD-9 110.0은 양성 안면병변의 치료로 처치코드가 더 잘 맞는 상태인 "백선균(Trychophyton) 등에 의한 감염을 포함하는 피부사상균증"에 해당하는 질병 코드이다. 이것은 수동으로 자료를 입력할 때 나타날 수 있는 ICD-9 질병 코드의 단순한 숫자 오타가 명백한 콜레라 가짜 발생에 대한 이유일 수 있다고 추정되었다.

컴퓨터와 전산화된 데이터베이스는 현장역학자에게 도움이 된다. 그러나 이런 데이터베이스를 사용하는 데는 단점이 있으므로 그런 데이터베이스의 다양한 측면에 대해 가능한 한 많이 알고 있어야 하는 것이 현장역학자의 의무이다. 감시 또는 현장조사 결과를 이러한 자료와 통합하기 위해 서두르기 전에 각각의 자료가 어디서 나왔고, 어떻게 입력하고, 다루고, 어떻게 확인하고 수정하는지와 어떤 코딩체계를 사용하는지를 알아야 한다. 이러한 데이터는 사용하기 전에 타당도, 민감도, 특이도와 예측도에 대해 충분히 확인하여야 한다. 앞서 본 사례에서 제대로 된 진단 사례만 추출하기 위해서는 공중보건 담당자는 불필요한 작업에 많은 시간을 소모해야 한다. 공중보건부서는 이런 종류의 수없는 막힌 골목을 따라갈 만한 여유가 없다.

6. 유행발생을 확인하기 위한 역학과 실험실의 협업: 미네소타 보건부의 *E. coli* 0157:H7 아형 동정체계

공중보건 실험실은 주와 지방정부 수준에서 감염병을 발견하고 관리하는 데 있어 현장역학자의 주요한 협력자이다. 역학자와 실험실 직원 사이 협업의 좋은 사례는 미네소타 보건국이 유행의 흔한 원인인 *Escherichia coli* 0157:H7 아형의 집락 발생을 발견하기 위하여 수립한 체계이다.[25] *E. coli* 0157:H7은 미국에서 중요한 세균 병원체로 종종의 출혈성 설사와 드물지만 신부전과 사망을 초래하는 합병증인 용혈성 요독증후군을 일으킨다. *E. coli* 0157:H7은 소와 다른 동물의 장관에서 발견되고, 집단발병은 제대로 조리되지 않은 오염된 고기를 섭취했을 때, 특히 간 쇠고기와 동물 분변에 오염된 식수나 물놀이용 물을 섭취했을 때 일어난다. 이 질병의 예방과 관리는 잠재적인 집단발병을 조기감지하고 세균의 가능한 오염원을 조사하는 감시에 달려있다.

역사적으로 *E. coli* 0157:H7 감시는 혈성 설사를 하는 환자 집락 발생에 대한 임상보고에 기반하고 있다. 그러나 *E. coli*는 인간의 장관에 흔하고, 대변 검체에서 병원체로 확인되지 않을 수 있다. 최근 주요 병원체로서 *E. coli* 0157:H7 주의 출현 이후 임상에서 확인된 E. coli 종류의 동정과 아형 확인을 위해 적절한 실험실에 분리된 검체를 제출하도록 하고 있다. 이후 미네소타주의 많은 지역에서 시간적, 지리적 그리고 인구학적 분석을 할 수 있을 정도의 *E. coli* 0157:H7 분리검체를 확보하였다. 예를 들어 그림 20-2는 1995년 미네소타 주의 주간 신고된 *E. coli* 0157:H7 숫자이다.[25]

이 감시방법은 대규모 집단발병을 감시할 수 있으나, 소규모 집락 발생을 발견하기에는 한계가 있다. 예를 들어 그림 20-2의 검사는 다른 위장관 질환들과 유사하게 여름에 환자가 증가한다는 것을 제외하고는 어떠한 집락 유형을 제시하지는 못한다. 이러한 제한점을 인지하고, 미네소타 보건부서의 역학자와 실험실 직원은 새로운 검사기법인 PFGE를 발견되지 않은 질병 집락 발생을 확인하기 위해서 적용했다. 그림 20-3에서는 그림 20-2에서 제시한 같은 *E. coli* 0157:H7 분리주에 적용된 이 “분자지문기법”을 통해 공통감염원과 관련이 있을 것으로 보이는 여러 개의 작은 아형 집락을 볼 수 있다. 그러면 역학자는 각 집락을 개별 전파 사건으로 보고, 원인을 찾고 관리 조치를 수행할 수 있다.

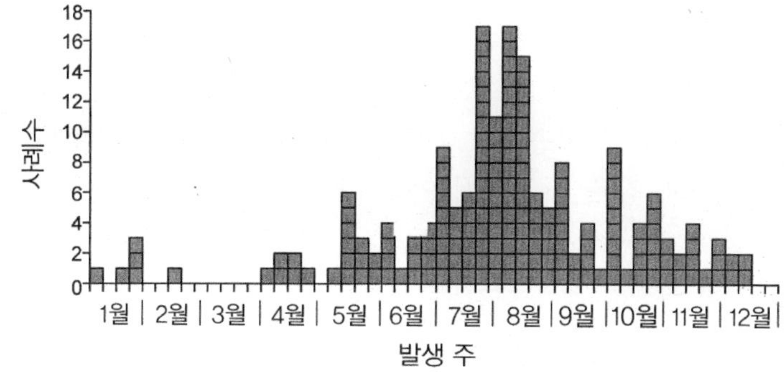

그림 20-2. 1995년 미네소타의 발생 일자별 *E. coli* 0157:H7 사례수 [출처: Bender et al., 1997]

1994-1995년 동안 미네소타에서는 10건의 집단발병과 35건의 집락 발생 *E. coli* 0157:H7 감염증을 발견하였고, 대부분은 분리주의 PFGE 아형을 적용하여 확인하였다. 역학과 공중보건 실험실 협업으로 인해 얻은 공중보건상의 이득에는 오염된 육류와 물놀이용 물을 추적하여 집단별병을 확인한 것을 포함한다. 결과적으로 실험실 기법과 PulseNet, FoodNet과 웹사이트 포스팅과 같은 소통 기술의 강화로 인해 다수의 지역, 주 전역, 여러 주와 국제적으로 발생하는 세균성 병원체에 의한 위장관질환을 보다 빠르고 정확하게 파악할 수 있게 되었다.[26,27] 이와 같은 검사실 자료에 대해 시의적절하게 반응함으로써 적절한 감염병 관리수단을 신속하게 적용하여 궁극적으로 심각한 집단발병을 종식시킬 수 있었다.

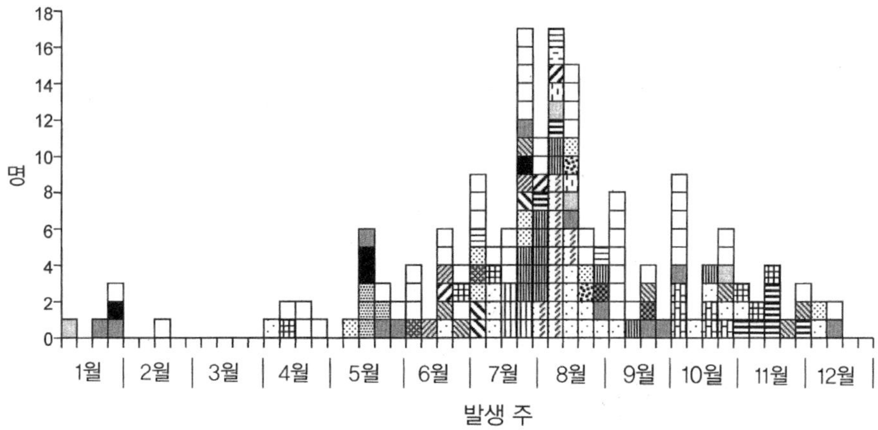

참고: 각각의 흰색 상자는 관련 없는 단일 PFGE 패턴을 나타내고 각 디자인은 고유한 PFGE 패턴의 여러 분리물을 나타낸다.

그림 20-3. 1995년 미네소타의 간헐영역젤전기영동(PFGE)에 의한 발생 일자별 *E. coli* 0157:H7 아형별 환자수 [출처: Bender et al., 1997]

요 약

주와 지방정부 수준에서 현장역학조사와 감시체계의 운용은 단지 역학적 원리를 현장에 적용하는 수준을 넘어 다음과 같은 틀 속에서 이루어진다.

- 주와 지방정부의 법과 조례에 대한 이해
- 인적, 물적 자원의 한계에 대한 인식
- 효과적인 협력, 네트워킹과 정보공유
- 정보의 전달의 극대화와 최근의 기술적 발전의 적절한 활용
- 현장역학자와 밀접한 관련이 있는 지방, 주, 연방의 정치적 이슈에 대한 민감성
- 인쇄물과 전자매체를 이용한 협력적이고 생산적인 관계

현장역학자와 현장역학프로그램이 성공적이기 위해서는 협업과 적절한 훈련이 필요하고, 폭넓은 의학적, 정치적 지원과 더불어 적절한 인력을 갖추어야 하며, 시의적절한 방식으로 결과와 중요한 정보를 생산, 배포하고, 중요한 공중보건 지식을 확장하기 위하여 조사 기회를 이용하여야 한다. 주와 지방 보건부서 현장역학자에 의해 수행된 조사의 영향력은 매우 광범위하고, 깊고, 풍부하고 빠르게 확산된다. 이 유산은 현재와 미래의 역학자들에게 최고의 기반으로 계속 사용될 것이다.

참고문헌

1. Gostin, L.O. (2000). Public health law in a new century. Part II: public health powers and limits. *J Am Med Assoc* 283, 2979-84.
2. Osterholm, M.T., Birkhead, G.S., Meriwether, R.A. (1996). Impediments to public health surveillance in the 1990s: the lack of resources and the need for priorities. *J Public Health Manage Pract* 2, 11-5.
3. Dean, A.G., Arner, T.G., Sangam, S., et al. (2000). Epi Info 2000, a database and statistics program for public health professionals for use on Windows 95, 98, NT, and 2000 computers. Centers for Disease Control and Prevention, Atlanta.
4. Council of State and Territorial Epidemiologists. (2000). Support, development and implementation of the Epidemic Information Exchange (Epi-X). Position Statement EC-4. Available at http://www.cste.org/ps2000/2000-EC4.htm.
5. Ackman, D.M., Birkhead, G., Flynn, M. (1996). Assessment of surveillance for meningococcal disease in New York, 1991. *Am J Epidemiol* 144, 78-82.
6. Morse, D.L., Birkhead, G.S., Guzewich, J.J. (2000). Investigating foodborne disease. In Y.H. Hui, J.R. Gorham, K.D. Murrell, et al. (eds.), *Foodborne Disease Handbook: Diseases Caused by Bacteria*, 2nd ed., vol. 1, Marcel Dekker, New York. pp. 587-643.
7. Institute of Medicine (1988). *The Future of Public Health*. National Academy Press, Washington, D.C.
8. Gostin, L.O., Hodge Jr., J.G, Valdiserri, R.O. (2001). Informational privacy and the public's

health: the Model State Public Health Privacy Act. *Am J Public Health* 91, 1388-92.
9. Hodge Jr., J.G., Gostin, L.O., CSTE Advisory Committee. (May 24, 2004). *Public Health Practice vs. Research: A Report for Public Health Practitioners Including Cases and Guidance for Making Distinctions*. Council of State and Territorial Epidemiologists. Available at: www.cste.org/pdffi les/newpdffi les/CSTEPHResRptHodgeFinal.5.24.04.pdf
10. Shramm, M., Vogt, R.L., Mamolen, J. (1991). Disease surveillance in Vermont: who reports? *Public Health Rep* 106, 95-7.
11. Harkess, J.R., Gildon, B.A., Archer, P.W., et al. (1988). Is passive surveillance always insensitive? An evaluation of shigellosis surveillance in Oklahoma. *Am J Public Health* 128, 878-81.
12. Konowitz, P.M., Petrossian, G.A., Rose, D.N. (1984). The underreporting of disease and physicians' knowledge of reporting requirement. *Public Health Rep* 99, 31-5.
13. Vogt, R.L., LaRue, D., Klaucke, D.N., et al. (1983). Comparison of an active and passive surveillance system of primary care providers for hepatitis, measles, rubella and salmonellosis in Vermont. *Am J Public Health* 73, 795-7.
14. Todd, J., Fishaut, M., Kapral, F., et al. (1978). Toxic-shock syndrome associated with phage-group-1 staphylococci. *Lancet* 2, 1116-8.
15. Davis, J.P., Chesney, P.J., Wand, P.J., et al. (1980). Toxic-shock syndrome: epidemiologic features, recurrence, risk factors, and prevention. *N Engl J Med* 303, 1429-35.
16. Shands, K.N., Schmid, G.P., Dan, B.D., et al. (1980). Toxic-shock syndrome in menstruating women: association with tampon use and Staphylococcus aureus and clinical features in 52 cases. *N Engl J Med* 303, 1436-42.
17. Centers for Disease Control (1980). Toxic-shock syndrome. *Morb Mortal Wkly Rep* 29, 229-30.
18. Schleck, W.F. III, Shands, K.N., Reingold, A.L., et al. (1982). Risk factors for development of toxic shock syndrome: association with a tampon brand. *J Am Med Assoc* 248, 835-9.
19. Osterholm, M.T., Davis, J.P., Gibson, R.W., et al. (1982). Tri-state Toxic-Shock Syndrome Study. I. Epidemiologic fi ndings. *J Infect Dis* 145, 431-40.
20. Morse, D.L., Guzewich, J.J., Hanrahan, J.P., et al. (1986). Widespread outbreaks of clam- and oyster-associated gastroenteritis: role of Norwalk virus. *N Engl J Med* 314, 678-81.
21. Birkhead, G.S., Morse, D.L., Levine, W.C., et al. (1993). Typhoid fever at a resort hotel in New York: a large outbreak with an unusual vehicle. *J Infect Dis* 167, 1228-32.
22. Weltman, A.C., Bennett, N.M., Ackman, D.A., et al. (1996). An outbreak of hepatitis A associated with a bakery, New York, 1994: The 1968 "West Branch, Michigan" outbreak repeated. *Epidemiol Infect* 117, 333-41.
23. Schoenbaum, S.C., Baker, O., Jezek, Z. (1976). Common-source outbreak of hepatitis due to glazed and iced pastries. *Am J Epidemiol* 104, 74-80.
24. Roueche, B. (1982). The West Branch Study. In *The Medical Detectives*, pp. 233-52. Washington Square Press, New York.
25. Bender, J.B., Hedberg, C.W., Besser, J.M., et al. (1997). Surveillance for Escherichia coli 0157:H7 infections in Minnesota by molecular subtyping. *N Engl J Med* 337, 388-94.
26. National Center for Infectious Diseases, Centers for Disease Control. Update on multistate outbreak of E. coli 0157:H7 infections from fresh spinach, September 15, 2006. Available at: http://www.cdc.gov/ecoli/2006/september/updates/091506.htm
27. National Center for Infectious Diseases, Centers for Disease Control. Salmonellosis—outbreak investigation, February, 2007. Available at: http://www.cdc.gov/ncidod/dbmd/diseaseinfo/salmonellosis_2007/outbreak_notice.htm

제21장

저소득국가에서의 역학적 활동

Stanley O. Foster
역자; 정해관

이 장에서 다루고자 하는 내용은 다음과 같다. (1) 저소득국가[1)]에서 역학조사 수행시 고려해야 할 사항, (2) 현장역학 적용사례, (3) 저소득국가에서 현장역학을 준비하고 수행하는데 도움이 될 실질적인 요령과 조언.

현장조사에 영향을 미치는 요인

지구상 인류 41%에 해당하는 27억 명이 일일 2달러 미만의 소득으로 살아가고 있으며, 이들 나라의 5세 미만 어린이 1000만 명이 매년 목숨을 잃고 있다. 이런 국가에서 역학은 건강 격차를 찾아내고 줄이기 위해 필수적인 도구이다.[1,2]

한편 지리적, 문화적 배경이 다른 이런 지역에서 일하는 것은 역학자에게는 기회와 도전이기도 하다. 저소득국가에서 역학적 방법을 적용하고 실천하기 위해 주어진 조건은 변화하고 있으며, 이런 변화에 기여하는 요인 5가지는 다음과 같다.

1. **국제보건규칙**(International Health Regulations): 국제보건규칙은 2005년에 개정되어 2007년 발효되었다. 이 규칙에서는 "규칙에 가입한 국가/자치령은 공중보건상 주요 사건을 탐지, 평가, 신고받아 세계보건기구에 보고할 수 있는 핵심 감시체계와 대응능력을 개발하고 유지해야 한다. 또한 공중보건 위기와 응급상황에 적절하게 대응하는 능력을 개발하고 유지해야 한다.[3]

1) 역자 주: 세계은행 정의에 따르면 저소득국가는 1인당 국민소득(GNI)이 1,025달러 미만인 국가를 지칭하며 저개발국가 혹은 개발도상국과 같이 쓰이는 경우가 많다.

2. **중증급성호흡기증후군**(SARS)**과 조류인플루엔자**: SARS와 조류인플루엔자의 세계적 유행은 유행에 대비한 감염병 감시체계, 역학조사, 접촉자 격리, 감염병 관리 등의 분야에 있어서 전세계적인 동반자관계 구축의 필요성을 제기하였다. 이들 두 질환의 세계적 유행은 치명률이 높은 감염병이 국가 경계를 뛰어 넘어 전파될 수 있음을 실증하였다. 중국에서 발생한 SARS가 홍콩을 거쳐 캐나다로 전파되는 것을 보면서 방역에 있어 국제적인 협력의 필요성이 대두되었다.[4,5,6] 사고에 의한 것이든 의도적인 것이건 간에 고병원성병원체의 노출이 발생하게 되면, 관련된 모든 국가에서 동일한 역학적 방법의 적용이 필요하다.
3. **국내 및 국제적인 역학 교육훈련 프로그램**: 지난 이십 년간, 각국은 건강수요를 평가하고, 공중보건 개입프로그램을 기획하고, 프로그램을 모니터하고 평가하는 역학적 기법의 적용이 필요함을 시간이 갈수록 더 절감하게 되었다. 역학적 기법은 주로 직무 중 교육이나 학교교육을 통해 습득하지만 현장에서의 실무교육이 특히 효과적임이 밝혀졌다. 대표적인 역학교육훈련프로그램인 미국 질병통제예방센터(Centers for Disease Control and Prevention, CDC)의 현장역학교육훈련프로그램(FETP)과 록펠러재단의 벽없는 공중보건학교 프로그램에서는 역학적 기량을 강화하기 위하여 이론과 현장경험을 활용하고 있다.[7]
4. **후천성면역결핍증**(HIV/AIDS) **유행**: HIV/AIDS는 저소득국가의 역학적 대응능력 강화에 있어서 긍정적인 측면과 부정적인 측면 양쪽으로 영향을 미친다. 국제적인 파트너십의 구축과 질병예방, 치료 및 연구를 위한 자원의 증가는 공동작업이나 멘토링을 통한 역학적 기법의 발전을 도모할 수 있도록 더 많은 기회를 제공하였다. 부정적인 측면으로는 HIV/AIDS 프로그램의 수요와 보건의료인력의 HIV/AIDS로 인한 이환, 장애, 사망은 역학적 역량을 감소시켰다는 점이다.
5. **새천년개발목표**(MDGs/SDGs): 전세계 각국은 2000년 국제연합의 주도 하에 2015년까지 달성해야 할 8가지 목표, MDG를 설정하였다.[8] MDG 중 세 영역, 목표 4: 소아사망률 감축, 목표 5: 정신건강 향상, 목표 6: HIV/AIDS, 말라리아 등 감염병 극복 등은 특히 보건 분야와 관련된 것이다. 국가 수준에서 현재의 상병, 장애 및 사망 현황을 평가하고, 취약집단을 파악하고, 프로그램의 효율을 평가하고 향상시키며, 프로그램의 모니터링과 평가에 역학적인 기법의 적용이 요구되어진다.

역학 적용사례

많은 저소득국가는 고소득국가에 구축된 것과 같은 역학적 활동수행의 기반능력이 갖추어져 있지 않다. 가용자원이 제한된 이러한 상황에서는 "정책수행을 위한 데이터" 혹은 "정책결정을 위한 데이터"를 최소한의 비용으로 얻을 수 있는 역학적 방법을 선택하는 것이 필요하다. 다음의 사례들은 저소득국가에서 건강문제를 해결하는데 역학이 어떻게 활용될 수 있는지를 보여준다. 사례는 감시체계, 역학조사, 인구집단 조사, 전향적 연구의 네가지 범주로 나누어 제시하였다.

감시체계

정례보고

21세기 초에는 많은 저소득국가들의 감시체계는 수동적 보고체계를 통해 보고된 환례에 기반한 경우가 많았다. 외래방문환자 자료는 민감도와 특이도가 낮아 그 가치와 활용도가 제한적이다. 일선보건기관의 요원들이 월간보고양식을 채워넣는데 통상 2–4시간이 소요된다. 그러나 이 보고가 어떻게 활용되는지를 물어보면 대부분의 보건요원들은 "군에서 도를 거쳐 중앙으로 갑니다. 거기서 문서파쇄기로 들어가지요"라고 대답하였다. 병원자료는 특이도는 더 높지만 인구집단 전체에 대한 대표성이 문제가 되고, 또한 활용에도 제약이 있다. 우간다에서 시행한 연구에 의하면 보건의료 일선 현장에서의 자료수집, 분석, 활용에서 발생하는 문제점들을 보여준다(표 21–1).[9]

우간다 보건부는 감시체계를 개선하기 위해서는 다음과 같은 조치가 필요하다고 하였다.

1. 일선 보건요원들이 정례보고가 필요한 이유와 그 수행절차에 대해 보다 잘 이해할 수 있도록 교육한다.
2. 일선 보건요원들에게 정례보고가 상부기관에서 적시에 검토될뿐 아니라 필요한 조치를 취하는데 활용됨에 대한 믿음을 가질 수 있도록 한다.
3. 보고를 관장하는 지역 담당자가 보고를 적시에 검토하고 보고결과에 따라 적절한 조치를 취할 수 있는 능력을 가질 뿐 아니라 실행할 수 있도록 한다.
4. 지역 담당자가 보고 결과에 대해 적시에 대응할 수 있는 능력을 배양한다.
5. 너무 잦은 비판과 평가절하된 관리감독 대신 현장훈련과 비젼 지원을 통한 지속적인 역량 구축을 실시한다.

특이사건 보고

인도네시아는 평소 예상하지 못한 드문 사건의 발생을 파악하고 조사하여 적절하게 대응하는 특이사건 보고체계를 개발하였다. 특이사건의 인지는 신문, 라디오, TV 등과 같은 매스미

표 21-1. 보건기관의 감염병 감시활동에 대한 조사 수행능력 및 지원 지표*(2000년 우간다)

지표	수	(%)
사례 탐지, 등록, 보고		
외래환자의 등록	48	(92)
등록이 적정한지 확인함	29	(56)
공식적으로 사례정의가 표준화되어 있음	18	(35)
지난 6개월간 보고양식지가 적절하게 보급되었음	18	(35)
월간 보고가 의료기관 방문기록과 일치함	15	(29)
사례 확진 능력		
말라리아	27	(51)
결핵	23	(44)
수막알균수막염	11	(21)
콜레라	0	(0)
이질	0	(0)
자료분석과 활용		
보고사례의 추세 도표를 작성함	5	(10)
유행우려 질환에 대해 방역조치 수행에 대한 역치가 설정되어 있음	14	(27)
지역사회 예방 및 방역조치를 수행하였음	26	(50)
지역사회 수준의 방역조치에 대해 보고하였음	8	(15)
환류, 자문, 훈련		
지난 6개월간 한번 이상 보고에 대한 환류를 시행하였음	8	(15)
지난 6개월간 한번 이상 수행평가에 대한 결과를 통보하였음	11	(32)
감시체계 양식을 사용한 보고에 대한 교육훈련을 받았음	32	(62)
가용자원		
문구류	39	(75)
계산기	40	(77)
전화	14	(27)
무전기	7	(14)

* 총조사대상 보건기관(보건진료소, 보건소, 병원): N=52

디어나 공공행정부서, 시민단체, 보건의료기관에서 비슷한 증상을 가진 환자가 갑자기 늘어나거나 보건의료기관으로부터 경보를 받는 등의 경로를 통해 이루어질 수 있다. 사례로는 공통오염원에 의한 식품매개질환 집단발병, 감염병 집단발병, 독성물질노출에 의한 환경성질환 집단발병 등을 들 수 있다. 이 보고체계는 2004년 동남아시아 쓰나미 때 큰 피해를 입은 아체주에서 가동되었고 이후 조류인플루엔자 집단발병에서도 활용되어 기존 감시체계의 민감도를 높이는데 기여하였다. 이러한 유행이나 사건에서는 진행의 각 단계별로 대응 목표가 설정되어야 한다.

표본감시

대부분 국가에서 후천성면역결핍증 프로그램은 질병부담을 추산하고 경시적 추세를 모니터링하기 위해 표본감시체계를 개발하여 사용하고 있다. 사전 지정된 일부 산전진찰클리닉에 새로 등록한 산모의 혈청검사 결과를 정기적으로 보고받아 집계하는 것이 일례이다. 그림 21-1은 우간다에서 산전진찰감시체계를 HIV/AIDS 유병률 추세를 모니터하는데 활용한 사례를 잘 보여준다.[10] 이 도표는 우간다정부의 AIDS 소식지에서 인용한 것인데, 자료를 생산하는 일선 보건의료요원으로부터 정책결정자, 퇴치프로그램을 기획, 수행, 모니터링하는 사람들을 포함한 모두에게 주기적으로 감시체계자료에 대한 환류를 제공하는 것이 얼마나 중요한지를 잘 보여주는 사례이다.

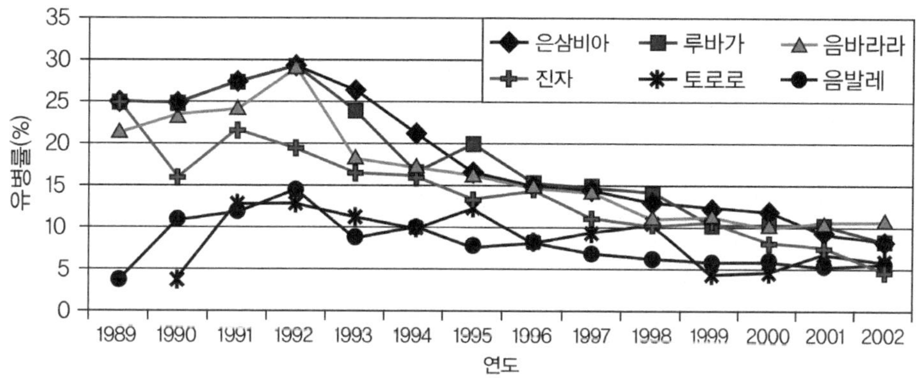

그림 21-1. 우간다 주요 지역별 산전진찰클리닉 등록산모들의 후천성면역결핍증 바이러스 감염 유병률(1989–2002). [출처: Uganda Ministry of Health, STD/AIDS Surveillance Report, June 2003.]

유행감시

일상적인 감시체계는 지속적으로 강화되어야 하지만 이와는 별개로 신속한 긴급대응이 필요한 유행질환에 대해서는 별도의 감시체계를 구축할 필요가 있다. 수막염, 황열, 콜레라, 페스트 등의 사례가 이에 해당된다. 아프리카에서 수막알균수막염은 그 풍토병적 유행지역이 대륙을 동서로 가로지르는 벨트를 형성하고 있어 이를 "수막염벨트"로 부르고 있다. 이 벨트 지역에서는 수막염이 드물게 유행으로 진행하는데 이 경우 보건의료비상사태를 맞게 된다. 세계보건기구는 부르키나파소에서의 사업경험을 바탕으로 지역수준에서 긴급대응수준의 역치를 확인할 수 있도록 지침을 개발하였다.[11,12] 인구가 30,000명 이상인 농촌지역에서 일주일간 10만명당 5명 이상의 환례가 발생할 경우 (1) 조기경보체계 발령, (2) 역학조사 시행, (3) 유행대비태세 점검, (4) 인접한 지역에는 집단 예방접종프로그램을 시행하도록 하였다.

능동감시

1960년대에서 1970년대에 걸쳐 세계적으로 수행되었던 천연두 박멸사업이나 최근 진행 중인 폴리오 박멸사업과 같은 질병 박멸(eradication)을 목표로 하는 프로그램을 수행하기 위해서는 발생하는 모든 환례를 빠짐없이 파악하기 위한 훨씬 강화된 수준의 감시체계를 구축할 필요가 있다. 폴리오퇴치사업의 경우 발생하는 모든 급성이완성마비 사례를 빠짐없이 등록하는 것을 목표로 하고 있다.[13] 이를 위해서는 병의원 등 의료기관뿐만 아니라 민속치료사, 보건요원 등 환자를 볼 수 있는 모든 보건의료인력자원에 걸쳐 급성이완성마비 환례에 대한 능동적인 탐색이 필요하다. 이를 통해 파악된 환자들에 대해 진단검사를 위해 대변검체를 채취하고 각 환례를 60일간 추적한다. 폴리오가 아닌 급성이완성마비의 기저 발생률은 0–15세 소아 연령군에서 10만 명당 2명 수준이므로 급성이완성마비의 보고 민감도는 폴리오가 아닌 급성이완성마비의 보고율로 모니터링할 수 있다. 폴리오 감시체계는 국가별, 지역별, 전세계 수준에서 지속적으로 모니터링되고 있는데 이를 위해 사용하는 지표는 다음과 같다: 급성이완성마비 환례수, 비폴리오 급성이완성마비 발생률(목표: 15세 미만 인구 10만명당 2례), 14일 이내 채취한 2회 대변시료에서 급성이완성마비 양성률(%), 야생 바이러스 분리(표 21–2).

표 21–2. 세계보건기구 지역사무처별 2004년 및 2005년 급성이완마비 감시체계와 야생 폴리오 사례 보고 결과

세계보건기구 지역사무처	급성이완마비 보고 사례수		폴리오가 아닌 급성이완마비 분율		적정 대변검체가 있는 급성이완마비 사례		야생 바이러스가 확인된 폴리오 사례	
	2004	2005	2004	2006	2004	2006	2004	2006
아프리카	9,719	11,685	2.90	3.30	89%	85%	934	851
아메리카	2,309	2,202	1.38	1.33	79%	80%	0	0
동지중해	6,176	8,345	2.70	3.69	89%	88%	187	727
유럽	1,516	1,473	1.14	1.10	81%	82%	0	0
동남아시아	16,270	31,519	2.70	5.21	83%	82%	134	373
서태평양	6,521	6,898	1.61	1.65	88%	88%	0	0
전체	42,511	62,122[2)]	2.29	3.34	86%	84%	1,255	1,951

* 세계보건기구 자료(2006년 5월 2일 기준)

출처: WHO: Global Polio Eradication Initiative Annual Report, 2005

---

2) 역자 주: 원본에는 62,422로 되어 있으나 합계가 맞지 않음

역학조사 수행 사례

역학조사는 우선적으로 감시체계를 통하여 발견된 건강문제에 대하여 수행되어야 한다. 다음 네가지 사례를 통하여 역학조사와 관련한 주요한 이슈와 수행방법에 대해 알아보도록 한다.

신부전

1990년 나이지리아 조스의 역학강좌에 참여한 교육생들이 보건부에 실제 보건문제를 파악하는 현장실습을 지원해줄 것을 요청하였다. 이 실습과정에서 소아 신부전 집락(cluster)이 확인되었다. 실습생들이 이 집락에 대하여 환자대조군연구를 시행한 결과 파라세타몰 시럽의 복용이 신부전의 발생과 높은 연관성을 보임을 확인하였다. 이에 따라 파라세타몰 시럽의 사용은 중지되었다. 신부전 집락에서 파악된 총 102명의 환아 중 85명이 사망하여 치명률은 83%에 달하였다.[14] 이후 오요주 이바단3)의 올루요로 가톨릭병원에서 추가로 집단발병이 발생했는데 후속 역학조사를 통해 신부전의 공통 원인물질을 프로필렌글리콜 대신에 사용한 에틸렌글리콜로 파악하였다. 보건부는 신독성의 원인이 밝혀질 때까지 파라세타몰시럽의 사용을 중단하고 시장에서 퇴출하였다.[15] 이후 파라세타몰시럽 제조업체는 원료물질에 대한 검정 감독을 통과한 후 다시 제조를 시작하도록 하였다.

손상

최근까지 상해, 자살, 폭력 등에 의한 사망은 실제보다 과소평가되고 있었다. 표 21-3은 2005년 이들 세가지 원인에 의한 사망자수와 2030년 추정치를 보여준다.[16]

전세계 총사망의 9%, 사망자 11명 중 1명이 이 세가지 중 하나로 인한 것임을 감안할 때 이들 원인에 의한 사망의 위험요인을 파악하고 이로 인한 사망위험을 줄이기 위한 전략을 개발하고 그 효과를 평가하기 위한 역학연구가 필요하였다. 그 한 사례를 다음에 기술하였다.

라작과 루비는 파키스탄 카라치에서 일어나는 교통사고로 인한 사망과 손상을 연구하였다. 중복표본추출을 통한 포획-재포획법을 이용하여 지난 10년간 총 972명의 사망과 18,936명의 상해가 있었던 것으로 추정하였다.[17] 경찰통계는 사망의 56%, 중대손상의 4%만을 반영하고 있음을 확인하였다. 1994년 연간 교통사고로 인한 사망률과 손상발생률은 각각 10만 명당 11.2명과 185명이 있다.

---

3) 역자 주: 원문에는 Oluyoro Catholic Hospital, Oke-Ola, Ilorin, Oyo State로 되어 있으나 Oke-Ola는 Oke-Ofa의 오타이고 Ilorin은 Ibadan의 오타로 보임

표 21-3. 전세계 손상, 자살, 폭력 및 전쟁으로 인한 사망 추정치(2005-2030)

	2005		2030[4]	
	사망	백분율	사망	백분율
비의도적 손상	3,700,000	6.3	4,763,000	6.4
자살	912,000	1.6	1,138,000	1.5
폭력	593,000	1.0	805,000	1.1
전쟁	184,000	0.3	318,000	0.4
소계	5,389,000	9.2	7,024,000	9.4
전체	58,260,000[5]	100.0	74,273,000	100.0

출처: World Health Organization[6]. Burden of Disease Project http://www.who.int/healthinfo/statistics/bodprojectionspaper.pdf

에볼라열

우간다의 수단접경지역인 굴루구역에서 2002년 출혈열 환자가 인지되었고 공식적으로 보고되었다. 검체를 남아프리카공화국의 국립바이러스실험실에 보낸 결과 에볼라바이러스가 동정되었다. 광범위한 능동감시체계를 시행하였고 이와 함께 주민들에게 에볼라열에 대한 정확한 정보를 제공하고 예방과 관리에 대한 교육을 수행하기 위한 지역사회교육을 시행하였다. 찾아낸 환자는 입원치료하였는데, 병원감염을 통한 전파를 방지하기 위하여 격리시설을 설치하고 치료하였다. 더 이상의 전파가 차단된 시점에서 파악된 총 환자수는 425명, 사망자는 224명이었다.[18]

독성물질 노출

환경적인 위해요인으로 인한 건강피해가 늘어나고 있으며 이는 질병부담 증가에 기여하고 있음이 확인되고 있다. 대표적인 사례로 1984년 인도 보팔의 유니온카바이드 공장의 폭발사고를 들 수 있다. 이 사고는 메틸이소시아네이트를 저장하던 탱크에서 누출이 일어나 다량의 독성물질이 공기 중으로 방출되어 일어난 집단중독사고로, 최소 6,000명 이상의 사망과 훨씬 많은 수의 피해자가 발생하였다.[19] 이웃한 방글라데시에서는 음용수로 개발한 지하수가 비소로 오염되어, 오염된 지하수에 노출된 수천만명에 해당하는 사람에서 많은 건강피해가 있음이 보고되었다.[20] 이 두 사건에서 보팔의 단기노출로 인한 장기건강영향과 방글라데시 지역

4) 역자 주: 원본의 2003은 2030의 오기임

5) 역자 주: 원본 숫자에 오타가 다수 있음(3,790,00 → 3,790,000; 912,00 → 912,000; 58,26,000 → 58,260,000)

6) 역자 주: 원본의 World bank는 World Health Organization의 오기로 보임

의 비소의 노출에 대한 장기영향을 파악하기 위한 전향적 추적연구가 이루어졌다.[21,22]

인구집단 조사

센서스와 전국조사

국가적인 수준의 보건사업을 기획하고 정책을 수립하고 예산을 배정하는데 있어 전국조사가 필요하다. 대표적인 예로 매 10년마다 시행되는 전수조사인 전국센서스와 주로 저소득국가에서 매 4년마다 시행되는 인구건강조사(DHS)가 있다.[23] 인구건강조사는 인구학적 지표와 출산관련지표를 포함한 다양한 분야의 지표를 국가수준 및 지역수준에서 조사한다. 표본수는 5,000에서 30,000가구로 상당히 큰 편으로 75개국에서 수행되었다. 조사 데이터는 온라인상에서 이용가능하며, 온라인 통계패키지를 이용하여 사용자가 결과를 요약할 수 있다. 승인된 연구자들의 경우 원시자료를 다운로드할 수도 있다.

자연재해

1970년 인도양의 사이클론으로 방글라데시에서 225,000에서 500,000명의 사망자가 발생하였는데 소머와 모슬리는 그 피해정도를 평가하기 위하여 헬리콥터를 이용한 신속조사를 수행하고 그 결과를 보고하였다.[24] 전세계적으로 의료 대응팀이 모집되었고, 평가 결과 손상이 우선순위가 아니라 가축과 농기구를 옮기는 것이 더 급함을 알게 되었다. 재난시 비상대피소 마련을 비롯하여 방글라데시의 재난대응체계가 향상되면서 이후 1991년 사이클론의 피해조사를 통해 비상대피소가 효과적으로 작동하였음을 보여주었으며 사망위험이 가장 높은 취약계층으로 10세 미만 어린이, 40세 이상 여성, 비상대피소로 대피하지 못한 사람들 등 세 인구집단임을 확인하였다.[25] 2004년 12월 26일 동남아시아 쓰나미가 있은 후 태국 보건부는 비상대응계획을 수립하였고, 이를 위해 쓰나미로 인한 피해와 가용자원의 활용을 위하여 필요한 데이터를 제공하였다.[26]

전쟁으로 인한 비전투요원 사상

전쟁을 수행하는 당사자들은 흔히 전투에 참가하지 않는 민간인들의 사망을 전투의 예상되는 부수적인 피해로 간주하곤 한다. 공격을 가한 측에서 비전투요원 사망자 수를 산출하거나 지원하는 경우는 매우 드물다. 그러나 이러한 비전투요원 사망에 대해 조사하는 것은 전쟁으로 인한 인권침해로 인한 부정의, 비전투요원 사망으로 인한 비용 산정, 피해를 입은 지역주민들의 요구를 파악하고 재해 대응 대책을 수립하는 등의 사항에 대해 주시하고 있는 이와 관련한 정책수립하는 사람들에 있어서 매우 중요하다. 전쟁으로 인한 비전투요원 사망에 대한 대표적인 연구로 2004년 콩고민주공화국 내전과 2005년 이라크 전쟁의 두 가지를 들 수 있다. 콩고민주공화국에서는 국제구조위원회팀이 조사하였는데 전체 사망자는 390만 명으로 추산되었고 이 중 대부분이 민간인 사망이었다.[27] 이라크에서 수행한 유사한 연구에서는 전쟁으로 인해 폭력으로 인한 사망이 58배 증가하였으며 초과사망의 규모는 98,000명으로 추산하였다.[28]

전향적 인구집단 연구

인구집단에 대한 전향적 연구를 통하여 다음과 같은 위험에 노출된 집단에서 중요한 역학적 근거를 산출할 수 있다.

1. 건강수준의 변화를 규명: 도시화로 인한 생활습관의 변화와 역학적 변천으로 인해 비만, 당뇨병, 심혈관질환 등의 출현
2. 특정 위험요인이 질병 발생에 미치는 기여도 평가: 예) 흡연과 암 발생
3. 인도 보팔, 방글라데시 등에서 발생한 독성물질에 노출된 인구집단에 대한 장기간 추적[21,22]
4. 질병의 상병, 장애, 사망에 대한 건강증진, 예방, 치료사업의 효과 평가

아래의 네가지 연구는 전향적 역학연구를 통하여 질병관리에 있어 중요한 전략을 제시한 사례들이다.

1) 임산부의 말라리아 추정치료(presumptive treatment)[29]

말라위의 말라리아 유행지역에서 일하는 스테케티의 연구진은 임산부에 대한 말라리아 추정치료의 효과를 비교하였다. 클로로퀸과 메플로퀸 두 개의 치료군을 비교했을 때 클로로퀸 치료군의 산모들에서 말라리아 위험이 유의하게 증가하였다. 임신 중 말라리아혈증의 지속위험은 30.9배, 돌파위험은 11.1배였고 분만시 말라리아 양성 위험은 산모의 말초혈액 8.7배, 태반 7.4배, 제대혈 4.1배 였다. 이 연구는 산모의 임신 중 효과적인 항말라리아제를 이용한 추정치료를 수행하는 현재의 정책의 중요한 근거로 사용되고 있다.

2) 신생아 사망률 낮추기

인도의 가드치롤리에서 뱅의 연구진은 신생아 사망이 전체 영아사망의 75%를 차지함을 확인하였다. 후속연구를 통해 원인을 찾아본 결과, 지역의 전통적인 산파들이 출산시 산모의 개호에만 노력하고 신생아에는 전혀 관심을 기울이지 않음을 확인하였다. 또한 전통적인 조산과정이 신생아의 호흡부전, 기도폐색, 저체온증, 패혈증 등의 발생을 촉진함을 확인하였다. 연구진은 여러 마을을 개입군과 비개입군 두 군으로 나누어 개입군 마을에 대해서는 조산을 담당하는 마을의 여성들에 대해 출산 직후 신생아의 기도 이물제거, 보온, 출산 즉시 모유 수유, 패혈증 징후에 대한 교육을 시행한 결과 신생아 사망률은 (1,000명당)7) 62명에서 25명으로 줄어들었고 영아사망률은 1000명당 75명에서 39명으로 감소하였다.[30]

3) 네팔의 폐렴 사례

판데브의 연구진은 네팔의 고산지역에서 13,404명의 어린이들을 대상으로 통제된 개입시험을 수행하였다. 개입군에서는 마을건강요원들에게 폐렴을 진단하고 치료하는 것을 교육하였다. 그 결과 개입군에서 비개입군에 비하여 5세 미만 총사망률이 28% 감소하였다.[31] 이 연구는 폐렴8)의 진단과 치료에 대한 지역사회 프로그램의 타당성과 그 효과에 대한 근거를 제공한 측면에서 중요하다.

4) 파키스탄의 손씻기사업

파키스탄의 카라치의 도심지역에서 루비의 연구진은 조사대상지역을 다음 3개 군으로 무작위 배정하였다: (1) 항균비누로 손씻기, (2) 일반비누로 손씻기, (3) 대조군. 비누의 종류와 무관하게 개입군에서는 폐렴 50%, 설사 53%, 농가진 34% 정도 발생이 감소하였다.[32] 이 연구결과를 바탕으로 볼 때, 손씻기를 장려하고 지원하기 위한 지역사회 수준의 대책을 수립하기 위한 노력이 필요함을 알 수 있다.

사업수행에 대한 도움말

자신이 언어와 문화가 낯선 국가나 세계에서 미지의 질환 유행에 대한 역학조사를 수행하는 임무를 수행한다고 상상해 보자. 이는 국제적인 수준의 현장역학 수행과 관련한 제반 사항을 한 문장으로 요약하였다고 보면 된다. 국제적인 현장역학조사의 접근방법은 5장에 기술

7) 역자 주: 단위 추가함

8) 역자 주: 원문에는 말라리아로 되어 있으나 문맥상 폐렴으로 해석하는 것이 더 타당하다고 평가함

된 것과 유사하다. 익숙하지 않은 상황에서 역학조사를 수행하는 것은 여러 가지 특이한 여건을 감안하여야 한다.

떠나기 전에

만일 자신이 국제보건에 관심이 있거나 세계적인 차원에서 역학적인 지원을 제공하는 위치에 있다면, 언제든, 어떤 미지의 상황이든 무관하게 항상 준비되어 있어야 한다. 개인적으로 일생에 두 번에 걸쳐 CDC의 역학조사관제도(EIS) 창설자인 알렉산더 D. 랭무어 선생으로부터 현장투입을 호출을 받은 적이 있는데 그때마다 선생님은 "오늘 해지기 전까지 비행기에 타지 못하면 못가는 걸로 알겠소"라는 말을 빠뜨리지 않았다.

국제적인 방역활동을 수행하기 위한 준비에는 수주일(여권 발급)에서 수개월(백신 접종)이 필요한 사항들이 있다. 준비된 사람은 바로 갈 수 있지만 준비가 안되었다면 갈 수 없다. 준비할 사항들은 아래와 같다.

- 갱신기간이 충분히 남아있는 여권과 여권 첫장의 복사본 2장(여권 분실에 대비해서), 비자 발급에 대비해 여권용 사진 최소 4장 준비[9)]
- 주요 질환에 대한 예방접종(미국인을 기준으로 볼 때): A형간염, B형간염, 디프테리아, 파상풍, 폴리오, 황열(열대 아프리카와 남미 기준)[10)]. 현장에서 동물검체를 채취하는 수의사와 현장에서 조깅을 하고자 하는 경우는 광견병 예방접종이 필수적이다. 황열예방접종은 국제위생규약에 따라 국제적으로 통용되는 양식에 따라 접종확인서를 준비하여야 한다.
- 출발 직전에는 챙기는 것을 놓치기 쉬운 항목들은 별도의 박스에 미리 준비해 둔다: 구급처치물품, 랜턴과 여분 배터리, 해충기피제, 텀블러나 개인용 물통, 정수알약[11)], 태양전지판이 달린 계산기[12)]

---

9) 역자 주: 여권과 입국비자 관련사항은 외교부 영사서비스/비자 안내(http://www.0404.go.kr/consulate/visa.jsp)를 참조하면 된다. 출장지역이 저소득국가인 경우 국내에서 출발 전 비자를 미리 신청해야 하는 경우가 있으므로 비자 사전 발급 필요 여부를 반드시 사전에 체크하여야 한다.

10) 역자 주: 한국인 기준으로 볼 때 열대지역을 갈 때 황열예방접종과 말라리아 약물예방 처방이 필수적인 경우가 많다. 여행지역에 따른 필수 예방접종과 약물예방은 질병관리청 홈페이지 해외여행건강정보(http://www.kdca.go.kr/contents.es?mid=a20102060200)를 참조하면 된다.

11) 역자 주: 휴대용 자외선정수기도 고려할 수 있다.

12) 역자 주: 기타 IT기기의 경우 충전을 고려해야 하되 짐의 부피와 무게를 최대한 줄이고 방수와 전원을 고려해야 한다. 현지에서 인터넷 연결 상황은 최악의 경우를 가정하고 준비할 필요가 있다.

준비사항

개발도상국에 속하는 많은 나라들은 질병감시체계가 적절하게 작동하지 않는 경우가 많아 역학전문가의 지원을 요청하게 되는 대부분의 건강문제가 현지 언론이나 정치적인 계통을 통해 현지 정부에서 인지한 경우가 많다. 일반적으로 집단발병은 다음의 두 가지 유형인 경우가 많다: (1) 주요한 감염병의 대규모 유행(황열, 콜레라, 수막알균수막염 등), (2) 불량의약품이나 음식, 독성 노출 또는 희귀 출혈열로 인한 것과 같은 설명되지 않은 사망의 갑작스런 발생이 최초 인지시점은 최초 발생시점에서 상당히 경과한 경우가 많은데 이는 불완전한 감시체계, 부실한 소통, 혹은 현지 관료들이 내버려두어도 조만간 사라질 것으로 낙관해 방관하는 경우 등으로 인한다. 집단발병이 공개적으로 알려지게 되면 일반적으로 대중은 패닉반응을 보이는 경우가 많다. 사태에 대해 조치를 취해야 하는 공무원들에게는 국제적인 전문가팀이 도착한 것은 정부가 비상사태에 대한 공식적 대응을 시작한 징표로 인식되기도 한다. 지원요청을 한 현지 정부에서는 전문가 지원뿐만 아니라 문제해결에 필요한 자원의 지원을 동시에 기대하는 경우가 많다.

현지 정부의 지원요청을 받았을 경우 요청을 접수하였음에 대한 확인서를 회신발송해 줌과 동시에 향후 지원과 관련한 주요 시간적 일정을 알려주는 것이 중요하다. 세계보건기구, 해당국가에서 일하는 국제 및 양자기관, 소속될 외교사절단과 접촉해야 한다. 이러한 초기 접촉은 현지에서 실제 역학전문가의 지원이 필요한지를 확인하고 집단발병에 대한 추가적인 정보를 얻고, 지원에 대한 다른 요청 사항을 확인하고 무엇보다도 현지 도착 후 지원과 협력을 받기 위한 소통채널을 확보하는 측면에서 매우 중요하다.

통상적으로 지원요청을 받은 후 출발까지의 시간은 불과 수시간에서 수일에 불과한 경우가 대부분이므로 일단 연락을 받은 후 파견이 결정되면 주의깊게 준비에 임해야 한다. 우선 교통편을 알아보고(일부 지역의 경우 항공편이 일주일에 한번 밖에 없음), 비자나 경유지의 비자를 받는 것이 중요하다. 비자발급을 위해서 현재 여권, 여권용 사진과 비자 승인을 받을 외교사절단과의 연락이 필요하다. 기술지원 제공에 대한 허가는 가급적 서면으로 요청한 국가, 재정지원 기관과 감독자로부터 받아야 한다. 도착 항공편의 편명과 도착시간에 대한 사전 정보를 현지에 알리고 공항도착 후 픽업을 포함한 지원을 요청하여야 한다. 공항에서 현지정부의 지원이 있을 경우 입국심사와 세관 등에서 소요되는 불필요한 시간 지체를 단축시킬 수 있고, 특히 컴퓨터(일부 국가에서는 제한됨), 표본채취를 위한 주사기나 바늘 등의 기구, 검사장비 등에 대해 조사가 요구될 때 매우 중요하다.

본인의 건강상태도 중요하다. 세계보건기구나 많은 공중보건기관의 해외여행을 위한 건강가이드라인이 있으므로 확인한다. 인터넷상의 해외여행건강정보 사이트를 통하여 방문할 개별국가와 관련한 건강문제를 확인할 수 있다. 여행의학전문가는 전문기관이나 대형병원, 검역기관 등에 있으므로 미리 확인해 둔다. 말라리아 유행지역으로 여행할 경우 예방적 화학요법을 출발전 시작하여야 한다. 방문지역이 열대열 말라리아(*Plasmodium falciparum*) 유행지역이면서 약제내성이 보고된 경우 말라리아 전문가에게 반드시 예방화학요법 제재의 선택과 발병시 대안치료약제에 대해 상담하는 것이 좋다. 현지의 의료기관의 시설이나 질적 수준이 제한적인 경우를 가정하고 개인적으로 체온계, 해열제, 항히스타민제, 항생제 안연고, 젓가락, 탈수형 설사에 대비한 경구용 수분보충염, 정수알약, 심한 설사질환에 대비한 항생제와 반창고 등이 포함된 기본의료키트를 준비하는 것이 필요하다. 짐은 최대한 가벼워야 한다. 현지 정부기관 등의 공식적인 방문시 필요하므로 남성의 경우 재킷 한벌과 여성의 경우 민속의상이나 단순한 드레스(가능한 긴팔의 긴옷으로 준비)를 준비해야 한다. 갈아입을 옷은 물세탁이 가능한 것으로 두벌 정도, 발에 편하고 오래 걸을 수 있는 신발을 넣어야 한다. 작은 배낭과 기내 반입이 가능한 캐리어에 짐을 쌀 경우 도착 후 수화물을 기다리는데 소요되는 시간을 줄일 수 있다. 한편으로 개인 물통, 개인용 랜턴과 여분 배터리, 스위스군용칼(기내반입이 금지될 수 있다), 모자, 비누, 수건, 비닐장갑(응급처치를 해야 할 경우), 여분 안경 등도 챙겨야 하는 중요 품목이다. 선글래스는 여행중에는 유용하지만, 많은 문화권에서 효과적인 소통에는 장애가 된다. 대화 중에는 색이 없는 안경을 착용하는 것이 좋다.

경유지에서 짐이 유실되거나 지연되는 경우가 발생할 수 있으므로 복용하는 약제, 여벌 옷 한 벌, 위생용품 등 필수적인 항목들은 반드시 기내에 들고 타야 한다. 수화물이 분실될 경우 항공사에서 분실된 여벌 옷에 대해 구입비용을 지원하는 경우가 있는데 현지 시장에서 옷과 필수물품들을 구입하도록 한다.

여비에 대해서 신중히 고려해야 한다. 신용카드나 여행자수표를 받지 않는 경우가 많으므로 일정 수준의 현금은 반드시 필요하다. 만일 현지에서의 이동, 주유, 현지요원에게 인건비 지불 등이 필요할 경우 비용을 송금하는 방법에 대해 미리 확인해 두는 것이 좋다. 안전문제를 고려할 때 많은 현금을 소지하는 것은 권장되지 않는다. 현금은 벨트지갑에 넣는 것이 좋다. 현지 파견 일정은 예상보다 길어져 오랫동안 현지에 머물러야 하는 경우가 생길 수 있으므로 가능하다면 떠나기 전에 가족이나 가까운 친지와 저녁식사를 같이하는 시간을 가지는 것이 좋다.

당면한 집단발병이 원인미상이거나 잘 알지 못하는 질환인 경우가 많으므로 몇시간 정도 시간을 할애하여 가능한 질환에 대해 의학적 기초지식을 정리해두고, 핵심 참고문헌을 챙기고 필요시 도움을 받을 수 있도록 의학, 역학, 통계, 검사 등 분야별 관련 전문가의 연락처를 확보해 두는 것이 좋다. 현지에서 일한 경험이 있는 전문가가 있다면 현지상황과 작업여건 등에 대해 조언을 구하는 것이 좋다. 요청된 과업의 성격에 따라 사무도구, 노트북컴퓨터, 검체채취도구, 검체 이송을 위한 준비를 할 필요가 있다. 현지의 모든 일정, 방문한 기관이나 만난 사람, 회의 등을 제본된 노트에 기록해야 한다(낱장은 잃어버리기 쉽다). 현지에서 사용하는 전원의 전압과 플러그의 형태를 반드시 확인하고 다를 경우 적절한 어댑터를 가져가야 한다. 현지에서는 컴퓨터에 기록한 자료를 USB나 SSD에 수시로 백업해야 한다. 백업한 자료는 별도로 보관해야 한다. 노트북 도난, 컴퓨터가 다운되거나 사고로 망가지는 등으로 귀중한 연구결과를 날려버린 사례가 적지 않음을 기억하라. 태양전지가 달린 계산기는 전원이 없는 곳에서 작업에 매우 유용할 수 있으며 현지인에게 선물로도 이용할 수 있다.

방문하는 지역과 문화에 대한 작은 책을 한두권 가져가서 환승시 등과 같은 시간에 읽을 수 있다. 현지의 문화에 대해 이해하는 것은 매우 중요하다.[2,3] 특정 문화에서는 다른 성별의 사람과 악수를 하는 것이 부적절한 경우도 있다. 어떤 지역에서는 신발의 발바닥을 다른 사람에게 보이는 것이 불쾌한 일인 경우도 있다. 실수를 완전히 피할 수는 없다. 더 중요한 것은 현지의 문화에 대해 인식하고 존중하는 자세를 견지하는 것이 현지에서의 업무를 효과적으로 수행할 수 있는 관계의 형성에 매우 중요하다. 현지의 기본적 역사와 지리에 대한 최소한의 지식과 더불어 현지어로 감사인사 정도는 익혀 두는 것이 좋다. 적지 않은 문화권에서 여성의 팔과 다리를 드러내는 것을 금기시 하는 경우가 많다. 서구식 의복은 대체로 용인되는 경우가 많지만 현지인과 같은 의복을 입고 작업을 할 경우 거리감을 줄이는데 도움이 될 수 있다. 그러나 현지의 지배층으로 보일 수 있는 의복은 피하는 것이 좋다.

이메일과 장거리 전화는 현장역학자에게는 축복과 동시에 저주가 될 수 있다. 이것은 본국의 전문가에게 자세한 현지의 정보를 보내고 자문을 얻는데 매우 유용한 도구이다. 한편으로 어떤 상급자들은 현지의 시시콜콜한 상황까지도 보고받고 현지상황을 무시한 세세한 지시를 하려고 하여 현지 업무를 마비로 몰고 가는 경우도 있다. 그러므로 떠나기 전에 상사와 기본 규칙을 정리하는 것이 중요하다.

도착한 첫날

첫날 수행할 중요한 사항은 누구를 만날 것인지, 그리고 어떤 순서로 만날 것인지 하는 것이다. 당신의 태도가 성공여부를 결정하는 중요한 결정요인이다. 당신은 중요한 문제를 해결하러 번쩍이는 갑옷으로 무장하고 말 달려온 백기사인가, 혹은 현지의 담당자들이 그들의 문제를 해결하는 것을 도우러 온 동료인가?[4] 후자만이 정답이다. 많은 문화권에서는 우선 업무와 관련된 본격적인 논의를 진행하기 앞서서 관계를 형성하는 것이 필요하다. 공통관심사를 찾는데는 사전 준비와 경험이 필요하다. 프로토콜을 협의하는 일차방문에서는 역학조사를 수행할 수 있는 현지측의 책임자를 파악하는 것이 필요하다. 현지 언어가 능숙하지 못한 경우 통역해 줄 사람이 필요하다. 대부분의 경우 현지 정부 측에서 지원해주는 경우가 많지만, 만일 직접 통역관을 고용해야 한다면 사전에 작업조건을 최대한 구체적으로 설명하고 그에 맞는 사람을 구해야 한다. 예를 들어 열악한 사정의 현지를 방문해야 하고 장시간에 걸쳐 일해야 하는 상황을 받아들일 수 있는지를 채용 전에 직접 확인하는 것이 필요하다. 고용비용은 어느 기관에서 지불할 것인지를 확인하고, 현장으로 출발하기 전에 근로조건에 대해 서면으로 계약서를 작성하는 것이 필요하다.

현장으로 떠나기에 앞서 현장의 지도를 구하고 현지상황에 대해 발생지역의 범위, 건강영향의 특성, 세부적인 기술역학적 특성을 포함하여 현재까지 알려진 모든 사항들을 수집하도록 한다. 또한 이 집단발병이 대중의 관심을 끌게 된 경위를 확인하고, 대중의 반응이 얼마나 신속했는지, 어떠했는지, 그리고 국제적 지원요청을 하게 된 이유가 무엇인지를 파악하여야 한다. 현지에서 당신에게 기대하는 것이 무엇인지를 확인하고 거기에 우선순위를 두고 활동하여야 한다.

현장역학을 수행함에 있어서 이동은 가장 힘든 문제 중 하나이다. 지원된 자동차에 안전벨트가 있는지를 확인하라. 현지에서 운전기사, 지도, 연료, 스페어타이어, 잭, 상자 스패너 등을 갖춘 믿을 수 있는 차량을 갖추는 데는 시간뿐만 아니라 경우에 따라서는 기발한 발상도 필요하다. 운전기사가 현장에 나갈 준비가 되었다고 하더라도 그대로 믿어서는 안된다. 반드시 차량상태를 직접 점검해야 한다. 기사와 운행과 관련하여 세부적인 의견을 교환하는 시간을 아까워해서는 안된다. 규정속도를 지키는 것, 언덕길에서 추월하지 않는 것 등에 대해 명확히 이야기해야 한다. 출발한지 한시간 동안 이러한 사항을 운전기사가 잘 따르고 있는지를 점검해야 한다. 이것은 이후 운행안전을 위해 반드시 필요하다. 만일 운전기사가 위험하게 출발한다면 즉시 운행을 중지시켜야 한다. 차분하게 다시 한번 운행의 기본 원칙을 설명해주어야 한다. 수혈용 혈액 수급이 불확실한 이런 장소에서 사고가 날 경우 어떤 결과가 초래될 것인지를 감안하면 안전운행에 대해 운전기사에게 강하게 압박하는 것은 불가피하다. 이런 곳에서 믿음직한 운전기사의 가치란 그 몸무게 만큼의 금과도 바꿀만한 것이다. 대부분의 나라에서 야간운행은 여러 가지 이유로 위험하므로 피해야 한다. 도착할 현지에서 요원들이 쓸 식수나 식품 사정을 확인하고 확실치 않으면 미리 준비해 가야 한다.

조사 수행

많은 준비과정을 거쳐 우여곡절 끝에 현지에 도착하면 당장 환례를 진찰하고 역학조사를 진행하고 싶은 심정일 것이다. 그러나, 현지역학조사 시작 전에는 반드시 지역의 책임자에게 소개하는 과정을 건너뛰어서는 안된다. 현지 책임자를 만나는 것을 의례적인 것으로 보아서는 안되며, 역학조사팀을 모집한다는 개념으로 접근해야 한다. 지역의 담당자들은 현지의 가이드로, 지역사회나 가구에 조사팀을 소개해 주고 이들이 역학조사에 협조하도록 도와주는 역할을 한다. 뿐만 아니라 현지방문 기간 중 역학팀의 식사나 편안한 숙소 등을 찾는데도 이들의 도움이 절대적이다.

일단 집단발병이 있음을 확인했다면 역학조사의 다음 단계로 사례정의를 내려야 한다. 이를 위해서는 가급적 비교적 최근에 발병한 여러명의 환자들을 대상으로 임상병력과 진찰소견을 모아야 한다. 종종 특정 질병은 지역에서 통용되는 다른 질병명이 있음을 아는 것이 중요하다. 일례로, 가나에서 황열병에서 회복한 환자들을 대상으로 혈청검사를 계획하였으나 황열이 이 지역에서는 "말오줌눈병"이라고 불린다는 사실을 알기 전까지는 제대로 진행되지 않았다. 통상적인 의학적 소견에 따라 "피부가 노래짐", "황달", "검은 소변" 등으로 사례를 조사했을 때 신고된 환자는 한 명도 없었던 반면 지역에서 불리는 병명으로 다시 사례정의를 한 후 100명 이상의 환례를 찾아내었다. 적시에 검사를 시행할 여건이 되지 않을 경우 환례는 임상적 소견을 기준으로 정의할 수 밖에 없다. 따라서 세계보건기구에서 사용하는 것을 참조하여 가능한 한 간단하고 실제 현장에 맞게 적용할 수 있는 사례정의를 사용해야 한다. 예를 들어, 폴리오에 대한 세계보건기구 정의는 "감각신경 이상을 동반하지 않은 비대칭성 이완성 마비가 급성으로 온 경우"이고, 신생아 파상풍은 "출산 며칠 후까지 정상적으로 모유수유를 하고 잘 울던 아기가 갑자기 젖을 못 빨고 연축이 생긴 후 출산 3일에서 21일 사이에 사망한 경우"로, 이질은 "피섞인 설사"로 정의하고 있다.[13]

일단 사례정의를 내리면 다음으로는 환자를 찾아내야 한다. 환례가 언제, 어디서 발생했는지 찾아내기 위해서는 적절한 추론과 더불어 현지를 관장하는 정치적, 종교적, 전통적인 힘을 가진 사람들의 도움이 필요하다. 사례정의를 지역에 맞게 정의하고 지역의 세부적인 지역구분(마을이나 동 등)을 파악한 다음의 과제는 가장 효율적으로 환례를 찾아내는 방법을 결정하는 것이다. 지역 당국 사이에 전화를 하거나, 경찰 무선망을 이용하는 방법도 있고 이런 방법이 통하지 않는 오지마을이라면 사람을 직접 보내서 확인해야 할 수도 있다. 경우에 따라서는 불가피하게 마을을 차례차례 순회하면서 직접 조사를 해야 할 수도 있다. 직접 순회 현장역학조사를 해야 할 경우에는 다음과 같은 몇 단계를 거치는 것이 필요하다. (1) 조사요원의 모집과 선발, (2) 자료수집 도구 개발, (3) 조사원의 현장조사기법에 대한 실무교육, (4) 현장조사 수행도구를 보다 현장에 맞게 손보기 위한 현장실무교육훈련 활용, (5) 필요한 물류의 적시 공급 대책을 수립한다(6장 참조).

---

13) 역자 주: 이러한 정의는 평상시 개별 사례를 진단하는데 있어서는 정확도가 떨어질 수 있으나 특정지역, 특정시기에 특정 인구집단에서 발생하는 유행상황에서는 매우 정확도가 높고 효과적인 정의이다. 따라서 유행시의 사례정의는 환자진단을 위한 평상시의 기준과는 달라야 한다.

현장조사를 수행하기 위해서는 현지에서 통용되는 문화적인 금기와 관습에 대해 이해하여야 한다. 예를 들어, 일부 무슬림 문화권에서는 남자 조사원이 가정을 방문하거나 여성과 이야기하는 것이 허용되지 않는데 이 경우 조사는 여성이 해야만 한다. 조사도구의 개발과 면담을 진행하는 과정에서는 현지의 건강신념모형에 대한 이해가 도움이 된다. 질병이 저주나 초자연적인 힘에 의해 발생한다고 믿는 사람에게는 생의학적 원인을 납득시키기 힘들다. 환례조사 과정에서 논문으로 쓰기에 좋은 심층조사나 증례보고가 필요한 사례를 만나는 경우가 종종 있을 수 있겠지만 조사진행에 있어 우선순위는 항상 현장조사를 하게 된 일차적인 목적인 집단발병의 원인규명, 전파경로 파악, 위험요인 규명, 방역대책 수립 달성에 있음을 잊지 말아야 할 것이다. 일단 원인이 규명되고 관리 대책에 대해 합의되면 관리 대책에 일차적으로 모든 주의가 집중되어야 한다. 실제로 현장에서 이러한 관리 대책이 질적으로 보장되고 효과적으로 수행되고 있는지에 대한 모니터링이 필요한데 이를 위해서는 교과서에 없는 창의적인 접근이 필요한 경우가 많다.

현장작업은 가장 이상적인 환경에서조차도 매우 스트레스가 많은 일이다. 집에도 멀리 떨어져 있고 장시간 업무, 입맛에 맞지 않는 음식, 익숙치 않은 기후에 더해서 질병 등으로 인해 파견된 역학자의 건강을 위협하는 요소는 매우 많다. 자신의 신체적, 정신적 상태를 잘 점검해야 한다. 너무 힘들 경우 한나절 정도의 휴가를 가지는 것도 파견된 목적에 대해 다시 정리하고 파견임무의 진행에 대해 다른 시각에서 조망하는데 도움이 될 수 있다. 믿을 수 있는 음용수를 확보하고 적절한 수분섭취를 하는 것도 매우 중요하다. 건조한 기후에서 작업하는 경우 수분부족은 직업성 신결석을 일으키는 경우도 있다. 때로는 모든 일이 무너져 내려서 마음의 평온을 유지하는 것이 매우 힘든 경우도 있다. 어려운 상황에서도 자신에 대해 웃을 수 있고 좋은 유머감각을 가지는 것이 필요하다.

결과의 소통과 보고

역학조사의 중요한 일면 중 하나가 책임자에게 지속적으로 정보를 공유하는 것이다. 사태의 진행에 대해 공유할 대상은 역학조사 파견을 의뢰한 사람, 현지 보건공무원, 조사진행에 협조를 하고 있는 현지의 정치적인 수장이나 전통적 지도자 그리고 본국에 있는 관련된 전문가 등을 포함해야 한다. 전화가 없거나 불통인 경우 대안적인 통신수단을 확보해야 한다(경찰 무선망 혹은 단파라디오 등). 통신수단이 확보되지 않았을 경우 정기적인 대면 접촉 일정을 합의해 두는 것이 좋다. 무선통신을 이용할 경우 상대편이 잘못 해석하는 것을 막기 위해 또박또박 이야기하는 것이 좋다. 다른 통신수단이 없는 오지에서는 지역에서 가용한 교통수단이나 도보로 메시지를 전달하는 배달원을 이용해 전달할 수도 있다.

조사가 끝난 후 현지를 떠나기 전에 파견된 조사단은 조사결과와 이에 따라 시행해야 할 방역조치에 대해 현지에 보고해야 할 의무가 있다. 보고의 대상은 일차적으로 현지의 방역에 책임이 있는 정부나 지방정부 책임자이고 파견을 요청한 기관이나 후속대책 수행에 책임이 있는 기관도 포함하여야 한다. 이러한 귀환보고(debriefing)시 유념할 사항으로 이번 임무를 같이 수행한 현지정부의 담당자도 보고에서 명확한 역할을 담당하도록 하는 것이다. 보고는 사용가능한 매체의 범위 내에서 시청각자료를 활용하는 것이 좋겠지만 정전 가능성을 감안하여 필수적인 자료는 문서로 준비하는 것이 필요하다. 이해관계를 달리하는 관계기관에는 별도의 귀환보고를 하는 것이 필요할 수도 있다. 이렇게 할 경우 상대방에 따라 전달하고자 하는 메시지를 보다 맞춤형으로 전달할 수 있다. 역학조사 결과는 상대방이 이해할 수 있는 언어로 명료하게 발표해야 한다. 그리고 조사에 참여하거나 도와준 사람과 단체를 빠짐없이 감사인사에 포함시켜야 한다. 발표자료는 문건으로 준비하고 발표 전에 참석자들에게 배포한다. "다음 주에" 회신하거나 보내주겠다는 약속은 하지 않는 것이 좋다. 귀국하면 산더미처럼 쌓인 밀린 일들과 이메일 처리를 하다보면 현지의 일은 뒤로 밀릴 수 밖에 없기 때문이다. 귀국 후 정식 보고서 제출이 두세달 이상 늦어질 경우, 현지에서 수행해야 할 조치들에 대한 제안이 시행되기 힘들다는 점을 명심하라.

이 책의 다른 장에서도 언급했듯이, 방문 역학자와 언론의 역할에 관한 중요한 규칙이 하나 있다. 정보 요청은 절절한 국가 당국에 해야 한다. 드문 경우지만, 국가 당국이 언론에 브리핑을 요청할 경우 인터뷰를 공동으로 수행해야 한다.

논문게재

역학조사 결과를 논문으로 출간하는 것이 필요한 경우 매우 조심해서 접근해야 한다. 현지 담당자를 비롯한 저자에 포함되어야 할 사람에 대해서 사전에 합의해 두는 것이 좋다. 대규모 역학조사에서는 역학조사에 참여한 기관이나 팀과 기여한 모든 사람들을 알파벳 순으로 감사 목록에 포함시키는 것도 고려해 볼 수 있다. 조사의 성격에 따라서는 실험실 검사소견은 별도의 논문으로 출간하는 것도 고려할 수 있다. 초고는 저널에 제출하기 전에 역학조사 책임자의 소속기관은 물론이고 현지 국가 담당자의 사전 검토를 반드시 거치도록 한다.[14]

---

14) 역자 주: 저소득국가에서 수행한 연구도 과학연구의 윤리적 규정에서 예외가 적용되지 않으며 저널의 편집자나 리뷰어는 오히려 더 엄격하게 적용할 수 있다. 현지 국가의 기관에 IRB가 있을 경우 사전에 이야기해두는 것이 바람직하지만 그렇지 않을 경우 윤리적 검토의 과정에 대해 현지 국가의 책임자와 현지에서 사전에 합의하는 것이 필요하다. 현지 대학이나 연구기관의 윤리검토기관을 이용하거나 보건부나 산하기관의 윤리검토기관을 이용할 수 있고 모두 가용하지 않을 경우 보건부의 책임자가 윤리검토를 맡을 수 있다. 어떤 경우이든 조사자가 속한 기관의 윤리검토위원회의 검토도 필요하다.

관계의 유지

방문역학자의 월급은 현지 담당자들의 50배 또는 100배에 달할 수도 있다. 이런 상황을 감안할 때 현지에서 업무를 수행하고 생활하기 위해서는 적절한 지혜와 전략이 필요하다. 궁핍한 현지 마을에서 촌장이 대접을 제안할 경우 받아들일 것인지를 결정하는 것은 매우 어려운 일이지만 피할 수 없는 일이기도 하다. 대접을 받아들일 경우 촌장의 어린 아이는 굶어야 할 수도 있다는 점을 생각할 때 초대를 받아들이더라도 식사는 적당량만 하는 것이 좋겠다. 같이 일하던 현지 팀원들로부터 초대를 받는 것은 인간적인 유대관계 형성을 위해 불가피한 경우가 많지만 이런 경우에도 현지 요원들에게 부담이 적은 현지 식당을 이용하고 고급호텔 등은 피해야 한다. 간단한 기념품을 미리 준비해서 감사의 표시를 하는 것이 좋다. 당신의 도시, 나라나 학교 로고가 찍힌 기념품이나 그림엽서, 계산기 등 간단한 전자제품 등이면 적당하다. 운전기사를 제외하고는 금전적인 사의를 표하는 것은 바람직하지 않다. 가족사진을 지참하는 것은 당신을 위해서나 관계형성을 위해서도 도움이 된다.

귀국 후에는 현지에서 도와준 분들게 감사 인사와 더불어 관련 서적이나 논문, 현지에서 찍은 사진 등을 보내는 노력과 시간을 아끼지 말자. 현지에서의 지원에 대한 감사와 더불어 앞으로도 같이 일할 수 있다는 점을 명심하고 인간관계를 형성하는 것이 좋다.

결 론

역학조사의 능력이 충분하지 않은 저소득국가에서 필요한 데이터를 얻기 위해서는 다음과 같은 사항들을 감안하여 적절한 방법을 선택하여야 한다.

1. 데이터의 필요성
2. 위험인구의 규모와 성격
3. 역학적으로 타당하고 현지 물류지원의 범위 내에서 수행할 수 있으며 현지에서 적용할 수 있는 방법론 선택
4. 적절한 조치를 추진하는 형식으로 데이터를 제시

오늘날과 같은 세계화의 시대에 당신의 지식과 경험을 저소득국가에서 일하는 사람들과 나누는 것은 쉽지 않은 도전이지만 한편으로는 좋은 기회이자 특권이기도 하다. 당신은 현지 동료의 집을 방문한 외국인 손님임을 명심하고 행동해야 한다. 현지동료들과 일하는 경험을 갖는 것은 이를 통해 다른 문화권에서 발생한 새로운 질환의 역학에 대해 배울 기회를 얻는 것이다. 역학조사를 통해 현지 동료들은 당신이 어떻게 발생한 집단발병을 기술하고 역학조

사를 수행해 나가는지, 어떻게 이 질환을 관리하였는지 등을 통해 능력을 향상시킬 기회가 되기도 한다. 무엇보다도 당신이 제대로 활동했다면 당신이 준 것보다 훨씬 더 많은 것을 얻을 것임을 명심하라.

참고문헌

1. Chen S., Ravallion M. How have the world's poorest fared since the early 1980s? World Bank 2004. http://www.worldbank.org/research/povmonitor/MartinPapers/How_have_the_poorest_fared_since_the_early_1980s.pdf
2. Black R, Norris S., Bryce J. (2003). Where and why are 10 million children dying each year? *Lancet* 361, 2226-34.
3. WHO. International Health Regulations-2005. http://www.who.int/csr/ihr/en/index.html
4. Zhong, N., Zeng, G. (2006). What we have learnt from SARS epidemics in China. *BMJ* 333, 389-391.
5. Leung G., Hedley A., Lai-Ming, H. et al. (2004). The epidemiology of severe acute respiratory syndrome in the 2003 Hong Kong epidemic: an analysis of all 1755 patients. *Ann Intern Med* 141, 662-73.
6. Poutanem S., Low, D., Henry, B., et al. (2003). Identifi cation of severe acute respiratory syndrome in Canada. *N Engl J* Med 348, 1995-2005.
7. White M., McDonnell S., Werker, D., et al. (2001). Partnerships in international applied epidemiology training and service, 1975-2001. *Am J Epidemiol* 154, 993-9.
8. United Nations. The Millenium Goals Report—2006.
9. CDC (2000). Assessment of Infectious Disease Surveillance—Uganda, 2000. *Morb Mortal Wkly Rep*, 49, 687-91.
10. Uganda Ministry of Health (2003). STD/HIV/AIDS Surveillance Report. June.
11. Moore, P., Plikaytis, B., Bolan, G., et al. (1992). Detection of meningitis epidemics in Africa: a population-based analysis. *Int J Epidemiol* 21, 155-62.
12. WHO (2000). Detecting meningococcal meningitis epidemics in highly endemic African countries. *WER* 38, 306-9.
13. WHO (2005). Global Polio Eradication Initiative Annual Report.
14. Okuonghae, H., Ighogboja, I., Lawson, J., et al. (1992). Diethylene glycol poisoning in Nigerian children. *Ann Trop Paediatr* 12, 235-8.
15. Alubo, S. (1994). Death for sale: a study of drug poisoning and deaths in Nigeria. *Soc Sci Med* 38, 97-103.
16. World Bank (2005). Burden of Disease Project. http://www.who.int/healthinfo/statistics/bodprojectionspaper.pdf
17. Razzak J., Luby, S. (1998). Estimating deaths and injuries due to road traffic accidents in Karachi, Pakistan, through the capture-recapture method. *Int J Epidemiol* 27, 866-70.
18. Okware, S., Omaswa, F., Zaramba, S. et al. (2002). An outbreak of Ebola in Uganda. *Trop Med Int Health* 7, 1068-75.
19. Mehta, P., Mehta, A., Mehta, S. (1990). Bhopal's tragedy's health effects; review of methyl isocyanate toxicity. *JAMA* 264, 2781-7.
20. Rahman, M., Chowdhury U., Mondal, K., et al. (2001). Chronic arsenic toxicity in Bangladesh and West Bengal, India, a review and commentary. *J Toxicol Clin Toxicol* 39, 683-700.
21. Dhara, R. (2002). The Union Carbide disaster in Bhopal: a review of health effects. *Arch Environ Health* 57, 391-404.
22. Ahsan, A. Chen, Y. Parvez, F., et al. (2006). Arsenic exposure from drinking water and risk of premalignant skin lesions in Bangladesh: baseline results from the health effects of

arsenic longitudinal study. *Am J Epidemiol* 163, 1138-48.
23. Measure DHS (2008). Demographic and Health Surveys. http://www.measuredhs.com/
24. Sommer, A., Mosley, W. (1972). East Bengal cyclone of November 1971: epidemiologic approach to disaster assessment. *Lancet* 1029-36.
25. Bern C., Sniezek, J., Mathbor, G. et al. (1993). Risk factors for mortality in the Bangladesh cyclone of 1991. *Bull WHO* 71, 73-8.
26. Thailand Ministry of Health (2005). Rapid health response, assessment, and surveillance after a tsunami, Thailand, 2004-2005. *WHO WER* 55-60.
27. Coghlan, B., Brennan, R., Ngoy, P. et al. (2006). Mortality in the Democratic Republic of Congo: a nationwide survey. *Lancet* 367, 44-51.
28. Roberts, L., Lafta, R., Garfi eld, R. et al. (2004). Mortality before and after the 2003 invasion of Iraq: cluster sample survey. *Lancet* 364, 1857-64.
29. Steketee, R., Wirima, J., Slutsker, L. (1996). Malaria parasite infection curing pregnancy and delivery in mother, placenta, and newborn: effi cacy of chloroquine and mefl oquine in rural Malawi. *Am J Trop Med Hyg* 55, 24-32.
30. Bang, A., Reddy, H., Deshmukh, M. et al. (2005). Neonatal and infant mortality in the 10 years (1993-2003) of the Ghadchiroli fi eld trial: effect of home-based neonatal care. *J Perinatol* 25, S92-S107.
31. Pandey, M., Daulaire, N. (1991). Reduction in total under-fi ve mortality in western Nepal through community based antimicrobial treatment of pneumonia. *Lancet* 338, 993-7.
32. Luby, S., Agboatwalla, M., Feikin, D. et al. (2005). Effect of handwashing on child health: a randomized controlled trial. *Lancet* 366, 225-33.

제22장

현장역학자를 위한 테러대비와 비상사태 대응

Daniel M. Sosin
Richard E. Besser
역자; 정해관

공중보건에서 수행하는 업무 중 테러대비와 비상사태 대응(terrorism preparedness and emergency response, TPER)은 가장 도전적이거나 피할 수 없는 일 중 하나이다[1]. 이 장에서는 역학을 전공한 공중보건 인력으로서 다학제적 역할을 수행해야 하는 상황에 대비할 수 있도록 하는 것을 목표로 한다. 이 장에서 다룰 대비의 범위는 단지 생물테러에만 국한하지 않고 "모든 위험" 집근방법(*all-hazards* approach)을 다루고자 한다. 생물테러는 대규모 사고를 일으킬 뿐 아니라 노출이 지속적이고 사회적 불안정을 유발하는 특성을 가지고 있으므로 이 상황을 관리하는 정책 결정권자로서는 생물테러에만 집중하게 된다. 그러나 실제로 발생 가능한 위협의 범위는 매우 광범위하므로 이러한 위협 시나리오 전반에 걸쳐 공통적인 대응 기능에 대한 계획을 수립하는 것이 필요하다. 그러므로 "모든 위험" 접근법이란(화학테러, 방사능테러, 생물테러 등 테러 종류; 옥내 및 옥외 등 테러 장소; 식품, 물 혹은 공기 등 매개체; 대규모 노출 혹은 소규모 노출에 대한 대중의 공포와 같은 노출 양상; 등과 같이) 테러를 유형별로 세분하여 다음에 올 테러사건을 정확하게 예측하고 대비하기보다는 다양한 종류의 테러에 대응할 수 있는 범용성 있는 대비전략을 우선적으로 수립하는 것을 의미한다. 이를 위해서는 감시체계, 역학조사, 합동 법집행 수사, 사건관리, 구호물품 전달과 운송, 전문가

1) 원저자 주: TPER에 대한 보다 상세한 내용은 미국 연방재난관리청(FEMA)에서 발간한 국가비상대응체제(National Response Framework)를 참조하라(http://www.fema.gov.emergency/nrf/).
역자 주: 국내 자료로는 행정안전부의 국민재난안전포털을 참조하고(https://www.safekorea.go.kr/idsiSFK/neo/main/main.html) 테러관련 사항은 대테러센터(http://www.nctc.go.kr/nctc/index.do)를 참조하자.

및 대중과의 소통, 평가에 이르기까지 모든 분야에 대해 완벽하게 이해하고 경험을 쌓아야 한다. 이는 비록 발발한 사건의 특성에 따라 개별적인 사항은 달라질 수 있지만 대부분의 비상대응 시나리오를 수립하는 과정에서 어느 하나도 빠뜨릴 수 없는 요소이기 때문이다.

이 장에서는 미국의 체계를 기준으로 대비 및 대응체계에 대해 기술한다. 다른 나라의 경우라 할지라도 기본적인 개념은 크게 다르지 않으므로 상황에 맞추어 적용할 수 있을 것이다. TPER에 있어서 현장역학자들의 역할과 이에 필요한 지식과 술기들은 공중보건위기 상황에서 역학자들의 전통적인 역할(2, 3장 참조)을 기본으로 하여 상황에 맞게 적용한 것이다. 기획부터 대응에 이르기까지 시간 흐름에 따라 각 단계별로 해야 할 일들을 살펴보는데 이 모든 과정에서 피해를 탐지하고 조사하며 평가하는 것을 뒷받침하기 위해 감시체계와 보완자료를 얻는 것의 중요성은 더 말할 나위가 없다. 역학자로서 보건상의 참사가 있을 경우 보건의료 수요에 대해 기획하고 지원하는 일, 위협의 정도를 평가하는 일이나 테러 혹은 국가적 차원의 보건의료재난에 대해 역학조사를 수행하는 일에 참여해야 할 수 있다. 이 상황에서 현장에서 효과적인 업무수행을 위해서는 역학자는 현장역학의 원칙을 실제현장 상황에 맞추어 적용할 수 있도록 폭넓게 이해하고 있어야 한다. 특히 이 책에서는 법적인 사항에 대한 고려(14장), 환경요인에 의한 건강문제(18장), 직업성 질환 및 손상(19장), 광역 혹은 기초 지방자치단체 수준에서의 역학 업무 수행(20장), 자연재해(23장), 검사지원(24장) 등도 TPER에 있어서 매우 중요하다는 점을 강조하고자 한다. 역학자는 이 모든 업무를 수행하는 것을 지휘하고 도와야 하지만, 이 중에서도 특히 공중보건 감시체계의 구축과 운용 및 역학조사를 지휘하는 것은 역학자에게 고유한 전문적인 업무이다.

이 장에서 반복되는 주제는 TPER에서 현장역학자의 역할과 사용하는 도구는 다른 공중보건활동 상황에서와 크게 다르지 않다는 것이다. 다만, 더 신속해야 하고 더 커야 하며, 더 잘 수행해야 한다. '신속'해야 함은 자연재난과 인적재난을 막론하고 재난에 대한 효과적인 완화대책을 수행하기 위해서는 사건을 최대한 빨리 인지하고, 그로 인한 피해를 입을 수 있는 인구집단을 파악하여 조치하고, 원인을 제거해야 함을 의미한다. '더 커야' 함은 재난적 수준의 사건의 가능성에 대비해 사전 계획을 수립하거나 대비를 위한 노력은 최악의 상황에 대한 시나리오를 바탕으로 해야 하는데, 이러한 가장 나쁜 상황에 대해 대비가 되어 있을 경우 실제 상황이 그보다 덜한 상황에서 보다 여유를 가질 수 있기 때문이다. '더 잘해야 하는 것'은 우리가 직면한 모든 위협에 대비하기에는 자원이 항상 불충분하다는 것을 인식하고, 조직과 분야 전반에 걸쳐 자원과 전문지식을 활용해야 큰 효과를 발휘할 수 있기 때문이다.

배 경

테러대비가 현장역학의 영역으로 들어오게 된 것은 제2차 세계대전 이후인 1951년, 미국 공중보건국에서 공중보건 분야에서 종사하는 의사와 공중보건 전문가들을 대상으로 한 직무 교육훈련 프로그램으로 역학조사관(epidemiologic intelligence service, EIS) 프로그램을 창설하면서 부터이다.[1] 이 프로그램은 일반적인 질병 유행뿐만 아니라 생물테러와 전쟁까지 포함한 질병 발생시 이를 관리하는데 있어 역학적 기법을 보다 적극적으로 적용하는 것에 그 목표를 두었다. 조지아 주 애틀랜타에 위치한 미국 질병통제예방센터(Centers for Disease Control and Prevention, CDC)에 본부를 둔 이 2년 과정의 EIS 프로그램은 전국적인 질병 관리 능력을 개선하기 위하여 실제 상황에서 질병감시체계의 수행방법과 역학조사 방법을 지속적으로 교육하고 있다. 이 프로그램은 주정부와 지역보건부의 지원과 협력을 받아 이후 50년에 걸쳐 2500명 이상의 역학조사관을 배출하였는데 이들은 대부분 공중보건 일선에서 남아 활약하고 있다.[2]

2001년 미 의회로 발송된 탄저병 우편물 사고와 세계적인 수준의 테러위협이 커짐에 따라 이와 같은 의도적 사고에 대한 공중보건 대비태세를 강화해야 할 필요성도 커졌다. 이와 더불어 2005년 멕시코 만 연안을 강타한 허리케인 카트리나와 같은 대규모 인명피해를 초래하는 재난 상황을 대비하는데 있어 공중보건체계가 제 역할을 수행하지 못함을 계기로 모든 종류의 재난으로 인한 공중보건위기에 대비를 강화해야 함에 주목하게 되었다. 미연방정부는 대규모 비상사태에 대응하기 위한 공중보건체계를 전국적으로 강화하기 위하여 2002~2005년 동안 50억 달러의 예산을 투입하였다. 이는 공중보건의 역할을 국가안보의 차원으로 격상시켰음을 반영하는 것이다.[3]

대비대응 기본영역

기획

특정 지역에서 테러와 재난이 자주 발생하지 않는다는 점을 감안할 때 대비태세를 개선하기 위한 계획과 훈련은 TPER 주기의 중요한 단계이다. 대비는 공중보건위기를 예방, 통제, 반응, 회복하는데 필요한 능력을 배양하고 유지하며 향상하는데 필요한 모든 활동을 포함한다. 대비는 모든 수준의 정보와 다양한 분야 및 비정부 조직을 포함하여 지속적이고 범분야에 걸쳐져야 한다. 기획 과정에서는 향후 발생할 수 있는 비상사태에서 그 피해를 저감하기 위해 이전에 발생한 재난에 대한 대응뿐만 아니라 훈련이나 연습과정에서 얻어진 교훈들을 반영하여야 한다.

기획 단계의 일차적인 목적 중의 하나는 대응과 관련한 기관이나 부서를 통합하여 관리하는 것이다. 비상사태에서는 가용한 자원은 항상 부족하기 마련이다. 통합해서 관리하게 되면 자원을 보다 효율적으로 활용할 수 있고 집행에 있어 보다 나은 결정을 할 수 있다. 대응 단계에 대한 기획의 목적은 여러 다른 시나리오에서 대응에 참여하는 각 주체들의 역할과 이들 간의 관계를 적절하게 규정하고, 상황에서 필요로 하는 술기와 자원이 적정하게 지원되도록 하는데 있다.

탄저균이 포함된 에어로졸이 살포되거나 핵폭발 등과 같이 여러 유형의 사고에 대해 공중보건 위협 상황을 파악하고 통제하며 적절한 보건서비스를 유지하기 위한 공중보건대응계획을 수립해야 한다. 대응계획은 특정 대응 요구사항과 대응자의 역할과 관계를 계획하기 위한 맥락을 제공하기 때문에 대비의 필수적인 부분이다. 각 분야(부처)별로 세우는 대응계획(예: 공중보건)은 다른 부처와 상충되지 않도록 하기 위해서는 부처별 고유 업무분야를 포함해야 할 뿐 아니라 국가비상대응지침(National Response Framework, NRF)도 따라야 한다.

역학자는 관할 지역의 공중보건 대응 계획에 숙지해야 한다. 현장역학자로서 필요시 보건분야의 비상사태에 대한 대응계획을 수립하는데 있어 과학적 리더십을 발휘할 수 있어야 한다. 전문가 요원으로 현장에서 활동하거나 통제 및 예방조치를 기획하는데 필요한 국내 전문가들에게 연락을 취할 수 있어야 한다. 또한 건강격리, 격리, 개인보호구와 같은 방역수단들을 적시적소에 적용할 수 있도록 익숙해야 한다. 정책결정권자들이나 기획하는 사람들이 대비와 관련한 여러 대안 중 하나를 채택하는데 있어 비상대응모델링 도구를 활용할 수도 있다.[4,5,6] 최근의 시뮬레이션은 실제 상황과 흡사한 시나리오를 만들어 주므로 이를 이용해서 연습과 훈련을 할 수 있다. 그러나 좋은 시뮬레이션 결과는 입력한 정보의 질에 따라 좌우되므로 입력되는 정보가 적절한지, 실제적인지에 대해 주의깊게 검토해야 한다.

대응계획을 수립함에 있어서 테러 피해자들에 대한 의료지원계획이 포함되어야 하는데, 지역의 의료자원이 고갈된 경우가 반드시 감안되어야 한다. 지역, 주, 연방의 공중보건 부서는 다양한 우선순위 위협 시나리오에 필요한 대응책의 목록을 저장하고 관리하는 기전을 수립해야 하고, 현장역학자는 이러한 자원의 적절한 사용을 위한 정책수립에 역할을 담당해야 한다. CDC가 실행하는 국가전략비축물자시스템은 의료대책 및 장비의 조달, 보관 및 배송을 관리하고, 지방 및 주 보건당국이 대책을 접수하고 배포할 수 있도록 지원하는 시스템이다. 국가전략비축물자시스템의 임무는 필수불가결한 의료물품을 적시에 필요로 하는 곳에 제공함으로써 기초 및 광역수준의 공중보건 대응능력을 강화하는 것이다. 허리케인 카트리나 기간 동안 수색 및 구조가 어려운 상황에서 시민들이 겪은 극심한 불안의 경험을 통해, 비상대응 계획을 수립함에 있어 운영의 보안과 연속성을 반드시 고려해야 함을 보여주었다.

비상대응은 가끔씩 일어날 뿐 아니라 과거에 일어난 것과 동일한 경우는 없으므로 경험에만 의존해서 대응을 위해 필요한 수요를 충분히 알리고 준비상태를 평가하는 것은 어렵다. 대비훈련을 통해 실제 비상사태 이외의 대응활동의 효과를 측정하므로써 대응체계의 질적인 향상을 기할 수 있다. 훈련은 관계를 강화하고 공무원들에게 공통 대응문제에 익숙하게 하도록 설계된 도상훈련부터 우선순위 시나리오에 따라 구성되고, 대응의 운영적 세부사항을 테스트하기 위한 실전훈련에 이르기까지 대응 시스템을 준비하고 검정하는 필수적인 도구이다. 실전훈련은 복합적인 대응의 질적 향상을 위해 시행하는 빠르게 진화하고 정교하며, 고도로 통합된 방법이다. TPER에 참여하는 현장역학자에게는 개발중인 훈련 성과물과 용어에 익숙해지는 것이 중요하며, 이를 통하여 (1) 현장역학의 다른 분야 및 정부기관과의 관계와 역할을 규정하고, (2) 성과평가의 개발과 해석을 지원하며, (3) 시정조치를 통해 해결책을 도출하는데 기여할 수 있다.

미국의 국가대비목표(National Preparedness Goal, NPG)는 미국 국토안보부에 의해 개발되었다(NPG; http://www.ojp.usdoj.gov/odp/assessments/hspd8.htm). NPG는 현재와 미래의 위협과 위해에 대한 대응과 예방을 위해 반드시 필요한 능력을 정의하고, 국가 수준의 기획을 위해 측정 가능한 목표와 우선순위를 설정한다. 다음은 NPG 하에서의 역량기반 기획도구와 그에 의한 산출물을 나열하였다.

- **국가계획시나리오**(National Planning Scenarios)는 15가지의 테러공격과 자연재해에 대한 특성을 제공하고 예방, 방호, 대응 및 회복업무와 관련한 기반을 제공할 뿐 아니라 이들을 수행하기 위해 필요한 역량도 제공한다.
- **일반과업목록**(Universal Task List)은 주요한 재난에 대해 유관 정부 부처별, 직급별로 수행해야 하는 과업의 목록을 빠짐없이 열거하고 있다.
- **목표역량목록**(Target Capabilities List, TCL)은 일반과업목록에 있는 핵심적인 국토안보과업을 수행하는데 필요한 역량(역학 감시체계, 역학조사 등)에 대해 기술하고 있다. 목표역량목록은 기초, 광역, 연방수준에서 주요 사건 발발시 각자의 역할을 정의하고 이해할 수 있도록 하고, 필요 인력, 장비, 물품을 기록하고, 필요시 어디서 관련 정보를 추가로 얻을 수 있는지를 알 수 있도록 작성되었다.
- **훈련평가지침**(Exercise Evaluation Guides, EEG)은 목표역량을 달성하는데 있어 수행하는 활동과 요구되는 결과간의 관계에 대해 규정하고 있다. 훈련평가위원들은 목표역량을 성공적으로 구현하기 위한 핵심활동을 표준화된 성과평가와 관찰을 통하여 평가

한다. 그림 22-1은 역학과 감시체계에 대한 훈련평가지침의 한 예이다. 성과에 대한 평가를 함에 있어 역학과 감시체계 기능과 요구되는 결과 사이를 볼 수 있는 질적 지표에 집중하여야 한다.

현장역학자는 일반적으로 다양한 분야와 조직의 경계선을 넘나들며 이어주고 공통의 목표를 달성하기 위한 합의를 도출해내고 다학제팀이 최적의 효과를 발휘할 수 있도록 힘을 부여하는 것과 같은 남다른 리더쉽을 수행하는데 필요한 폭넓은 지식을 가지고 있다. "메타 리더십"은 서로 다른 조직 간의 벽을 넘어 적절한 지도력을 발휘하여 공통의 목표를 달성하도록 하는 것을 지칭하는데, 이러한 통합적 리더십은 주어진 목표를 효과적으로 달성할 수 있도록 하는 효과적인 리더십의 원칙을 내재하고 있다.[7] 통합 운영은 공중보건 대응을 "더 나은" 것으로 만드는 데 필요한데, 이는 대응 시스템의 모든 구성 요소를 포용하고 공중보건 지원에서 강점을 활용하기 위해 이들 간의 연결을 구축하는 리더십에서 시작된다.

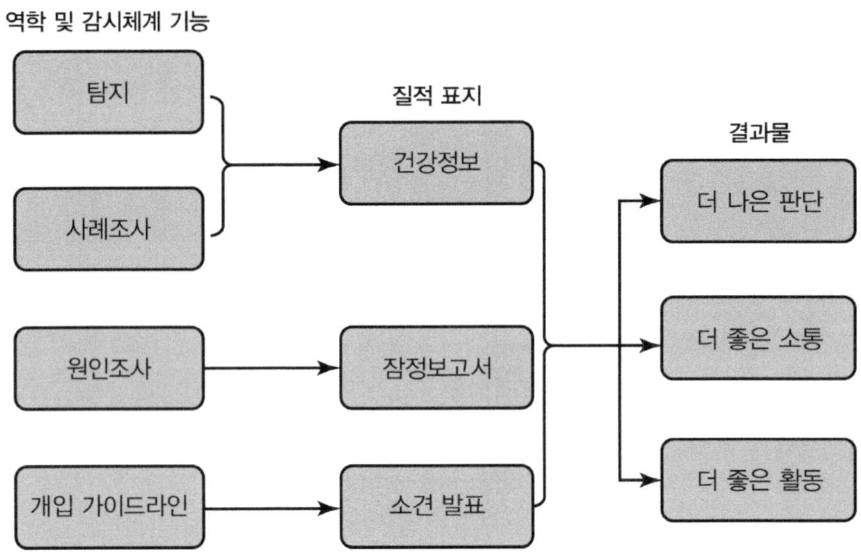

그림 22-1. 훈련평가가이드(EEG)의 틀: 이 도표는 주어진 목표역량을 달성하는데 있어 거쳐야 하는 업무의 흐름과 핵심기능을 나타내고 있다. 수행측정을 위한 작업 성과와 더불어 질적인 변동이 수행결과에 영향을 미치는 지점이 도시되어 있다. 주요한 역량과 응답해야 할 요원들 사이의 정보 교환은 특히 실패하기 쉬운 취약한 부분이다. 수행의 측정은 질적 표지에 집중하는 것이 좋다. 만일 질적 표지를 구성하는 업무가 제때 전달되지 못하거나, 질이 낮거나, 전달되어야 할 목표 역량이나 요원들에게 전달되지 못할 경우 비상대응체계는 와해되고 수행결과는 차질을 빚을 것이다.

탐지

3장에서 설명한 현장역학자를 위한 공중보건감시의 원칙은 TPER에도 적용된다. TPER에 있어서 공중보건감시의 목적은 주요 감시대상 건강문제를 조기발견하고 사태가 진행되는 기간 중 수요에 대응해 표준화된 정보를 제공하는 것이다. 2001년 테러사건 이후 전자 데이터의 가용성 증가와 적시 탐지에 대한 관심 증가에 따라 질병감시에 많은 발전이 이루어졌다. TPER의 탐지에 적용될 경우 필요한 감시체계의 속성은 고도의 적시성과 민감도, 양성 및 음성 결과의 정확도, 보고하는 기관과 분야별 정보의 통합이다.

고의적으로 유발되거나 새로운 병원체에 의한 질병유행을 탐지하고 적절하게 대응하는데 있어 가장 중요한 것은 시간이다. 유행을 때를 놓치지 않고 탐지하기 위해서는 1) 신고대상 질병에 대한 신속하고 빠짐없는 보고와 더불어 신고환자에 대한 추적이 이루어져야 하고, 2) 통계분석과 모델링을 일상적으로 적용하여 질병발생 초기에 역학조사관을 비롯한 방역담당자들의 주의를 확보해야 하며, 3) 새로운 유형의 자료 분석을 통해 통상적인 유행인지 시점보다 앞서 유행을 예지할 수 있게 해야 한다.[8]

질병과 유행의 탐지를 위한 기반은 진단검사실을 포함한 환자를 진료하는 임상의사와 지역공중보건기관 간의 보고체계가 든든하게 작동하는 것이다. 실례로 최근의 테러와 중증급성호흡기증후군, 웨스트나일열, 조류인플루엔자 등의 신종감염병에 대한 우려가 커지면서 임상의학계와 대중들 사이에서 공중보건 감시체계에 대한 중요성에 대한 인식을 높아진 것을 들 수 있다. 공중보건과 임상의학의 상호 의존적 역할에 대한 인식이 향상되고 둘 사이의 의사소통을 위한 기술이 향상됨에 따라 의학과 공중보건 간의 연결이 강화되었으며, 더 강력한 연결은 질병보고의 적시성과 완결성을 개선할 수 있는 기회가 되었다.

통계소프트웨어의 발달로 주기적이고 자동화된 분석과 질병집락을 조기에 찾아내는 것이 쉬워졌다. 2001년 테러 이래 이런 역학적 도구들이 더욱 정교해졌는데, 시간적 집락을 찾아내기 위한 과정통제 알고리즘에서부터 공간적인 차원의 일탈을 찾아내는 다른 회귀모형, 시계열 분석, 스캔 통계를 포함하는 것까지 확장되었다.[9]

유행의 조기발견을 더 앞당기기 위해서는 감시체계에 활용되는 데이터의 유형도 확장될 필요가 있다. 그러나 이러한 확장이 경우에 따라서는 위양성 소견을 더 찾아내어 특이도를 떨어뜨리는 결과를 가져오기도 한다. 전자의무기록의 활용이 늘어나면서 감시체계에 활용되는 자료의 범위가 확대되고 적시성과 완결성, 정확도 등에서 큰 향상을 기대할 수 있다. 전자의무기록이 보다 일반화되기까지는 시간이 소요될 것이므로 그 기간 동안 유행탐지와 인구집단의 건강수준을 모니터링할 수 있는 다른 디지털 데이터도 활용되고 있다. 공중보건에서 활용할 수 있는 새로운 자료원으로 테러에 사용된 원인체를 노출시점에서 찾아내는 환경모니터

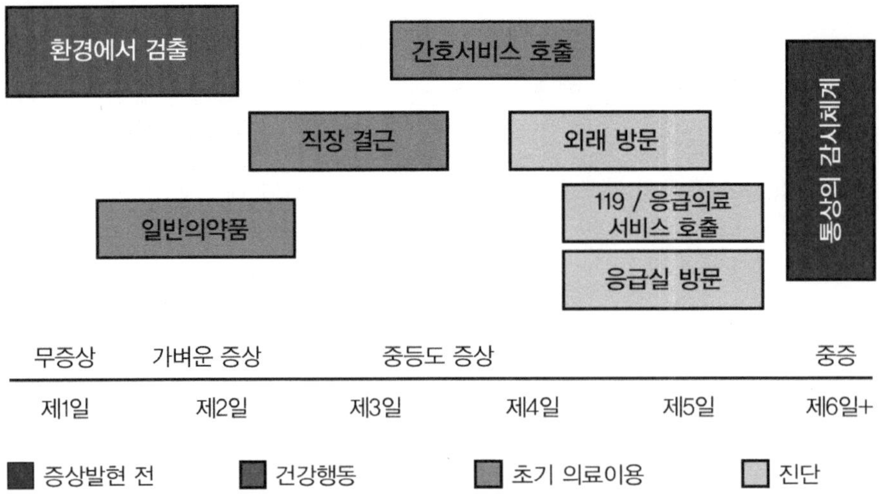

그림 22-2. 자료 유형별 탐지시간의 도식화: 공중보건활동을 위한 새로운 자료유형에는 위협인자 노출에 대한 환경모니터링, 제품구매, 결근 및 건강문의와 같은 건강관련 행동, 진단검사 지시와 결과, 주증상 호소와 예비 진단 등과 같은 조기 임상지표 등을 포함한다. 자료원의 종류에 따른 시간대별 주요 탐지에 활용되는 자료원. 공중보건분야에서 새로 활용되는 자료원으로 환경모니터링, 건강행동지표, 초기의료지표 등의 시간적 관계와 종류를 도식하였다.

링, 처방전 없이 구입 가능한 약품이나 의료용품 판매자료, 결근기록, 보건의료체계를 이용하기 전에 이용하는 지역사회 수준의 문의시스템[2] 등의 건강관련행동, 진단검사 처방이나 결과, 의료기관 방문시 주호소 증상, 예비 진단 등의 초기임상지표 등을 활용할 수 있다(그림 22-2). 이 외에도 노출감시와 질병등록 등을 잠재적인 독소 노출 후 장기건강영향을 추적하기 위해 활용할 수 있다.

감시체계 분야에서 비교적 최근에 도입된 용어로 증후군감시가 있다. 이는 질병이나 유행을 적기에 유추할 수 있는 지표[3]를 지속적이고 체계적으로 수집, 분석, 해석하고 적용하는 것을 지칭한다. 이러한 종류의 감시체계는 공중보건당국이 통상적인 감시체계를 통하여 유행을 탐지하기 전 시간적으로 앞서서 탐지하는 목적으로 활용된다.[10] 테러탐지를 위한 증후군감시에는 자동화된 분석과 시각화 도구를 이용하여 비특이적인 전자화된 지표자료에서 조사가 필요한 예측하지 못한 패턴을 찾아낼 수 있다. 이를 통해 찾아낸 것이 반드시 특정질환의 조기진단이 아니어도 무방하나, 이를 바탕으로 공중보건체계가 유행역학조사를 가동하고 대응능력을 갖추는데 필요한 시간을 벌어줄 수 있다. 증후군감시와 용량감시(개인수준의 자료없

2) 역자 주: 예제로 다산콜 등

3) 역자 주: 예제로 진단명이 아닌 설사, 발열, 기침 등 증상의 정기적 보고

이 발현 빈도만 측정)는 초기 단계에서 유행을 확인하기 위해 수동 또는 전자적으로 실행될 수 있지만 신고자의 의지가 필요한 수동감시체계는 유지하기가 어렵다. 다른 관할 지역을 통해 입수한 질병유행이 의심되는 상황이나 대규모 테러공격에 취약한 스포츠 이벤트나 정치적 캠페인과 같이 테러로 인한 위협이 충분히 신뢰할 만한 근거가 있을 경우[11] 증후군감시를 포함하는 보다 강화된 감시체계를 한시적으로 운용할 수 있다.

증후군감시가 전향적으로 질병의 유행을 예측하는데 있어, 인플루엔자나 바이러스성 위장염과 같이 강한 계절성 유행이 있는 경우를 제외하고는, 얼마나 효과적인지에 대해서는 관련 연구가 그리 많지 않다.[12] 비상사태 동안에 상황적 인지를 제공하는 데 있어 증후군감시의 역할에 대해서도 이 글이 작성되는 시점에서 아직 발표되지는 않았다. 이러한 지식격차를 감안할 때 위기대비에 적용되어온 감시체계에 대한 체계적인 평가가 필요하며, 이 결과는 생의학 논문을 통해 널리 공유되어야 한다.[13] 감시체계가 실제 작동하는 범위에 대한 평가도 필요하다. 감시체계가 지역사회 전체에 대한 대표성이 높을수록 유행이 더 신속하고 완벽하게 탐지되고 추적될 수 있기 때문이다. 증후군감시를 운영하는 것이 전통적인 감시체계를 어느 정도 보완할 수 있는지 비용과 효과 측면에서 평가할 필요가 있다. 적시성과 민감도를 높이는 것에 주안점을 둘 경우 특이도가 낮아지고 위양성 건수가 늘어나 역학조사관의 업무와 자원에 과다하게 부하가 걸릴 수 있음을 감안하여 결정하여야 한다.

유행의 탐지에 있어 실험실 검사는 중추적인 역할을 한다. 특히 TPER이나 드물게 일어나지만 일단 발생시 재난적인 상황의 경우 여러 검사들 간에 협력과 조정, 결과와 정보의 상호교환에 기반한 신속한 진단검사는 매우 중요하다.[14] 고의적 행동으로 초래된 사고에 대한 검체의 실험실 분석은 법정에서의 증거물의 처리과정에 부합하도록, 즉 증거물 보관의 연속성(chain-of-custody) 원칙에 부합하도록 처리하는 것이 중요하다. 이와 더불어 테러에 사용된 물질이 확인되지 않은 경우 물질을 동정하고 이에 따라 적절한 의학적 대처방법을 특정하기 위해 검사과정을 신속하게 진행하는 것이 테러와 신종감염병에 대처하기 위해 매우 중요하다. 미국에서는 1999년 이래 검사실대응네트워크(Laboratory Response Network, LRN)가 구성되어 생물화학적 위협에 검사실 차원에서 신속하게 대응하기 위한 통합구심점의 역할을 하고 있다. 검사실대응네트워크는 CDC, 연방수사국, 미국 공중보건실험실협회 등과 같이 발족하였는데, 지역 혹은 주정부 공중보건부서, 연방기구, 군 기관, 연계된 해외 관련기관 등과 연계된 140개 이상의 검사실로 구성되어 있다. 검사실대응네트워크는 생물테러 대비 및 대응활동에 있어 개별 검사실이 다음과 같은 사항; 지역 및 주 공중보건기관의 잘 훈련된 검사요원을 늘리기, 개별 검사실에 표준화된 검사방법과 시약을 배포, 최신 검사기법의 취득, 보안이 확보된 통신과 자문의 제공, 직무평가시험과 시설개선을 지원; 등에 주안점을 두도록 하고 있다.

검사실대응네트워크의 화학분야는 더욱 중앙 집중적인 구조를 가지고 있는데, 이는 화학테러사고에 대응하기 위해서는 분석전문가의 수준과 기술적인 전문성의 중요성이 매우 크기 때문이다. 그 결과, 화학테러가 의심될 경우 최초 검사는 대개 CDC에서 하는 경우가 많다. CDC의 검사실은 질량분광분석기와 같은 정교한 분석기법을 이용하여 인체노출을 동정하고 그 특성을 파악하기 위한 광범위한 검사를 시행하고 다음 단계의 검사에 필요한 사항들을 결정한다. 검사의 결과는 관할 기관에 보고하고 필요시 네트워크에 속한 다른 검사실에 시료를 보내서 특정한 물질에 대한 검사를 의뢰하기도 한다. 네트워크에 속한 검사실은 전문적인 능력수준이 서로 다르므로 회원 실험실은 그 수준에 따라 국가검사실, 표준검사실, 표본감시검사실로 구분한다. 국가검사실은 과학수사분석을 수행하고 고병원성병원체나 고독성물질을 취급할 수 있으며, 표준분석방법으로 검출하거나 처리하기에 곤란한 물질의 경우 검사방법을 수정할 수 있는 능력을 가진 기관이다. 표준검사실은 첨단기법과 분석방법을 이용하여 테러에 사용된 물질을 최종적으로 확정한다. 이들 검사실은 지역과 주공중보건검사실과 군, 수의, 농업, 식품, 환경 분야 검사실을 포함하는데 지리적으로 전략적인 위치에 자리 잡고 있다. 표본감시검사실은 상용화된 검사방법을 이용하여 위협물질에 대한 최초검사를 수행하는 기관인데 상황에 따라 적절한 후속 확인 검사를 규정된 절차에 따라 의뢰한다. 비상시 현장작전을 지원하기 위한 공중보건검사실 지원에 관한 기술적 지침은 24장에서 다루었다.

국가수준의 테러감시 기반시설의 직접 구성요소로서 검사실대응네트워크는 환경모니터링 바이오워치(BioWatch)프로그램과 함께 검사실분석을 수행하고 있다. 바이오워치는 특정한 생물테러제재가 에어로졸로 살포될 경우를 대비해 인구가 밀집한 도심환경을 모니터링하고 있다.[15] 바이오워치는 공중보건 업무수행을 위해 검체를 분석하고 그 결과를 해석하는 측면에서 미국 국토안보부의 연구개발역량, 미국환경보호청의 대기모니터링 전문성, 검사실대응네트워크에 속한 지역, 주, 연방 공중보건기관의 공중보건 전문성을 활용하고 있다. 환경모니터링의 기법이 발전하면서 검사결과를 더 빨리 얻을 수 있고 더 많은 물질들에 대한 분석이 가능해지게 되면서 현장역학자에게는 환경검체 검사 결과에서 얻은 양성소견을 다른 데이터 분석 결과와 병행하여 신속하게 해석하고 노출 가능한 범위를 확정하고 후속조사에 대해 결정하고 대응책을 시행하는 것이 중요하게 되었다.

현장대응에 있어서 적시성이 가장 우선하므로 현장역학자는 조금이라도 의미가 있는 모든 종류의 공중보건상 사안을 초기에 탐지하는 것을 염두에 두고 감시체계 자료와 보고서를 매일 검토해야 한다.[16] 다음과 같은 경우 집단발병 가능성에 대한 의심수준을 더 높여야 한다,

- 다수의 사람들이, 특히 공통된 특성(발병 시기, 인적 특성, 지역적 특성, 작업환경, 공

통적으로 참여한 행사 등)을 가진 집단에서 유사한 질병이 발생했을 경우

- 공통의 노출력이 있는 사람들에게서 원인 미상의 사망이나 중증 질환의 집락이 발생한 경우
- 동물무리에서 동일한 질환이 동시에 발병한 경우
- 병원균이 있어서는 안 되는 제품이 원인으로 의심될 경우(예: 의약품, 살균우유, 땅콩버터 등)

사건이 고의적으로 발생했을 가능성을 더 의심할 수 있는 경우는 아래와 같다.

- 평시에 매우 드물지만 중증의 질환을 앓는 환자들이 발생하였고, 특히 생물테러 병원체에 의한 질병이 발생한 경우 특정 질환이 통상적으로 보는 것에 비해 이례적으로 중증의 양상을 보일 때
- 계절성이나 지리적 분포 양상이 통상적이지 않을 경우
- 특이한 균주가 분리되거나 치료에 대한 저항성이 있는 경우
- 질병의 전파가 통상적인 경로와 다를 때
- 사법기관이나 정보기관으로부터 테러위협의 증거를 제공받았을 경우

대응

공중보건 대응은 생명을 구하고 건강을 유지하기 위해 필요한 기본적인 수요에 부응하는 것이다. 미국의 경우 사고현장지휘체계(Incident Command System, ICS)를 통해 범부처간에 크고 작은 복합적인 대응을 조정한다. 사고현장지휘체계는 산불진화관리 등과 같은 비상대응 경험을 거치면서 진화되어 왔다. 비상대응의 지도적인 역할을 수행하는 기관이 있지만, 현장역학자는 전체적인 사고현장 대응의 일환으로 공중보건 대응에 있어 고유한 역할을 수행해야 한다.

사고현장관리

비상사태에 대한 대비와 대응은 매우 방대하고 복잡한 분야이다. 현장역학자는 이 분야에 상대적으로 후속참여자이므로 비상사태 관리의 원칙과 용어, 과정 등에 대해 익히고 잘 따라야 하고 특히 미국의 경우 국가비상대응체계(National Response Framework, NRF)(http://www.fema.gov/emergency/nrf/)에서 효과적인 사고현장관리의 원칙을 사례별로 설명하고 있으므로 잘 숙지하여야 한다. NRF는 사고 이전과 도중, 이후에 걸친 전 과정에서 연방정부의 재원을 통합하고 활용할 수 있는 범용 재난계획이다. 여기에는 화재, 구조, 비상사태

관리, 법령집행, 공공사업, 응급의료서비스 등 방대한 분야의 다양한 사고현장관리에 대한 모범 대응을 담고 있다.

미국의 국가사고현장관리체계(National Incident Managing System, NIMS)는 사태의 원인, 크기, 복잡성 등에 무관하게 지역, 주정부, 연방정부, 부족, 비정부기구, 민간부문조직 간의 협력체계를 하향식으로 규정하고 있다. NIMS의 기본원칙은 조직구조가 확장가능하고 유연하여 모든 경우의 대응에서 사용되어야 한다는 것이다. 사고현장 관리의 핵심적인 개념은 다음과 같은 사항이 포함되어 있다.

- 용어의 통일
- 사태의 복잡성과 규모에 따라 적절하게 늘이거나 줄일 수 있는 모듈형 조직구조
- 명령체계(화살표 도식)와 명령권자(현장당 1명의 지휘자)
- 지휘자의 직접 감독범위를 3–7명으로 제한
- 인적 및 물적 자원의 적용을 표준화하기 위한 자원 유형화
- 통합된 소통과 정보관리
- 훈련 기준

NRF, NIMS, 사고현장관리에 대한 방대한 자료원은 연방재난관리청 홈페이지(http://www.training.fema.gov/)나 다른 자료원에서 구할 수 있다.[4)] [17,18,19]

공중보건위기의 특성과 규모에 따라 현장역학자는 여러 가지의 비상대응 기능 중 하나를 지원하도록 배정될 수 있다. 예를 들어 CDC 사고현장 관리시스템에서는 100개 이상의 접수창구가 있는데 이들은 특정하고 꼭 필요한 공중보건 대응기능을 위한 CDC의 단일한 접점 역할을 한다. CDC의 역할은 각 기능들이 제대로 제공되고 있는지를 확인하는 반면, 현장사이트는 이러한 기능들을 실제로 수행할 책임이 있다. 필요시 이들 과학 창구들은 사고에 대응해야 하는 요구에 부응하여 팀으로 확장될 수 있다. 현장역학자들이 수행해야 할 기능들은 아래와 같다.

- **역학**: 사고의 역학적 특성(시간, 장소, 사람)과 질병이나 위중도에 대한 위험요인, 예방과 통제를 위해 사용할 수 있는 방법, 개입조치의 효과에 대한 평가
- **감시체계**: 공중보건 활동을 지휘하는데 필요한 일상적이고 지속적인 보건정보 필요에 부응
- **검사실**: 검체 채취, 수집, 검체 분석

4) 역자 주: 국내 테러 관련 자료는 “질병관리청 생물테러관리지침(http://www.kdca.go.kr)과 대테러센터” 참조

- **진료 및 감염관리** : 진료소에서 질병의 진단, 치료, 예방에 대한 지침을 제공
- **환경 및 직업보건** : 환경위해도를 평가하고 작업자와 주민의 보호를 위한 지침 제공
- **건강격리와 이재민** : 원래 살던 곳에서 소개된 사람들의 취약성과 맞춤형 건강관리 수요에 대응
- **소통** : 공중보건 상황에 대한 인식을 외부 주민과 이해관계자들이 이해할 수 있는 언어로 통역하여 꼭 알아야 할 사람들과 적절하게 공유
- **다양한 상황별 팀** : 예방접종, 음식물 및 수질 안전, 정신건강, 수의, 화학물질, 방사선, 사고 및 외상, 만성질환, 취약계층 등

일차적인 역학적 대응 기능

현장역학자의 역할로 표준화된 대응감시체계를 기획하고 이행하는 것이 매우 중요하다. 대응감시체계에는 기존 공중보건 감시체계를 향상시키는 것도 포함되는데 이를 통하여 질병이나 사고의 집단발생이 통상발생보다 더 높은 것인지를 모니터하는 기능을 활용할 수 있다. 정기 감시체계에서와 마찬가지로 표준화된 사례정의, 자료수집 양식, 보고 방법 등이 사전에 개발되어 있어야 하며 사건의 전 기간 동안 바꾸지 않고 엄격하게 지켜져서 발생 건수가 정확하게 산출되도록 하여야 한다. 감시체계나 다른 역학적 자료 구축에 이용되는 자료원이 여러 곳일 경우에는 자료원에 따른 차이를 체계적인 과정을 통해 평가하여야 한다. 어느 자료원이 실제 밑바닥에서 일어나는 사건을 제대로 반영하는지를 신속하게 평가하는 것이 중요하고 정례보고의 시간 간격(통상 1일 1회)을 결정하여 혼동이 없도록 하여야 한다.

대응단계가 시작되면 역학자는 이 책의 앞 장에서 기술된 것과 같이 역학과 검체 검사의 기본원칙을 적용하여 활동해야 한다. 특히 피해지역의 인구집단 건강관련 수요를 파악하기 위해 신속조사를 시행하고, 사태의 주요한 역학적 척도를 산출해야 한다. 신속조사를 통하여 이 사태로 인해 발생하는 특이한 건강위험을 찾아내고 피해 인구집단의 지리적 분포, 범위, 특성과 테러에 사용한 제재의 확산기전과 인구집단에서 질병의 전파경로를 규명하여야 한다. 역학조사의 방법 자체가 다르지는 않으나 조여 오는 시간적 제약과 조사범위, 부문 간 협력 등의 압박 하에서 일해야 한다는 점을 감안해야 한다. 감시자료와 역학조사 자료분석에 있어 통계학적인 방법과 수리적 분석방법의 사용이 늘어나고 있는데, 이를 통하여 사태의 진행을 예측하고 극심한 시간적인 압박 하에서 의사결정을 하는 것을 촉진할 수 있다. 이러한 의사결정을 하는데 필요한 역학적 수단들은 경험이 풍부한 현장역학자에 의해 평가되고 제공되어야 한다.

추가 대응에 대한 고려

복잡한 현장조사를 수행함에 있어서 역학자는 다른 분야의 전문가들과 긴밀하게 협력하여 작업해야 한다. 예를 들어 현장조사에서 검체검사가 필요할 경우 산업위생전문가와 긴밀하게 협력하여야 한다. 환경에서 테러에 사용된 제재를 조사하는 것은 이들 제재의 투입과 확산, 피해 인구집단의 질병관리에 있어 결정적인 근거를 제공한다. 최근 문제가 된 사스코로나바이러스나 조류인플루엔자 혹은 탄저균 편지와 같은 테러사태에 대한 역학조사에 있어서 공기, 물, 표면시료, 토양, 가루 등과 같은 비생물시료 등의 환경시료에서 이러한 생물제재를 신속하고 정확하게 검출하고 동정할 수 있었던 것이 결정적인 역할을 하였다. 또한 환경조사는 독성, 전파경로, 테러제재의 지속성 등에 대한 결론을 내리고 이에 따라 노출을 예방하고 관리하기 위한 제염작업과 개인보호구에 대한 지침을 제공하는 데 있어 필수불가결하다. 산업위생전문가는 검체채취 전략을 세우고, 표본채취의 제한점(분석방법의 검출한계, 바이어스, 범위, 회복 여부, 검체채취방법 등)에 대한 폭넓은 이해를 바탕으로 하면서 환경검체에서 얻어진 정보의 가치를 최대화해 줄 수 있다. 현장역학자는 검사결과를 해석하고 이 결과를 공중보건 조치를 수행하는데 반영하는 중요한 역할을 수행해야 한다.

현장역학조사를 수행함에 있어 테러나 범죄 의도가 의심될 경우에는 법집행기관의 수사와 협력해야 할 경우가 있다. 일반적으로 수사기관이 개입할 경우 이들이 현장지휘를 하게 되므로 사전에 수사관들과 업무협조관계를 잘 구축해 두는 것이 매우 중요하다. 공중보건과 법집행 분야 간에 사용하는 용어와 수사방법에 있어 서로 다른데 법역학은 이들 두 분야를 이어주는 역할을 한다. 법역학에 대한 훈련 프로그램을 활용할 수 있다(https://www.cdc.gov/phlp/publications/forensicepidemiology/index.html).[5] 공중보건 분야의 역학조사와 개입과 관련한 법적 권한에 대해서는 14장에서 다루었다.

테러대비에 있어 대두되는 중요한 문제 중의 하나로 평상시 통용되는 공중보건과 의료의 기본적인 원칙이 범죄적 행위에 있어서는 적용되지 않을 수 있다는 점이다. 예를 들어, 흔히 오컴의 면도날로 불리는 간결의 법칙은 어떤 현상을 설명하는 이론이 두 가지 이상 있을 때 가장 간단한 설명을 채택하는 원칙인데, 범죄행위에 있어서는 매우 복잡한 수렁에 빠지게 하고 균형 잡힌 추론을 힘들게 할 수 있다. 오염원이 하나만 있을 경우에는 질병의 양상을 비교적 쉽게 설명할 수 있겠지만 범죄행위에 있어서는 서로 다른 지역에서 동시다발적으로 노출이 시작될 수 있다. 또한 범죄행위에 있어서는 자연적 발생에서는 보기 힘든 여러 종류의 병원체나 화학물질에 동시에 노출이 될 수도 있다. 1984년 오리건 주 달래스에서는 살모넬라를 이용한 범죄행위에 대한 역학조사를 CDC의 지원 하에 군과 주정부 보건부서에서 수행한 바

---

5) 역자 주: 원문의 url은 http://www.publichealthlaw.info/forensicepimore.htm 이나 바뀌었음

있다.[20] 이 지역의 한 식당에서 취식한 지역 주민 중 751명에서 살모넬라증이 발생하였다. 강도 높은 역학조사가 시행되었으나 살모넬라증을 일으킨 원인 식품을 특정하는데 실패하였다. 그러나 후에 공중보건실험실의 분석에 힘입어 사법기관의 수사관들은 한 종교집단이 의도적으로 해당 식당의 샐러드바를 오염시킨 것을 밝혀내었고 이것으로 도저히 자연적인 발생양상으로는 설명할 수 없는 이례적으로 높은 식품매개감염병의 집단발병을 설명할 수 있었다. 테러에 사용되는 생물제재의 농도가 자연적인 감염에 비해 현저히 높을 경우 질병의 자연경과가 달라질 수 있는데 이러한 경우 역학자는 통상적인 설명을 벗어나 시각을 넓혀서 볼 필요가 있다. 역학자는 일반적으로 질병발생의 가장 통상적인 원인과 양상을 찾도록 훈련받았다. 그러나 테러대비에 있어서는 통상적인 설명을 벗어난 시각을 가질 필요가 있다.

정보관리와 소통

테러대응과 같이 기존의 공중보건 제분야의 넘쳐나는 정보를 처리하고, 근거에 기반한 결정을 기획하고, 조기탐지를 위해 전산화된 건강감시자료를 패턴인식 등을 포함해 분석하고, 대응단계에서의 결정을 지원하고, 시뮬레이션 훈련을 더 향상시키는 등의 제반 활동을 위해서는 정교한 정보관리도구의 활용이 필요하다. 테러대비 단계에 과학적 근거를 제공하는 팀을 지휘하는 입장이라면 역학자는 정보관리와 기존 지식을 보다 잘 활용하기 위한 도구에 익숙해야 한다. 공중보긴분야의 테러대비를 위해 필요한 사항은 임상환경에서 지식 정보를 관리하고 결정을 지원하는 것과 흡사하므로 임상에서 사용하는 결정지원 도구들을 공중보건분야에서도 활용할 수 있다. 정보관리를 효과적으로 하는 것의 최종적인 지향점은 대응에 참여한 기관들과 시민들 간에 의사결정에 필요한 정보를 적기에 공유하는 것이다.

현장역학자들을 위한 비상대응시 감시체계와 역학조사의 원칙, 소통의 원칙에 대해서는 제12장과 13장을 참조할 수 있는데 테러시에는 앞 장에서 기술한 상황에 더하여 적시성과 전달하는 메시지의 신뢰성이 중요한 점에서 차이가 있다. 위기시 공중보건당국의 성공적인 소통을 위한 다섯가지의 핵심요령은 아래와 같다.[21]

- 각 대응조직의 역할, 의무, 필요한 자원 등에 대해 탄탄한 소통계획을 수립한다.
- 신뢰할 수 있는 정보를 우선적으로 제공한다.
- 피해자나 대상에 대한 공감을 앞부분에서 표명한다.
- 사태를 관리하는데 있어 전문성과 숙련된 역량을 보여준다.
- 알고 있는 것과 모르는 것에 대해 항상 솔직하고 개방적이어야 한다.

소통에 대한 연구에 의하면 일반적으로 사람은 익숙치 않은 주제에 대해 정보를 얻고자 할 경우 처음으로 접하는 메시지에 가장 큰 비중을 둔다고 한다. 이에 더하여 첫 번째 메시지를 전달한 사람에 대해서도 적시성과 준비성으로 인하여 신뢰를 갖게 된다. 특히 과학자에게 있어 전달하는 메시지의 적시성이란 항상 메시지의 정확성과 상충하게 된다. 그러므로 현시점에서 알고 있는 것과 아직 알지 못하는 것을 명확하게 알려주고, 아직 모르는 사항에 대해서 현재 취하고 있는 조치가 무엇인지를 명쾌하고 신중하게 설명해야 한다. 이렇게 허심탄회한 태도를 견지함으로써 신뢰를 얻게 되며 위기상황에서 사람들이 경험하는 불안, 무력감, 불확실성 등을 완화할 수 있다. 정부관료의 메시지의 일관성이 신뢰를 높이는데 있어 중요하다. 공무원이나 전문가의 메시지가 일관성을 결여함으로 인한 손실은 매우 크므로 보건요원간, 각 하부조직간의 조화로운 소통은 아무리 강조해도 지나치지 않다(역학적인 정보교환시스템의 사례는 부록을 참조하라).

조치 후 검토

비상사태에 대한 대응의 질적 향상을 위한 교훈을 얻는데 있어서 대응조치와 그 결과에 대한 체계적 검토가 그 정점에 있다. 대응단계에서는 과업수행능력을 관찰하고 측정하여야 하며 그 대응이 종료된 시점 혹은 회복단계로 이행하는 시점을 지난 후 검토하여야 한다. 이를 조치 후 검토라고 한다. 이러한 검토는 종료 후 임무보고 혹은 현지강평 수준으로 간결하게 끝날 수도 있지만 경우에 따라서는 추가로 자료를 수집하고 분석하는 정식 조사와 같이 복잡한 모양새로 발전할 수도 있다. 사후 조치 보고서는 부적절한 사항들을 개선하거나 성공적으로 실행한 대응을 확장하기 위한 시정 조치를 추진하고, 이의 실행을 적절한 조직에 할당한다. 이 평가결과는 재정 배정을 결정하는데 영향을 미칠 수 있고 이후 정책의 변경이나 권한의 조정으로 이어질 수 있다. 역학자는 역학의 기능을 반영함으로써 검토에서 대응과정의 향상으로 이어지는 이러한 전체 순환구조에서 중요한 역할을 담당한다. 일례로 2005년 허리케인 카트리나에 대한 대응 이후 수많은 조치 후 검토와 교훈 작업이 이어졌다. 아래 표 22-1은 CDC의 조치 후 위기대응의 질향상을 위한 검토과정에서 도출된 허리케인 카트리나 대응에 대한 검토 소견과 이에 따른 후속조치를 정리한 것이다(http://www.cdc.gov/about/news/2006_11/katrina.htm).

지속적인 자원과 대응 역할의 제도화에 대한 중요한 의미 때문에 이러한 평가 개념과 템플릿을 숙지해야 한다.

표 22-1. 허리케인 카트리나의 교훈과 수정된 지침 사례

주요 교훈	수정된 지침
임무의 기술과 명확한 목적이 명시되어 있지 않음	기관의 사고현장 행동계획과 임무에 대한 기술을 표준화함
권한범위와 위계체계가 명확하지 않음	표준집행절차서(SOP)를 작성하고 이에 따라 훈련을 함. DEOC 내에서 사고현장관리체계를 전담하는 요원을 배정하는 과정을 표준화함
지원에 동원된 전문가를 뒷받침할 지원인력의 부족	배치되는 팀에 지원인력을 통합
조달 및 보조금사무소(PGO) 업무 과중	PGO의 급증시 업무 수행대책
재정관리사무소(FMO) 업무 과중	FMO의 급증시 업무 수행대책
동반자/이해관계자와의 소통이 원활하지 않음	CDC에서 동반자 데이터베이스와 프로토콜을 개발하고 DEOC에 동반자창구를 확인함
대책본부의 브리핑문서가 복잡하고 다루기 힘듬	브리핑 양식 표준화
CDC가 비상사태 전개시 특성과 필요한 사항들에 대한 이해가 떨어짐	미국 산림청 "Red Card" 교육을 기반으로 제도화된 직원을 위한 배치 교육
연방정부의 유관부서와 공조가 원활하지 않음	부처간 공조를 위한 각본과 체크리스트 비치
SNS 활용이 저조함	CDC, SNS 활용 처방집 확대 검토 중
응답자의 복원력이 완전히 회복되지 않음	CDC, 기존 응답자의 복원력 프로그램을 확대
범부처 기관의 역할이 불분명	자연재해 대응에 관여하는 모든 기관의 각 부서에 역할을 부여

요 약

이 장에서 기술한 테러대비와 비상사태 대응(TPER)에서 현장역학자의 역할은 다음과 같은 점에서 평상시의 역할과는 다르다.

1. 공중보건 분야는 고도로 통합된 다학제 비상대응의 하부구조에 비교적 최근에 정규 구성원으로 합류하였다. 현장역학자는 다양한 기법과 재능으로 비상대응의 역량을 강화시키는데 기여하지만 한편으로 기존 조직의 언어와 작동절차에 순응해야 한다.
2. "모든 위험"(*all-hazards*)이란 대규모의 자연재해나 테러로 인한 재난에 대응하는 공통의 플랫폼을 의미한다. 모든 위험 전략은 공통적인 사안에 대해 대비역량을 집중하고 가변적이고 예측하기 힘든 위해환경에서 자원의 사용을 최적화하는데 집중한다.
3. TPER은 고도로 통합된 환경을 조성하기 위하여 다방면에 걸친 메타리더십을 필요로 한다. 성공적인 대응을 수행하기 위해서는 참여한 모든 인원과 기관이 대응활동에 얼마

나 기여하는지와 관할 기관에 따른 차이와 이로 인한 갈등을 얼마나 최소화하는지에 달려있다.

4. TPER 환경에서는 속도와 확장성, (보다 신속하고 더 크고 더 나은) 접속성이 핵심적인 가치이다.
5. 감시체계와 역학조사를 통합 운영하는 것이 효과적인 대응을 위해서 필수적으로 요구되며 이는 현장역학자가 TPER에 참여하게 된 주된 이유이다.
6. 위기소통은 대응활동의 성공과 실패를 규정하는 특별한 분야이다. 위기소통에 있어서는 적시성과 정확성, 신뢰성이 중요하다.
7. 연습과 대응훈련은 대비활동의 질적 향상을 위해 가장 핵심적인 활동인데 현장역학자들은 대응, 수행능력을 평가할 수 있는 척도를 만들고 결과를 해석하고 격차와 취약성을 메꿀 수 있는 솔루션을 고안하는 등의 활동을 통하여 기여하여야 한다.
8. 테러/범죄 사태에서 나타나는 질병양상은 통상적인 것과는 반대로 나타나는 경우가 많다. 현장역학자는 항상 의심하는 자세를 가지되, 질병이나 손상에 대해 통상적이지 않은 설명에 대해서도 열린 마음을 가져야 한다.
9. 테러/범죄 사태에 대한 역학조사는 그 조사방법과 자료 공유에 있어 법적인 규정의 영향권 안에 있으므로 범죄나 테러의 개입 우려가 있을 경우 법집행기관과 절차에 따라 효과적으로 작업할 수 있어야 한다.

현장역학자는 테러에 대한 대비와 대응을 집행하는 팀에서 필수불가결한 구성원이다. 테러 상황에서 현장역학자의 활동은 일반 질병의 집단발병시와 본질적으로 큰 차이는 없다. 범죄 사태에 임할 때의 역학자의 역할과 의무의 차이를 이해함으로써 역학자는 다학제간 대응활동으로 이루어지는 건강피해를 예방하고 줄이기 위한 활동에 효과적으로 기여할 수 있다.

부록: 정보교환체계

조직화된 소통체계를 구축하는 것은 사고현장관리에 있어 핵심적인 원칙으로 사고현장관리체계는 이를 구조적으로 뒷받침할 수 있어야 한다. 대응에 참여하는 구성원간의 역학적 정보교환을 위한 수단을 구축하게 되면 이를 이용하여 다른 응용역학연구에 활용할 수 있을 뿐 아니라(역학정보교환시스템, Epidemic Information Exchange [Epi-X; http://www.cdc.gov/epix/]), 이것은 국가적인 수준의 대응의 기반구조로도 활용될 수 있다(국가생체시료감시체계통합시스템, National Biosurveillance Integration System [NBIS]). Epi-X는 질병 집단발병과 이에 관련된 정보를 초기단계에서 공중보건요원들 사이에서 공유하고 적절한 탐색 및 예방활동을 최대한 조기에 시작하는 것을 가능하게 해준다. Epi-X는 보안이 보장되며 중재를 거친 양방향의 웹기반 소통 및 경보체계이다. 고도의 암호화와 인증기술이 적용된 이 시스템을 이용하여 사용자 간에 보안이 보장된 소통통로를 구축할 수 있어서 공중보건요원 간에 아직 확정되기 전의 정보를 안전하게 주고받을 수 있다. 이 시스템은 계속 진행 중인 상황과 대응활동에 조기경보를 제공할 수 있도록 설계되었다. 주요한 건강위협사태가 발생할 경우 지역 및 주 공중보건관리들은 Epi-X를 이용하여 상호간, 연방정부의 수습본부와 서로 소통하게 된다. 이보다는 보안성이 떨어지는 소통 및 경보체계도 있는데 이는 지역, 주정부, 연방정부 수준에서 보다 넓은 범위의 보건의료전문가들 사이에 조기에 정보를 교환하기 위하여 만들어 졌다(건강경보네트워크, the Health Alert Network; HAN http://www2a.cdc.gov/han/Index.asp). 이와 같이 연속되는 기술적 발전과 정보자산을 연결하게 되면 관할기관 간의 대응 수준을 제고할 수 있다.

시군지역과 주 공중보건부서는 보고원을 통해 얻어진 감시체계와 역학조사 자료를 관할하며 일부 자료는 질병예방통제센터와 공유하여 광역지역과 전국수준의 통계를 산출한다. CDC는 보다 광의의 대비와 대응사업에 있어 공중보건 감시체계의 접점으로서 기능하며, 분석한 정보를 전국수준에서 대응에 관여하는 기관들과 공유한다. NBIS는 넓은 의미의 대비와 대응과업 수행을 지원하기 위해 공중보건감시 정보를 추출하는 한 예를 보여준다. NBIS는 미국 국토안보부가 주관하여 개발하고 있는 시스템인데 사람의 질병과 더불어 농업, 물, 기상학, 환경에 대한 정보를 한 장소에서 교환함으로써 상황을 적절하게 인식할 수 있도록 지원한다. 잠재적 위협과 이미 취해진 조치를 기관 간에 조기 통보하기 위한 표준화된 루틴은 시의적절하고 잘 조정된 다학제 대응을 할 수 있도록 촉진한다.

참고문헌

1. Langmuir, A.D., Andrews, J.M. (1952). Biological warfare defense—2: The Epidemic Intelligence Service of the Communicable Disease Center. *Am J Public Health* 42, 235-8.
2. Thacker, S.B., Dannenberg, A.L., Hamilton, D.H. (2001). The Epidemic Intelligence Service of the Centers for Disease Control and Prevention: 50 years of training and service in applied epidemiology. *Am J Epidemiol* 154, 985-92.
3. Lurie, N., Wasserman, J., Nelson, C.D. (2006). Public health preparedness: Evolution or revolution? *Health Affairs* 25(4), 935-45.
4. Ferguson, N.M., Keeling, M.J., Edmunds, W.J., et al. (2003). Planning for smallpox outbreaks. *Nature* (Oct. 16) 425(6959), 681-5.
5. Georgopoulos, P.G., Fedele, P., Shade, P., et al. (2004). Hospital response to chemical terrorism: personal protective equipment, training, and operations planning. *Am J Ind Med* (Nov.) 46(5), 432-45.
6. Koopman, J.S. Infection transmission science and models. (2005). Jpn J Infect Dis (Dec.)

58(6), S3-8. [cited 10/30/2006]. Available from: http://www.nih.go.jp/JJID/58/S3.pdf.
7. Marcus, L.J., Dorn, B.C., Henderson, J.M. (2006). Meta-leadership and national emergency preparedness: A model to build government connectivity. *Biosecurity and Bioterrorism: Biodefense Strategy, Practice, and Science* 4(2), 128-34.
8. Wagner, M.M., Tsui, F.C., Espino, J.U., et al. (2001). The emerging science of very early detection of disease outbreaks. *J Public Health Mgmt Pract* 7(6), 51-9.
9. Farrington, P., Andrews, N. (2004). Outbreak detection: application to infectious disease surveillance. In: R. Brookmeyer, D.F. Stroup (eds.), *Monitoring the Health of Populations*, Oxford University Press, New York. pp. 203-31.
10. Sosin, D.M. (2003). Syndromic surveillance: the case for skillful investment. *Biosecurity and Bioterrorism: Biodefense Strategy, Practice, and Science* 1(4), 1-7.
11. Gesteland, P.H., Gardner, R.M., Tsui, F.C., et al. (2003). Automated syndromic surveillance for the 2002 Winter Olympics. *J Am Med Inform Assoc* (Nov.-Dec.), 10(6), 547-54.
12. Beuhler, J.W., Sosin, D.M., Platt, R. Evaluation of surveillance systems for early epidemic detection. In N.M. M'ikantha, R. Lynfi eld, C.A. Van Beneden, and H. de Valk (eds.), *Infectious Disease Surveillance*, Blackwell Publishing, Oxford UK: 432-42.
13. Centers for Disease Control and Prevention (2004). Framework for evaluating public health surveillance systems for early detection of outbreaks). recommendations from the CDC Working Group. *Morb Mortal Wkly Rep* 53(No. RR-5), 1-13.
14. Pien, B.C., Saah, J.R., Miller, S.E., et al. (2006).Use of sentinel laboratories by clinicians to evaluate potential bioterrorism and emerging infections. *Clin Infect Dis* 42(9), 1311-24.
15. Shea, D.A., Lister, S.A. (2003). The BioWatch Program: Detection of Bioterrorism. Congressional Research Service Report No. RL 32152. November 19, [cited 10/30/2006]. Available from: http://www.fas.org/sgp/crs/terror/RL32152.html#_1_19.
16. Treadwell, T.A., Koo, D., Kuker, K., et al. (2003). Epidemiologic clues to bioterrorism. *Public Health Rep* (Mar.-Apr.), 118(2), 92-8.
17. Couig, M.P., Martinelli, A., Lavin, R.P. (2005). The National Response Plan: Health and Human Services: the lead for Emergency Support Function #8. *Disaster Management & Response* 3(2), 34-40.
18. Qureshi, K., Gebbie, K.M., Gebbie, E.N. (2005). Public Health Incident Command System: A Guide for Management of Emergencies or Other Unusual Incidents with Public Health Agencies, Volume I. October 24, (http://www.ualbanycphp.org/pinata/phics/guide/default.cfm).
19. Walsh, D.W., Christen, H.T., Miller, G.T., et al. (2005). National Incident Management System: *Principles and Practice*, Jones and Bartlett Publishers, Sudbury, Mass.
20. Torok, T.J., Tauxe, R.V., Wise, R.P., et. al. (1997). A large community outbreak of salmonellosis caused by intentional contamination of restaurant salad bars. *JAMA* 278, 389-95.
21. Reynolds, B. (2004). *Crisis and Emergency Risk Communication: By Leaders for Leaders*, Centers for Disease Control and Prevention, Atlanta.

제23장

자연재해와 복합적 비상상태의 현장역학조사

Ron Waldman
Eric K. Noji
역자; 정해관

역학자들은 사는 곳이 어디이든, 어떤 직장에서 일하던 간에 자신이 사는 지역사회에서 자연재해로 인한 피해가 발생한 경우 지원 요청을 받아들일 준비가 되어 있어야 한다. 경우에 따라서는 저소득국가에서 일상적으로 일어나는 전쟁, 가뭄, 기아, 혹은 다른 재난에 대한 인도주의적 지원을 하기 위해 기술과 경험을 지원하는 경우도 있을 것이다. 2006년 한해 만에도 세계적으로 427건의 자연재해가 보고되었는데 이는 매일 한 건 이상의 자연재해가 발생한 것이다. 이로 인해 1억 4300백만 명이 피해를 입었는데, 이중 사망자는 23,000명이었고 이로 인한 경제적 피해는 345억 달러에 달한다.[1]

그러나 앞으로 올 미래에는 더 많은 재난이 예상되고 있다. 하천의 범람, 지진이나 허리케인이 빈발하는 지역에 사는 인구가 증가함에 따라 같은 규모의 재난인 경우에도 피해 규모는 더 커지게 될 것을 예상할 수 있다. 기후변화는 더 이상 논란의 대상이 아니며, 이로 인해 자연재해의 빈도와 강도가 더 커질 것임이 예고되고 있다.[2] 뿐만 아니라, 비록 그 수가 줄어들고는 있지만,[2] 코트디부아르에서 중동에 이르기까지, 아프가니스탄에서 버마에 이르기까지, 지구상에서 발발하는 전쟁과 내전은 감염병 유행으로 이어지고 있다. 기본적으로 정치적 이유로 발생한 재난으로 인한 난민이나 이재민들의 생명은 이들의 삶을 보호하기 위한 최소한의 수요를 파악하고 적절하게 대응하는 능력을 갖춘 전문가의 능력에 크게 좌우된다.

자연재해와 사회재난은 모두 주로 교통이 불편하고 상급의료기관에서 멀리 떨어진 곳에서 발생하는 경우가 많다. 재난이 발생하면 도로가 막히고 다리가 끊어지고, 항공편도 막히거나 있다 하더라도 매우 위험해지는 경우가 많다. 오늘날과 같이 세계가 실시간 통신으로 이어져 있는 시대에도 재난이 원격지에서 발생한 경우 즉각 지원을 받을 수 있도록 외부에 그 피해의 정도와 규모를 알릴 때까지 상당한 지체가 생기는 경우가 많고, 그나마도 그 피해정도에 대한 정확도는 보장할 수 없어 도움이 절실한 피해자들에게 외부지원이 도달할 때까지 오랜 시간이 걸리는 경우가 많다.

재해와 비상사태에서 현장역학의 발전에 대한 역사적 고찰

역학적 원칙을 재난상황에 대한 대응에 적용한 것은 1960년대 말 나이지리아 내전으로 인해 발생한 대규모 국제구호를 수행하는 과정에서 처음 시작되었다. 비아프라지역에 전통적으로 본거지를 둔 이보부족이 요루바부족이 권력을 장악하고 있는 나이지리아 중앙정부로부터 분리 독립하려고 하면서 중앙정부는 비아프라지역을 봉쇄하였고, 이로 인해 광범위한 기아와 지역 내 난민 발생과 더불어 대규모 인구의 사망이 초래되었다. 역학자들은 이 지역에 대한 조사도구와 영양상태 등 신체 상태에 대한 측정도구를 비롯하여 대규모 인구집단을 대상으로 건강상태를 파악하기 위한 역학조사 도구를 개발하여 이를 토대로 하여 필요한 지원이 가장 취약한 집단에게 도달할 수 있도록 하였다. 이후 1970년대 후반에 이르기까지 영양상태에 대한 감시체계를 개발하였는데, 이를 통하여 국제적으로 공인된 영양상태 측정을 위한 가이드라인이 개발되었다.[3]

1970년대 후반에는 캄보디아에서는 폴포트 정권의 크메르루지의 집단학살로 인하여 생존자들이 인접한 태국으로 대규모 탈출하는 사태가 일어났다. 태국에서는 난민들을 받아들여 대규모 난민촌에 수용하였다. 그러나 사케오와 카오이당 수용소에서 발생한 집단발병으로 인하여 이들 난민캠프는 죽음의 수용소로 불리게 되었다. 이에 대하여 미국 질병통제예방센터(Centers for Disease Control and Prevention, CDC)는 1976년 과테말라 지진에서 얻은 교훈을 살려 난민촌에 질병감시체계를 구축하고 지역 실정에 맞는 역학조사 체계를 구축하여 사망과 상병의 수준을 정량적으로 측정할 수 있도록 하였다.[4,5]

이들 사안이 발생하기 전에는 재난구호는 선의에 기반을 두었지만, 부적절한 기술과 물적 지원을 받는 상대적으로 경험이 부족한 의료인력을 중심으로 이루어진 구호팀에 의해 진행되었다. 진료하는 의사들은 임시가설 진료소에서 환자를 보는 경우가 많았고, 의료지원은 전체 인구 중 소수의 일부에게만 제공할 수 있었다. 이마저도 의료지원은 내용적으로 이 지역의 인구집단의 공중보건 수요와는 동떨어진 경우가 많았다. 프로그램을 기획하고 진행하는 사람들은 공중보건 전문가가 없는 경우가 대부분이었는데 구호활동을 적절하게 수행하기 위해 필요한 기본적인 정보조차 없이 구호활동을 지휘해야 하는 경우가 많았다. 그러나 제대로 된 역학조사를 바탕으로 재해의 범위와 전개양상에 대한 보다 정확한 정보를 얻을 수 있게 됨에 따라 보건분야에서의 인도주의적인 구호활동을 지원하는데 있어 보다 제대로 된 접근이 서서히 자리 잡게 되었다.

1980년도와 1990년도에 들어서면서 불행히도 세계적으로 더 많은 재난이 발생하였고 이로 인해 역학적 접근방법이 보다 다듬어지게 되었다. 소말리아, 수단, 에티오피아에서 진행된 난민구호 활동을 수행함에 있어서 현황파악, 감시, 모니터링, 사업평가와 같은 보다 짜인 틀에 기반을 둔 접근법을 채택하게 되었다. 방글라데시의 홍수, 중미의 지진을 비롯하여 이라크, 발칸반도, 중앙아프리카의 전쟁 등의 상황은 모두 각 상황에 맞는 적절한 대응활동이 필요했는데 이들 일련의 재난상황을 통하여 재난상황에서 사망과 상병의 양상을 파악하게 되었고 한편으로는 이러한 교육훈련 프로그램은 재난역학이란 새로운 세부 전문분야로 자리잡게 되었다.[6–9]

그러나 1994년 7월 르완다에서 인종청소 사태가 발생하였을 때 내전에 물든 지역에서 수백 개가 넘는 비정부기구, 유엔기구, 서구에서 파병한 최소한 9개국 이상 군부대의 의무인력과 공중보건인력이 활동하고 있었음에도 불구하고 45,000명 이상의 난민이 불과 3주일이란 기간 동안에 콜레라로 사망하는 비극적인 사태가 발생하였다. 이렇게 인도적인 구호가 참담하게 실패한 다른 측면에 대해서는 이 장의 후반부에서 더 다룰 것이다. 그러나 이 사태에 대한 교훈을 바탕으로 다음과 같은 진전이 있게 되었다. 다양한 종류의 재해상황에 무관하게 적용할 수 있는 인도적인 개입이 성공적으로 작동하고 있는지를 평가할 수 있는 지표를 개발해야 할 필요성에 공감하고 국제적인 노력을 기울인 끝에 '방패프로젝트'(Sphere Project)를 개발하였다. 이 프로젝트는 모든 재해구호활동에서 성취해야 할 최소한의 기준을 제시하였다.[10] 방패프로젝트는 구호시설이 위치한 지역, 식품안전, 식량원조 및 영양상태 제고, 식수와 위생, 거주시설, 보건의료지원 등 영역별 기준을 설정하였을 뿐만 아니라 역학자와 공중보건 전문가들이 재해구호에 대하여 상대적으로 표준화된 접근법에 합의할 수 있는 기회를 제공하였다.

이 책의 초판이 발행된 이후에도 많은 자연재해와 사회재난이 발생하였는데 이들 재난을 통하여 세계적인 재난 관련 대응기관들은 피해지역의 피해당사자들이 필요로 하는 도움을 효과적으로 지원하는 능력을 시험하고 향상시켜 왔다. 특히 1994년 동남아시아 쓰나미와 2004년 미국의 허리케인 카트리나 내습으로 인한 황폐화가 일어난 두 사건은 대조적인 재난대응 경험을 보여주는데 이를 통하여 많은 교훈을 얻게 되었다. 사회재난의 경우에는 콩고민주공화국과 수단의 다르푸르 지역 주민들의 지속적으로 겪고 있는 극도의 고통을 보면 해당지역의 정부에 의해 억압받거나 방치된 인구집단에 대해서는 구호기관들이 아무리 노력하더라도 많은 한계가 있음을 보여주는 명확한 사례이다. 실무에 임하는 역학자는 국내외를 막론하고 과거 재난대응 노력으로부터 얻은 교훈과 실수를 통해 최대한 많은 것을 배우기 위해 노력하여야 한다. 철학자 조지 산타야나가 말한 것처럼 "과거를 기억하지 못하는 사람은 같은 일을 또 겪게 되는 저주"를 받게 된다.

재난대응에 있어 역학자의 역할

재난 후 역학적 활동의 목표는 재난으로 인해 초래된 공중보건학적 피해의 정도를 평가하고, 재난지역의 피해인구집단에게 필요한 지원의 수요를 파악하고 역학적으로 얻어진 자료를 주요한 기반으로 하여 자원의 배분이 이루어질 수 있도록 하며 더 이상의 사망과 상병을 예방하기 위한 공중보건 프로그램을 시행하는데 지침을 제공하고 구호활동의 진행을 모니터링하며 대응활동의 효과를 평가하는 일 등이다. 재난 직후 상황에서는 초기 일차대응을 위한 조직이 만들어지는 과정이므로 역학자는 당면한 특정 재난으로 인해 발생할 것으로 추정할 수 있는 건강피해의 성격과 범위에 대해 경험을 바탕으로 조언하고 개입의 우선순위에 대해 의견을 제시해야 한다. 그러나 재난상황에서는 비의료인은 물론이고 보건전문가들 조차도 인구집단의 공중보건수요 보다는 개별 환자의 임상적 처치에 더 관심을 가지는 경우가 대부분이다. 역학자는 근거에 기반을 둔 의사결정을 위해 반드시 필요한 객관적인 자료수집을 위한 활동을 수행하는 것과 관련하여 종종 갈등을 겪게 된다. 재난현장에서는 역학자들은 종종 "이제 (한가하게) 질문은 그만하고 뭔가 실질적인 행동을 해야 하지 않겠어요?"와 같은 불만 섞인 항의를 하는 사람들을 대할 것을 예상하고 마음의 준비를 하는 것이 좋다. 그러나 이런 행동우선주의자들에 흔들리지 않고 당신의 역할을 수행해야 하는 것이 역학자가 기여할 수 있는 가장 중요한 역할임을 잊지 말자.

특히 역학팀이 수행해야 할 내용으로 다음 사항들에 대해 고려해야 한다. 일을 수행함에 있어 유연함이 필요하고, 재난대응에 있어 순서대로 따라 하면 되는 정해진 매뉴얼은 없다는 것을 명심하자.

- 재난이 인구집단의 건강에 미치는 영향을 평가한다(표 23-1 참조).
- 질병감시는 최대한 빨리 시작한다(3장 참조).
- 상병과 사망의 위험요인을 파악한다(5장 참조).
- 공중보건 개입과 질병관리 프로그램을 조기에 시작할 수 있도록 한다.
- 우선순위가 높지 않은 보건사업 활동을 상황이 안정될 때까지 중지하도록 요구한다.
- 구호활동에 대한 평가를 설계하기 위해 최초 대응팀과 다른 사람들과 함께 작업한다.

표 23-1. 재해상황에서 자료수집방법의 특성

평가방법	요구사항		자료수집방법	
	시기와 소요시간	필요한 자원	지표	장점
1. 재해 발생 이전의 기저 자료	지속적	훈련된 요원	보건기관과 실무자로부터 보고. 질병양상과 계절변동	질병의 지역 내 기저수준을 확인하여 발생한 건강문제를 찾아내고 질병의 추세를 확인
2. 원격수집 자료: 항공, 헬리콥터, 인공위성	수 분/수 시간	장비	육안직접 관찰, 영상촬영. 파괴된 가옥, 도로, 댐, 범람한 지역 등	신속성; 지상교통이 마비되었을 경우 유용함; 피해지역을 파악하는데 유용
3. 현장답사	수 시간/수 일	운송수단, 지도	직접 관찰, 지역지도자와 보건인력과 대화. 사망, 이재민의 규모, 문제되는 질병의 종류와 규모	신속성; 눈으로 확인 가능; 실무기술인력(보건의료) 없이도 할 수 있음
4. 빠르나 지저분한 조사	2-3일	소수의 훈련된 요원	신속한 조사. 사망, 입원환자 수, 영양상태 등(3번 항 참조)	정량적 자료를 신속하게 얻을 수 있음; 잘못된 판단을 막을 수 있음; 감시체계 설계, 운용을 위한 기초자료로 활용 가능
5. 신속건강검진	지속(필요시)	보건의료인력: 수집하고자 하는 자료에 따른 검사 측정 장비	피해자 중 일부를 대상으로 선별, 선별검사를 받은 사람 중에서 자료 수집. 영양상태, 인구학적 사항, 혈구용적, 말초혈액 기생충검사 등	신속하게 시행할 수 있음; 주거가 고정되지 않은 인구집단에서도 자료 수집과 동시에 필요한 처치를 제공할 수 있음(예방접종, 비타민, 환자분류 등)
6. 감시체계	지속	훈련된 요원; 표준화된 진단, 보고를 위한 통신수단	표준화된 공식적인 자료 수집. 진단명과 연령에 따른 확인된 사망, 상병자료	적시성; 확장가능성; 시간적 추세 파악
7. 역학조사	가변적: 수 시간/수 일	경험 있는 현장역학자, 통계 전문가, 믿을 수 있는 현장요원	무작위 혹은 대표성 있는 표본집단 추출. 조사 목적에 따라 항목이 결정됨	단기간에 큰 규모의 심층적인 자료를 얻을 수 있음

출처: Nieburg's model for data collection methods in disaster situations, in *Health Aspects and Relief Management After Natural Disasters*. Center for Research on the Epidemiology of Disasters. Bruxelles, Belgium, 1980.

재난대응에 투입되어 일한 역학자들의 기여 정도는 (1) 중요한 이슈에 대해 정책 결정권자가 쉽게 이해하고 행동에 옮길 수 있는 방식으로 적기에 정확한 데이터를 제공하였는가? (2) 이러한 데이터를 바탕으로 정책결정권자가 결정한 대로 적절한 공중보건대책을 효과적으로 시행하였는가?로 측정한다. 유용한 정보를 모아서 제공했다 할지라도 이 자료가 정책결정권자의 의사결정에 활용되어 실행에 옮겨지지 않았다면 현장역학의 측면에서는 실패한 것이다. 역학자의 임무를 성공적으로 수행하기 위해서는 정책결정권자와 긴밀하게 협력하고 역학자가 수집하고 분석한 데이터를 이용해서 올바른 결정을 내릴 수 있도록 준비시키고 생성되는 데이터를 올바르게 해석할 수 있도록 도와주고 데이터에 근거를 둔 대응책을 시작할 수 있도록 하는 일 등을 수행해야 한다. 다시 말해서 역학자의 역할은 역학조사를 잘 수행하는 것뿐만 아니라, 성공을 위해서 조직 관리, 소통, 옹호 기술 등을 사용할 수도 있어야 한다(4장, 13장).

역학자가 현장에서 당면할 수 있는 문제들

물류지원

재난을 당한 현장은 언제나 대혼란에 빠져 정신 차리기 힘든 상황이다. 재난의 수습에 참여한 팀들의 요구는 기본적으로 같은데, 교통수단, 통신, 일손, 식량, 물의 확보와 잠잘 곳 마련 등이다. 현장에 도착하는 즉시, 현장상황에 몸을 던지기 전에, 해결해야 할 최우선 과제는 팀의 기본적 생존을 위한 자원을 확보하는 것이다. 이러한 문제의 해결을 요청받은 현장의 다른 팀은 당신들의 문제를 해결하기 위해 더 시급하고 중요한 문제를 뒷전으로 해야 할 수밖에 없을 것임을 잊어서는 안 된다.

자연재해가 발생할 경우 통신시스템이 파괴된 경우가 많고 통신선로의 회복에는 상당한 시간이 소요된다. 다른 경우라면 절대로 있기 힘들겠지만 1994년 인도네시아 쓰나미 때에는 통신선로를 복구하는데 많은 어려움을 겪었다. 재난으로 끊어진 도로로 인해 물자의 수송이 어려워진다. 보건의료시설은 재난 자체의 직접 피해로 파괴된 경우도 있지만, 사회적 혼란을 야기할 목적으로 무장반군에 의해 파괴되는 경우도 점차 많아지고 있다. 이러한 이유를 포함해서 여러 가지 이유로 현지에서 잘 훈련된 인력을 구하는 것은 힘든 경우가 많으므로 결국 숙련되지 않은 비전문인력을 동원해야 할 수밖에 없는 상황을 받아들여야 할 수도 있다. 현지어를 구사하는 통역이 필요한 경우가 많은데 전문인력이 아닐 경우 통역과정에서 많은 중요한 정보가 유실될 수도 있다. 이상적으로는 역학팀원 중 한 사람 이상이 현지어를 구사할 수 있고 현지의 문화와 관습에 익숙한 사람이 있는 것이 바람직하다(21장 참조). 마지막으로 고려할 것은 현장에서의 교통, 통신수단, 고용 등이 매우 비쌀 수 있음을 예상하고, 작업을 생산적으로 할 수 있는 정도의 충분한 현금을 준비해 두도록 한다.

역학지표의 산출

대부분의 경우 재난 직후의 상황에서는 피해인구의 규모나 건강피해의 정도가 전혀 집계가 되어 있지 않거나 있다 하더라도 정확한 수치를 얻기는 매우 힘든 경우가 많다. 그럼에도 불구하고 역학자에게는 조사망률, 연령별 사망률, 사인별 사망률, 영양실조의 유병률, 최우선 질병의 발생률, 보건의료서비스 이용률 등을 계산하기 위한 비교적 정확한 분로를 결정하는 것은 중요하다. 앞서 예를 든 르완다의 고마사태의 예를 보면, 항공사진과 위성사진을 이용하고 당시로서는 최신의 역학적 기법을 이용하였음에도 불구하고 신뢰할만한 분모를 산출할 수 없어, 재난의 규모를 결정하고, 특히 식량이나 기타 구호용품의 수요를 결정하는데 있어 매우 큰 장애가 있었다.

각종 율을 산출하는 것은 인구집단 간 피해수준의 비교와 공중보건 프로그램의 우선순위를 결정하기 위해 중요하다. 특정 지역으로 한정된 경우에도 재난으로 인한 피해는 지역 내에서도 매우 큰 차이를 보이는 경우가 많으므로 역학지표에 근거한 비교는 대응수준을 결정하는데 중요한 근거가 된다. 예를 들어 방패프로젝트에서는 비상사태의 기준을 하루 사망자가 10,000명 당 1명 이상이거나 기저사망률에 대한 자료가 있을 경우 기저사망률의 2배 이상인 경우로 규정하였다.[1)] 분자, 즉 조사망률의 경우 사망자 수를 구하는 것도 매우 어려울 수 있고 경우에 따라서는 산출한 값에 대해 논란이 있을 수도 있다. 전자의 예는 2005년 파키스탄 지진이나 허리케인 카트리나에서 볼 수 있고 후자의 예는 1993년 이라크전 당시 민간인 사망자 수를 측정할 때를 들 수 있다.[12] 경우에 따라서는 전혀 새로운 방법을 사용할 수도 있다. 1991년 걸프전쟁에서 사담 후세인이 패한 후 이라크의 쿠르드족은 이라크의 보복이 두려워 피란을 가버렸기 때문에 사망률을 산출하는 것이 매우 어려웠다. 이 문제를 해결하기 위하여 이라크 북부 쿠르드지역에 새로 생긴 묘지의 수를 세어서 사망자 수를 산출하는 방법과 무슬림 사회에서는 장례를 치를 때 매장시 입힐 수의를 입히는 전통을 이용하여 이슬람 종교지도자들에게 보내진 수의의 수를 파악하는 방법을 이용하기도 하였다.

1) 원저자 주: 이 값은 개발도상국을 기준으로 볼 때 기저사망률의 2-3배 수준이다. 이 값은 매우 높은 값이지만 세계적으로는 지금도 일부 지역에서는 이보다 높은 사망률이 수년간 지속되는 곳도 있다.

신속평가

재난대응에 있어 가장 중요한 요소는 재난지역의 피해자에게 필요한 구호물품이나 서비스가 얼마나 신속하게 전달되는가이다. 따라서 피해의 규모를 신속하게 정량적으로 평가하는 것은 여러 생명을 구할 수 있는 매우 중요한 일이다. 그러나 구호활동의 시작단계에서는 복잡하고 과학적으로 타당한 조사방법을 적용하기보다는 실무적인 수준에서 신속성과 정확성을 동시에 갖춘 평가도구를 사용하는 것이 훨씬 더 중요하다. “빠르나 지저분한” 역학이란 용어를 멀리하지만, 그러나 이 말은 무엇이 필요한 지에 대한 감각을 전달해 준다. 재난상황에 대응하는 현장역학자들은 단순한 형태의 질적조사 방법에도 익숙해야 하는데, 이를 통해 재난현장의 상황을 파악하는데 적지 않은 도움을 얻을 수 있다. 기초지식과 경험을 바탕으로 현장을 관찰할 경우 피해현장에 대한 답사를 통해서도 적지 않은 것을 얻을 수 있다. 예를 들어 현장에서 팔리고 있는 생필품의 가격은 물자 공급이 원활하게 되고 있는지에 대한 중요한 지표가 될 수 있다. 재난현장에서는 암시장이 순식간에 들어서는데 일상생활의 유지에 필요한 생활필수품에 대해 웃돈을 주고라도 구입하고자 하는 상황은 피해주민들의 절망적인 가수요에 대한 반응으로 볼 수 있다. 기아나 가뭄과 같이 장기간에 걸쳐 서서히 진행되는 재난상황에서는 현지 여성들의 보석 장신구의 착용 정도도 좋은 지표가 될 수 있다. 관습적인 사회에서 장신구가 없다는 것은 기아가 임박했다는 중요한 신호이며, 가치 있는 모든 것을 이미 팔아버렸다는 신호이다. 마을 촌장이나 이장을 만나 이야기하는 것, 피해지역을 가로질러 답사하는 것, “참여적 신속평가(participatory rapid appraisal)”라고 구분하여 분류할 수 있는 많은 방법들도 상당한 정보를 제공해준다. 여기서 중요한 것은 이런 조사를 위해서는 피해현장에 재난이 있은 후 최대한 빠른 시일 내에 모든 피해 지역과 집단을 방문하는 것이다.

조 사

앞에서 언급한 것처럼 정상적인 시스템이 붕괴되었기 때문에 특히 재난의 초기상황에서는 데이터를 수집하기 위해서는 직접조사를 수행할 수밖에 없다(6장 참조). 다시 말하지만, 정확한 표본추출틀을 설정하지 못할 수도 있고, 대표성 있는 표본을 추출하기 위해 상당한 판단력을 발휘해야 할 수 있다. 조사대상 표본을 추출하는 과정에서 취약한 지역이나 인구집단을 조사대상에서 빠뜨리지 않도록 알리는 것도 중요하다. 그러나 어떤 경우에도 구호의 손길이 형평성 있게 도달하도록 하기 위해서는 표본 선정에 있어 편의추출보다는 대표성 있는 표본추출을 하는 것이 더 낫다.

가장 흔히 사용하는 방법은 이단계 집락표본추출인데 이 방법은 세계보건기구가 어린이에서 백신접종률을 평가하기 위해 개발한 것이다.[7] 단순무작위표본추출이나 계통표본추출에 비해 이 방법이 가지는 매우 큰 장점은 더 적은 비용과 노력으로 수행할 수 있다는 점이다. 상대적으로 적은 수의 집락(통상 30개 전후)에 대한 조사만으로도 통계적으로 타당하고 충분한 정밀도를 가지는 결과를 얻을 수 있다. 이 경우 표본수가 상당히 크고 설계 효과를 계산할 수 있지만, 재해지역에서는 일반적으로 상대적으로 한정된 지역에서 작업하는 것이 더 쉽다. 집락표본추출의 주요한 단점은 조사하고자 하는 변수가 대상인구 전체에 걸쳐 고르게 분포되어 있지 않은 경우에는 이 방법을 사용하는 것이 바람직하지 않다는 것이다. 사망률, 영양실조와 같은 대표적인 건강문제를 예로 들어 보면 이들 문제는 전 인구에 골고루 분포된 것이 아니고 특정 소집단에 집락을 이루며 뭉쳐져 있는 경우가 많은데 집락표본추출과정에게 이들 집락이 누락되거나 과다하게 추출될 수 있고 이 결과로 치우치거나 대표성을 잃은 결과를 산출할 수 있다. 또 다른 단점으로는, 웃어넘길 수많은 없는데, 이 표본선정방법에 대해 정책결정권자에게 설명하는 것이 어렵다. 이렇게 표본추출을 했을 경우 이 조사방법과 얻어진 결과의 해석에 대해 다른 사람들이 충분히 알아들을 수 있도록 소통하는 것이 쉽지 않을 수 있음을 염두에 두고 대비하여야 한다.

마지막으로, 어떤 조사의 경우에도 사용된 조사방법을 막론하고 비표본오차가 표본오차에 비하여 훨씬 클 수 있다. 조사원들에 대한 교육은 신속하고 주의 깊게 시행해야 하는데 조사의 목적에 대해 충분히 이해하도록 하고 각 문항에 대한 질문과 응답을 측정하는 방법을 표준화하여 조사에서 바이어스의 개입을 최소화하여야 한다. 재난 직후 상황에서 흔히 있는 일이지만 조사에 응하는 응답자나 가구원에게 지원이 절실할 때에는 요구에 응하는 것이 좋다. 조사원이나 조사에 응한 대상자들은 성실하게 원하는 답변을 주겠지만 그 답변이 실제 현장에서 일어나고 있는 일을 항상 정확하게 반영하는 것은 아닐 수 있다. 역학자로서는 조사에 응한 사람들이 어떠한 이유로 잘못된 정보를 주는지에 대해 알고 있어야 한다. 예를 들어, 가정 내 사망자를 보고할 경우 식량배급 받을 가구원수가 줄어들게 될 것을 우려해 죽은 사람을 보고하지 않을 수 있다. 이런 조사활동이 생활수준을 더욱 악화시키는데 기여하거나 기여하는 것으로 여겨지지 않도록 조치를 취해야 한다.

조치의 우선순위 정하기

국경없는 의사회는『난민의 건강』이란 책에서 1990년 중반 이래 의료구호사업을 해온 경험을 바탕으로 피해지역에서 의료지원을 할 때 필요한 10가지 우선순위 활동을 제시하였다(표 23-2). 현장역학자로서 당신은 이 우선순위 목록을 잘 숙지하고 역학관련 사업을 조직할 때

표 23-2. 재해대응에 있어서 10가지 우선순위(국경없는 의사회)[9]

- 최초 평가
- 홍역 예방접종
- 마실 물과 분변처리
- 식품과 영양
- 거주할 시설과 장소 기획
- 재해 직후 의료지원
- 방역
- 공중보건감시
- 인력자원 확보 및 교육훈련
- 협력

도 염두에 두어야 한다. 처음의 다섯 가지 목록은 일반적인 재난구호와 관련된 것이고 단지 홍역 예방접종만이 의료와 직접 관련된 활동이다. 신속평가와 위험요인 파악에 대해서는 앞에서 이미 논하였다. 활동을 조직함에 있어서 재난 피해지역의 대부분의 사람들이 현지 관습을 기준으로 보았을 때 크게 어긋나지 않으면서 적절한 영양분을 가진 식품을 충분히, 그리고 신속하게 공급받고 있는지에 대해 충분한 주의를 기울여야 한다. 믿기 힘들겠지만, 지난 20년간 세계적인 재난현장에서 일했던 역학자들은 심한 급성 영양실조뿐만 아니라 괴혈병, 펠라그라, 베리베리와 같은 교과서에서나 본 희귀 영양관련 질병의 대규모 유행을 진단하고 대응하는 경험을 하였다.

물 공급의 질 뿐만 아니라 양은 건강의 결정적인 요인이지만, 일반적으로 비보건전문가에 의해 다루어진다. 앞서 이야기한 방패프로젝트에서는 구호활동에서 1인당 하루 최소 15리터의 물(먹는 물뿐만 아니라 조리, 세면, 샤워, 세탁 등 포함)을 공급해야 한다고 규정하고 있다. 수없이 봐온 것처럼 동아프리카 르완다 내전으로 인한 난민촌에서 허리케인 카트리나로 인한 뉴올리언스 수퍼돔에 대피한 이재민에 이르기까지의 경험을 돌이켜보면 최소한으로 규정한 수준의 물의 공급도 매우 힘든 일이었다.

공중보건 감시체계는 재난대응에 있어 가장 중요한 요소 중의 하나로 참여하는 역학자가 해야 할 고유 업무에 속한다. 이와 관련한 자세한 내용은 이 책의 앞 장에서 이미 다루었다(3장, 20장). 재난상황에서 감시체계의 구축과 운용에 있어서 중요한 사항은 감시체계 자료를 바탕으로 활동의 우선순위를 설정하고 개편하는 일을 상시적으로 해야 한다는 것이다. 재난후 상황에서 일반적으로 일어나는 일이지만 재정이나 인적자원이 제한되어 있을 경우 업무의 우선순위를 명확하게 설정하고 있어야 한다. 우선순위의 평가와 재평가는 당면문제를 하나씩 대응해 풀어나갈 때마다, 상황이 종료될 때까지 상시적으로 해야 한다.

재난상황에서 좋은 감시체계를 구축하는 데 당면하는 주요 장애는 다음과 같다. (1) 제반 여건이 불리함에도 불구하고 자료를 신속하고 정확하게 수집해야 하는 점; (2) 객관적인 자료와 그렇지 못한 것을 구분하여 때때로 상충되는 여러 자료원을 통합해야 하는 점; (3) 다른 분야의 구호활동 참여 인력들이 감시체계 자료의 중요성에 대해 이해하지 못하고 있는 상황에서 감시체계를 구축하고 운용하는 일에 참여하도록 설득해야 하는 일; (4) 현장에서의 결정권자와 구호활동에 참여하는 요원들로 하여금 감시체계에서 얻어진 자료를 근거로 활동계획을 수립하고 수행하도록 설득하는 일. 2004년 12월 인도네시아 쓰나미에 대한 성공적 대응은 대재앙이 발생한 후 효과적인 감시체계를 매우 신속하게 구축하여 초과 사망과 이환을 최소화하였기 때문이란 점을 의심할 여지가 없다. 이 배경에는 현지 재난대응에 참여한 민간구호기관, 정부기관, 국제기관 등 다양한 기관에 소속된 가장 경험이 풍부한 역학자들이 있었기에 가능한 일이었다. 피해지역의 설사, 홍역, 기타 유행으로 발전할 가능성이 있는 사례가 발생할 경우 즉시 파악이 되고 이에 대한 방역활동이 신속하게 시행되었다.

민감도는 관심 사건이나 질병을 발견할 수 있는 능력으로 재난현장의 감시체계에서 가장 필수적인 요소이다. 예상하지 못한 질병이나 사고가 발생할 경우 모든 가용한 수단을 동원하여 보고하도록 해야 한다. 휴대전화는 매우 유용한 도구이다. PC나 스마트폰이 가용할 때는 인터넷 기반의 감시체계를 구축할 수도 있다. 어떤 시스템을 구축하던 간에 보고체계가 수립되었음과 보고해야 할 사건이나 질환의 종류와 기준, 보고 방법 등에 대해 관계자에게 최대한 널리, 조속하게 알려야 한다. 보고 의무가 있는 요원이나 보건의료기관에게는 보고를 하게 되면 감시체계 운용팀으로부터 즉시 적절한 반응을 받게 될 것임을 확신시켜 주어야 한다.

어떤 질환을 감시체계에 포함시킬 것인지를 결정하는 것은 상황에 따라 다르다. 대부분의 개발도상국에서는 급성호흡기질환(폐렴 추정), 급성 수인성 혹은 혈성 설사(콜레라, 세균성이질), 홍역[2)], 고열(말라리아), 수막염 의심 등의 항목으로 표시된 간단한 보고양식을 이용한 감시체계가 널리 운용되고 있다. 저개발국가에서 감염병 유행이 주된 사망 상병의 원인을 차지하는 반면 1980년대 발칸내전이나 허리케인 카트리나와 같이 선진국에서 일어난 자연재해 상황에서는 정기적으로 투약이나 처치가 필요한 만성질환자; 당뇨병, 고혈압, 기타 심혈관질환과 같은 만성질환; 장애인 등에 대한 돌봄이 높은 우선순위를 차지한다. 이 모든 경우에서 보건의료서비스의 형평성 있는 배분을 보장하기 위해서는 감시체계는 가장 취약한 계층에 초점을 맞추어 구축되고 운용되어야 한다. 취약계층은 어린이, 노인, 여성 등의 생물학적 약자뿐만 아니라 허리케인 카트리나 사례에서 도표로 잘 표출된 것처럼 사회경제적 약자들이 포

---

2) 원저자 주: 최근에는 더 이상 그렇지 않지만 1980년대에는 효과적이고 안전한 백신이 있었음에도 불구하고 많은 난민시설에서 홍역은 손꼽히는 사망원인이었다. 이로 인해 홍역이 국경없는 의사회의 우선순위 목록에 실리게 되었다. 그러나 이런 집단발병에 대한 보고와 역학자들의 노력에 힘입어 최근에는 개발도상국에서도 재난대응 활동에서 홍역 집단 예방접종은 일상적으로 시행하는 활동으로 자리잡게 되었다.

함되는데 이들에 대해 특별한 주의를 기울여야 하고 역학자들은 얻어진 데이터가 필요시 언제든 이들 고위험 집단별로 분리해서 분석할 수 있도록 이들 변수를 층화변수에 포함시켜 두어야 한다.

협력체계의 중요성과 관련하여 몇 마디 언급이 필요하다. 재난대응을 수행하는 사람들은 항상 정서적으로 격앙된 환경에서 일해야 한다. 구호를 필요로 하는 수요자와 제공하는 사람들 간에 화를 내거나 분위기가 거칠어지곤 한다. 현장에 있는 모든 사람들이 이 상황을 운영하기 위해서는 매우 긴밀한 협력이 필요함을 절감하게 된다. 이에 대하여 어떤 전문가는 현장의 "협력체계 부재"가 사망진단서의 사인 란에 들어가야 한다는 주장을 하기도 하였다. 그러나 현장에서 일하는 모든 사람들이 자신이 하고 있는 일이 가장 중요한 일이라고 생각하기 때문에 그 누구도 협력하려고 하지 않게 된다. 역학자로서 당신은 필요한 자료를 수집하고 분석하고 이 분석에 의거하여 시행해야 할 조치의 우선순위를 정해서 추천하는 등의 일을 수행해 왔지만 이렇게 격앙된 상황에서 바늘방석에 앉은 것과 같은 심정에 처하기도 할 것이다. 그러나 현장에서 일하는 사람들 중 당신보다 이 문제에 대해 나은 지식을 많이 가진 사람은 거의 없다. 이 현장의 대혼란 속에서 바이어스가 없는 자료에 근거해서 객관적으로 사태를 볼 수 있는 사람도 거의 없다. 당신의 의중과는 무관하게 책임과 권한과 더불어 전혀 익숙하지 않고 경우에 따라서는 불편하기까지 한 존경을 부여받아 사태를 지휘해야 하는 위치에 놓일 수 있다. 재난에 대응하는 일은 당신이 가진 능력을 동원하여 생사가 걸린 중요한 결정을 평정심을 잃지 않고 자신감을 가지고 해낼 것을 요구한다. 이 상황을 비교하자면 대량사상 환자가 쏟아져 들어오는 응급실에서 상황을 관리하는 의료적인 상황을 공중보건학적 상황으로 옮긴 것으로 볼 수 있다. 사람들이 왜 당신에게 지침을 요구하고 리더십을 발휘하고 지시해 줄 것을 요구하는지에 대해 이해할 수 있을 것이다. 위기에 처해서 수완을 발휘해야 하는 순간이다.

특별 고려사항

시신 처리

자연재해가 발생할 경우 단기간에 다수의 사망자가 발생하는 경우가 잦다. 지진, 쓰나미, 혹은 1994년 르완다 내전시 고마지역의 난민들을 강타한 콜레라 유행과 같이 드물게 고병원성 질환의 집단발병에 이르기까지 지원을 위해 현지에 파견된 구호요원이나 살아남은 현지인들은 넘쳐나는 사망자들의 시신을 처리해야 한다. 때로는 더 이상의 예방 가능한 원인으로 인한 사망을 막기 위한 시급한 조치들을 내버려 둔 채 시신 처리에 과도한 주의가 몰리는 경우가 있다. 재난구호 활동과 관련하여 오래 전부터 잘못 알려진 지식의 하나로 시신에서 나온 병원체로 인해 감염병의 집단발병이 발생한다는 것이다. 그러나 많은 경우 이것은 타당하지 않은 것으로 밝혀져 왔다. 반면에 지역사회 여기저기에 시신이 방치되어 있을 경우 지역사회의 재건 노력을 크게 저해할 수 있다. 심각한 재난으로 지역이 봉쇄된 경우라면 지역사회의 관습과 의식, 전통과 같은 것들은 삶의 지속성을 유지하는데 도움이 된다. 장례의식은 그중에서도 가장 강력한 것 중 하나이다. 그러나 아이러니컬하게도 시신처리를 담당한 조직에서는 이런 절차를 반대하고 가족에게 통보하거나 개인별 동정을 하지 않고 시신을 모아 집단화장을 하는 것이 상례이다. 역학자는 시신의 수를 정확히 세어 사망률을 산출하는 것에 가장 관심이 클 것이다. 그러나 지역사회의 정서적 요구에도 관심을 기울여야 하며 피해주민들이 더 이상의 정신적 외상을 입지 않도록 하고 지역사회의 정서적 요구를 세심하게 파악해야 한다.[15]

실험실

개발도상국에서는 아직도 자연재해나 사회재난이 발생한 후 감염병의 집단발병으로 많은 사망과 상병을 초래하는 경우가 많다. 위에서 본 것과 같이 감시체계를 운용하게 될 경우 질병의 직접 진단이 아닌 증상을 기반으로 한 증후군감시인 경우가 많다. 그러나 질병의 관리를 위해서는 정확한 원인의 동정이 필요하다. 필수적인 진단도구를 갖춘 현장실험실이 있을 경우 질병의 예방과 개별 환례 관리에 매우 유용하다.

그러나 실험실의 검사 결과에 지나치게 의존하는 것은 바람직하지 않다. 유행하는 질환이 규명된 상황에서 발생하는 매 환례의 원인을 검사로 밝히는 것은 전혀 불필요한 일이다. 일단 원인병원체가 확인된 다음에는 공중보건학적으로는 이후에 발생하는 비슷한 증상을 가진 환자는 개별적인 진단과정을 거치지 않고 동일한 질환을 가진 환례군으로 분류해도 무방하다. 감염병의 전파를 방지하기 위한 조치는 임상적 소견을 기반으로 하는 것으로도 충분하다. 검사실의 역할은 확진을 해주는 것이다. 방역조치는 임상적인 소견과 역학적 판단을 기반으로 행해야 한다.

요 약

재난현장의 상황은 응급실 상황의 공중보건학적인 버전으로 비유할 수 있다. 생명을 구하는 결정이나 비가역적인 결정은 주로 재난대응의 초기단계에서 해야 하는 경우가 많다. 자연재해나 사회재난 현장에서 현장역학자의 가장 기본적인 임무는 피해인구집단의 건강과 영양상태에 대한 필수적인 자료를 최대한 정확하게, 가능한 짧은 시간 내에 산출하고 모아서 유관업무를 수행하는 책임자에게 회람하는 것이다. 이러한 자료의 산출 목적은 초기 대응을 담당한 팀에게 가용한 개입의 대안에 따라 예방 가능한 초과사망을 가장 많이 줄일 수 있는 것을 기준으로 우선순위를 부여하는데 있다. 대혼란의 와중이고 필요한 자원과 물류는 제한되어 있으며 역학적인 접근의 가치와 능력에 대한 이해와 존중도 부족하고 권한의 범위도 불분명확한 상황 속에서 역학자는 최대한 침착하고 확신을 가지고 그리고 일정 수준의 권위를 가지고 일해야 한다. 의사결정권자와 소통하고 설득할 수 있는 능력을 갖추는 것도 필요하다. 궁극적으로 재난대응에 있어 역학이 성공적으로 기여하였는지에 대한 판단은 당신이 수행한 역학조사가 얼마나 잘 수행되었는지에 있는 것이 아니라 당신의 활동으로 인하여 얼마나 생명을 구할 수 있었는지에 있다.

참고문헌

1. Centre for Research on the Epidemiology of Disasters (CRED) (2007).. Annual Disaster Statistical Review: Numbers and Trends, 2006. Université Catholique de Louvain, Brussels, May.
2. Human Security Centre (2005). Human Security Report—2005. University of British Columbia, Vancouver.
3. de Ville de Goyet, C., Seaman, J., Geijer, U. (1978). *The Management of Nutritional Emergencies in Large Populations*. World Health Organization, Geneva..
4. Spencer, H.C., Campbell, C.C., Romero, A., et al. (1977). Disease-surveillance and decision-making after the 1976 Guatemala earthquake. *Lancet* (Jul. 23) 2(8030), 181-4.
5. Glass, R.I., Cates, W. Jr, Nieburg, P., et al. (1980). Rapid assessment of health status and preventive-medicine needs of newly arrived Kampuchean refugees, Sa Kaeo, Thailand. *Lancet* (Apr. 19) 1(8173), 868-72.
6. Toole, M.J., Waldman, R.J. (1990). Prevention of excess mortality in refugee and displaced populations in developing countries. *JAMA* (Jun. 27) 263(24), 3296-302.
7. Toole, M.J., Waldman, R.J. (1997). The public health aspects of complex emergencies and refugee situations. *American Review of Public Health* 18, 283-312.
8. Centers for Disease Control and Prevention (1992). Famine-affected, refugee, and displaced populations: recommendations for public health issues. *Morb Mortal Wkly Rep* (Jul. 24) 41, RR-13.
9. Médecins sans Frontières (1997). Refugee health—an approach to emergency situations. Macmillan, London.
10. The Sphere Project (2004). *Humanitarian Charter and Minimum Standards in Disaster Response*, 2nd ed., Oxfam Publishing, Oxford, U.K.
11. Cliff, J., Noormohamed, A.R. (1988). Health as a target: South Africa's destabilization of Mozambique. *Soc Sci Med* 27(7), 717-22.
12. Burnham, G., Lafta, R., Doocy, S., et al. (2006). Mortality after the 2003 invasion of Iraq: a cross-sectional cluster sample survey. *Lancet* (Oct. 21) 368(9545), 1421-8.
13. Henderson, R.H., Sundaresan, T. (1982). Cluster sampling to assess immunization coverage: a review of experience with a simplifi ed sampling method. *Bull World Health Organ* 60(2), 253-60.
14. Waldman, R.J. (2001). Prioritizing health care in complex emergencies. *Lancet* (May 5)

357(9266), 1427-9.
15. Pan American Health Organization (2006). *Management of Dead Bodies after Disasters: A Field Manual for First Responders. Washington*, D.C.

<부록 23-1>

주요 자연재해에 있어 의학적 공중보건학적 효과의 요약

홍수

홍수는 가장 흔히 일어나는 자연재해이다. 홍수로 인한 피해자와 사망자는 세계적으로 다른 어떤 자연재해보다 많다. 홍수는 거의 모든 국가에서 일어나지만 세계적으로 홍수 사망자의 70%는 인도와 방글라데시에서 일어난다. 미국에서도 홍수로 인한 사망은 자연재해 중 가장 많은데 대부분의 사망은 갑작스레 불어난 물에 의한 것이다. 급류에 포함된 바위나 넘어진 나무와 같은 잔해들로 인해 손상이나 사망이 발생한다. 사망의 주원인은 익수이고 다음으로는 외상, 익수, 저체온증의 다양한 조합에 의한 것이다. 홍수로 인한 건강영향은 심층적으로 연구된 적이 없고 피상적인 연구만 있는데 잘 설계되고 수행된 연구에 따르면 홍수피해 생존자 중 응급치료를 요하는 분율이 0.2%에서 2% 사이라고 하였다. 의학적 치료가 필요한 대부분의 상해는 가벼운 것들인데 열상, 피부 발진, 피부 궤양 등이다. 그러나 2004년 동남아시아 쓰나미에서는 이런 상처들에 의해 다수의 파상풍 환자가 발생하였는데 이는 이전의 자연재해에서는 보고되지 않았던 것이다. 일부 홍수에서는 산불에 의한 사상자가 발생하기도 하였는데 급류가 유류탱크를 파괴함으로 인한 것이다.

홍수는 상수 정수시스템이나 하수처리시설을 망가뜨려서 다양한 독성폐기물 저장고에서 독성물질이 흘러넘치게 하거나 지상에 보관된 화학물질을 씻어 내리게 하기도 한다. 대장균, 이질, 살모넬라, A형간염 등 수인성감염병의 전파위험을 높일 수도 있다. 또한 말라리아, 황열, 뇌염 등 절지동물매개감염병 유행지역에서는 홍수 후 모기서식 조건이 유리해짐으로 인해 이들 질환의 발생이 증가할 수 있다. 피해자를 위한 대피소의 인구과밀로 인해 상기도질환이 증가하여 빠르게 전파될 수도 있다. 이와 같이 홍수 후에는 감염병 유행의 잠재적 위험이 높아짐에도 불구하고 홍수지역에서의 집단 예방접종은 효과적인 대응책이 되지 못한다. 제한된 구호인력과 자원을 예방접종에 동원함으로써 다른 더 위급한 구호업무의 수행을 방해할 뿐 아니라 감염병 관리가 잘되고 있다는 잘못된 안심을 가져와 필요한 필수적인 조치를 하는 것을 방해할 수도 있다. 불행히도 미국의 경우 홍수 후 장티푸스나 파상풍이 유행한 경우가 없음에도 불구하고 흔히 일반 대중은 이들 질환에 대한 예방접종을 요구하는 경우가 있다. 예방접종을 시행할 경우 일부 대상자에서는 경중에서 중등증의 전신 이상반응이 유발되고 충분한 면역이 형성될 때까지는 수주일 이상의 기간이 소요될 뿐 아니라 그 이후에도 제한된 수준의 면역만이 형성되므로 재난 직후 상황에서 예방접종 프로그램이 수행되어서는 안 된다. 마찬가지로 대규모 파상풍 예방접종 프로그램은 필요하지 않다. 홍수피해 지역에서는 다양한 외상이 발생하는데 외상을 입은 피해자가 파상풍 접종의 대상자일 경우에는 접종이 필요하다. 다른 모든 재난에서와 마찬가지로 감염병 예방을 위해서도 가장 중요한 조치는 피해인구에 대한 공중보건 감시체계를 구축하여 질병발생을 모니터링하는 것이다.

열대성 저기압(허리케인 혹은 태풍)

1900년 9월 8일 텍사스 주 갈베스톤을 강타한 허리케인은 6,000명 이상의 사망자를 낸 미국 역사상 최악의 자연재해이다. 열대성 저기압에서 발생한 사이클론, 허리케인과 태풍은 지난 20년간 세계적으로 수십만 명의 목숨을 앗아가고 수백만 명에게 손상을 입혔다. 1970년에는 방글라데시에 내습한 사이클론 하나가 입힌 인명피해가 250,000명을 넘는 것으로 추정되었다. 그러나 이런 폭풍에 취약한 연안지역의 인구가 증가함에 따라 열대성 저기압에 의한 사망과 손상의 규모는 계속 커질 것으로 예상된다. 허리케인으로 인한 손상은 일차적으로 강풍 그 자체로 인하지만 이는 전체 피해를 기준으로 볼 때 가장 큰 부분을 차지하는 것은 아니다. 허리케인으로 인해 이차적으로 촉발된 토네이도나 홍수로 인해 예상을 뛰어넘는 사망과 손상이 발생한다. 이러한 사실은 1991년 방글라데시에 내습한 사이클론과 해일로 140,000명이 익사하였고, 1998년 중앙아메리카를 내습한 허리케인 미치로 인해 수천 명이 익사한 사실에서도 잘 볼 수 있다. 가장 현저한 최근의 사례로 허리케인 카트리나를 들 수 있는데 이로 인한 사망과 상병의 대부분은 뉴올리언스를 둘러싼 제방의 붕괴로 인해 발생한 최악의 홍수로 인한 것이었다.

허리케인으로 인한 사망은 십중팔구 내습한 폭풍우에 기인한 익사이다. 따라서 인명구조를 위해 가장 중요한 일은 급격한 수위상승으로 인해 피해를 입을 수 있는 저지대 주민들을 안전한 고지대로 신속히 대피시키는 것이다. 다음으로 많은 사망이나 부상을 일으키는 원인은 강풍이나 홍수로 무너진 집에 깔리는 것인데 이 경우 부서진 유리나 나뭇조각으로 인한 관통, 부유물체에 의한 둔상, 흙더미에 깔린 경우 등에 의한 것이 있다. 가장 심한 피해를 입는 경우로 폭풍우 내습시 이동식 주택에 사는 사람들이나 수해복구 작업에 참여한 작업자가 다치거나 감전되는 경우를 들 수 있다. 허리케인으로 인해 병원을 찾는 사람들에 대한 처치나 치료는 대부분 외래 일차 진료 수준에서 할 수 있는 경우가 많다. 열상을 입은 경우는 대부분 날아온 유리조각이나 다른 잔해로 인한 경우가 많고, 골절상은 그보다 드물지만 주로 비개방성이고, 나머지는 대부분이 관통창이다. 홍수 때와 마찬가지로, 치료하는 사람들은 이런 창상들은 흙이나 분변 등으로 심하게 오염된 경우가 많다는 점을 유념하여야 한다.

대피소의 임시거처는 사람들이 한꺼번에 몰려들어 심하게 혼잡한 경우가 종종 있다. 홍수재해와 마찬가지로 이런 혼잡상황은 에어로졸이나 분변-구강경로를 통한 질병 전파의 확률을 높이는데 특히 화장실이 부족할 경우 문제가 된다. 사이클론 후에 발생하는 외상도 중요하지만 일반적으로 이보다 더 유념해야할 것은 물, 음식, 의복, 대소변 처리, 개인위생 등으로 인해 발생할 수 있는 질환들이 훨씬 더 중요한 문제라는 점이다. 완전한 시설과 장비, 인력을 갖춘 이동병원과 외상외과 전문 의료진일지라도 현장에는 너무 늦게 도착하는 경우가 많은데 이럴 경우 재난에 대한 적절한 대응이라고 할 수 없다. 오히려 역학자, 위생 전문가, 임시거처, 음식, 농사지원 등의 비의료적인 지원이 실제로 현장에서 사망과 상병을 줄이는 데는 더 효과적일 수도 있다. 그러나 재난 피해지역 외부에 있는 임시가설병원이나 응급의료진은 실제로는 현지의 보건의료시설이 붕괴된 상황에서는 지역사회에 지속적인 일차의료를 제공하는데 있어 유용할 수 있다.

토네이도

토네이도는 모든 자연계에서 일어나는 기상현상 중 가장 격렬한 현상이다. 미국에서는 매년 700여 건의 토네이도가 발생하는데 이 중 3%만이 입원을 요할 정도의 심한 손상을 일으킨다. 1952년부터 1973년 사이에 14,600개의 토네이도가 발생했는데, 497개만이 사망자가 발생했으며, 사망자의 절만은 이중 26개에 의해 일어났다. 토네이도의 강력한 파괴력은 강하게 회전하는 바람과 회오리바람의 중심부에서 발생하는 반진공상태의 강한 저기압으로 인한 효과가 결합하여 생기는 것이다. 예를 들어 토네이도가 빌딩을 스쳐지나갈 때 바람이 건물의 외부를 비틀고 잡아 찢는다. 동시에 토네이도의 중심부인 눈이 통과할 때 기압이 급격히 떨어지므로 건물 내부는 밖으로 폭발하는 것처럼 힘이 작용하게 된다. 이로 인해 벽체는 무너지거나 바깥방향으로 넘어지고 창문은 터져나가는 것처럼 폭발하면서 이로 인해 발생한 잔해들은 총탄처럼 고속으로 공기 중으로 날아가게 된다. 보강하지 않은 석조건물이나 중목구조의 목조건물, 큰 창 같은 것들이 가장 크게 손상을 입는다. 토네이도로 인한 사망의 가장 흔한 원인은 두개뇌손상이고 다음으로는 흉곽을 포함한 체간의 압궤손상이다. 이물질이 남거나 다른 연부조직 손상이 동반된 관통상도 흔하다. 토네이도 희생자의 외상을 보면 이 중 많은 경우에 심하게 오염된 상태이다. 이물질은 유리조각, 나무 파편, 타르, 흙, 풀, 거름 같은 것들인데 연부조직 손상이 있는 곳에 아주 깊이 박혀 있는 경우가 많다. 손상의 정도와 무관하게 패혈증이 발생하는 경우가 흔한데 패혈증은 가벼운 외상을 입은 환자들 중에서도 반에서

3분의 2 정도에서 발생한다.

화산분출

미국 지질조사에 의하면 미서부와 알래스카에 걸쳐 35개의 화산이 있는 것이 확인되었으며 이들은 향후 분출의 가능성이 있다고 하였다. 이들 대부분은 사람이 많이 사는 도시에서 멀리 떨어진 곳에 분포해 있으므로 인명피해의 우려는 높지 않다. 그러나 후드 산, 샤스타 산, 레이니어 산, 캘리포니아 매머드레이크스타운 아래에 있는 화산은 인구밀집지역에 가까운 곳에 위치해 있다. 화산분출로 인한 사망의 대부분은 질식으로 즉사하는 경우이고, 화상이나 둔상은 이보다는 드물다. 화산분출시에 나오는 엄청난 양의 화산재를 흡입하거나 분출된 고온의 증기 흡인으로 인한 기도 화상, 혹은 독성가스 흡입 등으로 인해 치명적인 손상을 입을 수 있다. 화산쇄설물이 강처럼 흐르거나 밀려오는 경우인 화쇄류는 특히 치명적이다. 이는 극히 고온의 가스나 고체입자들이 화산의 사면을 따라 흘러내리는 것인데 그 속도가 초당 수십에서 수백 미터에 달하며 흘러내리는 범위는 수백 제곱킬로미터에 달할 정도이다. 이렇게 갑작스럽게 분출하면서 무서운 속도로 흘러내리므로 화쇄류가 덮칠 경우 대피하기가 힘들다. 화산 폭발시 가스 분출도 큰 재앙이 되는데 1984년과 1986년 카메룬의 모눈 호와 니오스 호에서 분출된 이산화탄소로 인하여 각각 1800명이 목숨을 잃었다. 이들 가스의 다른 독성 효과로 폐부종, 자극성 결막염, 관절통, 근무력증, 피부의 큰 물집 등을 들 수 있다. 화산재 이류 혹은 라하르는 화산 분출물들이 물과 혼합되어 강처럼 흐르는 것인데, 총 화산관련 사망의 최소 10%가 이로 인해 발생한다. 화산니라고 불리는 화산진흙은 매우 고온이어서 심한 화상을 일으킬 수 있다. 이외에도 화산분출시 엄청난 양의 화산재가 분출되는 경우가 많은데 건물 위에 쌓인 엄청난 화산재의 무게로 지붕이 내려앉아 안에 있던 사람들이 심하게 다치거나 사망할 수 있다. 화산재는 눈에 심한 자극을 일으키면서 각막손상을 초래할 수 있고 기관지경련과 만성호흡기질환의 급격한 악화 등을 흔히 초래한다. 화산재의 농도가 매우 높을 경우 심각한 기관손상, 폐부종, 기관지 협착 등으로 인해 급성 폐손상이나 질식이 초래되어 사망에 이를 수 있다.

1980년 세인트헬레나 화산분출이 있은 후 23명이 즉사한 것으로 보고되었다. 부검소견에 의하면 이 중 18명은 질식으로 인해 사망하였다. 마지막으로 화산재 흡입으로 인해 호흡기에서 점액의 과다분비나 기도폐색성 질환이 뒤늦게 일어날 수 있다. 활화산이나 휴화산에 가까이 위치하는 병원들은 다양한 형태의 외상 이외에도 심한 화상과 고온의 화산재 흡입으로 인한 심한 화상과 호흡기손상 환자가 대량 발생할 것에 대비해야 한다.

지진

큰 규모의 지진은 자연현상 중 가장 파괴력이 강한 것이다. 세계적으로 지난 20년간 지진으로 인한 사망과 손상피해자는 백만 명이 넘는다. 병원을 비롯한 의료기관은 특히 지진의 파괴력에 대해 취약한 시설이다. 지진으로 인한 사망과 손상은 일차적으로 건물 붕괴로 인하여 발생한다. 두부나 흉곽의 심한 압궤손상, 내출혈 혹은 외출혈, 쓰나미로 인한 익수 등이 주요 사망원인이다. 지진 발생 수분 내지 수 시간 내에 발생하는 사망은 주로 다량의 분진 흡입이나 흉곽 압박으로 인해 발생한 질식, 저혈량 쇼크, 혹은 유독물질 노출 등으로 인해 발생한다. 지진 직후 산산조각이 난 붕괴된 건물에서 발생한 고농도 분진은 질식이나 상기도폐색을 초래할 수 있다. 분진에 포함된 석면이나 실리카 등의 물질의 흡입은 붕괴된 건물에 갇힌 피해자뿐 아니라 구조에 참여한 인원에게도 아급성 내지 만성 호흡기장애를 초래할 수 있다. 화재로 인한 화상과 연기흡입으로 인한 손상도 지진 후 흔히 발생하는 건강장해이다.

붕괴된 건물에 깔린 피해자를 탐색하고 구조하는 것은 물론이고 응급진료서비스의 지원도 속도가 중요하다. 가장 수요가 큰 시기는 지진 발생 후 24시간 이내이다. 지진으로 인해 손상을 입은 피해자들이 응급실로 몰려드는 것은 지진 발생 후 첫 3일에서 5일 사이의 일이다. 그 이후에는 방문한 환자들의 질병 손상 양상은 평상시로 돌아간다. 뿐만 아니라 외과적 손상이 아닌 이유로도 많은 급성 환자들이 병원을 찾는데 이들은 급성 심발작, 당뇨나 고혈압과 같은 만성질환의 악화, 불안을 포함한 정신과적 문제, 붕괴된 댐에 의한 홍수로 인한 이수 등이다.

마지막으로 지진은 핵발전소의 손상이나 파괴, 위험한 생물학적 제재로 인한 병원 내 감염이나 손상, 가스 저장고, 유해한 화학공장의 누출이나 침수 등의 이차적 피해로 인하여 자연재해뿐 아니라 사회재난을 초래하기도 한다. 자연재해에서와 마찬가지로 이차적인 감염병의 집단발병 위험은 크지 않으므로 집단적인 예방접종을 꼭 해야 하는 경우는 공중보건 감시체계에서 그 필요성이 인정된 질환의 집단발병을 시사하는 소견이 있을 경우로 한정된다.

가뭄과 기아

가뭄은 일부지역이나 광범위한 지역에 걸쳐 발생할 수 있는데 일반적으로 자연재해에 속하는 것으로 알려져 있지만 실제로는 소수 부족에 대한 탄압과 같은 장기간에 걸친 사회정치적 요인이 근본 원인인 경우가 많다. 가뭄은 다른 재난과는 달리 장기간에 걸쳐 서서히 진행되는 특성을 가지고 있는데 피해에 가장 취약한 계층은 가장 가난하거나 재난 발생 이전부터 그 사회에서 가장 탄압받는 소수자들이다. 이러한 이유로 인해 초래된 인도주의적인 위기는 “복합적인 응급상황”으로 불리기도 한다. 정치적인 탄압과 환경의 악화가 복합적으로 작용하여 대규모의 난민이 발생한다. 지난 이십여 년 간 국제적인 구호활동이 필요했던 재난에서 난민이나 자국 내에서 소개된 사람들에 대한 구호가 가장 주요한 관심사였다.

가뭄과 같이 서서히 진행하는 재난으로 인해 발생하는 사망이나 상병의 주요한 원인은 일반적으로 재난이 발생하기 이전의 사망/상병 양상을 반영하며 같은 양상을 보이는 경우가 많다. 그러나 그 크기가 훨씬 큰데, 높은 수준의 급성 영양실조의 발생이 이러한 증가에 중요한 기여요인이다.

전쟁과 내전

1990년대 초기 냉전시대의 종언 이후 세계적으로 발발한 전쟁의 빈도는 줄어들었지만 그 양상과 전쟁으로 인해 초래된 결과는 그 양상이 달라졌다. 전쟁으로 인한 희생자의 90% 이상이 비전투요원인 일반시민들로 추산되며, 이라크전이나 발칸내전과 같이 지속적인 전투가 벌어지는 일부 예외적인 경우를 제외하고는 전투행위로 인한 간접피해가 전투자체로 인해 발생한 사망과 손상과 같은 직접 피해에 비하여 월등히 크다는 점이다.

전쟁으로 인한 간접적 결과 중의 하나로 식량부족이 있는데 무력분쟁이 기아에 미치는 영향은 위에서 언급한 바와 같이 시장이 제대로 열리지 않는 것 이외에도 관개시설이 파괴되고, 파종과 추수를 제때 할 수 없게 되고 농산물의 유통체계가 마비되는 등의 사태로 인하여 발생한다. 심한 전투가 벌어지거나 예상되는 지역에서 피난하는 사람들의 경우 영양상태는 더욱 심각하다. 예를 들어 2004년 수단 다르푸르에서는 피난을 간 사람들 중 7%만이 충분한 식량을 구할 수 있었는데 이는 피난가지 않고 남아있던 주민들의 경우 50%에 달하는 것과 큰 대조를 보인다. 그 외에도 역학자들이나 다른 공중보건을 수행하는 공직자들에 의해 흔히 무시되는 사안으로 광범위한 인권침해가 있다. 전쟁 중 인권침해는 고문, 성폭행을 비롯한 불법행위로 인하여 발생하는데 이로 인하여 사망과 상병이 더 높아지게 된다는 점을 명심해야 한다.

충분히 예상할 수 있겠지만 전투가 벌어지는 상황 하에서 공중보건활동을 하는 것은 불가능하지는 않다 할지라도 매우 어렵다. 역학자로서는 자료는 수집하고 분석하고 그 결과를 활용하는 것과 같은 업무의 수행이 심각하게 저해된다. 역학적 과정을 통해 생성된 모든 자료는 문제로 인한 피해를 줄이는 목적에 사용되어야 한다. 즉, 대중들에게 현재의 상황을 알리고 심각한 피해가 초래된 전쟁에 대한 결정권이 있는 정치적 책임자들에게 사람들의 건강에 대해 책임을 질 수 있도록 하는 목적으로 사용되어야 한다. 공중보건분야의 관료들은 일반적으로 전쟁으로 인한 결과를 관리하는데에만 자신들의 역할을 설정하고 전쟁을 막고 끝내는 것은 정치가나 외교관들의 일이라고 생각하는 경향이 있다. 그러나 공중보건이 기능해야 하는 중요한 역할 중 하나는 무장한 상태에서 교전이 일어나는 것이 일반시민의 건강에 미치는 영향이 어느 정도인지를 정확하게 산출하고 이를 전쟁수행에 대한 결정권을 가지고 있는 사람이나 집단에게 효과적으로 알려주는 것이 그 무엇보다도 중요한 역할이다.

제24장

현장에서 역학자를 위한 실험실 지원

Elaine W. Gunter
Joan S. Knapp
Janet K. A. Nicholson
역자; 김영택

이 장에서는 감염병 문제를 조사하거나 잠재적으로 독성이 있는 화학 물질 또는 방사성 핵종 노출을 연구할 때 어떤 검체를 수집하는 것이 적절한 지와 어떤 노출 또는 감염을 확인하기 위해 어떤 유형의 검사가 수행되어야 하는지에 대한 일반적인 지침을 제공한다. 수집하려는 검체와 수행하려는 검사에 대해 이 장에서 제공하는 목록이 완전하지 않을 수 있고, 좀 더 새로운 조사 또는 연구 도구를 모두 포함하지 않을 수 있다. 미생물 병원체들은 현장역학자들이 접하기 쉬운 가장 흔한 것들이다. 가능한 모든 인자를 포함시키려는 노력은 하지 않았음을 밝힌다. 대부분의 현장조사는 검체 수집을 포함하기 때문에, 현장에 들어가기 전에 수집할 적정 검체와 검체를 보존하고 실험실로 운송하는 정확한 방법을 결정하기 위해 담당 실험실 요원과 연락하는 것이 절대적으로 중요하다(5장 참조). 이 지침은 현장조사를 수행하는 역학자를 위한 것이지만 아래 절에 표시된 것처럼 다른 환경에서 수집된 검체에도 적용된다. 많은 지역 실험실에서 아래에 설명된 검사, 특히 감염병과 관련된 검사를 수행할 수 있다. CDC의 실험실 서비스는 항상 필요한 백업 역할을 한다. 현장역학자들은 지원이 가능한 적절한 지역 실험실을(카운티, 주 또는 광역) 찾아 가능한 빨리 접촉해야 한다. 이 장은 네 부분으로 구성되어 있다. 첫 번째는 독성 화학물질의 검출을 위한 검체 수집을 다룬다. 두 번째는 감염성 병원체의 식별을 다룬다. 세 번째는 Laboratory Response Network(LRN)에 대한 정보를 제공한다. 마지막은 일반적인 문제를 다룬다.

[일러두기] 이 장에서 사용하고 있는 약어는 24장 뒷부분의 부록 24-3에 별도로 정리되어 있음

잠재적 화학 독성 물질에 대한 검체 수집

일반 지침

화학 독성 물질 노출이 의심되는 경우, 분석 지원 실험실과 필요한 경우 미국 질병통제예방센터(Centers for Disease Control and Prevention, CDC)의 Coordinating Center for Environmental Health and Injury Prevention(이하 CCEHIP)의 Division of Laboratory Sciences(이하 DLS)와 함께 작업하는 것이 매우 중요하다. DLS는 이러한 상황에서 환경적인 보건 연구와 비상 대응을 위한 실험실 지원을 제공하며, 다른 역학조사와 마찬가지로 이러한 연구는 적절한 수행 처리를 위해 가능한 한 빨리 계획되고 제출되어야 한다. DLS에서 수행할 모든 분석은 상세한 검체 수집 프로토콜을 준비하고 연구 프로토콜의 부록으로 포함해야 하기 때문에, 검체 수집 전에 실험실 직원에게 반드시 연락해야 한다. 아래 절에서는 검체를 수집하는 방법에 대한 일반적인 지침만 설명한다. 특정 종류의 검체를 수집하는 데 필요한 세부 사항과 주의에 대한 사례도 사용된 방법의 중요한 특성을 강조하는 수준에서 제공된다(부록 24-1 참조). 드물게 화학 또는 생물학적 테러 사건을 대응하는 팀의 일원이 된 경우에는 부록 24-2를 참조하라. 부록 24-2에는 의심되는 화학 테러 인자를 식별하기 위해 검체를 수집할 최일선 대응자를 위한 간략한 지침이 나와 있다. 이러한 모든 검체는 DLS/CCEHIP의 물류체계(Sample Logistics group/lab)를 통해 보낸다. 시료 중 일부는 CDC의 Rapid Response and Advanced Technology Laboratory(RRAT Lab)로 보내져서 선별된 감염성 인자의 검출을 위해 초기 분류 작업을 거친다. 한편, CDC에서 화학적 독성 물질 검사를 위해 검체를 수집 및 운송하려는 경우 수집 전에 CCEHIP DLS 실험실에 연락하는 것이 중요하다. 이러한 독성 물질에 대해 고도로 전문화된 수집 및 분석이 필요하기 때문에 검체 수집 전 해당 실험실과 사전 연락은 절대적으로 필수적이다. 어떤 경우에는 DLS가 어떤 특정한 분석을 유일하게 수행할 수 있는 곳일 수 있다. DLS는 검체를 수집하고자 하는 조사자를 위해 상세한 프로토콜을 가지고 있거나 작성할 것이다. 비상 상황이 발생하면 DLS는 상시 대기 중에 있으면서 가능한 한 빨리 자료와 지침을 보내고, 필요한 경우 현장 검체 수집을 지원할 직원을 제공한다. 화학 물질에 노출되면, 배출되거나 조직 안으로 격리되면서 혈액과 같이 쉽게 확보할 수 있는 검체에서 많은 독성 물질이나 그 대사산물이 빠르게 사라질 수 있다. 최근 급성 노출 또는 만성 노출을 통한 신체 부담을 반영하기 위해서는 수집할 검체의 적절한 매트릭스를 알아야 한다. 이를 위해 DLS는 특정 배경 오염별로 사전 테스트를 거친 전용 검체 수집 공급품과 항공으로 신속하게 운송하거나 조사자가 운반할 수 있도록 간략한 수집 지침(검체 유형별)을 유지 관리하고 있다. 다음에 나오는 정보와 부록 24-1에 있는 소변 수집

절차는 이러한 지침의 예이다. 급성 노출이 발생할 수 있는 응급 상황의 경우 우선 원칙은, 지원 실험실 또는 CDC의 사전 테스트를 거치지 않은 재료를 사용하더라도 가능한 한 빨리 생물학적 검체(혈액, 혈청, 소변)를 채취하는 것이다. 이런 경우에는 외부오염 방지를 위해 기본지침을 따르고, 최대한 빨리 소변을 극저온(드라이아이스) 보관하고 혈액 검체를 식히도록 한다. 수집 재료에 의한 외부 오염 가능성을 평가할 수 있도록 사용된 각 수집 재료 항목 중 3개 이상을 무작위로 선택(예: 3개의 무작위로 선택된 빈 튜브)하고, 깨끗한 용기에 밀봉한 후 검체와 함께 보관 및 수송한다. 그러나 응급 대응 이후라도 모든 후속 검체 수집을 위해 가능한 한 빨리 주 지원 연구소 또는 CDC가 제공하는 수집 재료를 확보하는 것이 중요하다. 정기적으로 예정된 연구와 비상 대응 모두 분석 방법이 얼마나 정교하든 상관없이 실험실 결과는 수집된 검체의 질에 절대적으로 의존한다. 일반적으로 수집되는 임상 검체의 적은 양과 검체의 낮은 독성 농도로 10^{-18} 수준의 민감도를 갖는 검사 방법을 필요로 한다. 주변 공기나 사람의 피부 혹은 의복에서 나오는 이물질, 또는 수집 용품에 있는 간섭 물질이 검체와 함께 농축되어 측정된다. 검체는 열화를 방지하기 위해 저온에서 보관해야 한다. 이러한 이유로 상세한 검체 수집 프로토콜을 아래에 기술하였다.

필요한 재료

현지에서 구할 수 있는 재료

다음의 재료는 지원 실험실과 사전 협의를 통해 현지에서 공급되거나 이용 가능해야 한다.

- 혈청 분리를 위한 직경 16 mm, 길이 100 mm까지의 튜브에 대한 원심분리기, 뚜껑이 빨간색인 Vacutainer™(항응고제 없음) 튜브의 혈액이 실온에서 최소 30분에서 최대 60분 동안 응고된 후, 2,400~2,800 RPM(1,000 x G를 위한 RPM)에서 15분 동안 원심분리
- 냉장고(4℃~8℃) 및 냉동고(< −20℃, 서리 방지 기능 없음)
- 드라이아이스, 20 lb~30 lb 보유(수송 용기당 10 lb~12 lb)

DLS에서 공급되는 재료

- **재료** : 필요한 기타 모든 재료는 DLS에서 제공하는 공급품에 들어 있다. 검체 수집 요구사항은 연구마다 다를 수 있으므로 수집 프로토콜이 제공된다. 모든 재료(수집튜브, 피펫, 알루미늄 호일 등)는 사전 선별되거나 외부 오염을 최소화하기 위해 특별히 세척된다. CDC에 보낼 경우 검체용으로 제공된 재료만 사용하고 사용할 때까지 공급품을 개봉

하지 않는다. 손상되지 않은 비소모품이 사용되지 않은 경우 CDC에 반환한다. **주의사항:** 각 검체 유형별 수집에 대한 자세한 지침과 검체 포장 및 수송 프로토콜이 포함되어 있어야 한다. 해당 지침은 비상 상황에도 사용하기 위해 가능한 범위까지 축약되어져 있다.

네 가지 일반적인 고려 사항

다음 사항을 항상 고려하여야 한다.

- 검체 수집 및 처리는 손, 신체 부위, 의복 및 주변 공기와 같은 외부 원천으로부터의 오염을 최소화하는 것을 목표로 한다.
- 검체는 지침에 따라 수집 후 가능한 한 빨리 냉장 또는 냉동해야 한다. 현장상황으로 인해 6~8시간 동안 검체 처리를 하기 어려운 경우, 실험실 요원은 검체 시료와 관련된 안정성 정보를 제공해야 한다. 처리를 위해 검체를 수집하고 운송하는 동안 냉각기 및 재사용이 가능한 콜드 팩이 제공된다.
- 일명 "요람에서 무덤까지" 완전한 검체 추적에 필요한 CDC의 고유 검체 식별자가 있는 바코드 라벨은 수집된 모든 튜브, 처리된 바이알 및 관련 서류에 라벨을 부착하기 위해 실험실에서 제공된다. 검체와 함께 검체 전송 목록을 준비하여야 한다. 현장수집을 위한 출발 전 시간이 허락되는 경우 역학조사자는 전자(Laboratory Information Management System, LIMS) 소프트웨어를 사용하는 CDC 실험실과 연락할 수 있다. 이러한 실험실은 검체와 데이터가 CDC에 접수될 때, 검체 식별자와 역학 정보를 LIMS 모듈로 직접 가져올 수 있는 Excel™ 템플릿 파일을 제공할 수 있다.
- 검체 수집 팀은 예상되는 필요 시간 이전에 이러한 지침의 사본을 제공받고 사용법에 대해 교육을 받아야 한다.

임상 검체 수집 지침

표 24-1은 수집 팀이 독성 물질 노출 유형에 따라 다양한 상황에서 우선적으로 수집해야 하는 검체를 결정하는 데 도움을 주기 위해 제공된 것이다.

예를 들어, 납, 카드뮴, 수은과 같은 무기 독성 물질이 의심되어 정맥 천자를 통해 6세 소년의 검체를 채취하는 동안 문제가 발생하면 혈청을 얻기 위한 추가 혈액을 채취하기 전에 EDTA로 처리된 항응고 전혈튜브를 확보해야 한다.

지원 실험실 또는 DLS, CCEHIP(770-488-4305 또는 770-488-7950)에 연락하여 검체를 수송할 날짜와 시간을 정한다. 환경 독성 물질의 예는 다음과 같다:

- **유기물** : 다이옥신, 푸란, 공면과 비공면 폴리염화 비스페놀 화합물(PCB), 휘발성 유기

표 24-1. 의심되는 환경독성물질 노출에 대해 수집할 혈액 또는 소변

의심되는 독성물질	선호되는 검체 (우선순위 내림차순)	성인 및 어린이 (10세 이상)	아기와 아이들 (10세 미만)
유기물	혈청	10mL 튜브 2개, 항응고제 없이	5mL 튜브 1개, 항응고제 없이
	소변[†]	30mL	10-20mL[†]
	전혈(헤파린)	7mL 튜브 1개(가능한 경우), 4mL 튜브 3개, 혹은 3mL 튜브 4개	3mL 튜브 2개[‡]
무기물	소변[d]	30mL	10-20mL
	전혈(EDTA)	3mL 튜브 1개	3mL 튜브 1개
	혈청[¶]	7mL 미량금속 없는 튜브 1개	7mL 미량금속 없는 튜브 1개
미상	혈청	10mL 튜브 2개, 항응고제 없이	5.0mL 튜브 1개, 항응고제 없이
	소변[*]	30mL	10-20mL
	전혈(EDTA)	2mL 튜브 1개	2mL 튜브 1개
	전혈(헤파린)	7mL 튜브 1개(가능한 경우), 4mL 튜브 3개, 혹은 3mL 튜브 4개	3mL 튜브 2개[‡]

[*] 유기인산농약과 같은 콜린에스테라아제 억제제가 의심될 경우 소변을 선호 표본으로 채취.

[†] 배변 훈련을 하기에 너무 어린 유아나 어린이는 일회용 소변 주머니나 기저귀에 있는 특수 수거 탐폰을 사용할 수 있음.

[‡] 독성 물질이 휘발성 유기 화합물로 의심되는 경우 선호 검체. 시간이 허락하면 여기서 선호하는 튜브는 DLS에서 준비해서 제공하는 7 혹은 10mL 윗부분 회색 튜브(옥살산나트륨/불화 나트륨 항응고제)

[d] 검체 전처리 필요: 독성 수은 노출이 의심되는 경우 소변 수은에 대한 별도의 분취에 대해서만 필요. DLS는 소량의 설팜산과 트리톤 X-100™(계면활성제)을 검체 채취 용기에 제공하여 검체를 안정화시킴. 다른 모든 금속(예: As, Ni, Sn, Sb, Pb, Cd, Cr) 또는 중방사성핵종(예: U, Th, Pu)에 대한 소변 검체는 DLS에 접수되는 즉시 Ultrex™ 질산으로 안정화.

[¶] Se, Fe, Zn, Cu, Mg, Mn과 같은 필수 미량 금속이 과부하일 경우 대비하여

화합물(VOCs), 과불소 화합물, 코티닌 및 기타 담배 노출 지표, 잔류 살충제, 비잔류 살충제, 피레스로이드 살충제, 유기인산염 살충제, 다방향족 탄화수소(PAHs), 프탈레이트, 파라니트로페놀, 브롬화 난연제(BFRs)

- **무기물** : 납, 비소, 니켈, 수은, 크롬, 베릴륨 또는 주석과 같은 중금속(특정 형태의 수

은 및 비소 포함); 셀레늄, 철, 아연, 구리, 칼슘, 마그네슘, 망간(과부하의 경우)과 같은 필수 미량 금속; 과염소산염; 우라늄(U 동위원소 비율 포함), 토륨, 플루토늄 및 방사성 요오드와 같은 방사성 핵종

간, 지방, 신장, 폐 조직과 같은 부검 재료와 전혈, 소변, 위 내용물과 같은 체액의 경우 DLS에서 제공하는 멸균 플라스틱 나사 마개가 있는 용기에 방금 절단한 조직이나 체액을 담는다. 포르말린으로 처리된 조직은 제출하지 않는다.

감사의 말 : 이 장을 작성하는데 기여한 다음 사람들에게 감사를 전합니다.

감염병 조정센터 :

Matthew J. Arduino. M.S., Dr.P.H., Division of Healthcare Quality Promotion National Center for Preparedness, Detection and Control of Infectious Diseases (NCPDCID); Amanda Balish, B.S., Influenza Division, National Center for Immunization and Respiratory Diseases (NCIRD); Ronald C. Ballard, Ph.D., Division of Sexually Transmitted Disease Prevention, National Center for HIV/AIDS, Viral Hepatitis, STDs, and TB Prevention (NCHHSTP): Bernard Beall, Ph.D., Division of Bacterial Diseases (DBD), NCIRD; C. Ben Beard, Ph.D., Division of Vector–Borne Infectious Diseases (DVID), National Center for Zoonotic, Vector–Borne, and Enteric Diseases (NCZVED); Cheryl Bopp, M.S., Division of Foodborne, Bacterial, and Mycotic Diseases (DFBMD), NCZVED; Maria da Glória S. Carvalho, Ph.D., DBD, NCIRD; Mark L. Eberhard, Ph.D., Division of Parasitic Diseases, NCZVED; Barry S. Fields, Ph.D., DBD, NCIRD; Barbara W. Johnson, Ph.D., DVID, NCZVED; Thomas G. Ksiazek, DVM, PhD., Division of Viral and Rickettsial Diseases (DVRD), NCZVED; Susan Maslanka, PhD, DFBMD, NCZVED; J. Steven McDougal, M.D., Division of HIV/AIDS Prevention, NCHHSTP; Paul Mead, MD, MPH., DVID, NCZVED; M. Steven Oberste, Ph.D., DVD, NCIRD; Pierre Rollin, M.D., Division of Viral and Rickettsial Diseases, NCZVED; David Turgeon, M.S., M.M.S., Ph.D., Division of Scientifi c Resources, NCPDCID; Mary Brandt, Ph.D., DFBMD, NCZVED; Wendi Kuhnert, Ph.D., Division of Viral Hepatitis, NCHHSTP.

환경 보건 및 손상 예방 조정 센터 :

Robert L. Jones, Ph.D., Division of Laboratory Sciences, CCEHIP; John Osterloh, M.D.,M.S., CCEHIP; David L. Ashley, Ph.D., DLS, CCEHIP; J. Jerry Thomas, M.D., DLS, CCEHIP; Dorothy Sussman, R.N., B.A., M.F.A. CCEHIP; Charles Dodson, M.T.(ASCP),

DLS, CCEHIP; Charles Buxton, M.P.H., M.T.(ASCP)SBB, DLS, CCEHIP; Jacob Wamsley, M.P.H., E.M.T., DLS, CCEHIP.

부록 24-1. 금속 및 살충제 분석을 위한 검체에 대한 소변 수집 절차

소변 수집(가능한 경우 아침 첫 소변)

각 참여자에게 소변 수집 컵을 제공한다. 각 사람에게 소위 "깨끗한 채집"이 된 시료를 얻기 위해 소변 수집에 대해 다음 사항들을 따라하도록 알린다:

- 비누와 물로 손을 씻는다.
- 채취할 때까지 컵에서 캡을 제거하지 말고 공기 노출을 최소화한다.
- 첫 배뇨 말고 중간뇨로 컵에 최소 30mL를 수집한다.
- 컵 내부나 뚜껑은 절대 만지지 않는다.
- 뚜껑을 다시 닫고 조사자에게 전달한다.
- 컵에 '소변 용기'라는 라벨을 붙인다.
- 3세 미만의 어린이의 경우, 소아용 소변 수집 백을 사용해야 할 수도 있다. 사용 시 가방과 함께 제공되는 지침을 따른다.

총 3개의 분주된 부분표본(aliquot)이 필요하다. 아래 순서대로 준비한다. 시료를 부분표본으로 분주하기에 충분하지 않은 경우 각 검사에 필요한 양으로 가능한 한 많이 검사한다.

1. **소변 살충제**: 뚜껑이 있는 용기를 부드럽게 휘저어 용해된 고형물을 다시 부유시킨다. 제공된 2 온스 또는 4 온스 플라스틱 검체 용기에 20~30mL의 소변을 붓는다(DLS에서는 검체의 1.0mL 1개 부분표본은 검체 부피 차이에 대한 금속 또는 살충제의 농도를 보정하기 위한 소변 크레아티닌 측정에 사용된다). 소아용 수집 백을 사용한 경우 깨끗한 스테인리스 강철 가위로 백의 모서리가 잘릴 수 있도록 백을 약간 기울인다. 이 작은 구멍을 통해 용기에 조심스럽게 소변을 붓는다.
2. **소변 금속**: 4mL 소변을 5mL 플라스틱 냉동 튜브로 옮긴다.
3. **소변 수은**: 빨간색 점이 있는 튜브의 4.5mL 라인에 소변을 추가한다. 이 튜브는 수은을 보존하기 위해 소량의 설팜산(약산성)과 Triton X-100™(계면활성제)을 함유하고 있고, 이 보존제 혼합물을 녹일 수 있도록 단단히 마개를 닫은 후 뒤집어 잘 섞어야 한다.

모든 부분표본 튜브에는 참가자 ID 번호와 부분표본 유형이 포함된 적절한 바코드 라벨이 부착되어 있어야 한다. 검체를 드라이아이스에 담아 DLS로 수송한다.

수송 목록

수집된 시료를 기록하기 위해 전송 로그가 제공된다. 어떤 부분표본이 수집되었는지, 수집 날짜, 수집, 보관 또는 수송 중 발생한 문제를 나타내는 해당 공간에 표시한다.

수송 절차

1. 소변 시료 상자를 수송 상자에 넣어 포장한다. 포장하기 전에 각 상자를 재밀봉 가능한 비닐 봉투에 담는다. 화물 상자에 드라이아이스를 채우고 Styrofoam™ 뚜껑으로 덮고 판지 외부 덮개를 테이프로 감는다. 용기 외부에 드라이아이스 라벨을 붙이고 화물상자에 드라이아이스 양을 적는다.
2. 다음 주소로 수송한다. Specimen Receipt Coordinator, Building 110 Loading Dock, 4770 Buford Highway NE, Atlanta, GA 30341-3724.
3. 수송 당일 또는 질문이 있는 경우 (770) 488-4305로 전화한다.

미생물 식별을 위한 검체 수집

일반 지침

각 실험실마다 자체 프로토콜이 있으므로 현장역학자는 검체를 수집하기 전에 특정 지원 실험실에 연락하는 것이 필수적이다. 검체를 CDC로 보낼 계획이라면 Coordinating Center for Infectious Diseases(CCID)로 보낸 검체가 여러 실험실 중 한 곳에서 검사될 수 있다. 검체가 데이터 및 검체 처리 부서에 접수되고 검사를 위해 적절한 실험실에 배포되려면 검체 소포를 다음 주소로 수송해야 한다:

CENTERS FOR DISEASE CONTROL AND PREVENTION
STAT Laboratory
Attn: (Unit #/disease agent)

1600 Clifton Road, N.E.
Atlanta, GA 30333
(404) 639-3931

CCID는 특별하고 명확하게 정의된 상황에서 주 보건 당국에게 실험실 지원 서비스를 제공한다. CCID는 일반적으로 카운티 보건부, 병원 또는 개인 의사로부터 제출된 검체를 접수하지 않는다. 이러한 검체는 처음에는 주 보건당국 실험실로 보내져야 하기 때문이다. 그 이후에 주 보건당국 실험실이 CCID 연구소에 지원을 요청할 필요가 있다고 판단하고 검체가 CDC 요구사항을 충족하는 경우 CCID 실험실은 검체를 접수한다. 어떤 상황에서는 개별 CCID 실험실에서 검체를 직접 받아들일 수 있다; 그러나 이것은 특별한 상황이며 검사를 수행할 특정 실험실과 사전에 이러한 준비가 이루어져야 한다. 검사 보고서는 해당 주 보건부에 보내진다. CCID 실험실에 직접 검체를 제출하려는 실험실은 주 보건부에 연락하여 검체를 CCID 실험실로 직접 수송하고 검체를 식별할 수 있는 주 보건부 환자/검체 번호를 획득할 수 있는 허가를 받아야 한다; CDC 검체 제출 양식(Form 50.34)을 채운 사본이 개별 검체와 함께 제공되어야 한다. 검체 검사 보고서는 검체를 제출하는 실험실에 배포하기 위해 주 보건부에 보내진다. 역학자가 감염성 원인일 가능성이 있는 질환을 접했을 때 훌륭한 임상적 판단을 대신할 수 있는 것은 없다. 부적절하거나 불충분하거나 부적절하게 수집된 검체는 오인을 일으킬 수도 있고 원인 물질을 식별하기 어려울 수도 있다. 이러한 관점에서 많은 제안된 실험실 검사들은 임상 진단을 지지하는 정보를 제공하는 것이지 진단을 내리지는 못한다.

일반 주의지침

병력 및 신체 검사로는 HIV 또는 기타 혈액매개 병원체에 감염된 모든 사람을 확실하게 식별할 수 없기 때문에 모든 사람의 혈액 및 기타 특정 체액 검체를 획득하고 취급할 때 "일반적 혈액 및 체액 주의지침"을 따라야 한다(Morbidity and Mortality Weekly Report 1998; 37:377, http://www.cdc.gov/hiv/resources/reports/mmwr/1988.htm). 기타 체액에는 양수, 심낭액, 복막액, 흉막액, 활액, 뇌척수액(CSF), 정액 및 질 분비물 등이 있다. 또한 눈에 보이는 혈액과 신체 조직이 포함된 체액은 감염 가능성이 있다고 간주하고 취급해야 한다.

혈액이나 특정 체액을 취급할 때와 정맥 절개술을 수행할 때는 항상 장갑을 착용해야 한다. 검체를 획득하고 취급하는 동안 피부와 점막 노출을 방지하기 위해 적절할 때마다 차단 조치(barrier precautions)를 사용해야 한다. 체액이 뿌려지거나 튈 수 있다면 가운을 착용해야 한다. 입과 얼굴로 튈 수 있다면 마스크와 보호 안경을 착용해야 한다. 검체는 누출 방지 용기에 담아 운송해야 한다.

바늘, 메스, 기타 날카로운 기구나 기구를 사용하거나 사용한 날카로운 기구를 폐기할 때는 손상을 입지 않도록 주의한다. 손으로 일회용 주사기의 바늘을 제거하거나 바늘의 뚜껑을 다시 씌우지 않는다. 사용한 바늘을 손으로 구부리거나 부러뜨리거나 조작하지 않는다. 바늘과 날카로운 장비는 이러한 목적으로 설계된 천공 방지 용기에 폐기한다.

검체 수집

표 24-2~24-9는 미생물의 식별을 위해 필요한 검체의 유형과 분석에 대한 정보를 제공한다. 검체 수집 및 수송에 대한 몇 가지 고려 사항은 다음과 같다. 이에 덧붙여서 가장 가까운 LRN 실험실, CDC Bioterrorism Rapid Response and Advanced Technologies(이하 BRRAT) 실험실 또는 기타 CCID 실험실에 연락하여 검사를 위한 검체의 선택, 수집 및 운송에 대한 정확한 지침을 확인해야 한다. 집단발병 조사자는 Division of Scientific Resources (이하 DSR)의 비상 공급 조정관에게 연락하여 물품을 구할 수 있다:

근무 시간(8:00 AM-4:30 PM EST/EDT, Mon-Fri) : 404-639-2402로 전화하여 DSR의 비상 공급 조정관에게 요청한다.

근무 시간 이후 : Director's Emergency Operations Center(DEOC)(404-639-2436)에 전화하거나 Physical Security(404-639-2888)에 연락하여 DEOC를 요청한다.

혈청

혈청 검사용 혈청 검체는 무균 기술을 사용하여 전혈에서 분리해야 한다. 오염된 혈청 검체는 거의 모든 검사 목적에 적합하지 않다. 쌍을 이루는 혈청 검체를 선호하며 많은 경우에 그러하다. 첫 번째 검체는 가능한 한 질병 발병 후 즉시 채취하여 냉장 보관해야 한다. 두 번째 검체는 2~4주 후에 채취해야 한다. 혈청 검체 수집을 위한 최적의 간격은 감염병에 따라 다르다. 쌍을 이루는 혈청 검체는 바람직하지만 획득하기가 어렵고 진균성 또는 기생충성 질병의 혈청학적 검사에는 필요하지 않다. 신경매독에 대한 혈청학적 검사에는 혈청과 CSF 검체가 모두 필요하다.

표 24-2. 세균성질병 — 일반*

병인 또는 질병	수집할 검체	확진 또는 확인방법	비고
브루셀라증	혈액, 뼈, 골수, 혹은 국소 부위	배양 튜브 응집 혹은 EIA	긴 배양기간(4~5일)이 필요할 수 있음
	혈청		2-메르캅토에탄올 응집 테스트는 IgG와 IgM 항체를 구별하며, 만성 브루셀라증을 진단할 수 있다. *B. canis* 감염은 특정 혈청학적 검사를 필요로 함
고양이할퀴병	피부생검	배양, FA	
	림프절		
	혈액		
	고름		
클라미디아 폐렴	비인두 면봉, 구인두 면봉	배양, PCR	4°C 배양 유지 또는 −70°C (운송 시간>24시간) 유지
	혈청	MIF	
디프테리아	인후 면봉	배양, PCR	면봉을 파이 또는 뢰플러 경사면에 직접 넣음. 실리카 겔 패키지는 운송에도 사용할 수 있음.
H. 인플루엔자	혈액	배양	항원 검사가 민감하지만 배양하는 것이 매우 바람직함.
	CSF		
	무균부위검체		
레지오넬라증	혈청	IFA	IFA 양성은 결정적이지 않음, 배양이 강력하게 선호됨
	폐조직	DFA, 배양	
	호흡기 분비물	PCR	
	소변	항원 검출 (ICT or EIA)	
	혈청	MAT	
렙토스피라증	혈액	배양	렙토스피라혈증은 발병 첫 주에 발생함
	소변		렙토스피뇨증은 발병 2주 후에 발생함
	혈청	MAT	증식이 몇 일에서 몇 주 후에 발생함

*약어 정의는 부록 24-3을 참조

표 24-2. 세균성질병 — 일반*-계속

병인 또는 질병	수집할 검체	확진 또는 확인방법	비고
리스테리아증	CSF	배양, PCR	혈청학은 민감도와 특이도가 낮음
	혈액		혈청형 및 아형은 역학 조사를 위해 실시함; 확인 또는 식별 용도가 아님
	감염부위		
	태반		
	음식		
라임병 및 기타 보렐리오스	혈청	EIA (혹은 FA), WB	임상 사례 정의 필요
	혈액	배양, PCR	진드기 매개 재발열의 경우
	CSF	EIA (혹은 FA), WB	신경학적 질환이 있는 환자에게 적용될수 있음
	혈장 혹은 피부생검	배양, 배양액을 PCR	초기 라임병의 경우(연구)
	활액	PCR; 드물게 EIA, WB	라임 관절염의 경우
	혈청	CF, EIA, 간접 혈구응집, IIF	
마이코플라스마 폐렴 (*Mycoplasma pneumoniae*)	비인두 면봉, 인후 면봉, 객담	PCR, 배양	
	혈청	CF, EIA, 간접 혈구응집, IIF	
수막구균 (*Neisseria menigitidis*)	CSF	배양, 혈청형, 라텍스 응집	혈청형 및 분자 하위 아형은 역학 조사를 위해 실시함; 확인 또는 식별 용도가 아님
	혈액		
	인후		
	혈청		
흑사병(페스트)			
모든 임상 형태	혈액	배양, PCR	배양액은 양의 혈액 한천(SBA)과 같은 일반 실험실 배지에서 회수할 수 있음
서혜임파선종 흑사병	림프절 흡인	배양, DFA, PCR	
폐 흑사병	호흡기 분비물	배양, PCR	
패혈성 흑사병	혈액	배양, DFA, PCR	

표 24-2. 세균성질병 — 일반*–계속

병인 또는 질병	수집할 검체	확진 또는 확인방법	비고
모든 임상 형태	혈청	수동적 혈구응집/수동적 혈구응집 억제	
트라코마 (*C. trachomatis*)	결막 면봉	NAAT	페니실린 없이 수크로스 인산염 수송 배지에서 -70°C로 유지
야토병 모든 임상 형태	혈액	배양, PCR	배양에는 시스테인 강화가 필요하며; 9%의 초콜릿화된 혈액(CHAB)이 함유된 시스테인 심장 한천이 권장됨; 배양에 대한 모든 작업은 생물학적 안전 수준 3에서 수행해야 함
폐렴형	호흡기 분비물	배양, PCR	
피부궤양성림프절형 혹은 안구림프절형	식별 병변 또는 영향 받은 부위 면봉 채취		
피부궤양성림프절형 혹은, 림프절형 혹은 구강인두형	림프절 혹은 병변 흡인		
모든 임상 형태	혈청	미세응집, 튜브응집	
A군 연쇄상구균	목 면봉, 피부병변, 혈액, 기타 조직	배양, 혈청군 탄수화물, 아형	
B군 연쇄상구균	태반, 혈액, 뇌척수액, 질 면봉, 항문직장 면봉, 병변 물질, 연조직	배양, 혈청군 탄수화물, 아형	
폐렴 연쇄상구균 (*Streptococcus pneumoniae*)	혈액, CSF, 객담, 귀액, 눈 분비물	배양, PCR, 옵토킨, 담즙 용해도	
앵무새병 (*C. psittaci*)	혈청	CF	

표 24-3. 세균성 질병 — 성매개*

병인 또는 질병	수집할 검체	확진 또는 확인방법	비고
무른궤양(Chancroid)	병변 면봉	PCR	연구용 검사
성병 림프육아종(LGV) (*C. trachomatis*)	병변, 요도, 자궁경부, 직장 면봉	배양, NAAT	여성의 직장 면봉 채취 및 MSM
			배양: 운송 시간이 〉 24시간일 경우 4°C 또는 -70°C 유지
			NAAT: 연구용, PCR은 LGV와 다른 *C. trachomatis* 생태형을 구별할 수 있음
	림프절 생검	병리	
	혈청	MIF	MIF 검사가 음성이면 LGV는 배제됨
성기(비-LGV) *C. trachomatis*	요도, 자궁경부 면봉	배양, NAAT	배양: 자당-인산염 수송 배지에서 –70°C에서 유지
		NAAT	연구용 검사
	소변	NAAT	
	질, 직장 면봉		
임질	요도, 자궁경부, 질, 직장, 인두 면봉	배양	사춘기 전 소녀의 질 면봉
			여성의 직장 면봉 및 MSM
			선택 배지에 검체를 직접 접종; CO2–강화 환경의 실온에서 수송; 8시간 이내 배양
	소변	NAAT	질, 인두, 직장: 연구용 검사
	요도, 경부, 질, 인두, 직장 면봉		NAAT는 법의학 목적으로 사용할 수 없음

표 24-3. 세균성 질병 — 성매개* — 계속

병인 또는 질병	수집할 검체	확진 또는 확인방법	비고
매독	혈청	비트레포네말/트레포네말 검사, DNA 및 라이터(Reiter) 흡수, WB	사후 혈액에서 트레포네말 검사(Treponemal tests) 가능
	부검, 생검, 병변 물질	암시야 현미경검사	현장 진료 현장에서만 암시야 현미경 검사
		DFA-TP	DFA-TP: 파라핀 블록, 슬라이드 또는 고정 재료 허용; 고정제를 명시해야 함
		PCR	PCR: 연구용으로만 사용
선천성	혈청	FTA-ABS,	모성과 자녀의 혈청과 과거력 요구
		IgM EIA	IgM EIA 연구용으로만
	부검, 생검, 병변 물질	암시야 현미경검사	현장 진료 현장에서만 암시야 현미경 검사
		DFA-TP	DFA-TP: 파라핀 블록, 슬라이드 또는 고정 재료 허용; 고정제를 명시해야 함.
			PCR: 연구용으로만 사용
신경매독	CSF	FTA-ABS CSF, VDRL (CSF), WB	

*약어 정의는 부록 24-3을 참조

표 24-4. 세균성 질병 — 식품매개[a, b]

병인 또는 질병	수집할 검체	확진 또는 확인방법	비고
바실러스 세레우스 (*Bacillus cereus*)	대변	배양	대조군 환자의 대변이 아닌 2명 이상의 환자의 대변에서 유기체 분리
	음식	배양, 독소 분석	문제의 식품 그램당 10^5 유기체 분리하고 제공된 검체는 적절하게 처리 되어야 함; 상업용 면역 분석이 식품에서 설사 독소를 검출하는 데 사용될 수도 있음
캄필로박터 제주니 (*Campylobacter jejuni*)	대변	배양	2명 이상 환자의 임상 표본에서 유기체의 분리 또는 문제의 식품으로부터 유기체의 분리. 분리주는 PFGE 하위 유형 지정을 위해 주립 펄스넷 연구소로 보낼 수 있음
	음식		
보툴리눔독소증 (*Clostridiumbotulinum*)	대변	배양, 독소에 대한 마우스 분석	보툴리누스 중독이 의심되는 경우 CDC에 신고
	NG 흡인물		
	음식		
	혈청	독소에 대한 마우스 분석	
클로스트리듐 퍼프린젠스 (*Clostridium perfringens*)	대변	배양	2명 이상 환자 대변에서 그램당 10^6 유기체 분리, 제공된 검체는 독소 유전자의 PCR 확인 후 적절하게 처리
	음식	배양, 독소 분석	문제의 식품 그램당 10^5 유기체 분리하고 제공된 검체는 적절하게 처리;

표 24-4. 세균성 질병 — 식품매개[a, b] — 계속

병인 또는 질병	수집할 검체	확진 또는 확인방법	비고
대장균 O157:H7 및 기타 시가(Shiga) 독소를 생산하는 대장균(*E. coli*)	대변	배양	E. coli O157:H7 또는 기타 Shiga 독소를 생성하는 E. coli를 2명 이상의 환자 또는 음식에서 채취한 임상 검체에서 분리. 분리물은 PFGE 하위 l 유형 판정을 위해 주립 펄스넷 연구소로 보내야 함 비 O157:H7 균주의 혈청형 분석은 CDC에서 수행
	음식		
	혈청	지질다당류(LPS) 항체 분석	집단발병 또는 HUS 사례에 대해서만 CDC에서 혈청 진단
장독성 대장균 및 기타 설사 유발성 대장균	대변	배양	2명 이상의 환자의 대변 또는 음식에서 PCR에 의해 장독소 유전자 (열에 약한 그리고/또는 열에 안정적인) 또는 기타 독성 표지자로 입증된 동일한 혈청형 유기체의 분리
	음식		
사카자키균(*Enterobacter sakazakii*)	CSF, 혈액, 직장 면봉, 대변	배양	분자 아형 분류(예: PFGE)는 유아에게 수유한 분유에 대한 역학적 연관성을 확인하기 위해 수행됨
	분말 유아용 조제분유, 분말 모유 보충제	PCR	
살모넬라(*Salmonella* sp.)	대변	배양, 혈청형	2명 이상의 환자 또는 식품에서 채취한 임상 검체에서 동일한 혈청형의 유기체를 분리. 분리된 유기체는 PFGE 하위 유형 판정을 위해 주립 펄스넷 연구소로 보냄
	음식		
세균성 이질(*Shigella* sp.)	대변	배양, 혈청형	2명 이상의 환자 또는 식품에서 채취한 임상 검체에서 동일한 혈청형의 유기체를 분리. 분리된 유기체는 PFGE 하위 유형 판정을 위해 주립 펄스넷 연구소로 보냄
	음식		

표 24-4. 세균성 질병 — 식품매개[a, b] — 계속

병인 또는 질병	수집할 검체	확진 또는 확인방법	비고
황색포도알균 (*Staphylococcus aureus*)	대변	배양, 독소 분석	문제의 식품 그램당 105 유기체 필요. PCR로 장독소 유전자 검출, 계통을 결정하기 위한 분자 유형(예: PFGE)
	음식		
	구토물		
	비강 면봉		
비브리오 콜레라 O1/O139 (*Vibrio cholerae* O1/O139)	대변	배양	아픈 사람 2명 이상의 대변이나 토사물 또는 음식에서 독성 유기체의 분리. 독소 검사 및 혈청 그룹화를 위해 분리된 유기체를 CDC로 보냄. 콜레라가 의심되면 CDC에 신고
	음식		
	혈청	비브리오 살균 및 항독성 항체	혈청 진단은 특별한 상황에서 CDC에서 수행됨.
비브리오 콜레라 비-O1 (*Vibrio cholerae* non-O1)	대변	배양	아픈 사람 2명 이상의 대변이나 토사물 또는 음식에서 독성 유기체의 분리. 독소 검사 및 혈청 그룹화를 위해 분리된 유기체를 CDC로 보냄.
	음식		
장염비브리오균(*Vibrio parahemolyticus*)	대변	배양	2명 이상의 환자 또는 식품에서 채취한 임상 검체에서 동일한 혈청형의 유기체를 분리. 혈청형 검사를 위해 분리된 유기체를 CDC로 보냄
	음식		
예르시니아 엔테로콜리티카 (*Yersinia enterocolitica*)	대변	배양	2명 이상의 환자 또는 식품에서 채취한 임상 검체에서 동일한 혈청형의 유기체를 분리. 혈청형 검사를 위해 분리된 유기체를 CDC로 보냄
	음식		

[a] 자세한 내용은 CDC 웹사이트 “Guide to Confirming a Diagnosis in Foodborne Disease” 참조. http://www.cdc.gov/foodborneoutbreaks/guide_fd.htm.

[b] 대변 시료 수집에 대한 자세한 내용은 CDC 웹사이트 “Guidelines for Specimen Collection”을 참조. http://www.cdc.gov/foodborneoutbreaks/가이드_sc.htm.

표 24-5. 바이러스성 질병 — 일반*

병인 또는 질병	수집할 검체	확진 또는 확인방법	비고
아데노바이러스	호흡기, 대변, 눈 면봉	배양, EIA, IFA, PCR	호흡기 검체: 목 면봉보다 비강 인두 면봉, 흡인물, 세척액이 선호됨. 하기도 감염이 의심되는 경우 객담보다는 기관지폐포 세척과 경기관 흡인이 선호됨. 일부 상황에서는 생검 또는 부검 표본이 유용할 수 있음
	혈청	HI, CF, NT, EIA, IIF	
인간 면역 결핍 바이러스 유형 1 및 2(HIV-1/2)	혈장, 혈청, 침, 혹은 소변	EIA, WB	
	전혈, 혈장, 혈청 혹은 침	신속검사	
	혈장	NAAT	
거대세포바이러스(CMV)	소변, 목 면봉	배양, PCR	혈청학적 검사는 진단 가치가 제한적임
	혈청	EIA, NT, IgM 포착 EIA	
코로나바이러스	호흡기	배양, RT-PCR	호흡기 검체: 목 면봉보다 비강 인두 면봉, 흡인물, 세척액이 선호됨. 하기도 감염이 의심되는 경우 객담보다는 기관지폐포 세척과 경기관 흡인이 선호됨. 일부 상황에서는 생검 또는 부검 표본이 유용할 수 있음. 배양은 일부 코로나 바이러스에서만 적절
	혈청	NT, EIA	

표 24-5. 바이러스성 질병 — 일반* — 계속

병인 또는 질병	수집할 검체	확진 또는 확인방법	비고
콕사키바이러스	CSF, 대변, 직장 면봉, 목 면봉	배양, RT-PCR	혈청학적 검사는 진단 가치가 제한적임
엡스타인-바 바이러스	혈액, 목 면봉	배양, PCR	
	혈청	EIA	
에코바이러스	CSF, 대변, 직장 면봉, 목 면봉	배양, RT-PCR	혈청학적 검사는 진단 가치가 제한적임
한타바이러스	혈청	ELISA, 면역탁본(Immunoblot)	
	혈액	ELISA, 면역탁본, RT-PCR	
A형 간염	혈장	EIA^	IgG과 IgM 분석 가능
	혈청		
B형 간염	혈장	EIA^	• 가능한 지표: anti-HBs, 총 anti-HBc, IgM anti-HBc, HbsAg
	혈청		• HBsAg 확증 분석은 중화분석(neutralization assay)
간염 (Delta)	혈장	EIA^	
	혈청		
C형 간염	혈장	EIA^, 면역탁본 (RIBA)	질병의 유병률이 낮은 인구집단에서 위양성 EIA 결과 문제가 있어 확증분석결과는 중요.
	혈청		

표 24–5. 바이러스성 질병 — 일반* — 계속

병인 또는 질병	수집할 검체	확진 또는 확인방법	비고
E형 간염	혈장	EIA^	
	혈청		
단순포진	수포액, 뇌 생검	배양, PCR, DFA	혈청학적 검사는 진단 가치가 제한적임
	혈청	IgG–EIA	
사람 메타뉴모바이러스	호흡기	배양, PCR	호흡기 검체: 목 면봉보다 비강 인두 면봉, 흡인물, 세척액이 선호됨. 하기도 감염이 의심되는 경우 객담보다는 기관지폐포 세척과 경기관 흡인이 선호됨. 일부 상황에서는 생검 또는 부검 표본이 유용할 수 있음. 혈청학적 검사는 진단적 가치가 제한적임
	혈청	EIA, NT	상업적인 항원 검출 분석은 아직 널리 이용 가능하지 않음
사람 파라인플루엔자바이러스	호흡기	배양, EIA/IFA, PCR	호흡기 검체: 목 면봉보다 비강 인두 면봉, 흡인물, 세척액이 선호됨. 하기도 감염이 의심되는 경우 객담보다는 기관지폐포 세척과 경기관 흡인이 선호됨. 일부 상황에서는 생검 또는 부검 표본이 유용할 수 있음
	혈청	EIA, NT	
인플루엔자 바이러스	목 면봉	배양, EIA	
	혈청	CF, HI, EIA	
림프구성 맥락수막염	뇌	배양, RT–PCR	
	혈청	ELISA, NT	
	CSF	배양, RT–PCR, ELISA	

표 24–5. 바이러스성 질병 — 일반* — 계속

병인 또는 질병	수집할 검체	확진 또는 확인방법	비고
홍역(Measles)	비인후 면봉, 목 면봉, 소변	배양, EIA, RT–PCR	혈청학이 진단에 선호됨
	혈청	EIA, HI, CF, NT	
유행성이하선염	목 면봉; 스텐센관 면봉, 소변	배양, EIA, RT–PCR	
	혈청	HI, CF, NT, EIA	
노로바이러스	대변	실시간 RT–PCR, 면역 전자 현미경	
	혈청	EIA	
파라인플루엔자	목 면봉	배양, EIA	
	혈청	CF, HI, EIA, IIF	
파보바이러스 B19	혈액, 혈청	PCR	
	혈청	EIA, IFA	
피코나바이러스 (파레코바이러스, 카디오바이러스)	대변, 직장 면봉, 목 면봉	배양, RT–PCR	혈청학적 검사는 진단 가치가 제한적임
		배양, RT–PCR	
폴리오바이러스	대변, 직장 면봉, 목 면봉, CNS 조직		
	혈청	NT	

표 24-5. 바이러스성 질병 — 일반* — 계속

병인 또는 질병	수집할 검체	확진 또는 확인방법	비고
광견병	뇌, 피부생검	배양, DFA	
	혈청	RFFIT, IFA	
호흡기세포융합바이러스	호흡기	배양, EIA, IFA, RT-PCR	
	혈청	EIA, NT	
리노바이러스	호흡기	배양, PCR	호흡기 검체: 목 면봉보다 비강 인두 면봉, 흡인물, 세척액이 선호됨. 하기도 감염이 의심되는 경우 객담보다는 기관지폐포 세척과 경기관 흡인이 선호됨. 일부 상황에서는 생검 또는 부검 표본이 유용할 수 있음. 혈청학적 검사는 진단적 가치가 제한적임
	혈청	EIA, NT	
로타바이러스	대변	EIA, 배양, 전자현미경, 겔 전기영동	
	혈청	EIA, NT, RT-PCR	
풍진	목 면봉	Culture, EIA, RT-PCR	혈청학이 진단에 선호
	혈청	EIA, HI, 라텍스 응집, IIF	
우두	수포액, 딱지(scabs), 뇌	배양, 전자현미경	
	혈청	EIA, HI, NT	
수두	수포액	PCR, DFA, 전자현미경	PCR이 선호 방법임, EM은 단지 헤르페스 계열 바이러스로만 식별: VZV 특이적 아님; 혈청학은 식별에 유용하지 않음 – 직접 검출 방법 필요
		배양	
	혈청	EIA	

*약어 정의는 부록 24-3을 참조

^기타 효소 면역분석틀 – 화학발광(CIA) 및 미세입자(MEIA)

표 24-6. 북미에서 의학적으로 중요한 절지동물 매개 바이러스성 질병에 대한 진단검사 알고리즘

병인 또는 질병	수집할 검체	확진 또는 확인방법	비고
캘리포니아 뇌염/라크로스 뇌염	혈청	IgM ELISA, NT	명시된 경우를 제외하고 바이러스 분리를 위해 -70℃(드라이아이스)에서 검체 동결
	뇌	실시간 RT-PCR, 바이러스 분리	
	CSF	IgM ELISA, NT, 실시간 RT-PCR,† 바이러스 분리†	
	모기	실시간 RT-PCR, 바이러스 분리	
콜로라도 진드기열	전혈/응고	실시간 RT-PCR, 바이러스 분리	콜로라도 진드기열(CTF) 바이러스 분리를 위해 시료 동결 금지
	혈청	실시간 RT-PCR, 바이러스 분리, 쌍 NT	
	진드기	실시간 RT-PCR, 바이러스 분리	
뎅기열 혈청형 1–4	혈청	IgM ELISA, NT, 실시간 RT-PCR,† 바이러스 분리†	
	간, 폐, 임프절	실시간 RT-PCR, 바이러스 분리	
동부 말 뇌염/	혈청	IgM ELISA, NT, 실시간 RT-PCR,† 바이러스 분리†	분리는 모든 비면역인역에게 제3수준의 생물안전오염관리와 추가적인 PPE 권고가 요구됨: 베네수엘라 말 뇌염 바이러스는 HEPA 필터 배기 공기 흐름이 요구됨
	뇌	실시간 RT-PCR, 바이러스 분리	
베네수엘라 말 뇌염/	CSF	IgM ELISA, NT, 실시간 RT-PCR,† 바이러스 분리†	
	모기	실시간 RT-PCR, 바이러스 분리	
서부 말 뇌염	말 혈청	IgM ELISA, NT, 실시간 RT-PCR, 바이러스 분리	

표 24-6. 북미에서 의학적으로 중요한 절지동물 매개 바이러스성 질병에 대한 진단검사 알고리즘 — 계속

병인 또는 질병	수집할 검체	확진 또는 확인방법	비고
세인트루이스 뇌염	혈청	MIA/IgM ELISA, NT, 실시간 RT-PCR†	분리는 제3수준의 생물안전오염관리가 요구됨
	뇌	실시간 RT-PCR, 바이러스 분리	
	CSF	IgM ELISA, NT, 실시간 RT-PCR,† 바이러스 분리†	
웨스트 나일 바이러스	혈청	MIA/IgM ELISA, NT, 실시간 RT-PCR†	분리는 제3수준의 생물안전오염관리가 요구됨
	뇌, 뇌간, 척수	실시간 RT-PCR, 바이러스 분리	
	CSF	IgM ELISA, NT, 실시간 RT-PCR,† 바이러스 분리†	
	모기	실시간 RT-PCR, 바이러스 분리, 딥스틱(Dipstick), RAMP	
황열병§	혈청	IgM ELISA, NT, 실시간 RT-PCR,† 바이러스 분리†	분리는 제3수준의 생물안전오염관리와 HEPA 필터 배기 공기 흐름이 요구됨
	간	실시간 RT-PCR, 바이러스 분리, 조직병리	황열병 예방접종 필수
	모기	실시간 RT-PCR, 바이러스 분리	

*약어 정의는 부록 24-3을 참조

**우선순에 따라 나열됨

†만약 검체가 급성이고 용량이 혈청학 및 분자 검사를 모두 허용하는 경우.

‡열이 발생한 후 최대 7일까지의 급성 검체인 경우

§국내유입인 경우에만; 황열병 발병 지역 해외 여행 이력.

표 24-7. 리케치아 질병*

병인 또는 질병	수집할 검체	확진 또는 확인방법	비고
큐열(Q fever)	혈청	CF, IIF	실험실에서 유기체를 분리하려면 제3수준의 생물안전 오염관리가 요구됨
	폐, 혈액	배양	
로키산 홍반열	혈청	IIF	실험실에서 유기체를 분리하려면 제3수준의 생물안전 오염관리가 요구됨
	뇌, 비장, 혈액	배양, FA	
쥐 티푸스 (Murine typhus)	혈청	IIF	
	혈액	배양	
에를리히증 (Ehrlichiosis)	혈액, 비장	배양	
	혈청	IIF	

*약어 정의는 부록 24-3을 참조

표 24-8. 진균 감염

병인 또는 질병	수집할 검체	확진 또는 확인방법	비고
아스페르길루스 및 접합균	조직	면역조직화학	
칸디다증	혈청	ID, LA, EIA	
	조직	조직학, 배양	
콕시디오이데스진균증	조직, 감염부위	유전자 프로브 검사	
크립토구균증	혈청	TA, LA	
	조직, 감염부위, CSF	조직학, FA, 직접 검진, 배양	
히스토플라스마증	혈청	ID, CF	
	조직, 감염부위	직접 검진, 배양, ID, 조직학, 유전자 프로브 검사	
노카르디아증	혈청	ID	
	조직, 감염부위	직접 검진, 배양	
스포로트리코증	혈청	LA	
	조직, 감염부위	배양	

*약어 정의는 부록 24-3을 참조

표 24-9. 기생충 감염

병인 또는 질병	수집할 검체	확진 또는 확인방법	비고
아메바증, 장	혈청	EIA	
	조직	직접 검진	
	포르말린 및 PVA 보존 대변	삼색(Trichrome) 염색	
	보존제 처리하지 않은 대변	PCR	
	의심되는 출처의 물		
자유 생활 아메바 감염증	CSF	PCR	
	조직	배양; IFA (종 확인을 위해)	
와포자충증 (Cryptosporidiosis)	포르말린 보존 대변	기윤(Kinyoun)수정항산염색 혹은 DFA에 의한 농축변의 직접검사	
	보존제 처리하지 않은 대변 혹은 중크롬산칼륨 보존 대변	PCR 혹은 직접검사	
	조직	조직병리	
	혈청		
	의심되는 출처의 물	PCR, IFA, or 직접 검사	
원포자충속 (Cyclospora)	포르말린 보존 대변	기윤수정항산염색, 고온사프라닌염색, 혹은 UV에 의한 농축변의 직접검사	
	중크롬산칼륨 보존 대변	PCR or 직접검사	
	의심 음식 시료	PCR	
람블편모충증 (Giardiasis)	포르말린 보존 대변	직접검사 of 농축 대변 혹은 DFA	
	PVA-보존 대변	삼색 염색	
	보존제 처리하지 않은 대변 혹은 중크롬산칼륨 보존 대변	PCR	
리슈만편모충증 (Leishmaniasis)	혈청	IFA	
	조직	H&E or 김사(Giemsa) 염색	
	조직인상도말	조직 혹은 인상 도말의 직접검사	
	전혈	배양	

표 24-9. 기생충 감염 — 계속

병인 또는 질병	수집할 검체	확진 또는 확인방법	비고
말라리아	혈액 도말	김사 염색 도말의 직접 검사	
	혈청	IFA	
	혈액	PCR	EDTA, 냉동금지
주혈흡충증 (Schistosomiasis)	포르말린 보존 대변	농축대변에서 알에 대한 검사	진단을 위해 조직진단이 종종 필요함; 직장 생검이 더 흔함
	신선 소변(45분 이내 관찰 혹은 포르말린 보관)	원심분리 소변 침전물 검사	급성 또는 이소성 주혈흡충증일 경우 혈청학적 검사가 도움이 됨
	혈청	EIA	
선모충증 (Trichinellosis)	혈청	EIA	돼지고기 외에도 곰, 쿠카, 무스, 바다코끼리, 말 등의 고기가 감염원으로 보고됨
	의심되는 고기에서 조직 시료	생검조직의 직접검사	

전혈

특정 바이러스성 및 기생충 병원체를 분리하기 위해 전혈을 보낼 때 혈액은 차갑게 보관해야 하지만 얼리지 않아야 한다. 세균 배양을 위한 혈액은 배양 전에 절대로 냉장 보관해서는 안 된다. 지역 또는 원거리 시설에서 혈액을 배양하는 경우 혈액 배양을 수행할 시설에서 사용하는 혈액병에 직접 채혈해야 한다. 이런 원칙이 택배로 검체를 운송할 때도 가장 좋은 방법이 될 것이다. PCR 검사만을 위해 전혈을 제출하는 경우 LRN 프로토콜의 지침을 준수한다. 조사 주체들은 CDC의 DEOC(위 연락처 참조) 또는 그들이 속한 주 실험실에 연락하여 가장 가까운 LRN 실험실(병원에 있을 수도 있음)이 어디에 있는지 알아내야 한다. 얼음 제조기나 얼음 트레이에서 직접 꺼낸 얼음을 포장용으로 사용해서는 안 된다. 오히려 얼음은 녹기 시작했음을 나타내는 액체 상태의 물이 모일 때까지 용기에 보관해야 한다. 액체 상태의 녹은 물을 부어 버리고 도중에 얼어서 검체를 훼손할 우려가 적은 남은 단단한 얼음으로 검체용기를 채울 수도 있다. 얼음이 녹아서 그 물이 검체 용기를 오염시키는 것을 방지하도록 물이 새는 것을 방지하는 조치가 이뤄져야만 한다(갤런 크기의 재밀봉 가능한 비닐백 사용과 같은 밀봉된 용기면 충분하다). 검체 용기가 포장된 고체 상태의 얼음에 의해 깨지지 않도록 포장되었는지 확인한다. 리케차 동정을 위해 제출된 전혈은 드라이아이스에 포장되어 냉동 수송되어야 한다. 일부 미생물 검체는 취급 절차가 다르기 때문에 수송 전 반드시 진단 검사실에 확인해야 한다.

슬라이드

조직 절편, 혈액 필름 및 임상 재료의 도말이 있는 슬라이드는 건조하고 담금기름(immersion oil)이 없어야 하며, 적절하게 라벨을 붙이고, 슬라이드 우편 용기에 조심스럽게 포장되어야 한다. 염색되지 않은 도말일 경우 살아있는 유기체를 보낼 가능성을 최소화하기 위해 수송 전에 잘 고정해야 한다. 판지로 만든 슬라이드 우편물이 사용 가능한 유일한 우편물인 경우 슬라이드가 운송 중에 깨지지 않도록 다른 수송 용기에 넣어야 한다.

기타 검체

의심되는 기생충의 디지털 이미지는 진단 평가를 위해 http://www.dpd.cdc.gov/DPDx/htm 링크를 통해 DPDx에 제출할 수 있다.

원인 병원체의 배양물은 배양 중 미생물의 생존을 보호하고 보장할 수 있는 배지에서 배양하고 운송해야 한다. 이러한 배지는 운송 중 유기체와 원치 않는 오염 물질의 성장을 최소화하는 데 사용된다.

서로 다른 집단일 수 있는 원인 병원체에 대한 최적의 용기는 원인 병원체와 수송 거리에 따라 다르다. 모든 경우에 1차 용기는 적절하게 포장된 경우 누출이 없고 수송 중 대기 및 지상에서 발생할 수 있는 온도 및 압력 변화를 견딜 수 있는 내구성 있는 재료여야 한다.

무엇을 수집해야 하는지, 언제 수집해야 하는지, 검체를 어떻게 처리해야 하는지 확실하지 않은 경우 지원 시험실 또는 CCID 실험실 요원에게 문의한다. 시간이 없고 실험실 요원과 연락할 수 없는 경우 해당 정보를 얻기 위하여 표준 미생물학 교과서(예로 A Guide to Specimen Management in Clinical Microbiology, 2nd edition, J. Michael Miller, ASM Press, Washington, DC, 1999)를 참조한다.

검사실대응네트워크

검사실대응네트워크(Laboratory Response Network, LRN)는 CDC, 공중보건실험실협회(Association of Public Health Laboratories, APHL), FBI 간 파트너십을 이루고, 생물학적 또는 화학적 테러에 가장 많이 사용되는 미생물이나 화학적 인자를 식별할 수 있는 미국 전역의 실험실 네트워크를 제공한다. LRN은 1999년에 설립되었고 2006년까지 전 세계적으로 거의 150개 실험실(미국에서는 140개 이상)이 회원으로 있다. LRN 실험실은 사용자에게 표준 운영 계획, 알고리즘, 표준화된 테스트 프로토콜, 독점 시약(생물학적 인자 검출용), 보고 요구 사항 및 정보 공유를 위한 보안 네트워크를 제공한다. LRN 실험실은 인간 검체에서 생물학적 및 화학적 인자의 존재를 신속하게 확인하기 위하여 분자 검사를 이용한다. 뿐만 아니라 대부분의 LRN 실험실들은 환경 검체에서 생물학적 인자를 식별할 수 있다. 테러 사건에서 가장 많이 사용될 가능성이 있는 화학적 인자의 탐지를 위해 현재 41개의 실험실에는 시안화물 및 독성 금속 탐지를 위한 장비와 훈련된 직원이 있다. 이들 실험실 중 5개는 리신뿐만 아니라 겨자 가스와 신경 작용제를 검출할 수 있다. 일부 실험실은 연방 실험실이지만 대부분의 실험실은 공중보건 실험실이다(모든 화학 LRN 실험실은 주립 공중보건 실험실이다).

생물학적 인자의 경우 병원과 임상 실험실은 테러에 사용될 가능성이 있는 많은 인자를 배제할 수 있어 이에 대한 표본감시 실험실로 간주된다. 이러한 실험실들은 최종 확인을 위해 가장 가까운 LRN 실험실에 의심스러운 분리주와 검체를 제출해야 한다. CDC는 2차 확인을 제공하고 특정 유행이나 사건이 공통 기원을 갖는지 여부를 결정하기 위해 병원체의 특성을 분석한다.

발생 가능한 화학 테러 사건의 경우, 화학 LRN 레벨 3 실험실(생물학적 인자에 대한 표본감시 실험실과 유사)에서 검체의 포장과 수송을 지휘 감독한다. CDC DLS 실험실은 가능한 화학적 인자 또는 방사성 핵종 물질을 식별하기 위해 처음 40개 검체에 대해 신속한 독성 선별검사를 수행하고, 화학 LRN 실험실은 검증된 DLS 분석을 사용하여 허용 검사 역량을 초과하는 검체를 분석한다.

검체 수송 프로토콜

이 프로토콜은 잠재적인 화학적 또는 미생물 노출에 대해 검사할 검체에 적용된다. 운송 규정은 수년에 걸쳐 변경되었으므로 검체를 운송하기 전에 가장 가까운 LRN 실험실에 전화하거나 현행 규정을 참조하는 것이 바람직하다. 검체 수송 방법을 결정하는 데 도움이 필요하면 지원 실험실에 문의하거나 다음 CDC 웹 사이트 중 하나(http://www.cdc.gov/od/ohs/biosfty/biosfty.htm; http://www.cdc.gov/ncidod/srp/specimens/reference-testing.html)를 참조한다.

CDC로 수송하기 위해 검체를 포장, 표시, 라벨링하기 위한 상담은 다음에서 가능하다:

Packing, Marking, Labeling Consultation

CDC Shipping Activity

Yvonne Stifel: 404-639-3355

온도 요건

검사할 분석물에 적합한 온도에서 검체를 수송하는 것이 중요하다. 검체 운송 방법에 대한 지침은 검체가 처리될 실험실에서 얻어야 한다. 일반적으로 다음 유형의 검체는 드라이아이스가 든 용기에 냉동된 상태로 수송되어야 한다.

- 혈청/혈장(프로토콜에 따라)
- 소변
- 냉동 식품
- 조직
- 적혈구 용혈액(특별 프로토콜에 따라 준비된 경우)
- CSF

다음 유형의 검체는 재사용 가능한 콜드 팩이 있는 용기에 담아 냉장으로 보내야 한다.

- 전혈(예: 납과 같은 중금속 또는 VOCs 검사를 위해 채취한 튜브)
- 적혈구(특별 프로토콜을 위해 분리된 경우)
- 음식
- 혈청/혈장(프로토콜에 따라)
- 소변(프로토콜에 따라)

다음 유형의 검체는 냉장 또는 냉동으로 보낼 수 있다.

- 물
- 토양[1)]
- 대변 검체(프로토콜에 따라 다름)

다음 검체는 냉각 또는 동결 없이 수송되어야 한다.

- 세균 배양용 전혈이 담긴 혈액병
- 혈액학적 측정을 위한 혈액

---

1) 원저자 주: 화학 검사를 위해 국제 현장에서 토양을 보내는 경우, DLS는 USDA 승인 토양 수입 증명서를 가지고 있다. 사본 및 토양 용기에 필요한 스티커는 실험실(770-488-4305)로 문의한다.

필요한 재료들의 목록

현지에서 사용 가능(예: 지역 병원, 극저온 회사, 또는 CDC의 STAT 실험실에서 수일 내로 통지): 수송 용기당 10-12 파운드의 드라이아이스(냉동 검체의 경우) 또는 검체가 진단 실험실에서 받을 때까지 냉동 상태를 유지하기에 충분한 드라이아이스. 화학 독소 분석을 위해 DLS에서 공급하는 수송 재료(감염성 검체의 경우 필요한 재료는 CCID 실험실 참조):

- 스티로폼 단열 수송 용기
- 항응고 혈액 수집튜브 또는 처리된 검체를 위한 칸막이 또는 발포 고무 삽입물이 있는 판지 보관 상자
- 뽁뽁이(종이 타월이나 신문과 같은 추가 종이 재료가 필요)
- 투명하거나 강화된 포장 테이프
- 냉장 검체를 위한 재사용 가능한 콜드 팩: 사용하기 전에 최소 2시간 동안 -20°C 냉동고에 보관해야 한다.
- 항공 특급 택배 수송 라벨(CDC 계정 번호 포함)

가축 및 가금류에 중요한 병원체를 포함한 것으로 여겨지는 동물 검체 또는 검체(예: 잠재적인 인수공통전염병 조사를 위해)가 미국 이외의 지역에서 운송되거나 주 간에 운송되는 경우, 이러한 검체를 인수하는 실험실에 대해 미국 농무부의 수입 허가가 필요하다. 검체를 받는 실험실은 검체를 보내는 실험실에 현재의 적절한 미국 농무부 수의 서비스 허가증 사본을 제공해야 한다.

부록 24-2. 화학적 및 방사능 테러 인자에 노출될 가능성이 있는 사람들로부터 수집된 검체에 대한 수송 지침

검체 수집

필요한 검체

달리 지시하지 않는 한 노출되었을 수 있는 각 사람에게서 다음 검체를 수집한다:

- **소변**: 가능하면 최소 30mL를 채집한다. 나사 마개가 있는 플라스틱 용기를 사용한다. 지나치게 채우지 않는다. 가능한 한 빨리 얼린다(-70°C 또는 드라이아이스를 선호). 가능하면 드라이아이스로 검체를 수송한다. 드라이아이스를 사용할 수 없는 경우 냉동된

검체를 냉동 아이스 팩과 함께 수송할 수 있다. 소아 환자의 경우 CDC에서 달리 지시하지 않는 한 소변만 수집한다.

- **전혈**: 4mL 이상의 뚜껑이 보라색(EDTA로 처리된)인 튜브 3개를 사용, 진공채혈용(미개봉). 3mL의 뚜껑이 보라색인 튜브 이용 시 네 번째 튜브를 추가 사용
- **전혈**: 하나의 3-, 5-, 7-mL의 뚜껑이 회색(Na oxalate/NaF 항응고제) 또는 하나의 3-, 5-, 7-mL의 뚜껑이 초록색인 튜브(헤파린 항응고제) 사용, 진공채혈용(미개봉). 배경 오염을 최소화하기 위해 가능하면 플라스틱보다는 유리 튜브를 사용한다. 또한 실험실에서 배경 오염 수준을 평가하기 위해 "바탕시료(blanks)"로 사용할 유형별 비어 있는 튜브를 여러 개 제출한다.

수집 순서

지울 수 없는 잉크를 사용하여 수집된 첫 번째 뚜껑이 보라색인 튜브에 "1"("하나")을 표시한다. 수집된 첫 번째 뚜껑이 보라색인 튜브는 혈액 금속 분석에 사용한다.

바탕시료

수집에 사용된 각 튜브 및 소변 컵의 로트 번호에 대해 뚜껑이 보라색인 미개봉한 빈 튜브 2개, 뚜껑이 녹색 또는 회색인 미개봉한 빈 튜브 2개, 미개봉한 빈 소변 컵 2개를 배경 오염 측정을 위한 바탕시료로 사용하기 위해 제공한다. **참고**: 바탕시료에 라벨을 붙일 필요는 없지만 수집된 혈액튜브 및 소변 컵에 대해 아래에 설명된 것과 같은 방식으로 용기 상단을 고정한다.

라벨링

소속 기관에서 생성한 라벨로 검체에 라벨을 붙인다. 이러한 라벨에는 의료 기록 번호, 검체 식별 번호, 수집자의 이니셜, 수집 날짜 및 시간과 같은 정보가 포함될 수 있다. 적절한 검체 라벨링을 위해 소속 기관의 절차를 따른다. 수집자의 이니셜과 수집 날짜 및 시간은 해당 사건이 법원에 가고 수집자가 검체를 수집했다고 증언해야 하는 경우에 법 집행 공무원이 검체를 역추적할 수 있도록 한다.

라벨에 제공된 정보는 신속 독성 선별검사(Rapid Toxic Screen)에서 얻은 결과와 검체를 채취한 사람들과의 후속 분석을 연결하는 데 도움이 될 수 있다.

검체의 ID 라벨을 덮지 않도록 주의하면서 방수가 되고 변조를 방지하는 법의학 증거 테이

프를 한 줄로 끊임없이 각 검체 상단에 붙인다. 이 테이프는 두 지점에서 검체 용기와 붙어 있어야 한다. 증거 테이프를 부착하는 개인은 용기와 증거 테이프에 자신의 이니셜을 써서 자신을 식별할 수 있게 해야 한다.

해당 검사 결과가 환자에게 보고될 수 있도록 수집 장소에서 상응하는 검체 식별 번호와 함께 이름 목록을 유지한다.

검체 수송 프로토콜

이 프로토콜은 화학적 또는 미생물 노출에 대해 검사할 검체에 적용된다. 수송을 위해 검체는 감염성 물질과 환자 검체로 분류할 수 있다.

감염성 물질은 병원체를 보유하는 것으로 알려져 있거나 합리적으로 예상되는 물질이다. 병원체는 인간이나 동물에서 감염병을 유발하는 것으로 알려져 있거나 합리적으로 예상되는 미생물(박테리아, 바이러스, 리케차, 기생충 및 균류 포함) 또는 재조합 미생물(하이브리드 또는 돌연변이체)이다. 운송 목적을 위해 병원체는 건강한 사람이나 동물에게 영구적인 장애 또는 생명을 위협하거나 치명적인 질병을 일으킬 수 있는 능력에 따라 Category A 또는 Category B의 두 개의 등급으로 분류된다(이 등급 분류에는 CDC가 정의하고 채택한 병원체와 미국 농무부가 정의한 동물 병원체가 포함된다). Category A는 Category B보다 더 높은 수준의 위험을 내포한다. 이러한 지침은 최근 49 Code of Federal Regulations(CFR), part 171, 172, 173, 175, Hazardous Materials: Infectious Substances: Harmonization with the United Nations Recommendations에 업데이트되었다; 최종 규칙(http://edocket.access.gpo.org). 사람과 동물에 영향을 미치는 Category A 병원체의 목록은 해당 문서에서 확인이 가능하다.

CATEGORY A 감염성 물질—49 CFR 173.199

Category A 감염성 물질은 "노출이 발생하면 건강한 사람이나 동물에게 영구적인 장애 또는 생명을 위협하거나 치명적인 질병을 일으킬 수 있는 형태의 감염성 물질"로 정의된다. 노출은 감염성 물질이 그 물질을 보호하고 있는 포장 밖으로 방출되어 사람이나 동물과 물리적 접촉을 일으킬 때 발생한다. 감염성 물질 여부는 근원 환자 또는 동물의 알려진 병력 또는 증상, 고유한 지역 조건, 근원인 인간 또는 동물의 개별 상황에 관한 전문적 판단을 기반으로 결정해야 한다.

Category A 감염성 물질에는 다음 적절한 수송 이름 중 하나가 지정되어야 한다.

- "인간에게 영향을 미치는 감염성 물질, 6.2, UN2814"
  (사람 또는 사람과 동물 모두에게 질병을 일으키는 물질)
- "동물에게만 영향을 미치는 감염성 물질, 6.2, UN2900"
  (동물에게 질병을 일으키는 물질만 해당)

Category A 감염성 물질을 함유하고 있다고 강력하게 의심되는 알 수 없는 감염성 물질 시료의 경우, 적절한 수송 설명의 일부로 기술명 대신 괄호 안에 "의심되는 Category A 감염성 물질"이라는 단어를 입력해야 한다. 알려진 카테고리 A 병원체의 경우 병원체의 기술명을 표시해야 한다.

CATEGORY B 감염성 물질—49 CFR 173.199

Category B 감염성 물질은 "일반적으로 노출될 때 건강한 사람이나 동물에게 영구적인 장애 또는 생명을 위협하거나 치명적인 질병을 일으킬 수 있는 형태가 아닌 감염성 물질"로 정의된다. 현재 Risk Group 2 또는 3으로 수송되는 대부분의 감염성 물질은 최종 규칙에 따라 Category B 감염성 물질로 수송될 것이다. Category B 감염성 물질에는 "규제 의료 폐기물"이 포함되지 않는다. Category B 감염성 물질의 적절한 수송명은 다음과 같다:

"생물학적 물질, Category B, 6.2, UN3373"

Category B 감염성 물질의 포장은 1차 용기, 2차 포장 및 단단한 외부 포장으로 구성된 3중 포장이어야 한다(49 CFR 173.199). 포장은 UN이 규정한 포장일 필요는 없다. 그러나 49 CFR 178.609의 낙하 검사를 통과할 수 있어야 한다.

운송 규정은 수년에 걸쳐 변경될 수 있으므로 검체를 운송하기 전에 가장 가까운 LRN 실험실에 전화하거나 CCEHIP 또는 CCID에 연락하여 현재 규정을 참조하는 것이 바람직하다.

포장

수송용 검체 포장은 세 가지 구성 요소로 구성된다:

- 1차 검체 용기(혈액튜브, 소변 컵, 배양튜브 또는 배양접시);
- 1차 용기의 파손을 방지하는 자재를 포함한 2차 포장, 1차 용기를 보호하고 1차 용기에

서 누출될 수 있는 모든 물질을 흡수하는 흡수성 물질, 외부 포장재로 물질이 누출되는 것을 방지하는 방수 포장을 포함한 2차 포장, 그리고

- 외부 포장 용기(스티로폼 단열 골판지 상자). Category A 및 Category B 물질의 포장 예는 미국 교통부 간행물인 Transporting Infectious Substances Safely (http://hazmat.dot.gov/training/Transporting_Infectious_Substances_Safely.pdf)에 설명되어 있다.

Category A 재료(감염성 물질)의 경우, 1차 용기 또는 2차 포장은 -40°C~+55°C(-40°F~+131°F) 범위의 온도를 누출 없이 견딜 수 있어야 한다(49 CFR 173.196(6)). 49 CFR 173.199(b)에 따르면, 검체를 항공으로 운송하는 경우 사용된 1차 용기 또는 2차 포장은 95 kPa (0.95 bar, 14 psi) 이상의 압력차가 일어나는 내부 압력을 누출 없이 견딜 수 있어야 한다. 소속 기관에서 사용하는 1차 검체 용기 또는 2차 포장의 제조업체가 압력 차이 관련 요구사항을 준수하는지 미리 확인한다.

1차 포장

운송 매체를 포함하여 1차 용기의 모든 것은 감염성 물질 또는 환자 검체로 간주된다. 용이하게 처리하기 위해 혈액튜브와 유사한 튜브와 같은 검체를 함께 포장한다(예로 모든 뚜껑이 자주색인 튜브는 하나의 1차 포장으로 하고, 모든 뚜껑이 회색인 튜브는 다른 1차 포장으로 함). 동일한 기본 포장에 뚜껑이 보라색인 관과 뚜껑이 녹색/회색인 튜브를 혼합하지 않는다.

기본 용기는 방수가 되어야 한다. 파라필름, 접착 테이프, 또는 이와 유사한 재료로 나사 마개가 있는 용기를 밀봉한다. 튜브 사이의 접촉을 방지하고 파손 가능성을 최소화하기 위해 각 용기를 다른 용기와 분리한다. 용기는 서로 접촉하지 않도록 각 용기를 감싸는 등 다양한 방법으로 분리할 수 있다. 각각을 흡수성 물질로 싼 격자 모양 상자에 넣고 비닐 봉지(밀봉 가능한 스티로폼 용기, 수송 슬리브 및 수송튜브) 안에 밀봉하거나 개별 포장한 튜브를 비닐 봉지 안에 밀봉한다.

수송 용기, 포장재, 드라이아이스를 조합한다. 동결된 검체가 가능하면 5분에서 10분 이상 주위 온도에 노출되지 않도록 신속하게 작업한다. 검체는 반드시 단단히 얼린 상태로 보관해야 한다. 운송해야 하는 온도에 따라 검체를 포장한다. 냉동 검체와 4°C에서 수송할 검체를 동일한 패키지로 운송하지 않는다. 공간이 있다면 동일한 온도 조건에서 수송될 여러 1차 포장물을 동일한 2차 포장물 안에 둘 수 있다. 이와 유사하게 동일한 온도 조건에서 동일한 최

종 목적지의 다른 실험실로 운송되는 검체는 적절한 실험실로 적시에 전달될 수 있도록 별도의 2차 포장물에 포장되어야 하고 실험실 이름을 명확하게 표시하여야 한다. 이러한 포장물은 외부 용기에 가장 위험한 검체 Category에 대한 라벨을 붙여서 수송해야 한다.

2차 포장

1차 용기와 2차 포장재 사이에 흡수재를 둔다. 기본 검체 용기에서 누출되거나 손상되는 경우 모든 기본 용기의 전체 내용물을 흡수할 수 있는 충분한 흡수재를 사용한다. 2차 포장은 방수(액체) 또는 체질(고체)이어야 한다. 포장 제조업체 또는 기타 인증된 당국의 포장에서 제시하는 2차 포장재에 포함된 지침을 따른다.

외부 포장

스티로폼 단열 골판지 상자를 사용한다(물류 서비스 부서 또는 발송 부서에서 구할 수 있음). 외부 포장은 모든 표시, 라벨, 수송 문서(예: 위험물에 대한 항공 청구서 및 발송인 신고서)를 제시할 수 있을 만큼 충분히 커야 하며 전체 외부 치수 중 가장 작은 부분이 100 mm(4인치) 이상이어야 한다.

또한 외부 용기에 담을 수 있는 재료의 양에는 제한이 있다. Category A 물질이 포함된 용기는 여객기 또는 철도로 운송할 때 50mL 또는 50g을 초과할 수 없으며, 화물 항공기로 운송할 때 4L 또는 4kg을 초과할 수 없다. Category B 물질이 포함된 용기는 여객, 화물 항공기, 철도로 운송될 때 4L 또는 4kg을 초과할 수 없다.

드라이아이스와 얼음은 모두 2차 포장물 외부에 놓아야 한다. 드라이아이스로 포장된 검체는 이산화탄소 가스를 방출할 수 있어야 하며 포장을 파열시킬 수 있는 압력 상승을 허용하지 않아야 한다. 콜드 팩은 누출이 없어야 한다.

냉장 수송(4℃)의 경우, 외부 포장 바닥에 흡수재를 놓는다. 흡수재에 냉동 콜드 팩 층을 추가한다. 검체 용기(예: 혈액튜브)가 들어 있는 2차 포장물을 콜드 팩 위에 놓는다. 외부 포장 내에서 이동을 줄이기 위해 2차 포장물 사이에 추가 콜드 팩 또는 흡수재를 배치한다. 2차 포장물 위에 냉동 콜드 팩 층을 놓는다. 남은 공간을 채우고 외부 포장 내용물의 움직임을 방지하기 위해 냉동 콜드 팩 주위와 위에 추가 흡수재를 놓는다. 외부 포장의 상단과 하단을 필라멘트 형태의 수송/끈 테이프로 고정한다.

냉동(드라이아이스) 수송의 경우, 외부 포장 바닥에 흡수재를 넣는다. 드라이아이스 층을 추가한다. 큰 덩어리의 드라이아이스는 운송 중에 1차 검체 용기를 깨뜨릴 수 있으므로 사용하지 않는다(드라이아이스를 작은 조각으로 부수려면 조각을 담기 위해 큰 조각의 드라이아이스를 수건에 싸서 드라이아이스를 지름 1~2인치의 작은 조각으로 부수기 위해 망치나 다른 무거운 물건을 사용한다). 검체 용기(예: 소변 용기)가 들어 있는 2차 포장물을 콜드 팩 위에 놓는다. 외부 포장 내에서 이동을 줄이기 위해 2차 포장물 사이에 드라이아이스 또는 흡수재를 추가로 둔다. 2차 포장물 위에 드라이아이스 층을 놓는다. 남은 공간을 채우고 외부 포장 내용물의 움직임을 방지하기 위해 냉동 콜드 팩 주위와 상단에 추가 흡수재를 놓는다. 외부 포장의 상단과 하단을 필라멘트 형태의 수송/끈 테이프로 고정한다. 각 상자의 상단에 식별 정보(예로 연구 번호)가 있는 라벨을 붙이고, 동일 조사의 일부로 여러 소포를 수송하는 경우 "Box 1 of 3"(등)과 같은 라벨을 붙인다.

문서 준비

1차 검체(예: 혈액 튜브 및 소변 컵) 포장은 개별로 배송되어야 하므로, 각 배송에 대해 별도의 배송 목록을 준비하거나 각 배송에 별도의 2차 포장을 준비한다.

골판지 섬유 보드 상자의 스티로폼™ 뚜껑을 닫기 전에 각 배송 목록(시료 식별 번호 포함)을 검체 위에 있는 비닐 지퍼 백에 넣는다. 여러 개의 보조 포장이 동일한 외부 용기에 담겨 배송되는 경우, 튜브 유형 또는 실험실 이름 및 장소가 명확하게 표시된 별도의 비닐 지퍼 백에 각 보조 포장에 대한 배송 목록(시료 식별 번호 포함)을 준비하고 외부 포장 용기를 닫기 전에 흡수재 위에 올려놓는다.

보관 사슬

일부 수송물의 경우 보관 사슬(chain of custody) 양식이 필요할 수 있다. 보관 사슬 양식은 검체와 함께 운송할 필요는 없다. 검체를 취급하는 각 주체/단체는 검체를 관리할 수 있는 시간 동안만 검체에 대한 책임을 진다. 검체를 받는 각 주체/단체는 해당 사슬을 종료하기 위해 검체를 양도하는 주체/단체의 보관 사슬 양식에 서명해야 한다. 검체를 수령할 때 각각의 새로운 주체/단체는 자체 보관 사슬을 시작해야 하며, 검체를 양도하는 주체/단체가 보관 사슬에 서명하여 보관 사슬을 시작하고 검체를 이전했음을 표시해야 한다. 주체/단체 간에 검체가 수송될 때 각 주체/단체는 고유한 보관 사슬 양식을 유지한다.

참고: 검체를 양도하는 개인(양도인)과 검체를 수령하는 개인(수취인)이 검체 이전 시 함께 있지 않은 경우 양도인은 보관 사슬에 수취인이 [FedEx Tracking Number]이거나 검체를 운송하는 개인이 검체의 관리를 맡았음을 알리기 위해 보관 사슬에 서명한다. 마찬가지로 수취인이 검체를 수령하면 보관 사슬에 양도인이 [FedEx Tracking Number]임을 문서화하거나 검체를 운송하는 개인이 보관 사슬에 서명한다.

수송을 위한 라벨링 및 문서화

Category A 사양을 충족하는 감염성 물질 수송을 위한 라벨링 및 문서화에 대한 지침은 http://www.asm.org/Policy/index.asp?bid=6342에서 찾을 수 있다(개정된 포장 및 수송 지침 다운로드 [Packing&Shipping11-18-05.pdf]). Category A 검체 운송을 위한 라벨 배치 지침은 Packing&Shipping11-18-05.pdf의 그림 12에 설명되어 있다. Category A 검체를 포함하는 포장물은 다음 요구 사항을 준수해야 한다.

- 주소 라벨에는 발송인과 수취인의 성명, 시설의 전체 이름, 수송 주소(거리 주소), 전화번호(무료 전화번호 없음)가 포함되어야 한다.
- 수송 책임자의 이름과 전화번호는 포장물에 나와 있어야 한다. 수송 담당자는 운송 내용과 비상대응 절차를 숙지하고 있어야 한다. 24시간 비상 연락 전화번호가 포함되어야 한다.
- 모든 위험 표시와 라벨은 상자의 같은 면에 있어야 하며 주소 라벨에 인접하여 동시에 볼 수 있어야 한다.
- 라벨에는 감염성 물질 라벨, 적절한 수송명(감염성 물질, 인간에게 영향, UN2814, 감염성 물질, 동물에 영향, UN2900), UN 사양 포장 인증 마크(예: UN 4G/CLASS 6.2/99/GB/2450)가 포함되어야 한다.
- 포장물에 드라이아이스가 포함된 경우 UN1845 라벨과 포장물에 포함된 드라이아이스의 양(무게)을 나타내는 라벨을 포장물에 부착해야 한다.
- 어느 쪽이 위인지를 나타내는 "방향 화살표"는 포장물의 반대쪽에 배치해야 한다.
- 완성된 발송인의 위험물 신고서 사본 2부(Federal Express의 경우 3부)를 포함해야 한다. 빨간색과 흰색 테두리가 있는 원본 양식을 사용해야 한다. 사본은 허용되지 않는다. 위험물 신고서 양식 및 양식 작성 지침의 예는 http://www.asm.org/Policy/index.asp?bid=6342에서 찾을 수 있다.
- 운송 세부 정보 칸: 포장물이 50mL 또는 50g 미만인 경우 "화물 항공기 전용"이라는 단어가 포함된 내용을 칸에 표시한다. 포장물이 50mL 또는 50g을 초과하는 경우 "여객 및 화물 항공기"라는 단어가 포함된 내용을 표시한다.
- 위험물의 성격 및 수량 칸: "인간에 영향을 미치는 감염성 물질, UN2814"에서와 같이 물질이라는 단어 뒤에 쉼표가 필요하다. 섬유판(fibreboard)의 철자에 유의한다. 종/속 또는 기술명은 괄호 안에 있어야 한다. 미확인 감염성 물질은 기술명칭에 'Category A 의심 감염성 물질'을 사용한다. 또한 항목별 목록의 기술명으로 사용한다.
- 위험물에 대한 발송인의 선언은 법적 문서이다. 해당 양식에 서명해야 한다.

- DLS(전화 770-488-4305 또는 770-488-7950, 팩스 770-488-4609) 또는 해당 CCID 실험실에 전화하여 검체가 수송되는 방법과 검체가 도착할 시간과 장소를 알려준다. 이는 검체가 주말이나 공휴일에 수송되는 것이 불가피한 경우에 특히 중요하다.

Category B 물질의 수송 라벨링 지침은 http://www.asm.org/Policy/index.asp?bid=6342에서 찾을 수 있다(그림 11). Category B 검체를 포함하는 포장물은 다음 요구 사항을 준수해야 한다.

- 포장물의 왼쪽 상단 모서리에 발송인과 수취인의 주소가 적힌 라벨을 붙인다.
- 외부 포장에 UN3373 다이아몬드 표시를 한다.
- UN3373 표시 아래 외부 포장에 적절한 수송 이름인 "생물학적 물질, Category B"를 표시한다.
- 드라이아이스를 포함하는 포장물의 경우, UN3373 표시와 같은 외부 포장의 동일한 면에 Class 9 위험 라벨을 부착한다. "드라이아이스" 또는 "고체 이산화탄소" 및 "UN1845"와 같은 적절한 수송 이름이 위험 라벨에 미리 인쇄되어 있지 않으면 라벨 옆에 추가한다. 위험 라벨의 미리 인쇄된 영역에 있는 포장물의 드라이아이스 무게를 기록하거나 해당 정보를 Class 9 위험 라벨 및 적절한 수송 이름 옆에 배치한다.
- Category B 감염성 물질이 포함된 외부 포장에는 방향 화살표가 필요하지 않다. 방향 화살표가 있는 경우 화살표가 있는 적절한 방향으로 덮개가 있는 내부 포장의 방향을 확인한다.
- 수송물에 대해 잘 아는 사람의 이름, 주소, 전화번호는 수송물과 함께 제공되는 서면 문서 또는 포장 자체에 제공되어야 한다.
- 포장물을 상업용 항공사로 운송할 경우 항공 요금 청구서를 작성한다. 항공 청구서에 각 위험 물질에 대한 적절한 수송 이름과 UN 번호를 기록하고 IATA 포장 지침 650에 따라 포장 책임자를 식별하여 둔다.

검체 수송

해당 주(State)의 화학 테러 종합 대응 계획에 제공된 지침을 따른다. CDC의 CCEHIP로 검체를 수송하라는 지시를 받은 경우, 다음 주소로 검체를 수송한다:

CDC Division of Laboratory Sciences
Attn: Specimen Coordinator
4770 Buford Hwy.

Building 110 Loading Dock
Atlanta, GA 30341-3724
(770) 488-4305

감염성 질병 병원체 조사를 위해 CCID 실험실로 수송되는 검체는 다음으로 수송되어야 한다:

CENTERS FOR DISEASE CONTROL AND PREVENTION
STAT
Attn: (Unit #/disease agent)
1600 Clifton Road, N.E.
Atlanta, GA 30333
(404) 639-3931

문의

검체 포장 또는 수송과 관련하여 질문이나 문제가 있는 경우, CDC의 DLS, National Center for Environmental Health, CCEHIP의 다음 연락처 중 하나로 이메일을 보내거나 전화한다:

- Dr. John Osterloh, DLS Chief Medical Officer, 770-488-7367
- Dr. Jerry Thomas, ERAT Medical Officer, 770-488-7279
- DLS administrative office, 770-488-7950

CDC의 CCID 실험실로 수송하기 위한 검체 포장, 표시, 라벨링에 대한 상담은 다음에서 얻을 수도 있다.

Packing, Marking, Labeling Consultation
CDC Shipping Activity
Yvonne Stifel: 404-639-3355

부록 24-3: 약어

APHL	Association of Public Health Laboratories
CCID	Coordinating Center for Infectious Diseases
CDC	Centers for Disease Control and Prevention

CF	Complement fixation
CFR	Code of Federal Regulations
CMV	Cytomegalovirus
CSF	Cerebrospinal fluid
CTF	Colorado tick fever
DEOC	[CDC] Director's Emergency Operations Center
DFA	Direct fluorescent antibody test
DFA-TP	Direct fluorescent antibody test for T. pallidum
DHL	DHL International GmbH
DLS	Division of Laboratory Sciences
DNA	Deoxyribonucleic acid
DPDx	Website: Laboratory identification of parasites of public health concern
EDTA	Ethylenediaminetetraacetic acid
EIA	Enzyme immunoassay
ELISA	Enzyme-linked immunosorbent assay
ERAT	Emergency Response and Air Toxicants Branch
FA	Fluorescent antibody test (direct or indirect)
FTA-ABS	Fluorescent treponemal antibody-absorption
H&E	Hematoxylin and eosin stain
HI	Hemagglutination inhibition
HUS	Hemolytic uremic syndrome
ICT	Immunochromatographic test
ID	Immunodiffusion
IEP	Immune electrophoresis
IFA	Indirect fluorescent antibody test
IgG	Immunoglobulin G
IgM	Immunoglobulin M
IIF	Indirect immune fluorescence
LA	Latex agglutination
LGV	Lymphogranuloma venereum
LIMS	Laboratory information management system

LPS	Lipopolysaccharide
LRN	Laboratory Response Network
MAT	Microscopic agglutination
MIA	Microsphere immunoassay
MIF	Microimmunofluorescence test
MSM	Men who have sex with men
NAAT	Nucleic acid amplification test
CCEHIP	National Center for Environmental Health
NT	Neutralization test
PAH	Polyaromatic hydrocarbons
PCB	Polychlorinated bisphenol compounds
PCR	Polymerase chain reaction
PFGE	Pulsed field gel electrophoresis
PVA	Polyvinyl alcohol
RAMP	Rapid analyte measurement platform
Resp.	Respiratory
RFFIT	Rapid fluorescent focus inhibition test
RRAT	Rapid Response and Advanced Technology
RT−PCR	Reverse transcriptase−polymerase chain reaction
SBA	Sheep blood agar
TA	Tube agglutination
UN	United Nations
UPS	United Parcel Service
VDRL	Venereal disease research laboratory
VOC	Volatile organic compounds
WB	Western blot

부록 현장조사의 개괄적인 설명을 위한 예제

뉴욕 오스웨고 카운티의 식중독 유행

Michael B. Gregg
역자; 임현우

유행을 조사하는 방법을 5장에 비교적 상세히 서술하였다. 비록 판에 박힌 것처럼 정형화된 것은 아니더라도 5장에 서술된 과정은 사실상 모든 분야의 유행조사 중에 행해지는 일련의 조치와 유행조사 중에 사고 과정을 논리적으로 서술한 것이다. 그러나 초심자, 초보 역학자는 아마도 무엇을 해야 하는지, 언제 해야 하는지, 어떻게 생각해야 하는지에 대해 좀 더 자세한 설명이 필요할 수 있다. 다시 말하면, 이 책을 읽는 일부 독자, 특히 사회적 기능과 관련된 질병 그리고 식품 시설과 관련된 질병을 조사하는 책임이 있는 지역 식품 검사관인 사람들에게는 차근차근 보여주는 "개괄적인 설명(walk-through)" 예제가 유용할 수 있다. 이 부록에서는 바로 그 점을 염두에 두고 서술하였다.

다음 사건은 실화이다. 비록 오래 전 사건이지만 전형적인 집단발병 사건이었으며, 이 사건에서 이루어졌던 조사는 오늘날까지 많은 지역 및 주 보건 부서에서 여전히 수행되고 있는 조사이다. 역학 입문과정에서 첫번째 예제로 서술된 일명 '오스웨고 사건'은 역학자들에게 아마도 현존하는 어떤 종류의 사례보다도 더 많은 영향을 미쳤고, 가르침을 주었다. 이 사건은 여러 나라의 말로 번역되었고, 여전히 미국 질병통제예방센터(Centers for Disease Control and Prevention, CDC)에서 사용되며 사실상 '고전'으로 여겨진다.

뉴욕의 오스웨고 카운티 사건의 이야기를 시작하기 전에 5장에서 제시된 현장조사의 중요한 단계를 복습해 보자.

- 유행의 존재를 확인
- 진단 확인
- 사례정의 및 사례 집계
- 유행을 시간, 장소, 사람의 관점으로 기술
- 질병에 걸릴 위험이 있는 사람 확인

- 가설 설정
- 가설 검정
- 기존의 사실과 가설을 비교
- 좀 더 체계적인 연구계획
- 서면 보고서를 준비
- 관리 및 예방 조치의 실행

여기 부록에서는 당신이 현장에 있을 때 실제 수행해야 하는 모든 과정에 초점을 맞출 것이다. 따라서 연구를 기획하고 보고서를 서면으로 작성하는 단계는 생략하기로 한다.

몇 가지 중요한 사항을 돌이켜 보면,

- 당신이 이 단계들을 수행하는 순서는 여러 요인에 의해 유행마다 다를 것이다. 실제로 동시에 여러 단계를 수행할 수 있다. 그러나, 상황이 아무리 다를지라도 궁극적으로 당신은 더 많거나 혹은 더 적은 정도로 모든 단계를 수행하게 될 것이다.
- 이 특별한 "개괄적인 설명" 예제에서 오스웨고의 조사관인 루빈 박사는 액면 그대로 받아들여야 하는 시간, 장소 및 사람에 대한 초기 정보를 처음에 제공받았다. 그가 그 데이터를 수집하지는 않았지만, 문제가 존재할 가능성이 있다고 생각하지 않았다면 집단발병에 대응하지 않았을 것이다. 이러한 상황은 모든 현장조사에서 일어나는 일이다. 당신은 일반적으로 "빙산의 일각"인 데이터, 예비 평가, 소문까지도 받게 될 것인데 자료에 대해 곧 확인 및 부연이 필요하다.
- 일부 조사관은 운영과 역학이라는 두 가지 활동에 따라 생각하는 것이 유용할 수 있다. 운영; 유행을 조사할 때 자신이 어디에 있는지, 어디에 있었는지, 어디로 가야 하는지 생각하라. 시간을 내어 완료한 작업과 앞에 놓인 작업에 대해 방향을 잡아야 한다. 정해진 틀과 맥락에 따라 작업을 계획하고 실행하는 것은 큰 도움이 된다. 그러니 이따금씩 심호흡을 하라! 역학; 시간, 장소, 사람이라는 확실한 사실의 필요성과 가치를 생각하고 분석, 해석 및 결론에 대해 가능한 가장 강력한 설명이 무엇인지 생각하라. 이의가 제기될 수 있으므로 데이터를 확인하라. 이후에 데이터 품질, 분석, 해석 중 어느 부분에서 "전투"를 할지 고민하라.

이 "개괄적인 설명"에는 오스웨고 연습에 기록된 내용과 뉴욕주 보건부(CDC, 미공개 데이터) 기록에서 발견된 루빈 박사의 보고서에서 가져온 내용을 더하여 서술하였다. 연습의 흐름과 논리를 강화하기 위해 몇 가지 사소한 수정이 이루어졌다.

주기적으로 우리가 알고 있는 것과 추론할 수 있는 것 또는 그 정보가 시사하는 바가 무엇이라고 생각하는지 질문을 던지며 조사 과정에서 우리가 어디에 있는지를 살핀다. 알고 있는 것과 추론할 수 있는 것을 당신의 마음 속에서 아주 분리시키는 것은 매우 중요하다.

집단발병(outbreak)

1940년 4월 19일, 뉴욕 오스웨고 카운티 리커밍의 지역 보건 담당자는 시러큐스의 지역 보건 담당관에게 급성위장관질환의 집단발병을 보고했다. 수련과정의 역학자 루빈 박사가 조사를 위해 파견되었다.

루빈 박사가 그날 현장에 도착했을 때, 그는 즉시 현지 보건 담당자를 찾아갔고, 병이 난 것으로 알려진 모든 사람들이 전날 저녁 교회 만찬에 참석했고, 그들 대부분이 4월 19일 이른 아침에 병이 났다는 말을 들었다. 80명의 사람들이 만찬에 참석했고 40명 이상이 병에 걸린 것으로 알려졌다. 만찬에 참석하지 않은 가족들은 병에 걸리지 않았다.

1. 이것을 유행(epidemic)이라고 부를 것인가? 집단발병(outbreak)이라고 부를 것인가?

유행과 집단발병이라는 2개 용어는 일반적으로 예상보다 많은 질병 사례가 장소(또는 인구)에서 발생하는 것으로 정의된다. 여기서, 일개 사회 집단에서 24시간 기간에 걸쳐 40명 이상의 위장관질환 발생은 확실히 예상을 초과하는 것이다.

역학자들 사이에서 유행과 집단발병이라는 단어가 번갈아 사용되기도 하지만, 일부에서는 집단발병이라는 용어는 국지적인 상황을 의미하며, 유행은 더 광범위하고 아마도 더 오래 지속되는 현상을 의미한다고 간주하기도 한다. 현장에 있을 때는 "유행"이라는 단어를 사용하지 않도록 하라; 그것은 두려움을 불러일으키고 언론의 진짜 먹잇감이 될 수 있다.

2. 현재 알고 있는 것은?

- 40명 이상의 위장관질병 환자가 단기간에 발생한 것은 분명히 드문 일이기 때문에 이것은 집단발병 또는 유행(이렇게 부르길 원한다면)이다.
- 추정 가능한 기간: 확인된 대부분의 질병은 하룻밤 사이에 발생했다.
- 알려진 대부분의 환자는 일종의 위장관질병을 앓고 있었다.
- 그 아픈 사람들은 전날 밤 공통의 경험을 공유했다.
- 위장관 질병, 특히 식사 후 꽤 빨리 시작되는 경우는 종종 오염된 음식을 먹음으로써 발

생한다.

- 루빈 박사가 도착한 4월 19일 현재, 만찬에 참석하지 않은 가족 중 누구도 아프지 않았다.

3. 지금까지의 정보로부터 현실적으로 추론할 수 있는 것은 무엇인가?

- 40건 혹은 그 이상의 사례들은 아마도 교회 만찬과 관련된 사례들의 대부분이었을 것이지만, 아직 보고되지 않았거나 발견되지 않은 다른 사례들도 분명히 있었을 것이다.
- 가족 중 알려진 사례가 없기 때문에 전염성이 없는 병임을 시사한다. 그러나 루빈 박사는 발병 후 24시간도 지나지 않아 도착하였기 때문에 이 시간은 많은 전염성 질환에서 2차 사례가 나타나기에는 너무 짧은 시간임을 유념해야 한다.
- 따라서, 급성의 위장관 질병이 식사를 함께 한 사람들에게 나타나면서, 지역사회의 다른 곳에서 해당 질병이 없다면, 논리적인 추론은 이 사람들이 저녁 식사 때, 아마도 그들이 먹었던 무언가에 노출되었다는 것이다.

4. 이제 이 단계에서 무엇을 하여야 하는가?

여러 가지의 가능성은 있지만 앞의 자료로 볼 때 식품매개 유행이 의심된다. 여러 가지 일 중 가장 먼저 해야 할 일은 가능하다면, 실험실 검사를 위해 음식, 대변, 구토물을 수집하는 것이다. 이러한 검체들이 필요할지 여부는 모르지만 이러한 종류의 집단발병에는 시간이 매우 중요하므로 설령 나중에 필요가 없을지 모르더라도 검체를 채취해 확보해야 한다.

자, 이제 다시 오스웨고 사건으로 돌아가서 현재까지의 사실과 추론을 해 볼 때 교회 만찬 참석자들의 식품매개 유행임을 강력히 시사한다. 그러나 당신은 현재 주민들이 급성 위장관계 증상을 보이고 있다는 것 외에 아직 이 사람들의 질병에 대해 아는 바가 거의 없다. 어떤 원인균이 유행을 야기하였는지, 어디서부터 비롯되었는지, 어떤 경로로 전파되었는지 등에 대한 합리적인 사고를 끌어내기 위해서는 임상적 특성이나 어떤 질환과 유사한지 등을 알아야 한다. 만일 당신이 임상수련을 받지 않았다면 감별진단을 위해 의사나 다른 보건전문가의 도움을 받아야 할 것이다.

다음은 루빈 박사의 보고서 내용이다.

루빈 박사에 의하면 질환의 발생은 모두 급성이었으며, 오심과 구토, 설사, 복통이 주증상이었다. 환자 중 발열이 있은 자는 없었으며, 24시간에서 30시간 사이에 모두 회복하였다. 약 20%

의 환자가 의사를 방문하였다. 세균학적 검사를 위한 분변 검체는 채취되지 못하였다(루빈 박사가 실제로 몇몇 사례를 보았는지는 알 수 없다. 만약 당신이 그 사람이었다면, 더 이상의 조사를 하기 전에 여러 환자를 방문하거나, 적어도 몇몇 사례를 본 의사와 이야기를 나누는 것이 좋은 생각이었을 것이다).

5. 이제 당신이 알고 있는 것은 무엇인가?

- 현재까지 조사된 사례에서는, 그 병은 심각하거나 생명을 위협하지 않았으며 매우 짧은 기간 동안 지속되었다.
- 원인 물질은 발열 없이 상부 및 하부 위장관에 영향을 미쳤다.
- 실험실 검사는 아마도 도움이 되지 않을 것이다; 따라서 추정 진단을 위해 임상 소견과 역학적 발견에 크게 의존해야 할 것이다.

6. 현 단계에서 추론할 수 있는 것은 무엇인가?

- 모든 사례가 루빈 박사에게 보고되었다(의문점이 있다면 그물을 넓게 던져 가능한 많은 사례를 찾아야 한다)(3장, 5장 참조).
- 모든 사례는 어떤 식으로든 연관되어 있고 그들의 질병은 아마도 동일한 인자 때문일 것이다.
- 아무도 죽거나 병원에 입원하지 않았다. 현지 보건담당자가 사례 발견을 수행한 방법을 모르기 때문에 이는 사실일 수도 있고 아닐 수도 있다. 하지만, 우리의 연습 목적을 위해 이것이 전부라고 가정하자.
- 이 인자는 노출 후 수시간 안에 질병을 유발했다. 다시 말해, 이 인자는 아마도 노출에서 발병까지의 시간이 짧다는 것과 관련이 있을 것이다(짧은 잠복기).

7. 이제 이 단계에서 무엇을 하여야 하는가?

여기서는 감별진단을 하기 위해 임상수련을 한 누군가의 도움이 필요하다. 아래 표를 보기 전에 알아야 할 매우 유용한 몇 가지가 있다. 위장관계 질환의 급성 징후를 야기하는 인자의 주요 항목은 다음과 같다.

- 감염성 - 세균성, 바이러스성, 혹은 기생충
- 독성/환경적 - 중금속, 제초제, 가정용 세정제 혹은 물고기 독
- 사회적 - 집단 히스테리 등

급성 식중독 집단발병을 "진단"하고자 할 때 오심, 구토와 설사는 우리 몸으로부터 해로운 물질을 제거하려는 정상 방어기전임을 알아야 한다. 또한, 어떻게 또 위장관계의 어느 부위를 인자가 영향을 주는지를 생각해야 한다. 독성물질 섭취는 주로 위(stomach)와 같은 상부 위장관계에 영향을 미치는데 이로 인한 증상은 짧은 시간 내에 오심, 구토와 드물게 설사를 일으킨다. 이와는 대조적으로 살모넬라와 세균성이질 같은 세균성 감염은 발현 시간이 더 걸리며(24~48시간) 소장이나 대장 같은 장 조직을 침범한다. 시간이 흐름에 따라 증식하면서 발열증상을 일으키기도 하고, 선통, 설사 등 다른 증상을 일으킨다. 발열은 원인균이나 독성물질이 실제로 신체 조직 안에 들어가거나 침범했다는 신호이며, 단순한 장 내층의 자극으로는 발열이 일어나지 않는다. 여러 가지 다양한 인자에 따라 다양한 병인과 발현증상을 보인다. 표 A-1에 흔한 인자의 목록을 나타내었다.

8. 이 표에서 알 수 있는 중요한 사항은 무엇인가?

- 많은 인자들이 상당히 비슷한 증상발현을 보인다.
- 독성물질은 주로 상부 위장관에 영향을 미친다.
- 포도알균은 독성물질을 생성하며 매우 짧은 잠복기를 가진다.
- 결국, 저녁을 먹은 사람들에 대한 더 상세한 임상적 고찰이 진단에 도움을 줄 것이다.

9. 다음 단계로 무엇을 하여야 하는가?

유행에 대한 시간, 장소, 사람에 대한 일반적 견해(누가 위험에 처했는지에 관한 착안, 교회 만찬이 원인일 것이라는 꽤 합리적인 가설)와 함께 교회 식사 참석자들의 리스트를 확보하고, 설문지를 만들고, 참석자에게 아마도 병을 유발했을 특정 노출에 초점을 맞추어 일련의 질문을 한다. 이것이 바로 루빈 박사가 했던 작업이다.

10. 당신이 알고자 하는 정보는 무엇인가?

적어도, 이 조사에서 당신이 알고자 하는 정보는 다음과 같다(11장과 12장을 참조).

- **개인 식별 정보** : 이름, 주소, 전화번호, 응답자(본인, 부모, 배우자)
- **인구학적 정보** : 생년월일이나 나이, 성별
- **임상 정보** : 징후/증상, 질병의 중증도, 발병시간, 유병기간
- **역학적인 정보** :
  - 저녁 만찬에 참석했는가?

표 A-1. 급성위장관염을 일으킬 수 있는 흔한 식품매개, 수인매개 병인

병인	잠복기	증상	병태생리	원인음식
포도알균	2~4시간	갑작스런 구토, 선통, 설사, 발열없음	형성된 내독소	햄, 고기, 커스타드, 크림 충전재
클로스트리듐 퍼프린젠스	6~24시간, 대개 10~12시간	복통, 설사, 오심, 구토, 발열은 드묾	생체내에서 생성된 내독소	소고기, 가금류고기
살모넬라 (비장티푸스)	6~48시간	설사, 발열, 선통	장내 세균침입	가금류고기, 달걀, 고기
이질균 종	2~4일	설사, 가끔은 혈변, 선통, 미열 혹은 발열 없음	장내 세균침입	음식 취급자에 의한 오염, 대개 식품매개 아님
대장균(0157:H7 과 기타)	3~4일	설사, 선통, 미열 혹은 발열 없음	세포독소	소고기, 생우유, 물
노르워크 모양 바이러스	24~48시간	구토, 선통, 두통, 발열	모름	날것이나 덜 익힌 조개류, 샌드위치, 셀러드, 물
중금속류 (안티몬, 카드뮴, 구리, 납, 주석, 아연)	대개 1시간 미만	구토	화학적 자극	중금속 오염이 될 수 있는 용기에 음식물이나 음료를 준비/보관/요리

- 만찬에서 음식을 먹었는가?
- 언제 먹었는가?
- 무엇을 먹고, 마셨는가?

루빈 박사의 조사에서 우리가 알게 된 사실 :

만찬은 마을 교회 지하에서 열렸다. 많은 신도들이 음식을 기부했다. 저녁 식사는 오후 6시에 시작되어 11시까지 계속되었다. 음식은 식탁 위에 펼쳐져 몇 시간 동안 소비되었다. 75명 각각에 대해 인터뷰하여 섭취하거나 마신 음식과 발병 시간에 대해 자료를 수집하였다.

루빈 박사는 그의 자료를 '줄-일람표'('line-listing')라 불리는 스프레드 쉬트에 아주 상세히 제시된 설문지의 결과물을 입력했다. 줄-일람표는 연구대상자들에 대한 정보를 나타내는 표이다. 각행은 각 사례에 대한 데이터를 나타낸다. 각 열은 개인을 식별하는 정보, 임상적 자료, 위험과 노출인자 같은 역학적 정보가 표시된다. 이러한 일람표는 매우 유용하며 -특히 초반부에 있어서는— 시간 순서대로 볼 수 있게 하고, 정보 격차를 좁히고, 연구팀원간의 결과를 공유하고 명확한 오류, 이상치, 경향을 손쉽게 파악하는 데 도움이 된다. 표 A-2는 루빈 박사의 줄-일람표이다.

11. 이 줄-일람표를 통해 얻을 수 있는 정보는 무엇인가?

많은 양은 아니지만 이것은 실제 업무문서이다. 대부분의 참석한 환자는 성인이었으며 많은 이들이 언제 그 음식을 먹었는지 기억하지 못했지만, 모든 사람들이 언제 아프기 시작했는지, 그리고 2명을 제외하고 무엇을 먹었는지를 기억했다. 이 후자의 관찰은 정말로 주목할 만하다. 많은 식품 매개 유행사건에 있어서, 먹은 음식 대부분 혹은 몇 가지를 기억 못하는 사람들이 있는데 특히 아프지 않은 사람들에서 거의 항상 있다. 그러나 여기 조사에서는 몇 가지 사항이 작용했을 수 있다.

(1) 음식 수가 적어서 기억하기에 쉬웠다.

(2) 설문지는 '예', '아니오'로 대답할 수 있도록 하여 "모른다"라고 대답할 여지가 없었을 수도 있다.

(3) 모든 사람들에게 집단발병은 생생한 경험이었고, 따라서 똑똑히 기억할 수 있었다.

(4) 모든 음식을 교인들이 준비하였기 때문에 누가 어떤 음식을 준비했는지, 그들이 무얼 먹었는지 더 잘 기억할 수 있었다.

12. 다음 단계로 무엇을 하여야 하는가?

이제 당신은 시간, 장소, 사람의 관점에서 유행을 기술하는 데 필요한 정보를 얻었다. 이것은 왜 유행이 생겼는지, 누가 위험에 처했는지, 무엇이 정확한 노출인자인지 가설을 정의하는데 필수요소이다. 5, 6장에서 설명한 것처럼, 유행의 시간 관점을 서술하기 위해 가장 유용한 방법 중의 하나는 유행곡선을 그리는 것이다. Y축에 사례 수, X축에 적당한 시간 간격을 기입함으로써 유행의 크기를 짐작케 하고 풍토병 사례와의 연관성, 시간적 경과, 확산의 패턴, 그리고 유행의 진행과정 상에 어디에 현재 위치하는지(곡선의 상향경사 혹은 하향경사)에 대한 아이디어를 제공하는 그래프를 얻을 수 있다. 그림 A-1은 오스웨고 집단발병에서 유행곡선을 나타낸다.

표 A-2. 위장염 집단발병조사로부터 얻은 줄-일람표, 미국 뉴욕주 오스웨고 카운티, 1940년

등록 번호	연령	성별	식사 시간	질병 여부	증상 발현 날짜	증상 발현 시간	구운 햄	시금치	으깬 감자	양배추샐러드	젤로	롤빵	흑빵	우유	커피	물	케이크	바닐라아이스크림	초코아이스크림	과일샐러드
1	11	M	모름	N			N	N	N	N	N	N	N	N	N	N	N	N	Y	N
2	52	F	8:00 PM	Y	4/19	00:30 AM	Y	Y	Y	N	N	Y	N	N	Y	N	N	Y	N	N
3	65	M	6:30 PM	Y	4/19	00:30 AM	Y	Y	Y	Y	N	N	N	N	Y	N	N	Y	Y	N
4	59	F	6:30 PM	Y	4/19	00:30 AM	Y	Y	N	N	N	N	N	N	Y	N	Y	Y	Y	N
5	13	F	모름	N			N	N	N	N	N	N	N	N	N	N	N	N	Y	N
6	63	F	7:30 PM	Y	4/18	10:30 PM	Y	Y	N	Y	Y	N	N	N	N	Y	N	Y	N	N
7	70	M	7:30 PM	Y	4/18	10:30 PM	Y	Y	Y	N	Y	Y	Y	N	Y	Y	N	Y	N	N
8	40	F	7:30 PM	Y	4/19	2:00 AM	N	N	N	N	N	N	N	N	N	N	N	Y	Y	N
9	15	F	10:00 PM	Y	4/19	1:00 AM	N	N	N	N	N	N	N	N	N	N	Y	N	Y	N
10	33	F	7:00 PM	Y	4/18	11:00 PM	Y	Y	Y	N	N	Y	Y	N	N	Y	N	Y	Y	N
11	65	M	모름	N			Y	Y	Y	N	Y	Y	N	N	N	N	N	Y	N	N
12	38	F	모름	N			Y	Y	Y	N	N	Y	N	N	Y	N	N	Y	Y	Y
13	62	F	모름	N			Y	Y	N	Y	Y	Y	Y	N	N	Y	N	N	N	N
14	10	M	7:30 PM	Y	4/19	2:00 AM	N	N	N	N	N	N	N	N	N	N	N	Y	Y	N
15	25	M	모름	N			Y	Y	Y	Y	Y	Y	Y	N	Y	Y	Y	Y	N	N
16	32	F	모름	Y	4/19	10:30 PM	Y	Y	N	N	N	Y	N	N	Y	N	Y	Y	Y	N
17	62	F	모름	Y	4/19	00:30 AM	N	N	N	N	N	N	N	N	N	N	N	Y	N	N
18	36	M	모름	Y	4/18	10:15 PM	Y	Y	N	Y	N	Y	Y	N	N	N	N	Y	N	N
19	11	M	모름	N			Y	Y	?	Y	N	Y	N	N	N	Y	N	N	Y	N
20	33	F	모름	Y	4/18	10:00 PM	Y	Y	Y	Y	Y	Y	N	N	Y	Y	Y	Y	Y	N

표 A-2. (계속)

등록 번호	연령	성별	식사 시간	질병 여부	증상 발현 날짜	증상 발현 시간	구운 햄	시금치	으깬 감자	양배추샐러드	젤로	롤빵	흑빵	우유	커피	물	케이크	바닐라아이스크림	초코아이스크림	과일샐러드
21	13	F	10:00 PM	Y	4/19	1:00 AM	N	N	N	N	N	N	N	N	N	N	Y	Y	N	N
22	7	M	모름	Y	4/18	11:00 PM	Y	Y	Y	Y	Y	Y	Y	N	N	Y	Y	Y	Y	N
23	64	M	모름	N			N	N	N	N	N	N	N	N	N	N	N	Y	N	N
24	3	M	모름	Y	4/18	9:45 PM	N	Y	Y	N	N	Y	N	N	N	Y	Y	Y	N	N
25	65	F	모름	N			Y	Y	Y	Y	Y	N	Y	N	Y	N	Y	Y	Y	N
26	59	F	모름	Y	4/18	9:45 PM	N	Y	Y	Y	N	Y	Y	N	N	Y	Y	Y	N	N
27	15	F	10:00 PM	Y	4/19	1:00 AM	N	N	N	N	N	N	N	N	N	N	Y	Y	Y	N
28	62	M	모름	N			Y	Y	N	Y	N	Y	Y	N	Y	Y	Y	N	Y	N
29	37	F	모름	Y	4/18	11:00 PM	Y	Y	Y	N	Y	Y	Y	N	Y	N	Y	Y	N	N
30	17	M	10:00 PM	N			N	N	N	N	N	N	N	N	N	N	Y	Y	Y	N
31	35	M	모름	Y	4/18	9:00 PM	Y	Y	Y	N	Y	Y	Y	N	Y	N	Y	Y	N	Y
32	15	M	10:00 PM	Y	4/19	1:00 AM	N	N	N	N	N	N	N	Y	N	N	Y	Y	N	N
33	50	F	10:00 PM	Y	4/19	1:00 AM	N	N	N	N	N	N	N	N	N	N	N	Y	N	N
34	40	M	모름	N			Y	Y	N	N	N	Y	Y	N	Y	Y	Y	N	Y	Y
35	35	F	모름	N			Y	Y	Y	N	N	Y	Y	N	Y	Y	N	N	Y	N
36	35	F	모름	Y	4/18	9:15 PM	Y	Y	Y	Y	N	Y	Y	N	Y	N	N	Y	N	N
37	36	M	모름	N			Y	N	Y	Y	N	Y	Y	N	Y	N	N	N	Y	N
38	57	F	모름	Y	4/18	11:30 PM	Y	Y	N	Y	Y	Y	Y	N	Y	N	Y	Y	Y	N
39	16	F	10:00 PM	Y	4/19	1:00 AM	N	N	N	N	N	N	N	N	N	N	Y	N	Y	N
40	68	M	모름	Y	4/18	9:30 PM	Y	N	Y	Y	N	N	Y	N	Y	N	N	Y	N	N
41	54	F	모름	N			Y	Y	Y	N	N	Y	N	N	Y	N	Y	N	Y	N
42	77	M	모름	Y	4/19	2:30 AM	N	N	N	N	Y	N	N	N	N	N	N	Y	N	Y
43	72	F	모름	Y	4/19V	2:00 AM	Y	Y	N	Y	Y	N	Y	N	Y	N	Y	Y	Y	N

표 A-2. (계속)

등록 번호	연령	성별	식사 시간	질병 여부	증상 발현 날짜	증상 발현 시간	구운 햄	시금치	으깬 감자	양배추 샐러드	젤로	롤빵	흑빵	우유	커피	물	케이크	바닐라 아이스크림	초코 아이스크림	과일 샐러드
45	20	M	10:00 PM	N			N	N	N	N	N	N	N	N	N	N	Y	Y	Y	N
46	17	M	모름	N			Y	Y	Y	N	N	Y	N	N	N	Y	N	Y	Y	N
47	62	F	모름	Y	4/19	00:30 AM	Y	Y	N	N	N	Y	N	N	N	Y	N	Y	N	N
48	20	F	7:00 PM	Y	4/19	1:00 AM	N	N	N	N	N	N	N	N	N	N	N	Y	N	N
49	52	F	모름	Y	4/18	10:30 PM	Y	Y	Y	Y	N	Y	N	N	Y	N	N	Y	Y	N
50	9	F	모름	N			N	N	N	N	N	N	N	N	N	N	Y	N	Y	N
51	50	M	모름	N			Y	Y	Y	Y	Y	Y	Y	Y	Y	Y	Y	N	Y	N
52	8	M	11:00 PM	Y	4/18	3:00 PM	N	N	N	N	N	N	N	N	N	N	N	Y	Y	N
53	35	F	모름	N			N	N	N	N	N	N	N	N	N	N	N	Y	Y	N
54	48	F	모름	Y	4/18	12:00 MN	Y	Y	Y	Y	Y	Y	Y	Y	Y	N	Y	Y	Y	N
55	25	M	모름	Y	4/18	11:00 PM	Y	N	Y	N	N	Y	Y	N	N	Y	Y	Y	Y	N
56	11	F	모름	N			N	N	N	N	N	N	N	N	N	N	N	N	Y	N
57	74	M	모름	Y	4/18	10:30 PM	Y	Y	Y	Y	Y	Y	Y	N	Y	N	Y	Y	N	N
58	12	F	10:00 PM	Y	4/19	1:00 AM	N	N	N	N	N	N	N	N	N	N	Y	Y	Y	N
59	44	F	7:30 PM	Y	4/19	2:30 AM	Y	Y	Y	N	N	Y	N	N	N	Y	Y	N	Y	N
60	53	F	7:30 PM	Y	4/18	11:30 AM	Y	Y	Y	Y	Y	N	Y	N	Y	Y	Y	Y	Y	N
61	37	M	모름	N			N	N	N	N	N	N	N	N	N	N	N	N	Y	N
62	24	F	모름	N			Y	Y	Y	N	N	Y	N	N	Y	N	N	N	N	N
63	69	F	모름	N			N	Y	Y	N	Y	N	Y	N	N	Y	Y	N	Y	N
64	7	M	모름	N			Y	Y	Y	Y	Y	Y	N	N	N	Y	Y	N	Y	N
65	17	F	10:00 PM	Y	4/19	1:00 AM	N	N	N	N	N	N	N	N	N	N	Y	Y	Y	N
66	8	F	모름	Y	4/19	00:30 AM	Y	N	Y	Y	Y	N	N	N	N	N	Y	Y	Y	N
67	11	F	7:30 PM	N			Y	Y	Y	Y	N	Y	N	N	Y	Y	N	N	Y	N
68	17	M	7:30 PM	N			Y	Y	Y	Y	N	Y	N	N	Y	N	Y	Y	N	N
69	36	F	모름	N			N	N	N	N	N	N	N	N	N	N	N	N	Y	N
70	21	F	모름	Y	4/19	00:30 AM	Y	N	N	Y	Y	N	N	N	N	N	N	Y	Y	N
71	60	M	7:30 PM	Y	4/19	1:00 AM	N	N	N	N	N	N	N	N	N	N	N	Y	N	N
72	18	F	7:30 PM	Y	4/18	12:00 MN	Y	Y	Y	Y	Y	N	N	N	N	Y	Y	Y	Y	N
73	14	F	10:00 PM	N			N	N	N	N	N	N	N	N	N	N	Y	Y	N	N
74	52	M	모름	Y	4/19	2:15 AM	Y	N	Y	N	Y	Y	Y	N	Y	Y	Y	Y	Y	N
75	45	F	모름	Y	4/18	11:00 PM	Y	Y	Y	Y	Y	Y	Y	N	Y	N	Y	Y	N	Y

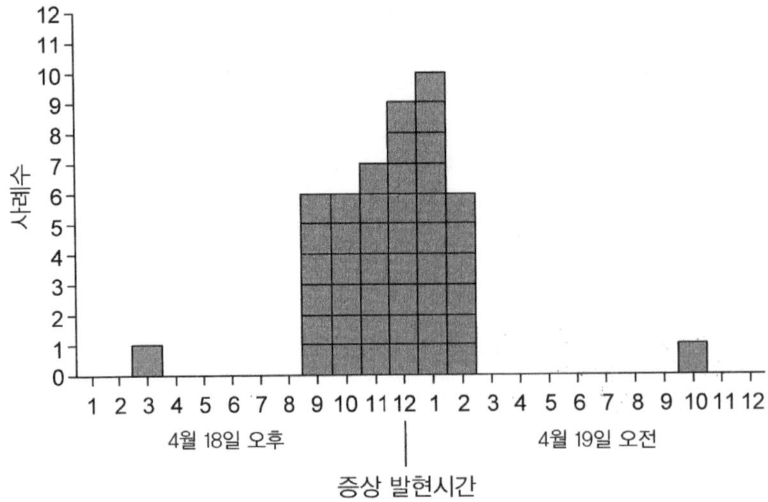

그림 A-1. 증상의 발현 시기별 위장관 질병 사례 1940년 4월 18~19일, 미국 뉴욕 주 오스웨고 카운티, [CDC, 미발표 자료]

13. 이 그래프에서 알 수 있는 것은?

- 6시간 간격 이내에서 촘촘한 군집에 사례 대부분이 포함되어 단일 공동 노출원을 시사한다.
- 여기서 두 '이상치'가 있는데, 하나는 너무 빠르고 다른 하나는 너무 늦은 경우다. 이 중 한 환자 혹은 두 경우 모두 기저 사례 혹은 풍토병 사례로 유행과 관련이 없거나 아주 빠른 경우는 유행의 '감염원'이고 늦은 경우는 이차발병 사례가 될 수 있다.
- 당신은 이 사례들을 조사하고 싶겠지만, 해야 할 훨씬 더 중요한 일들이 있다.

시간의 또 다른 측면은 병든 사람들이 언제 그들이 먹거나 노출되었는지와 언제 아프기 시작했는지에 초점을 맞춘다: 잠복기. 거의 모든 감염성 질병과 많은 독소에는 잠복기의 기간이 알려져 있거나 추정되어 있는데, 이는 질병을 일으킨 병인을 식별하는 데 도움이 될 수 있는 특성이다.

루빈 박사의 설문지에는 언제 그들이 먹었는지, 언제부터 아프기 시작했는지를 기억하는 이러한 환자(46명의 환자 중 22명)의 잠복기를 결정짓는 데이터를 제공해 준다(그림 A-2 참고).

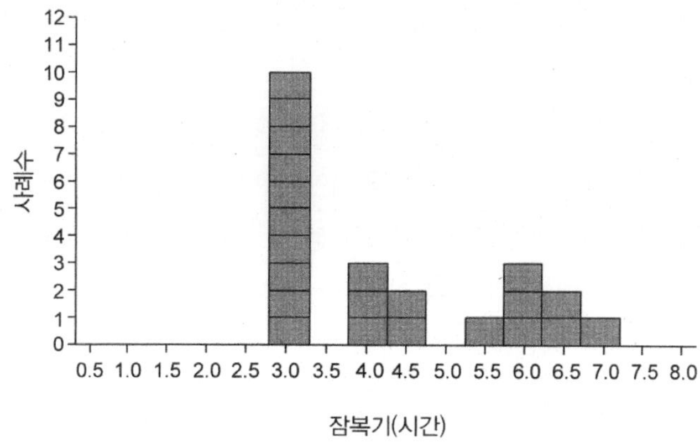

그림 A-2. 잠복 시간에 따른 위장병 사례, 오스웨고 카운티, 뉴욕주, 1940년 4월 18~19일 [CDC, 미발표 자료]

14. 그림 A-2에서 알 수 있는 것은?

- 이런 적은 수로 일반화하기는 어렵지만, 이 그림은 3시간대에 한번, 6시간에서 6시간 반 사이에 한번, 시간적으로 두 개의 군집이 있는 것으로 보인다. 전체 중위 잠복기는 4시간이다.
- 흥미롭게도 저녁을 일찍 먹은 사람들보다 나중에 먹은 사람에 있어서 잠복기는 더 짧다. 이러한 차이는 음식물 속에 포도알균이 내독소를 계속 생성하였음을 나타낸다. 이것은 또한 더 젊은 사람일수록 늦게 식사했고, 아마도 이전에 식사한 나이든 사람들보다 더 많이 먹었을 것이라는 사실로도 설명될 수 있다(이것은 매우 일반적인 유형의 집단발병에서 매력적이고 때로는 중요한 측면을 발견할 수 있는 기본적인 인구 통계학 및 역학 데이터의 간단하고 창의적인 분석의 훌륭한 예이다).
- 그러나, 가장 중요한 것은 4시간의 잠복기는 포도알균, 일부 생선독소, *Bacillus cereus*와 같은 발생원의 잠복기와 아주 일치한다는 점이다. 생선류는 제공되지 않았기 때문에 생선독소는 제외될 수 있다. *B. cereus*도 대체로 쌀, 커스타드, 시리얼과 연관되는데 이러한 음식도 제공되지 않았기 때문에 제외될 수 있다. 그래서 포도알균 독소가 가장 가능성이 높은 것으로 보이지만, 좀 더 상세한 임상 정보를 얻는 것이 도움이 될 것이다.

다음으로 당신은 장소의 관점에서 데이터를 판단하려 할 것이다. 루빈 박사의 보고서에 의하면 설문에 응한 모든 75명은 만찬을 먹었다. 이것은 질병위험과 노출이 '바로 그곳'에서 발생되었음을 강력히 시사한다. 또한 16번, 52번의 두 이상치를 가지는 사례는 다른 환자들과 매우 다른 시간에 발병이 일어났으므로 단순하게 회의적인 관점에서 보아야 한다.

사람 특성에 대한 관점에서, 성별, 연령별 발병률을 알아보아야 하지만 나이, 성별에 관한 자료는 정상으로 보인다. 그러나 이 조사에서는 참석자의 음식물 노출에 집중해야 한다.

그래서 이런 모든 증거로 볼 때 '무슨 일이 일어났는가'에 대한 당신의 가설은 무엇인가? 처음에는 항상 집단발병의 원인이 되는 단일 요인에 대해 생각하라. 이 경우엔 하나의 원인균, 하나의 오염된 음식, 질병발생 위험에 처한 특정 인구집단이다. 다요인적 가설로 인해 흐름이 흐리지 않게 해야 한다. 대부분의 경우에서 한 가지 병인, 한 가지 특정 노출과 잘 정의된 인구집단에 초점을 맞추어 처리해야 할 것이다.

좀 더 역학적인 용어로 표현하자면, 질병을 일으킨 결정적인 노출은 무엇이라고 생각하는가? 당신의 가설은 "제 생각에 단 하나의 음식이나 음료가 아마도 포도알균 장독소 같은 어떤 물질에 오염되어 교회의 만찬에 참석하고 식사한 사람들에게 질병을 유발했을 것이다." 이러한 맥락에서 노출이라는 단어는 저녁 식사 때 먹는 음식이나 음료를 의미한다.

15. 다음 단계로 무엇을 하여야 하는가?

당신은 이제 만찬에 참석한 사람들에게 질병을 야기하게 한 음식이나 음료수 등의 가능한 노출을 설문자료로부터 추출해야 한다. 다른 말로, 당신은 가설은 검정하고 확인할 수 있도록 자료를 연구하고 분석해야 할 것이다.

16. 설문을 통해 얻은 정보는 당신이 세운 가설을 뒷받침할 수 있을 것인가?

당신의 초기 반응은 어떤 항목이 질병의 집단발병을 야기했는지를 찾기 위해 두 가지 접근 중 하나를 선택할지 모른다. 이러한 분석을 더 쉽게 하기 위해 우선 만찬에 참석한 사람들을 환자와 건강한 사람, 두 그룹으로 나누길 원할 수 있다. 표 A-3은 이런 분석에 의한 새로운 줄-일람표를 보여준다.

- **접근 1** : 음식과 음료수의 리스트를 보고 가장 많은 수의 환자와 관련이 있는 한 가지 항목을 찾아라. 만약 한 가지 항목이 다른 항목들보다 더 많은 환자와 연관이 있다면 바로 그 항목에 원인이 있다고 할 수 있다.
- **접근 2** : 모든 환자를 살펴보고 그들이 먹은 음식을 찾아라. 또, 위에 적용한 비슷한 논리로 더 많은 아픈 사람들이 특정 항목을 다른 항목보다 더 먹었다면 그것으로 오염된 음식이나 음료수를 식별할 수 있다.

표 A-3. 위장염 집단발병조사로부터 얻은 줄-일람표, 미국 뉴욕주 오스웨고 지역, 1940년(발병여부, 증상발현시간으로 정렬)

등록번호	연령	성별	식사시간	질병여부	증상발현날짜	증상발현시간	구운햄	시금치	으깬감자	양배추샐러드	젤로	롤빵	흑빵	우유	커피	물	케이크	바닐라아이스크림	초코아이스크림	과일샐러드
52	8	M	11:00 PM	Y	4/18	3:00 PM	N	N	N	N	N	N	N	N	N	N	N	Y	Y	N
31	35	M	모름	Y	4/18	9:00 PM	Y	Y	Y	N	Y	Y	Y	N	Y	N	Y	Y	N	Y
36	35	F	모름	Y	4/18	9:15 PM	Y	Y	Y	Y	N	Y	Y	N	Y	N	N	Y	N	N
40	68	M	모름	Y	4/18	9:30 PM	Y	N	Y	Y	N	N	Y	N	Y	N	N	Y	N	N
44	58	M	모름	Y	4/18	9:30 PM	Y	Y	Y	N	N	N	Y	N	Y	N	N	Y	?	Y
24	3	M	모름	Y	4/18	9:45 PM	N	Y	Y	N	N	Y	N	N	N	Y	Y	Y	N	N
26	59	F	모름	Y	4/18	9:45 PM	N	Y	Y	Y	N	Y	Y	N	N	Y	Y	Y	N	N
20	33	F	모름	Y	4/18	10:00 PM	Y	Y	Y	Y	Y	Y	N	N	Y	Y	Y	Y	Y	N
18	36	M	모름	Y	4/18	10:15 PM	Y	Y	N	Y	N	Y	Y	N	N	N	N	Y	N	N
6	63	F	7:30 PM	Y	4/18	10:30 PM	Y	Y	N	Y	Y	N	N	N	N	Y	N	Y	N	N
7	70	M	7:30 PM	Y	4/18	10:30 PM	Y	Y	Y	N	Y	Y	Y	N	Y	Y	N	Y	N	N
49	52	F	모름	Y	4/18	10:30 PM	Y	Y	Y	Y	N	Y	N	Y	Y	N	N	Y	Y	N
57	74	M	모름	Y	4/18	10:30 PM	Y	Y	Y	Y	Y	Y	Y	N	Y	N	Y	Y	N	N
10	33	F	7:00 PM	Y	4/18	11:00 PM	Y	Y	Y	N	N	Y	Y	N	N	Y	N	Y	Y	N
22	7	M	모름	Y	4/18	11:00 PM	Y	Y	Y	Y	Y	Y	Y	N	N	Y	Y	Y	Y	N
29	37	F	모름	Y	4/18	11:00 PM	Y	Y	Y	N	Y	Y	Y	N	Y	N	Y	Y	N	N
55	25	M	모름	Y	4/18	11:00 PM	Y	N	Y	N	N	Y	Y	N	N	Y	Y	Y	Y	N
75	45	F	모름	Y	4/18	11:00 PM	Y	Y	Y	Y	Y	Y	Y	N	Y	N	Y	y	N	Y
38	57	F	모름	Y	4/18	11:30 PM	Y	Y	N	Y	Y	Y	Y	N	Y	N	Y	Y	Y	N
60	53	F	7:30 PM	Y	4/18	11:30 PM	Y	Y	Y	Y	Y	N	Y	N	Y	Y	Y	Y	Y	N
72	18	F	7:30 PM	Y	4/18	12:00 MN	Y	Y	Y	Y	Y	N	N	N	N	Y	Y	Y	Y	N

표 A-3. (계속)

등록 번호	연령	성별	식사 시간	질병 여부	증상 발현 날짜	증상 발현 시간	구운 햄	시금치	으깬 감자	양배추샐러드	젤로	롤빵	흑빵	우유	커피	물	케이크	바닐라아이스크림	초코아이스크림	과일샐러드
54	48	F	모름	Y	4/18	12:00 MN	Y	Y	Y	Y	Y	Y	Y	Y	Y	N	Y	Y	Y	N
2	52	F	8:00 PM	Y	4/19	00:30 AM	Y	Y	Y	N	N	Y	N	N	Y	N	N	Y	N	N
3	65	M	6:30 PM	Y	4/19	00:30 AM	Y	Y	Y	Y	N	N	N	N	Y	N	N	Y	Y	N
4	59	F	6:30 PM	Y	4/19	00:30 AM	Y	Y	N	N	N	N	N	N	Y	N	Y	Y	Y	N
17	62	F	모름	Y	4/19	00:30 AM	N	N	N	N	N	N	Y	Y	N	N	N	Y	N	N
47	62	F	모름	Y	4/19	00:30 AM	Y	Y	N	N	N	Y	N	N	N	Y	N	Y	N	N
66	8	F	모름	Y	4/19	00:30 AM	Y	N	Y	Y	Y	N	N	N	N	N	Y	Y	Y	N
70	21	F	모름	Y	4/19	00:30 AM	Y	N	N	Y	Y	N	N	N	N	N	N	Y	Y	N
71	60	M	7:30 PM	Y	4/19	1:00 AM	N	N	N	N	N	N	N	N	N	N	Y	Y	N	N
21	13	F	10:00 PM	Y	4/19	1:00 AM	N	N	N	N	N	N	N	N	N	N	Y	Y	N	N
27	15	F	10:00 PM	Y	4/19	1:00 AM	N	N	N	N	N	N	N	N	N	N	Y	Y	Y	N
32	15	M	10:00 PM	Y	4/19	1:00 AM	N	N	N	N	N	N	N	N	N	N	Y	Y	N	N
33	50	F	10:00 PM	Y	4/19	1:00 AM	N	N	N	N	N	N	N	N	N	N	N	Y	N	N
39	16	F	10:00 PM	Y	4/19	1:00 AM	N	N	N	N	N	N	N	N	N	N	Y	N	Y	N
9	15	F	10:00 PM	Y	4/19	1:00 AM	N	N	N	N	N	N	Y	Y	N	N	Y	N	Y	N
48	20	F	7:00 PM	Y	4/19	1:00 AM	N	N	N	N	N	N	N	N	N	N	N	Y	N	N
58	12	F	10:00 PM	Y	4/19	1:00 AM	N	N	N	N	N	N	N	N	N	N	Y	Y	Y	N
65	17	F	10:00 PM	Y	4/19	1:00 AM	N	N	N	N	N	N	N	N	N	N	Y	Y	Y	N
8	40	F	7:30 PM	Y	4/19	2:00 AM	N	N	N	N	N	N	N	N	N	N	N	Y	Y	N
14	10	M	7:30 PM	Y	4/19	2:00 AM	N	N	N	N	N	N	N	N	N	N	N	Y	Y	N
43	72	F	모름	Y	4/19V	2:00 AM	Y	Y	N	Y	Y	N	Y	N	Y	N	Y	Y	Y	N
74	52	M	모름	Y	4/19	2:15 AM	Y	N	Y	N	Y	Y	Y	N	Y	Y	Y	Y	Y	N

표 A-3. (계속)

등록번호	연령	성별	식사 시간	질병 여부	증상 발현 날짜	증상 발현 시간	구운 햄	시금치	으깬 감자	양배추샐러드	젤로	롤빵	흑빵	우유	커피	물	케이크	바닐라아이스크림	초코아이스크림	과일샐러드
59	44	F	7:30 PM	Y	4/19	2:30 AM	Y	Y	Y	N	N	Y	N	N	N	Y	Y	N	Y	N
16	32	F	모름	Y	4/19	10:30 AM	Y	Y	N	N	N	Y	N	N	Y	N	Y	Y	Y	N
1	11	M	모름	N			N	N	N	N	N	N	N	N	N	N	N	N	Y	N
5	13	F	모름	N			N	N	N	N	N	N	N	N	N	N	N	N	Y	N
11	65	M	모름	N			Y	Y	Y	N	Y	Y	N	N	N	N	N	Y	N	N
12	38	F	모름	N			Y	Y	Y	N	N	Y	N	N	Y	N	N	Y	Y	Y
13	62	F	모름	N			Y	Y	N	Y	Y	Y	Y	N	N	Y	N	N	N	N
15	25	M	모름	N			Y	Y	Y	Y	Y	Y	Y	N	Y	Y	Y	Y	N	N
19	11	M	모름	N			Y	Y	?	Y	N	Y	N	N	N	Y	N	N	Y	N
23	64	M	모름	N			N	N	N	N	N	N	N	N	N	N	N	Y	N	N
25	65	F	모름	N			Y	Y	Y	Y	Y	N	Y	N	Y	N	Y	Y	Y	N
28	62	M	모름	N			Y	Y	N	Y	N	Y	Y	N	Y	Y	Y	N	Y	N
30	17	M	10:00 PM	N			N	N	N	N	N	N	N	N	N	N	Y	Y	Y	N
34	40	M	모름	N			Y	Y	N	N	N	Y	Y	N	Y	Y	Y	N	Y	Y
35	35	F	모름	N			Y	Y	Y	N	N	Y	Y	N	Y	Y	N	N	Y	N
37	36	M	모름	N			Y	N	Y	Y	N	Y	Y	N	Y	N	N	N	Y	N
41	54	F	모름	N			Y	Y	Y	N	N	Y	N	N	Y	N	Y	N	Y	N
45	20	M	10:00 PM	N			N	N	N	N	N	N	N	N	N	N	Y	Y	Y	N
46	17	M	모름	N			Y	Y	Y	N	N	Y	N	N	N	Y	N	Y	Y	N
50	9	F	모름	N			N	N	N	N	N	N	N	N	N	N	Y	N	Y	N
51	50	M	모름	N			Y	Y	Y	Y	Y	Y	Y	Y	Y	Y	Y	N	Y	N
53	35	F	모름	N			N	N	N	N	N	N	N	N	N	N	N	Y	Y	N
56	11	F	모름	N			N	N	N	N	N	N	N	N	N	N	N	N	Y	N
61	37	M	모름	N			N	N	N	N	N	N	N	N	N	N	N	N	Y	N
62	24	F	모름	N			Y	Y	Y	N	N	Y	N	N	Y	N	N	N	N	N
63	69	F	모름	N			N	Y	Y	N	Y	N	Y	N	N	Y	Y	N	Y	N
64	7	M	모름	N			Y	Y	Y	Y	Y	Y	N	N	N	Y	Y	N	Y	N
67	11	F	7:30 PM	N			Y	Y	Y	Y	N	Y	N	N	Y	Y	N	N	Y	N
68	17	M	7:30 PM	N			Y	Y	Y	Y	N	Y	N	N	Y	N	Y	Y	N	N
69	36	F	모름	N			N	N	N	N	N	N	N	N	N	N	N	N	Y	N
73	14	F	10:00 PM	N			N	N	N	N	N	N	N	N	N	N	Y	Y	N	N

두 가지 접근방법에서의 문제

1. 접근방법 1

단지 한 음식이 다른 음식보다 더 많은 질병과 연관이 있다는 이유 때문에 그 음식이 다른 음식보다 더 질병을 유발할 것이라고 입증할 수 없다. 햄을 먹은 46명의 사람들 중 29명이 병에 걸렸고, 바닐라 아이스크림을 먹은 54명 중 43명이 병에 걸렸으며, 젤리를 먹은 23명 중 16명에서 위장병에 걸렸다. 이러한 숫자는 정말 무엇을 의미하는가? 어떤 사람은 한 음식을 먹었을 때 병이 났지만, 다른 음식도 먹었고, 그 음식을 먹고 병이 났다는 사실을 어떻게 조화시킬 수 있겠는가. 설득력이 있든 없든 간에, 이 숫자만으로는 오염된 음식을 타당하게 설명하거나 식별할 수 없다.

2. 접근방법 2

만약 당신이 아픈 사람들만 본다면, 29명이 햄을 먹었고, 26명이 시금치, 45명이 바닐라 아이스크림을 먹었음을 알게 될 것이다. 이것들은 꽤 인기 있는 음식이다. 그러나 이러한 숫자들 하나만으로 어떤 항목이 집단 발병을 야기했는지 찾아내는 데 도움이 될 수 있을까? 그렇지 않다는 것은 명백하다. 당신이 아는 모든 숫자는 환자가 먹은 가장 인기 있고, 많이 소비된 음식이었다. 단지 많은 환자가 시금치보다 햄을 더 먹었다는 이유만으로 햄이 시금치보다 더 관련이 있다고 증명할 수 없다. 게다가, 롤이나 으깬 감자를 먹은 사람들에 대해선 어떻게 설명할 수 있겠는가? 요컨대, 이러한 분석으로 사실상 특정 음식이나 음료수에 원인이 있다고 할 논리적, 과학적 방법은 없다.

접근방법 1, 2에 대한 해결 - 중요한 분석

당신은 이제 집단발병 조사에 있어서 가장 중요한 시기에 도달했다. 당신의 가설은 매우 정당하고, 합리적인 것처럼 보이지만 지금까지의 당신의 분석은 많은 것을 입증하지 못했다 - 아마도 단지 만찬 때 어떤 음식이 인기가 있었는지 정도 뿐이다. 특히 위의 접근법 둘 다 음식 항목을 찾는 데는 도움이 되지 못한다.

그래서 여기 그 문제점들을 해결하기 위한 정확한 논리를 제시한다. 만약 당신이 여러 음식 중 단 한 가지 음식이 병을 야기했다는 가설을 가지고 있다면 그 음식이 그것을 먹지 않은 사람들보다 먹은 사람들 사이에서 더 빈번히 질병을 야기함을 예측할 수 있을 것이다.

표 A-4. 교회만찬 참석자 중 섭취한 음식/음료에 따른 발병률, 오스웨고 카운티, 뉴욕 주, 1940년 4월

제공된 음식 항목	특정 음식을 먹은 사람 수				특정 음식을 먹지 않은 사람 수			
	질병자	건강자	합계	질병 퍼센트 (발병률)	질병자	건강자	합계	질병 퍼센트 (발병률)
구운 햄	29	17	46	63%	17	12	29	59%
시금치	26	17	43	60%	20	12	32	62%
으깬 감자*	23	14	37	62%	23	14	37	62%
양배추 샐러드	18	10	28	64%	28	19	47	60%
젤로	16	7	23	70%	30	22	52	58%
롤빵	21	16	37	57%	25	13	38	66%
흑빵	18	9	27	67%	28	20	48	58%
우유	2	2	4	50%	44	27	71	62%
커피	19	12	31	61%	27	17	44	61%
물	13	11	24	54%	33	18	51	65%
케이크	27	13	40	67%	19	16	35	54%
아이스크림, 바닐라	43	11	54	80%	3	18	21	14%
아이스크림, 초콜릿	25	22	47	53%	20	7	27	74%
과일 샐러드	4	2	6	67%	42	27	69	61%

*그 음식 먹었는지 잘 모르는 한 사람 제외

만약 그 사실이 일리가 있다면, 다음으로 당신은 그 음식을 먹은 사람과 먹지 않은 사람 사이의 질환율, 발병률을 결정해야 한다. 이것이 루빈 박사가 한 방법이다. 표 A-4를 보자.

여기서 당신은 한 열에서는 그 음식을 먹은 사람, 반대 열에서는 먹지 않은 사람들의 각 음식 항목에 대한 발병률을 볼 수 있다. 만약 당신이 두 열 사이의 발병률을 비교한다면, 당신은 전형적인 역학적 분석방법인 율 비교를 사용하고 있는 것이다. 이 예에서는 노출된 사람(음식을 먹은 사람), 노출이 안된 사람(음식을 먹지 않은 사람)간의 발병률을 비교할 수 있다.

이제, 표 A-4의 두 개의 열에서 각 음식에 대한 발병률을 눈여겨 본다면 모든 음식들 중 한 가지 음식을 제외하고 발병률이 거의 비슷함을 알 수 있을 것이다. 예를 들어, 햄을 먹은 사람의 발병률은 63%였고, 먹지 않은 사람은 59%이다. 시금치를 먹은 사람은 66%, 먹지 않은 사람은 62%이다. 으깬 감자를 먹은 사람은 62%, 먹지 않은 사람은 62%이다. 이러한 발병률은 확실히 이 음식은 관련이 없음을 의미한다.

그러나 바닐라 아이스크림에 대한 발병률은 먹은 사람은 80%, 먹지 않은 사람은 14%로 아주 큰 차가 있다. 이 비교는 인상적이어서 당신은 아마도 이렇게 자문할 것이다. 만약 바닐라 아이스크림이 집단발병과 연관이 없다면 발병률에 그런 차가 있을 수 있을까? 또는 다른 식으로 표현하자면, 바닐라 아이스크림을 먹은 것과 아프게 된 것 사이에 관련이 없다고 가정하면 어떻게 그런 발병률 차를 얼마나 자주 볼 수 있을까? 경험상 이런 종류의 눈짐작과 여러 통계학적 지식으로 당신은 아마도 '그렇게 자주는 아니다'라고 답할 것이다. 그리고 사실상 당신이 옳을 것이다. 만약 당신이 몇 개의 간단한 통계 테스트를 할 때 바닐라 아이스크림에 의한 발병률의 차이는 그 아이스크림은 그 병과는 아무런 관련이 없었고 추정하는 것이 십만분의 일 비율도 안 될 정도라고 말할 수 있다.

1. 다음 단계로 무엇을 하여야 하는가?

- 당신이 실행해야 할 적절한 통계함수를 모르겠다면, 믿을 만한 통계학자로부터 당신이 눈짐작으로 추정한 가설을 검증받아야 할 것이다.
- 통계학자는 아이스크림과 환자와의 연관성이 없다고 가정한다면 그와 같은 발병률의 차이는 1/100,000 또는 그 이상으로 발생확률이 낮으며, 모든 다른 데이터도 통계학적으로 볼 때 충분하다는 당신의 가설을 확신할 것이다. 따라서, 현장역학자는 남은 바닐라 아이스크림에 즉시 관심을 가지고 남아 있는 바닐라 아이스크림이 있는지 확인하고, 배양하고, 폐기하도록 해야 한다. 물론 만약 아이스크림이 상업적으로 준비된 아이스크림이었다면 즉각 지역 보건당국에 당신의 소견을 알려야 하며, 지역 보건당국은 지역의 식품의약품안전처에 알려야 할 것이다.
- 당신은 이제 바닐라 아이스크림이 어떻게 포도알균에 오염되었는지 경위를 알아내야 한다. 이것은 바닐라 아이스크림을 준비했던 사람을 찾아내어 어떻게 바닐라 아이스크림을 준비했는지 정확히 묻고, 그들이 감염되었는지 조사하고, 포도알균을 배양하는 것을 의미한다. 여기 다시, 루빈 박사의 연구결과가 있다.

아이스크림은 페트리 자매에 의해 다음과 같이 준비되었다. 4월 17일 오후, 리커밍에 있는 페트리 농장에서 생우유를 가지고 와 물에 넣고 끓이다가 설탕, 달걀을 첨가했고 소량의 밀가루를 섞었다. 초콜릿과 바닐라 아이스크림은 따로 만들어졌다. 허쉬 초콜릿은 초콜릿 혼합물에 첨가되었다. 오후 6시에 두 종류의 혼합물은 뚜껑이 덮인 컨테이너에 담겨 교회 지하실로 옮겨졌고 밤새 보관되었다. 아무도 그 시간 동안은 손 대지 않았을 것이다. 4월 18일 아침, 코우씨가 바닐라 5온스와 농축우유 2캔을 바닐라 혼합물에 섞었고, 바닐라 3온스와 농축우유 1캔을 초콜릿 혼합물에 섞었다. 그리고 나서 바닐라 혼합물를 냉동 캔에 옮겨 담고 20분 동안 냉동고에 넣었다. 완성된 바닐라 아이스크림은 냉동용기에서 끓는 물에 소독된 또 다른 용기로 옮겨 담아졌다. 초콜릿 혼합물은 냉동용기에 담아서 -이 냉동용기는 수돗물에 헹궈으며- 20분 동안 냉동되었다. 끝으로 이 두 용기는 뚜껑을 닫아 얼음으로 가득찬 커다란 목조 저장소에 넣어 두었다. 언급했듯이, 초콜릿 아이스크림은 하나의 냉동용기에 그대로 담겨져 있었다.

아이스크림을 취급한 모든 사람이 조사되었다. 외상이나 상기도감염은 발견되지 않았다. 아이스크림을 준비한 사람들 중 2명에게 비강과 구강 배양검사를 실시하였다. 두 종류의 아이스크림에 대해 실시되었던 박테리아 조사에서 바닐라 아이스크림 표본에서 대량의 황색 포도알균과 백색 포도알균이 발견되었으며, 초콜릿 아이스크림에서도 아주 소량의 포도알균이 검출되었다.

그레이스 페트리의 비강 균배양검사에서 포도알균이 검출되었으며, 인후 가검물 배양에서는 백색 포도알균이 검출되었다. 마리안 페트리의 비강배양에서도 백색 포도알균이 검출되었다. 초콜릿 아이스크림은 냉동 캔 하나에 남아 있었다.

오염원에 대한 토의 :

바닐라 아이스크림의 세균 오염 원인은 명확하지 않다. 포도알균의 유입된 경로가 뭐든 간에 이 균에 의한 식중독이 4월 17일 저녁에서 18일 아침 사이에 발생했다고 가정하는 것은 일리가 있다. 바닐라 아이스크림 특유의 오염 원인은 알려져 있지 않다.

아이스크림을 나누어 줄 때 똑같은 숟가락이 사용되었다. 그러므로 초콜릿 아이스크림의 약간의 오염이 여기서 유발되었음을 가정할 수 있다. 이것이 바닐라 아이스크림을 먹지 않은 세 사람에서 발생한 질병에 대한 가장 그럴듯한 설명으로 보인다.

관리 조치 :

후에 모든 남은 아이스크림은 부적격으로 판정되었다. 교회 만찬에서의 다른 모든 음식은 소비되었다.

결론 :

리커밍에서 교회 만찬 후에 위장관염이 발병했다. 집단발병의 원인은 오염된 바닐라 아이스크림이었다. 아이스크림의 오염경로는 명확히 확인되지 못했다. 비강과 인후 가검물 배양에서 포도알균 양성이 오염과 관련이 있는지는 추측하는 수밖에 없다.

2. 두 이상치에 대한 해석은?

52번 환자는 어린이였고, 냉동과정을 지켜보다가 4월 18일 오전 11시에 바닐라 아이스크림 한 접시를 먹었다. 환자 16번은 32세 여자로, 먹은 시간은 알지 못한다. 나중에 먹으려고 아이스크림을 집으로 가져 갔을까? 이번 집단발병과 관련 없는 질병일까? 혹은 면담이나 데이터를 옮길 때 기록할 때 생긴 오류일까? 이차 발생사례의 경우일까(매우 흔하지 않은 경우)? 혹은 아주 긴 잠복기를 가진 경우였을까(마찬가지로, 매우 흔하지 않은 경우)?

3. 이 예제를 통해 배워야 하는 중요한 요점은?

- 이것은 아주 전형적인 집단발병이고 조사이다.
- 현장작업 시작 시 얻을 수 없는 상당한 양의 정보 - 간단한 시간, 장소, 사람에 대한 자료 - 가 당신에게 제공되었다. 당신은 아마도 집단발병이 있다는 것은 알 수 있지만 환자들이 음식을 나누어 먹었고, 모든 사람들이 그 후 즉시 아프게 되었고, 다른 사람은 괜찮았다는 사실은 처음에는 몰랐을 것이다. 하지만 이러한 사실들은 명확하게 보여지기 때문에 미리 준비하고 있어야 한다.
- 후향성 조사의 한계점에 대해 인식해야 한다.
- 연구대상자들의 부족한 회상
- 연구대상자들은 면담양식과 설문에 대해 이해를 하지 못할 수 있다.
- 음식을 취급한 사람이나 만찬을 책임진 사람들은 죄책감, 실제 또는 상상 때문에 사실을 은폐할 수 있다.
- 건강한 사람들은 기억을 잘 못하거나 완벽하게 기억하지 못하는 경향이 있으며, 면담자에 의해서 다르게 질문되어질 수도 있다.
- 증거(proof)라는 용어의 사용은 피해야 한다. 이 조사와 같은 역학적 조사에서는 단지 바닐라 아이스크림과 질병과의 관계를 보여준다. 사실 이것은 아주 강한 상관관계가 있음에도 불구하고 인과관계를 증명하지는 않는다.

맺음말

약 32년 후에 CDC의 역학자가 리커밍을 방문했다. 교회는 그대로 있었고, 연례 만찬도 여전히 열리고 있었고, 집에서 만든 아이스크림이 가장 인기였고, 여전히 동일한 자매 2명이 돕고 있었다. "1950년대 초에 냉장시설이 설치되면서 아이스크림 혼합물을 밤새 놓아두는 것을 그만두었지만, 그들은 적절한 음식물 취급에 있어서 실책이 그 때까지 계속되었음을 기꺼이 인정했다. 그러나 두 번째 유행은 발생하지 않았다."[1]

참고문헌

1. Gross, M. (1976). Oswego revisited. *Public Health Rep* 91, 168–70.

찾아보기

【ㅎ】

【A】

【B】

【C】

현장역학 값 35,000원

2022년 1월 25일 제1판 인쇄
2022년 1월 30일 제1판 발행

저 자 : Michael B. Gregg
역 자 : 한 국 역 학 회
발행인 : 주 영 일
발행처 : **계 축 문 화 사**

서울특별시 종로구 통일로12길 16-17
우편번호 03029
TEL : 735-2257 · 738-9746
FAX : 723-9025
E-mail : gyechuk@hanmail.net
홈페이지 : http://gyechuk.co.kr
1973. 10. 31 등록번호 제300-1973-8호
ISBN 978-89-5629-661-6 93510